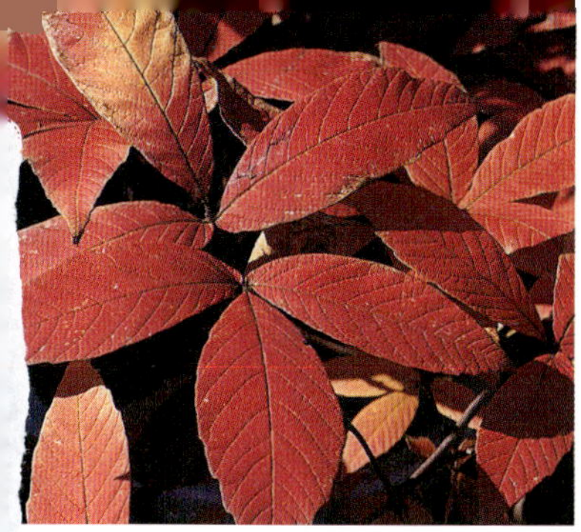

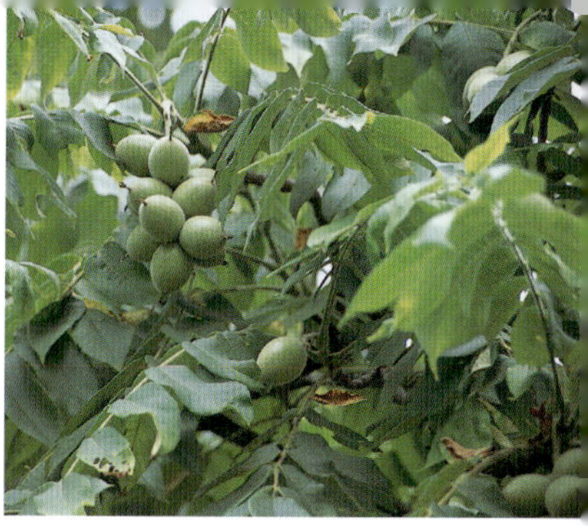

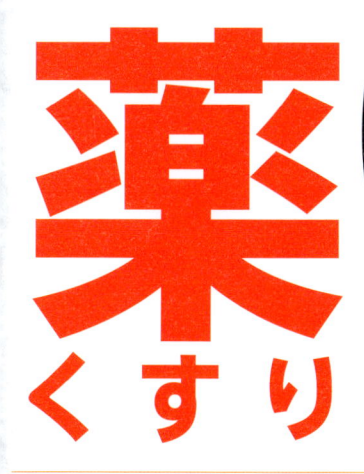

自分で採れる
薬になる植物図鑑
くすり

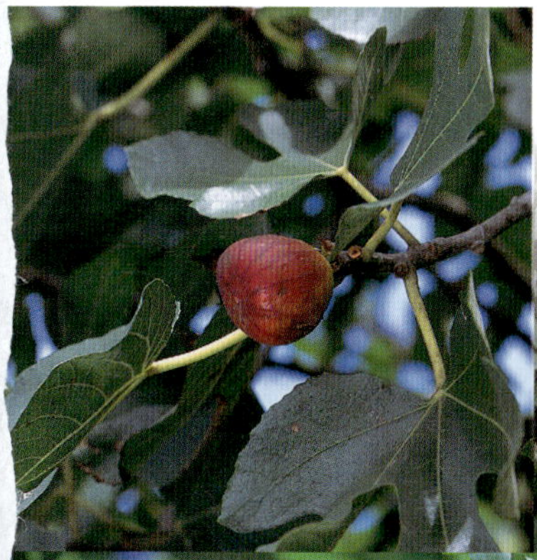

昭和薬科大学教授
増田和夫 [監修]

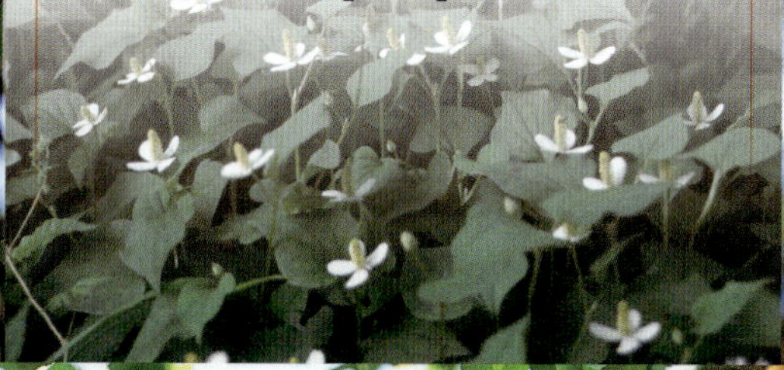

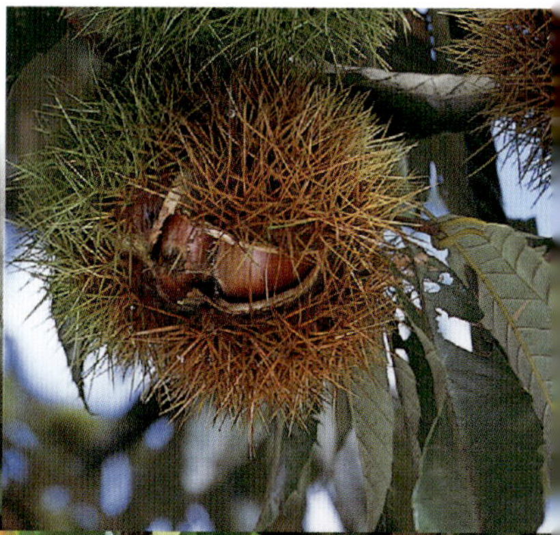

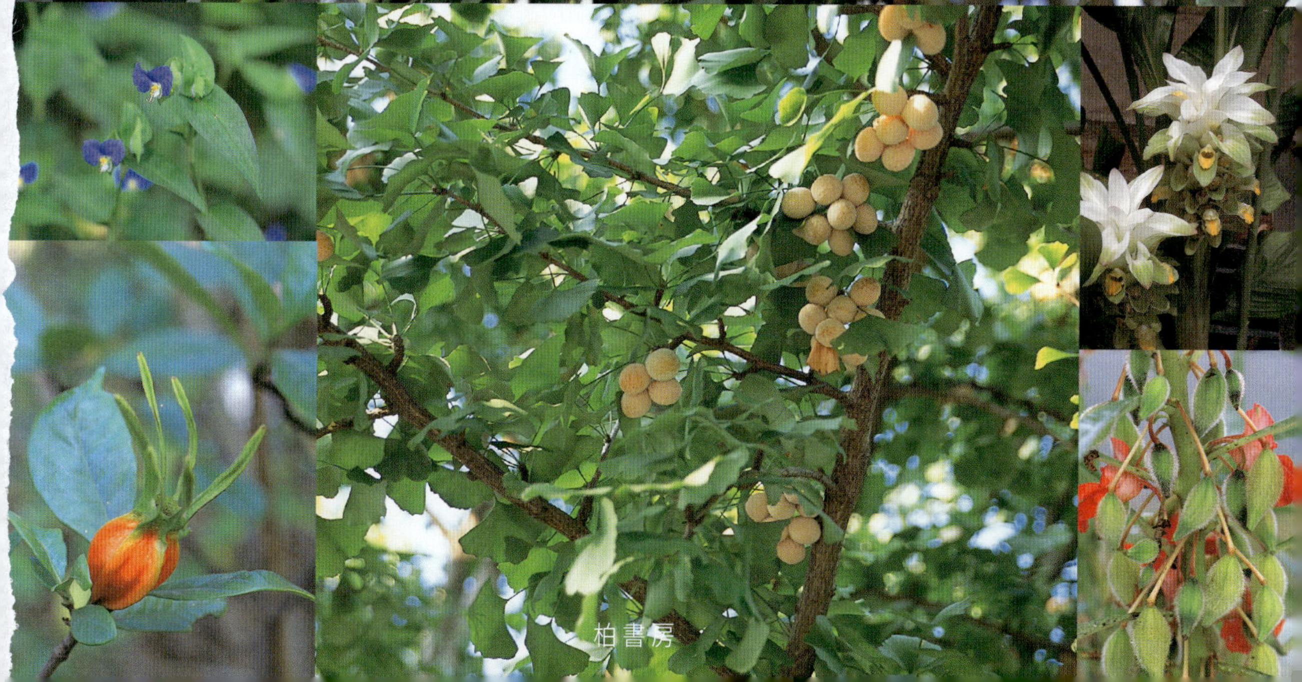

本書の使い方

本書でとりあげる植物

本書では、薬になる身近な植物約300種をとりあげました。古くから民間薬として利用されてきた植物をはじめ、野菜として食卓でもおなじみの植物や、注意が必要な毒草も掲載しています。

本書の構成

本書は「薬効・症状別インデックス」と図鑑部分で構成されています。「薬効・症状別インデックス」では12種類の薬効・症状別に植物を分類し、一覧にして掲載しています。この分類は、図鑑の各ページの端にあるインデックスに対応しています。

項目の分類と配列

全体を「薬になる植物」「薬になる野菜・ハーブ」「毒草」に分け、原則としてエングラーの植物分類体系に従って配列しました。

巻末資料

巻末に薬用植物利用の基礎知識や植物用語の図解を掲載し、植物の採取や利用に役立つ情報を掲載しています。

● 本書で紹介している使用法は、一般の健康な人を対象にしています。個人差もありますので、用量は、あくまでも目安としてお使い下さい。

　持病のある方、医師から処方された薬を服用している方はもちろん、普段の食生活などとの相乗効果で予期せぬ副作用が生ずることもありますので、常用する場合は、必ず医師と相談してください。

　また、野生の植物を採取・服用する際には、判別に自信がないものを、独断で採取・服用しないように注意してください。同時に、野生の生態を乱さないよう、本書299ページに記したマナーを守って採取するよう心がけてください。

　なお、採取・服用は、あくまで個人の責任のもとで行いください。

自分で採れる 薬になる植物図鑑 ── 目次

本書の使い方	2
薬効・症状別インデックス	5

薬になる植物　243種 ── 15

薬になる野菜・ハーブ　34種 ── 251

毒草　22種 ── 285

巻末資料

薬用植物利用の基礎知識	298
図で見る植物用語	304
生薬名と植物和名の対照表	306
学名さくいん	309
和名さくいん	311
薬効・症状別さくいん	315

●凡例

採取時期
薬効のある部位を採取するのに適した、おおよその目安の時期を示しています。

分布
日本国内の自生のおおよその分布を示しています。外来種で植栽または栽培されているものは栽培適地を示しています。

薬効・症状
薬用植物としての効能や、どのような症状に効くのかをマークとともに示しています。使用部位が複数ある場合は、その部位を（　）内で表記しています。マークは各ページの端にあるインデックスと対応しています。

生育環境
植物の生育環境をマークとともに示しています。

植物名
和名、漢字表記、学名、科・属を記載しています。

生 生薬名
薬用植物として利用される際の生薬名。

別 別名
植物の別名。

●植物解説
生育場所、高さ、葉の形や大きさ、花の色など、その植物の特徴を解説しています。

成　分
薬効のある部位を中心に、その部位に含まれるおもな成分を表記しています。

採取・保存
薬用植物として利用する際の採取や保存の方法を解説しています。

使用法
薬用植物としての使用方法や使用量を解説しています。水量のカップ1は約200ccにあたります。

コラム
1ページ以上の項目については、その植物に関する周辺情報のコラムを掲載しています。コラムには次の4つのタイプがあります。

薬草・薬木に似ている植物
見出し項目の植物とよく似た毒草や近縁種をとり上げ、その見分け方や利用法などを解説しています。

食べて効く薬草・薬木
食用になる植物の調理のポイントや効能などを解説しています。

家庭で栽培する薬草・薬木
家庭で比較的栽培しやすい植物について、栽培のポイントを解説しています。

薬草・薬木の豆知識
その植物に関する特徴的な事柄を豆知識として紹介しています。

雑木林　採取時期
1 2 3 4 5 6 7 8 9 10 11 12

ネムノキ【合歓木】
Albizia julibrissin　マメ科ネムノキ属

東北～沖縄

■ネムリノキ、ネブノキ　　■合歓皮（ごうかんひ）

関節炎、腰痛　　利尿、むくみ　　強壮

●東北地方以南の山地の林縁、原野などの日当たりのよい湿地に自生する落葉高木。日本が北限とされる。高さ6〜9mほど。樹皮は黄灰色から暗灰色で、皮目が目立つ。葉は柄があり、長さ20〜30cmの2回羽状複葉で互生する。羽片は5〜15対、小葉は長さ6〜12mmで15〜40対ある。7〜8月、小枝の先に花柄を出し、散形状の花序をつけ、紅色の花が10〜20集まって咲く。この紅色の糸状のものはおしべである。花は夕方開花する。秋にできる果実は扁平な広線形、長さ9〜15cmの豆果で茶褐色に熟す。中に扁平で楕円形の種子がある。和名は、葉が昼夜の明暗によって就眠運動を起こし、夜間、向かい合う小葉が垂れ下がって眠っているように見えることから。万葉のころにはネブとよばれた。

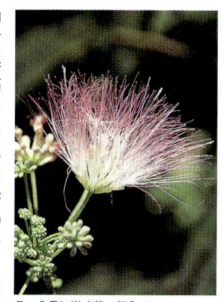
7〜8月に咲く花。紅色の糸状のものは雄しべ

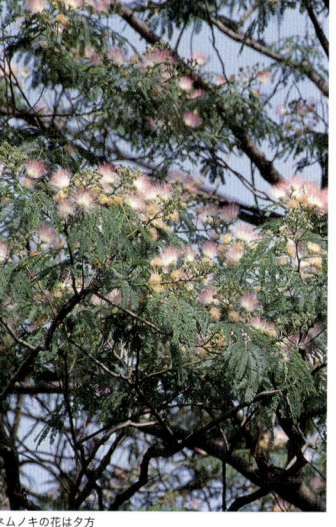
ネムノキの花は夕方に開花する。和名は、夜間は葉が閉じて眠っているように見えることから

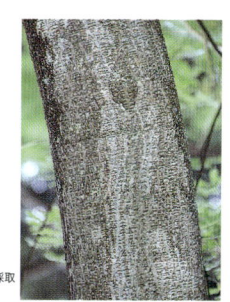
花期のころに樹皮を採取して薬用に用いる

成分　樹皮：トリテルペノイドサポニン（多数のジュリブロシド類）、フラボノイド（ゲラルドン、イソオカニン、ルテオリン、ダイゼイン、クラリノンなど）など

採取・保存　7〜8月、樹皮を採取して水洗いしてから日干しにする。これを合歓皮（ごうかんひ）とよぶ。

使用法　関節炎、腰痛、利尿、むくみ、強壮に、乾燥させた樹皮10〜15gを1日量とし、カップ3の水で半量になるまで煎じて3回に分けて服用する。関節炎や腰痛には、同様の煎じ液で患部を冷湿布してもよい。

薬草・薬木に似ている植物
ネムノキによく似たベニゴウカン
ネムノキに似た植物に、マメ科ベニゴウカン属のベニゴウカンがある。ベニゴウカンはメキシコ原産の落葉低木。花がネムノキに似ているが、花糸の色は深紅色である。漢字では「紅合歓」と書き、紅色の花色と、ネムノキ（合歓）に似ることによる。日本には明治初期に伝わり、観賞用に栽培されている。ベニゴウカンは薬用とされることはない。

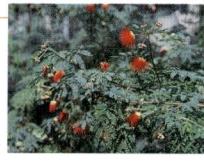
ベニゴウカン

マメ科ネムノキ属　119

●薬効・症状マーク

薬効・症状について12種類に分類し、それぞれをマークで表示しました。各マークの下は、おもな薬効・症状を示しています。

滋養強壮
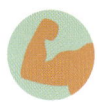
- 滋養 ●強壮 ●強精
- 虚弱体質 ●疲労回復
- 病後の回復
- 暑気あたり
- 小児の疳など

生活習慣
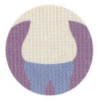
- 糖尿病 ●肥満
- 高血圧 ●高脂血症
- 動脈硬化
- がん予防など

ストレス・不眠

- 不眠症 ●ストレス
- 精神不安 ●鎮静など

消化器
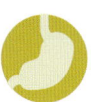
- 健胃 ●胃炎 ●胃腸炎 ●胃もたれ ●胃痛
- 胃潰瘍 ●十二指腸潰瘍 ●下痢 ●腹痛
- 便秘 ●整腸 ●吐き気 ●食欲不振 ●胸焼け
- 肝臓病 ●肝疾患 ●黄だん ●利胆 ●食中毒
- 魚による中毒 ●腹部の張り ●二日酔いなど

循環器

- 低血圧症 ●貧血
- 冷え症など

呼吸器
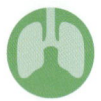
- かぜ ●咳 ●たん
- しゃっくり
- 気管支炎
- ぜんそくなど

目・鼻・耳・口

- 結膜炎 ●ものもらい ●疲れ目 ●慢性鼻炎
- 蓄膿症 ●花粉症 ●めまい ●口内炎
- 口内の腫れ ●のどの痛み ●扁桃炎
- のどの渇き ●口の渇き ●口臭 ●歯痛
- 歯周病 ●歯ぐきからの出血 ●口内の腫れなど

関節・筋肉
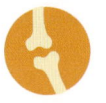
- 打ち身 ●肩こり
- 腰痛 ●膝痛
- 神経痛 ●関節炎
- リウマチ ●けいれん
- ねんざ ●筋肉痛など

泌尿器

- 利尿、むくみ
- 膀胱炎 ●尿道炎
- 急性腎炎 ●頻尿
- 夜尿症 ●痔など

解熱・鎮痛

- 解熱 ●頭痛 ●鎮痛
- 止血 ●消炎
- 解毒など

皮膚・外傷
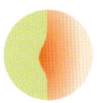
- あかぎれ ●すり傷、切り傷 ●湿疹 ●かぶれ
- あせも ●おでき ●腫れもの ●やけど
- 虫さされ ●しもやけ ●水虫 ●たむし
- 美肌 ●にきび ●発毛、抜け毛予防
- カミソリ負け ●靴ずれ ●おむつかぶれ
- 皮膚病 ●家畜・ペットの寄生虫駆除など

婦人病

- 生理不順 ●生理痛
- つわり ●催乳
- 乳腺炎 ●更年期障害
- 産後の腰痛など

●生育環境

植物が自生する生育環境を7つに分類しました。各植物についてひとつの環境を対応させていますが、実際はそれ以外の環境に生育する場合もあります。外来種や野菜などの栽培植物は、すべて植栽・栽培としました。

人里
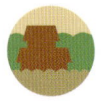
畑地、水田、道ばた、やぶなど

草原

河原、丘陵地、牧草地など

雑木林
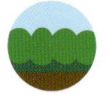
林縁、斜面林、二次林、照葉樹林など

山地林

渓谷、落葉広葉樹林、高原、針葉樹林、高山など

水辺

川辺、湿地、池沼など

海岸

塩沼地、砂浜、断崖など

植栽・栽培

庭、公園、街路、畑地など

薬効・症状別インデックス

●本書でとりあげる植物を、12種類の薬効・症状別に分類し、掲載順に並べました。原則的におもな薬効・症状で分類していますが、一部の植物では複数の薬効・症状に分類しているものもあります。植物名の下の数字は掲載ページです。

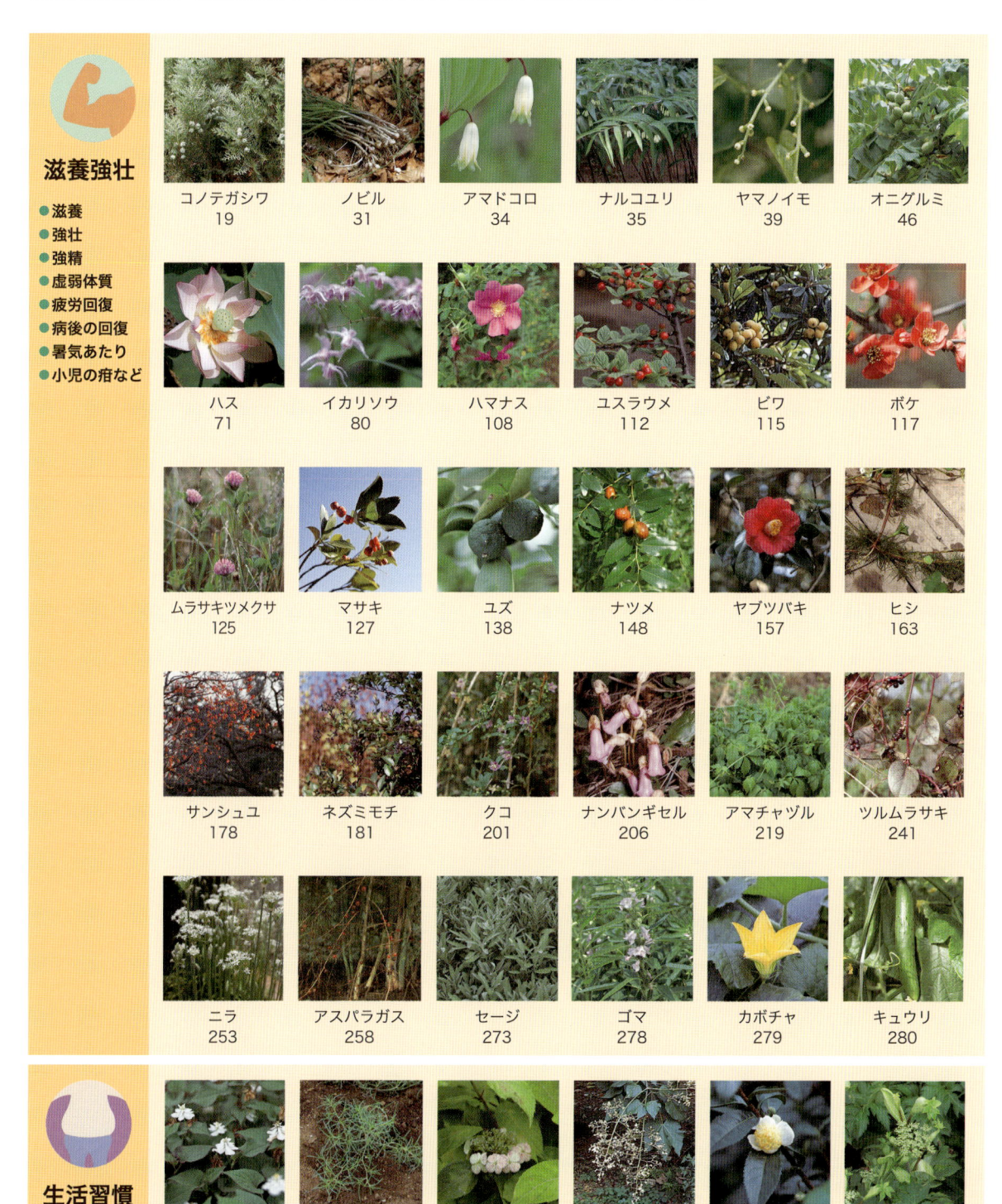

滋養強壮

- 滋養
- 強壮
- 強精
- 虚弱体質
- 疲労回復
- 病後の回復
- 暑気あたり
- 小児の疳など

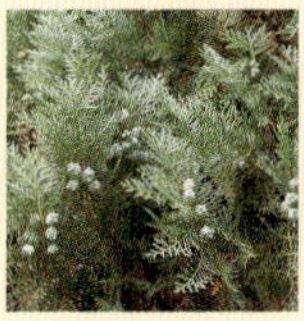

コノテガシワ 19	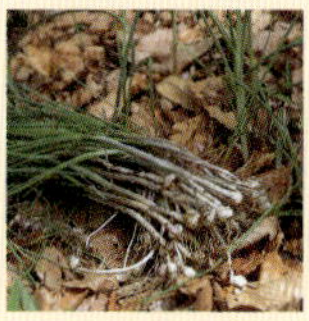 ノビル 31	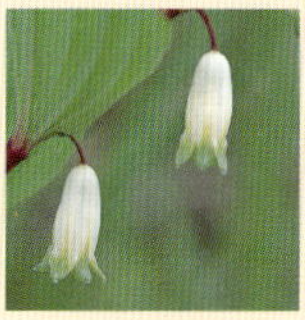 アマドコロ 34	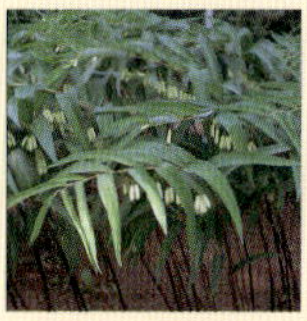 ナルコユリ 35	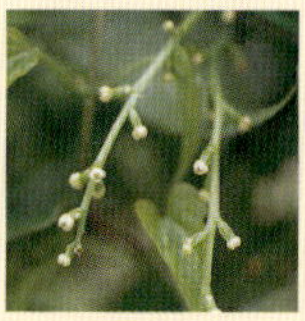 ヤマノイモ 39	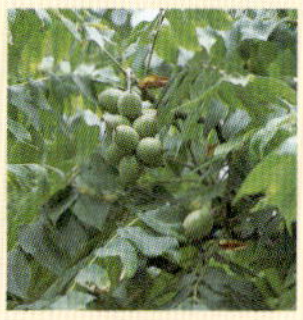 オニグルミ 46
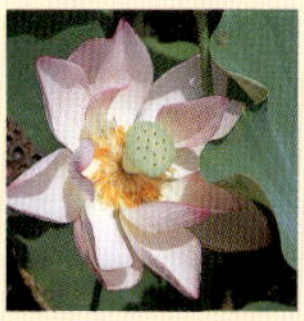 ハス 71	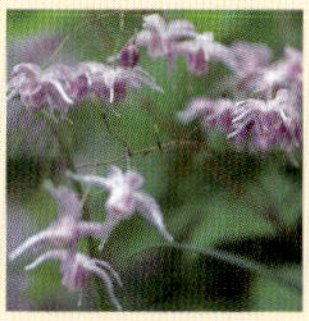 イカリソウ 80	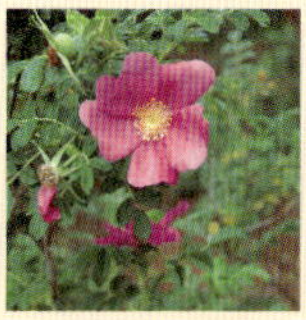 ハマナス 108	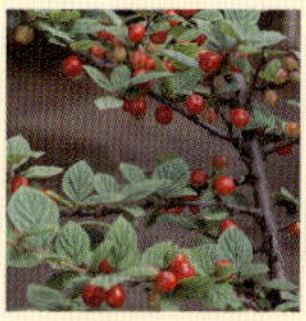 ユスラウメ 112	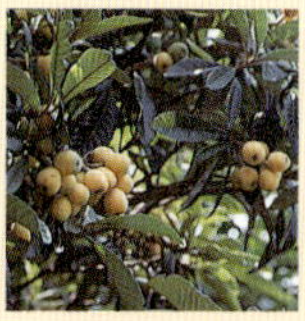 ビワ 115	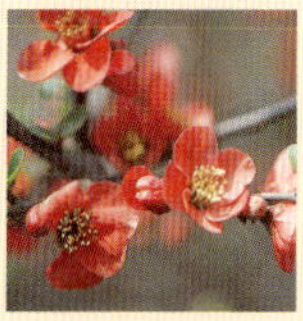 ボケ 117
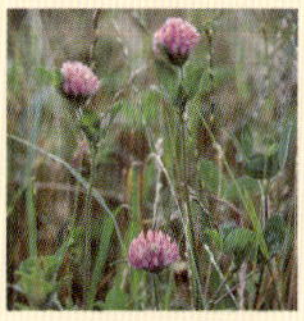 ムラサキツメクサ 125	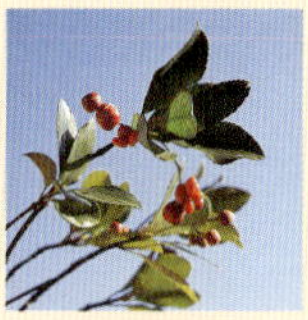 マサキ 127	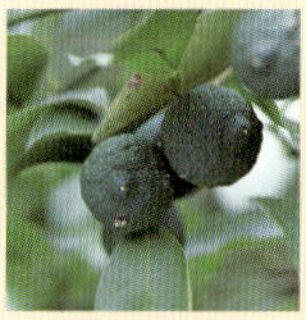 ユズ 138	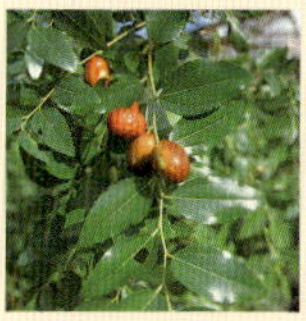 ナツメ 148	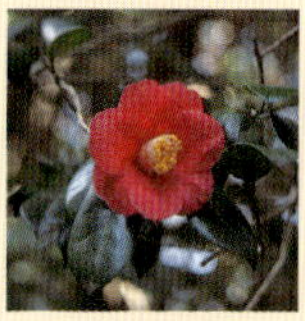 ヤブツバキ 157	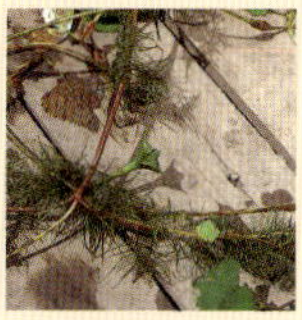 ヒシ 163
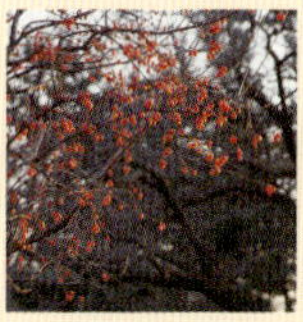 サンシュユ 178	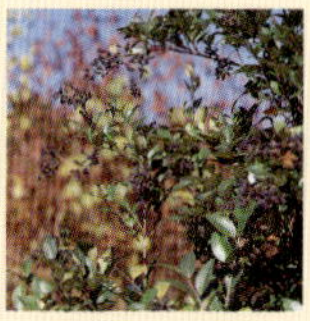 ネズミモチ 181	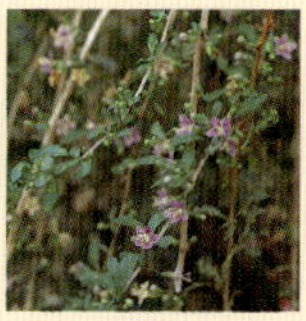 クコ 201	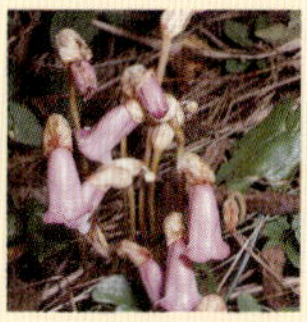 ナンバンギセル 206	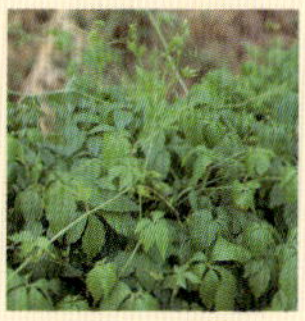 アマチャヅル 219	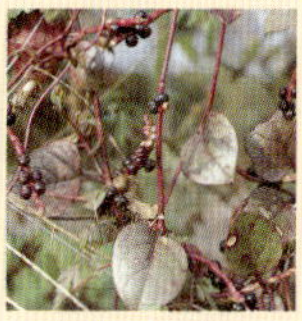 ツルムラサキ 241
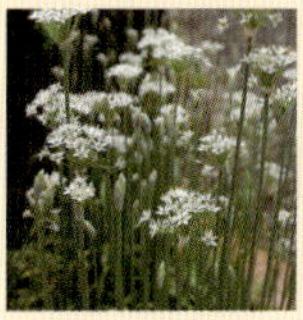 ニラ 253	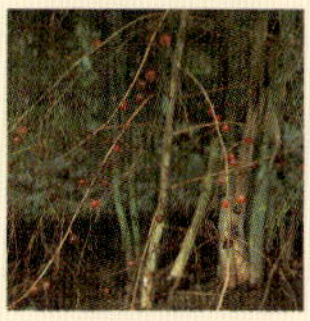 アスパラガス 258	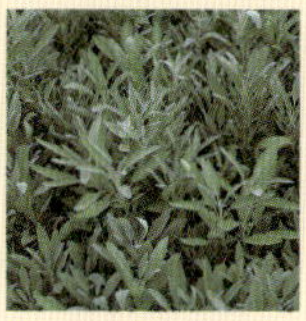 セージ 273	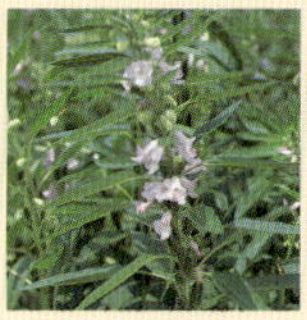 ゴマ 278	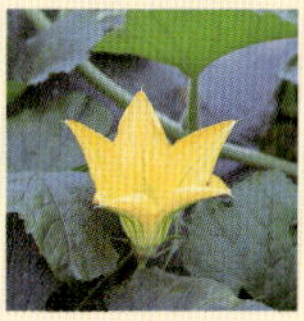 カボチャ 279	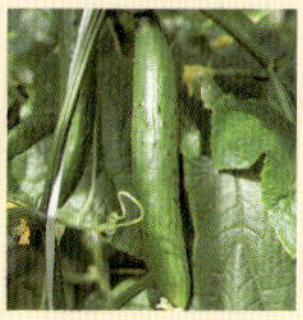 キュウリ 280

生活習慣

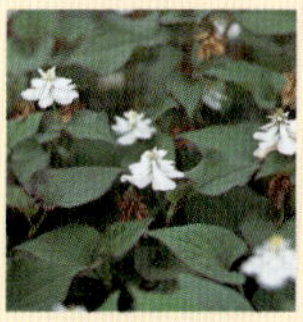

| ドクダミ 42 | 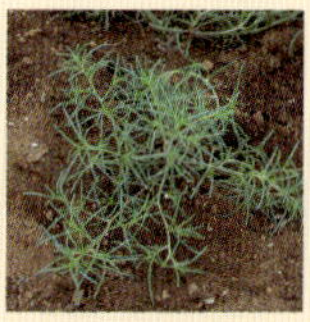 オカヒジキ 62 | 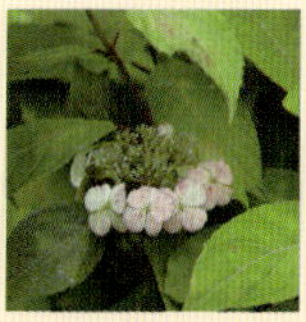 アマチャ 100 | 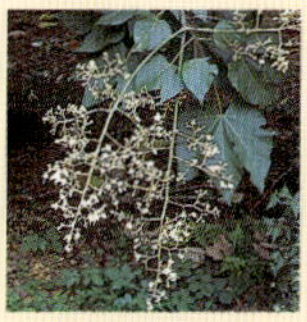 アオギリ 156 | 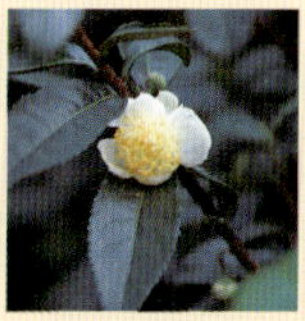 チャノキ 158 | 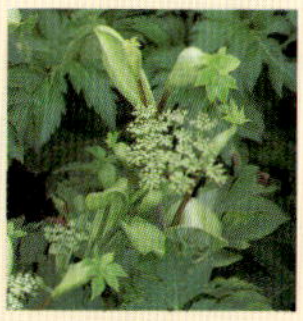 アシタバ 174 |

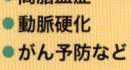
生活習慣
- 糖尿病
- 肥満
- 高血圧
- 高脂血症
- 動脈硬化
- がん予防など

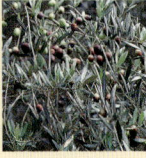 オリーブノキ 176	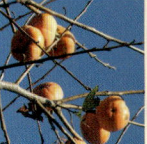 カキノキ 180	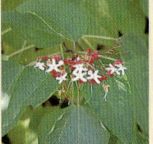 クサギ 193	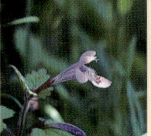 カキドオシ 195	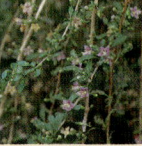 クコ 201	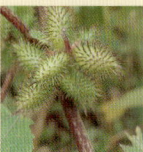 オナモミ 223
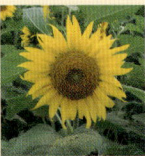 ヒマワリ 236	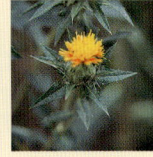 ベニバナ 237	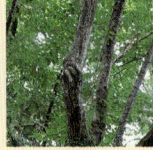 トチュウ 238	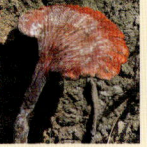 マンネンタケ 247	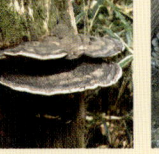 コフキサルノコシカケ 248	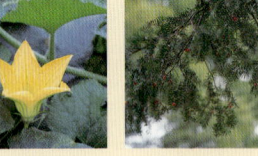 カワラタケ 249
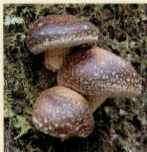 シイタケ 250	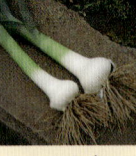 ニンニク 256	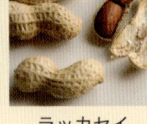 ラッカセイ 267	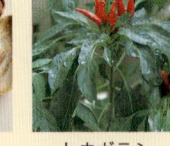 トウガラシ 276	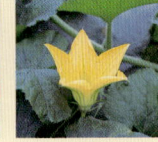 カボチャ 279	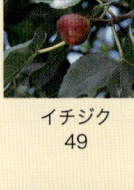 イチイ 286

ストレス
- 不眠症
- ストレス
- 精神不安
- 鎮静など

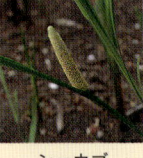 ショウブ 27	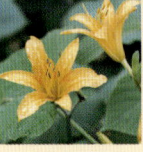 ノカンゾウ 30	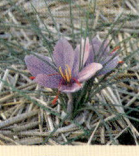 サフラン 40	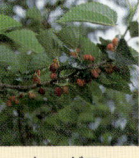 ヤマグワ 48	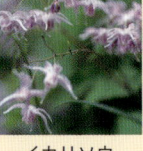 イカリソウ 80	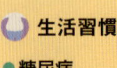 チョウセンゴミシ 85
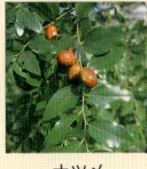 ナツメ 148	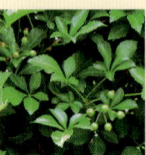 ヒメウコギ 166	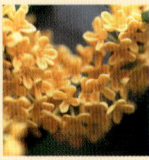 キンモクセイ 182	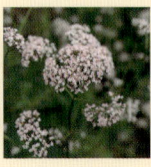 カノコソウ 216	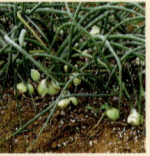 タマネギ 255	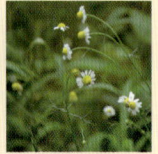 カミツレ 258

消化器
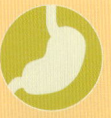
- 健胃
- 胃炎
- 胃腸炎
- 胃もたれ
- 胃痛
- 胃潰瘍
- 十二指腸潰瘍
- 下痢
- 腹痛
- 便秘

カラスビシャク 26	セキショウ 28	ウコン 37	キダチアロエ 38	ヤマモモ 45	イチジク 49
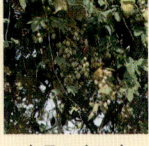 カラハナソウ 50	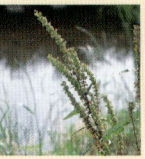 ギシギシ 54	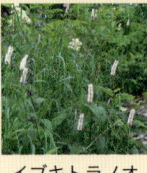 イブキトラノオ 55	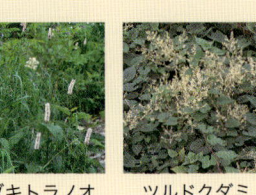 ツルドクダミ 58	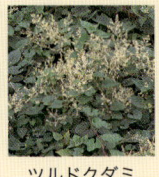 イタドリ 59	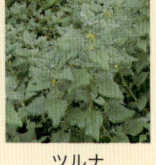 ツルナ 65

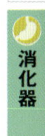

消化器

- 整腸
- 吐き気
- 食欲不振
- 胸焼け
- 肝臓病
- 肝疾患
- 黄だん
- 利胆
- 食中毒
- 魚による中毒
- 腹部の張り
- 二日酔いなど

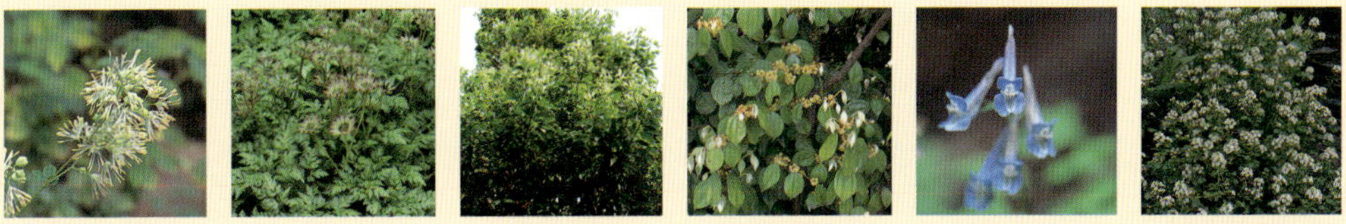

アキカラマツ 72	オウレン 74	ニッケイ 87	テンダイウヤク 90	エゾエンゴサク 93	オランダガラシ 94
キンミズヒキ 106	ノイバラ 107	ユスラウメ 112	サンザシ 114	クサボケ 116	フジ 124
エビスグサ 126	ジャケツイバラ 127	ゲンノショウコ 128	サンショウ 130	ゴシュユ 131	キハダ 133
ウンシュウミカン 134	ダイダイ 136	ナツミカン 137	ニガキ 139	センダン 140	アカメガシワ 142
トチノキ 146	ムクゲ 152	ミソハギ 162	トチバニンジン 165	シャク 169	セリ 170
キンモクセイ 182	トネリコ 184	リンドウ 185	センブリ 186	ミツガシワ 188	アサガオ 190
ハッカ 198	ヒキオコシ 200	イワタバコ 207	フキ 226	ツワブキ 227	ノコギリソウ 228

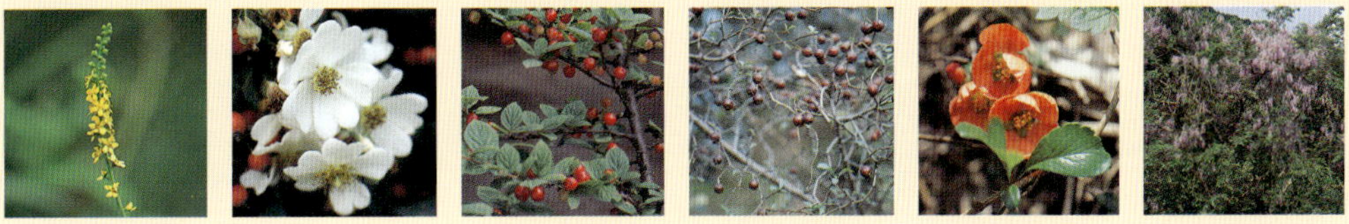

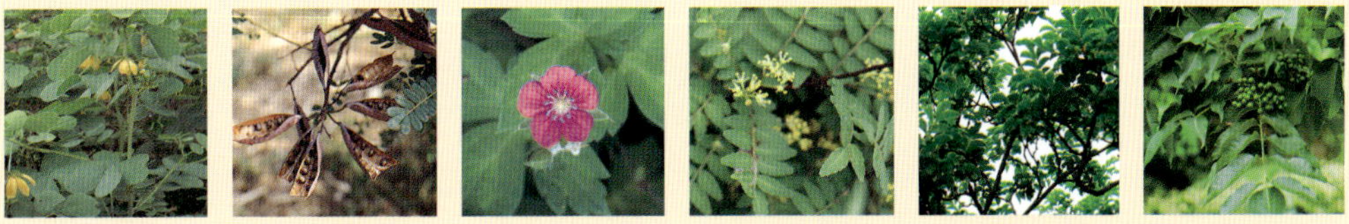

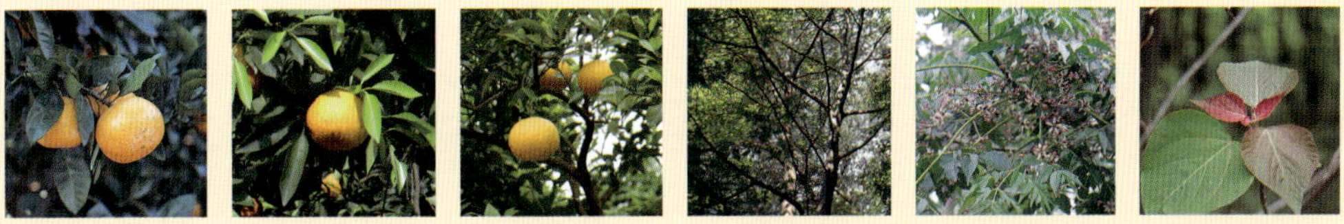

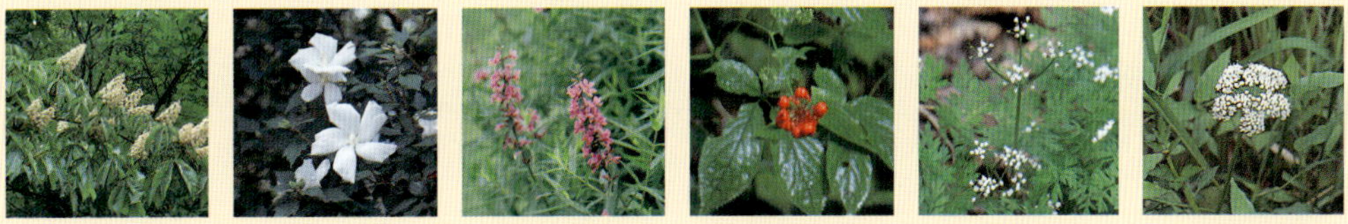

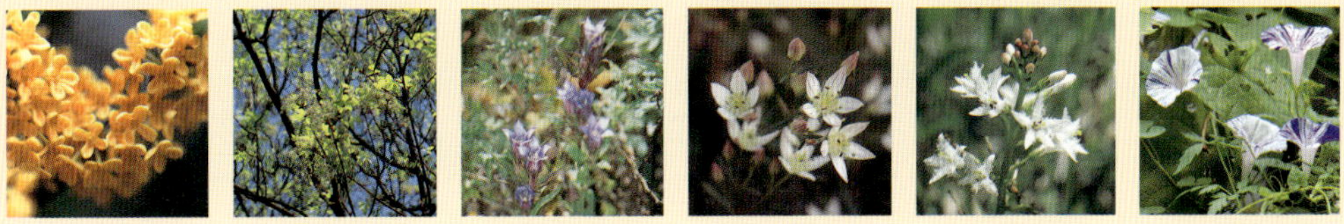

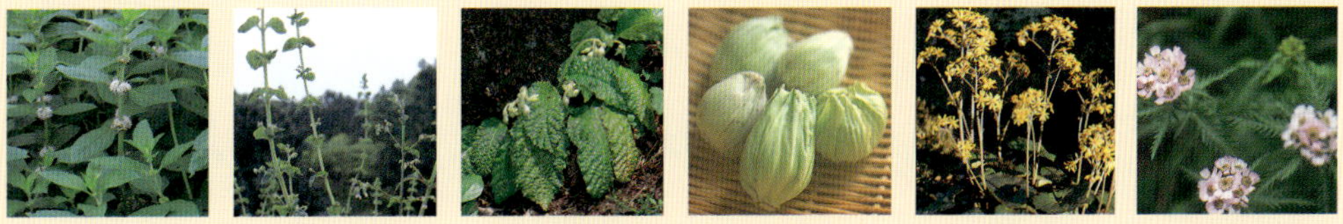

滋養強壮

生活習慣

ストレス

消化器

循環器

呼吸器

目・鼻・耳・口

関節・筋肉

泌尿器

解熱・鎮痛

皮膚・外傷

婦人病

消化器

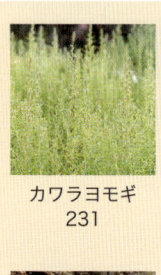 カワラヨモギ 231
オケラ 233
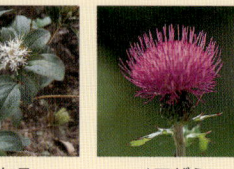 ノアザミ 234
タンポポ 235
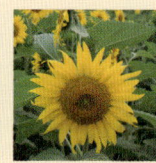 ヒマワリ 236
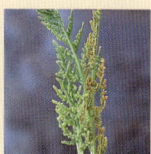 フユノハナワラビ 246

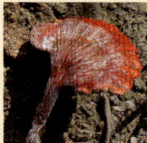 マンネンタケ 247
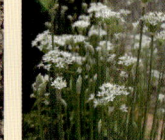 ニラ 253
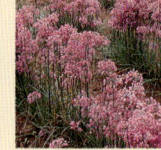 ラッキョウ 254
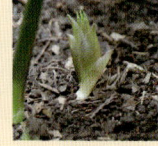 ミョウガ 259
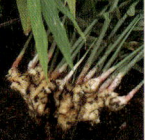 ショウガ 260
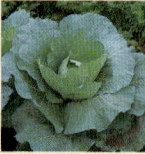 キャベツ 263

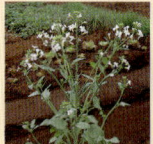 ダイコン 264
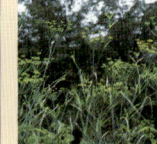 ウイキョウ 269
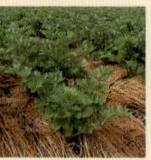 セロリ 270
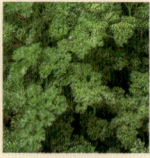 パセリ 271
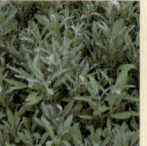 セージ 273
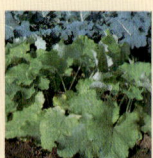 ゴボウ 284

循環器

- 低血圧症
- 貧血
- 冷え症など

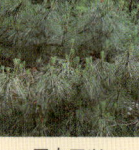 アカマツ 18
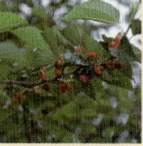 ヤマグワ 48
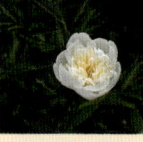 シャクヤク 75
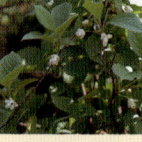 チョウセンゴミシ 85
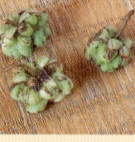 マタタビ 154
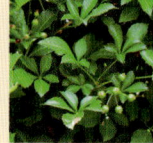 ヒメウコギ 166

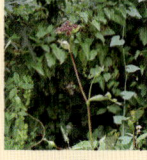 ノダケ 173
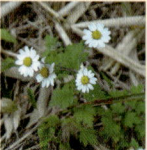 リュウノウギク 230
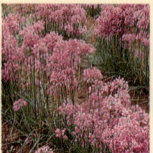 ラッキョウ 254
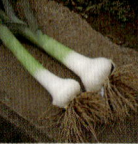 ニンニク 256
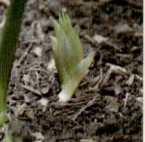 ミョウガ 259
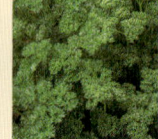 パセリ 271

呼吸器

- かぜ
- 咳
- たん
- しゃっくり
- 気管支炎
- ぜんそくなど

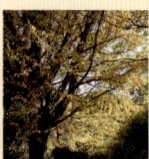 イチョウ 16
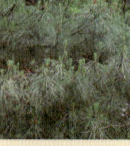 アカマツ 18
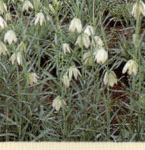 アミガサユリ 33
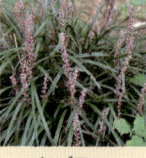 ヤブラン 36
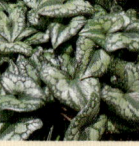 カンアオイ 53
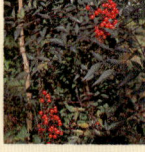 ナンテン 79

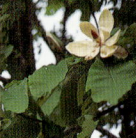 ホオノキ 82
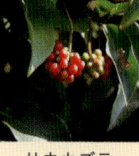 サネカズラ 86
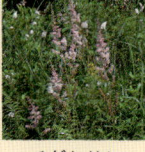 チダケサシ 97
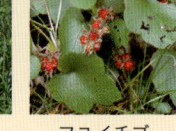 フユイチゴ 104
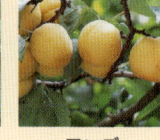 アンズ 109
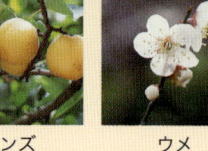 ウメ 110

呼吸器

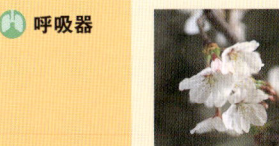
ソメイヨシノ 113

カリン 118

サイカチ 120

クズ 123

ウンシュウミカン 134

キンカン 135

ユズ 138

ホウセンカ 147

アオギリ 156

アキグミ 161

カキノキ 180

ナギナタコウジュ 199

ホオズキ 202

オオバコ 208

キカラスウリ 217

ツリガネニンジン 220

キキョウ 221

ハハコグサ 222

シオン 225

フキ 226

キク 229

シイタケ 250

ネギ 257

カミツレ 258

ショウガ 260

カラシナ 262

ダイコン 264

ナタマメ 265

シソ 272

ヘチマ 283

目・鼻・耳・口

- 結膜炎
- ものもらい
- 疲れ目
- 慢性鼻炎
- 蓄膿症
- 花粉症
- めまい
- 口内炎
- 口内の腫れ
- のどの痛み

サジオモダカ 21

クマザサ 22

ツユクサ 29

ドクダミ 42

クリ 47

ウスバサイシン 52

イブキトラノオ 55

アカザ 61

ハコベ 67

ハス 71

サラシナショウマ 73

メギ 78

9

目・鼻・耳・口

- 扁桃炎
- のどの渇き
- 口の渇き
- 口臭
- 歯痛
- 歯周病
- 歯ぐきからの出血など

| 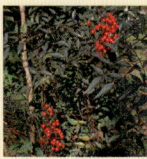 ナンテン 79 | 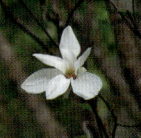 タムシバ 83 | 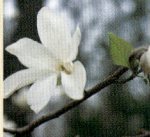 コブシ 84 | カリン 118 | エンジュ 122 | 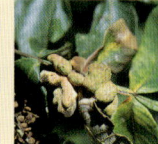 ヌルデ 144 |

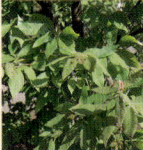 メグスリノキ 145　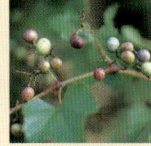 ノブドウ 150　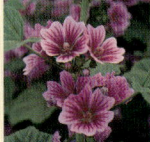 ゼニアオイ 153　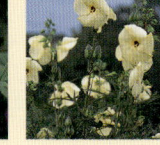 トロロアオイ 153　アオギリ 156　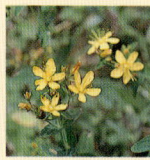 オトギリソウ 159

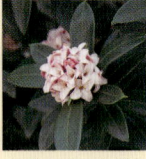 ジンチョウゲ 160　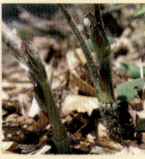 ウド 164　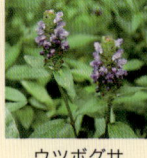 ウツボグサ 196　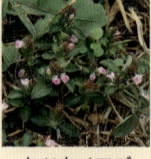 キツネノマゴ 204　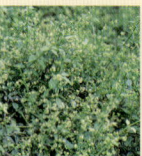 アカネ 211　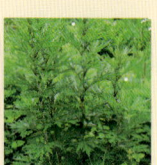 ヨモギ 232

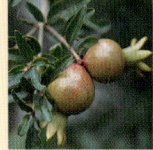 ザクロ 240　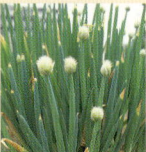 ネギ 257　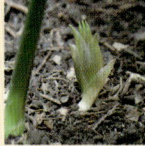 ミョウガ 259　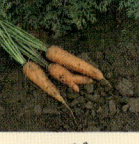 ニンジン 268　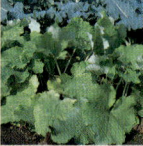 ゴボウ 284　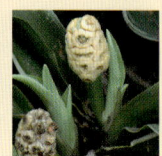 オモト 286

関節・筋肉

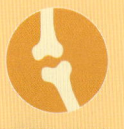

- 打ち身
- 肩こり
- 腰痛
- 膝痛
- 神経痛
- 関節炎
- リウマチ
- けいれん
- ねんざ
- 筋肉痛など

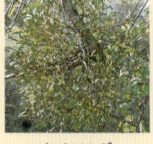 ジュズダマ 25　ショウブ 27　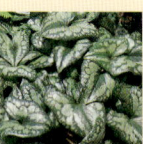 アマドコロ 34　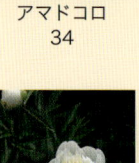 キダチアロエ 38　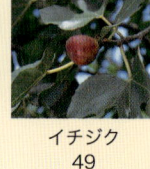 ヤマモモ 45　イチジク 49

ヤドリギ 51　カンアオイ 53　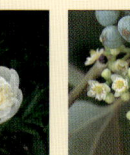 シャクヤク 75　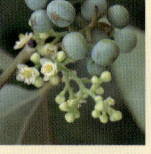 アオツヅラフジ 81　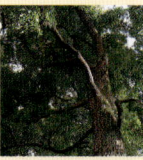 クスノキ 88　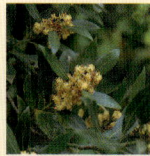 ゲッケイジュ 92

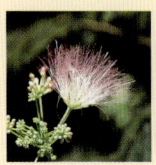 ネムノキ 119　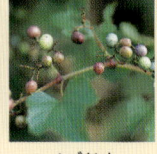 ノブドウ 150　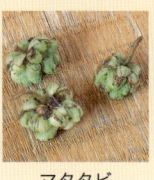 マタタビ 154　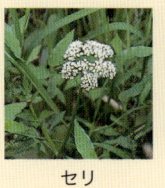 セリ 170　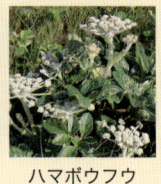 ハマボウフウ 171　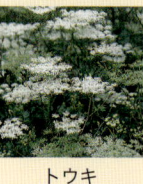 トウキ 176

関節・筋肉

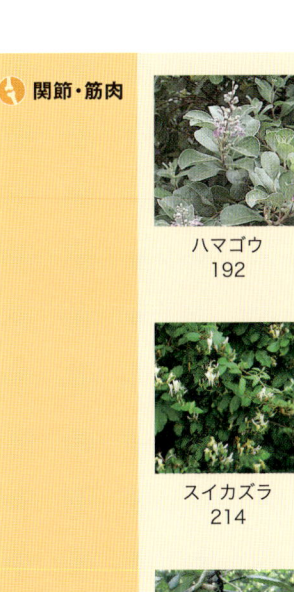 ハマゴウ 192	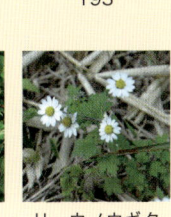 クサギ 193	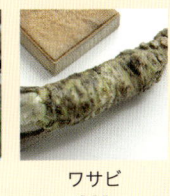 ナギナタコウジュ 199	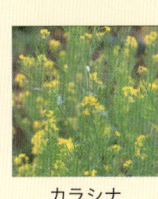 クガイソウ 205	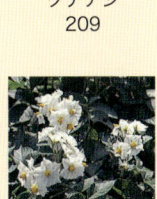 クチナシ 209	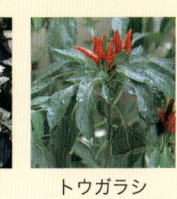 ニワトコ 212
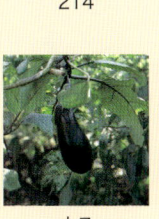 スイカズラ 214	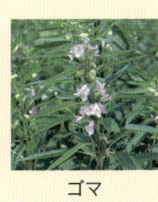 リュウノウギク 230	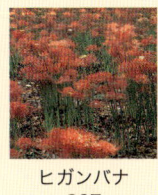 ワサビ 261	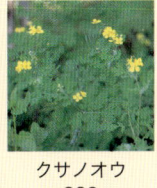 カラシナ 262	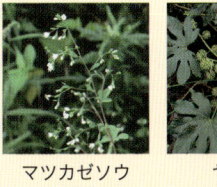 ジャガイモ 275	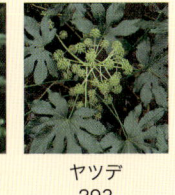 トウガラシ 276
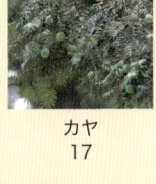 ナス 277	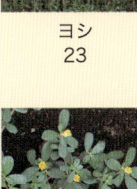 ゴマ 278	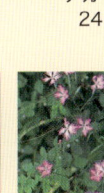 ヒガンバナ 287	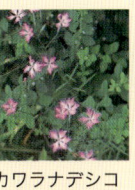 クサノオウ 289	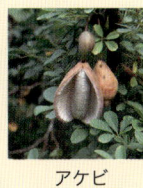 マツカゼソウ 291	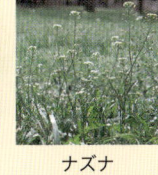 ヤツデ 293

泌尿器

- 利尿、むくみ
- 膀胱炎
- 尿道炎
- 急性腎炎
- 頻尿
- 夜尿症
- 痔など

カヤ 17	サジオモダカ 21	ヨシ 23	チガヤ 24	ジュズダマ 25	イ 28
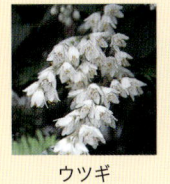 ノカンゾウ 30	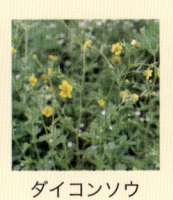 ケイトウ 63	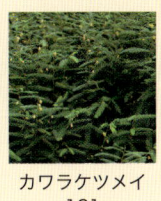 スベリヒユ 66	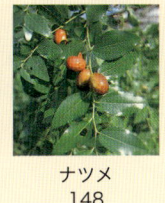 カワラナデシコ 68	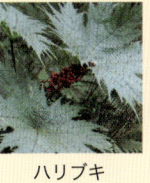 アケビ 77	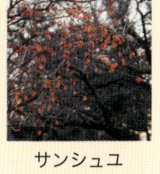 ナズナ 95
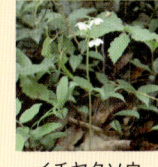 ウツギ 101	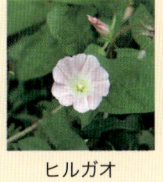 ダイコンソウ 103	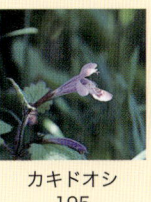 カワラケツメイ 121	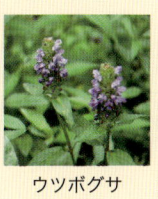 ナツメ 148	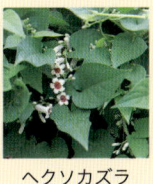 ハリブキ 167	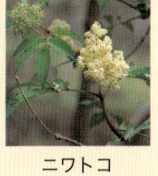 サンシュユ 178
イチヤクソウ 179	ヒルガオ 189	カキドオシ 195	ウツボグサ 196	ヘクソカズラ 210	ニワトコ 212

泌尿器

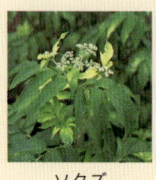
ソクズ 213

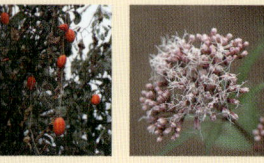
カラスウリ 218

フジバカマ 224

ノアザミ 234

キササゲ 239

トクサ 242

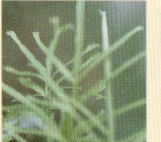
イノモトソウ 243

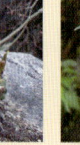
ヒトツバ 244

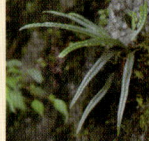
ノキシノブ 245

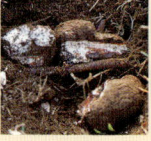
マツホド 246

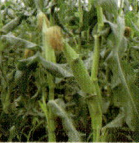
トウモロコシ 252

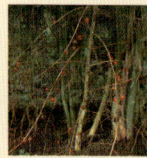
アスパラガス 258

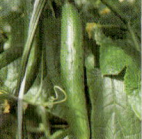
キュウリ 280

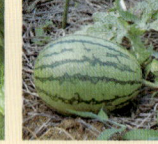
スイカ 281

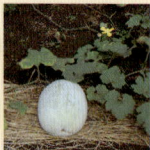
トウガン 282

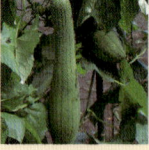
ヘチマ 283

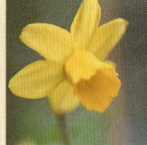
スイセン 287

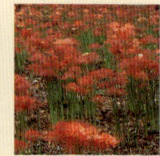
ヒガンバナ 287

解熱・鎮痛

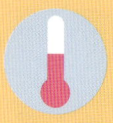

- 解熱
- 頭痛
- 鎮痛
- 止血
- 消炎
- 解毒など

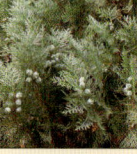
コノテガシワ 19

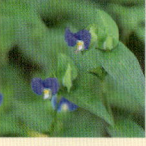
ツユクサ 29

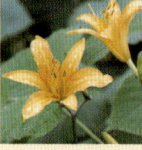
ノカンゾウ 30

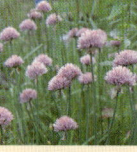
アサツキ 32

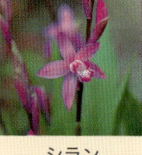
シラン 41

カワヤナギ 44

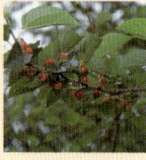
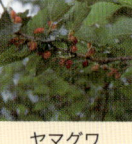
ヤマグワ 48

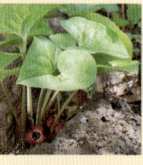
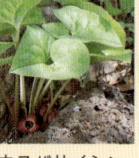
ウスバサイシン 52

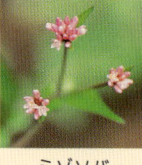
ミゾソバ 56

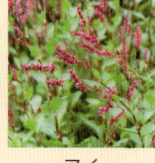
アイ 60

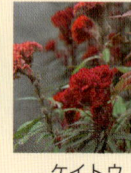
ケイトウ 63

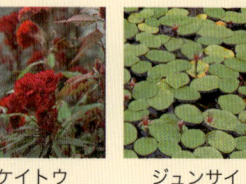
ジュンサイ 69

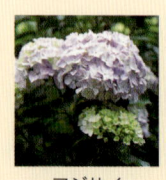
アジサイ 99

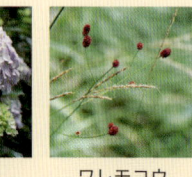
ワレモコウ 105

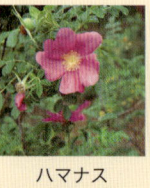
ハマナス 108

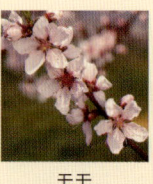
モモ 111

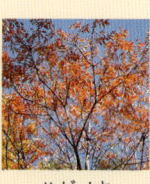
ハゼノキ 143

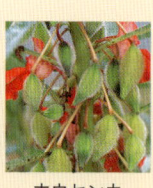
ホウセンカ 147

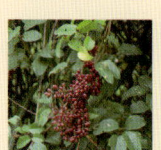
クマヤナギ 149

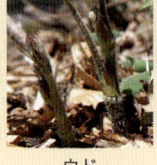
ウド 164

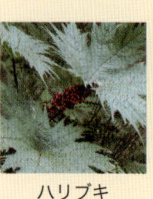
ハリブキ 167

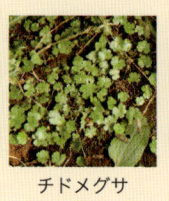
チドメグサ 168

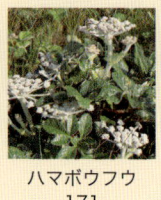
ハマボウフウ 171

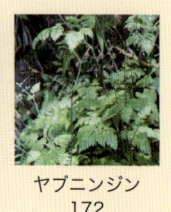
ヤブニンジン 172

解熱・鎮痛

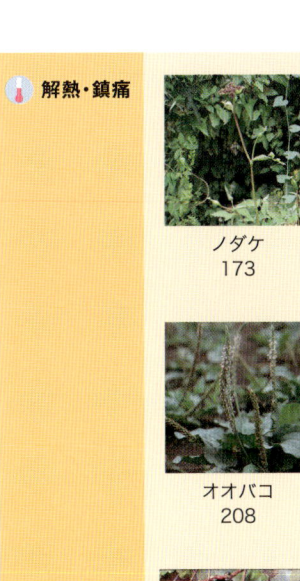

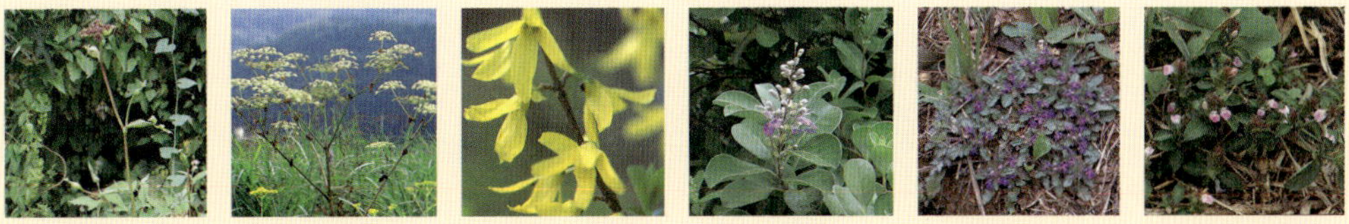

ノダケ 173	シシウド 175	レンギョウ 183	ハマゴウ 192	キランソウ 194	キツネノマゴ 204
オオバコ 208	スイカズラ 214	キカラスウリ 217	オナモミ 223	ヨモギ 232	カワラニンジン 238
ツルムラサキ 241	トクサ 242	タマネギ 255	ダイズ 266	セロリ 270	イヌホオズキ 295

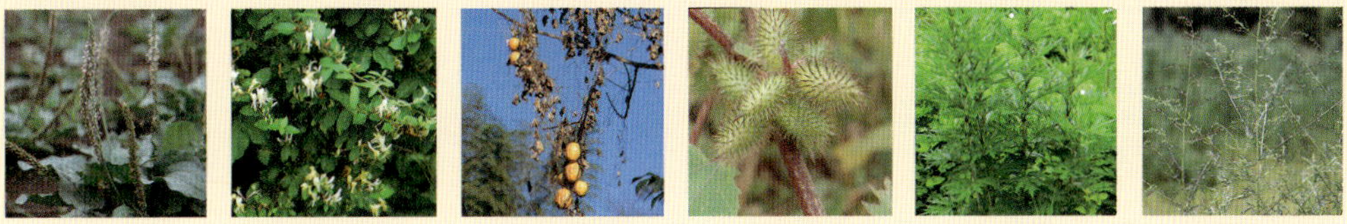

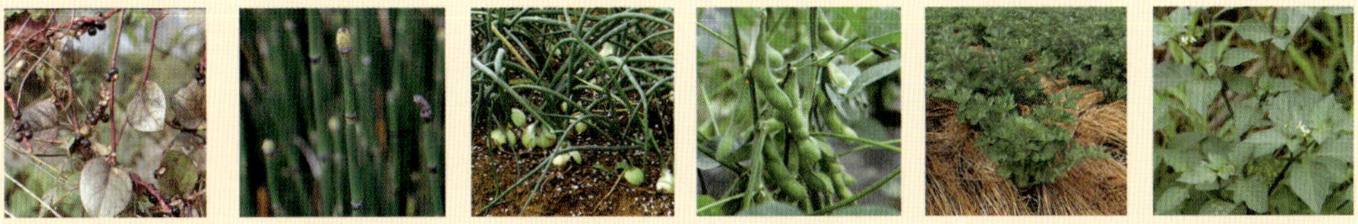

皮膚・外傷

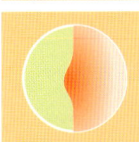

- あかぎれ
- すり傷、切り傷
- 湿疹
- かぶれ
- あせも
- おでき
- 腫れもの
- やけど
- 虫さされ
- しもやけ
- 水虫
- たむし
- 美肌
- にきび
- 発毛、抜け毛予防
- カミソリ負け
- 靴ずれ
- おむつかぶれ
- 皮膚病
- 家畜・ペットの寄生虫駆除など

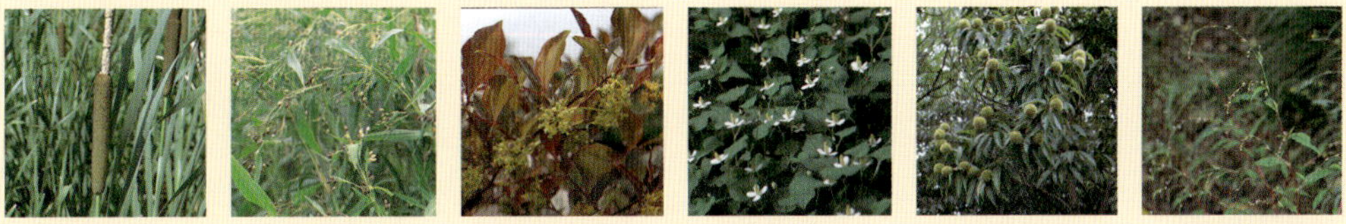

ガマ 20	ハトムギ 21	サルトリイバラ 37	ドクダミ 42	クリ 47	ヤナギタデ 57
アイ 60	アカザ 61	イノコズチ 64	オオケタデ 72	クロモジ 91	オオベンケイソウ 96
ユキノシタ 98	トベラ 102	モモ 111	コクサギ 132	ユズリハ 141	アカメガシワ 142
ヌルデ 144	トチノキ 146	ヤブガラシ 151	ムクゲ 152	ヤブツバキ 157	ヤブジラミ 172

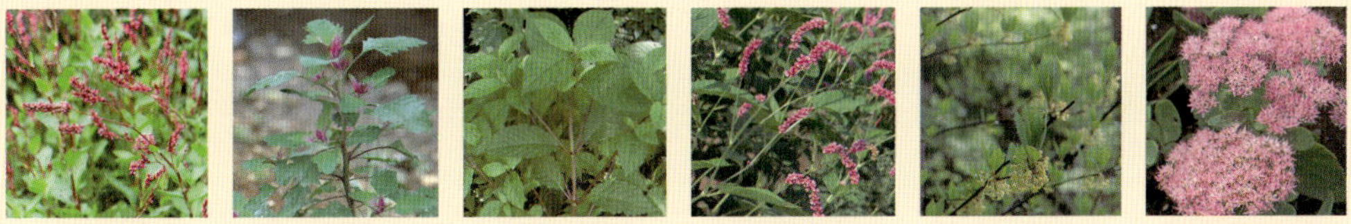

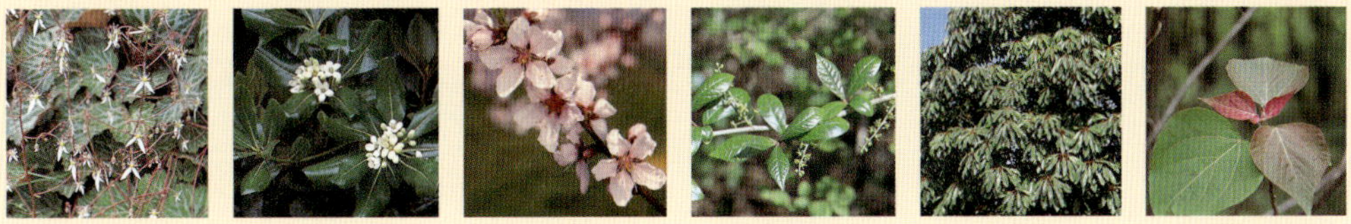

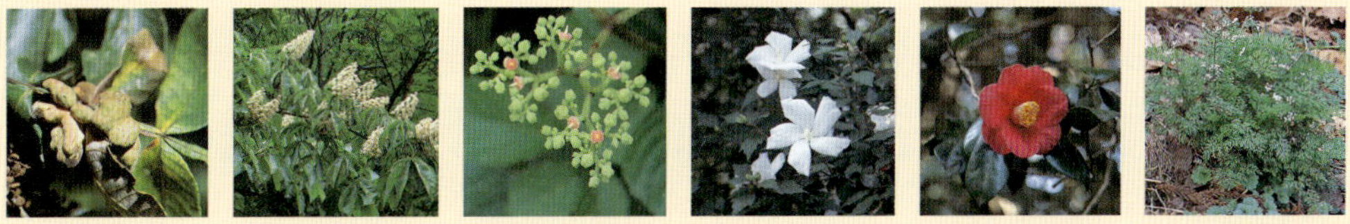

滋養強壮 / 生活習慣 / ストレス / 消化器 / 循環器 / 呼吸器 / 目・鼻・耳・口 / 関節・筋肉 / 泌尿器 / 解熱・鎮痛 / 皮膚・外傷 / 婦人病

13

● 皮膚・外傷

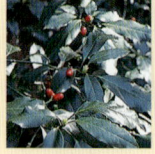
アオキ
177

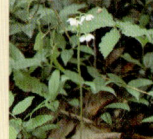
イチヤクソウ
179

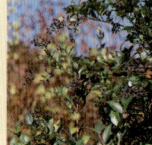
ネズミモチ
181

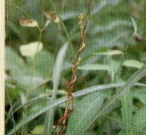
ネナシカズラ
191

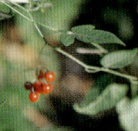
ヒヨドリジョウゴ
203

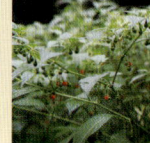
ハダカホオズキ
204

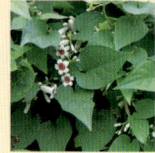
ヘクソカズラ
210

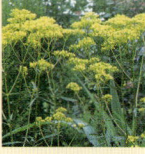
オミナエシ
215

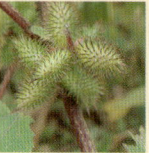
オナモミ
223

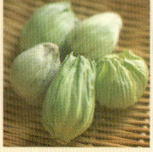
フキ
226

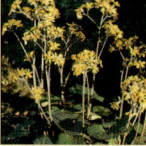
ツワブキ
227

ヨモギ
232

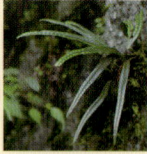
ノキシノブ
245

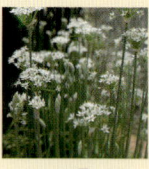
ニラ
253

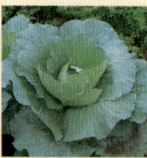
キャベツ
263

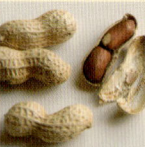
ラッカセイ
267

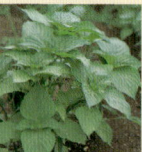
エゴマ
274

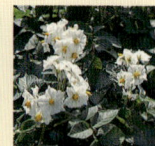
ジャガイモ
275

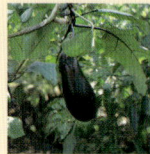
ナス
277

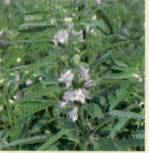
ゴマ
278

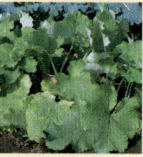
ゴボウ
284

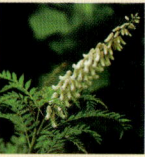
クララ
290

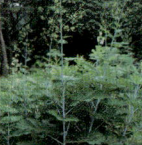
タケニグサ
290

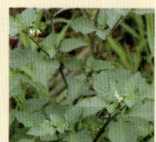
イヌホオズキ
295

婦人病

- 生理不順
- 生理痛
- つわり
- 催乳
- 乳腺炎
- 更年期障害
- 産後の腰痛

など

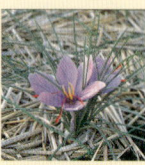
サフラン
40

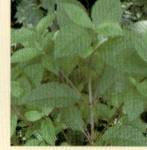
イノコズチ
64

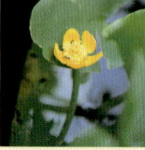
コウホネ
70

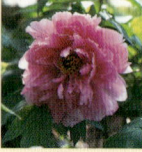
ボタン
76

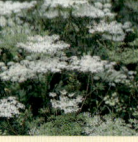
トウキ
176

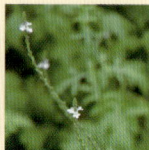
クマツヅラ
191

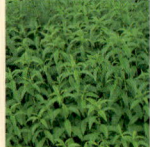
シロネ
197

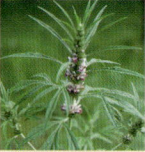
メハジキ
197

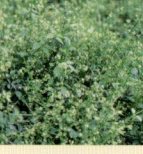
アカネ
211

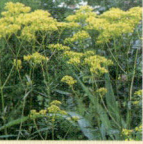
オミナエシ
215

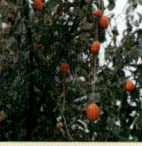
カラスウリ
218

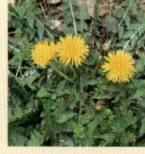
タンポポ
235

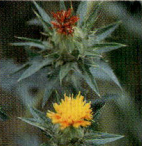
ベニバナ
237

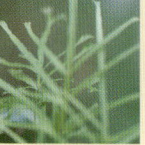
イノモトソウ
243

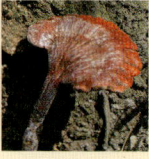
マンネンタケ
247

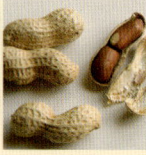
ラッカセイ
267

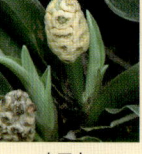
オモト
286

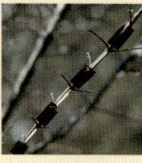
ニシキギ
292

薬になる植物
243種

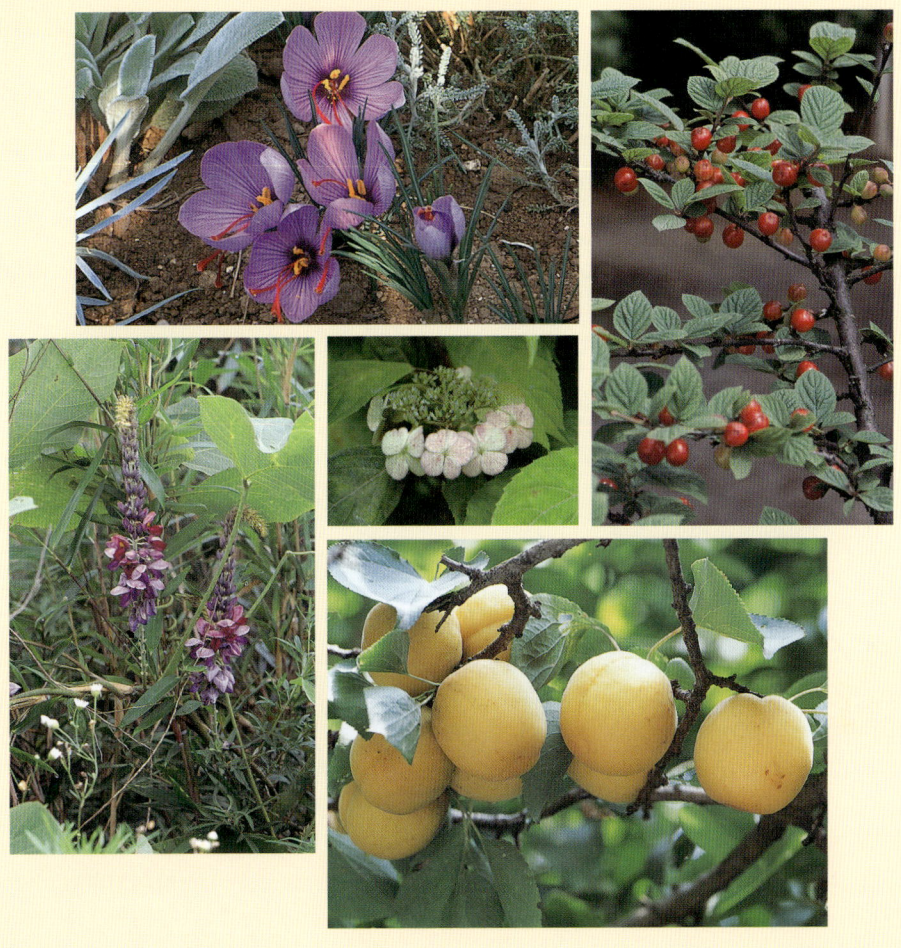

イチョウ【銀杏】

Ginkgo biloba イチョウ科イチョウ属

植栽・栽培 ■採取時期
1 2 3 4 5 6 7 8 9 10 11 12

生 銀杏（ぎんきょう）、白果（はくか）　全国（植栽）

咳、たん　頻尿、夜尿症　滋養、強壮

●街路樹などによく見られ、秋には美しく黄葉するイチョウは、中国原産の裸子植物。樹高30〜40ｍの落葉高木で、老木になると樹皮から「乳」とよばれる気根が垂れ下がることがある。葉は扇形で中央が切れ込む。雌雄異株。4月ごろにそれぞれ淡黄色の雄花、緑色の雌花をつける。種子植物には珍しく精子によって繁殖する。果実のように見える種子は外種皮が果肉質となったもので、秋に熟すと悪臭を放つ。果肉質の外種皮を取り除いたのが、食用となるギンナンである。和名は、葉の形が水鳥の足に似るため中国では「鴨脚（ヤーチャオ）」とよばれ、それが変化して「イチョウ」になったとされる。

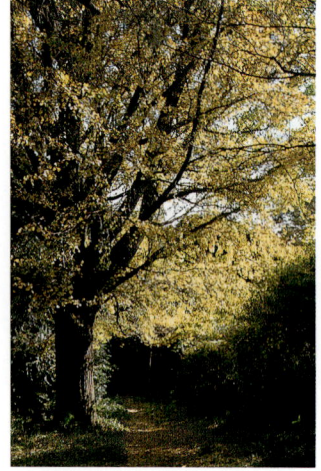

秋に黄葉するイチョウ

成分　種子：デンプン、脂肪、レシチンなど／葉：フラボノイド（ケンフェロール）、ジテルペノイド（ギンクゴライドA〜C，M）／外果皮：フェノール誘導体（ビロボール、ギンゴール酸）など

採取・保存　落ちた実を拾い、土に埋めて果肉質の外種皮を腐らせ、洗って取り除く。外種皮は直接触れるとかぶれることがあるのでゴム手袋などを用いる。残った内種皮を日干しにしてから保存する。これを銀杏（ぎんきょう）、

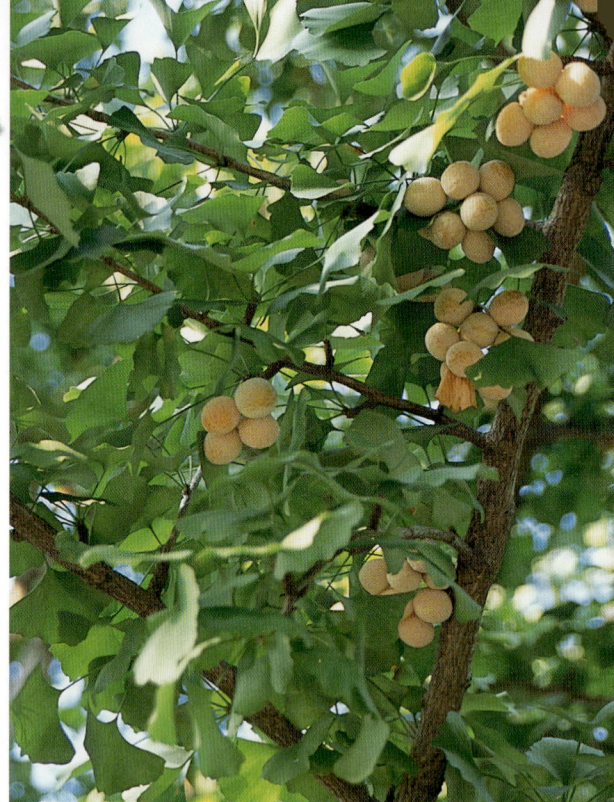

果実は独特の悪臭を放つ

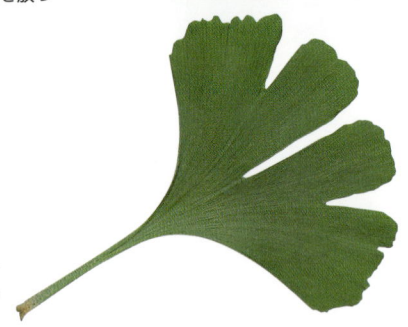

ヨーロッパを中心に製剤に利用されるイチョウの葉

または白果（はくか）とよぶ。

使用法　咳、たん、頻尿、夜尿症に、また、滋養、強壮を目的として、乾燥した硬い内種皮を割って中の種子（仁）を取り出し、10ｇ（15個程度）をカップ２の水で20分ほど煎じて服用する。近年、緑色の葉に血圧降下、コレステロール値低下などの薬効があることがわかり、ヨーロッパを中心に製剤利用されている。ただし家庭で葉を煎じて飲んだ場合にどの程度の効果があるかは、はっきりしていない。

食べて効く薬草・薬木

食用でも薬効が期待できるギンナン

ギンナンは茶碗蒸しなど、日本料理にたびたび登場する食材でもある。主成分はデンプンや脂肪などであるが、そのほかにカロチンやビタミンB_1、ビタミンCなども含み、栄養価も高い。咳には、ゆでたり炒ったりしたものを、10粒ほど食べても効果が期待できる。ただし、ギンナンには微量の青酸配糖体（アミグダリン）が含まれ、多量に食べると胃の中で青酸が発生し、中毒を起こすので注意。とくに子どもは5粒程度にとどめるほうがよい。

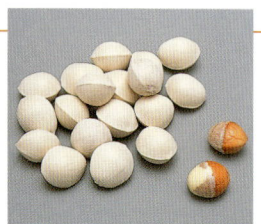

硬い内種皮の中のギンナン

雑木林　■採取時期
1 2 3 4 5 6 7 8 9 **10 11** 12

カヤ【榧】
Torreya nucifera　イチイ科カヤ属

別 カヘ　生 榧実（ひじつ）

宮城県以南〜九州

頻尿、夜尿

●最高級の碁盤や将棋盤の材として知られる常緑針葉樹。本州の宮城県以南や、四国や九州などの暖地の森林内に自生する。庭木などとして植栽もされる。高さ25m、幹径90cmになるものもある。樹皮は灰色でなめらかだが、老木では縦に割れる。枝は開出したのちに赤褐色に変化する。小枝を対生し、葉は螺旋状に生える。葉は横枝では枝の左右に2列に並んでつき、線形、長さ1.5〜2.5cm。葉の先は鋭く尖る。雌雄異株。開花時期は4〜5月。雄花は前年枝の葉腋に単生し、雌花は新枝の下部葉腋に2個ずつつき、そのうちの1個が10月ごろ石果様に熟し、翌年の秋、仮種皮が裂けて硬い淡赤褐色の種子が落ちる。カヤは薬用や碁盤材、建築材のほか、頭髪油や食用油などの原料としても利用される。

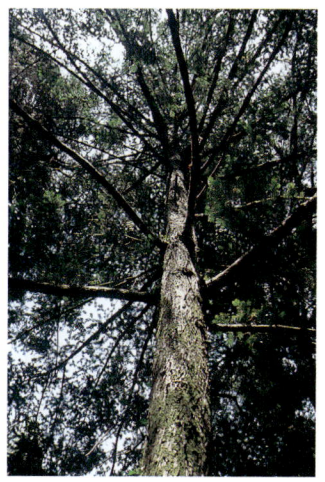
カヤの材は碁盤や建築などに利用される

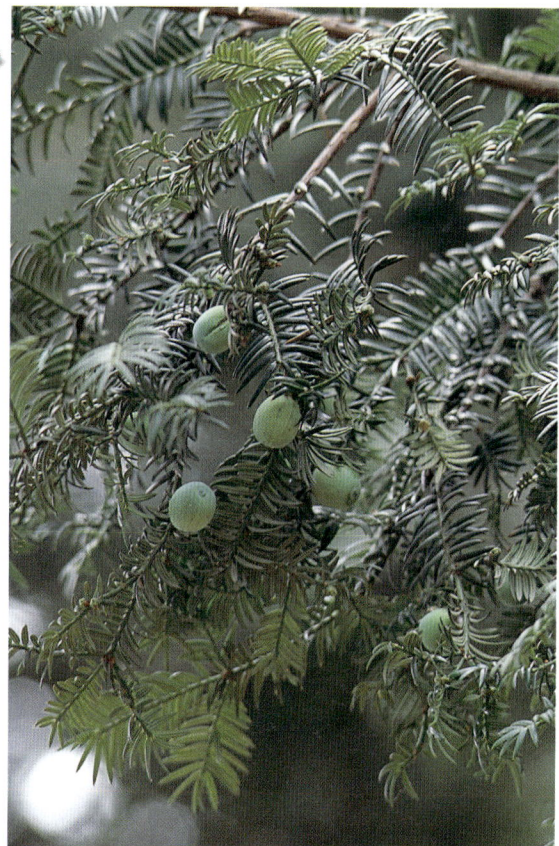
薬用、食用油などに利用されるカヤの実

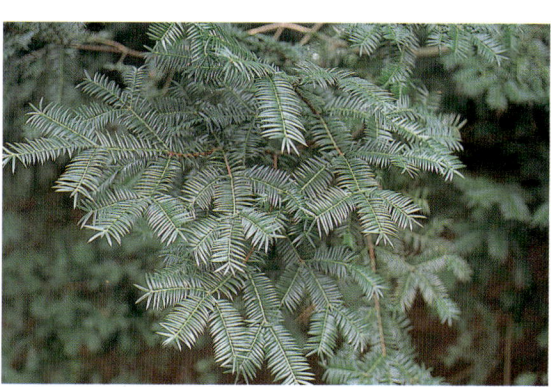
先端が鋭く尖るカヤの葉

成分　種子：脂肪油（パルミチン酸、ステアリン酸、オレイン酸、リノール酸などのグリセリド）、タンパク質など

採取・保存　10〜11月、石果様に熟した果実を採取する。肉質の仮種皮を取り除き、種子を日干しにする。これを榧実（ひじつ）とよぶ。

使用法　頻尿や夜尿症、また、小児の夜尿症には、生の種子を1〜2個焼いて食べたり、炒った種子0.1〜0.2gを1回量として、1日3回服用する。

薬草・薬木に似ている植物

日本海側のチャボガヤ、葉がカヤよりも大きいイヌガヤ

カヤと同属の樹木に、本州の日本海側や四国の山地などに自生するチャボガヤがある。チャボガヤは樹高が3mにも満たず、幹は叢生し、這うように伸びた枝の下部から根が生える。チャボガヤの種子にもカヤと同じような薬効があるとされる。また、カヤに似るが、カヤほど役に立たないとして名付けられたイヌガヤは、関東以西に自生し、線形の葉はカヤよりも大きく、葉質は厚く柔らかい。イヌガヤの種子は薬用とはされず、頭髪油の原料などに利用される。

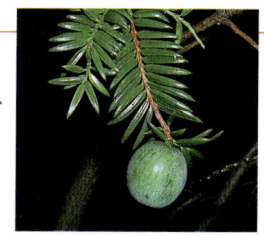
チャボガヤの実

アカマツ【赤松】

Pinus densiflora　マツ科マツ属

雑木林　採取時期（樹脂：7～8月、葉：通年）
1 2 3 4 5 6 7 8 9 10 11 12

別　メマツ、オンナマツ
生　松脂（しょうし）、テレビン油

東北～屋久島

- たん（樹脂）
- 肩こり、打ち身（樹脂）
- 低血圧症、冷え症（葉）
- 滋養、強壮（葉）
- 食欲不振（葉）
- 動脈硬化（葉）

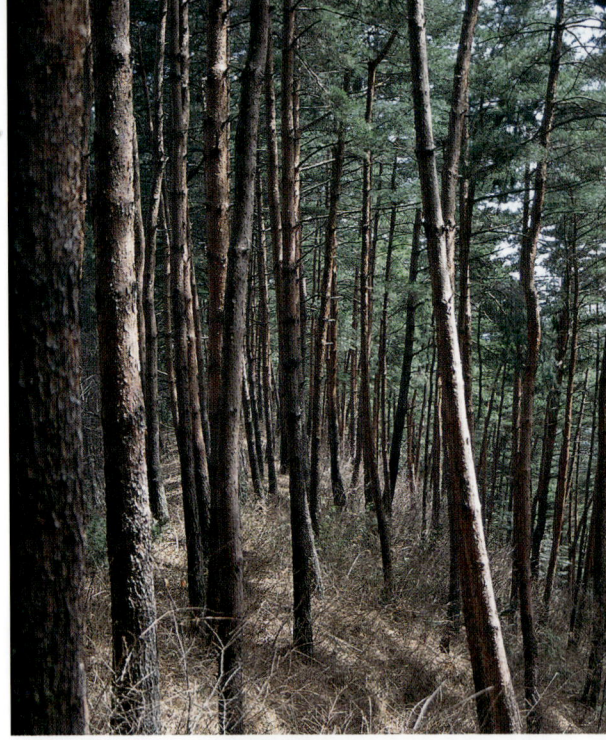

乾燥地などのやせた土地に見られるアカマツ林

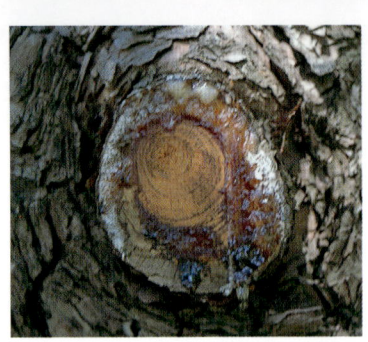

樹脂を乾燥させたものが薬用となる

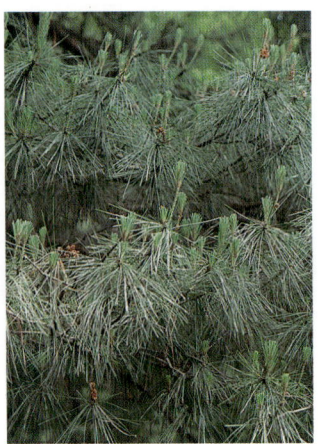

アカマツの雌花

●マツは古くから木造建築の梁や棟木として用いられてきた重要な樹木である。日本にはアカマツ、クロマツ、ゴヨウマツなどが自生するが、もっともなじみ深いのがアカマツ。アカマツは山野に自生するが、植栽もされる。高さ30m、ときには50mほどにもなる。幹の樹皮は赤褐色で亀甲状に割れる。葉は緑色の長針形で、長さ8～12mm、2本が対になり束生する。4～5月、新枝の先端に赤紅色の雌球花が1～3個つく。雄花は別の新枝下部の多数の鱗片葉腋に1個ずつつく。球果は卵状円錐形で木質で硬い。種子は長さ5mmほどの倒卵形で、15mmほどの披針形の翼がついている。

成分　樹脂（ロジン成分）：ジテルペノイド（アビエチン酸、ピマリン酸）／精油（テレビン油成分）：α－、β－ピネン、カンフェンなど／葉：フラボノイド（クエルセチン）など

採取・保存　7～8月ごろ、幹に傷をつけ、滲出した生松脂（せいしょうし）を集める。一般に生の樹脂を松ヤニとよぶ。松ヤニを乾燥させたものは松脂（しょうし）という。松脂を水蒸気蒸留して得た精油をテレビン油、残渣（ざんさ）をロジンとよぶ。葉は必要に応じて採取し、水洗いして利用する。

使用法　たんには、乾燥した松脂1～2gをエチルアルコール10ccに溶かし、水を加えて200ccとして砂糖3～5g加えて服用する。肩こり、打ち身などには、乾燥した松脂を温めて柔らかくし、患部に塗布する。低血圧症、冷え症、食欲不振、滋養、強壮、動脈硬化などには、新鮮な松葉300～400gを洗って水を切り、細かく刻み、グラニュー糖100gとともに1.8ℓのホワイトリカーに漬け込んで3カ月ほどねかせる。これを松葉酒とよび、就寝前にグラス1杯ほど飲む。

薬草・薬木に似ている植物

内陸部のアカマツ、海岸沿いのクロマツ

アカマツが内陸部に自生するのに対し、海岸沿いの断崖地や砂地に自生するのがクロマツである。クロマツは防風林として植林もされる。アカマツの樹皮が赤褐色であるのに対し、クロマツの樹皮は灰褐色。葉はアカマツよりも太くて硬く、全体的に男性的な印象があることから、アカマツの別称メマツに対してオマツとよばれる。クロマツの樹脂も薬用とされる。クロマツはアカマツよりも生長が早く、アカマツよりも公害に強いとされ、各地で植林が進められた。

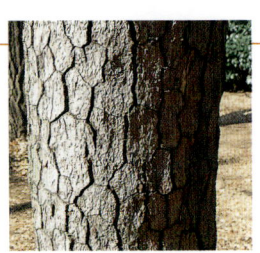

クロマツの樹皮

植栽・栽培　■採取時期（種子：10〜11月、葉：通年）

| 1 | 2 | 3 | 4 | 5 | 6 | 7 | 8 | 9 | 10 | 11 | 12 |

コノテガシワ【児の手柏、側柏】

Thuja orientalis　ヒノキ科クロベ属

生 側柏葉（そくはくよう）、柏子仁（はくしにん）　全国（植栽）

止血（葉）　下痢（葉）　滋養、強壮（種子）

●ヒノキによく似た葉をつける中国原産の常緑小高木。江戸時代中期に日本に渡来し、現在では庭園樹として広く植栽される。高さ5〜10m。幹が直立するものと、下部から分かれて叢生するものがある。樹皮は灰褐色。枝は平板状で直立し、密に分枝する。ヒノキに似た鱗片状の葉を十字対生する。葉の長さは1〜2.5cm、先端がやや尖る。雌雄同株で、3月ごろに淡紫緑色の雄花と雌花をつける。秋、枝先に青白色の球果をつける。和名は、葉が、子どもが手のひらを垂直に立てたようすに似ることから、「児の手ガシワ」と名付けられたとされる。

成分　葉：精油（α-ピネン、ツヨン、フェンコンなど）、エストリド（サビニン酸、ジュニペリン酸）／種子：タンニン（カテキン、エピカテキン、プロシアニジンB_1、B_3など）

採取・保存　葉を必要時に採取し、水洗いしたのちに粗く刻んで日干しにしたものを側柏葉（そくはくよう）とよぶ。秋、球果を採取し、たたいて種子を取り出し、種子だけを集めて日干しにする。これを柏子仁（はくしにん）とよぶ。

使用法　止血、下痢止めには、乾燥した葉5gをカップ1の水で半量になるまで煎じて1回量とし、服用する。滋養、強壮には、乾燥した種子をフライパンなどで軽く炒ってからすりつぶし、5〜12gを1日量として、3回に分けて服用する。

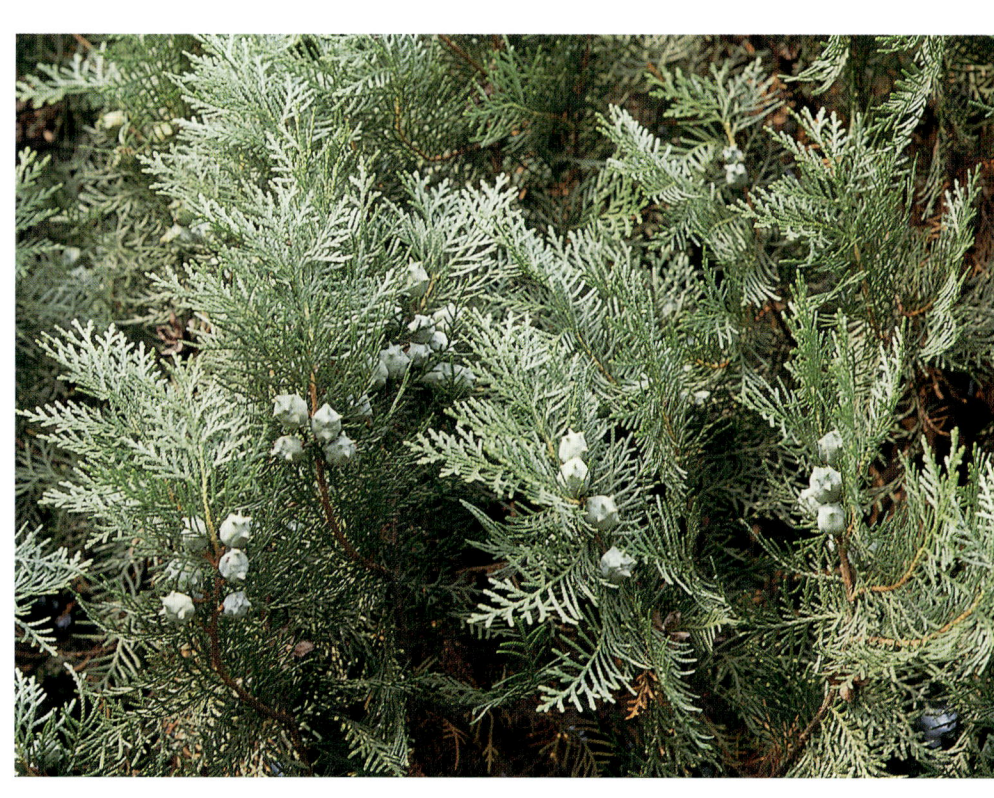

葉や青白色の球果が薬用となる

家庭で栽培する薬草・薬木

園芸品種のコノテガシワ

　比較的コンパクトにまとまる園芸品種を利用して、庭植えや鉢植えなどでコノテガシワを育てることもできる。庭植えの場合、3〜5月または10〜11月ごろ、日当たりと水はけのよい場所に植えつけ、毎年1〜2月ごろ施肥を行う。秋に樹形を整えるために剪定を行い、このときに球果や葉を薬用に採取する。鉢植えの場合は大きめの鉢に植えるとよい。

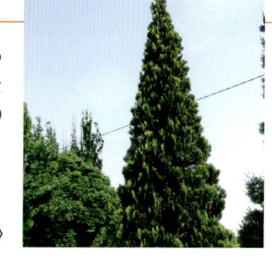

園芸品種の〈エレガンティシマ〉

水辺　■採取時期
1 2 3 4 5 6 7 8 9 10 11 12

ガマ【蒲】

Typha latifolia　ガマ科ガマ属

別 ミスグサ　生 蒲黄（ほおう）

北海道～九州北部

🌡 止血　🩹 すり傷、切り傷、やけど
💊 痔、尿道炎

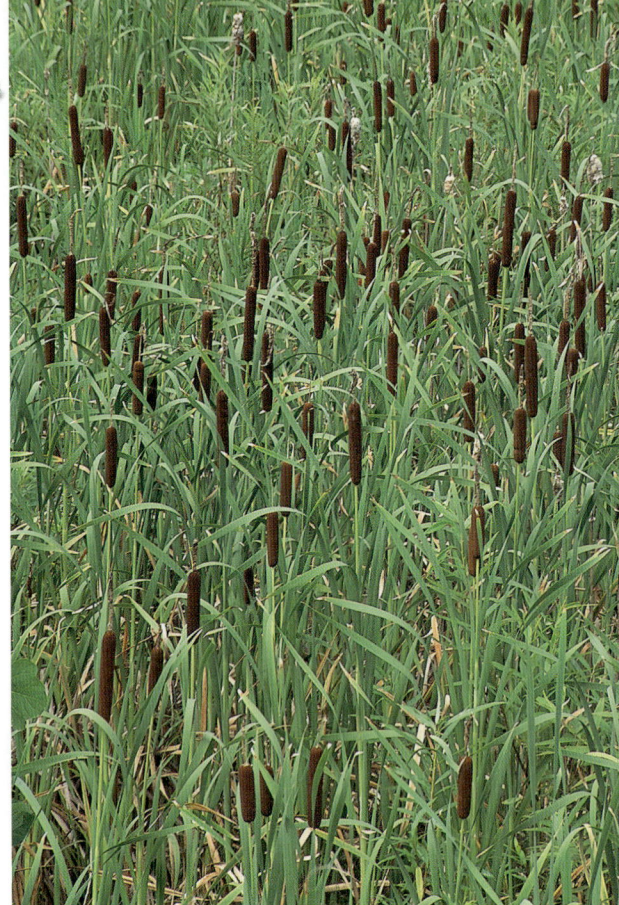
各地の湿地などで見られるガマ

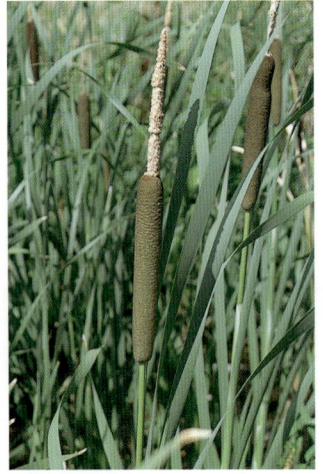
先端の雄花を利用する

●『古事記』のなかで、有名な「因幡の白ウサギ」に登場する大形の多年草。ガマは各地の湖沼や河川、湿地などに自生する。根茎が水底の泥の中を横に這い、そこから円柱形の太い茎を直立させ、高さ2mほどになる。葉は無毛で長さ1～2m、幅1～2cmの線形。6～8月、茎頂に穂状花序をつくり、上部が雄花群、下部が雌花群のふたつに分かれる。下部のソーセージ状の部分が雌花穂。雌花は1個の心皮からなり、花柄には長い毛がある。花柱は長く伸び、茶色の柱頭が雌花群の表面に密集する。「因幡の白ウサギ」では、ガマの穂を使って傷口の手当てをしたとされ、古くからその薬効が知られていたと考えられる。

成分 花粉：フラボノイド（イソラムネチンおよびその配糖体）、脂肪油（パルチミン酸、リノレイン酸のグリセリド）

採取・保存 6～8月、雄花群が熟すころに雄花部分を切り取り、ビニール袋などに入れて軽くたたいて黄色い花粉を採取する。この花粉を日干しにし、乾燥させたものを蒲黄（ほおう）とよぶ。

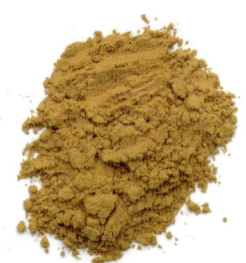
蒲黄（ほおう）

使用法 下血や吐血の際の止血には、乾燥した花粉5～10gをカップ3の水で半量になるまで煎じて1日量とし、3回に分けて服用する。乾燥した花粉1gを1日3回服用してもよい。すり傷、切り傷、痔、軽いやけどには、患部に直接乾燥した花粉を塗布する。尿道炎には、乾燥した花粉8gを温かい酒で服用する。

薬草・薬木に似ている植物

ガマの仲間、コガマ・ヒメガマ

コガマ、ヒメガマは、ともにガマと同属で、水辺や湿地に生える多年草である。どちらもガマよりも小形で、ガマのように茎頂に穂状花序をつくり、上部の雄花群と下部の雌花群に分かれる。ヒメガマは雄花群と雌花群のあいだに2cm程度のあきがあり、茎の部分が見えることから容易に区別できる。コガマ、ヒメガマの花粉も、乾燥させたものは蒲黄（ほおう）とよばれ、ガマ同様に薬用とされる。

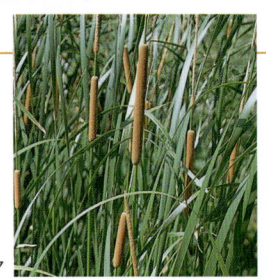
ヒメガマ

サジオモダカ【匙沢瀉】

Alisma plantago-aquatica var. *orientale*
オモダカ科サジオモダカ属

水辺 ■採取時期
1 2 3 4 5 6 7 8 9 10 **11** 12

別 カラオモダカ　生 沢瀉（たくしゃ）

北海道〜中部

- 利尿、むくみ
- 胃炎
- 低血圧症
- 口の渇き、めまい

●寒い地方の小川や沼沢地に自生する多年草で、短い根茎とひげ根がある。葉はオオバコに似ており、長さ約30cm、根元から叢生し、先端の尖った卵状楕円形で長い葉柄をもつ。6〜9月ごろ、高さ60〜80cmの花茎を伸ばし、輪生状複総状花序に小さな白色の3弁花をつける。

成分　根茎：セスキテルペノイド（アリスモール、オリエンタロールA）、トリテルペノイド（アリソールA，Bなど）など

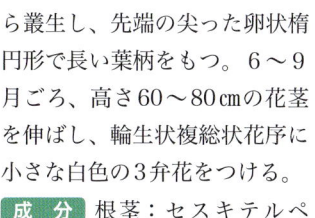
同属のヘラオモダカも薬用になる

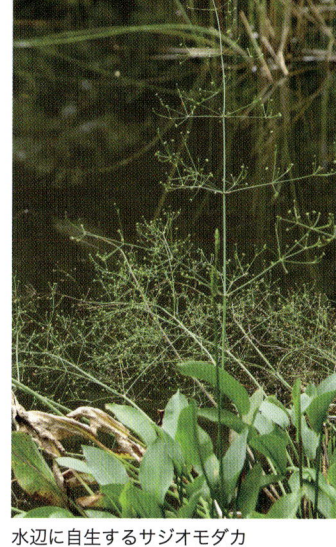
水辺に自生するサジオモダカ

採取・保存　葉が枯れてから根茎を掘り採る。水洗いしてひげ根を取り除き、外皮をナイフで薄くはぎとったのち、日干しにする。これを沢瀉（たくしゃ）という。

使用法　利尿、むくみ、胃炎、めまいなどに、根茎5〜15gを1日分とし、500mlの水を加えて半量になるまで煎じ、3回に分けて温めて服用する。沢瀉（たくしゃ）は漢方では代表的な利尿薬のひとつで、蒼朮（そうじゅつ〜ホソバオケラの根茎）、猪苓（ちょれい〜チョレイマイタケの菌核）、茯苓（ぶくりょう〜マツホドの菌核：246ページ）、桂枝（けいし〜ニッケイ類の樹皮：87ページ）を合わせた五苓散（ごれいさん）などの処方に配合される。

ハトムギ【鳩麦】

Coix ma-yuen　イネ科ジュズダマ属

植栽・栽培 ■採取時期
1 2 3 4 5 6 7 8 **9 10** 11 12

別 シコクムギ、チョウセンムギ、トウムギ
生 薏苡仁（よくいにん）

全国（栽培）

- 美肌、おでき、腫れもの
- 滋養、強壮
- 鎮痛
- 利尿、むくみ

●ジュズダマに似た東南アジア原産のイネ科の植物。古くに日本へ渡来した。実はジュズダマより柔らかい。茎は根際から株立ちして高さ1〜1.5mほど。葉は幅2.5cmほどの披針形で先が尖り、基部は鞘状で茎を包む。茎は太く、ところどころで分枝する。8〜9月ごろ、葉腋から花穂を数本出す。

成分　種子：デンプン、ラクトン（コイクソール）、多糖類（コイキサンA）、脂肪油（ステアリン酸、オレイン酸、リノール酸などのグリセリド）など

採取・保存　9月下旬〜10月、果実が黒褐色に熟してきたら根際から刈り取り、1〜2日間そのまま干す。その後脱穀をして種子（仁）を収穫し、1週間ほどよく日干しにしたものを薏苡仁（よくいにん）とよぶ。

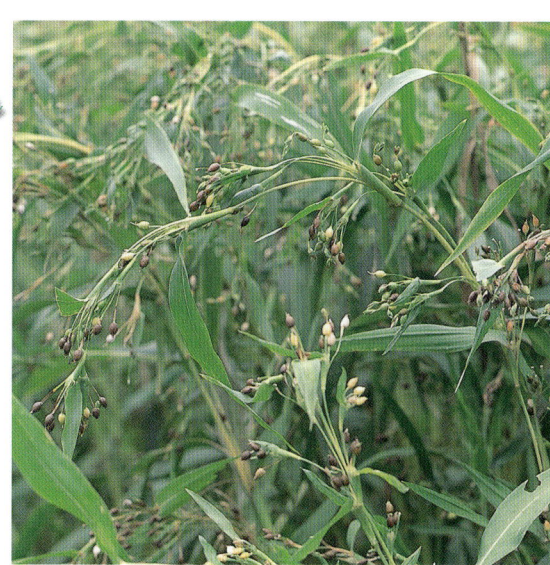
ハトムギの果実

使用法　美肌や滋養、強壮などに、薏苡仁（よくいにん）を1日量10〜30g煎じてお茶代わりに飲む。殻付きの果実を空の鍋に入れてよく炒り、ハトムギ茶として1日15〜30gを煎じて飲むこともできる。

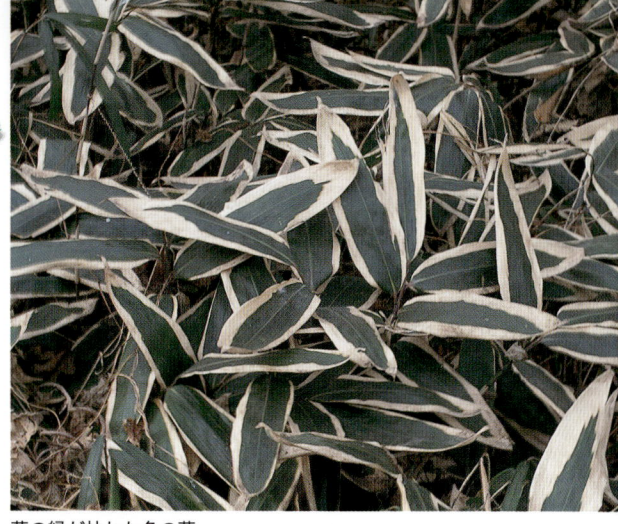

クマザサ【隈笹】

Sasa veitchii イネ科ササ属

別 ヘリトリザサ

全国（植栽）

胃炎　口内炎、口臭

●京都の山地に一部自生が見られるが、各地で観賞用に庭や公園に植栽されるイネ科のササの一種。細長く丈夫な地下茎が匍匐し、地下茎の節から枝を伸ばす。枝の上部は立ち上がり稈となり、高さ60～150cmになる。節から出る枝はふつう1本で、その先に5～7枚の長楕円形の葉をつける。まれに稈の基部から細長い花茎を出し、先に円錐状の花序をつくることがある。冬になると葉の縁が枯れて隈取りをしたように見えることから「隈笹」の名が付いたとされる。古くからササの葉は食品を包むのに用いられてきたが、ササに含まれる安息香酸に殺菌・防腐作用があることが明らかにされた。また、ササに含まれるササ多糖類（バンフォリン）には抗ガン作用があるともいわれる。

葉の縁が枯れた冬の葉

成分 葉：トリテルペノイド（フリーデリン）、多糖類（バンフォリン）など

採取・保存 必要なときに葉を採取し、細かく刻んで日干しにする。冬の葉も薬用となる。

使用法 胃炎、口内炎、口臭に、乾燥した葉をフライパンなどで焙じ、お茶代わりに飲む。新鮮な葉20gほどをミキサーにかけて青汁をつくり、1日2回服用してもよい。

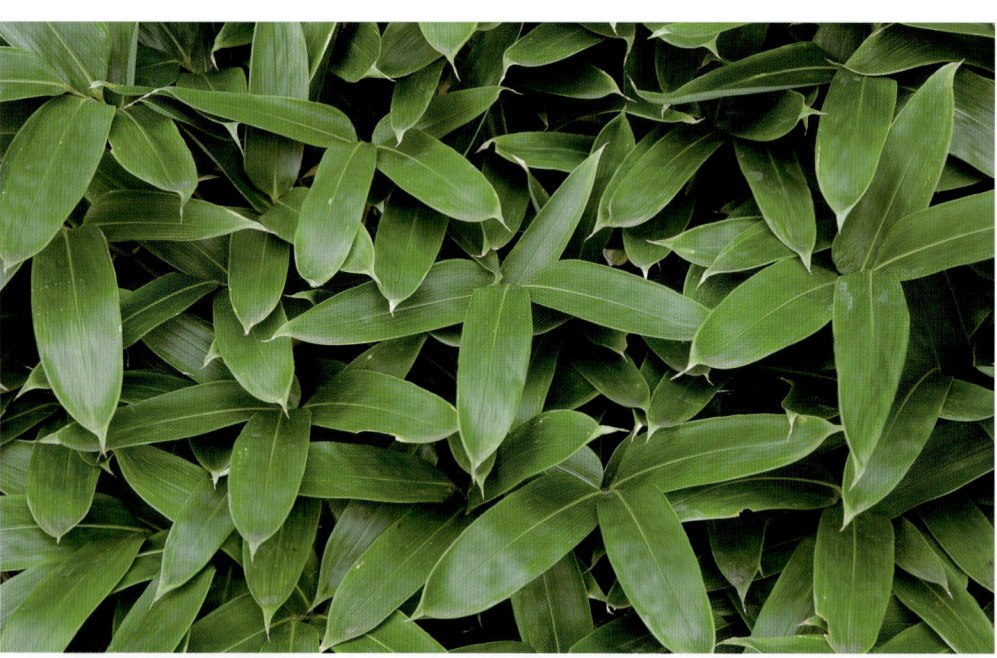

全体が青々とした夏の葉

家庭で栽培する薬草・薬木

庭で育てるクマザサ

　クマザサは、冬の葉の隈取りを観賞するために植えられることが多い。この隈取りは寒さで葉の縁が枯れるために起こる現象である。そのため美しい隈を観賞するには、木陰のような直射日光の当たらない場所で、なおかつ湿度の高い場所が適している。2月の中～下旬に地下茎を植え、施肥をする。古い稈を切り落とさないと丈が高くなりすぎるので、毎年2月中旬ごろに古い稈をすべて切り落とすとよい。

水辺　■採取時期

| 1 | 2 | 3 | 4 | 5 | 6 | 7 | 8 | 9 | 10 | 11 | 12 |

ヨシ【葦】

Phragmites communis　イネ科ヨシ属

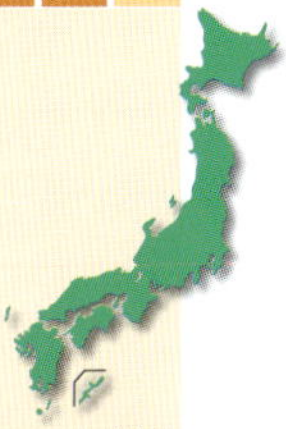

別 アシ　生 蘆根（ろこん）

全国

利尿、むくみ　吐き気、健胃　止血

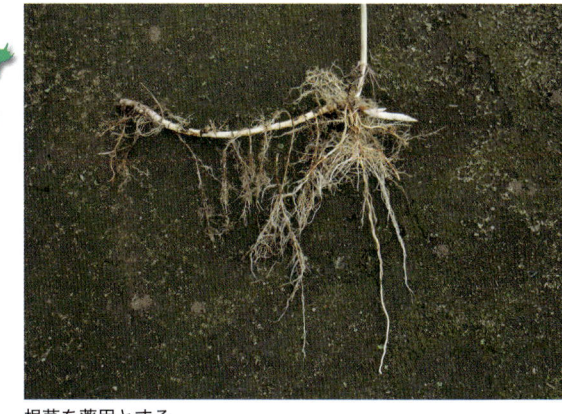

根茎を薬用とする

●各地の湖沼や河川などでふつうに見られ、茎が葦簀（よしず）の原料として、また、屋根を葺く材料として用いられる多年草。根茎は地中に縦横に広がり、茎は直立して高さ1～3m、円柱形で多くの節がある。葉は節につき、狭披針形で革質、灰白色を帯びた緑色で、先は鋭く尖り垂れさがる。夏から秋にかけて、茎の先に長さ40cmほどの大形の円錐花序をつくる。小穂は淡い褐色で小枝状に多く密生し、長さは10～17mm、2～4個の小花がある。

かつてはヨシの群落が各地でよく見られたが、現在は護岸工事や河川の汚染などによって減少している。

成　分　根茎：ラクトン（コイクソール）、ビタミン類など

採取・保存　秋に根茎を掘り採ってひげ根を取り、水洗いしてから輪切りにして日干しにする。これを蘆根（ろこん）とよぶ。湿地に生えるヨシの根茎を採取するのは容易ではないため、埋め立て地など足場のよい場所のものを選ぶようにする。

使用法　むくみや吐き気に、利尿や健胃を目的として、また止血を目的として、乾燥した根茎5～10gを1日量とし、カップ2の水で半量になるまで煎じ、3回に分けて服用する。生の根茎を砕く際に出る汁は、健胃作用があり吐き気に効くとされる。

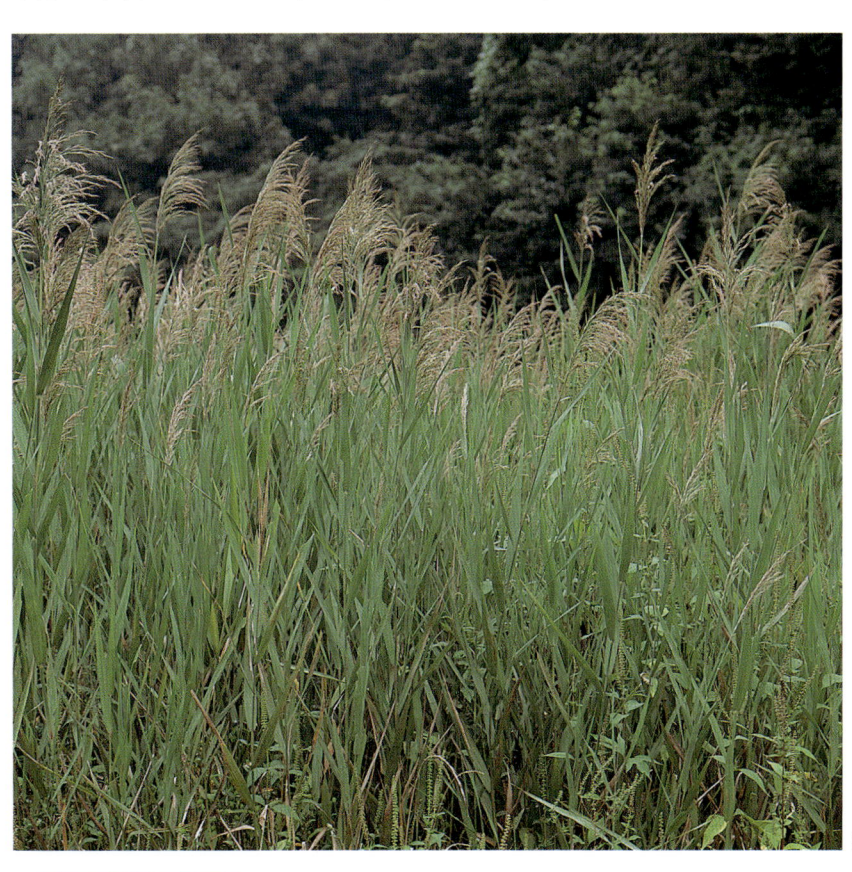

河川近くの湿地に群生するヨシ

食べて効く薬草・薬木
春先のヨシの若芽を食べる

春先に地中から出る、タケノコのようなヨシの若芽は食用になる。皮をむいてからゆでて水にさらし、薄く切ったものを和えものや煮つけ、酢のもの、汁の実などにする。ご飯に炊き込むのもよい。茎にはセルロース、ペントサン、リグニンなどが含まれていて健康に良い。タケノコとはひと味違った早春の味覚である。

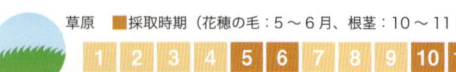

チガヤ【茅萱】

草原　■採取時期（花穂の毛：5～6月、根茎：10～11月）

Imperata cylindrica　イネ科チガヤ属

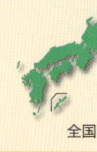

別 チバナ、ツバナ　生 茅根（ぼうこん）　全国

利尿、むくみ（根茎）　止血（花穂の毛）

●古くから魔除けの力があるとされ、夏越の祓えなどの行事では、チガヤで編んだ大きな輪が「茅の輪くぐり」に使われることがよく知られている。山地や荒れ地などの日当たりのよい草地、河原などに群生する多年草で、白く細長い根茎が地下を横に這い、ところどころに節があり、そこから根を出す。地上茎は根際から群がり出て高さ30～70cmほど、やや細く、節には毛がある。葉は革質で、長さ20～40cm、幅7～12mmの線形。5～6月、茎の先に長さ10～20cm、幅1cmほどの尾状で白い花序をつくり、絹糸のような毛に包まれた小花をたくさんつける。この花穂は口に含むとほのかな甘味がある。チガヤのチは「千」を意味し、根際から群がり生えることから名付けられたとされる。ヨシなどとともに茅葺き屋根に用いられた。

成分　根茎：トリテルペノイド（シリンドリン、アルンドイン、フェルネノール、アルボリノール）、セスキテルペノイド（シリンドレン）、リグナン（インペラネン、グラミノンA）、糖類（ショ糖）、カリウム塩など／花穂の毛：不明

採取・保存　10～11月ごろ、地上部が茶色く枯れてきたら根茎を掘り採り、水洗いしながらひげ根を取り除き、日干しにする。これを茅根（ぼうこん）とよぶ。採取時期に地上部は枯れているので、花期のころに群生地を見つけておく。花穂の毛は花期に採取する。

使用法　急性腎炎や妊娠中などのむくみには、乾燥した根茎10～15gを1日量とし、カップ3の水で半量になるまで煎じて3回に分けて食間に服用する。すり傷、切り傷などの止血には、花穂の毛を直接患部につける。

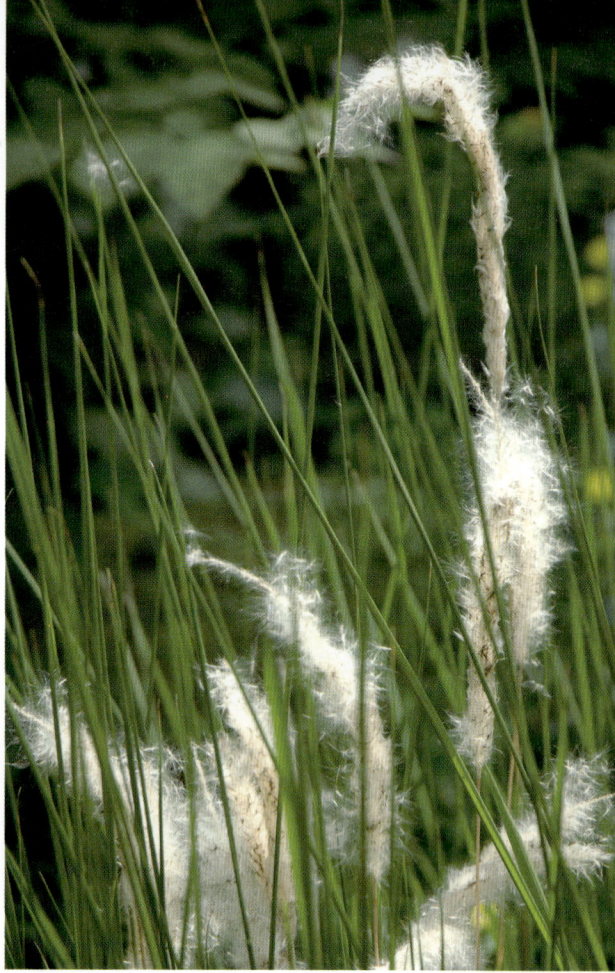

チガヤの花序。花穂の毛も薬用となる

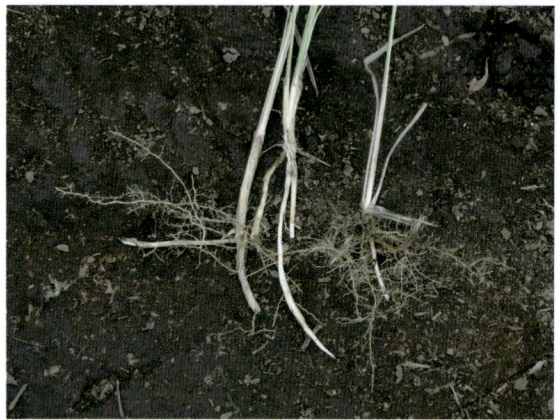

地上部が枯れたら根茎を採取する

薬草・薬木の豆知識

チガヤには2つのタイプがある

チガヤには、古くから日本に自生していたと考えられるフシゲチガヤと、近年帰化したと思われるケナシチガヤの2つのタイプがある。フシゲチガヤは花期が5～6月ごろと遅咲きで、節に毛がある。一方ケナシチガヤの花期は4～5月ごろで、節には毛がない。両種は混生するが、花期がずれるために雑種をつくらない。なお、本文の記述はフシゲチガヤを中心としているが、ケナシチガヤにも利尿作用があることが確認されている。

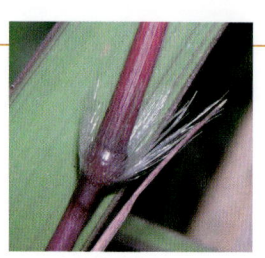

フシゲチガヤの節

人里　■採取時期
1 2 3 4 5 6 7 8 **9 10** 11 12

ジュズダマ【数珠玉】
Coix lacryma-jobi　イネ科ジュズダマ属

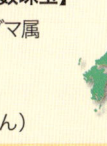
全国

別 ジュズコ、ズズゴ
生 川穀（せんこく）、川穀根（せんこくこん）

滋養、強壮（種子）　利尿、むくみ（種子）
神経痛、リウマチ（根）

●東南アジア原産の大形帰化植物で、日本には古い時代に渡来したとされ、栽培されていたものが野生化したと考えられている。茎は株立ちとなり太く中空で、高さは

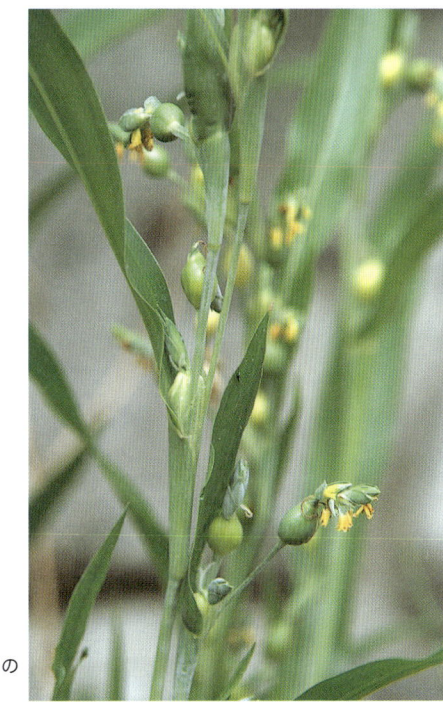

ジュズダマの
黄色い雄花

1m、10ほどの節があり分枝する。葉は長さ20～60cm、幅3cm程度の広線形で、濃い緑色。夏から秋にかけて、茎上部の葉腋に、長短不揃いの花序を束生する。ふつう、実とよんでいる部分は硬い壺状の頴（えい）で、中に雌性の小穂が3個あり、白い柱頭だけを外に出す。種子ができるころには頴は硬い殻となり、光沢のある褐色あるいは灰色、中に楕円形の果実が1個できる。和名は、壺状の頴をつなげて数珠のようにして遊んだことから。

成分 種子：ラクトン（コイクソール）、脂肪油（パルミチン酸、ステアリン酸などのグリセリド）、脂肪酸エステル（コイキセノリド）など／根：不明

採取・保存 9～10月ごろ、果実（種子）を採取して日干しにする。これを川穀（せんこく）とよぶ。同じ時期に根を掘り採り、水洗いしてから日干しにしたものを川穀根（せんこくこん）という。

使用法 乾燥した種子は、滋養、強壮、利尿、むくみに、薏苡仁（よくいにん＝ハトムギの種子：21ページ）の代用として煎じて飲む。殻が硬いので、金づちなどで殻をくだいて用いる。神経痛、リウマチには、乾燥した根6～12gを1日量とし、カップ3の水で半量になるまで煎じて3回に分けて服用する。

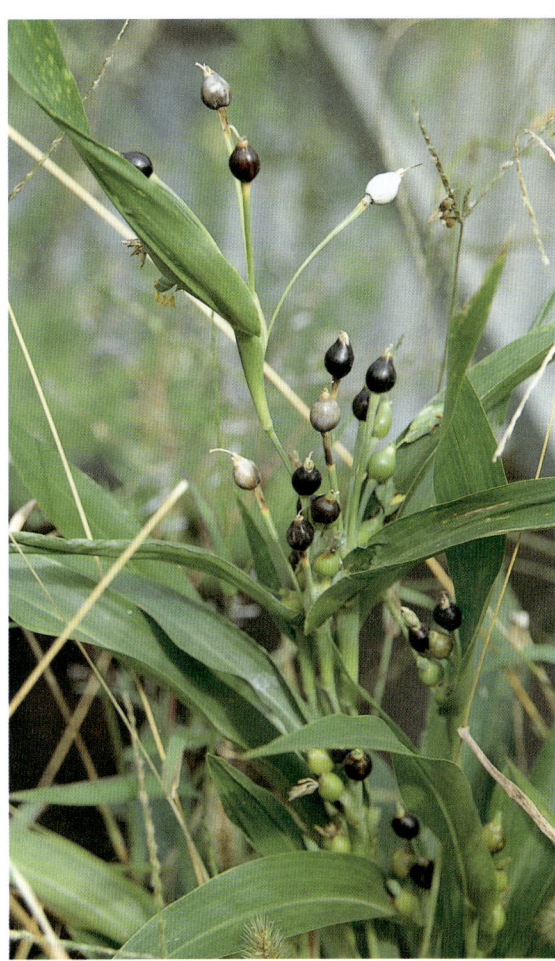
ジュズダマの実。日干しにして薬用に用いる

薬草・薬木に似ている植物
ジュズダマとハトムギの見分け方

　同属のハトムギ（21ページ）は、草や実の形がジュズダマによく似ている。ジュズダマが多年草であるのに対し、ハトムギは1年草で、秋、結実後に枯れる。見分けるポイントは、ジュズダマの花序は上向きにつくが、ハトムギの花序は垂れ下がる傾向があること。また、ハトムギの実はジュズダマより柔らかい。ジュズダマは野生化して自生しているが、ハトムギが雑草として生えていることはない。

人里　■採取時期
1 2 3 4 5 6 7 8 9 10 11 12

カラスビシャク【烏柄杓】

Pinellia ternata　サトイモ科ハンゲ属

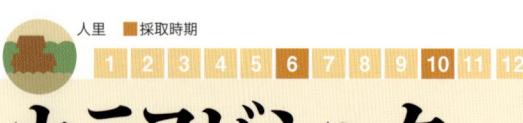

別 ヘソクリ　生 半夏（はんげ）　全国

🙂 吐き気　♀ つわり

●クワ畑などの畑地の雑草としてよく生える多年草。地中のやや深いところに直径1cmほどの球茎があり、そこから1〜2枚の葉を出す。葉柄は10〜20cmほどで、下部の内側にむかごがひとつ付く。葉は3小葉からなり、小葉は先端の尖った卵形。5〜7月、緑色の茎が葉より高く伸び、その先端に肉穂花序をつけ、黄緑色の仏炎苞をもつ花が開く。花序の下部には雌花、上部に雄花がつき、花序の先の付属体はむち状に伸びて仏炎苞の外に出る。むかごで繁殖し、繁殖力はきわめておう盛。和名は仏炎苞の形に由来する。また別名の「ヘソクリ」は、農作業の合間に根茎を掘って集めておき、売ったお金をへそくりにしたためとされる。

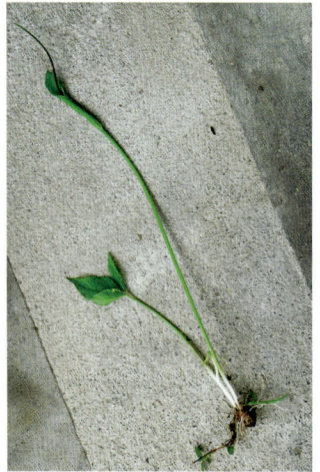

カラスビシャクの全草

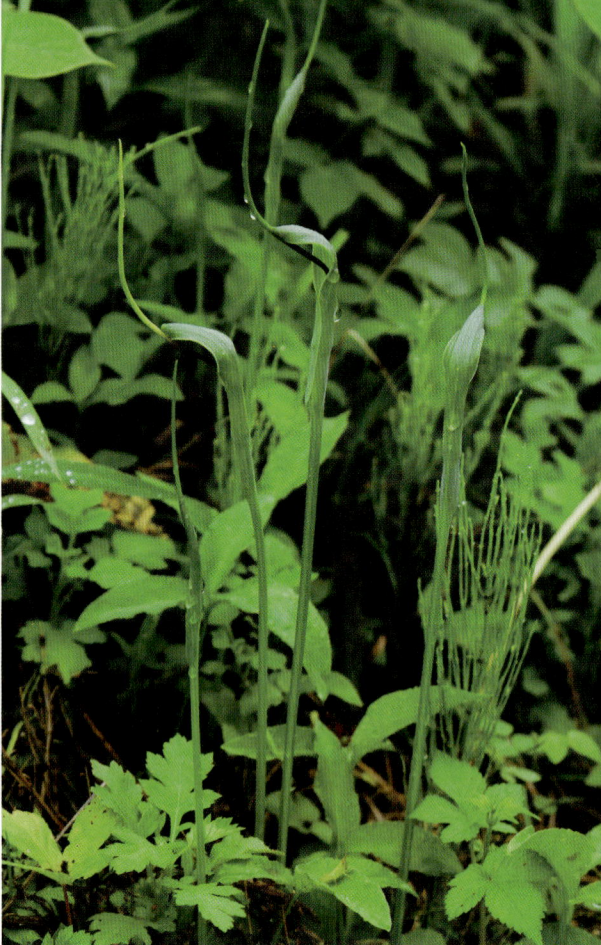

独特の仏炎苞をもつ肉穂花序

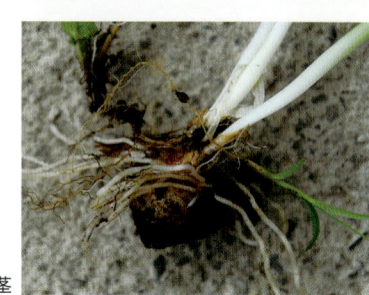

薬用となる球茎

成分　球茎：フェノールカルボン酸（ホモゲンチジン酸）、脂肪油（パルミチン酸、ステアリン酸、リノール酸などのグリセリド）、スフィンゴ脂質（ソヤセレブシドーI）など

採取・保存　畑の草取り時期でもある6月ごろ、または作物の収穫時期である10月ごろに球茎を掘り採る。細長い根を取り除き、水にしばらくつけたあと、砂を入れた水の中でかき回して外皮をむく。その後水にさらして日干しにする。この乾燥した球茎を半夏（はんげ）という。

使用法　半夏はえぐ味（ホモゲンチジン酸）があり、ふつう単体で薬用とされることはない。吐き気には、半夏6〜10gに生姜6〜8gを加えたものを水カップ1に入れ、半量になるまで煎じて1日3回に分けて飲む。

薬草・薬木に似ている植物

カラスビシャクよりも大形のオオハンゲ

カラスビシャクと同属のオオハンゲも、球茎を乾燥させたものが薬用とされる。オオハンゲは本州の中部以西の暖地に分布し、カラスビシャクのような仏炎苞をもつが、肉穂花序はカラスビシャクよりも大形。オオハンゲの乾燥させた球茎は、しばしば半夏（はんげ）の代用とされる。オオハンゲの変種に、仏炎苞の内側が紫褐色をしたムラサキオオハンゲがある。

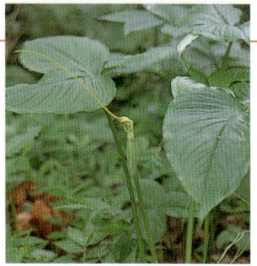

オオハンゲ

ショウブ【菖蒲】

Acorus calamus サトイモ科ショウブ属

水辺　■採取時期
1　2　3　4　5　6　7　8　9　10　11　12

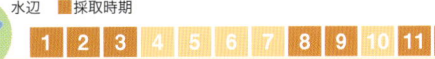
北海道～九州

別 ソウブ、アヤメグサ
生 菖蒲根（しょうぶこん）

- 神経痛、リウマチ　★鎮静　鎮痛
- 咳、たん　食欲不振、胃炎、消化不良

●古来より縁起のよい植物とされ、端午の節句の菖蒲湯に利用される多年草。各地の湿地に自生し、根茎は多節で太く、横走する。根茎の頭部から葉が向かい合うように直立して叢生する。葉は線形で、長さ40～150cm、幅2～3cm、強い芳香をもつ。花期は5～7月。葉の間から花茎を出し、淡黄緑色の円柱状肉穂花序をつける。苞葉は

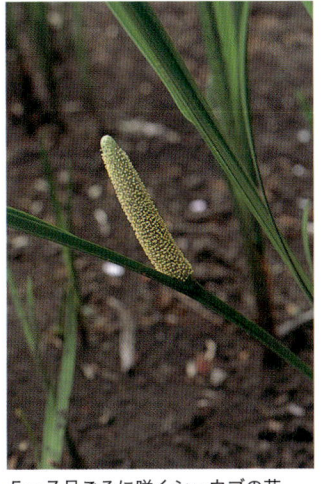
5～7月ごろに咲くショウブの花

色も形もふつうの葉に似ているため、葉の中央部に花序がついたように見える。なお、漢名の「菖蒲」は同属のセキショウのことで、ショウブの漢名は「白菖（はくしょう）」である。

成分 根茎：精油（β-アサロン、メチルオイゲノールなど）

採取・保存 11月～翌年の3月、あるいは8～9月ごろに根茎を掘り採る。水洗いしながらひげ根を取り除き、日干しにしたものを菖蒲根（しょうぶこん）とよぶ。

使用法 菖蒲湯はふつう葉を利用するが、神経痛やリウマチなどには根茎を浴湯料として利用する。乾燥した根茎を刻んで布袋に入れ、適量の水で煮沸後、煮汁とともに浴槽に入れる。また、鎮静、鎮痛作用があるので、咳、たん、食欲不振、胃炎、消化不良などに、乾燥した根を粉末にしたもの3～6gを3等分し、オブラートに包んで3回に分け服用する。煎じたものを服用すると吐き気をもよおすことがあるので避ける。

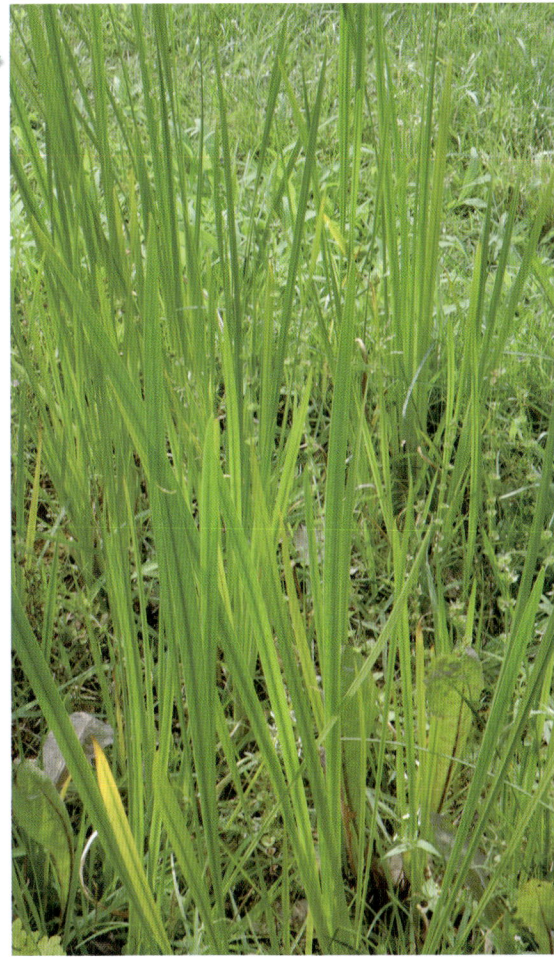
線形をしたショウブの葉

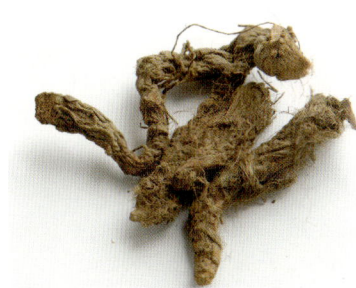
菖蒲根
（しょうぶこん）

薬草・薬木に似ている植物

葉がショウブによく似たアヤメ科の植物

アヤメやカキツバタ、ノハナショウブなどは、葉がショウブの葉によく似ているが、すべてアヤメ科の植物である。これらも根茎を乾燥させたものを薬用とすることが多い。ノハナショウブは薬用とされた記録はないが、ノハナショウブの園芸品種であるハナショウブは、根茎を打撲などに用いるという。ハナショウブは「花の咲くショウブ」の意。各地の菖蒲園で観賞用に栽培されているのは、このハナショウブである。

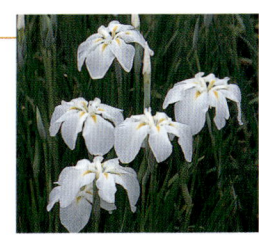
ハナショウブ

サトイモ科ショウブ属　27

セキショウ【石菖】

Acorus gramineus　サトイモ科ショウブ属

水辺　■採取時期　1 2 3 4 5 6 7 **8 9 10** 11 12

東北南部〜九州

別 カワショウブ　生 石菖（せきしょう）

健胃、腹痛（根茎）　冷え症（葉）

●ショウブに似るがショウブよりも小形で、江戸時代から観賞用にさまざまな園芸品種がつくられている常緑多年草。谷間の水辺に群生し、根茎が横に這い、ひげ根を出して岩場にはりつくように繁殖する。根茎は細くて硬く、芳香がある。根茎の端から線形の葉が2列になって叢生する。葉は長さ20〜50cm。4〜5月ごろ、葉の間から1本の茎を出し、先端に淡黄色の細長い肉穂花序をつける。

成分　根茎：精油（α, β-アサロン、カリオフィレンなど）／葉：不明

採取・保存　8〜10月、根茎を採取して水洗いし、日干しにしたものを石菖（せきしょう）とよぶ。

使用法　健胃、腹痛には、乾燥した根茎5〜10gを1日量とし、カップ3の水で半量になるまで煎じて、3回に分けて食間に服用する。生の葉は浴湯料として利用すると、足腰の冷えや、冷えからくる腹痛に効果があるとされる。

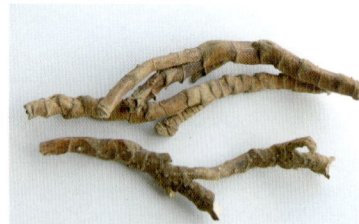
石菖（せきしょう）

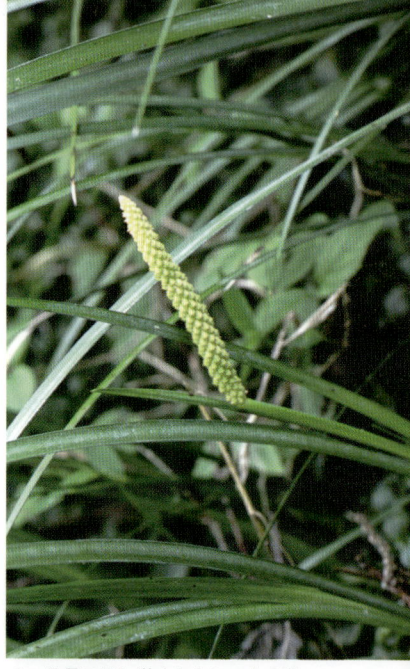
4〜5月ごろに咲くセキショウの花

イ【藺】

Juncus effusus var. *decipiens*　イグサ科イグサ属

水辺　■採取時期　1 2 3 4 5 6 7 8 **9 10** 11 12

東北南部〜九州

別 トウシンソウ　生 燈心草（とうしんそう）

利尿、むくみ

●イは畳表や花むしろの原料になるほか、灯火の燈心などにも用いられ、江戸時代までは生活の必需品とされた。湿地や池沼などに自生する多年草で、栽培品種が田に植えられる。高さは70〜100cm以上。根茎が横に伸び、茎は円柱形、表面はなめらかで濃緑色。通常葉はなく、茎の下方に鱗片状の葉が鞘状につく。6〜9月ごろ、茎の先に緑褐色の小花をつける。果実は褐色の倒卵形で長さ2〜3mm。

成分　茎：多糖類（キシラン、アラバンなど）、脂肪、タンパク質など

採取・保存　花期が終わったころ、地上部または髄のみを取り出し乾燥させたものを燈心草（とうしんそう）という。

使用法　妊娠時のむくみなどには、燈心草10〜15gを1日量とし、カップ3の水に入れて半量になるまで煎じ、3回に分けて食間に服用する。小児の夜泣きにも効果があるとされ、燈心草をアルミホイルに包んでフライパンなどで黒焼きにし、それを粉末にしたものを飲ませる。

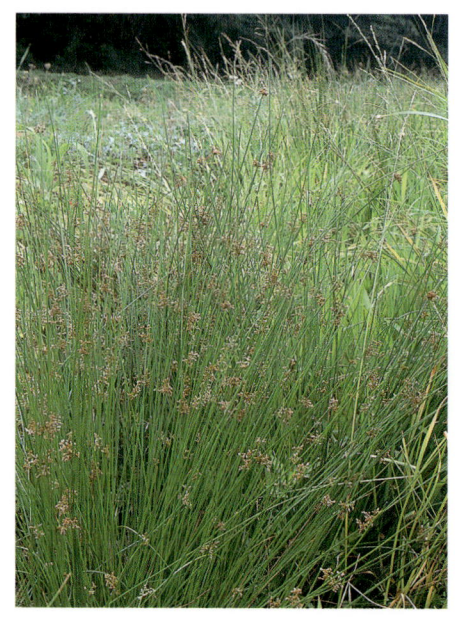
花期が終わったころの茎を薬用とする

人里　■採取時期
1 2 3 4 5 6 7 8 9 10 11 12

ツユクサ【露草】

Commelina communis　ツユクサ科ツユクサ属

別 ツキクサ、ホタルグサ
生 鴨跖草（おうせきそう）
全国

解熱　下痢　扁桃炎、のどの痛み
湿疹、かぶれ

●身近な雑草として古くから親しまれてきた1年草。日当たりのよい、やや湿り気のある空き地や道ばたに生える。茎が横に這って伸び、ところどころにある節から根を出して枝分かれしながら繁茂する。葉は2列で互生し、基部は茎を包み、葉身は広披針形で先が尖る。8〜9月、葉に向かい合うように出た短い花柄に、貝殻状に2つに折れた苞（ほう）がつき、そのなかに青い花を咲かせる。花片は6個であるが、そのうち2個が青色で大きく、4個は小形で白色。和名は露を帯びる草の意。花は古くから染料として用いられた。

成分 花：アントシアニン（コンメリニン、加水分解するとアオバニンとフラボコンメリンが生じる）

採取・保存 開花期に全草を採取し、水洗い後日干しにする。これを鴨跖草（おうせきそう）という。

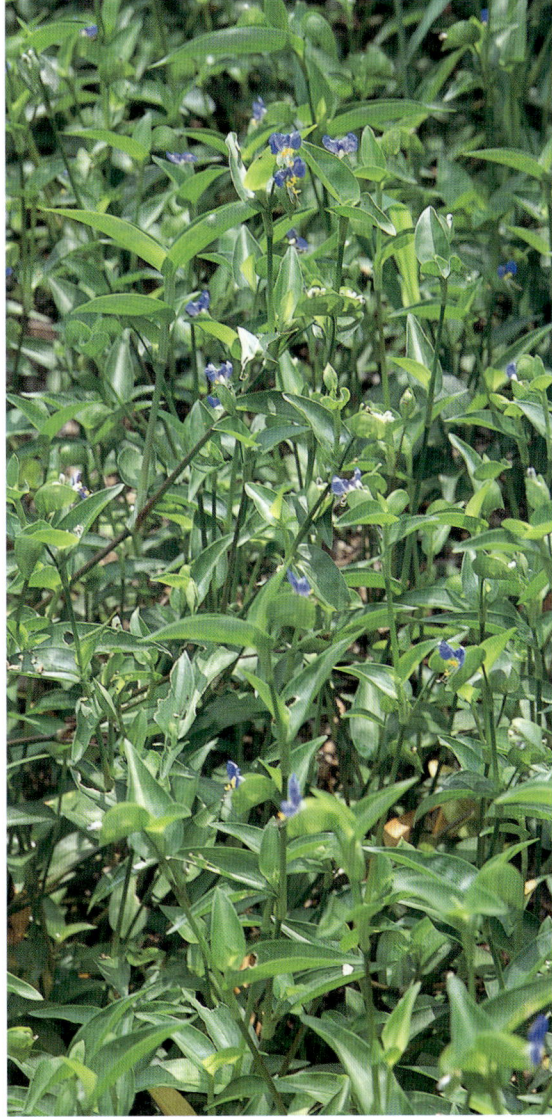

ツユクサは人家の庭や道ばたなどでふつうに見られる

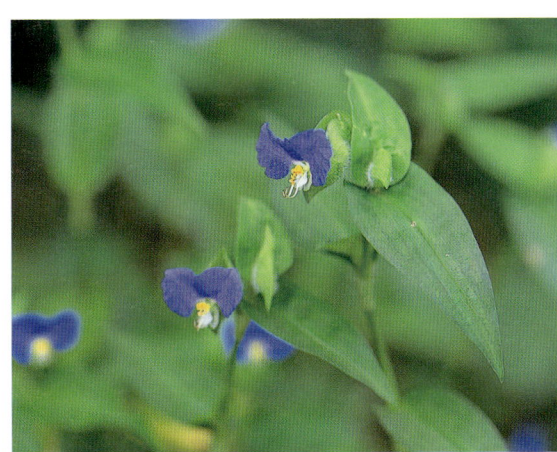

独特の形とあざやかな色が特徴の花

使用法 解熱には、乾燥した全草4〜6gを1回分とし、カップ1半の水で半量になるまで煎じて服用する。下痢には、乾燥した全草10〜15gを1日量とし、カップ3の水で半量になるまで煎じて3回に分けて飲む。扁桃炎やのどの痛みには、全草15gをカップ3の水で半量になるまで煎じ、その液でうがいをする。湿疹、かぶれには、うがい液と同じものを冷ましてから冷湿布として用いる。

薬草・薬木に似ている植物

北米原産のムラサキツユクサ

ツユクサ科ムラサキツユクサ属のムラサキツユクサは、花も葉もツユクサより大形だが、花が紫色であることからこの名がついた。北米原産の常緑多年草で、日本には明治初期に渡来し、各地で栽培されるようになった。花は一日花で、径3cmほど、花弁、萼片ともに各3個つく。ムラサキツユクサも薬用とされ、乾燥させた全草は利尿、むくみなどに用いられる。

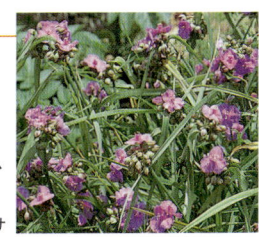

ムラサキツユクサ

人里 ■採取時期（花蕾：6〜7月、根：8〜10月）

| 1 | 2 | 3 | 4 | 5 | 6 | 7 | 8 | 9 | 10 | 11 | 12 |

ノカンゾウ【野萱草】

Hemerocalis fulva var. *longituba*
ユリ科ワスレグサ属

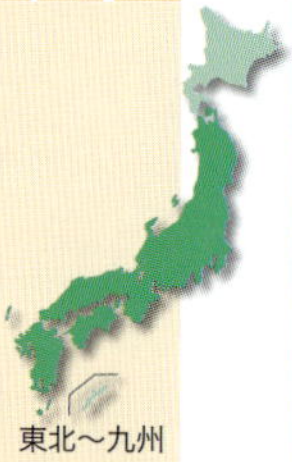

別 オヒナグサ　生 金針菜（きんしんさい）

東北〜九州

 解熱（つぼみ）　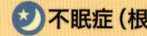 膀胱炎（根）　不眠症（根）

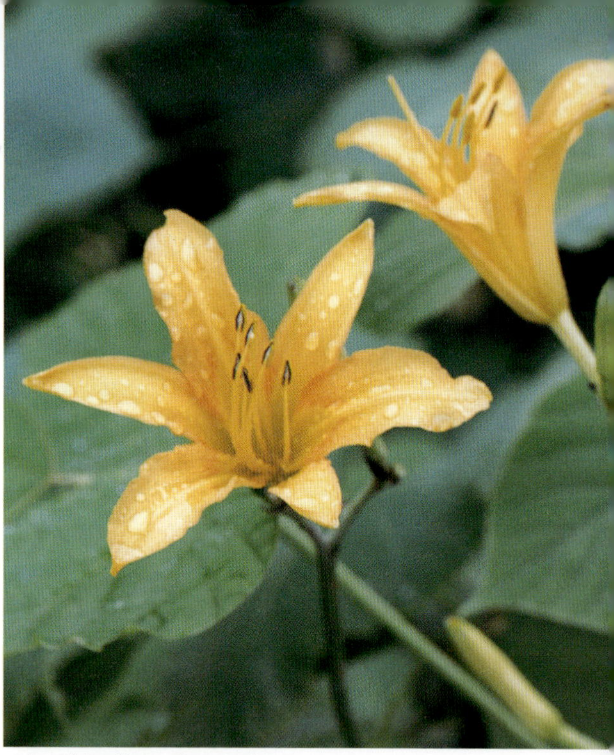

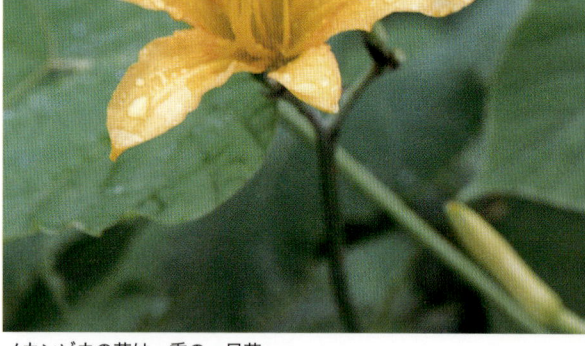

ノカンゾウの花は一重の一日花

●路傍や野原などのやや湿った草地などに自生する多年草。多年草であるが、地上部は毎年枯れる。根茎は繊維で包まれ、その下に黄赤色の太い根をたくさん出す。根の先には、ときに多肉のかたまりがつく。葉は2列束生で、幅2cmほどの広線形。6〜9月、葉の間から高さ70cmほどの花茎を出し、先が分枝しながら伸び、それぞれに上向きの花をつける。花は黄赤色で、昼間だけ咲く一日花。花被片は6枚で、内側に斑紋があり先がやや反り返る。花色には変化が多く、赤味の強い花色のものをベニカンゾウとよぶこともある。ノカンゾウの若葉は、ゆでておひたしや和え物などの食用にされる。

成分　花蕾：アミノ酸（ヒドロキシグルタミン酸）、有機酸（コハク酸）など／根：アミノ酸（アスパラギン、リジン、アルギニン）

採取・保存　6〜7月ごろに花蕾（つぼみ）を採取し、熱湯に数分浸してから日干しにしたものを金針菜（きんしんさい）という。根は夏から秋にかけて採取して日干しにする。

使用法　解熱には、乾燥したつぼみ5〜10gを1回量とし、カップ2の水で半量になるまで煎じて服用する。膀胱炎などで尿の出が悪いときや不眠症には、乾燥した根20〜30gを1日量とし、カップ3の水で半量になるまで煎じて3回に分けて服用する。

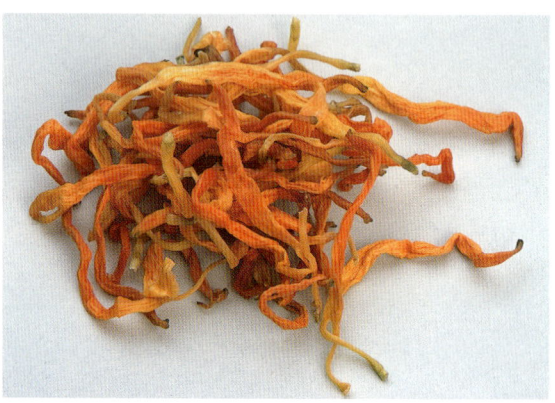

つぼみを乾燥させた金針菜（きんしんさい）

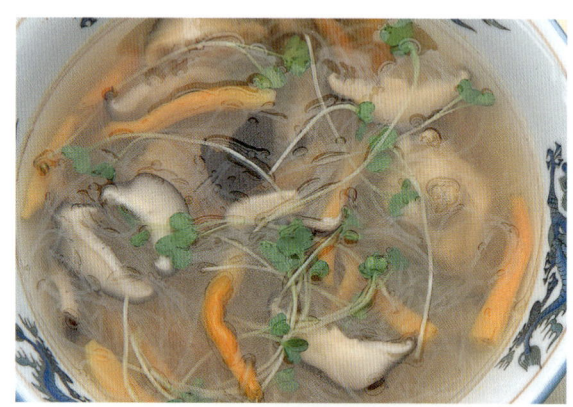

金針菜と春雨のスープ。金針菜は食用にもなる

薬草・薬木に似ている植物

ノカンゾウの仲間ヤブカンゾウ

ノカンゾウと同属のヤブカンゾウも、花蕾や根がノカンゾウ同様に薬用とされる。ヤブカンゾウは中国原産で古くに日本に渡来し、路傍や野原などでふつうに見られる。見分けるポイントは、ノカンゾウよりも大形であることと、ノカンゾウが一重咲きであるのに対し、ヤブカンゾウは八重咲きであること。なお、薬草としてよく知られるカンゾウ（甘草）は、マメ科の全く別の植物である。

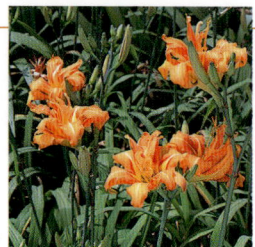

ヤブカンゾウ

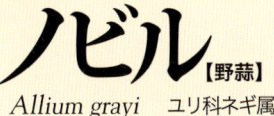

人里　■採取時期
| 1 | 2 | 3 | 4 | 5 | 6 | 7 | 8 | 9 | 10 | 11 | 12 |

ノビル【野蒜】
Allium grayi　ユリ科ネギ属

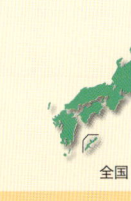
全国

- 滋養、強壮　　食欲不振
- 虫さされ、皮膚病、腫れもの

●日当たりのよい土手や道ばたなどに自生する多年草。春の代表的な野草として食用される。ニンニクやニラの仲間で、全草にニラのような香りがある。茎は柔らかく淡緑色で白い粉をふいており、茎に似た細長い葉を数枚つける。地中に小指の先ほどの白い鱗茎をもつ。花期は5〜6月ごろ、茎の先に白紫色の散形花序をつける。花には紫色で小球状のむかご（珠芽）があり、秋にこのむかごが自然に落ちて発芽、繁殖する。中国原産だが日本への渡来はかなり古く、『古事記』にも記述が見られる。

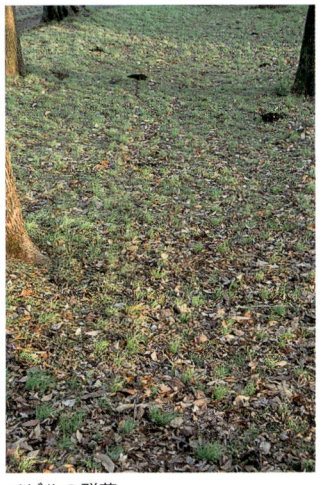
ノビルの群落

成　分　鱗茎：含硫化合物（アリグリン、アリルプロピールジスルフィドなど）

採取・保存　7月ごろに鱗茎を掘り採り、外皮とひげ根を取り除き、よく水洗いして用いる。天日で乾燥したものを中国では薤白（がいはく）とよぶ。

使用法　滋養、強壮、食欲不振には、乾燥させた鱗茎1日3〜5gを600ccの水で30分ほど煎じ、3回に分けて服用する。あるいは1日数個をそのまま生で食べる。虫さされやぜにたむしなどの皮膚病には、患部をよく洗って蒸しタオルで温め、すりつぶした鱗茎の汁を患部に塗る。腫れものには全草を黒焼きにしてすりつぶし、その粉末をごま油で練って患部に塗布する。なお、ノビルの独特の辛みは酒の肴にも向き、味噌をつける「ぬた」など、食用としていろいろ利用できる。生食する場合は、茎や葉が柔らかい4〜5月に採取するのがよい。

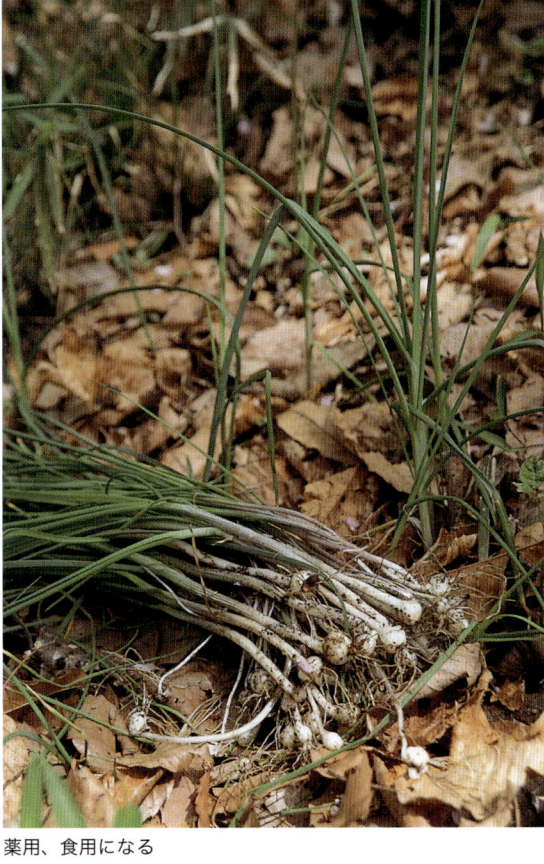
薬用、食用になる鱗茎

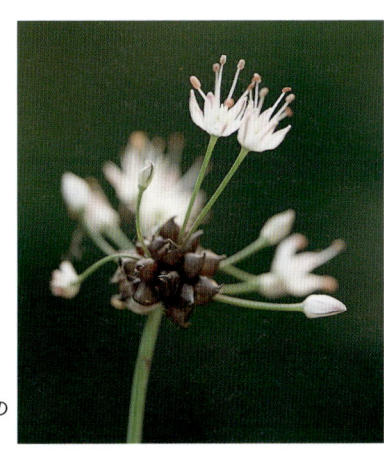
ノビルの白紫色の花とむかご

薬草・薬木に似ている植物
ノビルに似た有毒植物タマスダレ

ノビルの葉は有毒のタマスダレによく似ている。ヒガンバナ科のタマスダレは観賞用として庭などに植えられるが、一部に野生化したものもあり、ノビル採取の際は注意が必要。全草にリコリンというアルカロイドを含み、食べると嘔吐やけいれんを起こす。ノビルにはニラのような香りがあるが、タマスダレにはそのような香りはなく、葉は深緑色でノビルよりやや硬い。花は白色。掘ってみると、ノビルの鱗茎は白いが、タマスダレの鱗茎は茶褐色をしている。

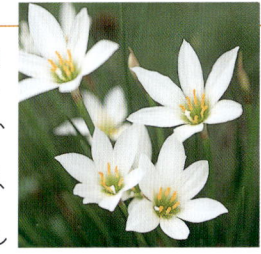
タマスダレ

草原　■採取時期
1 2 3 4 5 6 7 8 9 10 11 12

アサツキ【浅葱】

Allium schoenoprasum var. *foliosum*
ユリ科ネギ属

別 イトネギ、センボンワケギ
生 細香葱（さいこうそう）

北海道〜四国

| 頭痛 | 食欲不振 | すり傷、切り傷 |

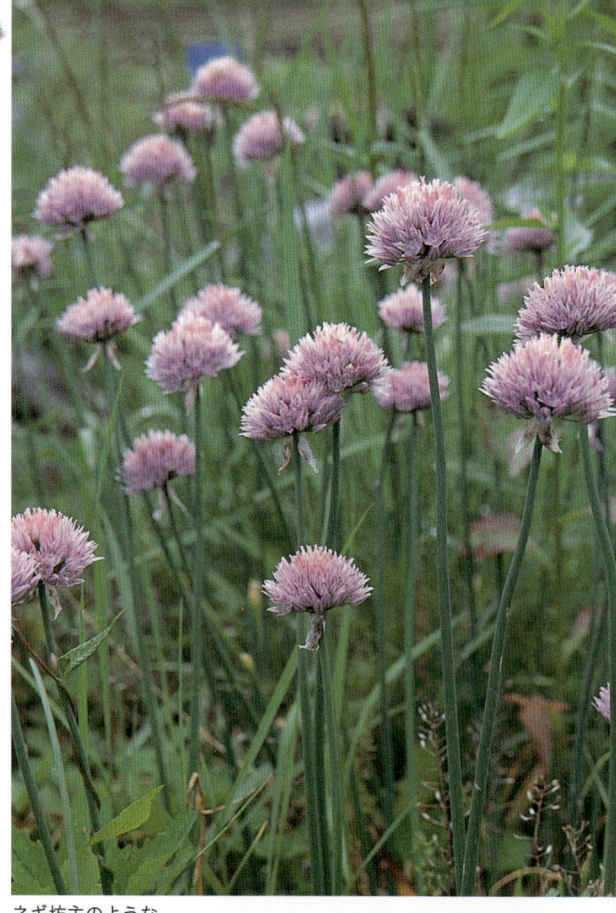

ネギ坊主のような形の淡紫色の花

●鱗茎が食用となる多年草で、各地の土手や海岸など、日当たりがよく排水のよい場所に群生する。食用に栽培もされる。ネギの仲間だがネギより小形で、茎の高さ30〜40cm。葉は茎と同色で細い管状になっている。ラッキョウに似た形で外皮が淡紫褐色の鱗茎をもつ。5〜6月に、茎の先に半球状にまとまった淡紫色の小花をつける。セイヨウアサツキともよばれるチャイブはアサツキの母種で、使われ方も似ているが、アサツキほどはっきりした鱗茎をもたない。

成分　全草：カロチノイド（β−カロチン）、ビタミン（B_2, Cなど）、含硫精油など

採取・保存　花の咲く前の柔らかい茎・葉を刈り取り、天日乾燥させる。これを細香葱（さいこうそう）という。全草を採取して鱗茎ごと用いる場合もある。

使用法　かぜによる頭痛などに、乾燥した茎・葉1日量3〜5g、または刻んだ生の葉10〜20gを茶わんに入

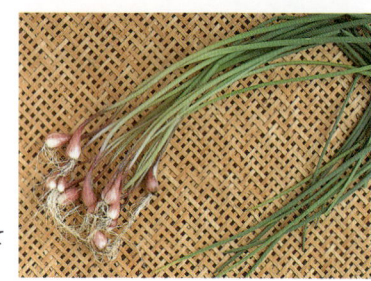

鱗茎ごと掘り採って利用してもよい

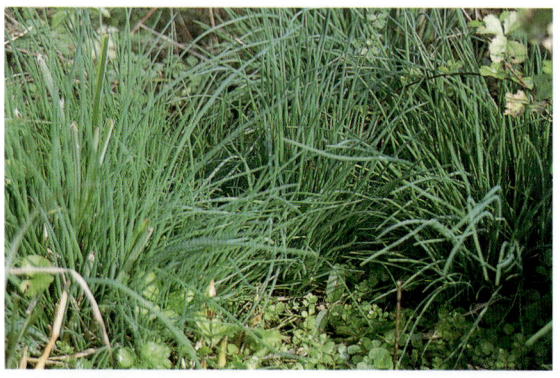

土手などに自生するアサツキ

れ熱湯を注ぐ。これを3回に分けて温めて飲む。おろしショウガを加えるといっそう効果的とされる。すりつぶすことによって生成される揮発性の硫黄化合物に抗菌作用、止血作用があるため、外傷にも用いられる。すりおろしてガーゼなどに塗布し、傷口に貼る。

食べて効く薬草・薬木

鱗茎からつぼみまで食用になるアサツキ

アサツキは鱗茎や若芽、若い葉、さらにつぼみや花までが食用になる。よく水洗いした鱗茎に味噌をつけて生食したり、お浸しやぬた（酢味噌和え）などにしてもおいしい。アサツキに含まれる精油は胃液の分泌を促進する働きがあるといわれ、食欲増進などの効果がある。生長したものは細かく刻んで薬味として利用してもよい。花やつぼみは初夏に摘み、軽くゆでてお浸しや天ぷらにすると独特の風味が味わえる。

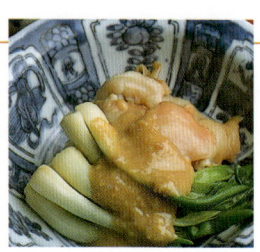

若いアサツキと赤貝のぬた

アミガサユリ【編笠百合】

Fritillaria verticillata var. *thunbergii*
ユリ科バイモ属

植栽・栽培　採取時期
1 2 3 4 5 6 7 8 9 10 11 12

別 バイモ、ハハユリ　生 貝母（ばいも）
全国（栽培）

咳、たん　腫れもの、水虫　催乳

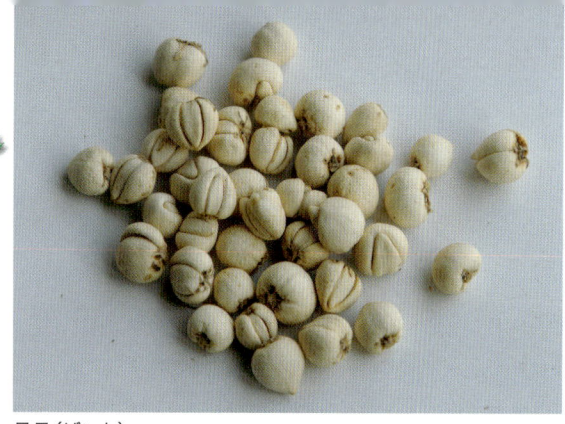

貝母（ばいも）

●中国原産の多年草で、江戸時代ごろ薬用として日本に渡来したといわれる。現在はおもに観賞用として栽培され、一部が野生化している。全草が淡青緑色で高さ50cm前後。葉は柄のない広線形で茎に3〜4枚ずつ輪生し、先端は反り返る。地中にある鱗茎は、2つの鱗片が抱き合う形で球状になる。4月ごろ、葉腋から淡緑色の6弁花を釣鐘状に下向きに咲かせる。花の内側に紫色の網状の紋様があるため、アミガサユリとよばれる。

成分 鱗茎：ステロイドアルカロイド（フリチリン、フリチラリン、ベルチシン、アポベルチシン、ペイミンなど）

採取・保存 地上部の枯れた5〜6月ごろに、地下の鱗茎を掘り取り、地上部と根を取り除く。細かい砂、水少量とともに器に入れて20分ほどかき混ぜ、その後水洗いして砂と表皮を丁寧に除く。これに石灰をまぶし、天日でよく乾燥させる。これを貝母（ばいも）とよぶ。

使用法 咳、たん、腫れもの、催乳には、1日量4〜8gにカップ3の水を加えて約半量になるまで煎じ、1日3回に分けて食間に服用する。飲みにくい場合ははちみつなどを加えてもよい。なお、成分のアルカロイドは呼吸中枢の麻痺やおう吐を引き起こす危険もあるので、服用に際しては分量に十分注意し、専門家の指導を受けるのが望ましい。水虫やたむしには、生の鱗茎をつぶして、汁を患部に塗布する。

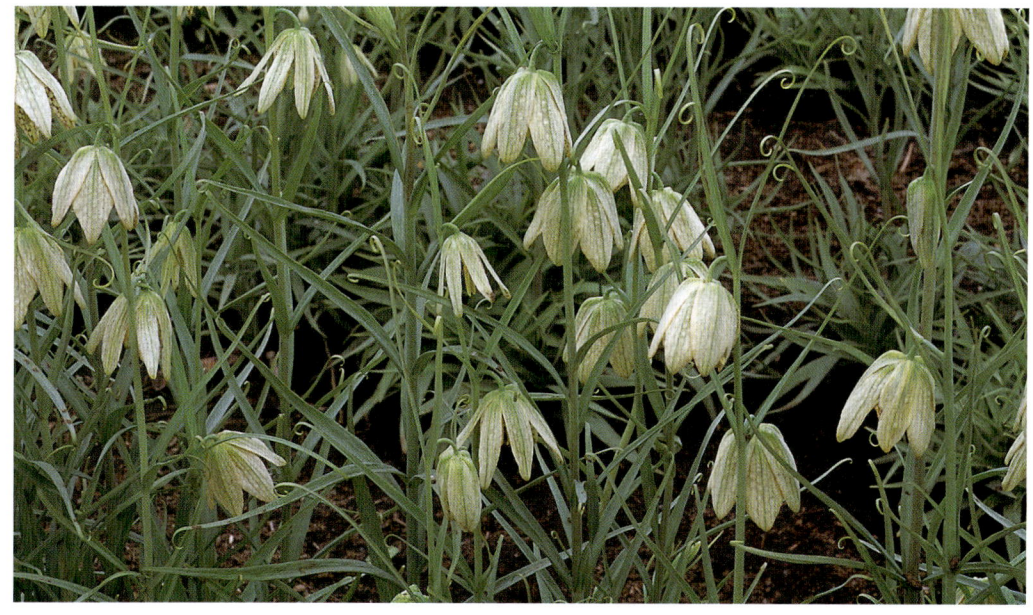

独特の釣鐘状の形をした花

薬草・薬木の豆知識

浙貝母（せつばいも）と川貝母（せんばいも）

アミガサユリは中国の浙江省（せっこうしょう）で多く産するため、漢方ではこれを浙貝母（せつばいも）とよんでいる。また、川貝母（せんばいも）といわれるものは、四川省で産する他の種から調製し、薬効も浙貝母と多少異なっている。これらを総称して貝母（ばいも）とよぶ。なお、アミガサユリは中国名を「浙貝母（せつばいも）」という。日本で北陸地方を中心とした山地に分布するコシノコバイモも、かつては食用にされたことがあったが、現在は数が激減し絶滅危惧種に指定されている。

ユリ科バイモ属　33

アマドコロ【甘野老】

Polygonatum odoratum var. *pluriflorum*
ユリ科ナルコユリ属

草原　■採取時期
1 2 3 4 5 6 7 8 9 10 11 12

生 萎蕤（いずい）

北海道〜九州

- 滋養、強壮、強精、病後の回復
- 打ち身、ねんざ

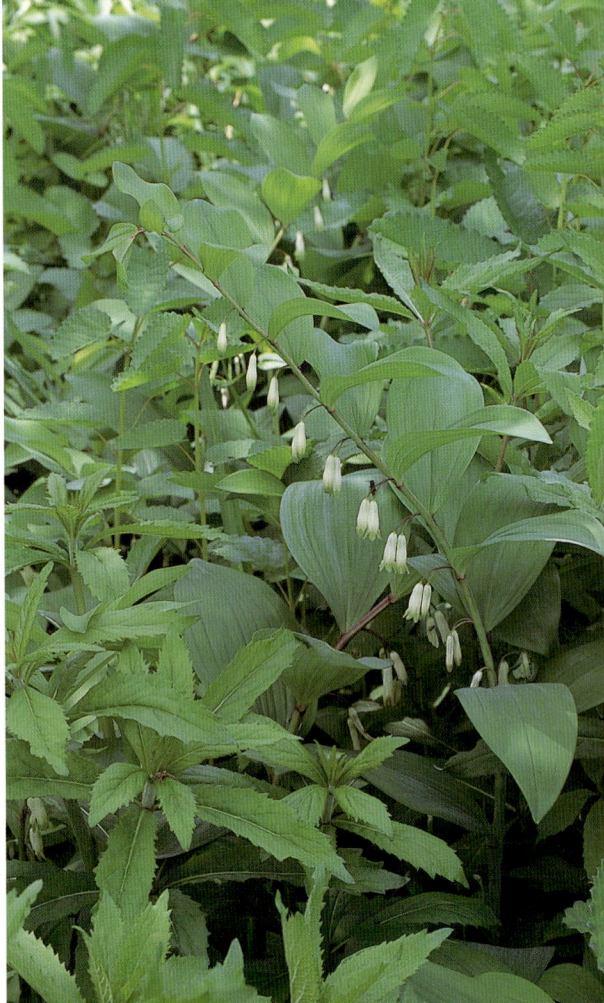

弓なりに伸びた茎に一列に花をつける

●日当たりのよい林のへりや草原などに自生するほか、薬用や観賞用に栽培もされる多年草。地下茎は淡褐色で横に長く伸び、その先端から30〜50cmの茎を1年ごとに出して繁殖する。茎には稜があり角張っている。また、茎の先は葉の重みで弓なりに傾く。葉は茎の左右に並ぶようにつき、長楕円形で平行脈が目立ち、裏面は白みを帯

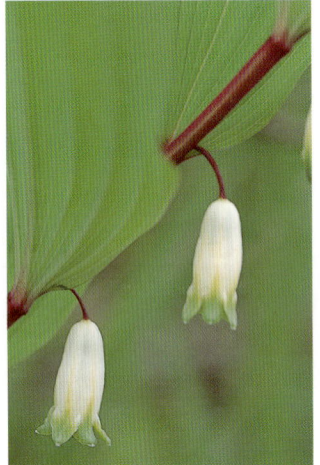

先端が緑色をした釣鐘状の花

びる。5月ごろ、葉腋から紫色の花柄を出し、緑白色で釣鐘形の美しい花が垂れ下がるように開く。花後球形の果実ができ、黒く熟す。根茎がヤマノイモ科のトコロに似るが、トコロの根茎が苦いのに対して甘いためにアマドコロと名付けられたという。

成分　根茎：強心配糖体（コンバラリン）

採取・保存　茎や葉が枯れ始める10〜11月ごろ、根茎を掘り採り、水洗いしてひげ根を取る。これを3〜5mmの厚さに輪切りにして日干しにしたものを萎蕤（いずい）とよぶ。

使用法　滋養、強壮、強精には、乾燥した根茎5〜8gを1日量とし、カップ3の水で半量になるまで煎じて3回に分けて服用する。打ち身、ねんざには、生の根茎をすりおろし、小麦粉、食酢を適宜加えて練り、布にのばして患部に当てる。病後の回復には、掘り採った根茎を

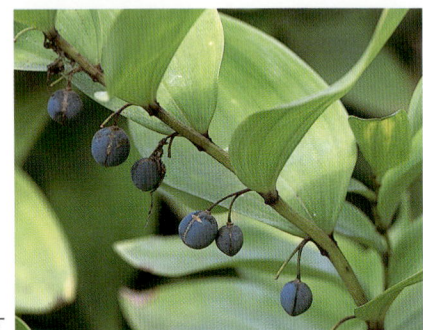

果実は黒く熟す

洗って適当な大きさに切り、柔らかくなるまで煮付けて食べるとよい。

家庭で栽培する薬草・薬木

園芸品種の斑入りアマドコロ

葉に白い斑の入るアマドコロは、江戸時代から観賞用に栽培されてきた園芸品種である。アマドコロは山野草として半日陰の場所で栽培することが多いが、斑入りの品種は日当たりのよい場所でもよく育つ。ただし根腐れしないよう排水のよい場所を選ぶようにする。一度植えたら4〜5年は植え替えをせずにそのままにしておき、冬に施肥を行う程度にする。根が横に伸びて株が移動してきたら植え替える。

草原　採取時期
| 1 | 2 | 3 | 4 | 5 | 6 | 7 | 8 | 9 | 10 | 11 | 12 |

ナルコユリ 【鳴子百合】

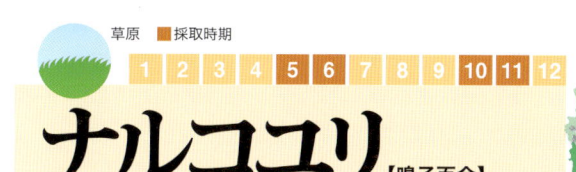

Polygonatum falcatum　ユリ科ナルコユリ属

別 ヤマドコロ　生 黄精（おうせい）

東北～沖縄

滋養、強壮　食欲不振　咳
のどの渇き

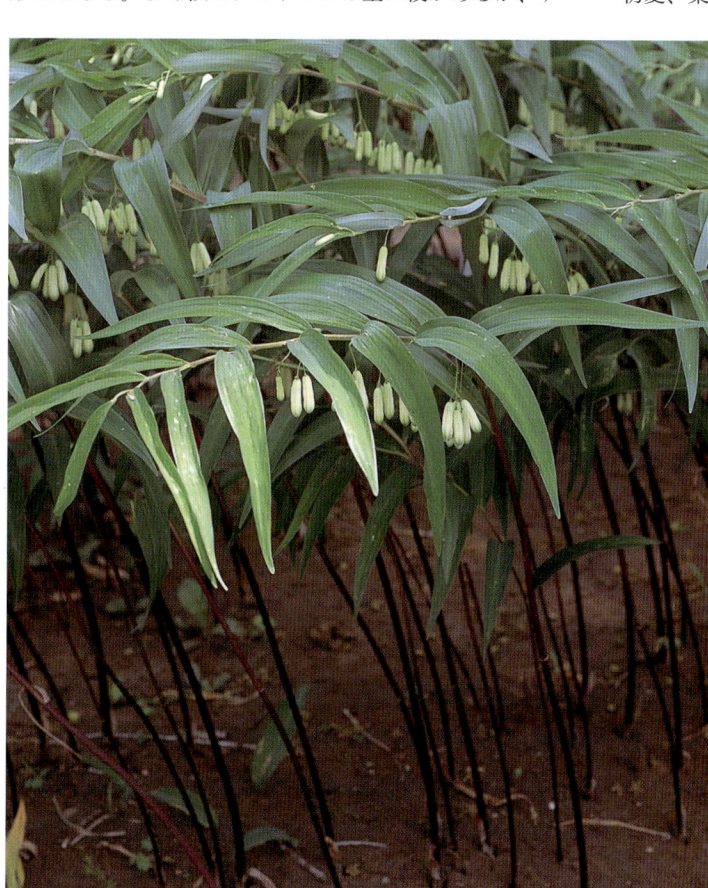

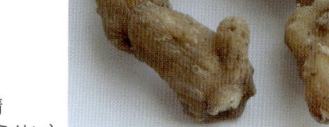

黄精（おうせい）

●林のへりや草原などに自生する多年草。地下茎は太く肉質で、節をつくりながら横に走る。新しい根茎の先から茎が出て、高さ50～80cmになり、先は葉の重みで弓形にしなる。よく似たアマドコロは茎に稜があるが、ナルコユリの茎は丸い。葉は2列になり互生、葉身は披針形から楕円形で、長さ10～15cm、先も基部も尖っている。葉脈が目立ち、葉脈上には細かな突起がありざらつく。初夏、葉腋から花柄を出して2～3本に分かれ、淡緑白色の筒状花を3～8個下向きにつける。果実は液果で黒く熟す。和名は、花の咲いたようすが稲田でスズメを追う鳴子に似ていることから。

成分　根茎：多糖類（ファルカタン）、ベンゾキノン（ポリゴナキノン）など

採取・保存　花期の5～6月ごろ、あるいは地上部が枯れ始める10～11月ごろに根茎を掘り採り、水洗いしながらひげ根を取り、日干しにする。これを黄精（おうせい）とよぶ。

使用法　滋養、強壮、食欲不振、咳、のどの渇きには、乾燥した根茎5～10gを1日量とし、カップ3の水で半量になるまで煎じて3回に分けて服用する。また、生の根茎1kgを35度の焼酎1.8ℓに約半年間漬け込んだものは滋養、強壮に効くとされ、盃半分ほどを1日2～3回服用する。

丸い茎が伸び、その先に葉と花をつける

滋養強壮／生活習慣／ストレス／消化器／循環器／呼吸器／目・鼻・耳・口／関節・筋肉／泌尿器／解熱・鎮痛／皮膚・外傷／婦人病

薬草・薬木に似ている植物

アマドコロ、ナルコユリによく似たホウチャクソウ

ユリ科チゴユリ属のホウチャクソウは、下向きに咲く花の姿がアマドコロやナルコユリによく似ている。花は白緑色で、4～5月ごろ、枝先に1～3個垂れて咲く。花の姿は似ているが、ナルコユリやアマドコロが、枝分かれせずに茎が弓なりに伸びるのに対し、ホウチャクソウは上部で枝分かれする。ホウチャクソウは薬用とはされない。漢字で書くと「宝鐸草」で、「宝鐸」は寺院の軒に吊す大きな鈴を指し、花の形から名付けられた。

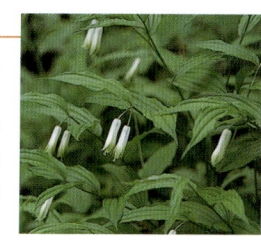

ホウチャクソウ

ユリ科ナルコユリ属

ヤブラン 【薮蘭】

Liriope platypyhlla ユリ科ヤブラン属

雑木林　採取時期：1〜12

別　リュウノヒゲ、ボンバナ
生　大葉麦門冬（たいようばくもんどう）
分布　東北〜沖縄

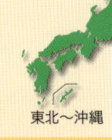

効能：たん、咳／滋養、強壮／催乳

●薄暗い暖地の照葉樹林下などにふつうに生育し、栽培もされる多年草。根茎はひげ根が多く、ところどころ太くなった塊根がある。葉はすべて根出し、線形で長さ30〜60㎝、上部は垂れ下がる。葉質はやや厚く深緑色、光沢がある。8〜10月、葉の間から花茎を出して、紫色の花が円柱状の花穂となってつく。花は数個ずつ集まり上向きに咲く。果実は球形で径7㎜ほど、種子は露出した状態で11月ごろに黒色球形に熟す。和名はランに似ていることと、ヤブに生えることから名付けられた。

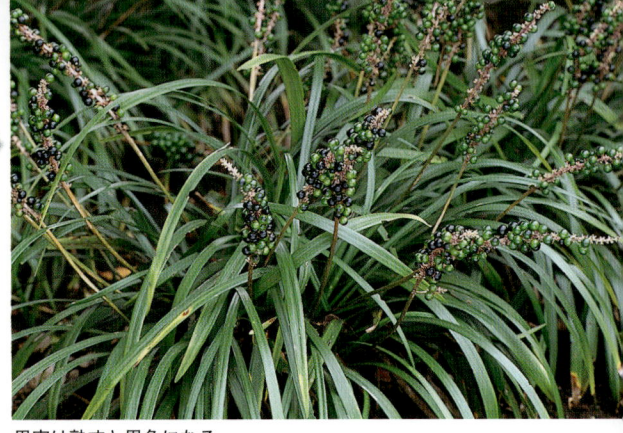

果実は熟すと黒色になる

成分　根：ステロイドサポニン（スピカトシドA，B）、糖類（グルコース、果糖、ショ糖など）など

採取・保存　秋から春にかけて根を掘り採り、肥大部を集めて水洗いし、日干しにする。これを大葉麦門冬（たいようばくもんどう）とよぶ。

使用法　滋養、強壮、たん、咳、催乳などに、乾燥した根6〜10gを1日量とし、カップ2の水で3分の1量になるまで煎じたものを3回に分けて服用する。

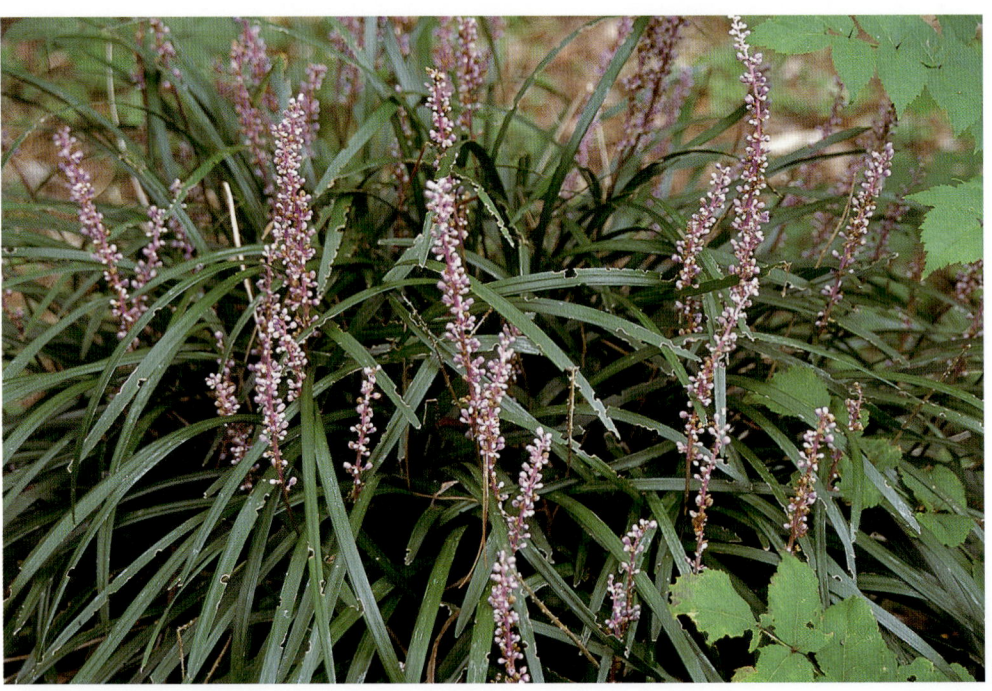

葉は光沢のある線形

薬草・薬木に似ている植物
生薬の麦門冬となるジャノヒゲ

ユリ科ジャノヒゲ属のジャノヒゲはヤブランによく似るが、草丈はジャノヒゲのほうが小さい。ヤブランが花を上向きに咲かせるのに対し、ジャノヒゲは下向きに咲かせる。また、ジャノヒゲの種子は濃青色である。ジャノヒゲの根を乾燥させたものが生薬の麦門冬（ばくもんとう）で、滋養、強壮や咳、たんなどに効くとされる。ヤブランの根を乾燥させたものはジャノヒゲのものよりも品質が落ちるとされ、土麦冬（どばくとう）ともいわれるが、民間では混同されることが多い。

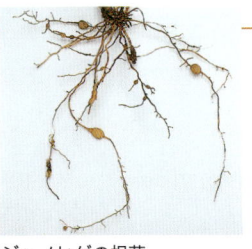

ジャノヒゲの根茎

雑木林　■採取時期
1 2 3 4 5 6 7 8 9 **10 11** 12

サルトリイバラ【猿捕茨】
Smilax china　ユリ科シオデ属

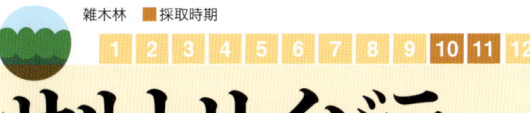

別 サンキライ　生 菝葜（ばっかつ）　北海道〜九州

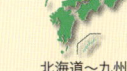

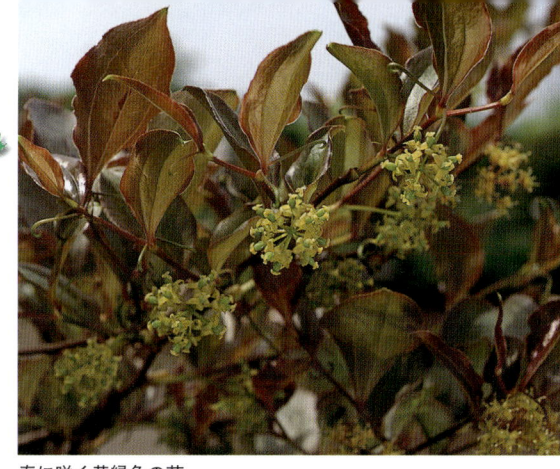

腫れもの　利尿、むくみ

春に咲く黄緑色の花

●低山の明るい林縁などで見られるつる性植物。根茎は地中深く、不規則に曲がりながら横に這う。茎には丈夫な棘があり、高さ0.7〜2m以上に伸びる。葉は円形または楕円形で、厚く光沢があり、全縁。葉柄の付け根近くに、先端が巻きひげに変化した托葉がある。雌雄異株。4〜5月ごろ、葉腋に黄緑色の散形花序をつくる。晩秋には果実が赤く熟す。西日本ではカシワの葉の代わりにサルトリイバラの葉で餅を包んだ。

成分　根茎：ステロイドサポニン（スミラックスサポニンA、B、ジオスチンおよび関連サポニンなど）、フラボノイド配糖体（ロイホリン、イソロイホリンなど）など

採取・保存　秋に根茎を掘り採り、水洗いしてこまかく切って日干しにする。これを菝葜（ばっかつ）とよぶ。なお、中国の生薬である土茯苓（どぶくりょう）は、サルトリイバラと同属のスミラックス・グラブラ（*Smilax glabra*）の根茎のことで、日本では山帰来（さんきらい）とよばれる。菝葜はその代用品として利用される。

使用法　利尿、むくみ、腫れものには、乾燥させた根茎10〜20gを1日分として、カップ2の水で半量になるまで煎じ、3回に分けて食間に服用する。

植栽・栽培　■採取時期
1 2 3 4 5 6 7 8 9 **10 11** 12

ウコン【鬱金】
Curcuma longa　ショウガ科ウコン属

別 ターメリック、アキウコン
生 鬱金（うこん）、姜黄（きょうおう）　九州南部〜沖縄（栽培）

利胆、健胃　すり傷、切り傷、腫れもの
痔

●カレー粉の黄色のもとになるターメリックはウコンの根茎のこと。熱帯アジア原産の多年草で、日本には江戸時代に中国より渡来。多肉質で黄褐色のショウガに似た根茎をもつ。葉は長さ40cm前後の長楕円形で先が尖り、なめらかで厚みがある。9〜10月に葉の間から高さ25cmほどの花穂を出し、うろこ状に重なった多数の淡緑色の苞葉の間から淡黄色の花を咲かせる。この花は日本では結実しない。

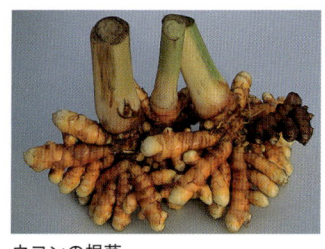

ウコンの根茎

成分　根茎：精油（ターメロン、ジンギベレン、シネオールなど）、橙黄色色素（クルクミン、イソクルクミンなど）など

採取・保存　秋、地上部が枯れてから根茎を掘り採り、枯れた葉や細い根を除いて水洗いし、軽くゆでて陰干しにする。これを鬱金（うこん）とよぶ。なお、同属のキョウオウ（ハルウコン）の根茎も鬱金として扱われ、しばしば混同される。

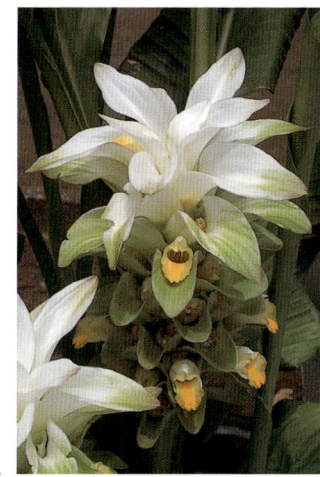

うろこ状の苞葉の間に咲くウコンの花

使用法　胆のうや肝臓、胃の働きを活発にするには、1日量6〜20gを煎じ、3回に分けて服用する。痔や切り傷、腫れものには生の根茎のすりおろし、または粉末を水で練ったものを塗布する。ウコンは体内で抗酸化作用があることがわかっており、動脈硬化などの予防効果も期待されている。

ユリ科シオデ属 | ショウガ科ウコン属

キダチアロエ【木立蘆薈】

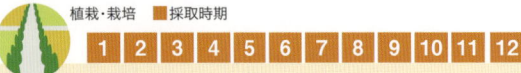

Aloe arborescens　ユリ科アロエ属

植栽・栽培　■採取時期
1 2 3 4 5 6 7 8 9 10 11 12

別 キダチロカイ、ロカイ　　全国（栽培）

- 便秘、健胃
- 関節炎、筋肉痛
- やけど

●日本で一般的にアロエの名でよばれるのは、おもにこのキダチアロエ。アフリカ原産の多年草で、日本には江戸時代に中国から渡来したといわれ、現在は観賞用として家庭でもよく栽培される。茎は立ち上がり、年月が経つと木質化する。温室などでは高さ2m、茎の直径は3cmほどになる。葉は剣状で茎にらせん状につき、多肉質で縁に鋭い棘がある。葉の切り口は半円形で、中はゼリー状。花期は2〜3月。花茎の先端に橙赤色の総状花序をつける。

成分　葉：アンスロン配糖体（バルバロイン）、アンスラキノン（アロエエモジン）など

採取・保存　必要に応じて生の葉を切り取り用いる。

使用法　便秘には生の葉をすりおろし、空腹時に汁を盃1杯服用する。葉の成分バルバロインに大腸のぜん動運動を促す働きがある。健胃には、葉をすりおろした汁を盃半分ほど、1日3回食後30分以内に服用する。ただし、子宮の収縮を促し、骨盤や内臓器を充血させる作用もあるので、妊娠中や月経時、腎臓病や虫垂炎、痔のある人は内服を避ける。関節炎、筋肉痛には、すりおろした葉を布に広げて患部に貼る。軽いやけどには、葉の中にあるゼリー状の部分を取り出して患部に塗る。ひびやあかぎれにも効く。

温室で大きく生長したキダチアロエ

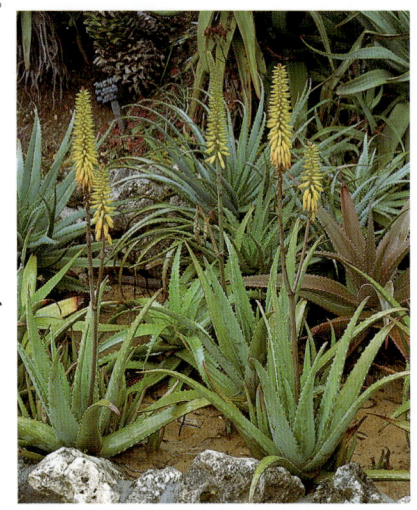

同属のアロエベラの花

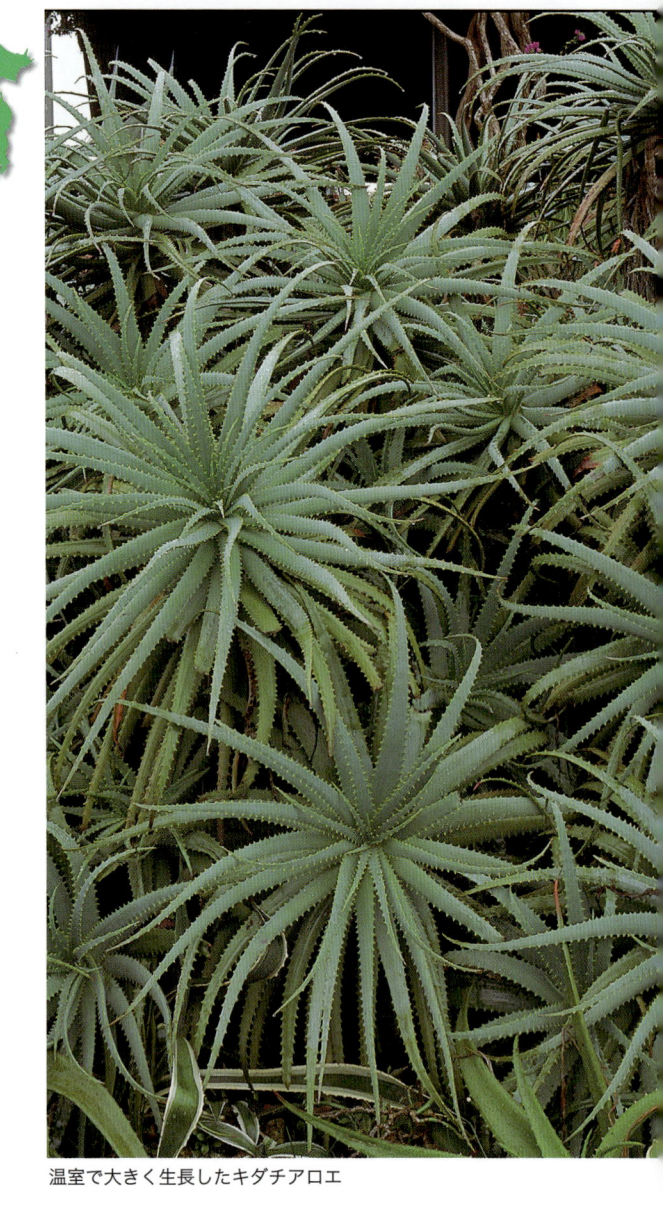

薬草・薬木に似ている植物

アロエの仲間

　薬用としてのアロエの歴史は古く、一説にはアレキサンダー大王が遠征時に持参したといわれるほど。また種類もたいへん多く、原産地であるアフリカを中心に、世界中で約300種のアロエの仲間が知られている。このうち日本で観賞目的以外に利用されるのは、おもにキダチアロエ、ケープアロエ、アロエベラの3種である。ケープアロエは医薬品の原料専用、アロエベラは保水性に優れているため化粧品の原料としてよく使われている。

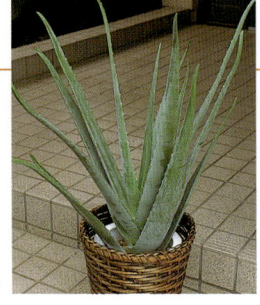

アロエベラ

雑木林　採取時期
1 2 3 4 5 6 7 8 9 10 **11** 12

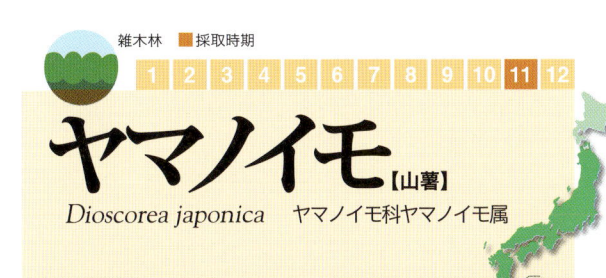

ヤマノイモ【山薯】
Dioscorea japonica　ヤマノイモ科ヤマノイモ属

別 ジネンジョ　生 山薬（さんやく）

東北〜沖縄

滋養、強壮、疲労回復

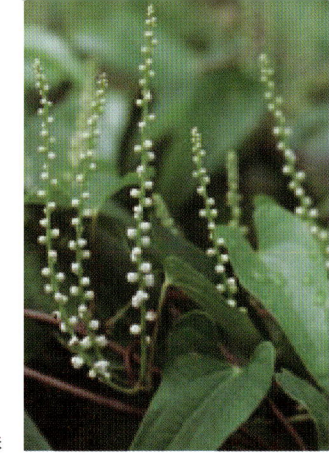

ヤマノイモの雄株

●「とろろ芋」として知られる、日本特産のつる性多年草。山野の日当たりのよい場所に自生する。食用、薬用にする芋の部分は、茎の下方にある枝の基部が地中深く生長したもの（担根体）。円柱状で長さは1ｍほどになり、中は白くて柔らかく粘り気がある。葉は対生で長い葉柄をもち、先の尖った長卵形で基部は広心形、秋には黄葉する。7〜8月ごろ、葉腋に3〜5個の穂状花序を出し、白い花を咲かせる。雌雄異株で、雄花は直立し、雌花は垂れ下がる。花後に3つの翼のあるさく果をつける。葉腋にはむかご（珠芽）ができ、これも食用にされる。

成　分 根：粘性物質（ムチン）、尿素誘導体（アラントイン）、ステロイドサポニン（ジオスチン）、消化酵素（ジアスターゼ）など

採取・保存 11月ごろ、つるをたどって地中の根を掘り採る。水洗いしたら外皮をむいて、4〜5㎝の長さに切り、はじめ陰干し、のちに天日で乾燥させる。これを山薬（さんやく）という。

使用法 乾燥させたものは1日10〜15ｇを煎じて服用するが、家庭では生ですりおろし、「とろろ」として食べるのがもっとも手軽な方法。のりや卵黄を加えるとビタミン類やミネラルも補える。10㎝程度の長さに切って網で焼いて食べてもよい。また滋養、強壮、疲労回復には山薬酒も効果がある。乾燥品約200ｇを刻み、砂糖100〜150ｇとともにホワイトリカー1.8ℓに漬けて3カ月以上おく。これを毎日盃1杯就寝前に服用する。

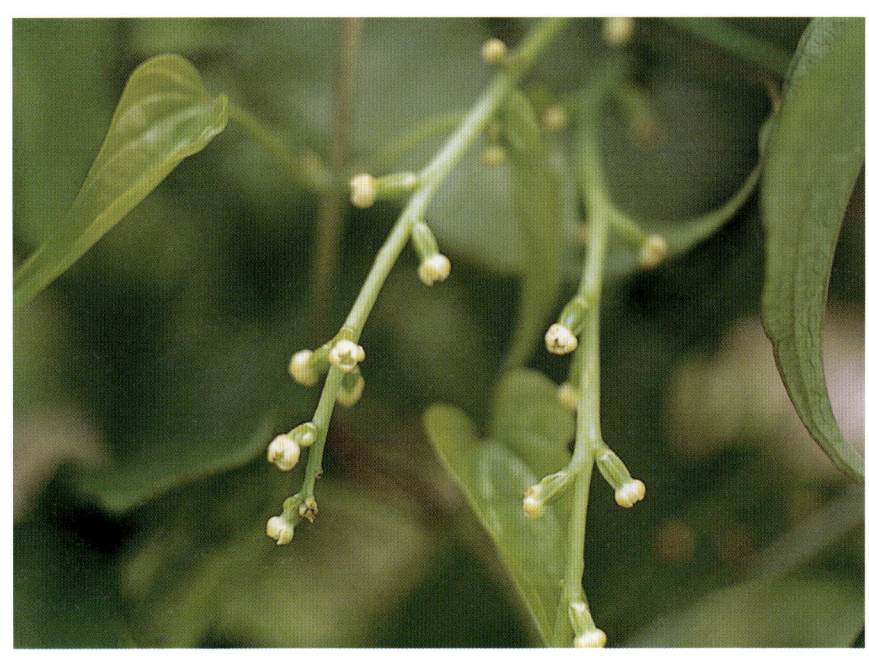

ヤマノイモの雌花

薬草・薬木に似ている植物
「山芋」のいろいろ

　俗に「山芋」とよばれるものは、ヤマノイモ以外にもいろいろある。筒状のナガイモは中国原産で、奈良時代ごろ日本に渡来し、現在も広く栽培されている。本来の山薬（さんやく）は自生のナガイモを用いた。手のひら形のイチョウイモ、丸いツクネイモ（ヤマトイモ）などは、やはりナガイモの仲間の栽培品種。ヤマノイモを自然薯とよぶのは、これら栽培のものと区別するため。ヤマノイモの仲間は世界で600種類以上あり、重要な食料のひとつである。

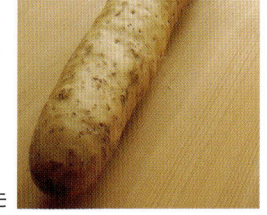

ナガイモ

滋養強壮　生活習慣　ストレス　消化器　循環器　呼吸器　目・鼻・耳・口　関節・筋肉　泌尿器　解熱・鎮痛　皮膚・外傷　婦人病

ヤマノイモ科ヤマノイモ属

サフラン【夫藍】

Crocus sativus　アヤメ科サフラン属

植栽・栽培：1〜12月　採取時期：10〜11月

別 サフロン（英名）　生 サフラン　全国（栽培）

- 更年期障害、生理痛、生理不順
- 鎮痛
- 鎮静

●南欧料理のブイヤベースやパエリアなどには欠かせない素材として知られる多年草。ヨーロッパ南部・トルコ原産で、日本へは江戸時代に渡来した。現在は薬用、染料用、観賞用として栽培されている。直径3cmほどの球茎から、基部が葉鞘に包まれた細い線形の葉と花茎を伸ばす。10〜11月ごろ、淡紫色のろうと状の6弁花を開く。花には3本の黄色の雄しべと、1本で先が3つに分かれた長い濃紅色の雌しべがあり、この雌しべの柱頭部分を薬用とする。葉は開花期には短いが、花が終わると30〜45cmに成長する。薬用のほか、料理の色付けや風味付けにも用いられる。

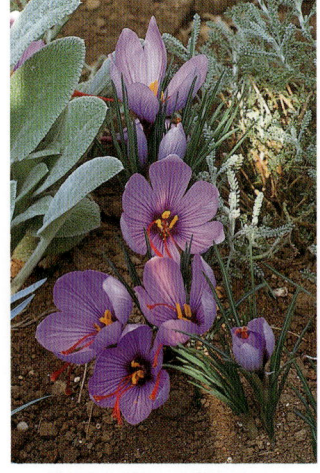

長い濃紅色の雌しべを薬用にする

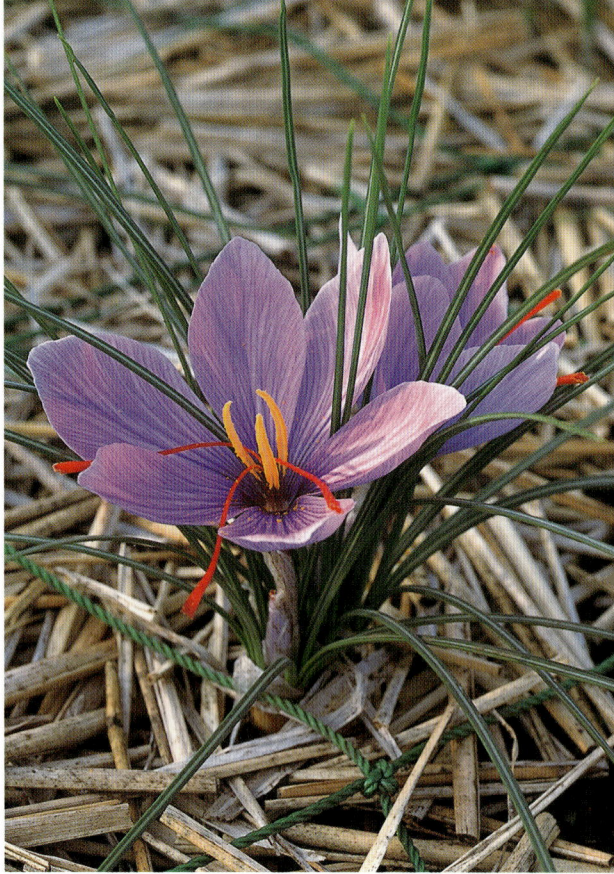

花は地面すれすれに開く

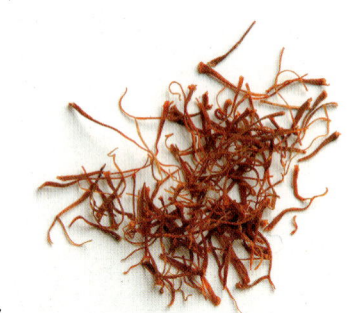

成分　雌しべ：苦味配糖体（ピクロクロシン＝クロシンの分解物）、カロチノイド配糖体（クロシン）

採取・保存　開花直後、雨露のあたらないうちに、雌しべの柱頭（濃紅色の部分）を摘み取る。これを風通しのよい日陰で乾燥させたものをサフランとよぶ。暗所で保存し、1年以内に使い切る。

使用法　更年期や生理不順などによるいらつき、のぼせ、めまいなどに、乾燥させた雌しべ0.2〜0.3g（8〜10本）をカップに入れ、熱湯を注いで数分間おき、橙色に染まったお湯だけを飲む。1日2〜3回食間に服用する。このサフランは2、3回使用できる。また、サフラン10gに氷砂糖200gとホワイトリカー720mℓを加えて2〜4カ月おいたサフラン酒を、1日2回、盃1杯ずつ飲むと、かぜや冷え症にもよいとされる。なお、サフランは通経作用が強いので妊娠中は摂取を避けること。

生薬のサフラン

家庭で栽培する薬草・薬木

室内で手軽に栽培できるサフラン

サフランの球茎は、土に植えなくても適当な器に入れて室内に置くだけで発芽し、花を咲かせるので、薬用として手軽に栽培してみたい。水やりも不要である。花が終わったあとは、肥料を施した土に深めに植え付ける。サフランの花の数は球茎の重さに比例し、分球して小型化すると花が咲きにくくなるので、分球を防ぐため、側芽はかき取ってから植える。冬を越して5月ごろに、ふたたび土から掘り上げ、風通しのよい場所で乾燥させて保存する。なお、生薬のサフラン1gのためにはサフランの花30〜40個が必要。

草原 ■採取時期
| 1 | 2 | 3 | 4 | 5 | 6 | 7 | 8 | **9** | 10 | 11 | 12 |

シラン【紫蘭】

Bletilla striata　ラン科シラン属

別 ベニラン、シュラン　　生 白及（びゃっきゅう）　関東〜沖縄

🌡 止血、鼻血　　🟠 軽いやけど、あかぎれ

●低山帯のやや湿った草地や、山腹、崖の上などにまれに見られ、ふつう観賞用に栽培されるラン科の多年草。地下に偽鱗茎をもち偽鱗茎は1年に1球ずつ増えていく。偽鱗茎は大形で白色多肉、扁平。草丈は高さ30〜70cmほど。ササの葉のような、先が尖った葉が5〜6枚互生する。葉には縦じわが目立つ。5〜6月、茎先に紫紅色の花を数個まばらにつける。花の径は3〜5cmほどで、側花弁は平らに開き、唇弁は筒状となる。和名は花色に由来するが、白花種もある。偽鱗茎は粘液質の成分も含むため、薬用のほかに陶磁器の絵付けに使用する糊の原料などにも利用される

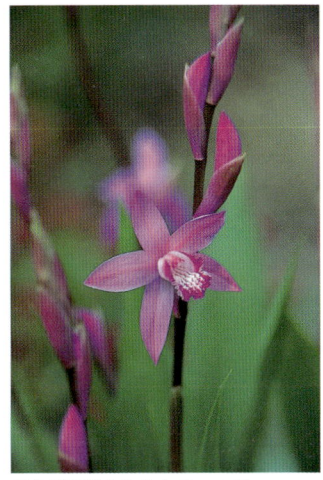

唇弁が筒状をしたシランの花

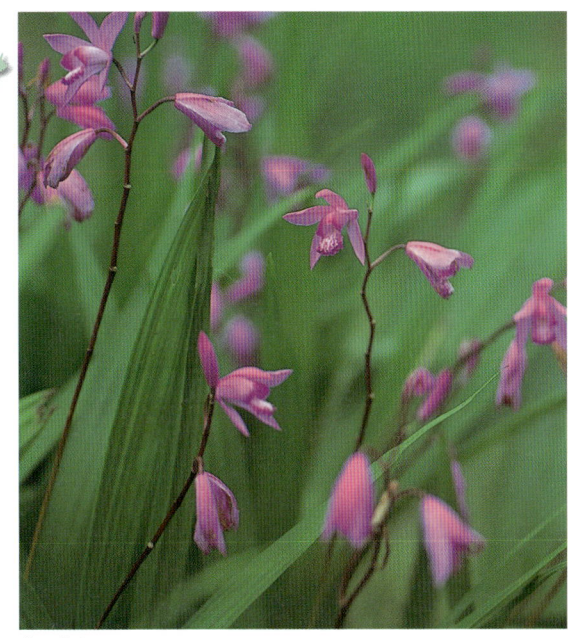

紫の花色から和名がついた

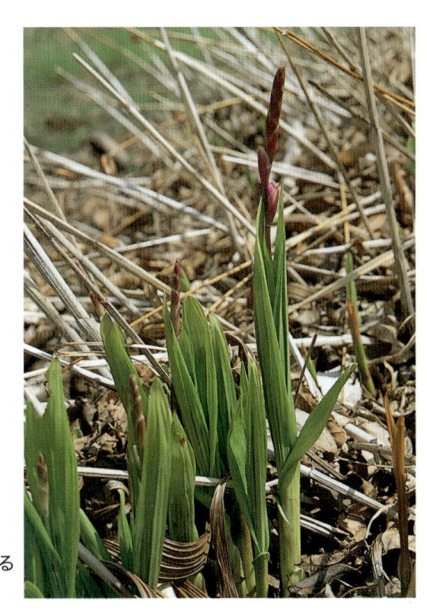

成 分　偽鱗茎：多糖類（多種のブレチラーグルコマンナン）、トリテルペノイド（シクロマルゲノール、シクロバラノール）、ステロイドエステル（シトステロールパルミテートなど）など

採取・保存　9〜10月ごろに偽鱗茎を掘り採り、茎、葉、根を取ってから水洗いし、15〜20分ほど熱湯につけてから日干しにする。これを白及（びゃっきゅう）とよぶ。熱湯につけるかわりに蒸してもよい。

春先に伸びるシランの芽

使用法　胃カタル、胃潰瘍からの吐血、鼻血などの止血には、乾燥した偽鱗茎3〜5gを1日量とし、カップ3の水で半量になるまで煎じ、3回に分けて食間に服用する。軽いやけど、あかぎれには、乾燥した偽鱗茎をすりつぶして粉末にしたものを食用油で練り、患部に塗布する。

家庭で栽培する薬草・薬木

ランの中では栽培しやすいとされるシラン

　ランの栽培はむずかしいといわれるが、シランは比較的容易だとされる。日なたから半日陰の水はけのよい場所を好み、暑さや寒さにも強いので育てやすい。野生のシランはまれであることから、ぜひ薬用に栽培してみたい。観賞を兼ねてグランドカバーにするのもよいが、冬に地上の葉が枯れるので、常緑の植物と合わせるとよい。春先に市販の苗を植えるか、秋に株分けで増やす。白花品種のほかに、花弁の先に色が残る園芸品種もある。

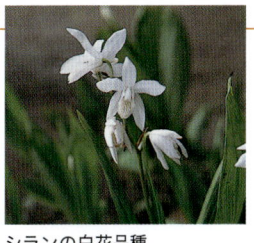

シランの白花品種

人里 ■採取時期（全草：6〜7月、葉：通年）
| 1 | 2 | 3 | 4 | 5 | 6 | 7 | 8 | 9 | 10 | 11 | 12 |

ドクダミ【毒矯み】
Houttuynia cordata　ドクダミ科ドクダミ属

別 ジュウヤク　生 十薬（じゅうやく）

東北〜沖縄

- 腫れもの、カミソリ負け、靴ずれ、あせも、おむつかぶれ（葉）
- 慢性鼻炎（葉）　高血圧、動脈硬化（全草）
- 急性腎炎、利尿、むくみ（全草）

●古くから生薬や民間薬、お茶などに利用されてきた身近な多年草。道ばたや人家周辺、溝や林縁など、やや湿った場所に自生する。地中の白い根茎は地面を這うように伸び、盛んに枝分かれして繁茂する。茎は直立し、高さ15〜35cmほど。全草が黒っぽい紫色を帯びる。葉には短い葉柄があり、互生。葉身は先の尖った細長い心臓形で、サツマイモの葉に似ている。6〜7月、茎の上部から花穂を出して、淡黄色の小花を穂状にたくさんつける。小花には花弁や萼がない。花弁のように見える4枚の白い十字形のものは苞である。和名は、全草に独特の臭気があるため毒を溜めているのではないかという「毒溜め」から、あるいは、古くから民間薬として使われてきたことから痛みや毒に効く「毒痛み」「毒止み」に由来するとされる。

成分　葉：フラボノイド配糖体（クエルシトリン、イ

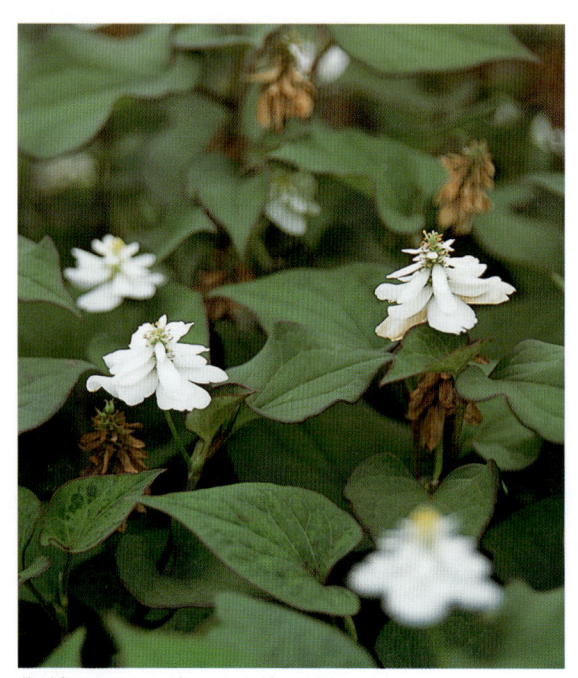

苞が多いヤエドクダミ。ドクダミの変種とされる

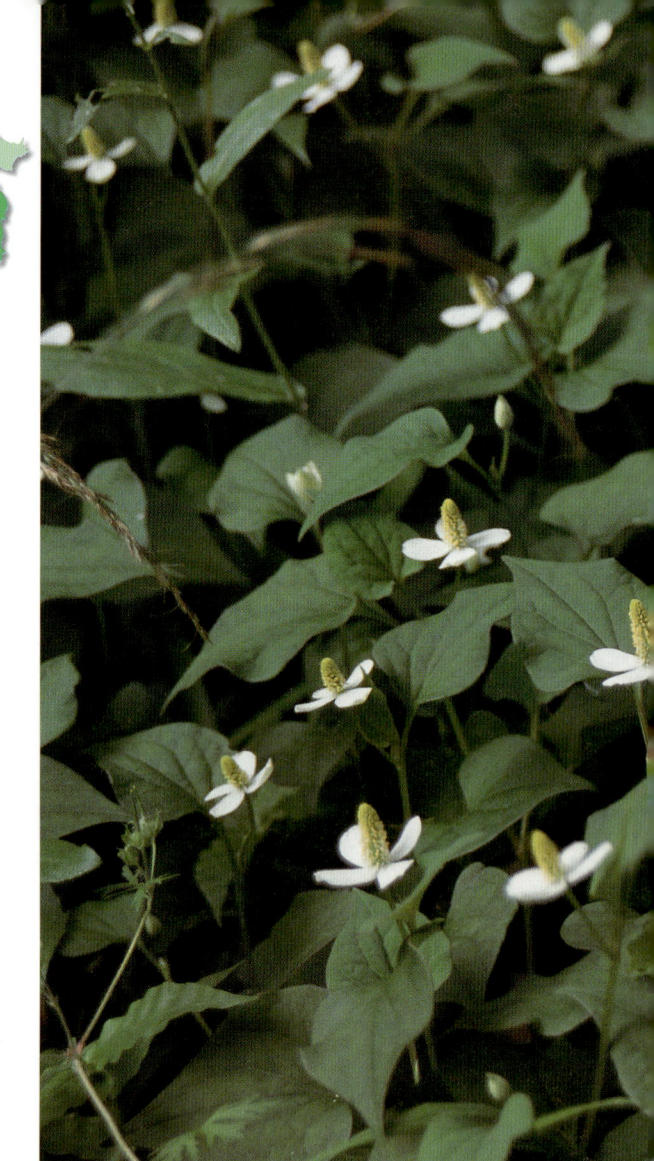

人家近くの半日陰の場所などに群生する

ソクエルシトリン）、臭気成分（デカノイルアセトアルデヒド、ラウリルアルデヒドなど）など

採取・保存　開花期に、根も含めた全草を掘り採り、洗って日干しにする。これを十薬（じゅうやく）とよぶ。また、必要時に葉を採り、生のまま利用する。

使用法　生のドクダミと乾燥したものでは薬効が異なり、乾燥させたものはおもに煎じて飲用し、生は外用に用いる。高血圧や動脈硬化、利尿、むくみなどには、乾燥した全草20〜30gを1日量として煎じ、数回に分けてお茶代わりに飲む。化膿性の腫れものには、生の葉を水洗いしてアルミホイルなどで包んで火であぶり、柔らかくなったら腫れものの大きさに合わせて折りたたんで患部にあて、テープでとめておく。カミソリ負けや靴ずれ、よってしまったあせも、おむつかぶれなどには、生の葉の汁を1日数回塗布する。慢性鼻炎には、揉んで柔らかくした生の葉を丸めて鼻の穴に入れておく。

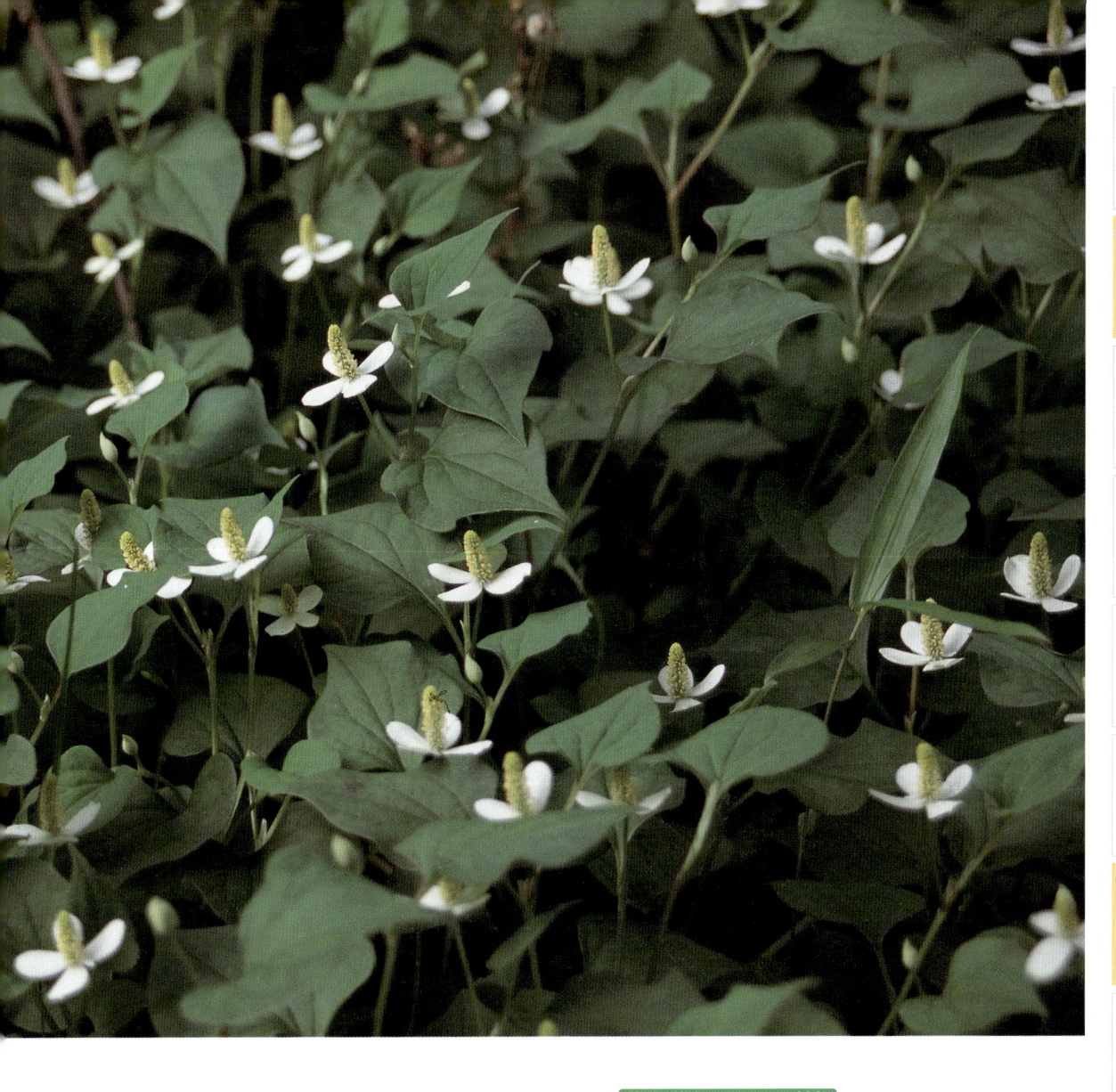

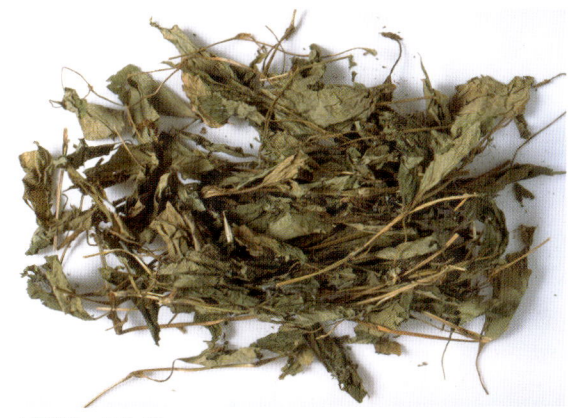

十薬（じゅうやく）

薬草・薬木に似ている植物

ドクダミ科の薬草ハンゲショウ

　ドクダミ科の仲間で、同じように古くから民間で利用されているものにハンゲショウ属のハンゲショウがある。ハンゲショウは水辺や湿地に自生する多年草で、全草に臭気がある。全草を日干しにしたものは三白草（さんぱくそう）といい、煎じてむくみなどの利尿に、生の葉はすりつぶして腫れものなどに用いる。和名は夏至から11日目の半夏生（はんげしょう）の時期に葉の表面が白っぽくなるためとも、葉の半分が白いので「半化粧」の意味ともいわれる。

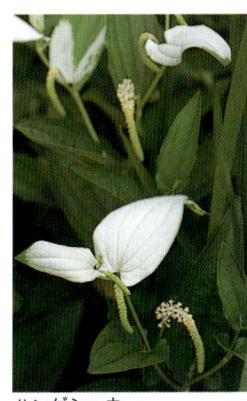

ハンゲショウ

ドクダミ科ドクダミ属

水辺 ■採取時期
1 2 3 4 5 6 7 8 9 10 11 12

カワヤナギ【川柳】

Salix gilgiana　ヤナギ科ヤナギ属

別 ナガバカワヤナギ

北海道南部〜中国地方

解熱

●カワヤナギは河畔や湿地などの水辺にふつうに見られる落葉低木。ネコヤナギとともに平野部の川辺に多く見られ、日本全国に分布するが、自生地は北海道南部から本州とされ、四国、九州のものは自生かどうかの確認はされていない。樹皮は薄く灰褐色、樹高は5mに達する。新葉は両面に白く細い軟毛が密生する。成葉は長楕円状披針形、披針形の托葉をもつ。早春、葉に先立って円柱形の花穂をつける。雌雄異株。花後、さく果がつき、熟すと裂開する。和名は川に多いヤナギの意。カワヤナギという名称は、川辺に生えるヤナギの仲間のうち、ネコヤナギなどの別称として使われることもある。

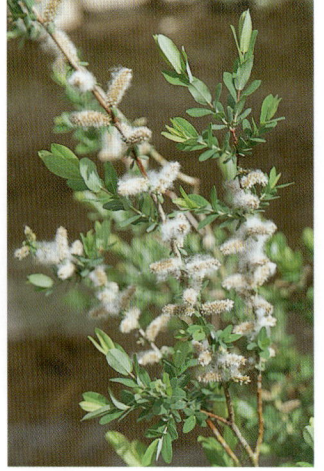

同属のイヌコリヤナギの花

成分　樹皮：フェノール配糖体（サリシン）、タンニン（カテキンなど）、フラボノイド（ルテオリンおよびその配糖体）など

採取・保存　3〜6年生の枝を採取して葉を落とし、樹皮をはぎ取るようにして集め、水洗いして日干しにする。

使用法　かぜの初期の発熱や扁桃腺などの発熱には、乾燥した樹皮5〜15gを1回分とし、カップ2の水で半量になるまで煎じて服用する。

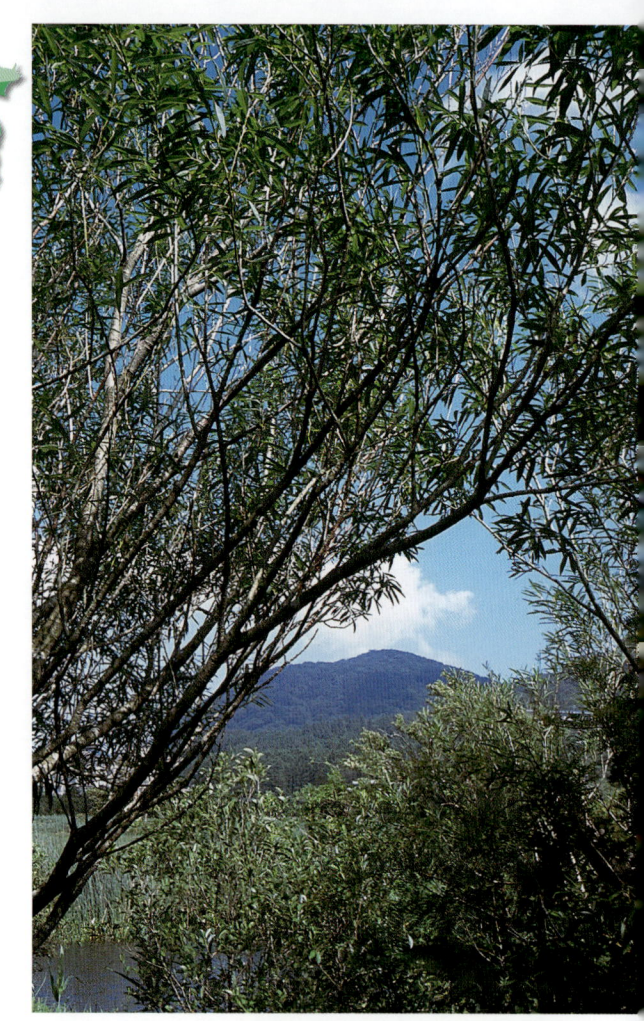

カワヤナギ。ヤナギ類は川辺などの湿地を好む

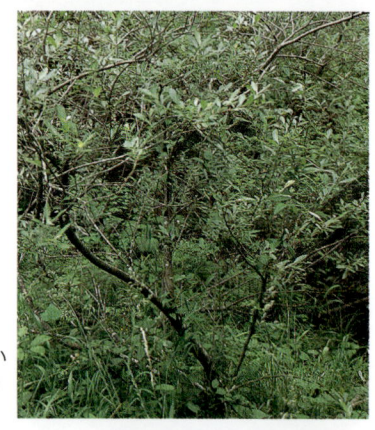

「カワヤナギ」という別名をもつネコヤナギ

薬草・薬木に似ている植物

世界中で解熱に利用されるヤナギの仲間

ヤナギ科には多くの種類があるが、カワヤナギ以外にも、ネコヤナギやシダレヤナギ、タチヤナギなど、ヤナギ科の樹木はどの種も同様に薬用とされる。これは解熱作用のあるサリシンという成分が樹皮に含まれているため。ヨーロッパでも、ポプラなどのヤナギ科の樹皮がリュウマチ熱の解熱に用いられるなど、世界中でヤナギ科の樹木が解熱や鎮痛などの目的に利用されている。

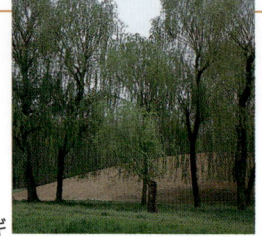

シダレヤナギ

ヤマモモ【山桃】

Myrica rubra ヤマモモ科ヤマモモ属

雑木林　■採取時期
1 2 3 4 5 6 **7** 8 9 10 11 12

中部〜沖縄

生 楊梅皮（ようばいひ）

- 下痢
- 扁桃炎、口内炎
- 打ち身、ねんざ
- 湿疹、かぶれ

●公園や街路に植えられることも多いが、自生では、温暖な地方の海に近い照葉樹林に見られる常緑高木。雌雄異株で樹高は15mほどになる。葉は10cm前後の長楕円形で革質、密に互生する。3〜4月、葉腋から花穂を出し、褐色の目立たない花を咲かせる。6〜7月ごろ、球形の核果をつける。核果は径1〜2cm、はじめは緑色で、夏に熟すと暗紅紫色になる。この実は食用になる。和名は山に生え、食べられる実をつける樹木であることから。

成分 樹皮および種子：タンニン（没食子酸など）、トリテルペノイド（ウルソール酸、タラキセロール、ミリカジオール、β-アミリン、マスリン酸など）、フラボノイド（クエルシトリン、ミリセチン、ミルシトリンなど）など

採取・保存 7月ごろ、樹皮をはいで日干しにする。これを楊梅皮（ようばいひ）とよぶ。

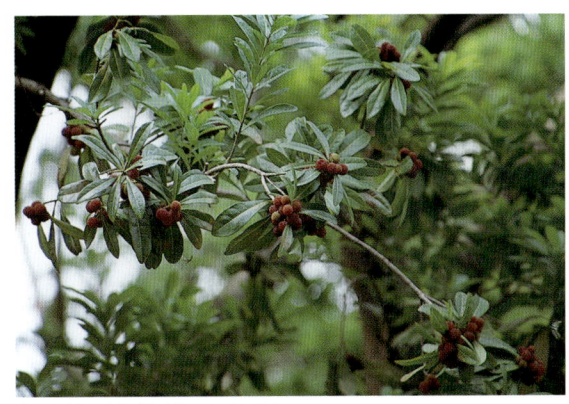

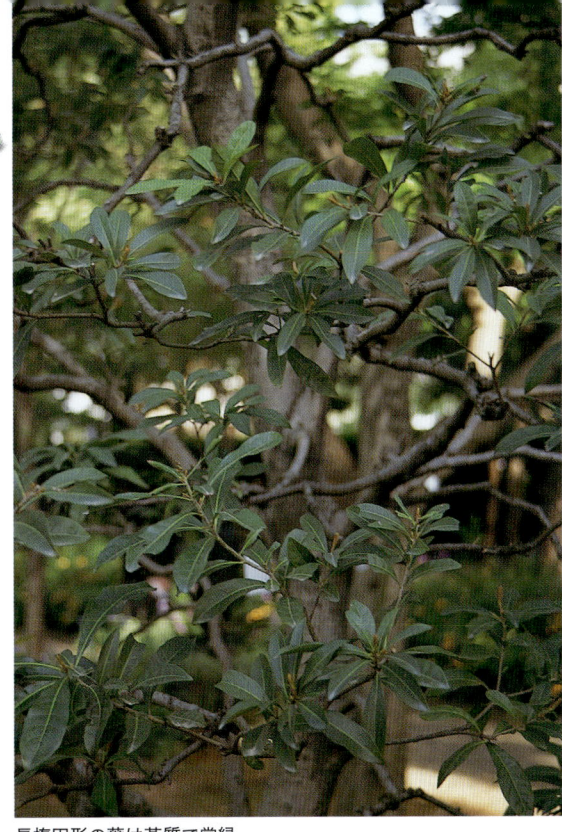

長楕円形の葉は革質で常緑

使用法 下痢には、樹皮1日3gに300mlの水を加え、半量になるまで煎じてかすを取り除き、2〜3回に分けて服用する。タンニンの収れん作用が腸に働いて、下痢を抑える効果がある。扁桃炎や口内炎は、この煎液でうがいをする。打ち身やねんざには、楊梅皮（ようばいひ）を粉末にして卵白で練り、患部に湿布する。湿疹、かぶれには、煎液を冷やして布を浸し、冷湿布する。

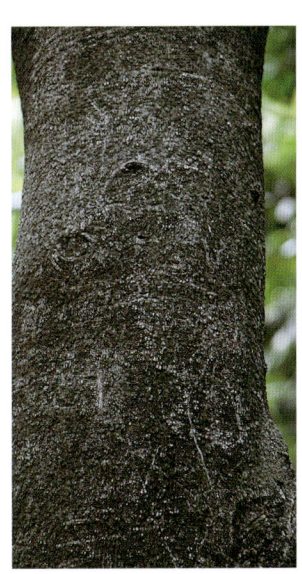

6〜7月ごろに熟すヤマモモの実

樹皮は下痢などに効くとされる

食べて効く薬草・薬木

食用となるヤマモモの実

ヤマモモの果実は甘酸っぱく、独特の風味がある。果実にも健胃や整腸の作用があるといわれている。自生種以外に近年では栽培品種も多く、大粒で酸味の強い〈瑞光〉、甘くて生食に向いた〈秀光〉などの品種がつくられている。果実は6〜7月ごろに収穫できるが、傷みやすく日持ちがしない。また、滋養保健、冷え症、健胃などによいとされるのがヤマモモ酒。ヤマモモの熟果300gをよく洗って、虫食いなどを取り除く。35度のホワイトリカー1.8lを注ぎ、3カ月冷暗所で保存すると、華やかな紅色の酒ができる。このほかジャムやシロップなどにも加工される。

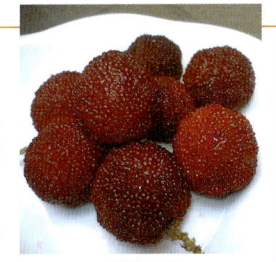

ヤマモモの栽培品種

ヤマモモ科ヤマモモ属

オニグルミ 【鬼胡桃】

Juglans mandshurica var. *sachalinensis*
クルミ科クルミ属

雑木林　採取時期　1 2 3 4 5 6 7 8 9 10 11 12

別 クルミ、オグルミ　生 胡桃仁（ことうにん）　北海道〜九州

疲労回復、病後の回復　動脈硬化　水虫

●一般に「クルミ」といえばおもにオニグルミを指す。山地の谷川沿いに自生する落葉高木で、高さ25mほど。幹は直立し樹皮に縦の裂け目がつく。葉は互生する奇数羽状複葉で、9〜15枚の小葉からなる。小葉は長卵形で先は尖り、葉縁には細鋸歯がある。花期は5〜6月ごろ。緑色の雄花穂は前年枝から垂れ下がり、雌花は少し遅れて今年の若い枝につく。果実は径約3cm、黄緑色で細毛で覆われる。中にはしわのある硬い核があり、その中に褐色の薄い種皮に包まれた白色の子葉がある。

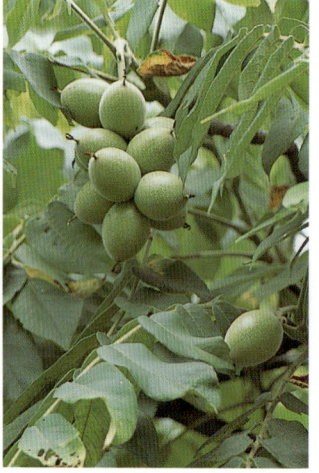

大きな羽状複葉の間から果実がのぞく

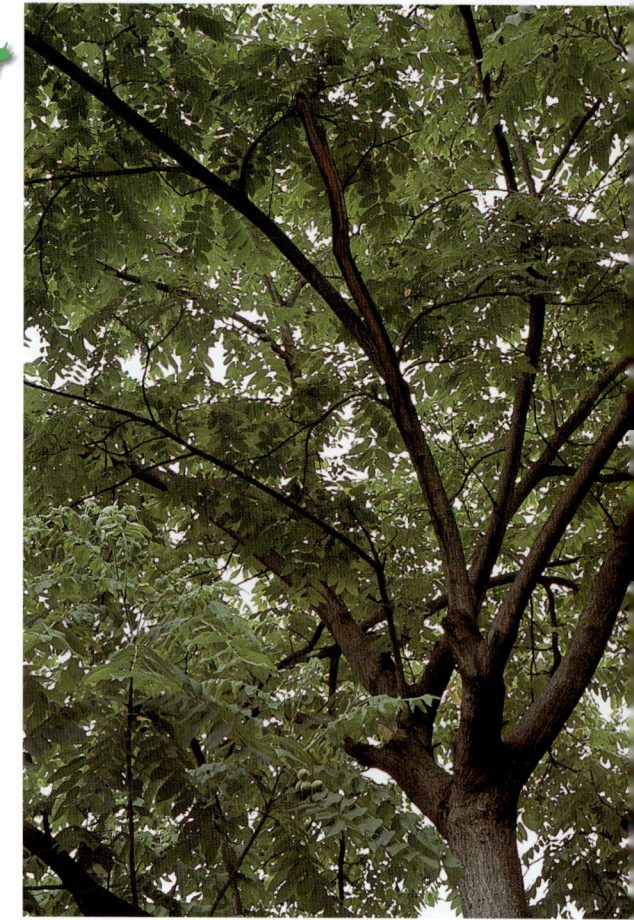

谷沿いの斜面などに自生し、高さ25mほどになる

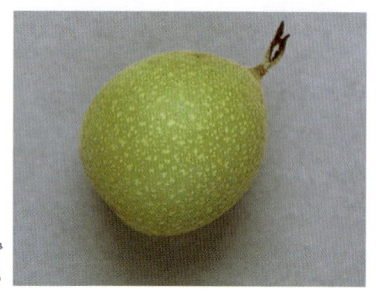

果実は径3cmほどで細い毛に覆われている

成分　種子：脂肪油（リノール酸、リノレイン酸などのグリセリド）／仮果皮：ナフトキノン（ユグロン）など

採取・保存　秋、果実が熟したら、落ちたものを拾い集めるか、棒で打ち落とす。土中に埋めて果実を腐らせ、水洗いして外果皮を除く。硬い殻（内果皮）ごと鍋などで煎ると、殻が割れて中の子葉が取り出せる。これを乾燥させたものを胡桃仁（ことうにん）という。

使用法　疲労回復や病後の回復には、子葉を1日2〜3個食べる。子葉に含まれるリノール酸やリノレン酸はコレステロール値を下げる働きがあるので、やはり1日2〜3個食べると動脈硬化の予防に効果がある。そのまま食べてもよいが、すり鉢ですって和えごろもにしたり、粗く刻んでサラダにふりかけたりしてもおいしく食べられる。水虫には、青い未熟な果肉をすりおろして患部に塗布する。

薬草・薬木に似ている植物

日本に自生するクルミの仲間

日本に自生するクルミのうち、食用となるものは、オニグルミのほか、その変種であるヒメグルミがある。いずれも殻が硬く割りにくいので、流通向けには殻が薄くて割りやすく食用部分も多いカシグルミ（テウチグルミ）、シナノグルミなどが栽培されている。ただし店頭に並んでいるものには、アメリカ合衆国をはじめとする外国産のクルミも多い。なお、クルミの名をもつ日本産の樹木には、ほかにサワグルミ、ノグルミもあるが、いずれも果実は食用にならない。

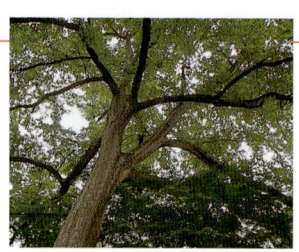

サワグルミ

雑木林　採取時期（樹皮：6〜7月、葉：8〜9月、いが：10月）

1 2 3 4 5 6 7 8 9 10 11 12

クリ【栗】

Castanea crenata　ブナ科クリ属

別　シバグリ
生　栗毛毬（りつもうきゅう）、栗葉（りつよう）

北海道〜九州

かぶれ、あせも、やけど　　のどの痛み

●秋の味覚として親しまれるクリは、山野にふつうに見られ、果樹としても多く栽培される落葉高木。高さ10〜20mほどになり、樹皮は淡褐色で、老木になると縦に深い裂け目ができる。葉は7〜15cmで互生し、長い披針形で波状の鋸歯がある。雌雄同株で、花期は6月ごろ。雄花は10〜15cmの黄白色の尾状花序、雌花は緑色で雄花の基部に1〜2個つく。開花すると独特のくせのあるにおいを放つ。花後、雌花の総苞（そうほう）が生長して長い棘のあるいがになり、その中に2〜3個の堅果を結ぶ。熟すといがは4裂し、堅果ごと地上に落ちる。

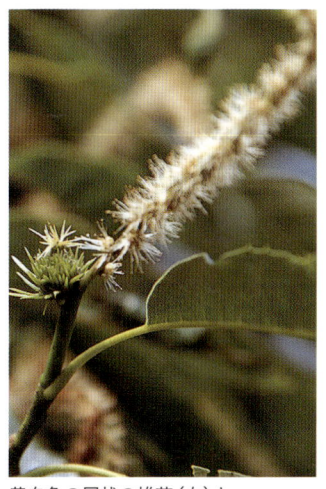

黄白色の尾状の雄花（右）と緑色の雌花

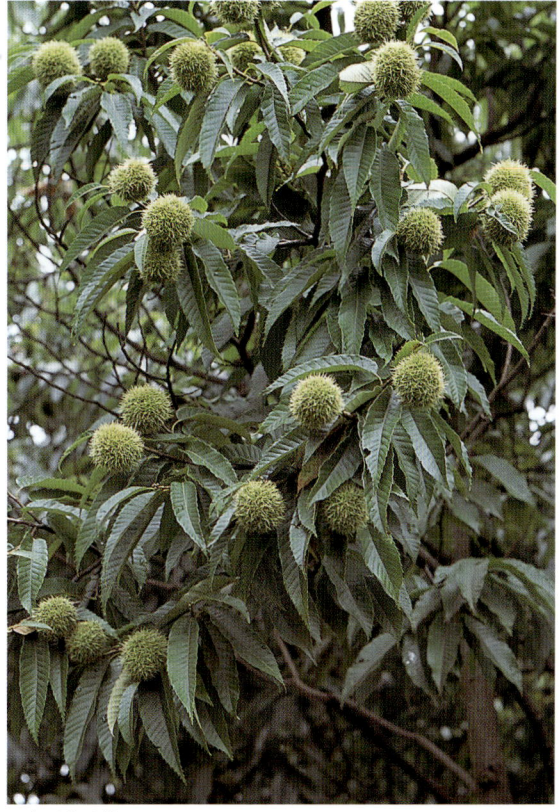

果実が熟す前のこのくらいの時期に葉や樹皮を採取する

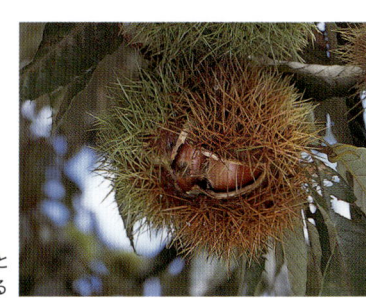

果実を収穫したあとのいがを薬用とする

成分　いが、葉、樹皮：タンニン（カスタネアニンA〜C、アクチシミンA, Bなど）

採取・保存　樹皮は6〜7月、葉は成分の充実する8〜9月に採取し、日干しにする。いがは秋に果実を収穫したあとのものを集め、やはり天日干しにする。葉を乾燥させたものは栗葉（りつよう）、いがを乾燥させたものは栗毛毬（りつもうきゅう）という。

使用法　樹皮、葉、いがに含まれる多量のタンニンに、消炎効果と収れん効果がある。ウルシや化粧品などによるかぶれ、あせもなどの皮膚炎、やけどには、葉ひとつかみ（20〜30枚）を500mlの水で煎じ、冷ましてから患部を洗うか、布にひたして湿布する。いが、樹皮を用いる場合は、いがなら2個分ほど、樹皮はその半分量程度を使用し、同様に煎じる。葉やいがを風呂に入れて、浴湯料としてもよい。山でウルシにかぶれた場合は、クリの葉を揉んで汁を患部につけると効果がある。口内炎やのどの痛み、腫れには、煎じた液でうがいをする。

薬草・薬木に似ている植物

クヌギ、アベマキとの葉の見分け方

クリによく似た木に、同じブナ科のクヌギとアベマキがある。果実が実ればクリは明らかに見分けがつくが、その他の季節に見分けるポイントのひとつが葉。クリは鋸歯の先端まで葉緑素を含むので、鋸歯が緑色に見えるが、クヌギやアベマキの鋸歯には葉緑素がなく、日に透かすと黄白色である。またクリの葉は枝に対し左右に対生するが、クヌギはいろいろな方向に出る立体互生である。なおアベマキは関東地方以北には見られない。

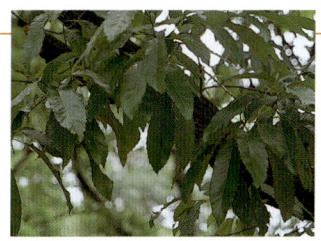

クヌギの葉

ブナ科クリ属　47

ヤマグワ 【山桑】

Morus australis クワ科クワ属

雑木林　採取時期（葉：6月、果実：7〜8月、根皮：10〜12月）

別 クワ、ノグワ　**生** 桑白皮（そうはくひ）、桑葉（そうよう）、桑椹（そうじん）　全国

- 消炎（根皮）
- 利尿（根皮、果実）
- 咳（根皮）
- 低血圧症、冷え症（果実）
- 不眠症（果実）
- 滋養、強壮（果実、葉）

●葉が養蚕業に利用される落葉高木。養蚕業で栽培されるのは、中国原産のマグワや、マグワとヤマグワなどを元に改良したものが多い。ヤマグワは山地に自生し、高さ10mほどになる。雌雄異株または同株。地域的、生態的な変異が大きく、葉は長さ7〜18cm、幅5〜15cm、ふつう広卵形で鋸歯があり、ときに3〜5裂。6〜9月、長さ5〜15cmの花序を葉に対生し、白い5弁花を多数つける。花弁のように見えるのは萼で、花弁はない。果実は痩果（そうか）で、夏、紫黒色に熟す。果実は食用となる。

成分 根皮：プレニールフラボノイド（モルシン、クワノンA〜H、オーストラロンAなど）／葉、果実：不明

採取・保存 根は秋から冬にかけて掘り上げ、水洗い後に外皮をはぎ取り日干しにする。これを桑白皮（そうはくひ）とよぶ。葉は6月ごろに採取し、風通しのよい場所で陰干しにする。これを桑葉（そうよう）とよぶ。熟した果実は7〜8月ごろに採取して日干しにする。これを桑椹（そうじん）とよぶ。

使用法 消炎、利尿、咳などには、乾燥させた根皮5〜10gを1日量とし、カップ3の水で半量になるまで煎じて3回に分けて服用する。低血圧症、不眠症、冷え症、利尿、強壮には、乾燥した果実5〜10gを1日量とし、カップ3の水で半量になるまで煎じて3回に分けて服用する。滋養強壮には、乾燥した葉20gをカップ3の水で半量になるまで煎じ、お茶代わりに飲む。

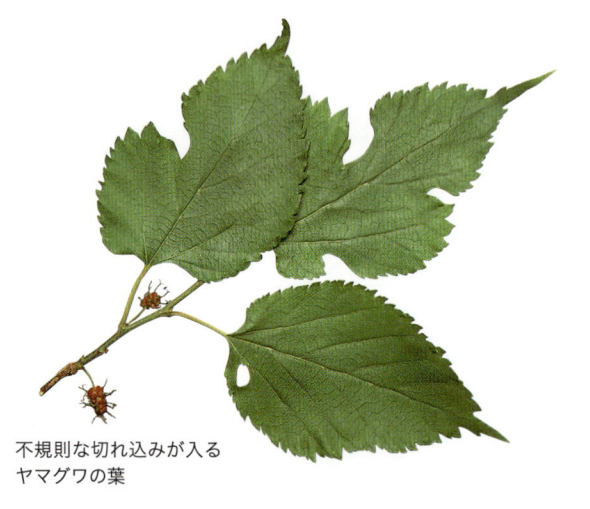

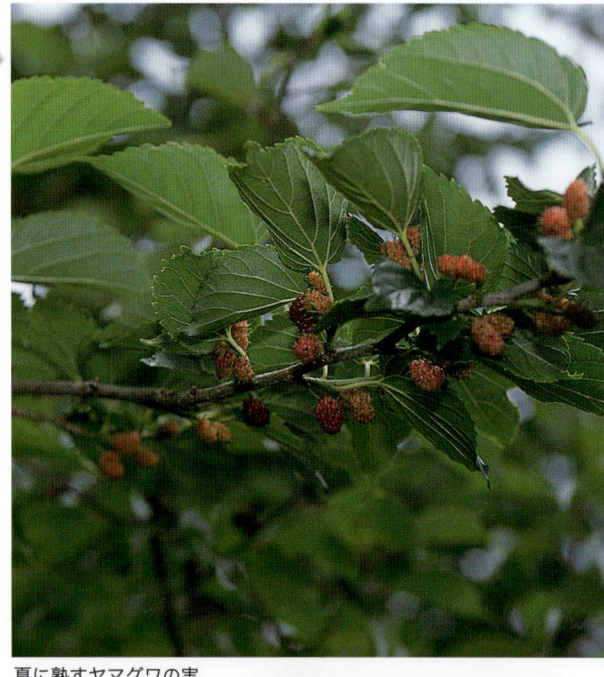

夏に熟すヤマグワの実

クワ酒。生の果実600gと砂糖200gをホワイトリカー1.5ℓにつけたもの。クワ酒も滋養強壮や不眠症、低血圧症に効くとされる

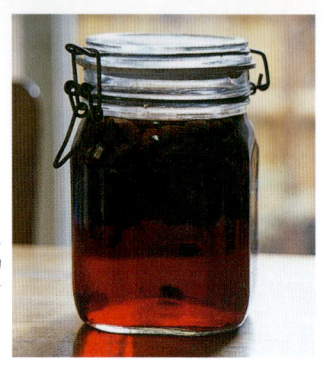

不規則な切れ込みが入るヤマグワの葉

薬草・薬木に似ている植物

各地で植栽・栽培されるマグワ

ヤマグワに似た同属のマグワは、中国原産で、古い時代に日本に渡来し、養蚕用や庭園樹などとして利用されてきた。ヤマグワとマグワの違いは、ヤマグワのほうが花柱が長く、果実にも残ることや、ヤマグワの葉の先端が尖る傾向があることなどがあげられる。マグワの葉や根皮、果実も、桑葉（そうよう）、桑白皮（そうはくひ）、桑椹（そうじん）とよばれ、ヤマグワ同様の薬効をもつとされる。

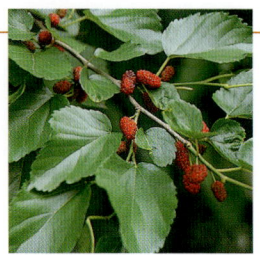

マグワ

植栽・栽培　■採取時期（葉：7〜8月、果実：9〜10月）

| 1 | 2 | 3 | 4 | 5 | 6 | 7 | 8 | 9 | 10 | 11 | 12 |

イチジク【無花果】
Ficus carica　クワ科イチジク属

別 トウガキ、エイジツカ
生 無花果（むかか）、無花果葉（むかかよう）
全国（栽培）

便秘（果実）　痔（葉）　神経痛（葉）
いぼ（乳液）

●アラビア半島から小アジアの原産で、日本では江戸時代に渡来、現在は各地で果樹として栽培されている落葉小高木。高さ2〜4m。葉は互生し、掌状に3〜5裂する。葉裏には粗毛が生えている。葉や茎を傷つけると白い乳汁が出る。5〜6月ごろ、花嚢（かのう）の内側に多数の小さな花をつける。この花は外からは見えない。果実は花序全体が肉質化したもので、熟すと多くは暗紅紫色となる。和名は中国名の「映日果（えいじつか）」の唐音「インジェークオ」が変化したものと考えられている。

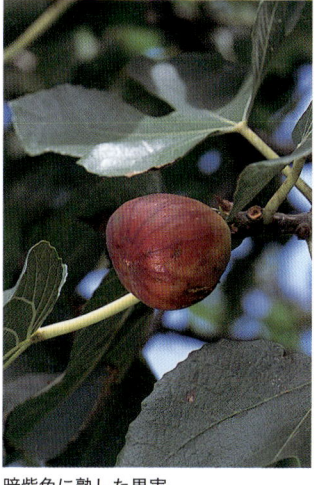

暗紫色に熟した果実

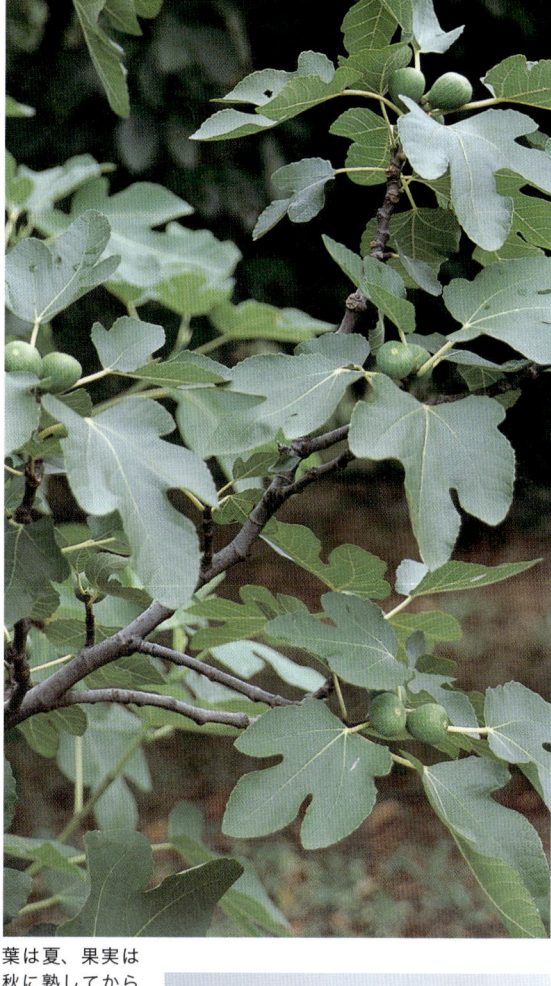

葉は夏、果実は秋に熟してから採取する

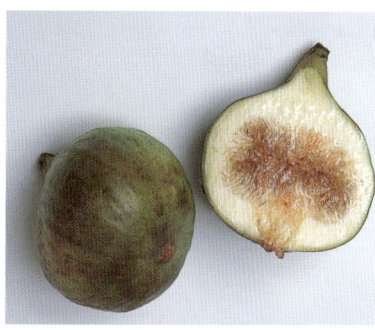

果実は生食しても便秘に効果があるとされる

成分 果実：不明／葉：クマリン（プソラレン、ウンベリフェロン、スコポレチン）／乳液：タンパク質分解酵素（フィシン）など

採取・保存 9〜10月ごろに熟した果実を採取し、天日で乾燥させる。これを無花果（むかか）という。また、真夏に葉を採取して水洗いし、天日で乾燥させたものを無花果葉（むかかよう）という。

使用法 便秘には、乾燥させた果実1日量3〜4個を400mlの水で半量まで煎じ、3回に分けて服用する。生の果実を1日に2〜3個食べてもよいが、食べ過ぎると下痢を起こすこともある。いぼ痔や神経痛には、乾燥させた葉を布袋に入れ、浴槽に浮かべて入浴する。葉や果実を採るときに出る白い乳液は、皮膚のいぼに塗ると効果があるが、いぼ以外の皮膚につくとかぶれることがあるので注意する。

薬草・薬木の豆知識
イチジク属の花の特徴

　イチジクは「無花果」の名のとおり、花が外から見えず、花が咲かないのに突然実を結ぶように見える。これは隠頭花序（いんとうかじょ）といってイチジク属の特徴である。花托の部分が肥大して花をぐるりと包んだ状態で、本来は上の方に雄花、下の方に雌花があるが、栽培品種にはほとんど雄花がない。この花序をもつものには、ほかにイヌビワ、ガジュマル、アコウなどがある。イヌビワは関東以西に分布し、果実はイチジクに似ていてやはり食べられるが、これらの植物は薬用とはされない。

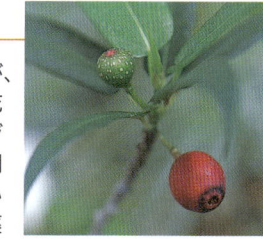

イヌビワの果実

人里 ■採取時期
1 2 3 4 5 6 7 8 9 10 11 12

カラハナソウ【唐花草】

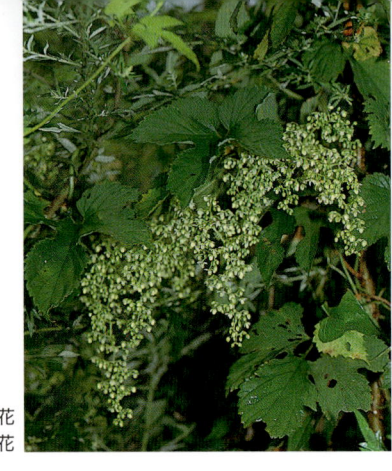

Humulus lupulus var. *cordifolius*
クワ科カラハナソウ属

北海道〜中部

🌓 健胃　🌑 鎮静

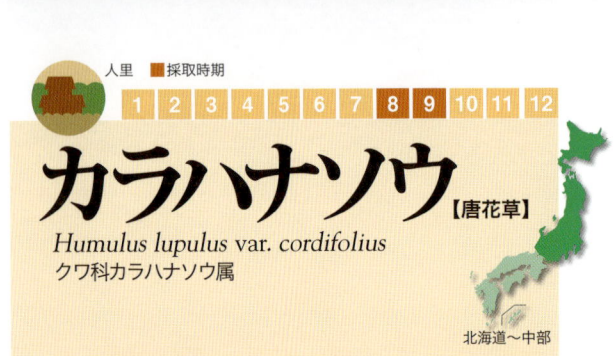

淡黄緑色の小花が集まった雄花

● ビールの原料となるホップ（セイヨウカラハナソウ）の変種。山地や林縁、原野などに自生するつる性の多年草で、茎は細長く、茎と葉柄にある棘で他物に絡みついて伸びる。葉は基部が心臓形で、先端が3〜5裂する。若い株では葉の縁が鋸歯状に切れ込むこともある。葉質は硬い。雌雄異株。夏、淡黄緑色の花を開く。雄花は円錐花序をつくり、雌花は2個の花が1個の苞葉に包まれ、苞が集まりマツカサ状の花序となる。これを球果という。各苞ごとに2個のレンズ状のそう果ができ、球果のまわりには小腺毛（ホップ腺）がつく。カラハナソウはビール醸造でホップの代替品として利用されることがあるが、腺毛が少ないので有用性は低いとされる。

成分 ホップ腺：苦味配糖体（フムロン、ルプロン、コフロンなど）、精油（フムレン、ミルセン）など

採取・保存 8〜9月ごろ、球果を摘み取り日干しにする。これを布袋に入れてよく振ると、強い香りと苦みのあるホップ腺が落ちる。

使用法 健胃、鎮静には、乾燥させた果実1〜2gに熱湯を注ぎ、5分ほどおいてから飲む。ホップ腺1回0.5〜1.5gをそのまま服用したり、水やぬるま湯に溶かして飲んでも、健胃、鎮静に効果があるとされる。

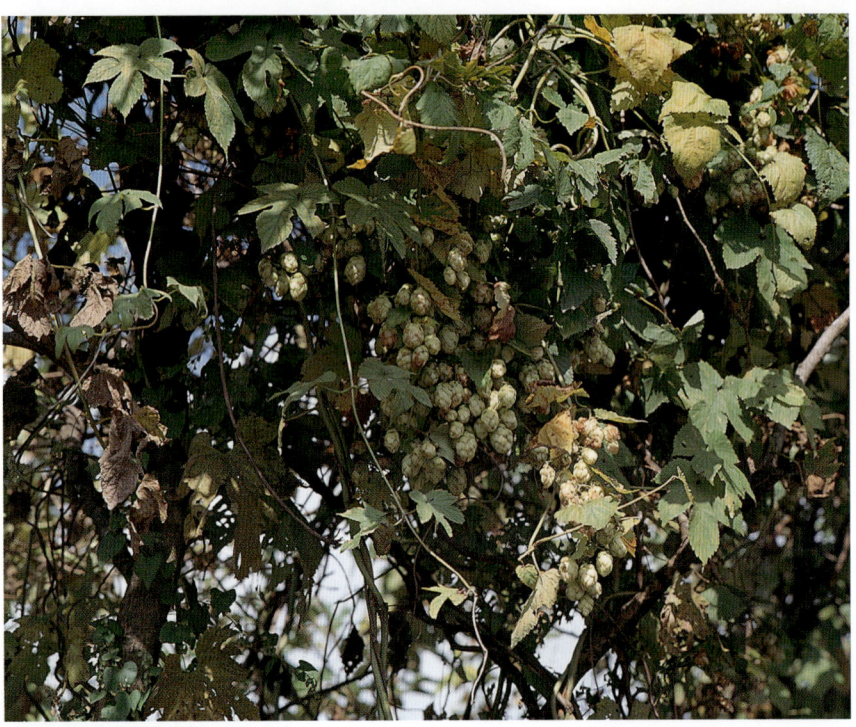

カラハナソウの球果

薬草・薬木に似ている植物

ビールの苦み成分ホップ

　ホップ（セイヨウカラハナソウ）もカラハナソウ同様に薬用とされる。ホップは西アジアからヨーロッパ原産とされ、日本には明治初期に導入された。現在ではビール醸造用に東北地方を中心に栽培されている。

ホップはビールに独特の香りや苦みを付与する。特有の苦みを生みだしているのはホップ腺に含まれるフムロン、ルプロンという成分で、この成分が健胃に効くとされる。

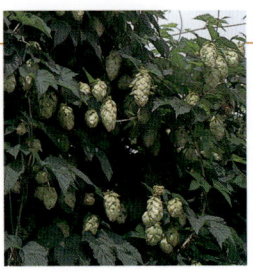

ホップ

山地林　■採取時期
| 1 | 2 | 3 | 4 | 5 | 6 | 7 | 8 | 9 | 10 | 11 | 12 |

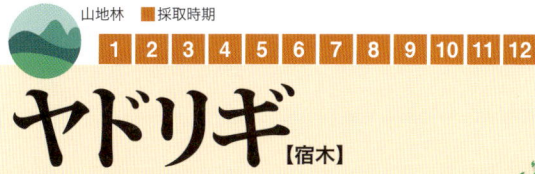

ヤドリギ【宿木】
Viscum album subsp. *coloratum*
ヤドリギ科ヤドリギ属

別 ホヤ、トビヅタ　**生** 桑寄生（そうきせい）

北海道～九州

腰痛　産後腰痛

●他の樹木に半寄生する常緑小低木。宿主になるのはおもに落葉広葉樹で、ケヤキ、エノキ、ムクノキなどニレ科の植物、ミズナラなどブナ科の植物、バラ科、クワ科

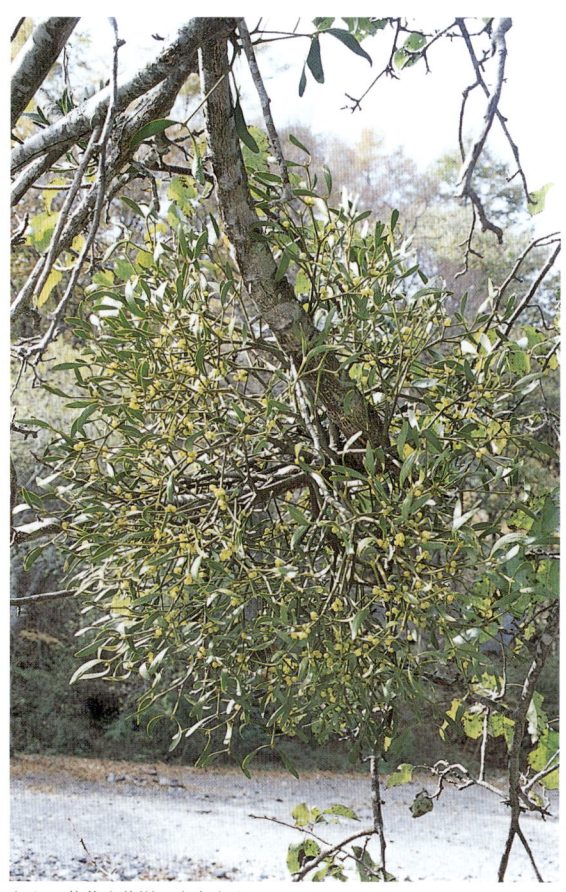

実は粘液質で糸を引く

の植物などである。高さ50cmほどだが、大きなものでは1mにもなる。茎は緑色で円柱状、多肉で2つまたは3つに枝分かれする。葉は柄がなく対生し、葉身は先が円形の倒披針形で、長さ3～8cm、基部はくさび形をしている。雌雄異株。春から晩春にかけて、枝先の対生する葉間に柄のない黄色の小花を開く。果実は球形で、透明感のある黄色を帯びた白色で、種子が1つある。果肉は粘液質で、晩秋に熟す。別名の「トビヅタ」は、木を這い登るツタに対して、木々を飛び移っていくように見えることから名付けられたものとされる。落葉樹の梢で冬でも青々としていることから、古くから神聖な木とされた。

成分 枝・葉：トリテルペノイド（β－アミリン、オレアノール酸）、フラボノイド（クエルセチン、アビクラリン）、フラボノイド配糖体（フラボヤドリニンA，B，ホモフラボヤドリニンBなど）など

採取・保存 必要なときに枝・葉を採取し、細かく刻んで日干しにする。これを桑寄生（そうきせい）という。

使用法 腰痛や産後の腰痛には、乾燥した茎、葉5～10gを1日量とし、カップ2の水で半量になるまで煎じ、3回に分けて服用する。

おもに落葉広葉樹に半寄生する

薬草・薬木に似ている植物

果実が赤いアカミノヤドリギ

ヤドリギの仲間に、赤い果実をつけるアカミノヤドリギがある。アカミノヤドリギは北海道から九州まで分布し、落葉広葉樹に寄生する。アカミノヤドリギも薬用に利用され、枝・葉を乾燥させたものはヤドリギ同様桑寄生（そうきせい）とよばれる。ヤドリギもアカミノヤドリギも、果実は鳥もちの代用とされ、実のついた枝はヨーロッパではクリスマスの飾りに利用される。

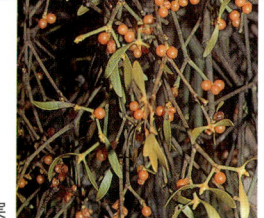

アカミノヤドリギの実

ウスバサイシン【薄葉細辛】

Asiasarum sieboldii
ウマノスズクサ科ウスバサイシ属

山地林　■採取時期
1 2 3 4 5 6 7 8 9 10 11 12

別 サイシン　　生 細辛（さいしん）　　東北〜九州北部

- 頭痛
- かぜ、気管支炎
- 口臭

●山地の樹林内のやや湿った場所に自生する多年草。観賞用に栽培もされる。全体的に独特のにおいがある。多肉で節の多い根茎をもち、根茎の頂から、濁った紫色をした長い柄をもつ葉を左右に2枚つける。葉身は長さ5〜8cmほど。卵形で先が尖り、基部が心臓形、葉質は薄くなめらかで緑色をしている。3〜5月ごろ、葉が開く少し前に、地表近くの葉腋に紫がかった褐色のつぼ形の花を1個つける。和名は葉質が薄いことと、根が細く辛いことによる。

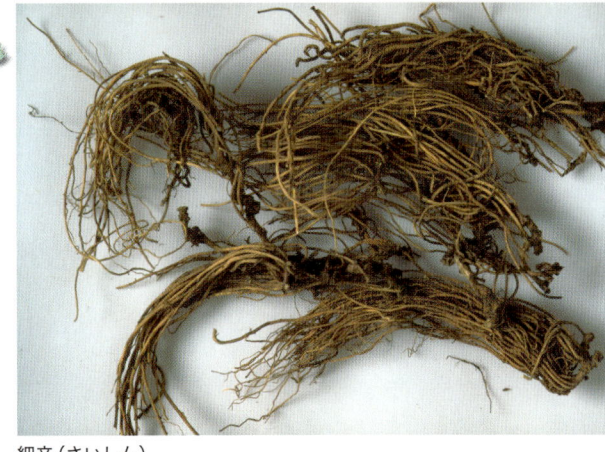

細辛（さいしん）

成分 根、根茎：精油（メチルオイゲノール、リモネン）、リグナン（アサリニン）など

採取・保 8〜9月、根と根茎を掘り採り、水洗いして日干しにする。これを細辛（さいしん）とよぶ。

使用法 頭痛、かぜ、気管支炎には、乾燥した根、根茎4〜8gを1日量とし、カップ3の水で半量になるまで煎じ、3回に分けて温めたものを服用する。気管支炎などでのどの痛みが激しい場合には、この煎液で1日数回うがいをしてもよい。口臭には、生の葉3〜5枚を煎じて、その液でうがいをする。

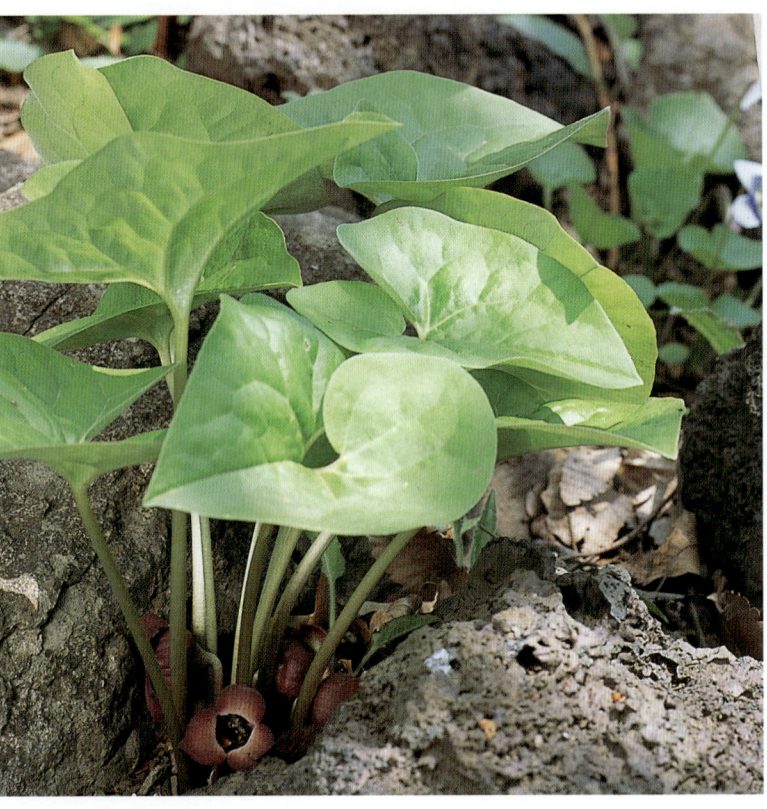

大きな卵形の葉が特徴。紫がかった褐色の花が株元に咲く

薬草・薬木に似ている植物

ウスバサイシンに似ているフタバアオイとカンアオイ

ウマノスズクサ科のフタバアオイやカンアオイ（53ページ）は、ウスバサイシンと葉の形などがよく似ている。見分けるポイントは、ウスバサイシンは葉の縁に毛がまばらに生えているが、フタバアオイは葉柄に葉が2枚つき毛がないこと、ウスバサイシンの葉にはつやがないが、カンアオイの葉にはつやがあることなどがあげられる。フタバアオイは薬用とはされないが、カンアオイは根茎を乾燥させたものが土細辛（どさいしん）または杜衡（とこう）とよばれ、薬用とされるほか、「細辛」の名で観葉植物としても栽培される。

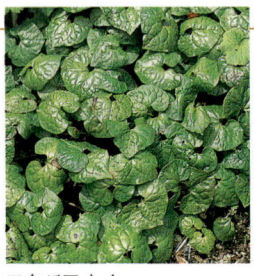

フタバアオイ

雑木林　■採取時期
1 2 3 4 5 6 7 8 9 **10 11 12**

カンアオイ【寒葵】

Heterotropa kooyana var. *nipponica*
ウマノスズクサ科カンアオイ属

生 土細辛（どさいしん）、杜衡（とこう）関東南部〜中部太平洋側

咳　鎮痛　けいれん　利尿、むくみ

●関東地方南部から中部地方の太平洋側の、山中の陰地に生育する常緑多年草。観賞用に栽培もされる。地下茎は節が多く、地表近くの土中を斜めに這う。短い茎の先に1〜2枚の葉を出す。紫がかった長い葉柄をもち、葉は肉厚で、長さ6〜10cmの鉾形卵形。葉色は濃緑色のものや斑紋のあるものなどさまざま。秋から冬にかけて、葉間から短い花梗をもった暗紫色の花をつける。花はまれに黄緑色を帯びる。萼は筒状で、地面からわずかに顔を出して開花する。和名は冬でも葉が枯れずに緑色をしていて、葉の形がアオイに似ることによる。江戸時代には栽培が盛んに行われ、葉の斑紋が観賞の対象とされた。なお、徳川家の紋「三つ葉葵」は、フタバアオイ属のフタバアオイの葉をかたどったものである。

成　分　根、根茎：精油（メチルオイゲノール、リモネン）、リグナン（アサリニン）など

採取・保存　秋から冬にかけて、根茎と根を掘り採り、水洗いしてから日干しにする。これを土細辛（どさいしん）、あるいは杜衡（とこう）とよぶ。

使用法　咳には、乾燥した根茎、根5〜10gを1回量として、カップ1半の水で半量になるまで煎じて服用する。鎮痛、けいれん、利尿、むくみには、乾燥した根茎、根5〜10gを1日量として、カップ2の水で半量になるまで煎じ、3回に分けて服用する。

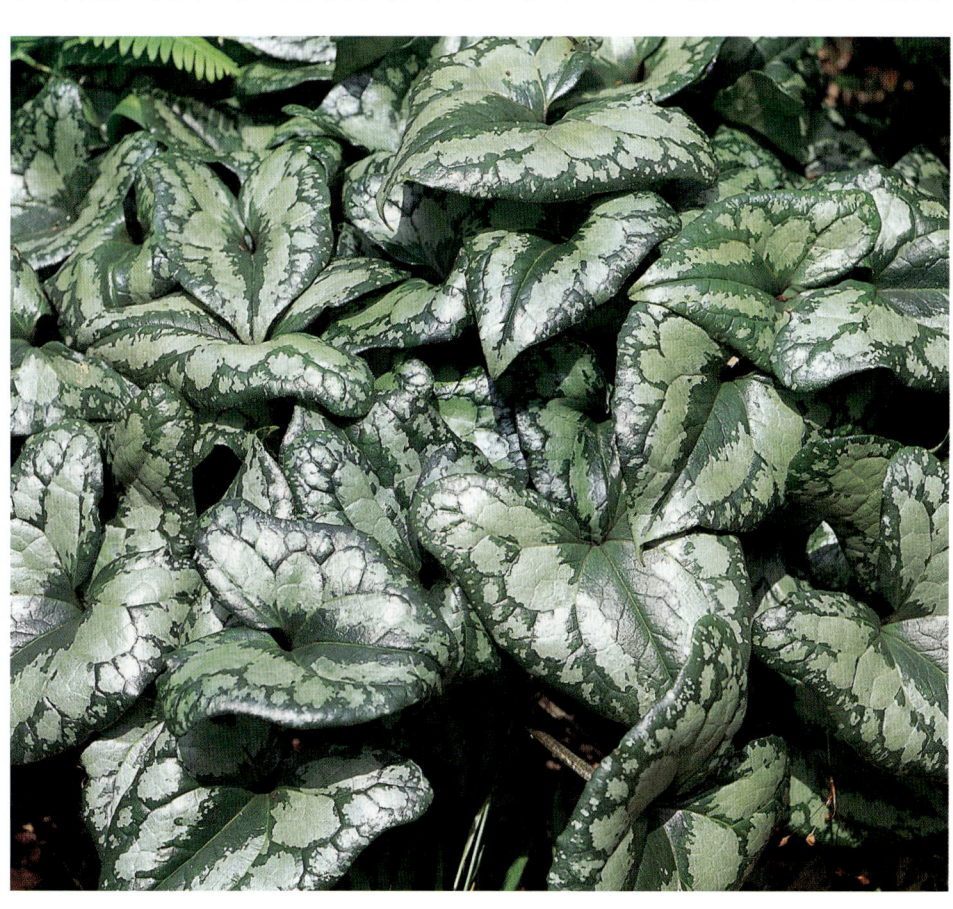

葉は肉厚で、写真のように斑入りのものなどいろいろなタイプがある

家庭で栽培する薬草・薬木

薬用に栽培するカンアオイ

　カンアオイは現在では趣のある山野草として栽培が行われている。冬に咲く暗紫色の花や常緑の葉を観賞するだけでなく、薬用に栽培してみたい。極端な乾燥を嫌うので、庭植えの場合は半日陰で風通しのよい場所に植えるとよい。鉢植えは水はけのよい用土を使う。植え替えや株分けは発芽前の早春が適期。株分けは1株に2芽以上つけて分ける。水はけが悪いと白絹病が発生しやいので注意する。

ギシギシ【羊蹄】

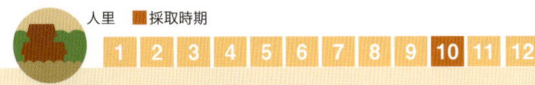

Rumex japonicus　タデ科ギシギシ属

人里　■採取時期
1 2 3 4 5 6 7 8 9 **10** 11 12

別　ウマスイベ、ウマズイコ
生　羊蹄根（ようていこん）

全国

● 便秘　● 水虫、たむし

●田のあぜや道ばた、野原などに広く自生し、古くから民間薬として利用された多年草。茎は直立し、高さ60〜100cmほど。黄色い大きな根をもち、根は地中に深く入り込む。地際から長い葉柄をもつ根出葉が出る。根出葉は先の尖った長楕円形で、基部は円形かややくさび形。茎から出る葉は葉柄が短く、葉身は細長く、葉の縁は波打つ。6月ごろ、茎の上部から分枝した枝上に総状花序をつけ、薄い緑色の花を輪のように数段つける。果実は心臓形から広卵形をしたそう果で、3翼をもち、褐色に熟す。和名は京都地方の方言といわれるが定かではない。ギシギシの仲間にはナガバギシギシ、ヒロハギシギシなど外来の帰化植物が多く、同じように薬用とされる。

成 分　根：アンスラキノイド（クリソファノール、エモジンなど）、ナフタレン誘導体（ネポジン、ムシジン）、有機酸塩（シュウ酸カルシウム）など

採取・保存　10月ごろ、根を掘り採り、水洗いして刻んでから日干しにする。これを羊蹄根（ようていこん）という。生の根を利用する場合は1年を通じ採取可能だが、冬は地上部が枯れるために見つけにくい。

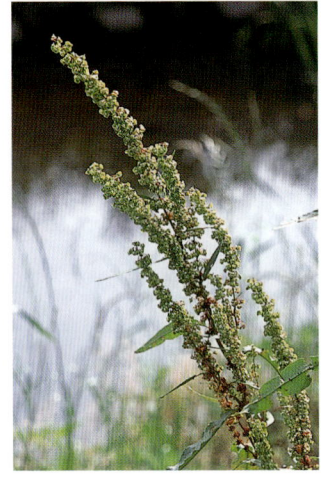

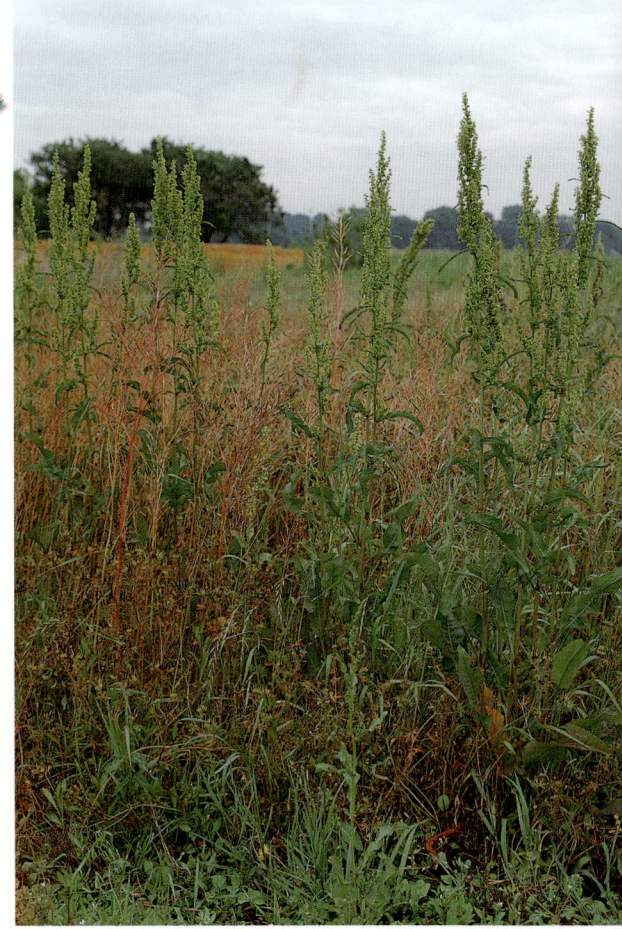

薄緑色の花が輪状に段をなす

道ばたや野原などによく見られるギシギシ

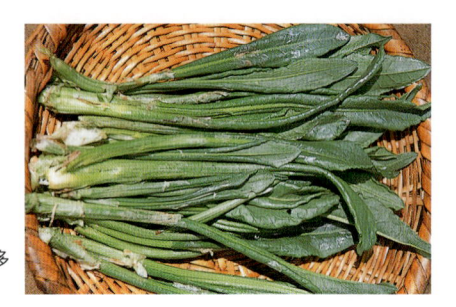

ギシギシの芽。食用になるが多食は避ける

使用法　便秘には乾燥させた根10gを1日量とし、カップ3の水で半量になるまで煎じ、3回に分けて食間に服用する。水虫、たむしには、生の根をすりおろして患部につける。新芽や若芽は食用にもなるが、シュウ酸を含むために生食や食べ過ぎは避ける。

薬草・薬木に似ている植物

ギシギシによく似たスイバ

　ギシギシによく似た同属のスイバも民間薬として利用される。スイバの名は茎や葉に酸味があることに由来する。ギシギシ同様田のあぜや道ばたなどに自生するが、草丈が80cmほどとギシギシよりもやや小さく、茎や花穂が赤みを帯びることから見分けられる。スイバの根を乾燥させたものは酸模根（さんもこん）といい、便秘や皮膚病などに利用され、花は健胃、解毒作用があるとされる。

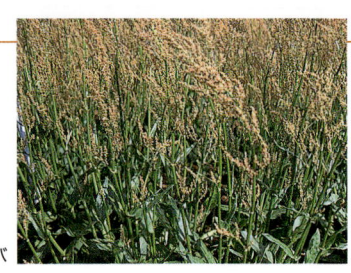

スイバ

山地林　■採取時期

| 1 | 2 | 3 | 4 | 5 | 6 | 7 | 8 | 9 | 10 | 11 | 12 |

イブキトラノオ【伊吹虎尾】

Polygonum bistorta　タデ科タデ属

別 エビクサ　　生 拳参（けんじん）

北海道〜九州

- 下痢
- 口内炎、扁桃炎
- 打ち身、ねんざ

●日当たりのよい高山の草原などによく見られる多年草。肥厚してねじれた黒褐色の根茎を薬用にする。茎は直立して、高さ50cmくらいから大きいものは120cmほどになる。葉は根元から叢生する根出葉と茎から出る葉があり、根出葉は狭い翼のある柄をもつ披針形、茎から出る葉は先の尖った披針形で、上に行くほど柄がなくなる。8〜9月、茎頂に太い円柱状の花穂を出し、淡紅色または白色の小花を密につける。滋賀県の伊吹山に多く自生し、花穂の形が虎の尾を思わせるので「イブキトラノオ」の名がある。

成分 根茎：タンニン（ビストラシドA、没食子酸、エラグ酸など）

採取・保存 10月ごろに根茎を掘り採り、ひげ根を取り除き、水洗いして日干しにする。これを拳参（けんじん）とよぶ。

使用法 下痢には乾燥させた根茎6〜10gを1日量として、水400mlを加えて煎じ、半量に煮詰めてかすをとり、3回に分け食間に服用する。また、口内炎や口内のただれ、扁桃炎には、同様の煎じ液を冷まし、煎液でうがいをする。打ち身、ねんざには、乾燥させた根茎を粉末にし、小麦粉少々と酢を加えて練ったものを患部に貼る。抗菌および止血作用があるので外傷に用いてもよい。

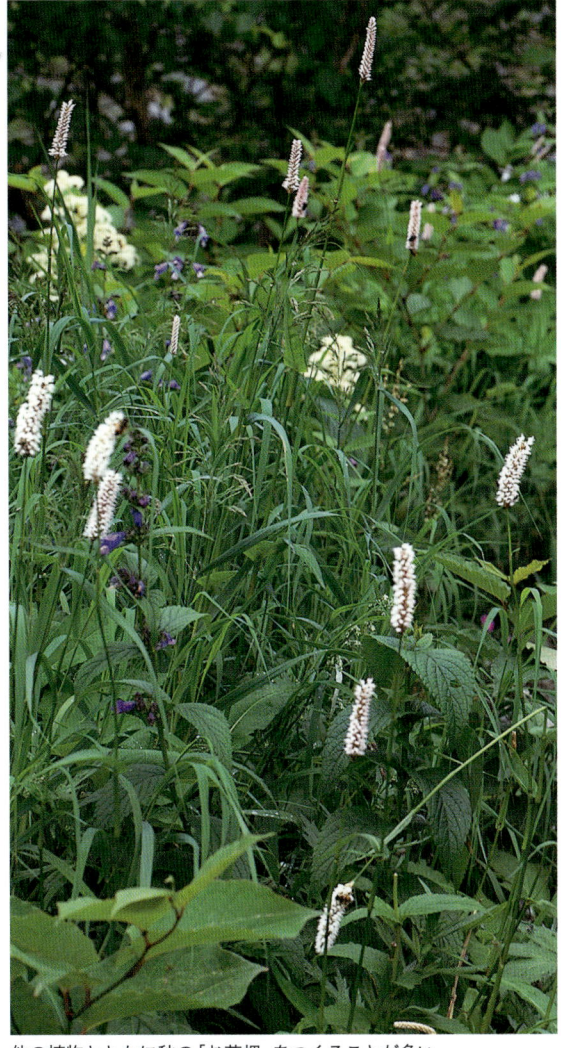

他の植物とともに秋の「お花畑」をつくることが多い

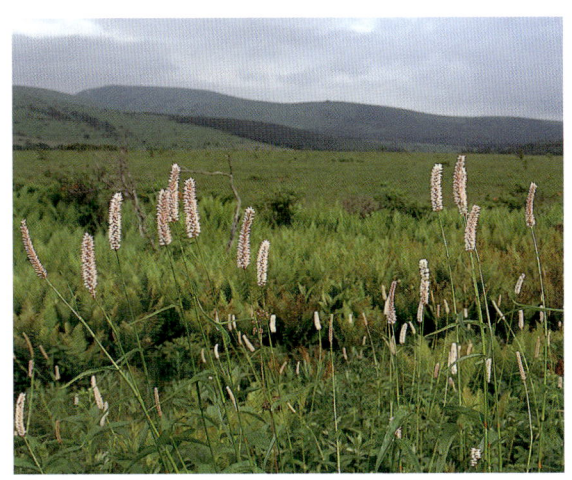

亜高山帯の日当たりのよい草原などで群落をつくる

薬草・薬木の豆知識

薬草の宝庫伊吹山

　岐阜・滋賀県境にある伊吹山（1377m）は石灰岩でできた山で、全山は草原と低木林からなり、植物の種類が豊富なことで知られている。昔から全山薬草の宝庫といわれ、ふもとに織田信長が薬草園を開かせたこともある。固有種や特産種も多く、イブキトラノオをはじめイブキジャコウソウ、イブキフウロなど、イブキの名を冠した植物が30種以上もある。シソ科のイブキジャコウソウは、地上部を乾燥させて咳などに用いることができる。なお、薬草採取にあたっては、私有地や立ち入り禁止区域などには入らないようにし、自然環境に配慮した採集を心がけたい。

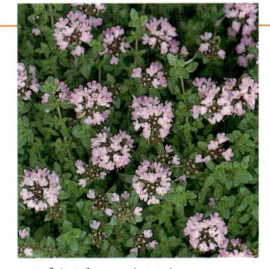

イブキジャコウソウ

水辺 ■採取時期
1 2 3 4 5 6 7 **8 9 10** 11 12

ミゾソバ【溝蕎麦】

Persicaria thunbergii タデ科イヌタデ属

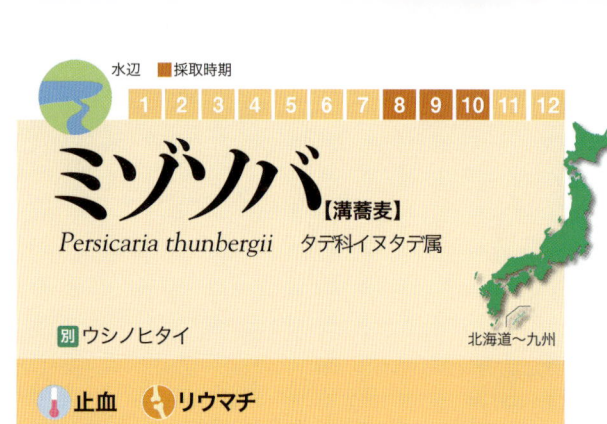

別 ウシノヒタイ

北海道～九州

止血　リウマチ

●川辺や溝、田のあぜ道などの水湿地に群生する一年草。高さ30～70cmほどで、茎には節がある。茎ははじめ直立するが、のちに地を這い、節から根を出してよく分枝し、上部は斜上する。茎には稜があり、稜には下向きの細かい棘がある。葉は互生し、長さ4～10cmほどの鉾形。葉の両面には毛がまばらに生え、葉表には八の字形の斑紋がある。8～10月、枝先に10～20個の小花を頭状につける。花には花弁はなく、先端が淡紅色をした萼をもつ。和名は溝に生え、ソバに似た植物の意。別名のウシノヒタイは、葉の形が正面から見た牛の額に似ることから。

成分　茎・葉：フラボノイド（クエルセチン、イソラムネチン、ペルシカリン）、フラボノイド配糖体（クエルシトリン、イソクエルシトリン）など

採取・保存　開花期の8～10月ごろに、茎や葉を採取し、日干しにする。

使用法　リウマチには、乾燥した茎・葉5gを1日量とし、カップ2の水で半量になるまで煎じて3回に分けて服用する。切り傷の止血には生の葉を揉み、出てきた汁を傷口につける。なお、春から夏にかけて出る若葉は食用となり、ゆでてさらし、お浸しや汁の実に利用することができる。

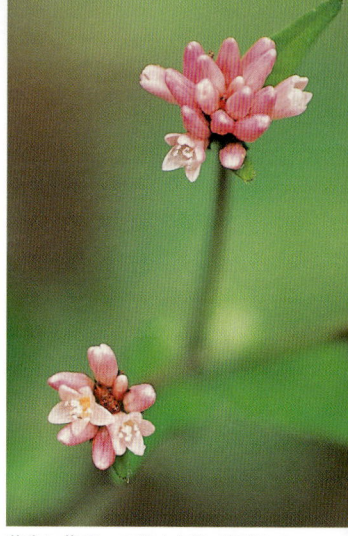

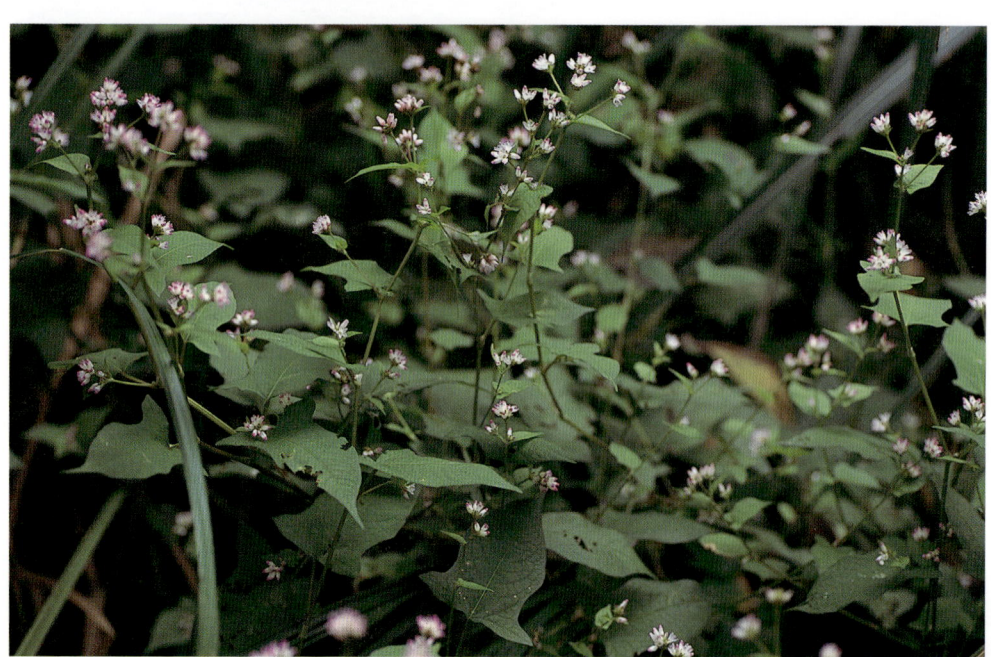

茎先に集まって咲く小花。花びらのように見えるのは萼

溝や田のあぜなどの湿地に群生する

薬草・薬木に似ている植物
下向きの棘をもつミゾソバの仲間

同属のママコノシリヌグイ、アキノウナギツカミ、イシミカワなどは、どれも茎に下向きの棘をもつ。和名も棘に由来し、ママコノシリヌグイは棘のついた草で継子の尻を拭ったらさぞ痛いであろうという連想から、アキノウナギツカミは棘があるのでウナギをつかみやすいだろうということによる。イシミカワの語源は定かではないが、球形の黒い果実に特徴があり、その果実の姿から「石実皮」と名付けられたのではないかともいわれる。イシミカワは全草を乾燥させたものが下痢や腫れものなどに利用される。

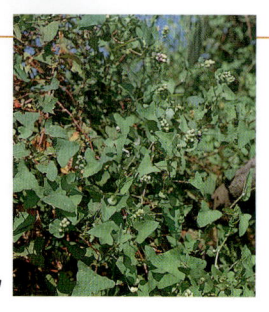

イシミカワ

水辺　■採取時期
| 1 | 2 | 3 | 4 | 5 | 6 | 7 | 8 | 9 | 10 | 11 | 12 |

ヤナギタデ【柳蓼】
Persicaria hydropiper　タデ科イヌタデ属

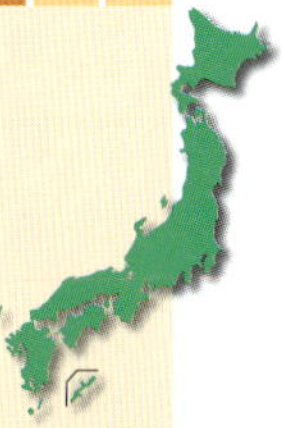

別 タデ、ホンタデ、マタデ　　全国

虫さされ　　暑気あたり

●古くから香辛料として用いられてきた一年草。川辺や溝、湿地などに自生する。茎は直立して高さ30〜80cmほどになり、毛はなく、分枝する。葉はヤナギの葉に似て細く、長さ5〜10cmの披針形で両端が尖る。葉柄があり互生する。葉質は薄く緑色で、葉の両面に腺点が密生し、かむと辛い。7〜10月ごろ、枝先に細長い穂状花序をつくり、淡紅白色の小花をまばらにつける。果実は凸レンズ形で長さ3mmほど、暗褐色で光沢はない。和名は葉の形がヤナギの葉に似ることから。また、別名は食用にする本物のタデであることに由来する。なお、現在一般にタデと称し、香辛野菜として栽培されているのは、ヤナギタデの変種とされるアオタデやベニタデなどである。

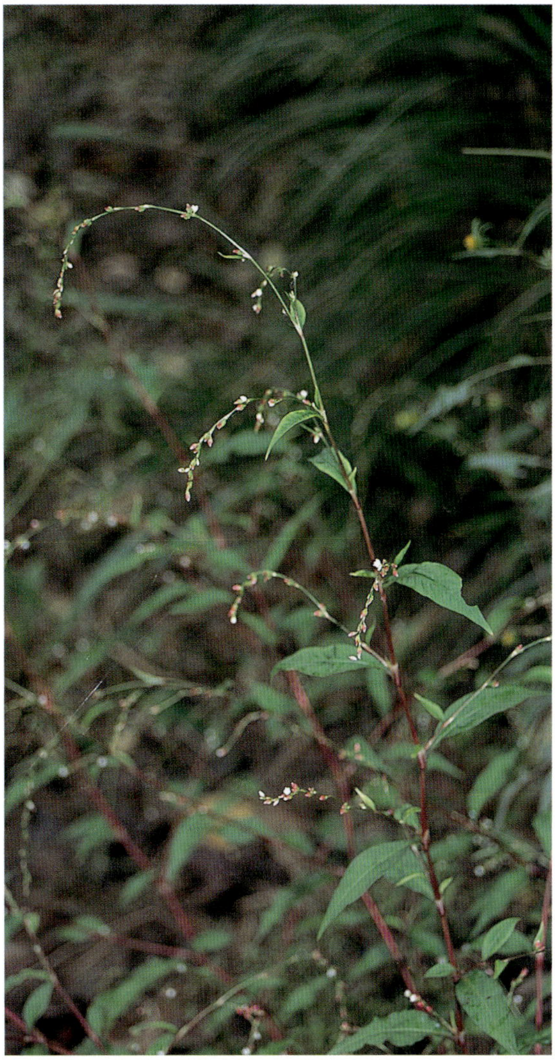

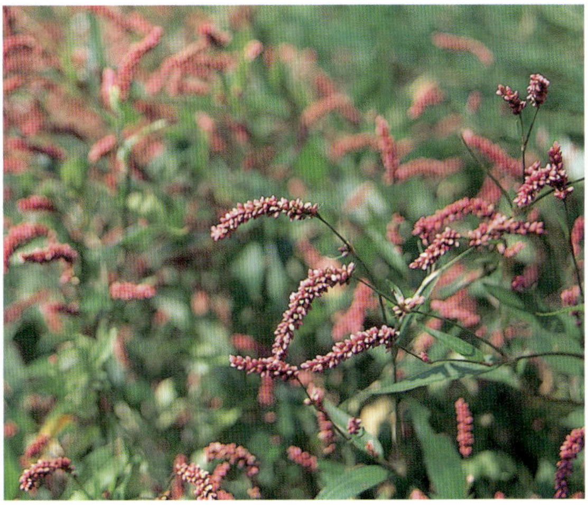

別名「アカマンマ」ともよばれる同属のイヌタデ。イヌタデも薬用とされる

7〜10月ごろに咲く淡紅白色の小花

成分 茎・葉：辛味成分（タデオナール）、フラボノイド（イソラムネチン、ペルシカリン）など

採取・保存 夏から秋にかけて、茎や葉が伸びる時期に地上部を採取し、水洗いして日干しにする。生の葉も薬用に用いる。

使用法 暑気あたりには、乾燥した茎・葉をひと握りほど煎じて、風呂の湯程度に冷めたところで両足をその中に浸ける。虫さされには、生の葉を採取して少量の食塩で揉んでから患部にすり込む。

薬草・薬木に似ている植物
ヤナギタデの栽培品種

香辛野菜として栽培されるヤナギタデの変種には、アオタデ、ベニタデ、アザブタデ、ホソバタデなどがある。魚類の生臭さを消す働きがあるなどとして、子葉が刺身のつまなどに利用される。少量摂取すれば消化を促進したり胃を整えるともいわれる。ベニタデの子葉は紅色で、アオタデの子葉は緑色。アオタデの本葉はアユの塩焼きに添えたり、二倍酢とあわせたタデ酢に用いられる。

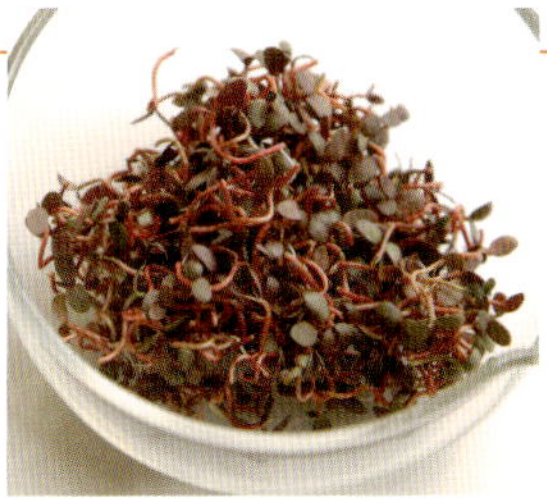

芽タデとよばれるベニタデの若芽

（右側縦書き見出し）滋養強壮／生活習慣／ストレス／消化器／循環器／呼吸器／目・耳・口／関節・筋肉／泌尿器／解熱・鎮痛／皮膚・外傷／婦人病

人里　■採取時期
1 2 3 4 5 6 7 8 9 **10** 11 12

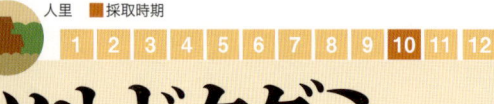

ツルドクダミ【蔓毒痛】
Polygonum multiflorum　タデ科タデ属

生 何首烏（かしゅう）　全国

便秘、整腸

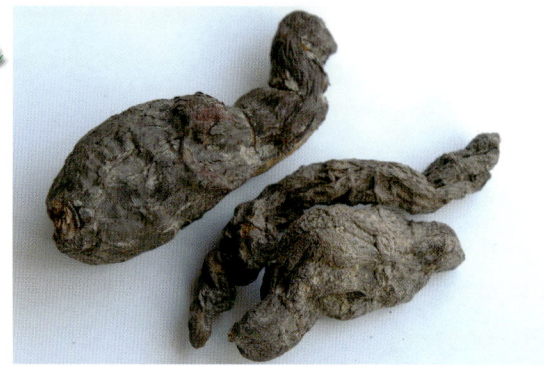

何首烏（かしゅう）

●中国原産のつる性多年草で、各地に帰化したものが野生化している。地下に肥厚した丸みのある塊根があり、これを薬用とする。つるは木質でほとんどが左巻き、よく分枝して他物に絡みつく。葉は互生し、心臓形で先が尖り、長さ3〜6㎝。花期は9〜10月で、白色の小花が円錐花序をなして咲く。

成分　塊根：アンスラキノイド（エモジン、6-O-メチルエモジンおよびその配糖体など）

採取・保存　10月ごろ、塊根を掘り取ってひげ根を除き、よく水洗いして輪切りにし、日干しにする。これを何首烏（かしゅう）とよぶ。

使用法　便秘、整腸には、乾燥した塊根1日量10〜15gに600mlの水を加えて煎じ、2〜3回に分けて服用する。なお乾燥した塊根には血液中のコレステロール値を低下させる作用や、中性脂肪を減らす作用なども報告されている。毛根にたまった脂肪を除去する働きから、育毛剤にも多く使用される。

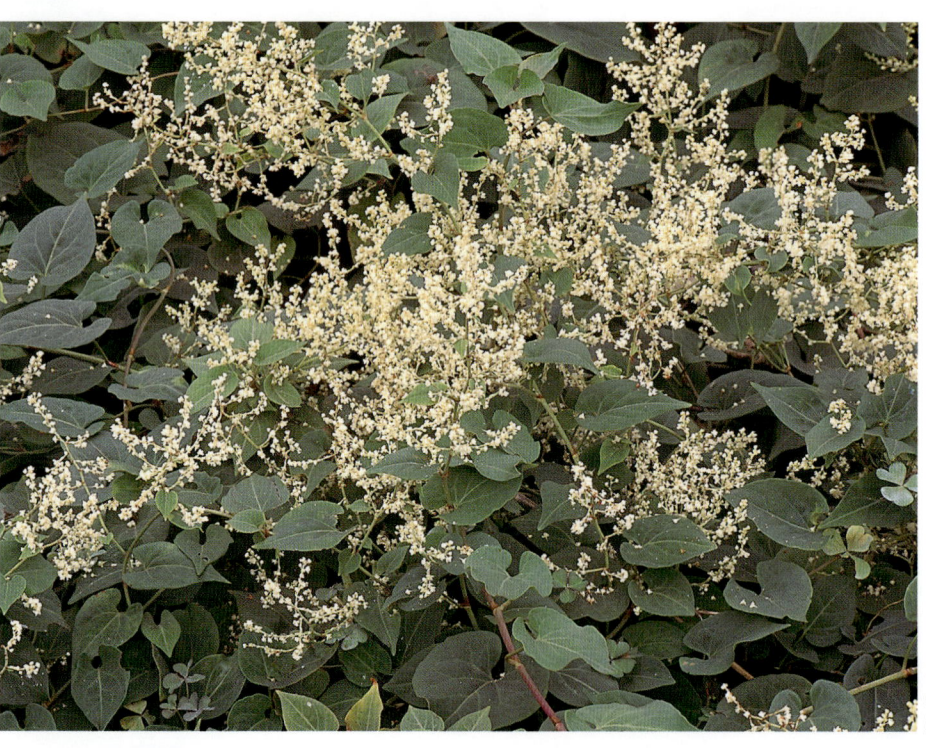

かつては強壮薬と伝えられ、盛んに栽培されたが、現在は野生化している

薬草・薬木の豆知識
**不老長寿の薬草とされた
ツルドクダミ**

　ツルドクダミは葉の形がドクダミに似ているためドクダミの名をもつが、ドクダミは別科（ドクダミ科）の植物である。中国では何首烏（かしゅう）を不老長寿、強壮の妙薬とする言い伝えがあり、日本へも江戸時代に強壮薬として輸入され栽培された。しかし実際には期待ほどの強壮効果がみられなかったため栽培はすたれ、その後野生化して全国に広まった。なお、大正末期にも強壮薬として何首烏ブームが起こったが、効果がないためにブームもすぐに終わったという。

人里 ■採取時期
| 1 | 2 | 3 | 4 | 5 | 6 | 7 | 8 | 9 | **10** | **11** | 12 |

イタドリ【虎杖】
Polygonum cuspidatum
タデ科タデ属

別 スカンポ　生 虎杖根（こじょうこん）　北海道南部〜九州

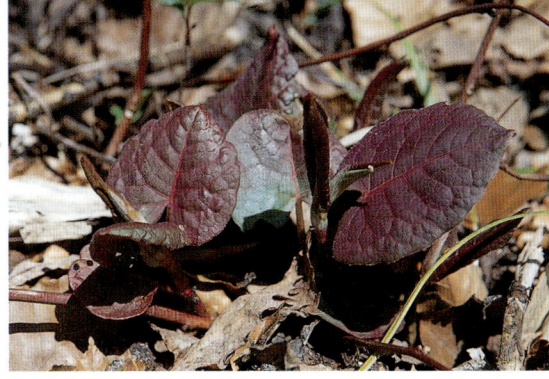

便秘　利尿、むくみ　生理不順

紅紫色を帯びたイタドリの芽

●春の山菜としても知られるイタドリは、平地から山地の川沿いなどに群生する多年草。地中を横に長く伸びる根茎から、4〜5月に紅紫色の斑点のあるタケノコのような若芽を出す。茎は中空の円柱状で節があり、高さ150cmほど。葉は互生し、長さ10〜15cmの卵状楕円形で先が尖る。雌雄異株で、7〜10月ごろに枝端と葉腋に円錐花序をつけ、白色の小花を多数咲かせる。秋に淡紅色で3つの翼のある果実を結ぶ。

成分　根茎：アンスラキノイド（エモジン、クリソファノール）、アンスラキノイド配糖体（エモジングルコシドB、アンスラグルコシドA）など

採取・保存　10〜11月ごろ、根茎を掘り採って水洗いし、ひげ根を除き、10cm程度の長さに切って日干しにする。これを虎杖根（こじょうこん）とよぶ。

使用法　便秘や利尿、生理不順には、乾燥した根茎1日量9〜15gに水400mlを加えて煎じ、半量まで煮詰めたものを漉して、3回に分けて食間に服用する。なお、イタドリの若芽は食用となり、外皮を除いてからゆでて酢のものや汁の実に、また生で天ぷらなどにする。ただし食べ過ぎると下痢をすることがあるので注意。食用とする若芽は、手でぽきりと折れる柔らかいところを使用する。また、イタドリの葉は第二次大戦中、タバコの代用として使われたこともある。

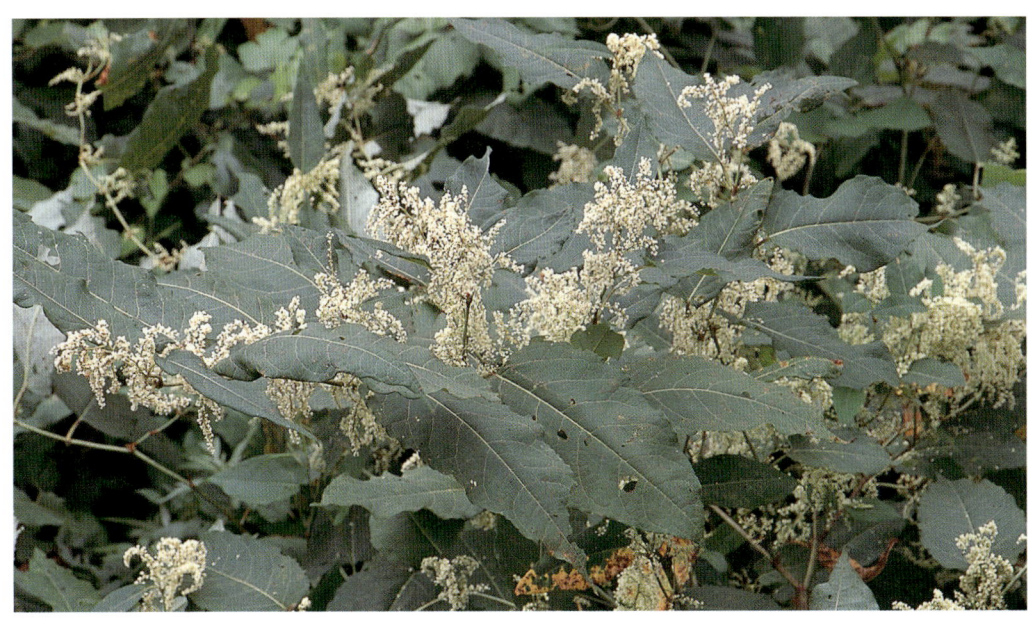

道ばたや山地の川沿いなどに群生する

薬草・薬木に似ている植物
イタドリに似たオオイタドリ

イタドリによく似た同属の仲間で、本州の日本海側や北海道に自生するオオイタドリがある。草丈2〜3メートルに達する大形の種で、葉の大きさもイタドリの倍ほどになる。大きさ以外の見分け方としては、イタドリの葉は裏も緑色なのに対しオオイタドリの葉の裏は白い。イタドリの若芽には紅紫色の斑点があるが、オオイタドリの若芽は赤みが少なく緑色である。イタドリのように若芽が食用にされ、生薬としてもイタドリに準じて用いられている。

オオイタドリの若芽

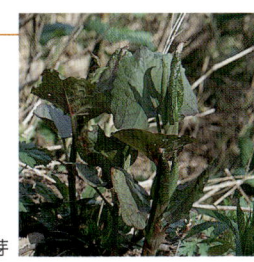

植栽・栽培　採取時期（葉：7月、果実：9月）
1 2 3 4 5 6 7 8 9 10 11 12

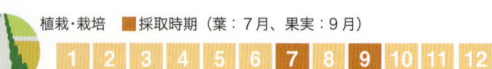

アイ【藍】

Persicaria tinctoria　タデ科タデ属

別 タデアイ　**生** 藍葉（らんよう）、藍澱（らんでん）、青黛（せいたい）、藍実（らんじつ）

四国〜沖縄（栽培）

🌡 解熱、解毒（果実）　🔥 傷口の消毒、虫さされ（葉）

●古く中国から渡来し、藍染めの原料として栽培されてきた1年草。現在はおもに徳島県で栽培される。茎は円柱形で紅紫色、高さ50〜60cmになる。葉は互生し、長楕円状披針形から卵形をしており、葉の付け根には鞘状で毛のついた托葉がある。秋、紅色の小花を穂状につける。3稜の果実の中に黒色の種子がある。和名は「青は藍より出でて藍より青し」という言葉があるように、「青い」が転訛したものとされる。

成分 葉：インドール配糖体（インジカン）／果実：不明

採取・保存 7月ごろに葉を採取し、水洗いしてから天日に干す。これを藍葉（らんよう）という。また、採取した葉を積み重ねて藍床（あいどこ）とし、これに水をかけて2〜3カ月発酵させたものを「すくも」とよぶ。これを臼でつき固めたものを藍澱（らんでん）［玉藍（たまあい）］という。すくもに石灰と水を加え、液の表面に浮いた泡をすくって干したものを青黛（せいたい）という。果実は9月ごろに採取し日干しにする。これは藍実（らんじつ）とよばれる。

使用法 切り傷の消毒や虫さされには、生の葉をよく揉んで、その汁を患部につける。解熱、解毒には、乾燥した果実5〜10gをカップ1の水で半量になるまで煎じ、食間に服用する。藍澱（らんでん）や青黛（せいたい）は切り傷の外用薬として利用される。

秋に紅色の小花が穂状につく

家庭で栽培する薬草・薬木

庭で育てるアイ

　アイはタデの仲間であり、丈夫で育てやすいので、庭などで薬用に栽培してみたい。種子は園芸店などで入手できる。種まきは2〜3月ごろに行い、4〜5月ごろに株間約30cmほどに定植する。株分けや挿し木でふやすこともできるが、強健なので雑草化しないよう注意が必要。なお、芽は食用になる。

人里　■採取時期（葉：4〜6月、果実：7〜8月）

| 1 | 2 | 3 | 4 | 5 | 6 | 7 | 8 | 9 | 10 | 11 | 12 |

アカザ【藜】
Chenopodium centrorubrum
アカザ科アカザ属

別 アマノジャク　　　　　　　　　　　　全国

- 虫さされ（葉）、小児湿疹（果実、花）
- 歯痛（葉）、のどの痛み（全草、葉）
- ぜんそく（全草、葉）
- 高血圧、動脈硬化（全草、葉）

●古く中国から渡来した帰化植物で、日当たりのよい空き地や畑地などにふつうに見られる1年草。茎は高さ1.5ｍほどになり、秋には木質化する。葉は互生し、長三角状卵形で質は柔らかい。若葉は美しい紅紫色をしている。夏、枝先に穂状の花序をつくり、黄緑色の小花を密につける。花後、円形で平たい果実ができる。アカザの名は若葉の色に由来するとされる。なお、若芽が赤くならず、葉が白っぽく見えるものをシロザとよぶが、植物学上ではアカザと同種である。

成分 葉：アミノ酸（ロイシン、ベタインなど）、脂肪酸（パルミチン酸、オレイン酸、リノール酸など）、ビタミンなど／果実：不明

採取・保存 4〜6月ごろの天気のよい日に、全草あるいは葉を採取し、風通しのよいところで陰干しする。果実は夏、採取したものを日干しにする。

使用法 虫さされには生の葉を揉んで汁を出し、患部に塗る。歯痛には生の葉の汁を脱脂綿にしみこませ、痛む側の歯で長くかむ。のどの痛みやぜんそく、高血圧、動脈硬化には、乾燥した全草あるいは葉10ｇを1日量とし、カップ3の水で半量になるまで煎じて3回に分けて服用する。小児湿疹には、果実と花を合わせたものをアルミホイルに包んで黒焼きにし、ごま油で練ってから布などに塗り患部に貼る。

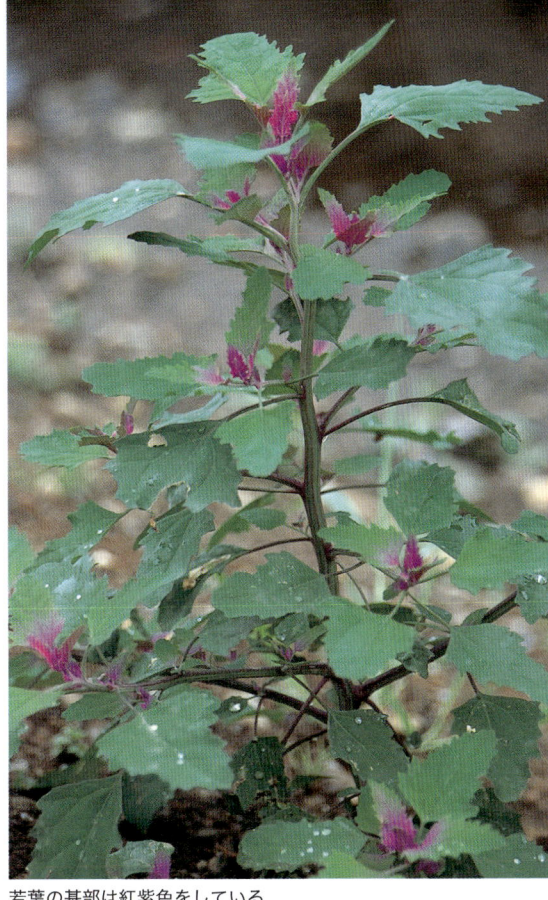

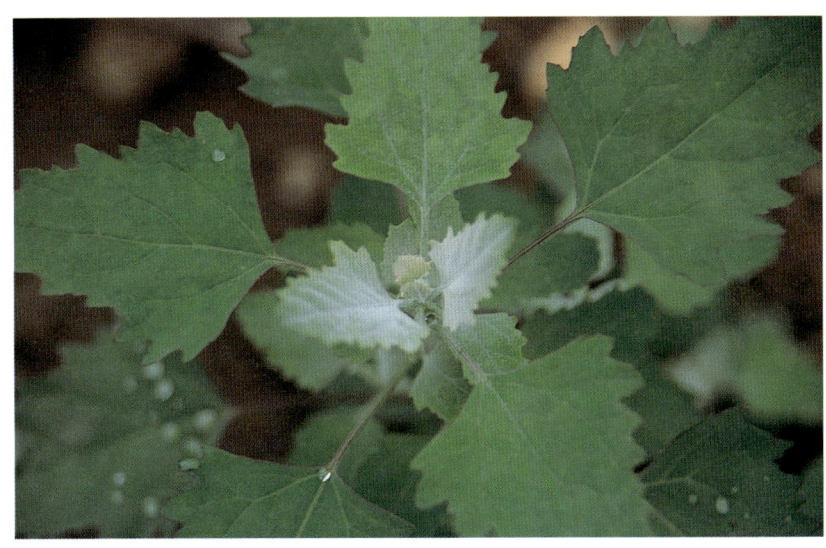

若葉の基部は紅紫色をしている

葉が白っぽいシロザ

食べて効く薬草・薬木
栄養豊富なアカザを味わう

　アカザもシロザも若芽や若葉が食用になる。若芽や葉についている粉のようなものをふるい落とし、水で洗ってから軽くゆでて水にさらす。その後お浸しや和えものにする。天ぷらや汁の実にしてもよい。ビタミン豊富で栄養価が高いが、人によっては食べたあとに強い日光に当たると、全身の皮膚がやけどをしたように赤く腫れることがあるので注意する。なお、野菜のホウレンソウも同じアカザ科の植物である。

海岸　■採取時期
1 2 3 4 5 6 7 8 9 10 11 12

オカヒジキ【陸鹿尾菜】

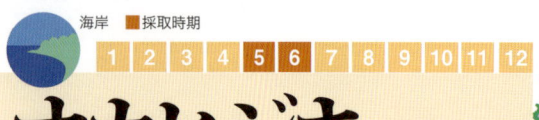

Salsola komarovii　アカザ科オカヒジキ属

別 ミルナ　　　　　　　　　　　全国

🌿 整腸　　🫘 高血圧、動脈硬化

●日当たりのよい海岸の砂地や砂礫地に自生している1年草。草丈は10～40cm。根元から多数枝分かれして広がる。葉は肉質の細い円柱状で1本の長さ1～3cm、先端が棘のようになっている。花期は7～10月、葉腋に小さな淡緑色の花を1個ずつつける。海草ではないが、ヒジキに似ているのでオカヒジキの名が付いた。山形県庄内地方などでは野菜として栽培も行われている。

成分　全草：アミノ酸（ベタイン）、有機酸（シュウ酸、コハク酸）など

採取・保存　花が咲くと茎・葉が硬くなるので、花芽をつける前の5～6月に採取する。そのまま生で使用するか、全草を日干しにして乾燥させてから保存する。

使用法　整腸や高血圧、動脈硬化に、乾燥させた全草を、適宜刻んで急須に入れ、お茶代わりに飲む。野菜として食用にしてもよい。オカヒジキはβ-カロチンやビタミンCが豊富なうえ、体内の塩分の排出を助けるカリウムや繊維質も多く含まれ、整腸や疲労回復に、また高血圧、動脈硬化予防にも効果が期待される。生のものは、根元の硬い部分は取り除き、2分ほどゆがいてあくを除いてから食べる。ゆですぎると食感が損なわれてしまうので注意。味にあまりくせがなく、お浸しや汁の実、サラダ、肉料理のつけあわせと、幅広く使える。

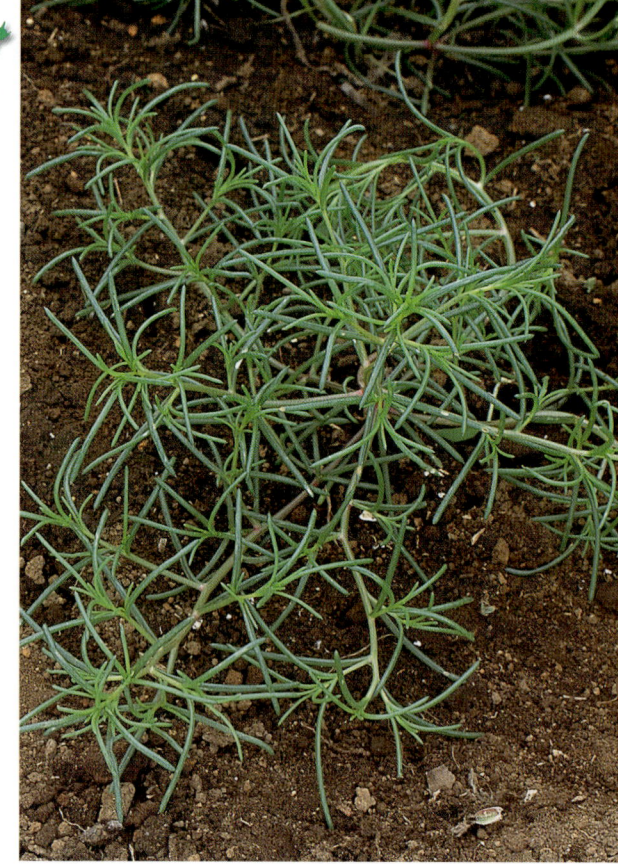

葉が細く、ヒジキに似ているためにこの和名が付いた

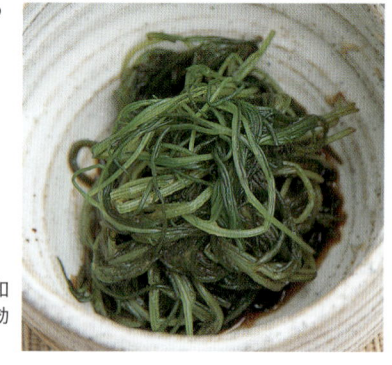

オカヒジキの辛子和え。食用でも健康効果が期待される

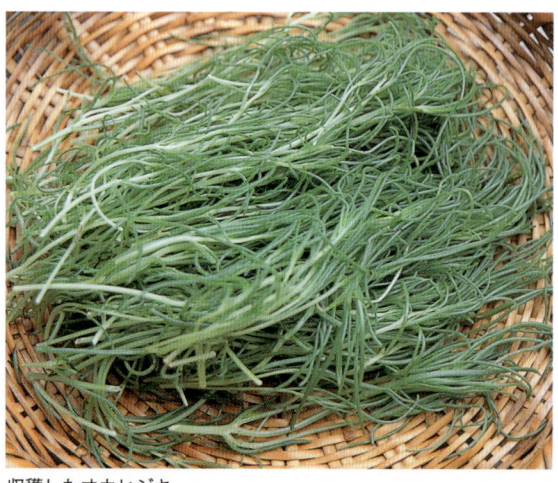

収穫したオカヒジキ

家庭で栽培する薬草・薬木

オカヒジキの栽培

オカヒジキはプランターなどでも手軽に栽培することができるので、薬用、食用に利用できて便利。堆肥、油かす、石灰を混ぜた砂質土を用意し、4月中旬～7月中旬ごろに種をまき、土を薄めにかける。屋外の日光が当たるところに置き、土が乾いたら水やりをする。草丈が10cmほどになったら、下葉を数枚残して摘み取り収穫する。生長しすぎると硬くなってしまうので、時期をずらして少しずつ種をまくと長期間柔らかいものが食べられる。

植栽・栽培　採取時期（花：8〜9月、種子：11月）

1 2 3 4 5 6 7 **8 9** 10 11 **12**

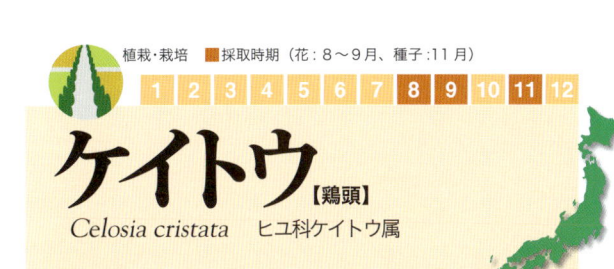

ケイトウ【鶏頭】

Celosia cristata　ヒユ科ケイトウ属

生 鶏冠花（けいかんか）、鶏冠子（けいかんし）　全国（栽培）

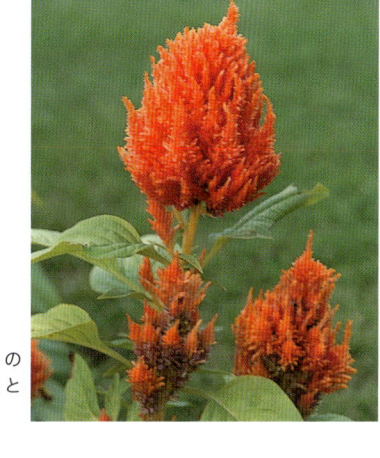

- 痔（花）
- 下痢（花）
- しもやけ（花）
- 止血（種子）

和名は花がニワトリのとさかに似ていることに由来する

●花がニワトリのとさかに似ていることから名付けられたインド原産の1年草。日本では万葉の時代にすでに観賞用に栽培されていたとされる。茎は太く直立し、高さ50〜90cmほどになる。葉は互生し、長い葉柄をもつ。葉身は先が尖った卵形あるいは卵状披針形。茎の先に、扇状に広がった穂状花序をつくる。花序には小さい鱗片が多数つき、夏から秋にかけ、花序の下部両面に小さな花を多数つける。花色は赤、紅、黄、白などさまざま。果実は卵形で横に裂け、3〜5個の黒い種子がある。

成分 葉：タンパク質（セロスタチン）／花、種子：不明

採取・保存 開花期の8〜9月に、花穂の部分をはさみなどで切り取り日干しにする。この乾燥した花穂を鶏冠花（けいかんか）という。晩秋、花穂を切り取り紙の上などでたたくと種子が落ちる。落ちた種子を集めて日干しにしたものを鶏冠子（けいかんし）という。

使用法 痔、下痢には、乾燥した花穂10gを1日量とし、カップ3の水で半量になるまで煎じて3回に分けて食間に服用する。下痢には、乾燥した花穂4〜8gを粉末にして空腹時に服用するのもよい。しもやけには、乾燥した花穂10〜15gをくだいて細かくし、水カップ2で煮出し、その液で患部を洗う。子宮出血による止血には、乾燥した種子3〜5gを煎り、食後30分くらいに水で服用する。

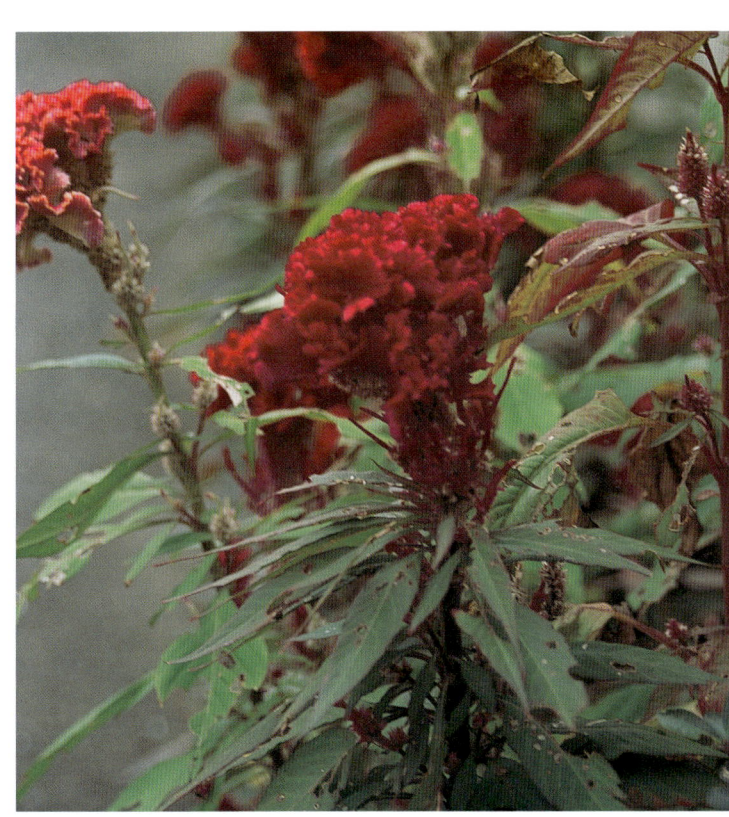

花穂を乾燥させたものが薬用となる

薬草・薬木に似ている植物

西日本に自生するノゲイトウ

穂状花序に淡紅色の小花を密生させるノゲイトウは、ケイトウのなかでも原種に近い品種とされる。ノゲイトウは本州西部や四国、九州では帰化植物として自生し、切り花用などに栽培もされる。ノゲイトウも薬用利用され、種子を日干しにしたものは青葙子（せいそうし）とよばれて眼球疾患や高血圧に用いられる。また、一般に市販される鶏冠花にはノゲイトウの花穂が使用されることが多い。

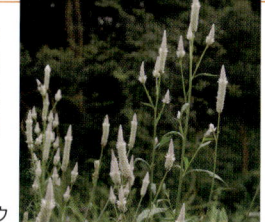

ノゲイトウ

ヒユ科ケイトウ属

人里　■採取時期（根：10～11月、茎・葉：7～9月）

| 1 | 2 | 3 | 4 | 5 | 6 | 7 | 8 | 9 | 10 | 11 | 12 |

イノコズチ　【猪子槌】

Achyranthes bidentata var. japonica
ヒユ科イノコズチ属

別 フシダカ　生 牛膝（ごしつ）

東北～九州

- 生理不順（根）、外陰部の炎症（茎・葉）
- 膀胱炎（根）　膝痛、腰痛（根）　強壮（根）
- 虫ざされ（茎・葉）

●山野の林内や路傍の日陰地など、いたるところに自生する多年草。茎は断面が正方形で硬く、太い節があり、高さ90～100㎝ほどになる。葉は楕円形で対生し、短毛が密に生える。8～9月ごろ、葉腋と茎頂に穂状花序を出し、淡緑色の小花を咲かせる。果実は長楕円形で苞に棘があるため動物の毛や衣服によく付着し、他所へ運ばれる。和名は茎の太い節をイノシシの膝頭に見立てたことに由来する。

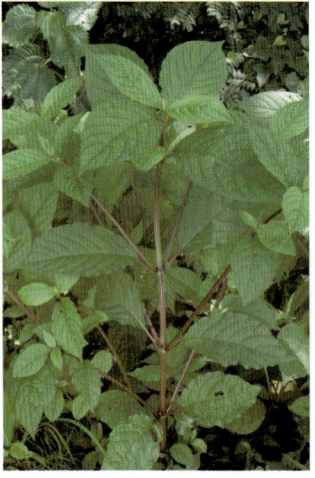

茎や葉は陰干しまたは生のまま利用できる

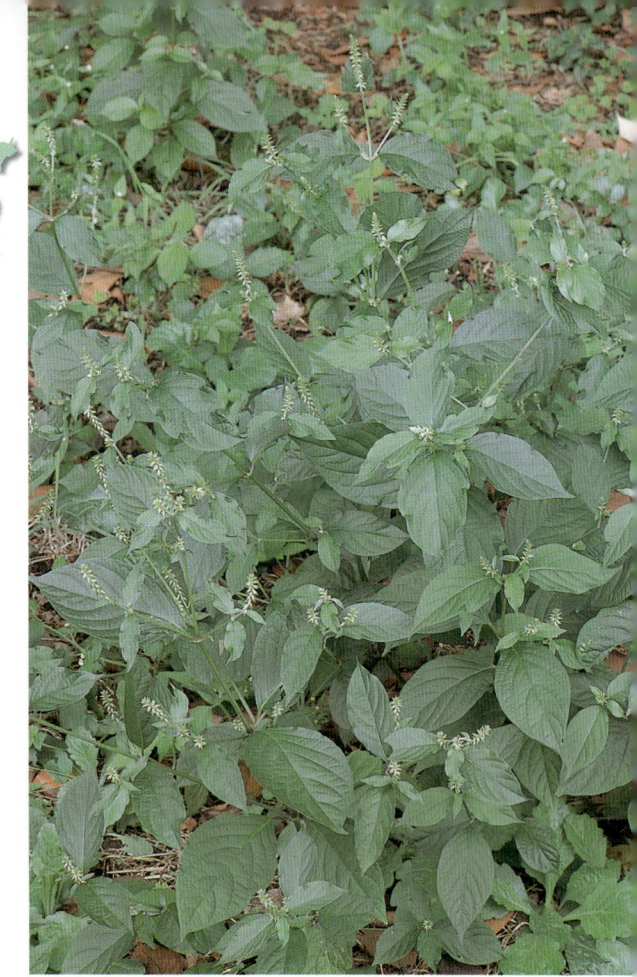

8～9月ごろに穂状花序を出して小花が咲く

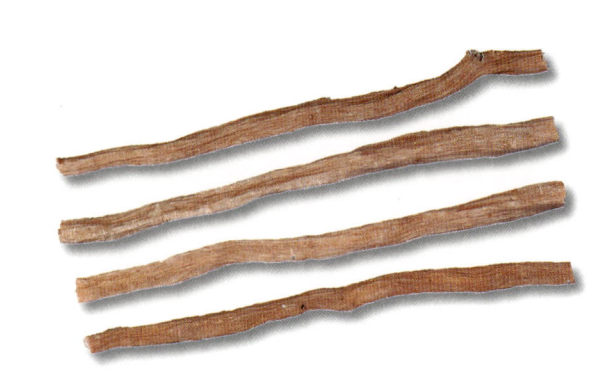

成分　根：ステロイド（エクダイソン、イノコステロン、アキランテステロンAなど）、トリテルペノイド（オレアノール酸およびその配糖体）など／茎・葉：不明

採取・保存　おもに利用されるのは根。秋になって地上部が枯れてきたら根を掘り採り、水洗いしてから日干しにする。これを牛膝（ごしつ）とよぶ。茎・葉については夏から秋にかけて全草を刈り取り、陰干しにする。茎・葉を生で用いる場合は必要に応じて採取する。なお、近縁種のヒナタイノコズチも薬用利用され、乾燥した根は牛膝とよばれる。現在市場に出回る牛膝の多くはヒナタイノコズチといわれる。

使用法　生理不順、膀胱炎、膝痛、腰痛、強壮には、乾燥した根5～8gを1日量とし、カップ3の水で半量になるまで煎じて3回に分けて服用する。虫ざされには生の茎・葉をよく揉んで、出た汁を患部に塗る。外陰部の炎症には、乾燥した茎・葉100gをカップ8の水で半量になるまで煎じ、1日数回患部を洗う。

牛膝（ごしつ）

薬草・薬木に似ている植物

イノコズチの若芽を味わう

イノコズチも同属のヒナタイノコズチも、若芽や柔らかい葉は食用になる。若芽や葉をゆでて水にさらし、和えものやお浸し、炒めものなどにする。葉やつぼみを生のまま天ぷらにしてもおいしい。日当たりのよい場所に生えるヒナタイノコズチに比べると、日陰に生育するイノコズチのほうが葉が柔らかく、食べやすい。

ツルナ【蔓菜】

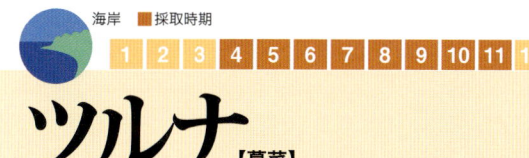

Tetragonia tetragonoides ツルナ科ツルナ属

別 ハマヂシャ　生 蕃杏（ばんきょう）

北海道西南部～沖縄

胃炎、胃酸過多、胸焼け、胃潰瘍、十二指腸潰瘍

●古くから食用とされ、ときに栽培もされる1年草。海岸の砂地に自生し、高さは40～60cm。茎はやや多肉で、匍匐（ほふく）しながら分枝し、地面を覆うように広がって繁茂する。長さ1mほどになることもある。葉は肉質で互生し、三角状卵形から広卵形、あるいは菱形状で、長さ3～10cmほど。葉の両面には細かい突起があり、ざらつく。4～11月ごろ、葉腋に黄色い花を1～2個つける。花は花弁がなく、萼が3～5裂する。果実は倒卵形で上部には棘状の突起が4～5個ある。よく熟した果実は水に浮き、海水で遠方に運ばれる。和名は茎がツル状であること、葉が菜として食用されるため。別名のハマヂシャは、海岸に生えてチシャのように食用にすることから。

成分 全草：ステロイド配糖体（シトステロールおよびスチグマステロールのグルコシド）、リン脂質（ケファリン）、多糖類など

採取・保存 4～11月の開花時に、地上部の全草を刈り取って、日干しにする。これを蕃杏（ばんきょう）とよぶ。

使用法 胃炎、胃酸過多、胸焼け、胃潰瘍、十二指腸潰瘍には、乾燥した全草15gを1日量とし、カップ3の水で半量になるまで煎じて、3回に分けて食間に服用する。なお、昔は胃ガンや食道ガンに効くとされたが、科学的な根拠はない。

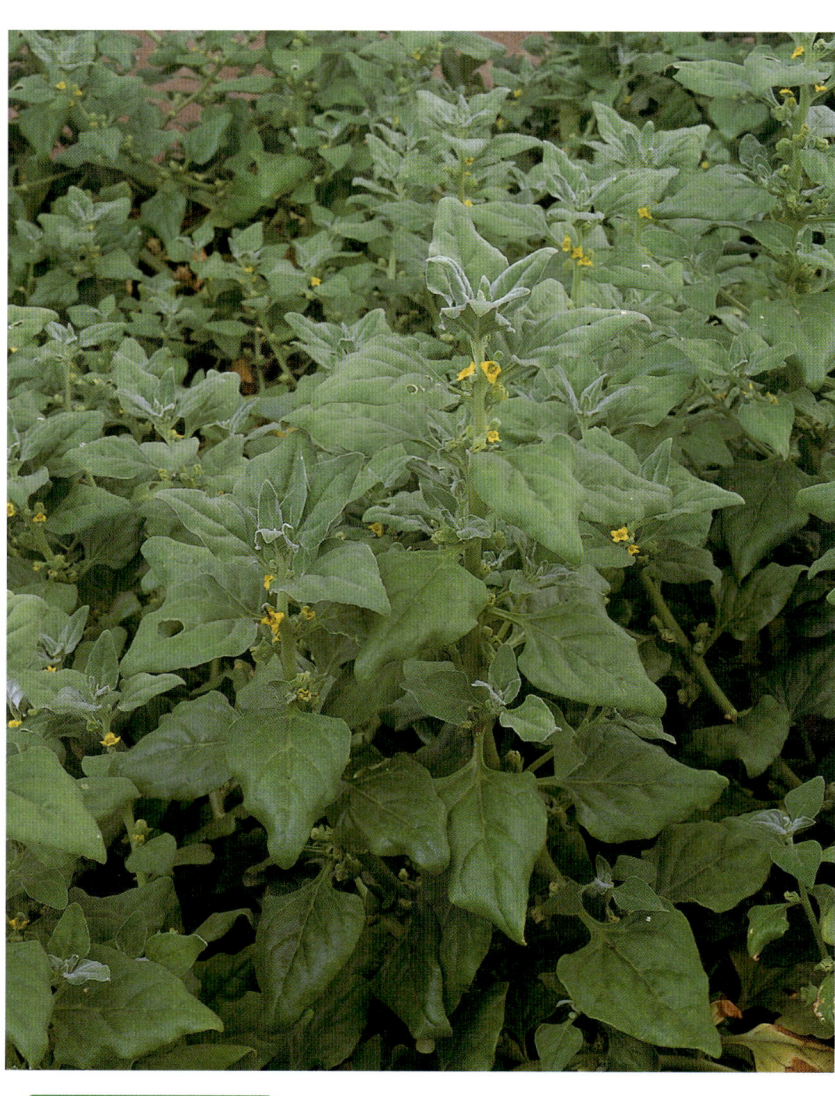

春から秋にかけて葉腋に黄色い小花がつく

薬草・薬木に似ている植物
ツルナを食べて胃を元気に

ツルナは古くから茎や葉が野菜として利用されてきた。あくやくせがないので、さっとゆでてお浸しや和えもの、汁の実などに利用できる。薄味で煮つけたり、生の葉を天ぷらにしたり、油炒めにしたりするのもよい。茎や葉に含まれる粘液質が、胃壁の刺激を緩和するとされ、常食すると胃によいといわれる。

人里 ■採取時期
| 1 | 2 | 3 | 4 | 5 | 6 | 7 | 8 | 9 | 10 | 11 | 12 |

スベリヒユ【滑莧】

Portulaca oleracea　スベリヒユ科スベリヒユ属

別 イハイズル、トンボグサ　　生 馬歯莧（ばしけん）　　全国

利尿、むくみ　　虫さされ、にきび

●各地の日当たりのよい道ばたや畑などでよく見られる多年草。繁殖力おう盛で、しばしば畑の厄介な雑草になることでも知られる。全体が肉質で、茎は表面はなめらかで赤紫色を帯びる。根元から分枝して地面を這い、あるいは斜めに立ち上がる。葉は互生し、倒卵形で長さ1.5〜2.5cmほど。葉質は厚い。8〜9月、枝先に黄色の5弁花をつける。花は一日花で、晴れた日の午前中に開花する。花後、先の尖った円形の果実ができ、熟すと上側がふたのようにとれて、中からたくさんの細かい種子が落ちる。和名は「滑りヒユ」の意で、茎葉をゆでて食べるとぬめりがあってなめらかであるためといわれる。

成分　全草：カテコールアミン（ノルアドレナリン、ドーパミン）、フラボノイド（ケンフェロール、アピゲニン、ミリセチン、クエルセチン、ルテオリンなど）など

採取・保存　7〜8月、十分に繁茂した時期に全草を採取し、水洗いしてから日干しにする。これを馬歯莧（ばしけん）という。一度蒸してから日干しにすると乾燥しやすい。

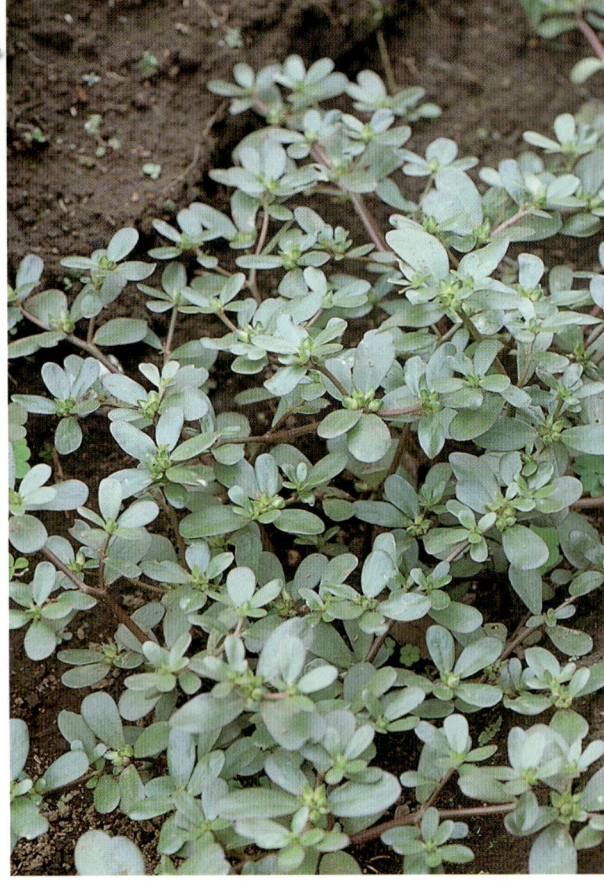

繁殖力おう盛で、地面を這うように伸びる

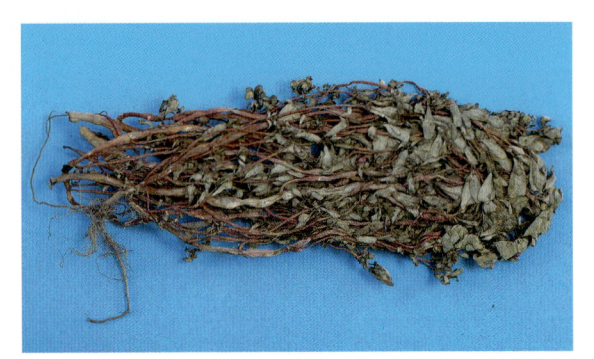

全草を乾燥させた馬歯莧

使用法　利尿には、乾燥した全草5〜10gを1日量とし、カップ3の水で半量になるまで煎じて、3回に分けて服用する。虫さされには生の葉をすりつぶして、その汁を患部に塗る。にきびには生の葉を煎じて、その煎液で患部を洗う。根気よく洗うと効果があるとされる。

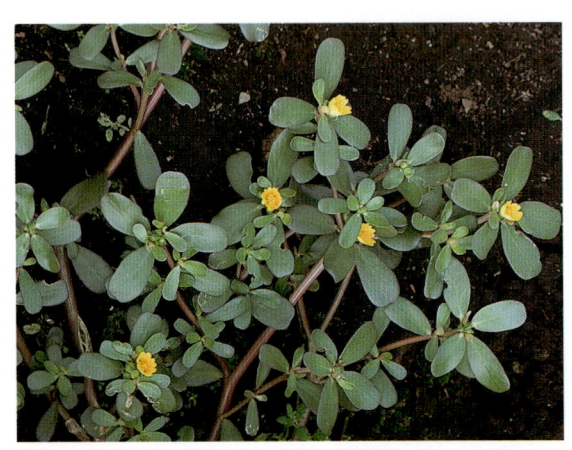

黄色い一日花。花の咲くころに全草を採取する

食べて効く薬草・薬木

独特のぬめりを味わう

スベリヒユの茎や葉は食用になる。茎・葉を摘み取ったらゆでて水にさらし、お浸しや和えもの、汁の実などに利用する。油炒めにも向く。茎や葉には独特のぬめりがあり、酒のつまみとして利用するのもよい。ゆでたものを天日で干しで乾燥させたものは保存性に優れ、東北地方では市販もされる。

人里　■採取時期

1	2	3	4	5	6	7	8	9	10	11	12
		■	■	■	■						

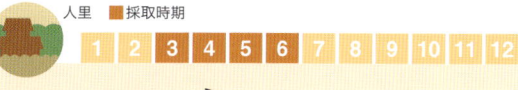

ハコベ【繁縷】

Stellaria media　ナデシコ科ハコベ属

別 ハコベラ、アサシラゲ　**生** 繁縷（はんろう）

全国

👁 歯ぐきからの出血、歯周病

●春の七草のひとつで、畑や道ばたなどにふつうに見られる越年草。ふつう秋に発芽して冬を越す。茎は枝分かれして地面を這うように広がり、長さ30cm程度ほどになる。茎の片面には柔らかな毛をもつ。葉は1cmほどで先の尖った卵形をしており、対生する。3～6月ごろ、茎の先に集散花序をつくり、直径およそ5mmの白い小さな花をつける。花弁は5個だが、それぞれが2裂するため10個あるように見える。果実は卵形で熟すと6裂し、表面に小さな突起をもつ種子をたくさん落とす。古くはハクベラ、ハイベラといい、それが転訛してハコベとなった。別名のアサシラゲは、朝日に当たると花が開くことから「朝開く」が転訛したもの。

成分 全草：脂肪族化合物（セチルセロテート、トリアコンタノール、ヘントリアコンタノール）、クマリン（クマリン、ヒドロキシクマリン）など

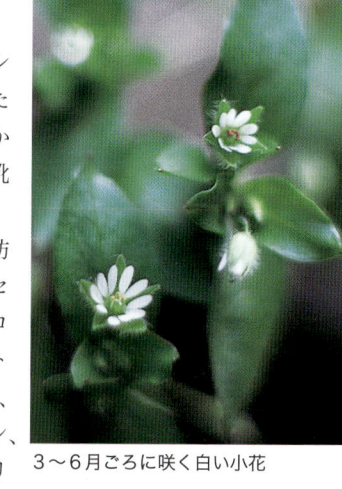

採取・保存 3～6月ごろの開花期に、地上部を刈り取り、水洗いしてから日干しにする。これを繁縷（はんろう）、またはハコベという。

使用法 乾燥した地上部の全草をすり鉢などで粉末にし、同量の塩を混ぜたものをハコベ塩という。歯ぐきからの出血や歯周病の予防には、このハコベ塩で歯磨きをしたり、ハコベ塩を指につけて歯ぐきをマッサージするとよい。

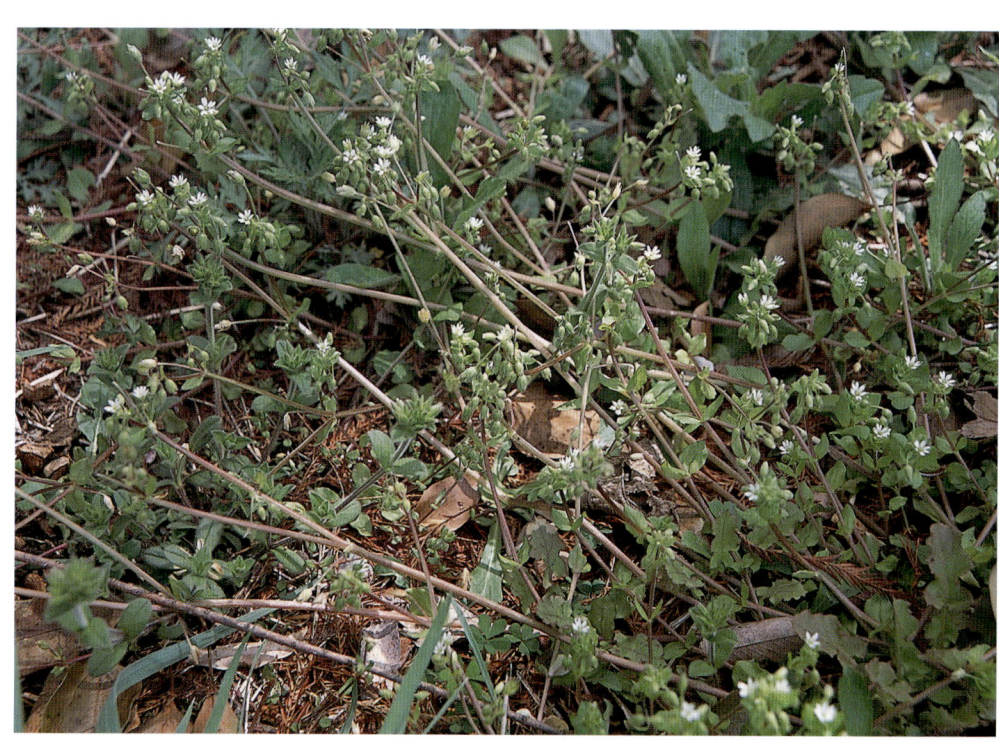

3～6月ごろに咲く白い小花

花期に地上部の茎、葉を採取する

薬草・薬木に似ている植物

栄養価の高い春の七草

ハコベは正月の七草がゆに入れるなど、古くから食用野草として親しまれてきた。根以外の全草が食用になる。茎・葉をさっとゆでてから水にさらし、お浸しや和えもの、酢のものなどにする。生のまま刻んで汁の実にしてもよい。ハコベの青汁には葉緑素や酵素、カルシウムなどが含まれ、栄養価も高いとされる。なお、ハコベの仲間には小形のコハコベ、多年草で大形のミドリハコベがあるが、ふつうこの2種もあわせてハコベとよんでいる。

ナデシコ科ハコベ属　67

カワラナデシコ【河原撫子】

Dianthus superbus var. *longicalycinus*
ナデシコ科ナデシコ属

別 ナデシコ、ヤマトナデシコ
生 瞿麦子（くばくし）

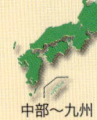

中部～九州

草原　採取時期 9

利尿、むくみ、膀胱炎　生理不順

●秋の七草のひとつで、万葉集にも詠われた多年草。本州中部以西の明るい原野や河原に多く自生する。茎葉が全体的に白緑色をしている。茎は基部から立ち上がり、高さ30～50cmほど、上部でよく分枝する。葉は長さ5cmほどの線形で対生。6～9月ごろ、茎先に径4cmほどの桃色の5弁花をつける。花弁の先は糸状に細かく切れ込む。萼は筒状で細長く、長さ約3cm、基部に3対の鱗片状の苞をもつ。果実はさく果で円柱形、なかに扁平で円形、黒色の種子が数多くある。和名のカワラナデシコは、生息地である河原と優美な花の姿（撫子）から。また、中国原産のセキチクがカラナデシコとよばれたのに対し、ヤマトナデシコともよばれた。なお、北海道と本州中部以北に自生するのは、カワラナデシコの基準変種とされるエゾカワラナデシコである。

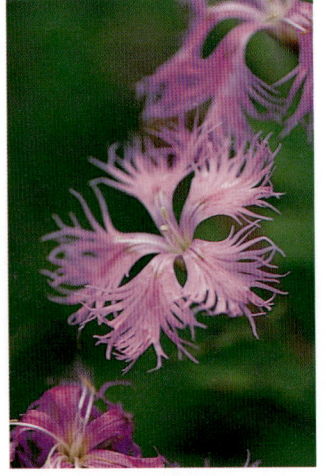

花弁には糸のように細かい切れ込みが入る

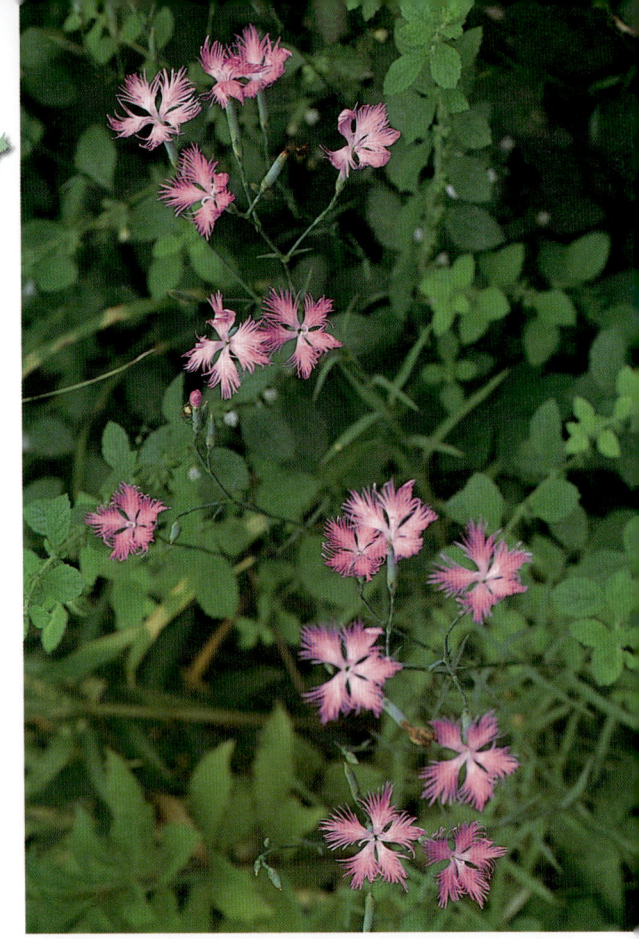

おもに西日本の日当たりのよい草原などに群生する

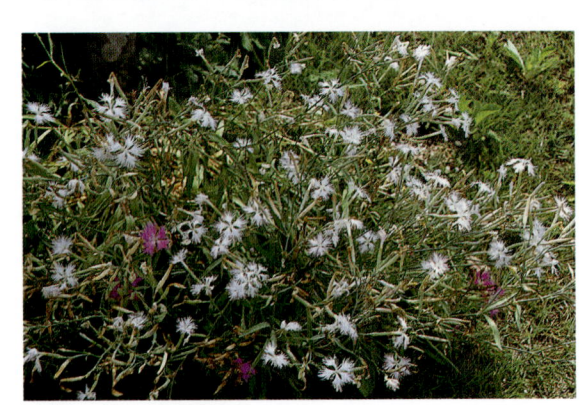

カワラナデシコの白花種

成分　種子：環状ペプチド（ロンジアシニンA）、トリテルペノイドサポニン（アズキサポニンⅣ、ジアノシドA～Iなど）など

採取・保存　9月ごろ、熟した果実を採取して乾燥させ、よく乾燥したら手で揉むようにして種子を取り出し、日干しにする。これを瞿麦子（くばくし）とよぶ。瞿麦子は紙袋などに入れ、風通しのよい場所で保存する。

使用法　利尿、むくみ、膀胱炎、生理不順には、乾燥した種子6～8gを1日量とし、カップ3の水で半量になるまで煎じ、3回に分けて服用する。

薬草・薬木に似ている植物

中国原産のセキチク

カワラナデシコに似た植物に、同属で中国原産のセキチクがある。セキチクはカワラナデシコよりも小形で高さ3cmほど、花もやや小形で、萼の長さが2cmほどである。花色は濃紅色から白色までさまざま。セキチクの種子を乾燥させたものも瞿麦子（くばくし）という。なお、カワラナデシコもセキチクも、花期の全草を乾燥させたものは瞿麦（くばく）とよばれ、利尿や血圧降下に効くとされるが、中国ではおもに全草が利用され、日本では種子が好んで使われている。

水辺　■採取時期
| 1 | 2 | 3 | 4 | 5 | 6 | 7 | 8 | 9 | 10 | 11 | 12 |

ジュンサイ【蓴菜】

Brasenia schreberi　スイレン科ジュンサイ属

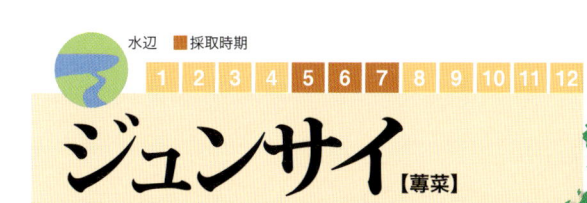

別 ヌナワ　生 蓴（じゅん）、蓴菜（じゅんさい）　全国

- 解熱
- 利尿、むくみ
- 腫れもの

●淡水の池や沼に自生する多年草。水底の泥の中に地下茎があり、そこから水中に枝分かれした茎を伸ばす。葉は葉柄が裏側中央についた楕円形で、水面に浮かぶ。食用にされる若い葉は細長く丸まっている。茎、葉柄、葉裏は寒天質の粘液で覆われる。8月ごろ、茎から水面に伸びた花柄の先に、径2cmほどの暗紅紫色の6弁花をつける。近年は水質の汚濁などで自生のものは減り、食用に栽培が行われている。全国の収穫量の9割は秋田県の生産である。ヌナワは古名で、茎の形状から「ぬめる縄」あるいは「沼縄」が変化したとされる。

成分　茎・葉：酸性多糖類（グルクロン酸、ガラクトース、マンノース、ラムノース、キシロース、アラビノースおよび微量のグルコースからなる多糖類）

採取・保存　初夏、葉と茎を採取し水洗いして細かく刻み、乾燥させたものを蓴（じゅん）あるいは蓴菜（じゅんさい）とよぶ。食用には、寒天質に包まれた若芽の部分を摘み取る。生のジュンサイは冷蔵庫保存で1週間が限度。

使用法　解熱や、むくみのあるときの利尿に、乾燥させた茎・葉1日量10〜15gを400mlの水で半量まで煎じ、3回に分けて服用する。腫れものには生の茎・葉をすりつぶして汁を患部に塗布する。

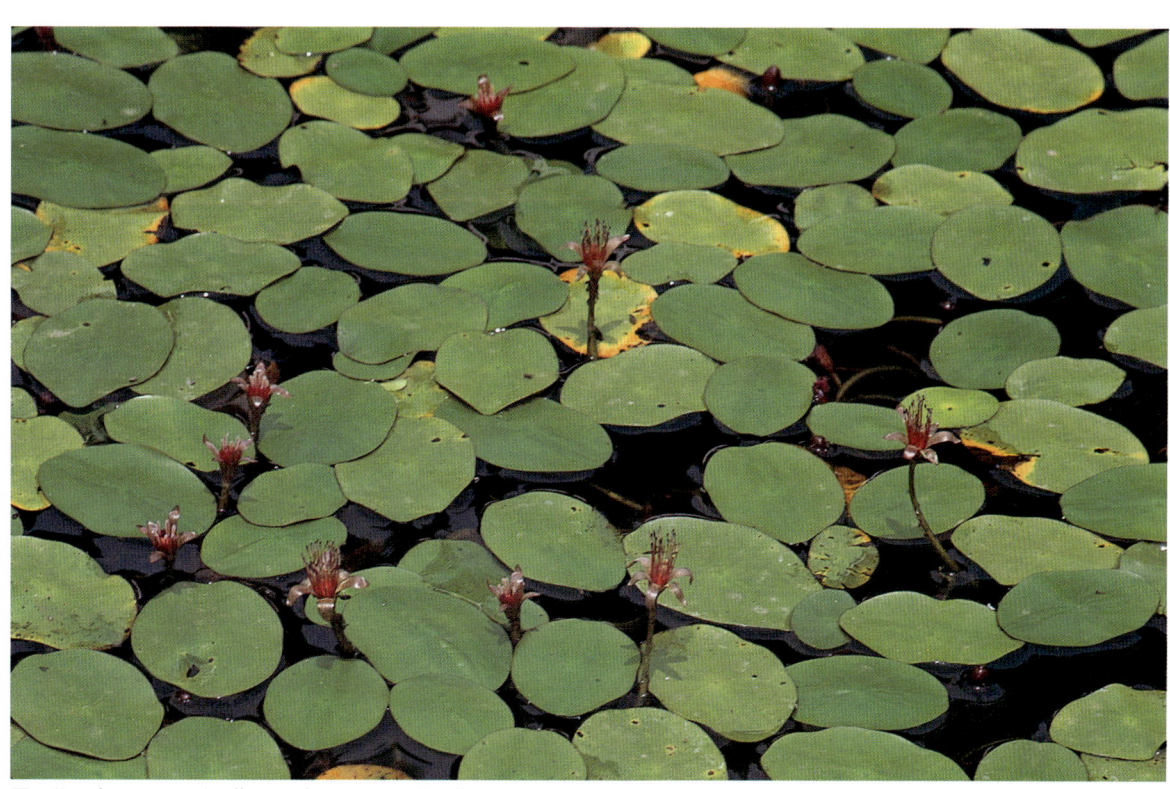

夏に咲くジュンサイの花。薬用には初夏のころの茎と葉を利用する

食べて効く薬草・薬木

ジュンサイの下ごしらえ

　生のものを三杯酢やすまし汁に入れて食べれば、なめらかな口当たりと歯ごたえが楽しめる。ジュンサイのぬめりは食物繊維で、これが腸を刺激して便通をよくする効果がある。ジュンサイをおいしく味わうには、調理の前の下ごしらえが重要。生のジュンサイが手に入ったら、ぬめりを落とさないように注意して軽く洗い、水気をきる。沸騰した湯にさっと通し、色が鮮やかな緑色になったら氷水で冷やし、調理に用いる。また、保存用に加熱処理後びん詰めなどに加工されているものは、びんからボールなどにあけ、水を加えて酢抜きをしてから調理するとよい。

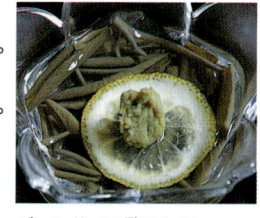

ジュンサイの酢のもの

水辺 ■採取時期
1 2 3 4 5 6 **7 8 9 10** 11 12

コウホネ【河骨】
Nuphar japonicum　スイレン科コウホネ属

別 カワホネ、ヤマバス
生 川骨（せんこつ）

北海道西南部～九州

| 生理不順 | 滋養、強壮 | 打ち身 |

●各地の日当たりのよい池や沼、河川などに自生する多年生水草。庭園の池などで栽培もされる。根茎は海綿質で白くて太く、泥中を横に這い、まばらに分枝する。葉は根茎上に螺旋状につき、水上葉と水中葉の2種がある。水上葉は長さ20～30cmほどで革質、長卵形、基部は鉾形で全縁。水中葉は薄い膜質で周囲が波打つ。夏、直立した花柄を長く伸ばし、その先に径4cmほどの鮮やかな黄色の花を上向きに開く。花弁のように見える5片のものは萼で、萼の内側に黄色い花弁が多数ある。果実は水中にでき、熟すとたくさんの種子を水中に放出する。和名は白い地下茎が骨に似ていることから、「河の骨」が転訛したものとされる。

成分 根茎：アルカロイド（ヌファリジン、デオキシヌファリジン、デオキシカストラミン、ヌファラミンなど）、脂肪酸（オレイン酸、パルミチン酸など）など

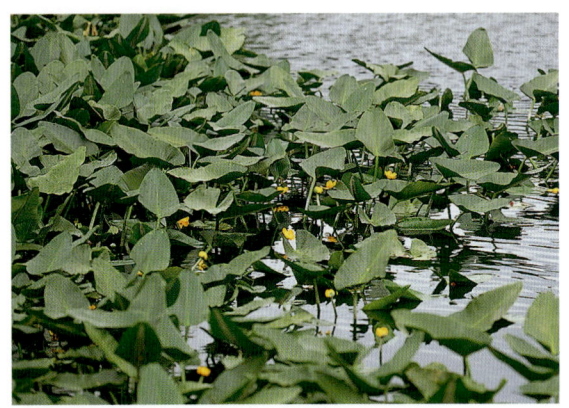

日当たりのよい池や沼に自生する。夏から秋にかけて根茎を採取する

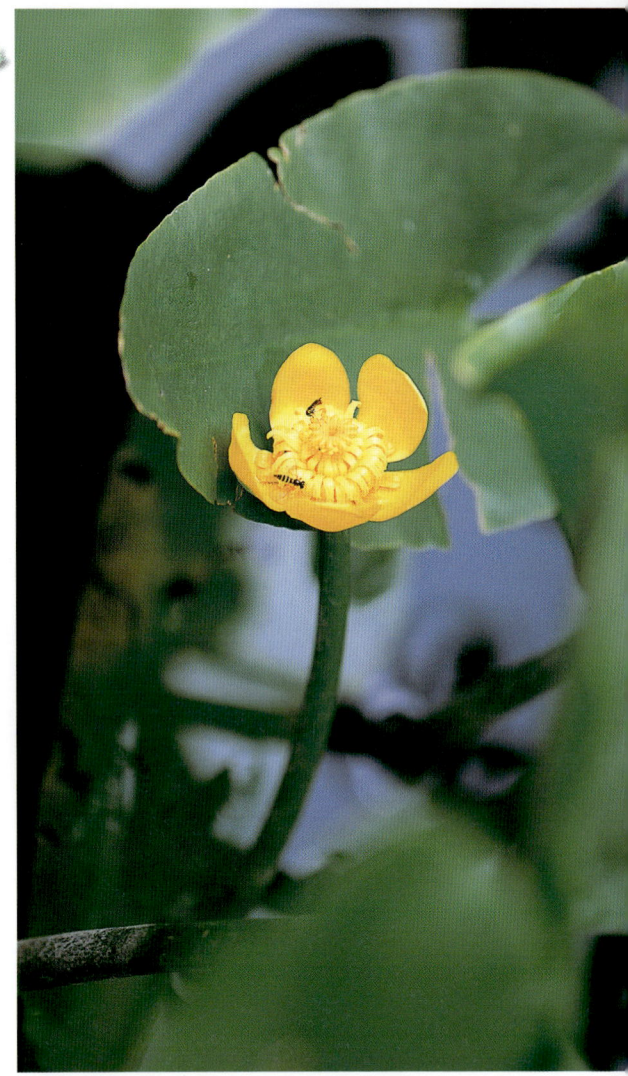

夏に咲く黄色い花。花弁のように見えるのは萼で、萼の内側に多数の花がある

採取・保存 夏から秋にかけて、根茎を傷めないように掘り採り、水洗いしながらひげ根を取って20～30cmに切る。さらに縦に二つ割りにして日干しにする。これを川骨（せんこつ）とよぶ。

使用法 生理不順や滋養、強壮には、乾燥した根茎5～10gを1日量とし、カップ3の水で半量になるまで煎じ、3回に分けて食間に服用する。乳房炎や打ち身などには、冷ました煎液を布に含んで患部に冷湿布する。

薬草・薬木に似ている植物
薬用になるコウホネの仲間

コウホネの仲間には、オゼコウホネ、ネムロコウホネ、ヒメコウホネなどがある。オゼコウホネは群馬県の尾瀬沼に自生し、花の柱頭が紅色。ネムロコウホネは北海道や東北地方に自生し、雄しべが葯よりも長い。ヒメコウホネは全体的に小形である。これらコウホネの仲間も、根茎を乾燥させたものは川骨（せんこつ）といい、生理不順や滋養強壮などに利用される。なお、ネムロコウホネは茎や葉、根茎が食用にもなる。

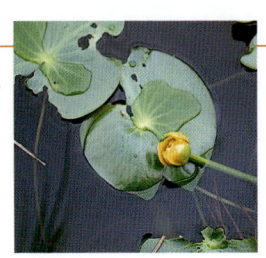

オゼコウホネ

植栽・栽培　■採取時期（果実：10～11月、根茎：12～2月）

| 1 | 2 | 3 | 4 | 5 | 6 | 7 | 8 | 9 | 10 | 11 | 12 |

ハス【蓮】

Nelumbo nucifera　スイレン科ハス属

別 ハチス
生 蓮実（れんじつ）、蓮根（れんこん）

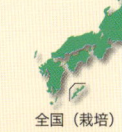

全国（栽培）

- 滋養、強壮（果実）　下痢（根茎）
- 扁桃炎、口内炎、歯周病（根茎）
- 湿疹、かぶれ、あせも（根茎）

●インド原産で、日本へは古く大陸から渡来したとされる多年草。根茎はレンコンとして食用とされ、各地の池や水田、堀などで栽培される。葉には長い葉柄があり、水面に浮く浮葉（ふよう）と、水面より上に出る水上葉の２種がある。葉身は直径30cmほどの円形で、葉柄に対し盾状につく。葉表には無数の小突起があり、それにより水滴が転がる。夏、葉柄の上に花が単生する。花被片は多数あり、花色は紅色だが、園芸品種では白色も含めさまざま。果実は長さ１cmほどの広楕円形で黒く硬い果皮がある。果実は肥大して海綿状になった花托の上面にある、ハチの巣のような孔の中にある。根茎は白色で細長く、泥中を這い、先端部が肥厚してレンコンとなる。

成分 果実、根茎：アルカロイド（ネフェリン、リエンシニン、ヌシフェリンなど）

採取・保存 10～11月、果実が熟したら花托のまま採取し、日干しして集めた果実を蓮実（れんじつ）とよぶ。冬、地上部が枯れたら根茎を掘り採り水洗いする。これを蓮根（れんこん）とよぶ。

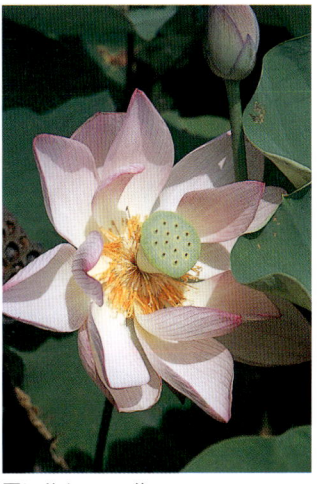

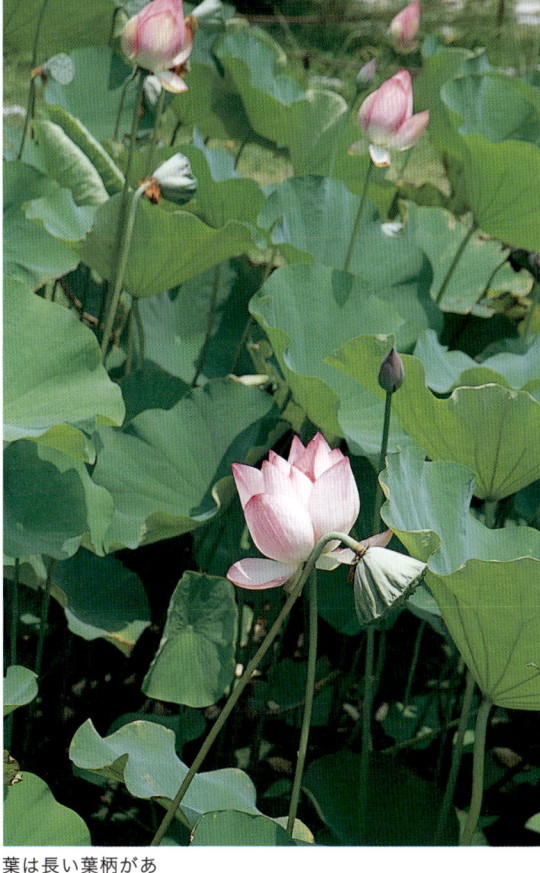

夏に咲くハスの花

葉は長い葉柄があり、浮葉と水上葉の２種がある

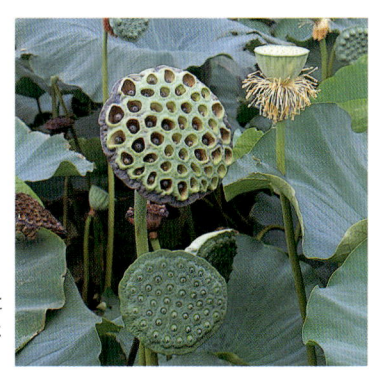

ハスの花托。孔の中に果実があり、花托ごと採取する

使用法 滋養、強壮には、乾燥した果実15～20粒を１日量としてフライパンで煎り、３回に分けて食間に食べる。下痢には、根茎を細かく刻んだもの20ｇを１日量とし、カップ２の水で半量になるまで煎じ、３回に分けて毎食後に服用する。扁桃炎、口内炎、歯周病などには、この煎じ液を冷ましたものでうがいをする。湿疹、かぶれ、あせもにもこの煎じ液を用い、患部を冷湿布する。

食べて効く薬草・薬木

栄養豊富なレンコン

レンコンを切ると糸をひくが、この糸の正体はムチンという糖タンパク質によるもの。ムチンには滋養強壮作用の働きがある。また、レンコンの切り口が黒ずむのはアクの成分であるタンニンが含まれているため。このタンニンには消炎や止血作用がある。切り口が黒ずまないようにするには、切ったものから酢水にさらすとよい。そのほかレンコンには不溶性の食物繊維やビタミンＣなども豊富。薄く切ってさっとゆでてサラダにすればたくさん食べられる。

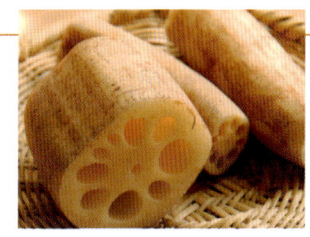

レンコン

オオケタデ【大毛蓼】

Persicaria pilosa　タデ科イヌタデ属

水辺　■採取時期（そう果、乾燥用の葉：11月、生の葉：4～10月）

別 ハブテコブラ

東北～九州

腫れもの（そう果、葉）、虫さされ（葉）

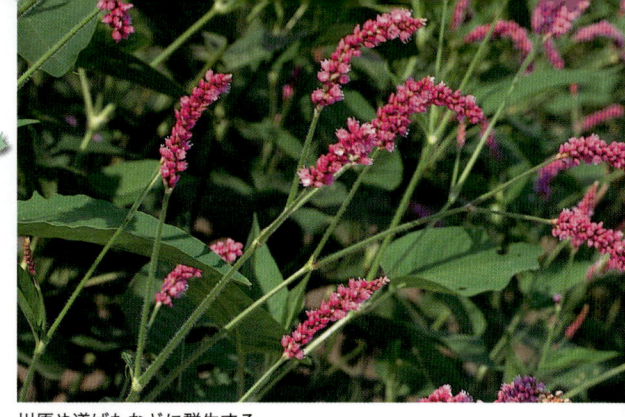

川原や道ばたなどに群生する

●アジア原産で日本に古く渡来した大形の1年草。花壇や庭に植えられるほか、野生化したものが川原や道ばた、空き地などに自生する。茎は太く直立し、高さ1～2mほどになる。葉は互生、葉身は尖卵形で長さ10～20cmと大形。葉は緑色、まれに斑入りのものがある。茎や葉には毛が密生する。節がふくれ、倒れても起きあがる。7～8月、茎頂に分枝して小花が密生した花穂が垂れ下がる。小花には花弁はなく、萼が花弁のように見える。色は濃赤色、まれに白色のものもある。褐色で扁円形の種子が実る。

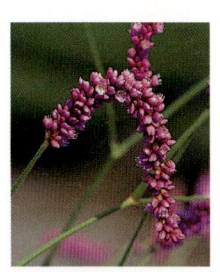

夏、小花が集まった花穂が垂れる

成分 そう果：不明／葉：フラボノイド配糖体（ビテキシン）、ベンゾキノン（プラストキノン）など

採取・保存 11月ごろ、実が茶色くなったら穂を切り取って日干しにする。乾燥したら実をよく揉むようにして皮をふいて飛ばす。葉も同じ時期に採取して日干しにする。生の葉は春から秋にかけて必要に応じて採取する。

使用法 化膿性の腫れものには、乾燥したそう果を粉末にしたものを服用する。日干しにした葉の煎じ液で患部を洗浄するのもよい。虫さされには生の葉を揉んで汁を患部に塗る。

アキカラマツ【秋唐松】

Thalictrum minus var. *hypoleucum*
キンポウゲ科キンポウゲ属

草原　■採取時期

■ ウシイヤグサ、タカトオグサ
■ 高遠草（たかとおぐさ）

全国

健胃、整腸

●日当たりのよい山野に自生する多年草。草丈は1～1.5m。葉は互生する2～4回3出羽状複葉で、小葉はやや丸みをおびて浅く3裂する。7～9月、茎頂に円錐花序をつけ多数の淡黄白色の花を咲かせる。花には花弁がなく、3～4個の萼と多数の雄しべをもつ。全草に苦味がある。長野県高遠地方で古くから腹痛の薬として伝えられてきたもので、第二次大戦中、当時の厚生省が国内の薬用資源を調査した際に発見された。似た種にカラマツソウがあるが、こちらは花がアキカラマツより白く、茎の中が空洞である。

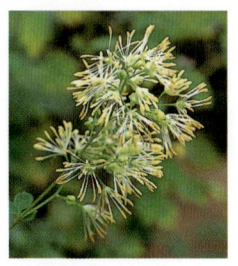

萼と雄しべからなる淡黄白色の花

成分 茎・葉：アルカロイド（ベルベリン、タカトニン、マグノフロリン）

採取・保存 夏から秋の開花期に全草を採取し、粗く刻んで日干しにして保存する。これを高遠草（たかとおぐさ）とよぶ。高遠草は日本で独自に開発された生薬のひとつ。

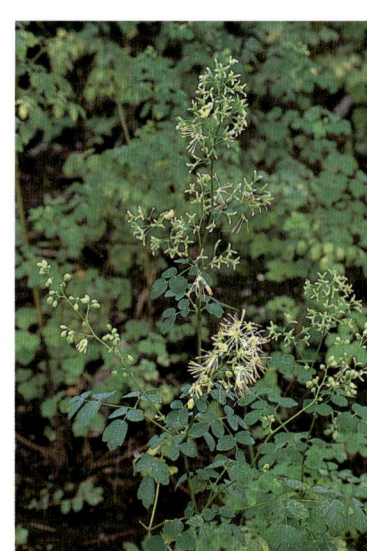

開花期に全草を採取する

使用法 胃もたれや食欲不振、腹痛を伴う下痢などに、乾燥させた全草1日量4～5gを500mlの水で煎じて3回に分けて飲む。苦みが強いので、飲みにくい場合はすり鉢で粉末にし、1回0.05～0.1gを水で服用する。成分のアルカロイドは毒でもあるので、用量には注意する。

雑木林　■採取時期
1 2 3 4 5 6 7 8 9 **10 11** 12

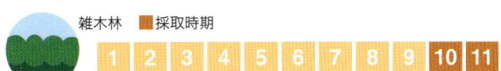

サラシナショウマ【晒菜升麻】
Cimicifuga simplex
キンポウゲ科サラシナショウマ属
別 ヤサイショウマ、クロショウマ
生 升麻（しょうま）

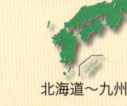

北海道〜九州

● 扁桃炎、口内の腫れ　　● かぶれ、湿疹

●若芽が山菜として食用にされるキンポウゲ科の大形多年草。山地の草原や林縁、明るい落葉樹林内などに自生する。茎は直立し、高さ1.5mほど。よく発達した根茎をもち、少数の根生葉をつける。根生葉の下部のものは大形で、ふつう3回3出複葉。小葉は先の尖った卵形で2〜3裂し、縁に細かい鋸歯があり、長い柄をもち互生。葉質は厚く、葉脈に沿ってくぼみが見られる。夏から秋にかけて、茎の上部に総状花序をつくり、多数の白色の花を密につける。果実は長楕円形の袋果で長い柄をもち、そのなかには褐色で膜質の薄片がついた種子がある。和名は春の若芽をゆでて水にさらして食用にすることから。別名のヤサイショウマは野菜として利用されたことによる。

成　分　根茎：トリテルペノイド（シミゲノール）、トリテルペノイドサポニン（シクロアルタン配糖体、多種類のシミシフゴシド類）

採取・保存　10〜11月ごろ、根茎を掘り採り、水洗いしながらひげ根を取り除いて日干しにする。これを升麻（しょうま）とよぶ。

使用法　扁桃炎や口内の腫れには、乾燥した根茎10〜20gをカップ3の水で半量になるまで煎じて、その液でうがいをする。かぶれや湿疹などには、その煎じ液を冷ましたものを布などに染み込ませ、冷湿布をする。

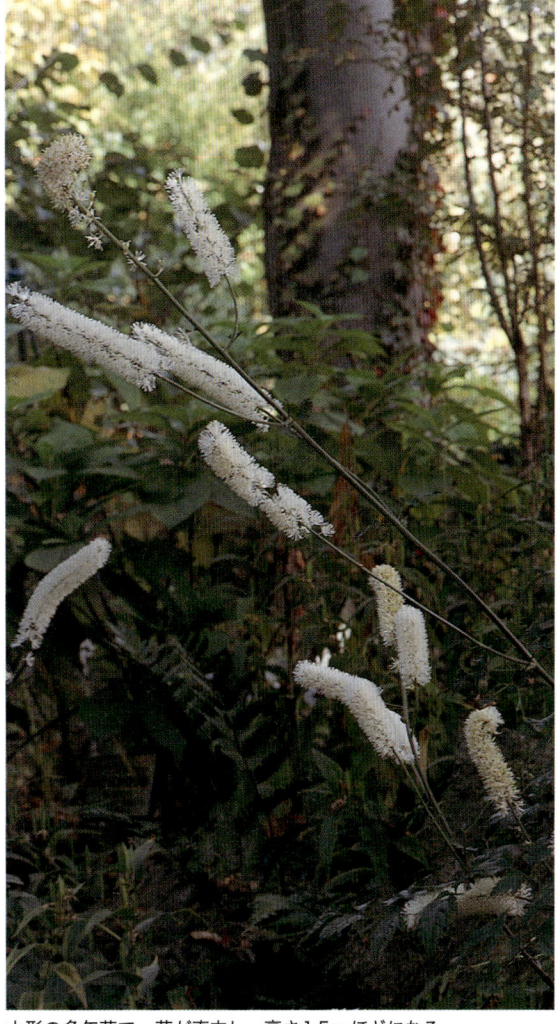

大形の多年草で、茎が直立し、高さ1.5mほどになる

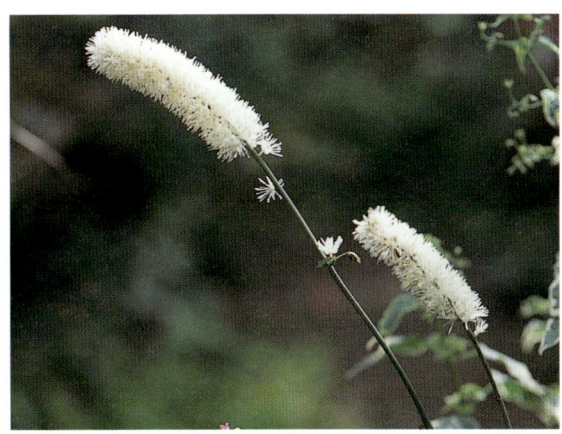

白い小花が密生した総状花序

薬草・薬木に似ている植物

葉がサラシナショウマに似た「○○ショウマ」

「○○ショウマ」という名の植物は多く、その多くは葉の形がサラシナショウマに似る。同属のイヌショウマは、葉が似ているがサラシナショウマほど利用価値がないことから名付けられたもの。そのほか、同じキンポウゲ科にはルイヨウショウマやレンゲショウマなどがある。ユキノシタ科のトリアシショウマは、葉がサラシナショウマに似ることと、茎を鳥の足に見立てたことに由来する。イヌショウマやルイヨウショウマ、レンゲショウマは薬用利用されないが、トリアシショウマの乾燥した根茎は解熱、鎮痛などに利用される。

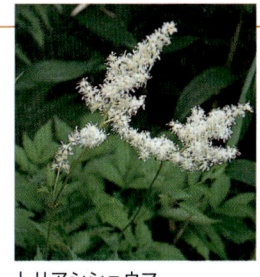

トリアシショウマ

オウレン【黄連】

Coptis japonica キンポウゲ科オウレン属

山地林　採取時期：10, 11

|別|クスリグサ、オウレングサ|
|生|黄連（おうれん）　東北〜四国|

健胃、整腸、下痢　　結膜炎、口内炎

●山地の林床に自生する常緑多年草。針葉樹林下などで半自然状態で栽培もされる。地下茎が横に這い、根生葉は長い柄をもち根茎から叢生する。高さ10〜25㎝。越冬芽の中に花茎ができ、早春に花茎の先に2〜3個の白い花をつける。両性花と雄花があり、まれに雌花がある。袋果は5月ごろに放射状にでき、中に黒褐色の種子が多数ある。和名は細い黄色いひげ根を多数出し、黄色く連なることに由来する。

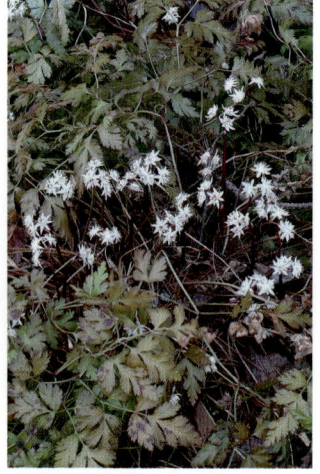

オウレンの変種であるセリバオウレンの花

成分　根茎：アルカロイド（ベルベリン、パルマチン、コプチシン、オーレニン、マグノフロリンなど）

採取・保存　10〜11月ごろに根茎を掘り採り、日干しにして半ば乾燥させ、火で焙りながらひげ根を焼き取り、たわしなどでこすりながら水洗いして日干しにする。これを黄連（おうれん）とよぶ。根茎を掘り採るまでに、畑に植えたものは4〜5年、山林栽培では10〜15年ほどかかるとされる。

使用法　健胃、整腸、下痢には、乾燥させた根茎を粉末にしたものを用意し、0.2〜0.5gを1回量として、1日3回食後にそのまま服用する。結膜炎には、乾燥した根茎2gをカップ1の水にいれ沸騰させたら火を止め、やや冷めてきたら、ガーゼを浸して洗眼する。口内炎には、乾燥した根茎を濃いめに煎じた液で含みうがいをする。

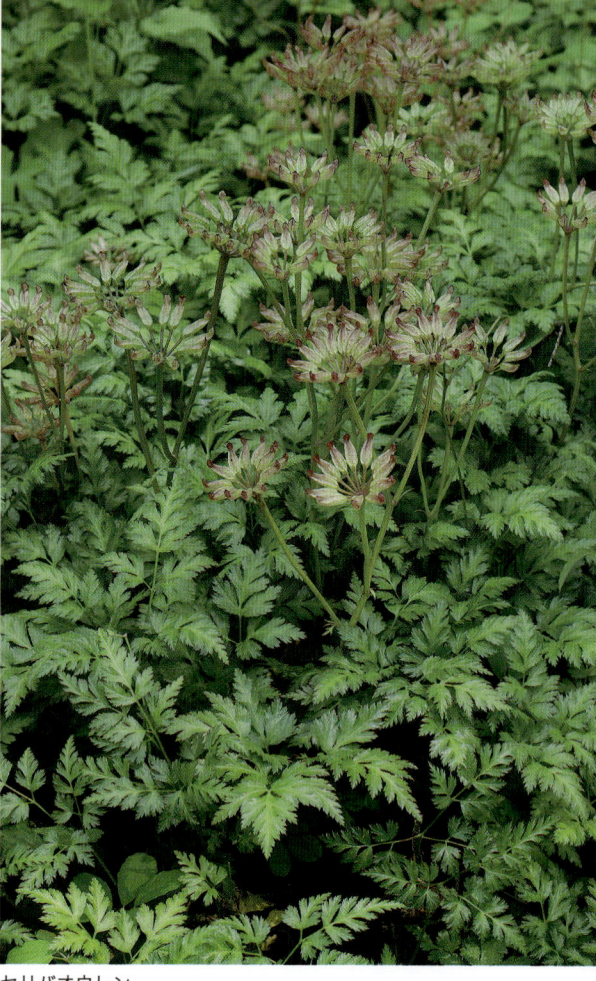

セリバオウレンの果実。薬用には秋に根茎を掘り採る

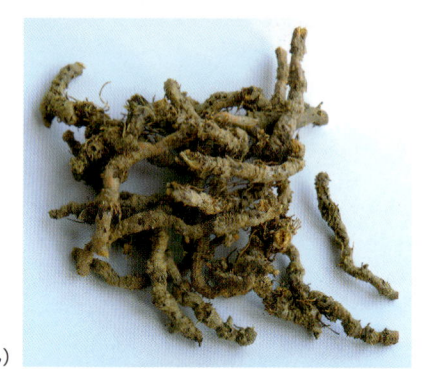

黄連（おうれん）

薬草・薬木に似ている植物

オウレンの仲間

日本に自生するオウレンは、葉の切れ込み方の違いによって3つの変種（キクバオウレン、セリバオウレン、コセリバオウレン）に分類される。薬用のため日本で栽培されているのはおもにセリバオウレンである。その他にも、日本には亜高山帯の針葉樹林などに、ミツバオウレンとバイカオウレンが自生するが薬用にはしない。米国ではミツバオウレンを薬用とする。

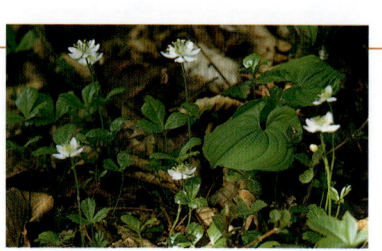

ミツバオウレン

植栽・栽培　■採取時期
1 2 3 4 5 6 7 8 **9 10** 11 12

シャクヤク【芍薬】
Paeonia lactiflora var. *trichocarpa*
ボタン科ボタン属

別 エビスグスリ　生 芍薬（しゃくやく）　全国（植栽）

けいれん　鎮痛　生理不順　冷え症

●中国東北部や朝鮮半島原産で、平安期に中国より渡来した多年草。古くから薬用、切り花用として畑で栽培され、また、観賞用に庭などに植栽もされる。茎は直立し高さ80cmほど。葉は互生、1〜2回3出複葉で、小葉は楕円形または披針形で深く裂けることが多く、鋸歯はない。葉柄や葉脈は赤みを帯びる。初夏、枝先に大輪の花を上向きに開く。花色は白、淡紅色、濃紫色などさまざま。また一重咲きや八重咲きなど園芸品種が多数ある。花後、袋果を結び、熟すと裂けて球状の種子が出る。和名は中国名の「芍薬」の音読みで、別名のエビスグスリは外国から渡来した薬になる草の意。

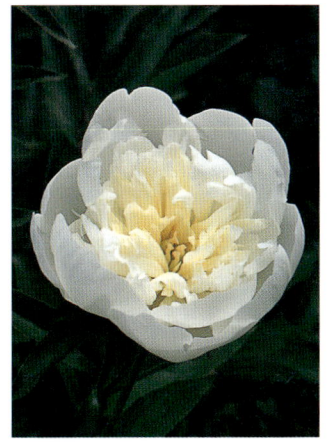

成分 根：モノテルペノイド配糖体（ペオニフロリン）、モノテルペノイド（ペオニフロリゲノン、ペオニラクトンA，Bなど）、タンニン（ガロタンニン類）など

採取・保存 9〜10月ごろに根を掘り採り、よく水洗いして日干しにする。これを芍薬（しゃくやく）とよぶ。

使用法 シャクヤクは漢方処方薬であり、単独で用いられることはない。成分のペオニフロリンには、鎮痛、鎮静、鎮痙、抗炎症、血圧降下、平滑筋弛緩作用などがあり、非常に多くの処方に配合される。配合されるおもな漢方処方に、芍薬湯（しゃくやくとう）、当帰芍薬散（とうきしゃくやくさん）、小青竜湯（しょうせいりゅうとう）、十全大補湯（じゅうぜんたいほとう）、四物湯（しもつとう）などがある。もっとも簡単な処方は芍薬甘草湯（しゃくやくかんぞうとう）。これは芍薬、甘草（かんぞう〜カンゾウの乾燥根）各3gを煎じて1日量として1回服用し、胃けいれん、胆石痛、神経痛などに用いる。

初夏に咲く大輪の花

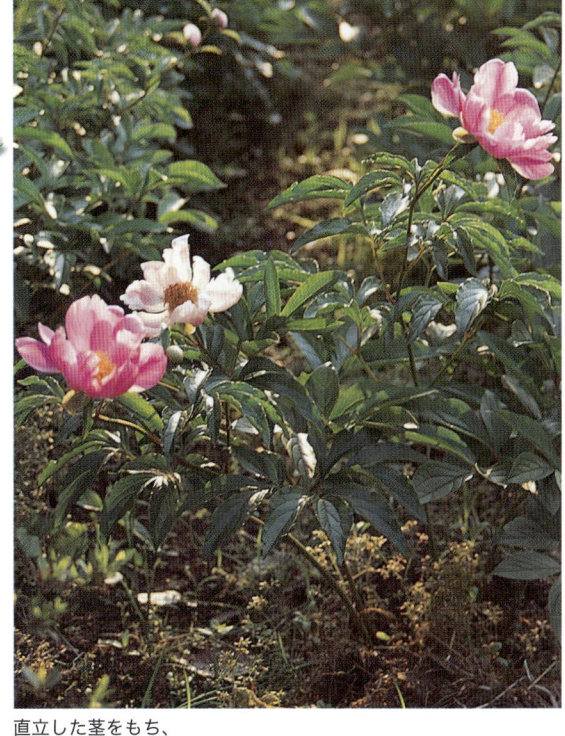

直立した茎をもち、高さ80cmほどになる

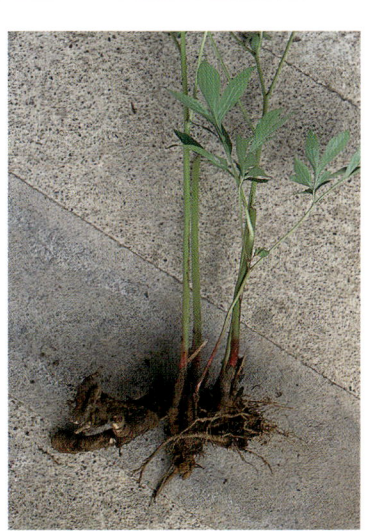

シャクヤクの根。9〜10月ごろに採取する

家庭で栽培する薬草・薬木
薬用のためのシャクヤク栽培

シャクヤクは花を観賞するために栽培することが多いが、薬用のために家庭で栽培することもできる。9月上旬から10月中旬ごろ、日当たりと水はけのよい場所に苗を植える。冬は株元にワラなどを敷き、施肥は春と秋に行う。根を大きくするにはつぼみを摘み取り、花を咲かせないようにする。根が収穫できるようになるのは、植えつけてから4〜5年目ころ。株分けのほか、種子からふやすこともできる。

畑で栽培されるシャクヤク

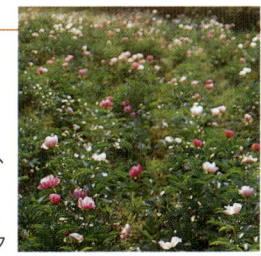

植栽・栽培　採取時期
1 2 3 4 5 6 7 8 9 10 11 12

ボタン【牡丹】
Paeonia suffruticosa　ボタン科ボタン属

別 ハツカグサ、ボウタン　生 牡丹皮（ぼたんぴ）全国（植栽）

生理不順　便秘　痔

●中国原産で、日本には平安時代のころに伝わったとされる落葉低木。観賞用、薬用に広く栽培される。幹は直立して分枝し、高さ50〜180cm、古いものでは3mになるものもある。葉は2回3出複葉で互生し、葉柄の基部は広がって茎を抱く。小葉は卵形で全縁、先が2〜3裂する。晩春から初夏にかけて、新しく伸びた枝先に径10〜20cmの大形の花を1個つける。野生種では花弁は5〜10枚、白色あるいは淡紅色だが、栽培品種では花弁が多く、色も紅、白、紫など変化が多い。和名は中国名「牡丹」の音読み。藤原忠通の歌「咲きしより散りはつるまで見しほどに花のもとにて二十日へにけり」からハツカグサの別名がついたとされるが、実際の開花期間は5日間ほどである。

成分　根：モノテルペノイド配糖体（ペオニフロリン）、フェノール類（ペオノールおよびその配糖体のペオノシド、ペオノリド）など

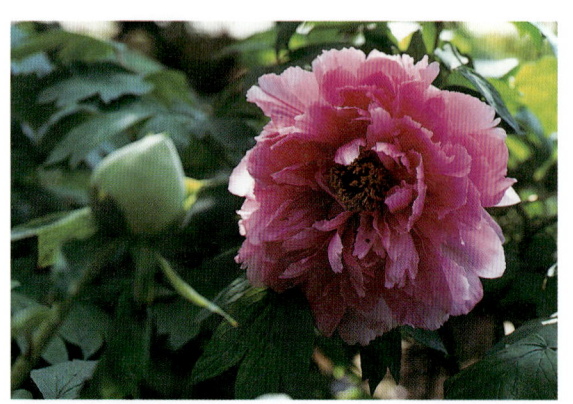

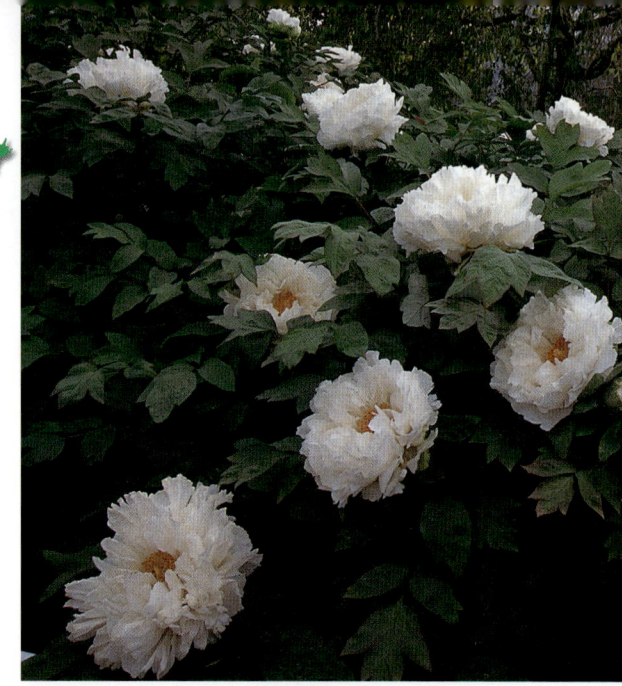

ハツカグサの別名をもつが、実際の開花期間は5日間ほど

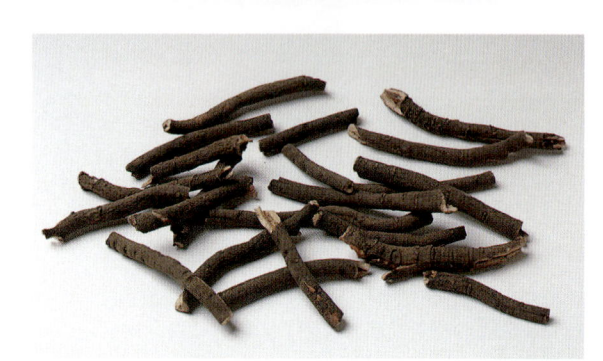

牡丹皮（ぼたんぴ）。根は株分けのときに採取する

採取・保存　9月末から10月はじめに行う株分けの際に根を掘り採り、水洗いして木づちなどでたたき、割れ目から硬い芯を取り除く。さらに皮の部分を10cm程度に切って日干しにする。これを牡丹皮（ぼたんぴ）とよぶ。

使用法　牡丹皮（ぼたんぴ）の成分は芍薬（しゃくやく〜シャクヤクの乾燥根：75ページ）とほとんど同じであるが、ペオノールの含量が高い。芍薬同様単独では用いず、鎮静、鎮痛、駆瘀血薬として、頭痛、腹痛、婦人科疾患などに、大黄牡丹皮湯（だいおうぼたんぴとう）、桂枝茯苓丸（けいしぶくりょうがん）、温経湯（うんけいとう）などの漢方処方に配合される。

晩春から初夏にかけて咲くボタンの花

家庭で栽培する薬草・薬木

薬用のためのボタン栽培

　ボタンの株分けや移植、定植は9月25日〜10月5日ぐらいがよいとされる。植え穴の底に堆肥やピートモスのほか、元肥として化成肥料を1握り入れて土をかぶせ、苗を植える。根を肥大させるためにつぼみを摘み取る。根を収穫するのは4〜6年生の株。ボタンの根は横に広がるので鉢植えには適さない。また、園芸用に販売されるボタンはシャクヤクを台木としたものが多いので、これは薬用には用いない。

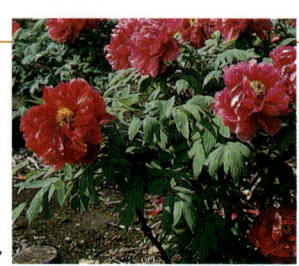

ボタン

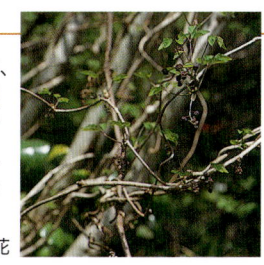

雑木林　■採取時期
1 2 3 4 5 6 7 8 9 10 **11** 12

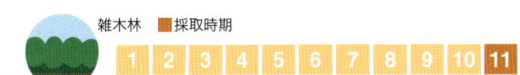

アケビ【通草】
Akebia quinata　アケビ科アケビ属

別 アケミ　　生 木通（もくつう）

東北〜九州

利尿、むくみ　　鎮痛、消炎

●口を開けたような果実が特徴のアケビは、山野に自生するつる性の落葉低木。つる（茎）は左巻きで若いときは緑色、生長すると木質化する。葉は5枚の楕円形の小葉が掌状についた複葉で、葉柄は長い。4〜5月、新葉と同時に花をつける。花柄の元のほうに暗紫色の雌花2〜3個、先のほうに淡紫色の雄花が房状につく。花には花弁はなく、3片の萼がある。秋には5〜6cmの楕円形の果実をつけ、熟すと紫色になり縦裂して、白い果肉をのぞかせる。果実は甘みがあり食用となる。アケビの名は、果実が開いているため「開け実」の意でつけられたという。

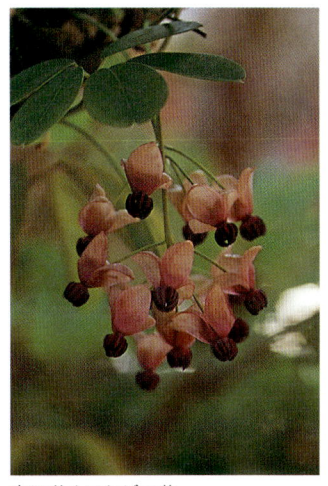

春に咲くアケビの花

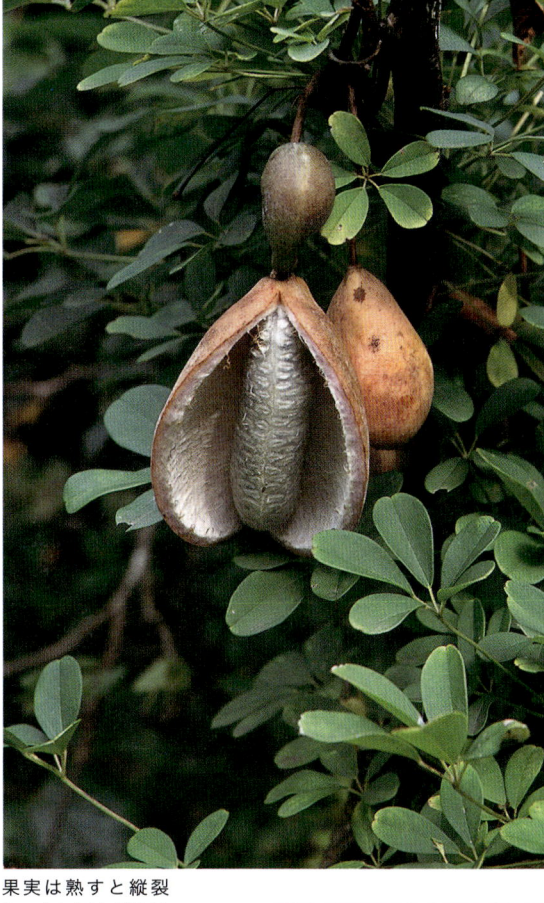

果実は熟すと縦裂し、白い果肉がのぞく。つるは落葉後に採取する

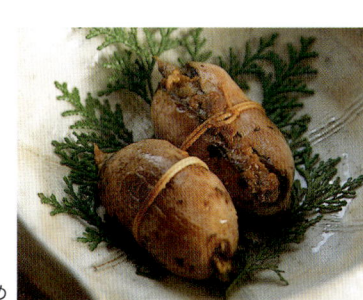

アケビの油炒め

成分　茎：トリテルペノイドサポニン（アケボシド、ヘデラコシドなど）／果実：トリテルペノイド配糖体（レオントシドAなど）など

採取・保存　葉の落ちた11月ごろ、直径2cm程度になったつるを採取する。つるは2〜3mmの厚さの輪切りにして天日に干す。これを木通（もくつう）という。

使用法　腎炎や膀胱炎などからくるむくみには、木通（もくつう）1日量5〜15gを水400mℓで半量まで煎じて布で漉し、3回に分けて服用する。利尿作用により、むくみを取り除く効果がある。木通（もくつう）は竜胆瀉肝湯（りゅうたんしゃかんとう）など、泌尿器の病気に対する漢方処方にもしばしば用いられている。なお、中国で現在「木通」といわれているのはアケビでなく、キダチウマノスズクサに由来する関木通（かんもくつう）である場合が多い。これには腎臓障害を起こすおそれのある成分（アリストロキア酸というウマノスズクサの有毒成分）も含まれているので、注意が必要。

薬草・薬木に似ている植物
ミツバアケビとゴヨウアケビ

アケビ同様、木通（もくつう）として薬用とされるものに同属のミツバアケビとゴヨウアケビがある。ミツバアケビはアケビよりもやや北方に分布する。ミツバアケビの小葉は3枚、縁はやや波状で、花はアケビより小ぶり。かごなどのアケビ細工には、折れにくいミツバアケビのつるが多く利用される。ゴヨウアケビはアケビとミツバアケビの自然交配種といわれ、両者がともに見られる地域に分布する。形態は両者の中間である。

ミツバアケビの花

メギ【目木】

Berberis thunbergii メギ科メギ属

別 コトリトマラズ、ヨロイドオシ
生 小蘗（しょうばく）

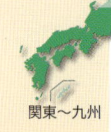

関東〜九州

- 目の充血、結膜炎、歯痛
- 健胃、整腸

●山地の林内や林縁、草原などに自生する落葉低木。生け垣などに植栽されることもある。高さ1〜4m。幹には縦に稜があり、多数の枝が出る。葉は全縁で倒卵形、長さは1〜2cmほどで短い柄に集中してつくが、新枝には互生する。群生した葉の下には、葉が変化した鋭い棘が1〜3本ある。4月ごろ、枝から散形状の集散花序を出し、黄色の6弁花をつける。果実はつやのある紅色の長楕円形の液果で、中に1〜2個の種子がある。和名は枝や葉を煎じて洗眼薬としたことによる。別名のコトリトマラズは枝にある鋭い棘から。ヨロイドオシは棘を短刀に見立てたことによる。

成分 幹、根：アルカロイド（ベルベリン、オキシベルベリン、ベルバミン、マグノフロリン、ヤテオリジンなど）

採取・保存 11月ごろ、落葉したものを根ごと掘り上げ、小枝や棘、ひげ根を取り去り、水洗いしてから細かく刻んで日干しにする。これを小蘗（しょうばく）とよぶ。この小蘗はなめると非常に苦い。

使用法 結膜炎や目の充血には、乾燥した幹、根5〜10gをカップ3の水で半量になるまで煎じ、煎じ液をガーゼなどで漉し、その液で洗眼する。健胃、整腸には、乾燥した幹、根15〜20gを1日量とし、カップ3の水で半量になるまで煎じて3回に分けて毎食後服用する。歯痛のときに、この煎液でうがいをすると痛みや腫れをやわらげるとされる。

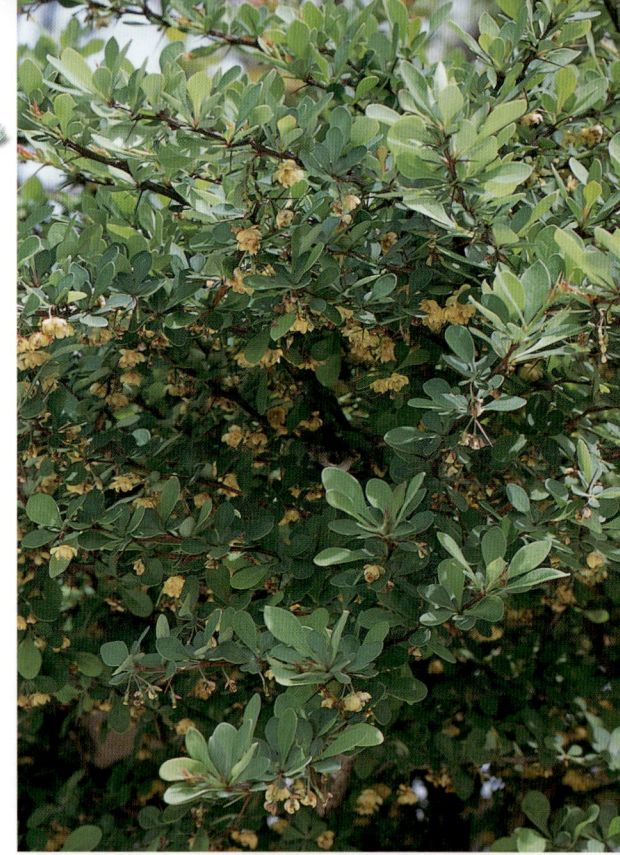

4月ごろ、黄色い小花が下向きに咲く

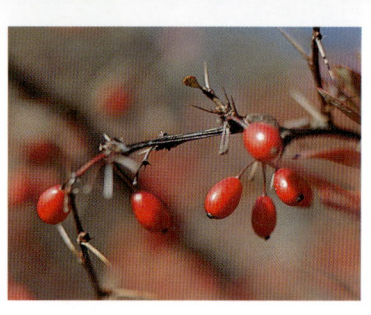

紅色で長楕円形の果実

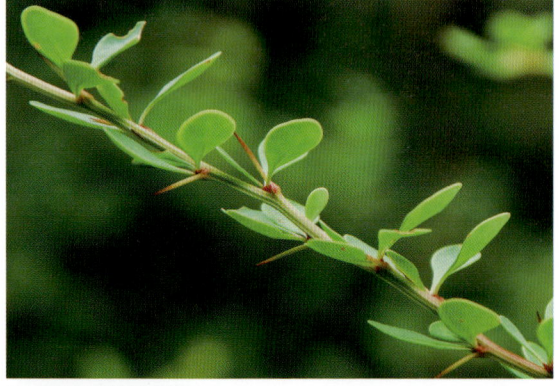

枝には鋭い棘がある

薬草・薬木の豆知識
強い抗菌作用をもつ成分ベルベリン

小蘗（しょうばく）をなめると非常に苦いのは、メギに含まれるアルカロイドのベルベリンという成分のため。この成分には強い抗菌性があることが明らかになっている。メギと同属のオオバメギ、ヒロハノヘビノボラズも、幹や根を乾燥させたものが小蘗（しょうばく）とよばれ、健胃、整腸などに利用される。どの種もベルベリンを多量に含み、とくにオオバメギは枝を切ると切り口が鮮黄色をしているが、これはベルベリンによるものとされる。

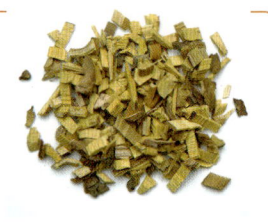

小蘗（しょうばく）

植栽・栽培　採取時期（果実：12〜3月、葉：8〜9月）

| 1 | 2 | 3 | 4 | 5 | 6 | 7 | 8 | 9 | 10 | 11 | 12 |

ナンテン【南天】
Nandina domestica　メギ科ナンテン属

生 南天実（なんてんじつ）、南天葉（なんてんよう）全国（植栽）

咳（果実）　扁桃炎（葉）　湿疹、かぶれ（葉）

●古くから厄よけの縁起植物として、生け垣や庭木として植栽された常緑低木。本州中部以西に自生するものが見られるが、中国から渡来したものとされ、植栽されていたものが野生化したものと考えられている。茎は細く、根ぎわから叢生し、上部でよく分枝し、高さ1〜3mほど。葉は数回羽状複葉で互生し、小葉は長さ3〜7cm、披針形で先が尖り全縁。葉質は革質で表面はなめらか。小葉の基部や葉柄の途中に少しふくらんだ節がある。6月ごろ、茎先に大形の円錐花序をつくり、径7mmほどの小さな6弁花を多数開く。秋から冬にかけて球形の果実が赤く熟す。古くから毒消しの作用があるとされ、赤飯に葉を添えたり、材からは箸がつくられた。

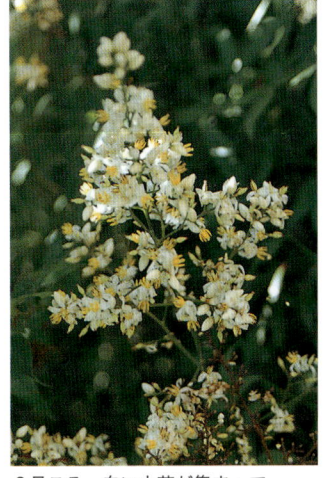

6月ごろ、白い小花が集まって円錐花序をつくる

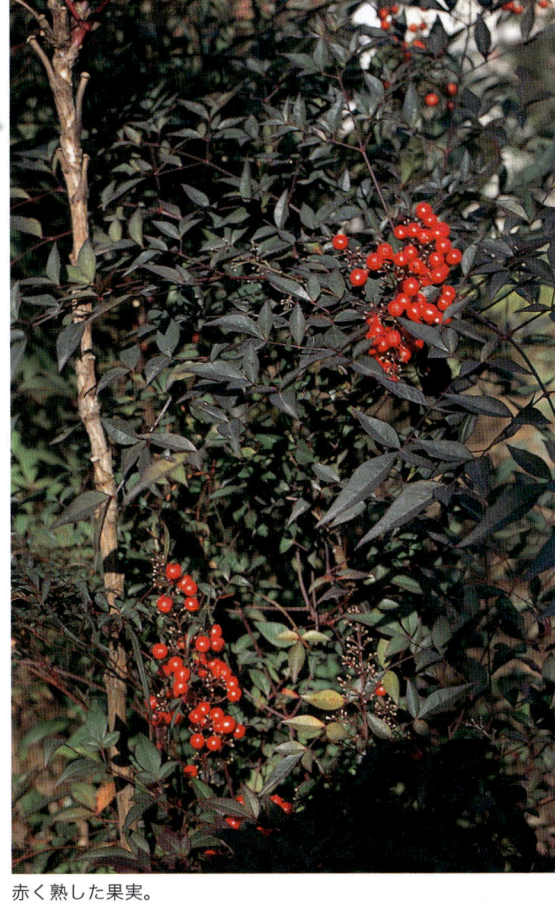

赤く熟した果実。果実は冬の間に採取し薬用に用いる

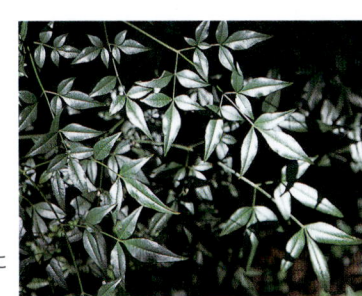

葉は8〜9月ごろに採取する

成分 果実：アルカロイド（ドメスチン、ジヒドロナンテニン、イソコリジンなど）／葉：アルカロイド（ドメスチン、マグノフロリンなど）など

採取・保存 12月から翌年の3月にかけて熟した果実を採取し、日干しにする。これを南天実（なんてんじつ）とよぶ。8〜9月ごろに葉を採取し日干しにする。これを南天葉（なんてんよう）とよぶ。

使用法 咳には乾燥した果実10〜15gを1日量とし、カップ3の水で半量になるまで煎じ、3回に分けて食間に服用する。子どもの百日咳には、乾燥した果実3〜5gを1日量とし、カップ3の水で半量になるまで煎じて砂糖や蜂蜜などで甘みをつけて3回に分けて服用する。扁桃炎には、乾燥した葉10gをカップ3の水で半量になるまで煎じ、その液でうがいをする。湿疹、かぶれには、乾燥した葉を適宜布袋などに入れ、浴湯料として用いる。

薬草・薬木に似ている植物

白い果実のシロミナンテン

　ナンテンには果実が白く熟すものがある。これは変種のシロミナンテンで、シロミナンテンも日干しにした果実は南天実（なんてんじつ）とよばれ、咳などに利用される。薬用にはシロミナンテンのほうが効くと信じられていたこともあるが、シロミナンテンのほうが珍しいために生まれた風説で、効果に変わりはない。ナンテンは実生でもふえるが、シロミナンテンの種子からシロミナンテンが育つとは限らないという。

シロミナンテン

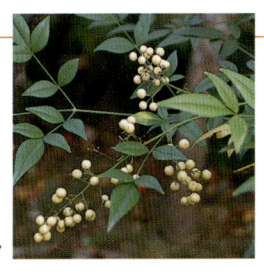

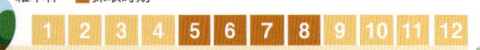

イカリソウ【碇草】
Epimedium grandiflorum メギ科イカリソウ属

別 サンシクヨウソウ
生 淫羊藿（いんようかく）

東北〜近畿

- 滋養、強壮、強精
- 低血圧症
- 食欲不振
- 不眠症

●古くから強精、強壮薬として知られる多年草。おもに本州の太平洋側の山地の木陰に自生する。褐色で硬い地下茎をもち、多数の根がある。草丈は30〜50cm。根出葉、茎から出る葉ともにふつう2回3出複葉で、花茎に1枚の葉をつける。花期は4〜5月で、茎の先に総状花序を出し、紅紫色あるいは白色の花を開く。花弁の基部には2cmほどの距があり、形が船の碇に似ている。和名はこの花の形から名付けられた。別名のサンシクヨウソウは「三枝九葉草」の意で、葉に3本の枝（葉柄）があり、各枝に3小葉、合計9葉あることによる。

成分 茎・葉：フラボノイド配糖体（イカリイン、エピメジンCなど）、アルカロイド（マグノフロリン）など

採取・保存 5月下旬から夏にかけて、株元から茎・葉を刈り取り、風通しのよい場所で陰干しにする。これを淫羊藿（いんようかく）とよぶ。この生薬名は、淫らな（発情した）羊がこの草を食べて1日に100回交尾したという中国の故事による。

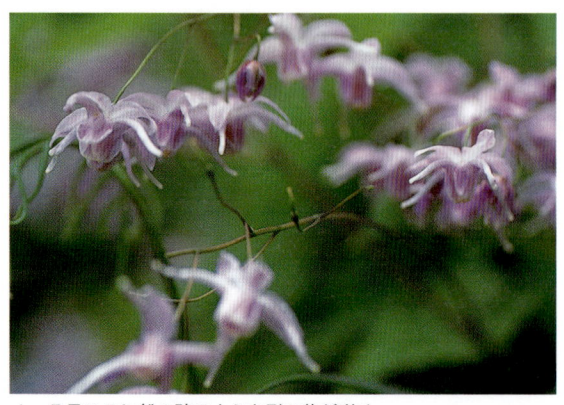

使用法 滋養、強壮、強精には、乾燥した茎・葉10gを1日量とし、カップ3の水で半量になるまで煎じて3回に分けて食間に服用する。低血圧症や食欲不振には、乾燥した茎・葉60〜70gを300〜400gの氷砂糖とともに1.8ℓのホワイトリカーに入れ、1カ月ほど冷暗所に置いたものを、毎食間に盃1杯ずつ飲む。不眠症にはこのイカリソウ酒を就寝前に盃1杯飲む。

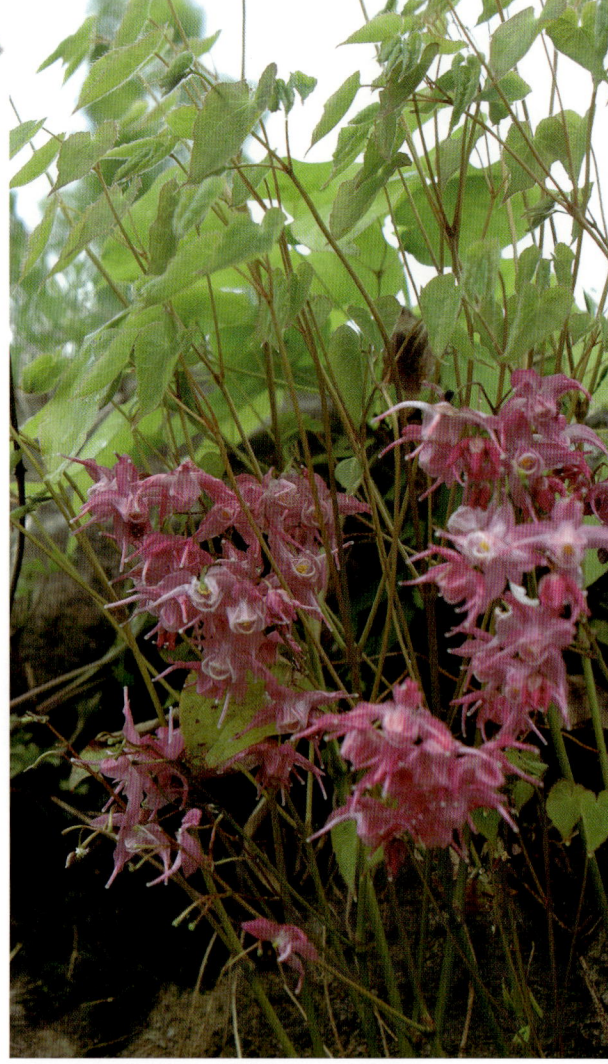

薬用に用いる茎や葉は、花が終わってから採取する

4〜5月ごろに船の碇のような形の花が咲く

薬草・薬木に似ている植物
薬用とされるイカリソウの仲間

イカリソウの仲間には、日本海側に見られる常緑のトキワイカリソウ、関東以北に見られる花色が淡黄色のキバナイカリソウ、西日本の暖地に自生し花の形がウメに似るバイカイカリソウがある。どの種もおもに強精、強壮薬として利用される。中国で淫羊藿（いんようかく）に利用されるのはホザキイカリソウ。日本には自生しておらず、薬用としてまれに栽培される。

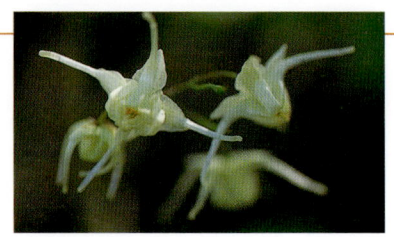

キバナイカリソウ

雑木林　■採取時期
1 2 3 4 5 6 7 8 9 **10 11** 12

アオツヅラフジ【青葛藤】
Cocculus trilobus　ツヅラフジ科アオツヅラフジ属

別 カミエビ　生 木防已（もくぼうい）

東北〜沖縄

神経痛、関節炎、リウマチ、痛風
膀胱炎、利尿、むくみ

初夏から夏にかけて咲く小花

●山野の林縁や道ばたなどにふつうに見られるつる性木本。雌雄異株。つるが他物に絡んで伸び、長さ数mになる。つるは左巻きで、1年目の茎は緑色だが、2年目のものは褐色に変化する。葉は広卵形から浅く3裂するものまで変異がある。枝や葉は短毛で覆われている。初夏から夏にかけて、葉腋から集散花序を出し、萼片、花弁ともに6枚の黄色の小花を多数つける。秋には、径8mmほどの白粉を帯びた黒藍色の球果を、ブドウの房のように密につける。和名は青いツヅラフジの意で、新しい茎が鮮緑色であるため。また、別名のカミエビは、果実がエビヅルに似るが食用とはしないことから、神に供えるエビヅルの意と考えられている。

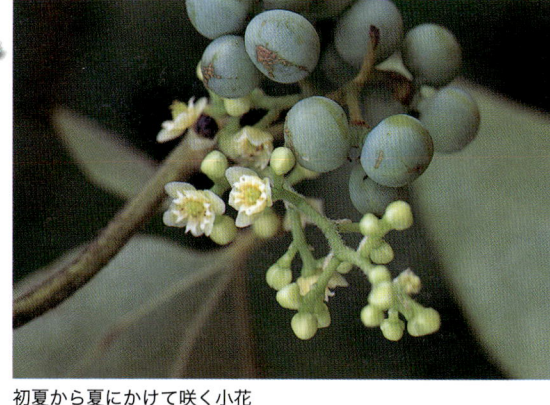

成分 つる、根：アルカロイド（トリロビン、イソトリロビン、マグノフロリンなど）／果実：不明

採取・保存 落葉後につると根を採取し、水洗いしたのちに5mmほどの厚さに輪切りにし、日干しにする。これを木防已（もくぼうい）とよぶ。また、秋に果実を採取して日干しにする。

使用法 神経痛、関節炎、リウマチ、痛風などに鎮痛薬や消炎薬として使う場合には、乾燥した根、つる5〜8gを1日量とし、カップ3の水で半量になるまで煎じ、3回に分けて服用する。膀胱炎や利尿、むくみにも同様に用いる。乾燥した果実を煎じても同様の効果がある。

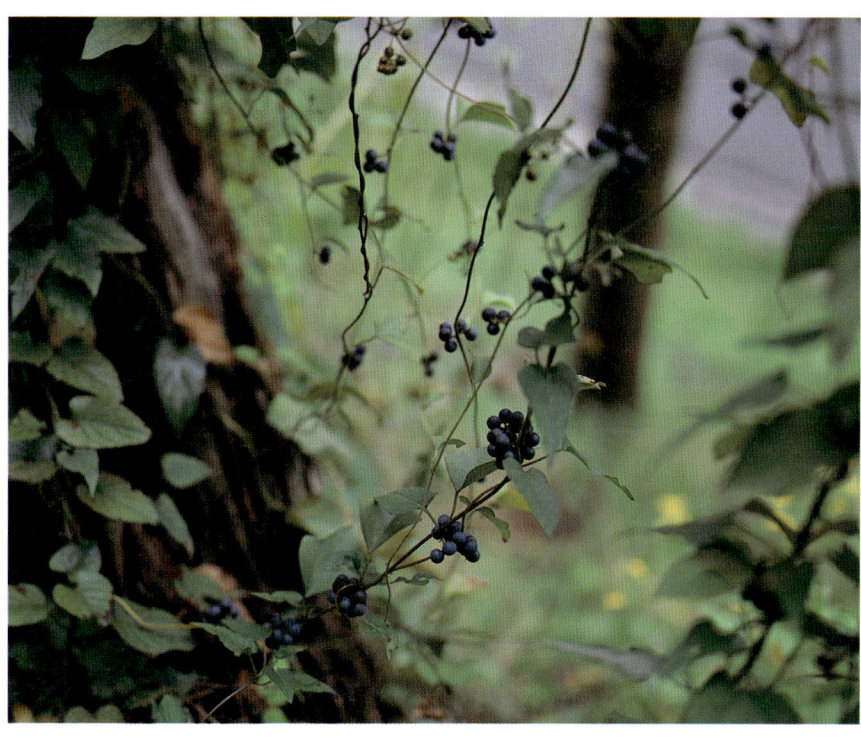

ブドウの房のような黒藍色の果実。果実は秋に採取し薬用に用いる

薬草・薬木に似ている植物

薬用とされる近縁種のオオツヅラフジ

アオツヅラフジに似た植物に、ツヅラフジ属のオオツヅラフジがある。オオツヅラフジは大形で、アオツヅラフジが冬に地上部が枯れるのに対し、茎は枯れずに残る。オオツヅラフジの根、茎を乾燥させたものは防已（ぼうい）とよばれ、神経痛やリウマチに利用される。生薬（根、茎の断面）を比べた場合、オオツヅラフジのほうには放射状の紋が見られるが、アオツヅラフジには見られない。

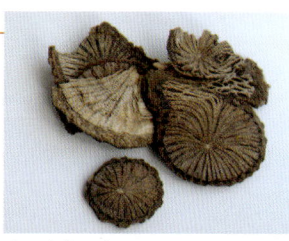

防已（ぼうい）

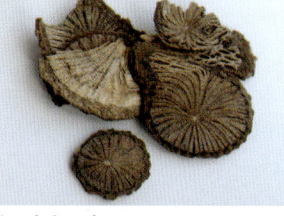

ツヅラフジ科アオツヅラフジ属

雑木林　■採取時期
1 2 3 4 5 6 7 8 9 10 11 12

ホオノキ【朴の木】

Magnolia obovata　モクレン科モクレン属

別 ホオ、ホオガシワ　生 厚朴（こうぼく）

北海道〜九州

咳、たん　胃炎　利尿、むくみ　つわり

●朴葉味噌や朴葉餅など、古くから葉が食べものを盛るのに利用された落葉高木。山地や平地に自生し、高さ30m、径1mになるものもある。樹皮は白みを帯びた褐色、若木では皮目が目立ち、大木では縦に細かく割れる。葉は大形で、枝の先に輪生状に集まってつく。有柄で互生し、葉身は倒卵状の長楕円形、全縁、裏面は粉白状で軟毛が生える。5月ごろ、枝先に乳白色で径15cmほどの9弁花を開く。花には強い芳香がある。10月ごろ、長さ15cmほどの長楕円形の果実をつけ、熟すと裂開し、多くの袋果から赤色の種子が白い糸状の種柄で垂れ下がる。

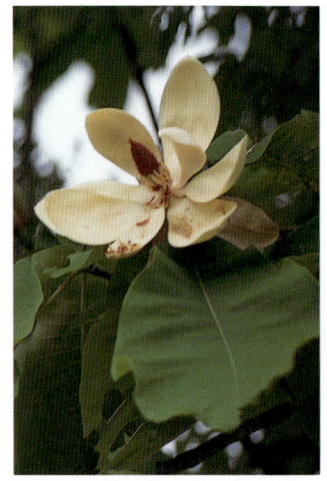

芳香を放つ乳白色の大形の花

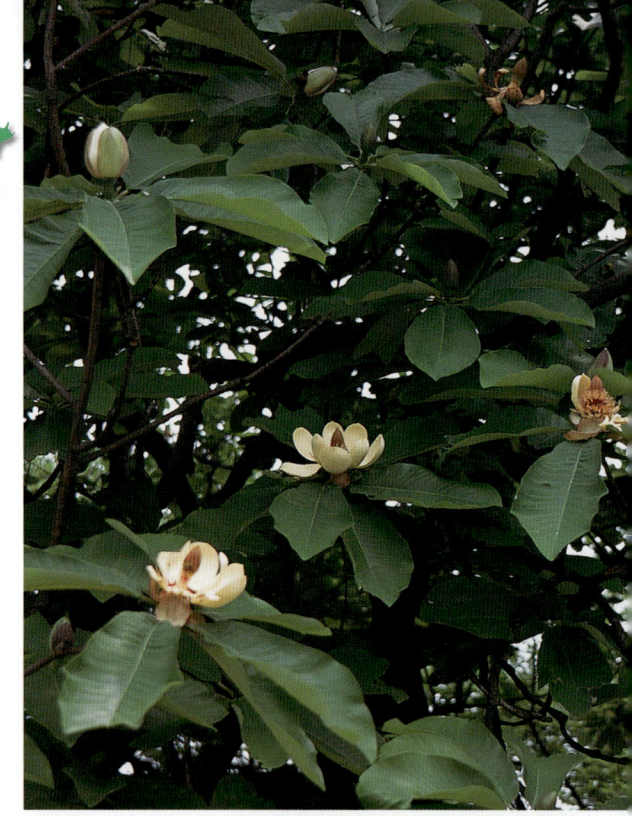

花を囲むように大形の葉が枝先に輪生する

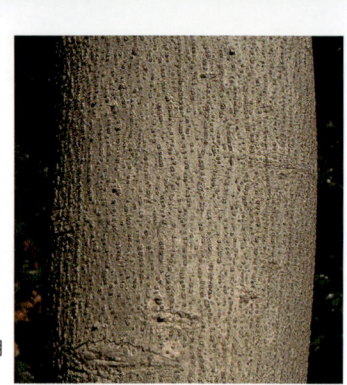

幹や枝の樹皮は6〜8月ごろに薬用に採取する

成分 樹皮：アルカロイド（マグノクラリン）、リグナン（マグノロール、ホーノキオールなど）、精油（β-オイデスモールなど）

採取・保存 6〜8月ごろ、幹や枝の樹皮をはぎ取り、日干しにする。これを厚朴（こうぼく）とよぶ。中国産のものと区別するために和厚朴（わこうぼく）とよぶこともある。

使用法 厚朴（こうぼく）は単体で利用されることはほとんどない。咳、たん、胃炎、利尿、むくみ、つわりなどには、厚朴3gと、半夏（はんげ〜カラスビシャクの乾燥球茎：26ページ）5g、茯苓（ぶくりょう〜マツホドの乾燥物：246ページ）5g、蘇葉（そよう〜シソの乾燥葉：272ページ）2g、生姜（しょうきょう〜ショウガの乾燥根茎：260ページ）3gを混ぜたものを半夏厚朴湯（はんげこうぼくとう）といい、これを1日3回食後30分くらいに服用する。

薬草・薬木に似ている植物

大形の花を咲かせるホオノキの仲間

　ホオノキは大形の葉だけではなく、花にも特徴がある。乳白色の花には強い芳香があり、日本の自生種最大とされる。同属のタイサンボクやオオヤマレンゲもホオノキのような大形で芳香のある花を咲かせる。タイサンボクは中国原産の常緑高木で、オオヤマレンゲは関東以南の山地に自生する落葉小高木。どちらも薬用とはされず、公園・庭園樹として植栽されることが多い。

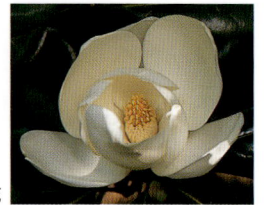

タイサンボクの花

山地林 ■採取時期
1 2 3 4 5 6 7 8 9 10 11 12

タムシバ【田虫葉】

Magnolia salicifolia モクレン科モクレン属

別 サトウシバ、カムシバ　生 辛夷（しんい）

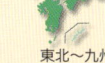

東北〜九州

頭痛　｜　鼻炎、蓄膿症、花粉症

●山腹や尾根筋に多く自生する落葉小高木で、とくに日本海側の多雪地のブナやミズナラなどの落葉樹林内に生える。観賞用に植栽もされる。高さ4〜8m。樹皮は灰白色、小枝は細長く緑色を帯びた褐色。葉は柄があり長さ10cmほど、卵状披針形で先端が尖り、裏面は粉白色をしている。葉は揉むとク

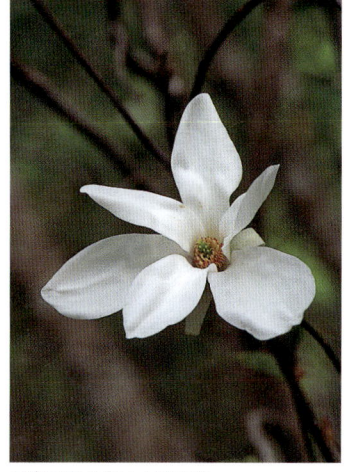

早春に咲く白い大形の花

ロモジのような独特の香りがある。葉柄の基部で托葉が袋状に合わさり、来年の芽を包む。早春から5月ごろにかけて、葉に先立ち、径15cmほどの白色の6弁花を開く。花後、集合果が実り、1本の軸の周囲に多数の果実が集まる。果実は袋果で、熟すと裂けて赤い種子が1個垂れ下がる。別名は葉に甘味や芳香があることから、カムシバ、サトウシバとよばれたとされ、和名のタムシバはこのカムシバが転訛したものと考えられる。

成分　花蕾：精油（オイゲノール、メチルカビコール、サフロール、シネオール、α-ピネンなど）

採取・保存　2月ごろ、開花前の花蕾を採取し、日干しにする。これを辛夷（しんい）とよぶ。

使用法　頭痛や鼻炎、蓄膿症には、乾燥した花蕾3〜5

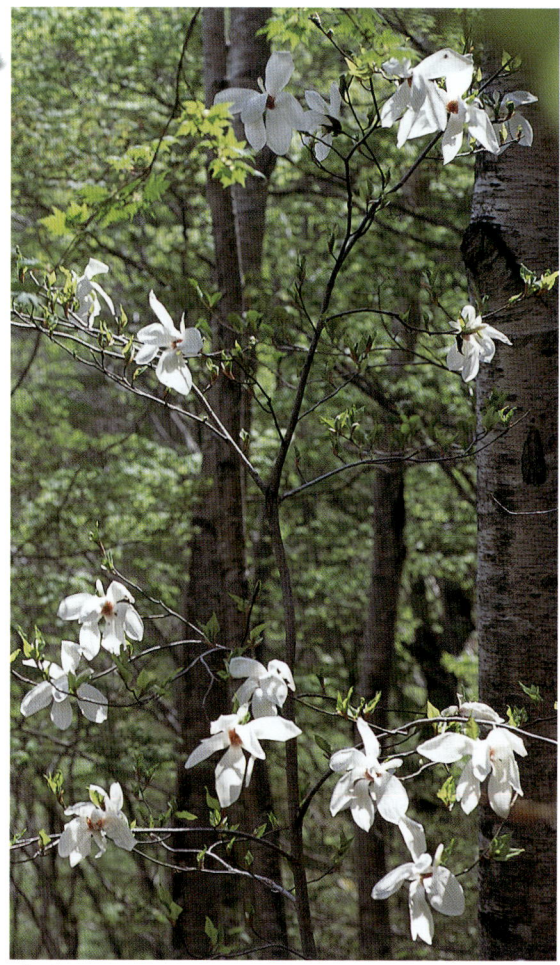

ブナ林のタムシバ。タムシバはブナなどの落葉樹林内に生えることが多い

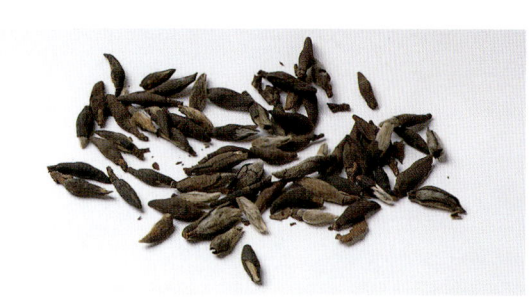

つぼみを乾燥させた辛夷（しんい）

gを1日量とし、カップ3の水で半量になるまで煎じ、3回に分けて服用する。

薬草・薬木に似ている植物

タムシバによく似たとコブシの花

　同属のコブシ（84ページ）の花は、タムシバの花によく似るが、コブシのほうは花のすぐ下に小さな葉が1枚つく。また、コブシのほうがタムシバよりも樹高が高い。香りについてはコブシの花にも香りがあるが、タムシバのほうが香りが強く、タムシバにはニオイコブシという別名もあるほど。コブシも薬用とされ、花蕾を乾燥させたものは辛夷（しんい）とよばれる。

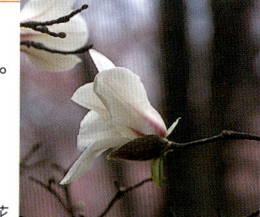

コブシの花

雑木林　採取時期
1 2 **3** 4 5 6 7 8 9 10 11 12

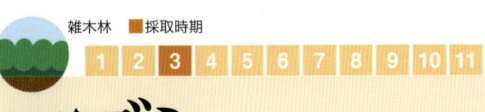

コブシ【辛夷】

Magnolia praecocissima　モクレン科モクレン属

別 コブシハジカミ、ヤマアララギ、タウチザクラ
生 辛夷（しんい）　　　　　　　　　　　北海道〜九州

● 鼻炎、蓄膿症、花粉症

●平地や山地林、谷沿いの斜面などに自生する落葉高木。観賞用に植栽もされる。幹は直立して高さ20mにもなり、多く分枝する。4月ごろ、新葉に先立ち、小枝の先に白色で大形の花を開く。葉は長さ5〜20cmの倒卵形で、しわがある。9〜10月ごろ、長さ5cmほどでいびつな長楕円形の袋果をつけ、熟して裂けると赤い種子が白い糸状の種柄で垂れ下がる。和名はつぼみの形、または果実の集まりが拳に似ることによる。別名のコブシハジカミ、ヤマアララギは、果実をかむと辛味があることから。ハジカミはサンショウのこと。また、開花時期を農作業の目安としたことからタウチザクラの別名もある。

成分　花蕾：精油（オイゲノール、メチルカビコール、サフロール、シネオール、α−ピネンなど）

採取・保存　3月ごろ、開花前の花蕾を採取し、日干しにする。これをタムシバ同様に辛夷（しんい）とよぶ。

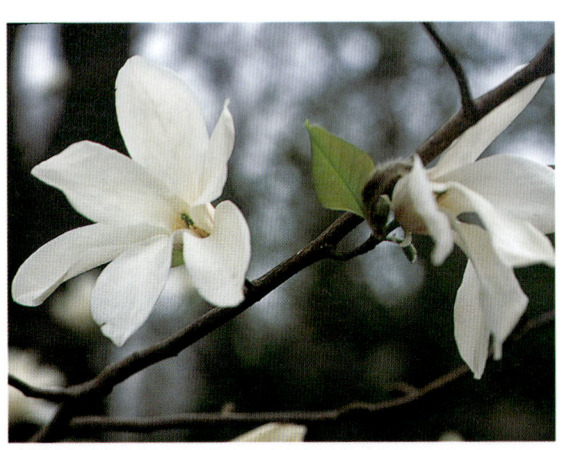

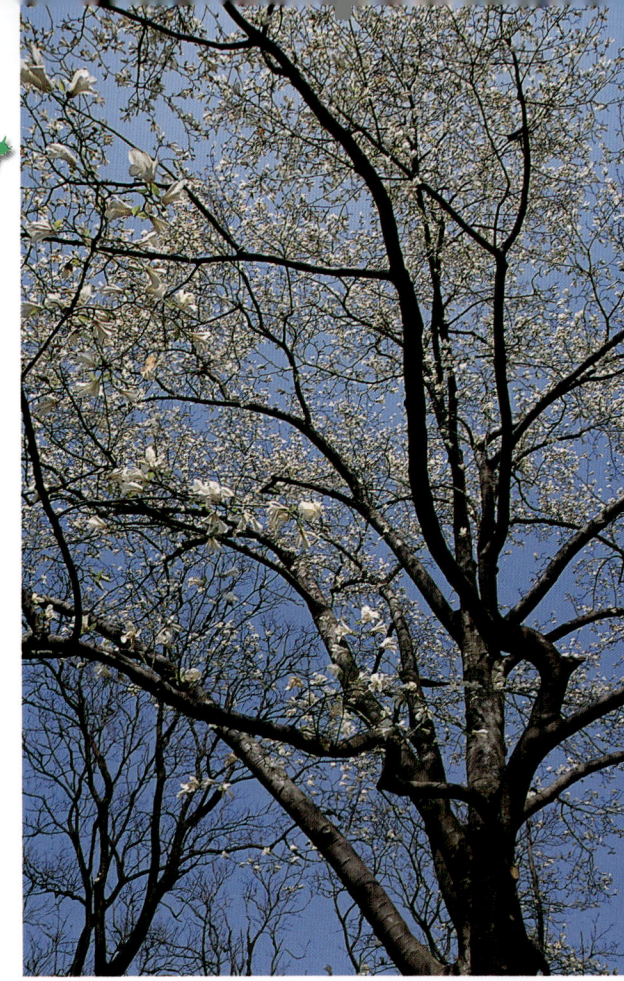

花が一斉に咲き、木全体が真っ白に見える

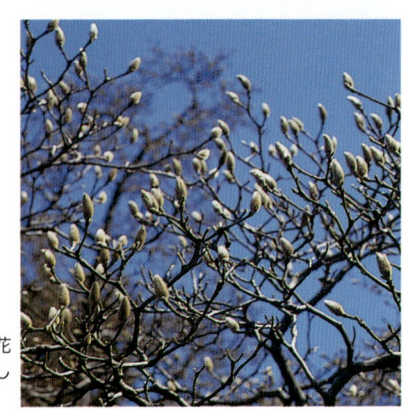

早春に咲く花。花のすぐ下に小さな葉が1枚つく

コブシのつぼみ（花蕾）。これを採取し乾燥させる

使用法　鼻炎、蓄膿症、花粉症などには、乾燥した花蕾5〜10gを1日量とし、カップ3の水で半量になるまで煎じて3回に分けて服用する。

家庭で栽培する薬草・薬木

薬用に栽培するコブシ

コブシは丈夫で生長が早く、病害虫にも強いので育てやすい。高木になるため狭い庭には不向きだが、ある程度の広さがあれば庭のシンボルツリーになる。日当たりがよく適度な湿り気のある場所を選び、落葉期の12〜2月ごろに植えつけを行う。伸びすぎた枝は1〜2月ごろと、花後の5月ごろに剪定する。なお、愛知・長野・岐阜付近に自生する同属のシデコブシは、高さ3〜4mほどと小形で、花弁数が多く花色にも変化があることから、庭木として植栽されることが多い。

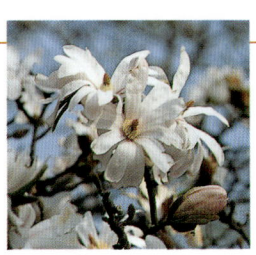

シデコブシ

山地林　■採取時期
1 2 3 4 5 6 7 8 9 **10 11** 12

チョウセンゴミシ【朝鮮五味子】
Schisandra chinensis　マツブサ科マツブサ属

生 五味子（ごみし）

北海道～中部

♥ 冷え症、低血圧症　★ 不眠症　🍂 滋養、強壮

果実を乾燥させた五味子

● 北海道、青森、長野などの山地に自生する落葉つる性低木。高さ１ｍほど。つるは木質で他物に絡みつき、まばらに分枝する。葉は互生し有柄で、先が尖った長楕円形。淡緑色で縁にはまばらに鋸歯があり、やや厚手で葉脈がくぼんだ印象がある。長さ４～10cmほど。雌雄異株。６～７月、新葉の腋から柄を出し、淡黄色で広鐘形の花を１個ずつ下垂させる。10～11月、紅色の小さな液果を房状に多数つける。果実の中には種子が２つある。和名は古く朝鮮半島から渡来したことと、五味子は果実が甘、酸、辛、苦、塩の５種の味をもつことによる。

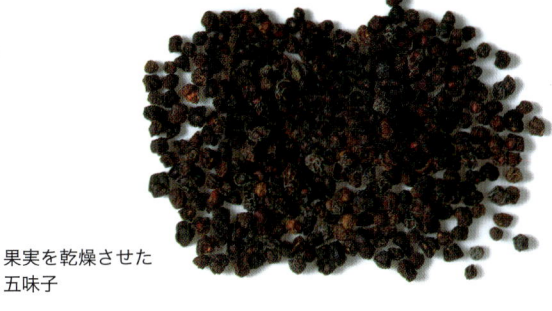

成　分　果実：リグナン（シザンドリン、ゴミシンＡ，Ｄ，Ｅ，Ｎなど）

採取・保存　10～11月、完熟した果実を採取し、日干しにする。これを五味子（ごみし）とよぶ。なお、サネカズラ（86ページ）の乾燥果実を南五味子（なんごみし）とよぶのに対し、チョウセンゴミシの乾燥果実を北五味子（ほくごみし）とよぶこともある。

使用法　冷え症、低血圧症、不眠症、滋養、強壮などには、乾燥した果実500ｇをグラニュー糖300ｇとともにホワイトリカー1.8ℓにつけ込み、冷暗所に３カ月ほどおく。これを就寝前に盃１杯飲む。なお、漢方では五味子は咳を鎮めるなどの目的で処方に配剤されている。

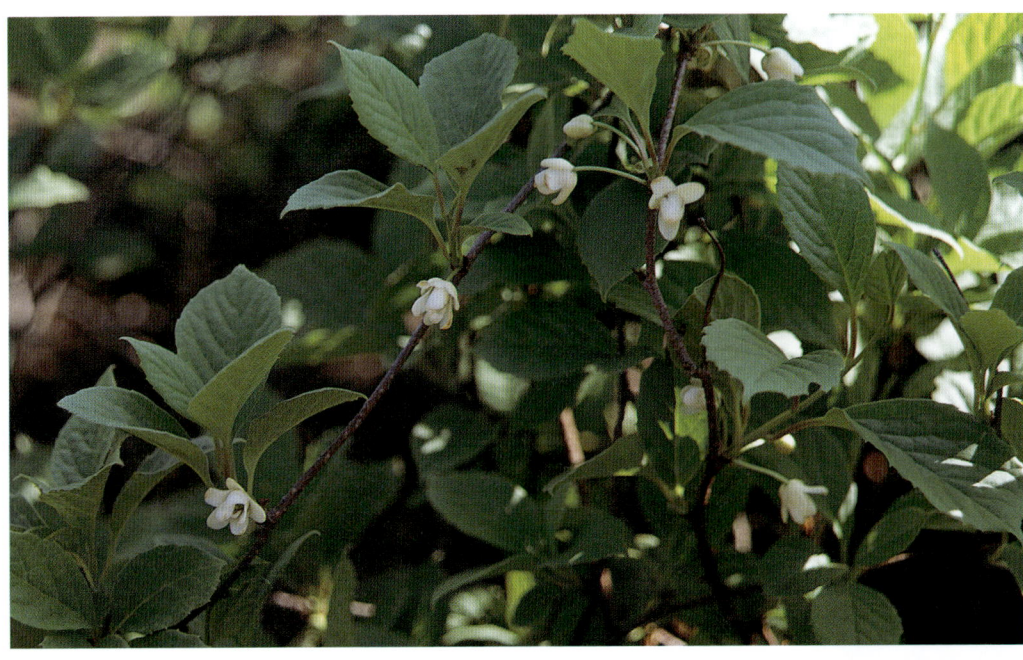

６～７月ごろ、淡黄色の広鐘形の花をつける

薬草・薬木に似ている植物

つる性の茎を薬用とする同属のマツブサ

チョウセンゴミシと同属のマツブサは、チョウセンゴミシよりもやや大形の落葉つる性木本で、秋には藍黒色の房状の果実をつくる。マツブサの和名は房状の果実と、つるを傷つけるとマツのような香りがすることから。マツブサも薬用とされるが、利用部位はつる性の茎。乾燥させたものを松藤（しょうとう）とよび、細かく刻んで浴湯料として利用する。

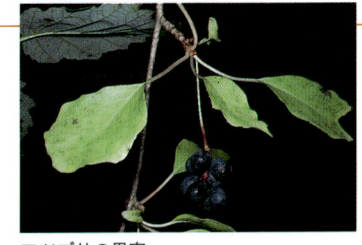

マツブサの果実

マツブサ科マツブサ属

雑木林　採取時期
1 2 3 4 5 6 7 8 9 **10 11** 12

サネカズラ【実葛、真葛】
Kadsura japonica　マツブサ科サネカズラ属

別 ビナンカズラ　生 南五味子（なんごみし）

関東〜沖縄

咳　滋養、強壮

●『古事記』や『万葉集』などにも記述が見られ、かつては茎の粘液が整髪料に使われた常緑つる性木本。関東以西の温暖な山地などに自生し、庭木として植栽もされる。地面を匍匐（ほふく）したり、灌木に覆いかぶさるようにして生育する。葉は互生し葉柄があり、葉身は楕円形で先が尖り、質が厚いが柔らかい。葉の表面にはつやがあり、縁にはまばらに鋸歯がある。7月、葉腋から花梗を伸ばし、小さな淡黄白色の花を下向きに咲かせる。雌雄異株。秋から初冬にかけて、花托のまわりに多数の赤い果実が熟し、丸い集合果をつくる。和名は茎の皮に粘液があることから「滑り葛（なめかずら）」が転訛したものとされる。別名のビナンカズラは茎の粘液を整髪料に使用したことから。

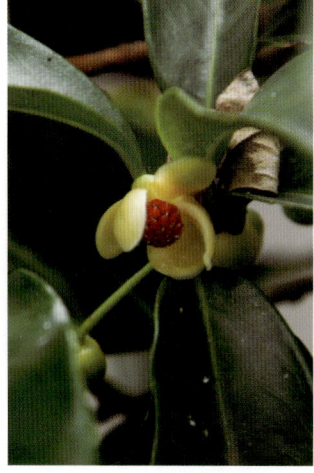

7月ごろに咲くサネカズラの花

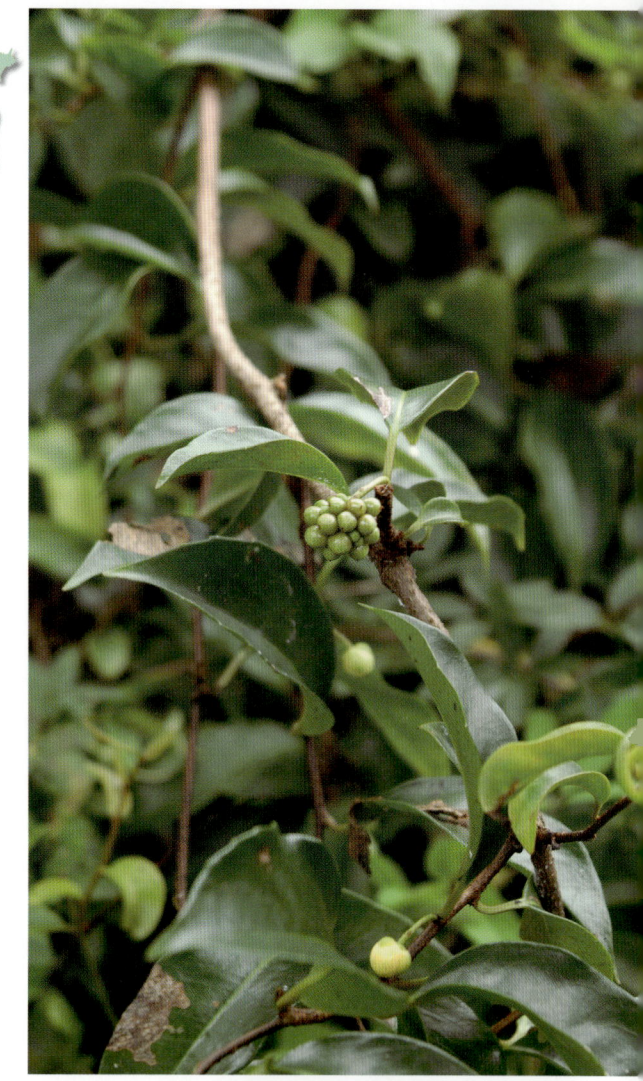

サネカズラの未熟果

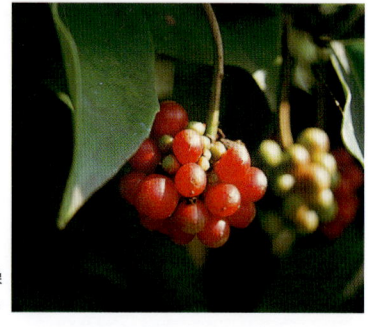

赤く熟した実を乾燥させて薬用に用いる

成分 果実：リグナン（ビナンカズリン、アンゲノイルビナンカズリンAなど）

採取・保存 秋、赤く熟した果実を採取し、日干しにして、からからになるまでよく乾燥させる。これを南五味子（なんごみし）とよぶ。腐敗を防いで乾燥を早めるために、果実を花托からはずし、1粒1粒ばらばらにしてから干すとよい。

使用法 かぜの際の咳止めや、滋養、強壮には、乾燥した果実1〜2個をカップ1の水で半量になるまで煎じ、布などで漉して、小さじ1程度の砂糖や蜂蜜などを加えて1日量とし、3回に分けて温めて服用する。

家庭で栽培する薬草・薬木

赤い実を薬用とするサネカズラ

　サネカズラは赤い実を観賞するためによく栽培されるが、その果実を薬用にも用いてみたい。サネカズラは関東以西の暖地に適しており、栽培には日当たりのよい場所を選び、2〜4月、または6〜7月ごろに植えつける。フェンスなどにからませて生け垣のように仕立てるとよい。雌雄異株のため、結実させるためには雄株と雌株を植える。

植栽・栽培　■採取時期
1 2 3 4 5 6 7 8 9 10 11 12

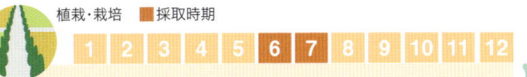

ニッケイ 【肉桂】

Cinnamomum sieboldii
クスノキ科クスノキ属

別 ニッキ　生 日本肉桂（にほんにっけい）、
日本桂皮（にほんけいひ）

関東〜沖縄（植栽、野生）

食欲不振、消化不良

●「ニッキ」として知られるニッケイは、中国雲南地方、ベトナム原産とされる常緑高木。高さ10〜15mで、盛んに分枝する。葉は互生し、革質で先端の尖った長楕円形で、3本のはっきりした葉脈をもつ。夏、新しい枝の葉腋から花柄を伸ばして、淡黄緑色の集散花序をつける。秋、楕円形で1.5cmほど、熟すと黒褐色になる果実をつける。枝葉には芳香がある。江戸時代に渡来し、鹿児島・高知・和歌山などで栽培されていたが、現在は輸入品に押されて需要が少なくなり野生化している。なお、本来の中国の肉桂（にっけい）および桂皮（けいひ）は、同じクスノキ科の近縁種の樹皮を指す。

成分　根皮：精油（ケイヒアルデヒド、オイゲノール、シネオールなど）

採取・保存　6〜7月に、先端部の細い根を掘り取って水洗いし、たたいてはがした皮を天日干しする。これを日本肉桂（にほんにっけい）または日本桂皮（にほんけいひ）とよぶ。

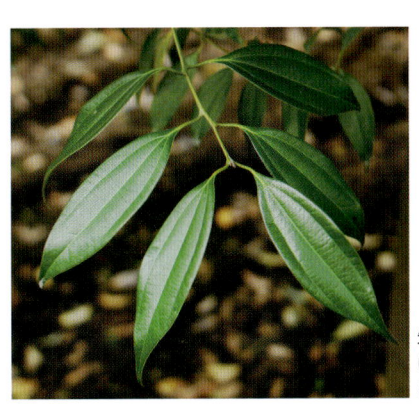

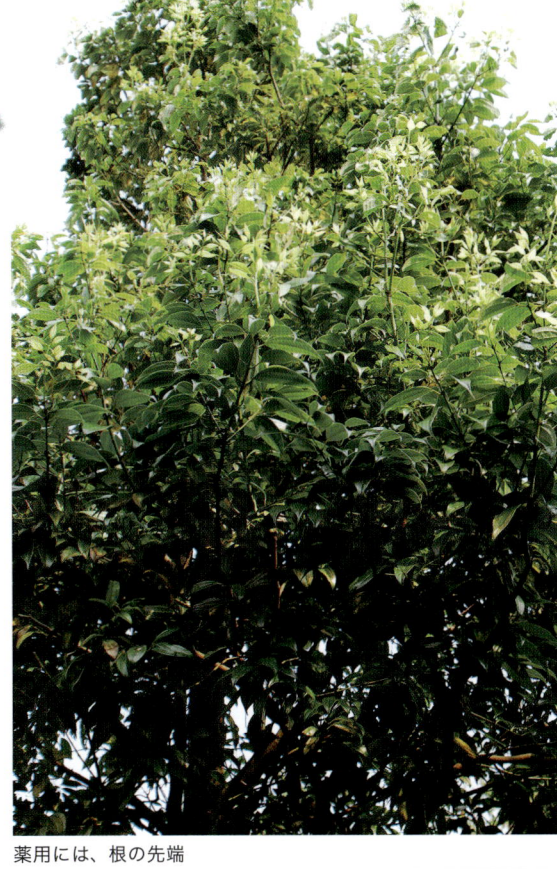

薬用には、根の先端の細い部分を6〜7月ごろに採取する

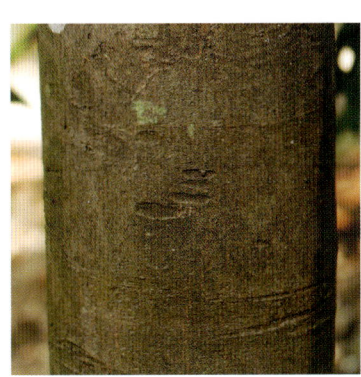

表面がなめらかな樹皮

先端が尖った葉は3本の葉脈が目立つ

使用法　食欲不振や消化不良には、日本肉桂（にほんにっけい）の粉末0.5〜1gを1日量とし、2回に分けて食前に水で服用する。芳香健胃薬として、また発汗、解熱剤として各種の漢方処方にも配合されている。昔は、ニッケイの細根を10cmほどに切って束ねたものが、かんで味と香りを楽しむ駄菓子として「ニッキ」の名で売られていた。

薬草・薬木に似ている植物

ニッケイの仲間ヤブニッケイ

ニッケイの名がつくクスノキ科の仲間のひとつヤブニッケイは、関東、北陸以西の本州から沖縄に分布し、暖地の照葉樹林など広い範囲に自生している。明瞭な3本の葉脈をはじめ、全体にニッケイに似た特徴をもつ。樹皮に精油成分を含むので、ニッケイほどではないが芳香がある。樹皮は浴湯料にするとリューマチや腰痛に効果があるとされる。種子からはオレイン酸などを含む油がとれ、菓子の原料などに利用される。

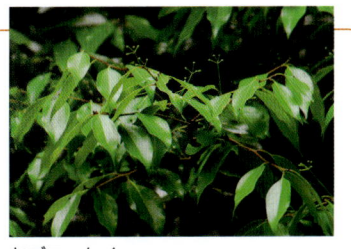

ヤブニッケイ

クスノキ科クスノキ属 | 87

クスノキ【楠、樟】
Cinnamomum camphora クスノキ科クスノキ属

雑木林　採取時期：1 2 3 4 5 6 7 8 9 10 11 12

別：クス、ショウノウノキ
生：樟木（しょうぼく）
関東南部〜九州

神経痛　疲労回復

●庭園や神社、寺院、暖地の街路樹などとして植栽されることの多い常緑高木。関東地方南部以西の山地などに生育するが、自生のものかどうかは不明。高さ20m以上、径80〜150cmになり、ときに樹高40m以上、径5〜8mに達するものもある。樹皮は灰褐色から暗黄褐色で、縦に細かく割れる。葉は長さ2〜3cmの葉柄をもち、葉身は長さ6〜9cm、幅3〜4cmの卵形、または楕円形で、表面に光沢がありやや革質。4〜6月、新枝の葉腋から円錐花序を出し、径5mmほどの淡黄緑色の花をつける。果実は径7〜10mmの球形の液果で、10〜11月ごろに紫黒色に熟す。衣類の防虫用として使われる樟脳はクスノキの材から採取したもの。また、材が虫に食われにくいため、古くから仏像などに使われた。和名は「クスシキ」あるいは「クスシキキ」が語源とされ、香りや薬効があることから、「奇木（くすしき）」または「薬師木（くすしき）」と名付けられたと考えられている。

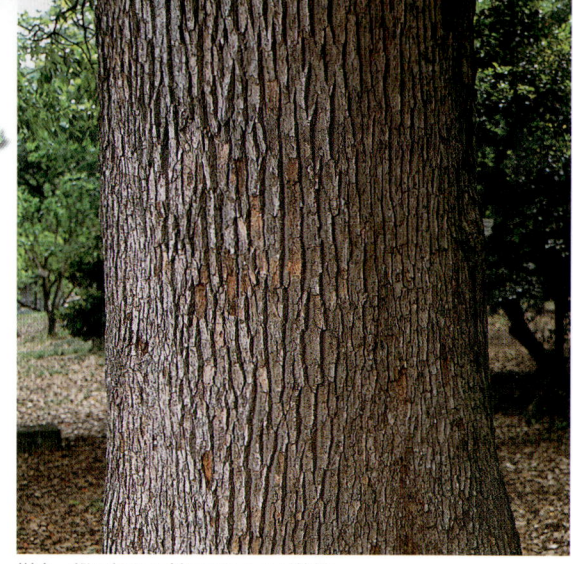

樹皮。縦に細かく割れているのが特徴

成分　枝・葉：精油（カンファー、シネオール、ピネンなど）

採取・保存　かつてはクスノキの材を樟木（しょうぼく）とよび、水蒸気蒸留によって樟脳を採取していた。この樟脳はカンフル注射薬や局所刺激のチンキの製薬原料となっていた。現在は、環境保護のため、材よりも精油の含有量は少ないが、枝や葉を水蒸気蒸留して樟脳を採取している。民間では、枝・葉を採取して、日干しにする。

使用法　神経痛、疲労回復には、乾燥した枝・葉50gを布袋に入れ、浴槽に入れて浴湯料として利用する。乾燥させた葉をいぶして煙をたて、蚊遣りとしても利用できる。

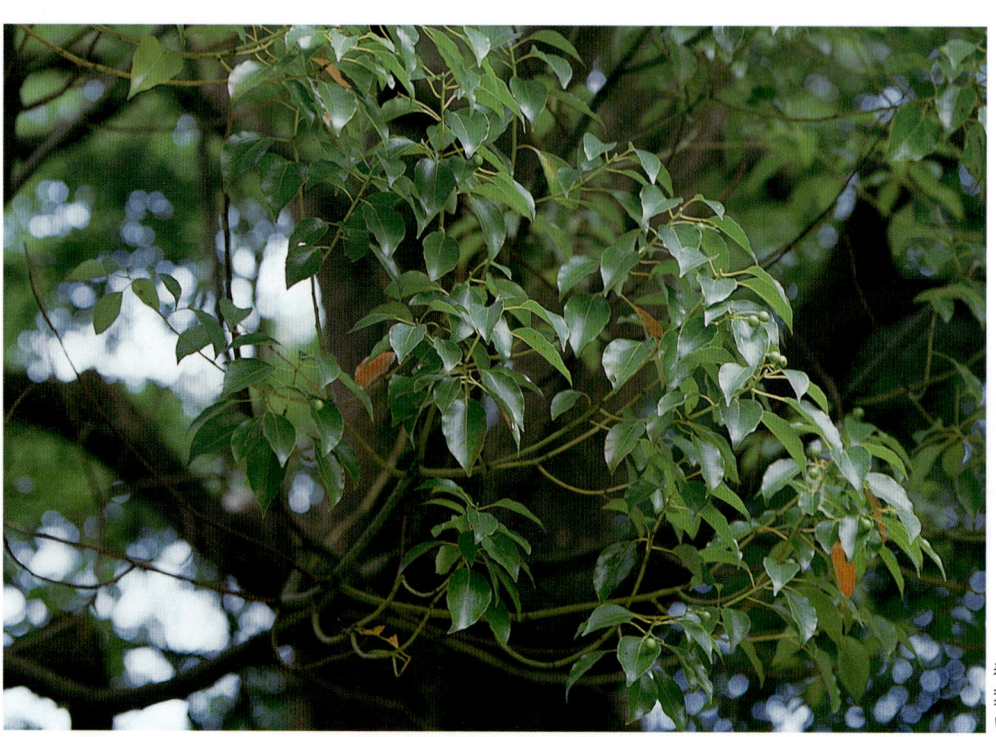

春の新葉。薬用には葉や枝を採取して用いる

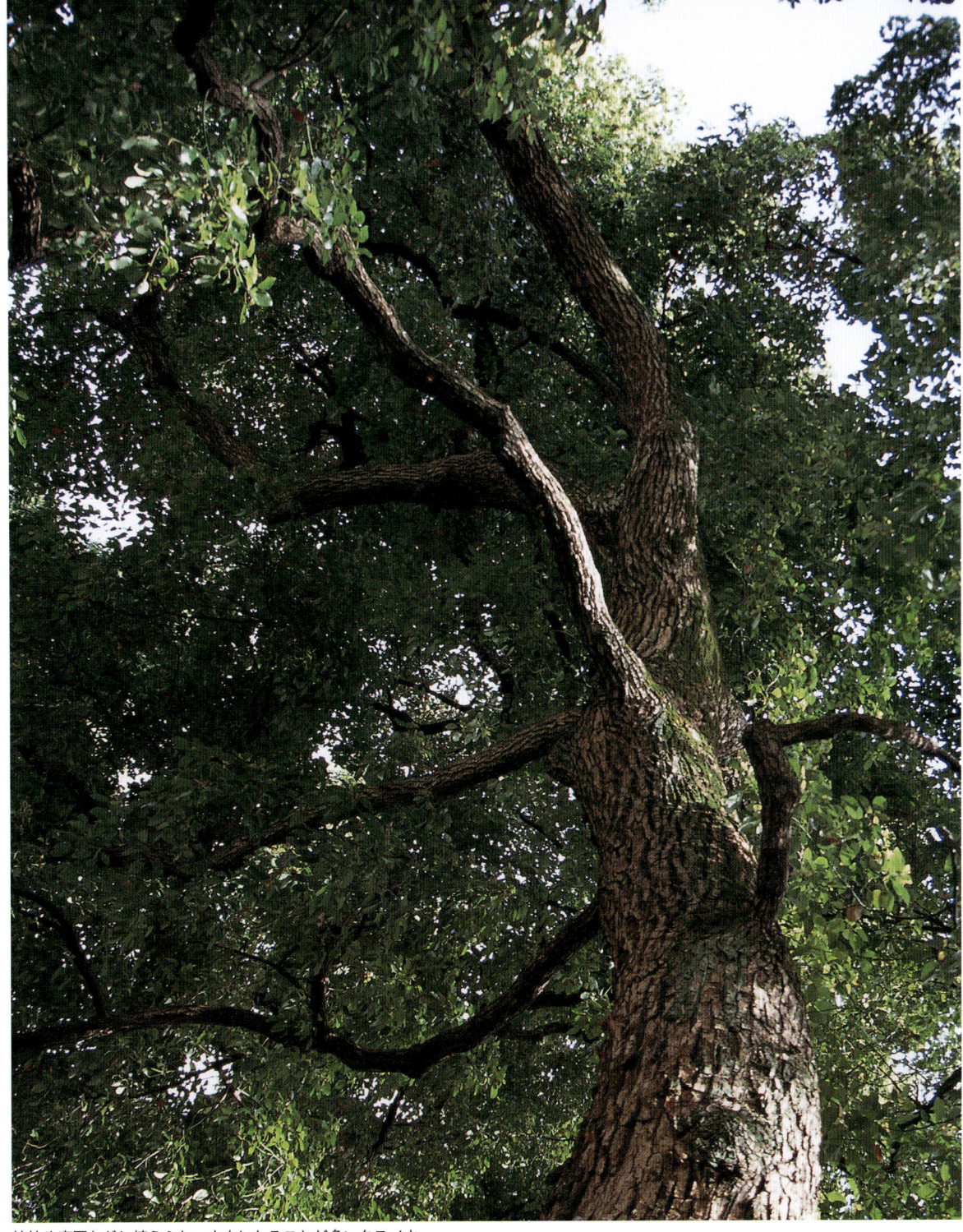

神社や庭園などに植えられ、大木になることが多いクスノキ

> **薬草・薬木に似ている植物**
>
> ### イヌグスとよばれるタブノキ
>
> 　クスノキは大木が多いことでも知られるが、クスノキのように比較的大木に生長するのが、別名イヌグスともよばれるクスノキ科タブノキ属のタブノキである。タブノキは西日本の常緑広葉樹林の重要な構成種だが、北限は青森県で、寒さに強い樹木でもある。イヌグスという別名は、クスノキに似るが、それよりも劣るという意味と考えられる。タブノキの根や樹皮をつぶしたものは、ねんざの湿布などに用いられ、粘性のある樹皮は線香の原料として利用される。
>
> タブノキ

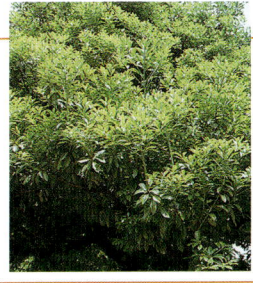

クスノキ科クスノキ属

テンダイウヤク【天台烏薬】

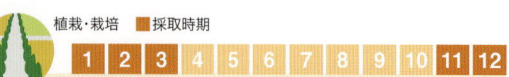

Lindera strychnifolia　クスノキ科クロモジ属

植栽・栽培　■採取時期
1 2 3 4 5 6 7 8 9 10 11 12

別 ウヤク　**生** 烏薬（うやく）　関東～沖縄（植栽、野生）

🟡 胃腸炎、健胃

●中国原産で日本へは享保年間に渡来したとされる常緑低木。現在では暖地の山地や海岸に野生化したものが見られる。幹は叢生し、高さ3～5mほど。葉は広楕円形で3本の主脈がはっきり見える。葉は薄い革質でつやがあり、表面は緑色で裏面は白みを帯びる。葉身は長さ4～8cm、先端が尾状に尖る。根は長い塊状。雌雄異株。3～4月ごろ、葉腋に淡黄色の小さな花が群がるように咲く。果実は長さ1cmほどの楕円形で、はじめは緑から赤褐色をしているが、9月ごろに黒く熟す。種子は淡褐色で、基部が突き出る。和名は中国の天台山のものが質がよいとされたことによる。「烏薬（うやく）」は中国でのよび名。

成分 根：精油（リンデラン、リンデリン、リンデロールなど）

採取・保存 11～3月ごろ、紡錘状にふくらんだ根を掘り採って水洗いし、日干しにする。これを烏薬（うやく）とよぶ。

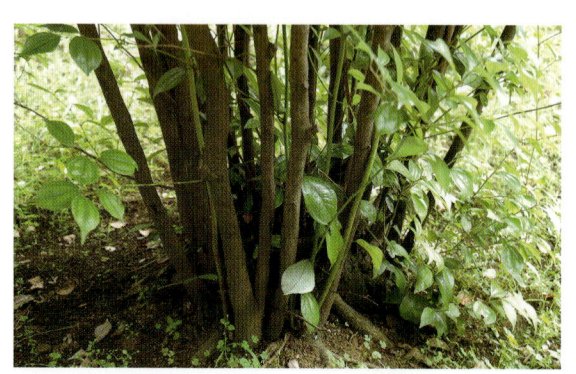

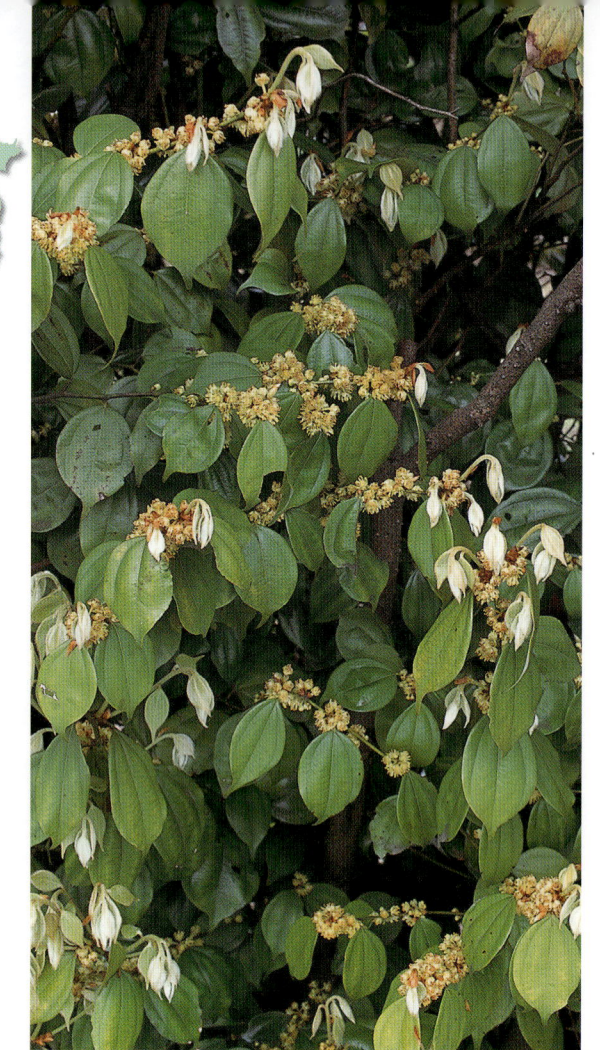

3～4月ごろ、淡黄色の小花が葉腋に咲く

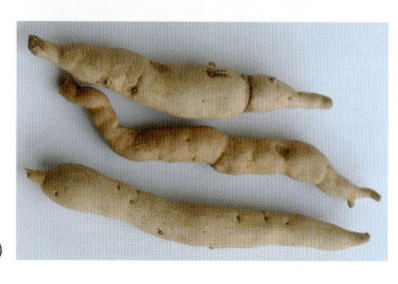

烏薬（うやく）

使用法 漢方では鎮痛、けいれん止めなどの目的で、さまざまな処方に配剤される。民間では、胃腸炎や健胃に、乾燥した根5～10gを粗く刻んだものを1日量とし、カップ3の水で半量になるまで煎じ、3回に分けて食間に服用する。

株元から幹が叢生する。根は11～3月に掘り採る

家庭で栽培する薬草・薬木

薬用に栽培するテンダイウヤク

テンダイウヤクは葉が常緑で美しいことから、庭木として植栽されることもある。半日陰にも耐え、病虫害にも強いので育てやすい。4～6月に植えつけを行い、剪定は4月、6月、10月ごろに行う。生け垣や庭のシンボルツリーなどとして扱うとよい。根のところどころにこぶ状のものができるので、これを薬用に採取する。

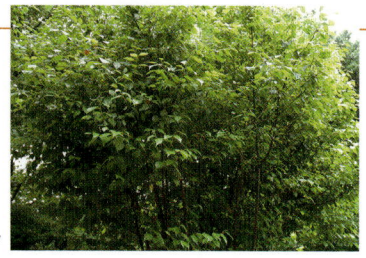

テンダイウヤク

雑木林　採取時期（枝・葉：8〜10月、根皮：通年）

| 1 | 2 | 3 | 4 | 5 | 6 | 7 | 8 | 9 | 10 | 11 | 12 |

クロモジ【黒文字】

Lindera umbellata　クスノキ科クロモジ属

生 釣樟（ちょうしょう）、釣樟根皮（ちょうしょうこんぴ）

関東〜九州

- 水虫、たむし、湿疹（根皮）
- 胃腸炎（根皮）
- 咳、たん（根皮）
- 関節痛、リウマチ（枝・葉）

●関東地方以西の山地に自生する、高さ2〜3mの落葉低木。幹は直立し、多数分枝する。樹皮はなめらかで灰褐色あるいは黒褐色、小枝は黄緑色、しばしば黒斑がある。葉は柄があり互生し、葉身は狭長楕円形あるいは倒卵状長楕円形で、長さ5〜12cm、裏面はやや白色を帯びる。秋に黄葉する。雌雄異株。3〜4月、散形花序に淡黄緑色の小花が10個ほどつく。花後、径5〜6mmの液果がつき、秋に黒く熟す。果実の中には種子が1個ある。和名は樹皮の黒色の斑点を文字に見立てたことによる。葉や樹皮には芳香があり、水蒸気蒸留により採取された精油は香水などに利用される。枝は爪楊枝の材料にもなり、料理屋などでは爪楊枝のことをクロモジという。

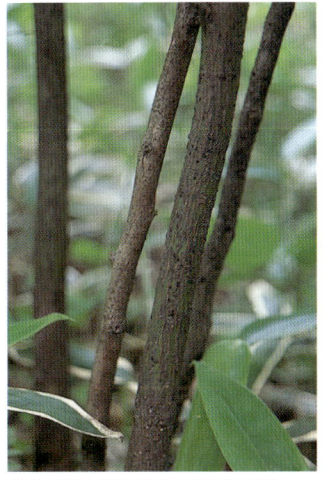

黒色の斑点があるクロモジの樹皮

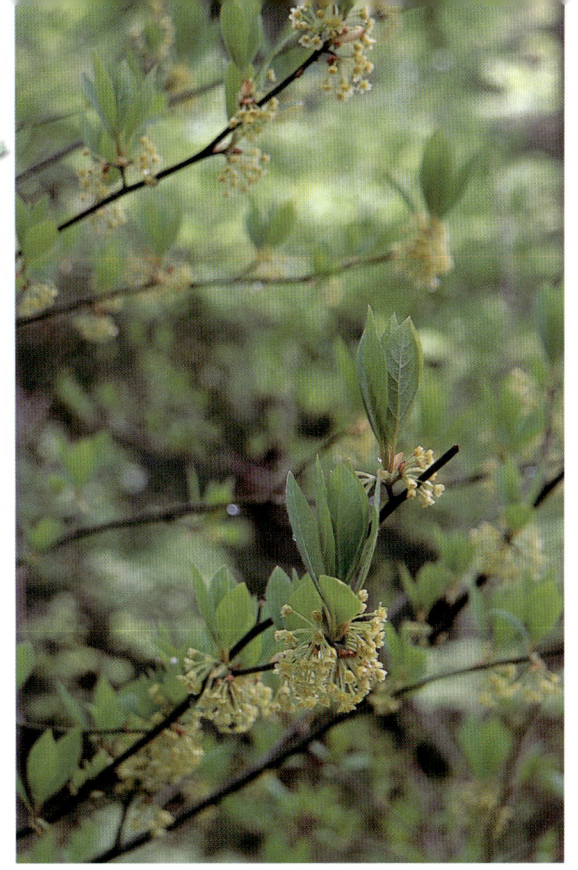

3〜4月に咲く淡黄緑色の花。楕円形の葉は枝とともに8〜10月ごろに採取する

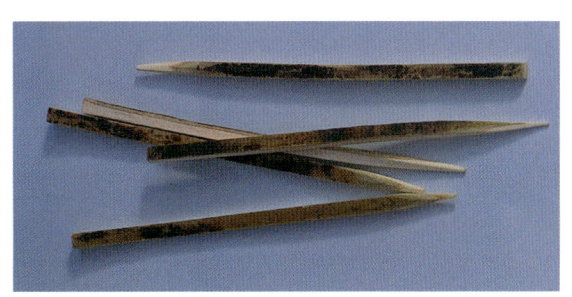

クロモジの枝でつくった爪楊枝

成分　根皮、枝・葉：精油（リナロール、ゲラニオール、シネオール、α-ピネン、フェランドレン、カンフェン、ネロリドールなど）

採取・保存　8〜10月に枝・葉を採取し陰干しにする。これを釣樟（ちょうしょう）とよぶ。根は必要に応じて掘り採り、根皮をはいで水洗いしてから刻んで日干しにする。これを釣樟根皮（ちょうしょうこんぴ）とよぶ。

使用法　水虫、たむし、湿疹などには、乾燥した根皮20gをカップ3の水で半量になるまで煎じ、その煎じ液で患部を洗浄する。胃腸炎、咳、たんなどには、乾燥した根皮10gをカップ3の水で半量になるまで煎じて1日量とし、3回に分けて服用する。関節炎、リウマチなどには、枝・葉を布袋に入れて浴槽に入れ、浴湯料として利用する。

薬草・薬木に似ている植物

シロモジとアオモジ

クスノキ科でクロモジのように和名に色名がつく樹木に、ハマビワ属のシロモジ、アオモジ属のアオモジがある。シロモジは落葉低木で、樹皮がクロモジよりもやや白い。アオモジは落葉低木または小高木で、若枝は濃緑色、果実は赤から紫色に熟す。どちらも薬用とされ、シロモジは根皮が胃腸炎や水虫治療に、アオモジは果実が食欲不振や消化不良のための処方に配剤される。

シロモジ

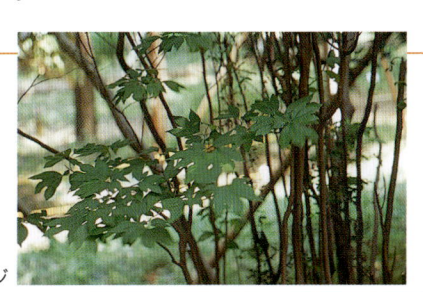

人里 ■採取時期（葉：8月、果実：10〜11月）

ゲッケイジュ【月桂樹】
Laurus nobilis クスノキ科ゲッケイジュ属

別 ローレル　生 月桂葉（げっけいよう）、月桂実（げっけいじつ）
全国（植栽）

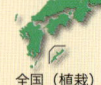

リウマチ、神経痛（葉）　　健胃（果実）

●古代ギリシアやローマで、葉や枝でつくった冠が勝利の象徴とされた常緑樹。現在でもスポーツ競技などにおいて月桂冠が勝者に与えられることがある。ゲッケイジュは地中海沿岸地域原産で、日本へは1905年ごろに渡来したとされる。雌雄異株で、日本では雌株は比較的少ない。高さ12ｍほど。葉は長さ8ｃｍほどの長楕円形で深緑色、革質で、傷つけたり折ると特有の香りがする。春、葉腋に芳香のある黄色い小さな花をつける。花被は4深裂し、裂片は倒卵形。10月ごろ、大豆ほどの大きさの果実が黒紫色に熟して落ちる。常緑で葉に芳香があることから貴いものとされ、ラテン語の学名は「緑色で高貴な」という意味をもつ。

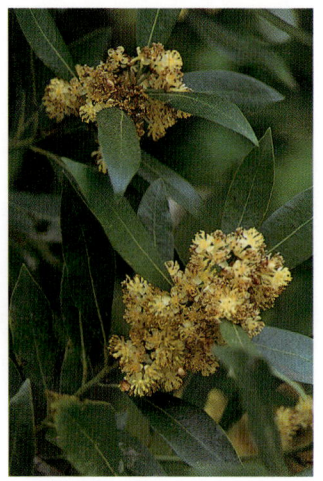

春に咲く黄色い小花

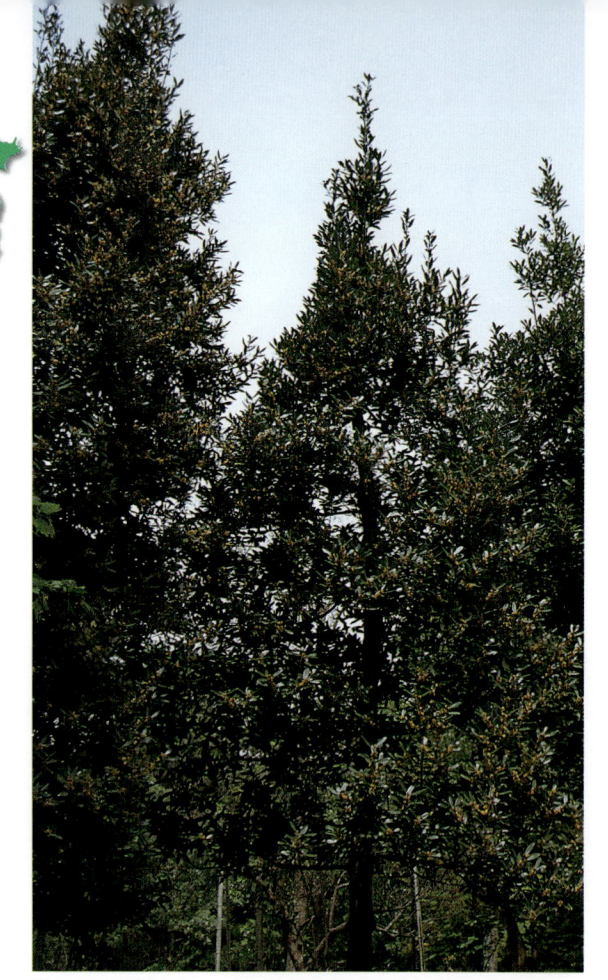

高さ12ｍほどの常緑高木。葉は8月ごろに採取する

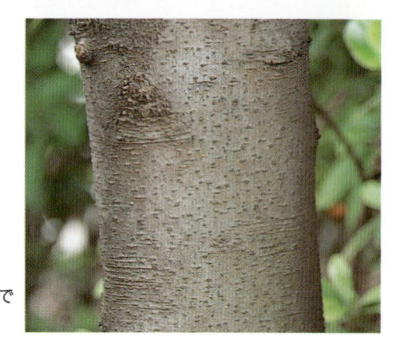

樹皮は灰黒色で皮目がある

成分 葉：精油（シネオール、オイゲノール、ゲラニオール、ピネン、テルピネンなど）／果実：精油（シネオール、ピネンなど）など

採取・保存 葉は8月ごろに採取して水洗いし、風通しのよい場所で陰干しにする。これを月桂葉（げっけいよう）とよぶ。秋に熟した果実を採取し、陰干しにしたものを月桂実（げっけいじつ）とよぶ。

使用法 リウマチや神経痛に、乾燥した葉2〜3ｇをカップ2の水で3分の1の量になるまで煎じて服用する。乾燥した葉ひと握りを浴湯料として用いてもよい。健胃には、乾燥した実を粉末にしたもの1ｇを、カップ半量の湯に混ぜて、1日2〜3回服用する。

食べて効く薬草・薬木

洋風料理に欠かせないローレル

ゲッケイジュの葉を乾燥させたものはローレル（英名）またはローリエ（仏名）とよばれ、スパイスとして洋風料理の香りづけに利用される。とくに肉類や魚類の生臭さをやわらげるのに効果的。香りの成分は揮発性のため、葉を折ったりちぎったりすると芳香が強まる。また、油に溶けやすいので、材料を炒める段階から加えるとよい。カレーやシチューなどの洋風煮込み料理によく利用されるが、長時間煮込むと苦みが出るため、煮込み終わったら取り出しておく。

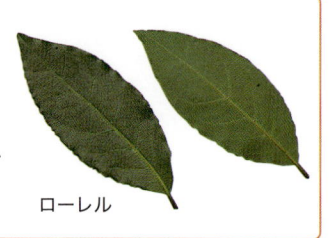

ローレル

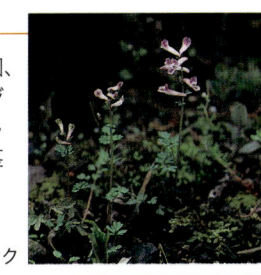

山地林　■採取時期
１２３**４５**６７８９10 11 12

エゾエンゴサク【蝦夷延胡索】
Corydalis ambigua　ケシ科キケマン属

生 和延胡索（わのえんごさく）

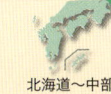

北海道〜中部

胃痛、腹痛　　生理痛

●春を告げる花、いわゆる「スプリング・エフェメラル」のひとつ。北海道や本州北部の日本海側の山野の、やや湿ったところに群落をつくる多年草。草丈は10〜15cm程度。地中には、茶色の鱗片に包まれた、1.5〜2cmほどの球形の塊茎がある。葉は2〜3回3出複葉で小葉は楕円形。花期は4〜5月で、花茎の先に唇状の花を多数つける。花色は濃い青紫色が中心だが、赤紫、白などもある。花後、細長いさく果を結び、地上部は枯れ翌年の春まで休眠する。北海道にはよく見られる植物で、アイヌの人々はこの塊茎を「トマ」とよんで保存食としていた。

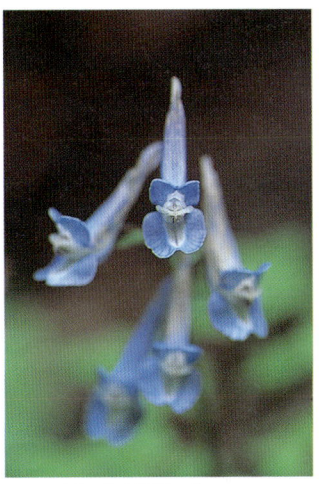

4〜5月に咲く唇状の花

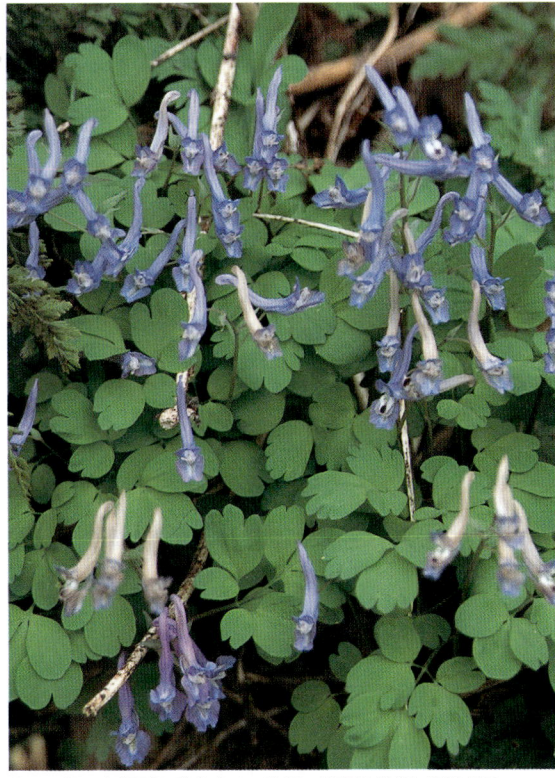

山野の湿った場所に群生する。地下の塊茎は花後に掘り採る

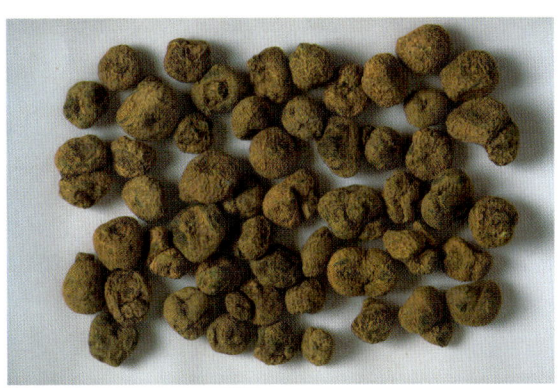

エンゴサクの塊茎を乾燥させた延胡索（えんごさく）

成　分　塊茎：アルカロイド（コリダリン、プロトピン、ブルボカプニン、テトラヒドロパルマチンなど）

採取・保存　花後の4〜5月に、地下の塊茎を掘り採り、水洗いして細根を除き、蒸して天日に干す。これを和延胡索（わのえんごさく）という。なお、和延胡索は、中国原産のエンゴサクの塊茎を乾燥させた延胡索（えんごさく）の代用として用いる。

使用法　胃痛、腹痛、生理痛などに、乾燥させた塊茎2〜5gを1日量として、約500mℓの水で半量まで煎じ、かすを取って3回に分け食間に服用する。ただし1日服用しても痛みが続くなら医師の診断を仰ぐほうがよい。また、通経作用があるので妊婦の服用は避ける。春の開花時に、地上部の全草はお浸しやゴマ和えなどにして食べることができる。

薬草・薬木に似ている植物
エゾエンゴサクの仲間

エゾエンゴサクと同属で、日本に自生するものに、ミチノクエンゴサク、ジロボウエンゴサク、ヤマエンゴサクなどとその変種がある。ミチノクエンゴサクは本州中北部の日本海沿岸地方に分布し、花はほっそりして小形。ヤマエンゴサクは本州、四国、九州に自生し、花色は紅紫色を帯びる。ジロボウエンゴサクは関東地方以西に分布している。なお、ジロボウエンゴサクは根茎や全草が高血圧治療などに用いられる。

ジロボウエンゴサク

滋養強壮　生活習慣　ストレス　消化器　循環器　呼吸器　目・鼻・耳・口　関節・筋肉　泌尿器　解熱・鎮痛　皮膚・外傷　婦人病

ケシ科キケマン属

オランダガラシ 【和蘭芥子】

Nasturtium officinale
アブラナ科オランダガラシ属

別 クレソン、ウォータークレス、ミズガラシ
生 西洋菜乾（せいようさいかん）

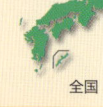

水辺 ■採取時期 1 2 3 4 5 6 7 8 9 10 11 12
全国

- 食欲不振
- 神経痛、リウマチ
- 口臭

● クレソンもしくはウォータークレスとして野菜売場に並んでいるのがこのオランダガラシ。ヨーロッパ原産の帰化植物で、多年草。水温が低く、流れのゆるやかな清流や池に群落をつくる。茎は中空で柔らかく、水に浮かんで伸びる。葉は互生で奇数羽状複葉をなし、小葉は卵形で3～11枚ある。葉の表面には光沢があり、裏面には赤紫色の葉脈が見える。花期は4～5月、茎先端に総状花序をつけ、白色の4弁花を密集して咲かせる。果実は長さ1～2cmのさや状の長角果。日本には食用として明治の初めに入ったが、繁殖力が強く各地で野生化している。

成分 全草：フラボノイド配糖体（ラムネチン配糖体、ラムナジン）、配糖体（グルコナツルシン）など

採取・保存 新鮮な茎・葉を採取し、天日に干して乾燥させる。または必要時に茎・葉を摘んで食用する。

使用法 ぴりっとした辛みと苦みが食欲増進に効果的。胃もたれしているときや食欲のないときには、乾燥させたもの1日量3～5gを400mlの水で20分ほど煎じて、3回に分けて飲む。神経痛やリウマチには、生の茎・葉をすりおろして患部に冷湿布する。口臭には、生の葉を刻んでふきんに包んで絞り、その汁を水で薄めてうがいをする。また、生の葉はサラダなどにして食用できる。脂肪の消化を助けるため、肉料理のつけ合わせによい。殺菌作用があり、食後の口臭を防ぐ効果もある。

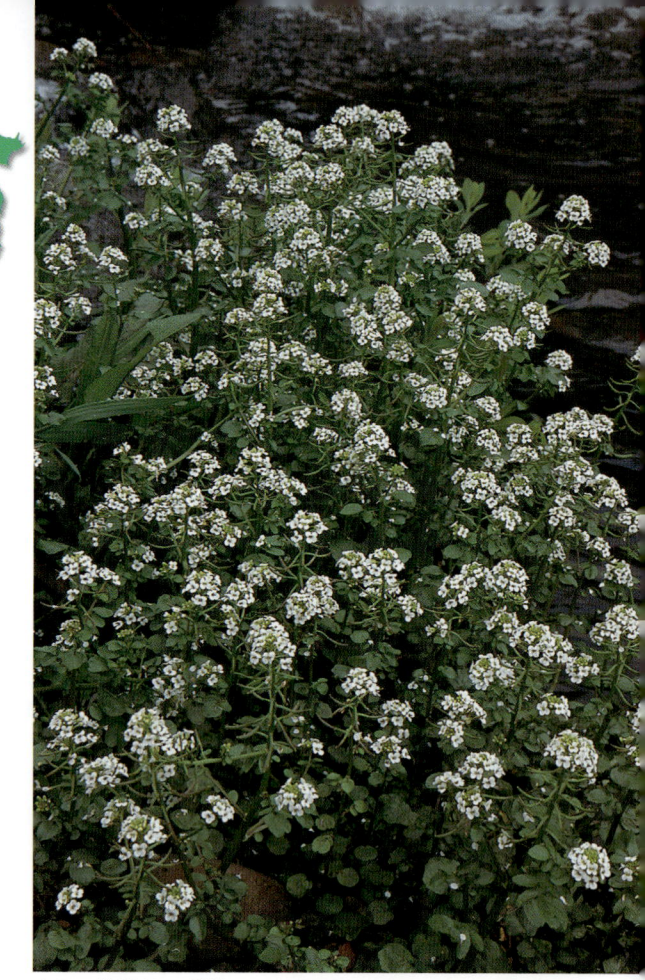

オランダガラシの群落。4～5月に白色の花を咲かせる

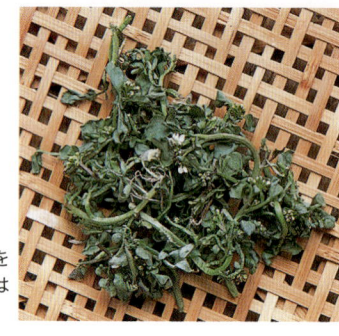

茎葉を乾燥させたものを薬用に用いる。花や葉は食用にもなる

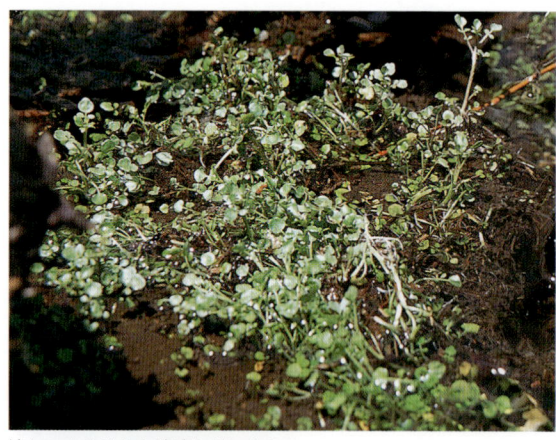

流れのゆるやかな清流などに生える

家庭で栽培する薬草・薬木
オランダガラシの栽培

オランダガラシは丈夫で寒さにも強く、比較的簡単に栽培ができるので、薬用に育ててみたい。種をまいてもよいが、スーパーなどで購入したものをコップなどに挿しておくと根が出るので、それを鉢に植えるか、水栽培で育てる。鉢植えの場合は、乾かないよう水やりを頻繁に行う。水深5cm前後になるように鉢ごと水に沈めてもよい。水栽培の場合は、水温の上昇とボウフラの発生を防ぐためにこまめに水を換える。繁ってきたら適宜間引きをしながら収穫する。

人里 ■採取時期
1 2 3 4 5 6 7 8 9 10 11 12

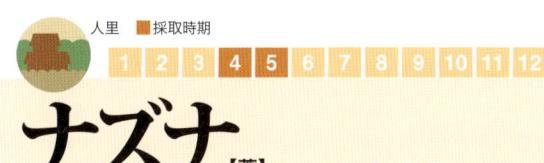

ナズナ [薺]

Capsella bursa-pastoris アブラナ科ナズナ属

別 ペンペングサ

全国

- 利尿、むくみ
- 解熱、子宮や腸の出血
- 高血圧
- 便秘
- 目の充血

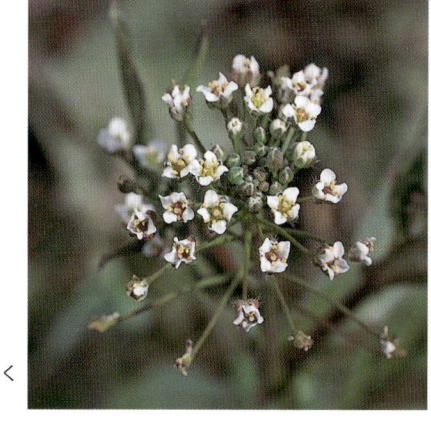

4～5月に咲く白い小花

●春の七草のひとつで、古くから食用や薬用に利用されてきた越年草。道ばたや人家の庭、畑のふちなどの日当たりのよい場所に自生する。茎は直立して分枝し、高さ30～50cmほど。根出葉は羽状に裂け、ロゼット状に地面にへばりつくようにして越冬する。茎から出る葉は互生し、楕円で先端が尖り、上部の葉は細い線状となる。4～5月、茎の先に長い総状花序をつくり、小さな白い十字状の花を多数開く。花後につく果実は倒三角形で、頭部が少しへこむ。果実には小さな種子が多数入っている。和名は愛ずる菜を意味する「撫で菜」が転訛したものとされる。また、果実の形が三味線のばちに似ていることからペンペングサとよばれる。

成分 全草：芳香族酸（パラヒドロキシ安息香酸、バニリン酸）、フラボノイド（クプレッスフラボン）、フラボノイド配糖体（スウェルチシン、ジオスミンなど）、精油（カンファー）など

採取・保存 4～5月の開花期、未熟果をつけたままの全草を刈り取り、水洗いしてから日干しにする。

使用法 利尿、むくみ、解熱、止血には、乾燥した全草10～20gを1日量とし、カップ3の水で半量になるまで煎じて3回に分けて服用する。高血圧や便秘も、同じ煎液を1日3回食間に服用する。目の充血には、乾燥した全草10gをカップ1の水で半量になるまで煎じ、ガーゼなどで漉して、人肌に冷めてから脱脂綿を浸して洗眼する。

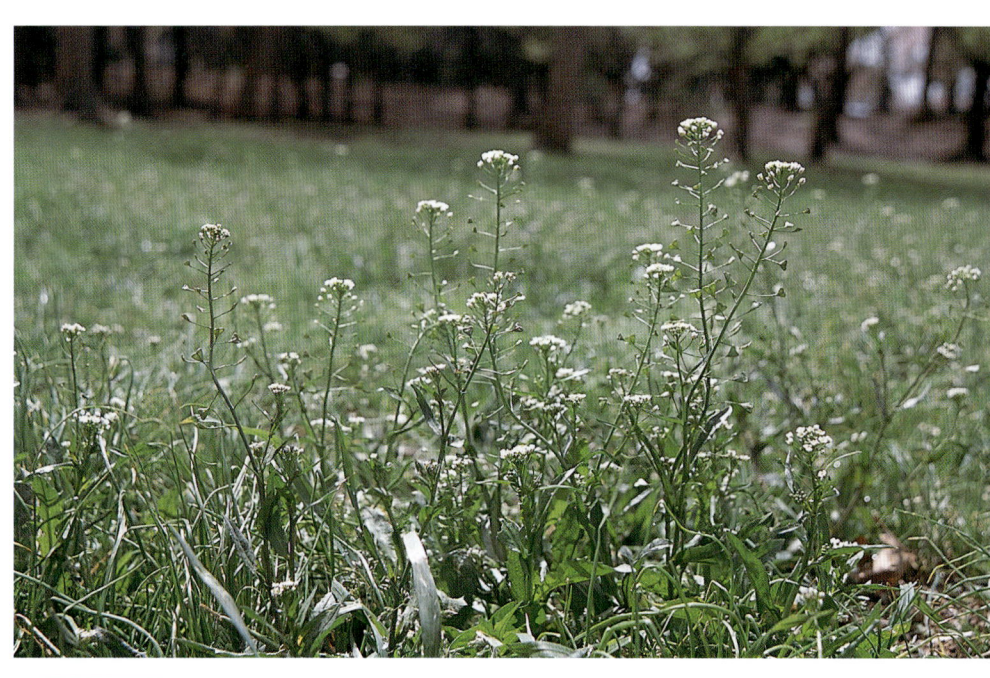

道ばたや人家まわりなどによく見られる多年草。開花期に全草を採取する

食べて効く薬草・薬木

くせがなく食べやすいナズナの若葉

ナズナは、ロゼット状の葉や若葉が山菜としても利用される。ゆでて水にさらし、和えものや煮浸しにするとくせがなく食べやすい。このほかキノコ汁やすまし汁などの汁ものの実とする。珍しい食べ方としては、若葉を湯通しし、冷水にとってからしぼり、みじん切りにして、やや多めの塩をまぶして押しぶたをする。こうしてできたものは、珍菜としてお茶漬けなどに用いる。

滋養強壮 | 生活習慣 | ストレス | 消化器 | 循環器 | 呼吸器 | 目・鼻・耳・口 | 関節・筋肉 | 泌尿器 | 解熱・鎮痛 | 皮膚・外傷 | 婦人病

アブラナ科ナズナ属

植栽・栽培　採取時期
| 1 | 2 | 3 | 4 | 5 | 6 | 7 | 8 | 9 | 10 | 11 | 12 |

オオベンケイソウ【大弁慶草】

Hylotelephium spectabile
ベンケイソウ科キリンソウ属

別 イキクサ

全国（栽培）

腫れもの、すり傷、切り傷　痔

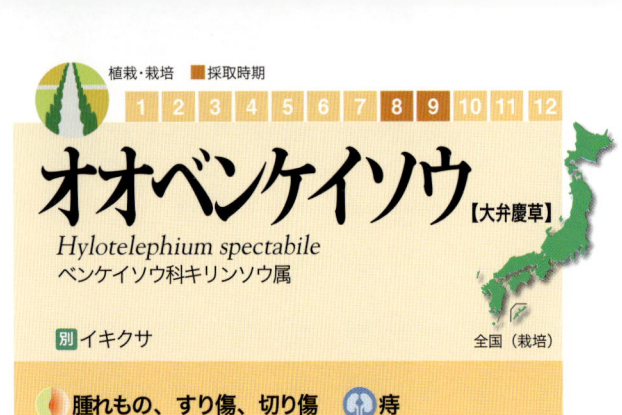

●中国や朝鮮半島原産の多年生多肉植物で、日本へは明治中期ごろに渡来し、おもに観賞用に栽培される。全体的に多肉で葉が厚く、茎は柔らかい。地下に肥大した根があり、そこから茎を出す。高さ30〜70cm。葉は対生、輪生し、長さは8〜10cm。卵形から狭卵形で葉柄はない。8〜9月、茎の先に大形の散房花序を出し多数の紅色の小花をつける。おしべは花弁の1.5倍ある。日本にはムラサキベンケイソウやベンケイソウが自生するが、これらの植物も多肉で、ちぎっても枯れないことから古名をイキクサといった。さらに、武蔵坊弁慶の登場により、強さの象徴としてベンケイソウとよばれるようになった。

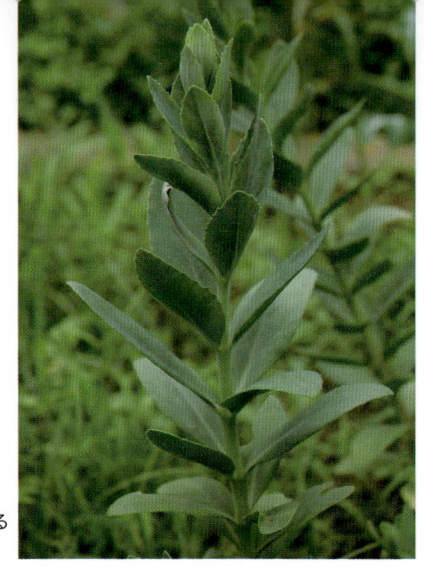

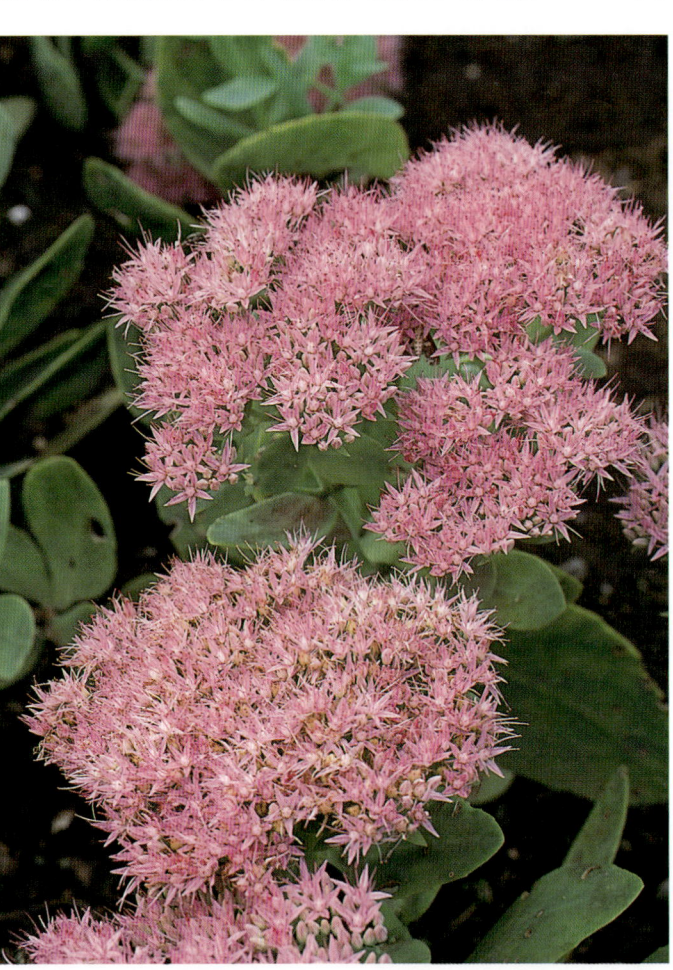

日本に自生するベンケイソウ

成分 全草：単糖類（セドヘプツロース）

採取・保存 開花期に全草を刈り取り、日干しにする。夏から秋にかけて、葉を刈り取り、水洗い後水気をふき取り、生のまま用いる。

使用法 腫れもの、小さなすり傷、切り傷、痔には、乾燥した全草5gをカップ2の水で半量になるまで煎じ、患部に塗布する。腫れものには、生の葉を火で焙り、裏面の薄皮をはいで除き、患部に貼るのもよい。切り傷には生の葉の汁をつけるのも効果があるとされる。

散房花序をつくって咲く紅色の小花

家庭で栽培する薬草・薬木

丈夫で育てやすいオオベンケイソウ

オオベンケイソウは強健のため、丈夫で育てやすい。家庭で栽培すれば、いつでも葉や茎を入手できる。日光を好むため、十分に日が当たり、水はけのよい場所に植える。庭植えだけでなく、鉢植えにも適している。丈夫だが、害虫やウドンコ病などには注意が必要。なお、日本に自生するベンケイソウも古くから栽培されていたが、オオベンケイソウの導入以降ほとんど見られなくなった。今ではベンケイソウといえばオオベンケイソウのほうを指すようになった。

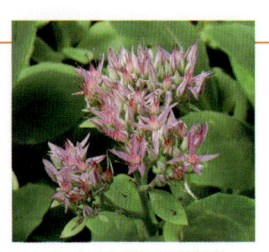

ベンケイソウ科の園芸植物

チダケサシ【乳蕈刺】

Astilbe microphylla　ユキノシタ科チダケサシ属

草原　■採取時期　1 2 3 4 5 6 7 **8** 9 10 11 12

東北～九州

別 トリアシショウマ　生 赤升麻（あかしょうま）

かぜ　頭痛

●本州、四国、九州に分布し、日当たりのよい草原や湿った田の縁、小川の縁などに自生する多年草。根茎は太く短い。赤褐色の鱗片毛が密生した太い根茎が斜めに伸び、茎は高さ50～80cmほどになる。葉は長い葉柄をもち、2～4回の羽状複葉で両面に短毛がある。葉柄と茎には茶褐色の粗毛が生える。小葉は楕円形や倒卵形で、縁には粗い鋸歯があり、長さ2～4cm。7～8月、円錐花序をつくり、淡紅色の小花をつける。花序には短い腺毛が密生する。花弁、萼片とも5枚。花後、先が2本のくちばし状に尖った、長さ約4mmのさく果をつける。和名は野山で採ったチダケ（キノコの一種）を、この茎に刺して持ち帰ったことによる。

成分　全草：配糖体（ベルゲニン）

採取・保存　8～9月ごろ、根茎を掘り採り、よく水洗いしてから日干しにする。これを赤升麻（あかしょうま）という。赤升麻は升麻（しょうま＝サラシナショウマの根茎：73ページ）の代用として用いられることがある。

使用法　かぜ、頭痛には、乾燥した根茎10～15gを1日量とし、カップ2の水で3分の1量になるまで煎じ、3回に分けて服用する。

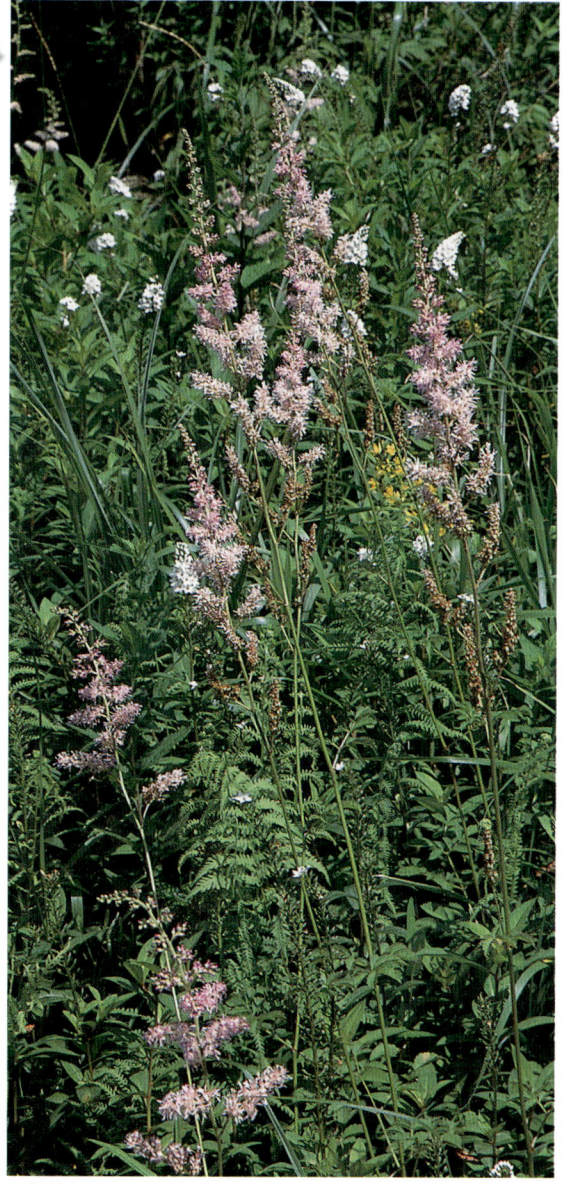

円錐花序を出して淡紅色の小花を多数咲かせる。花後に根茎を採取して薬用に用いる

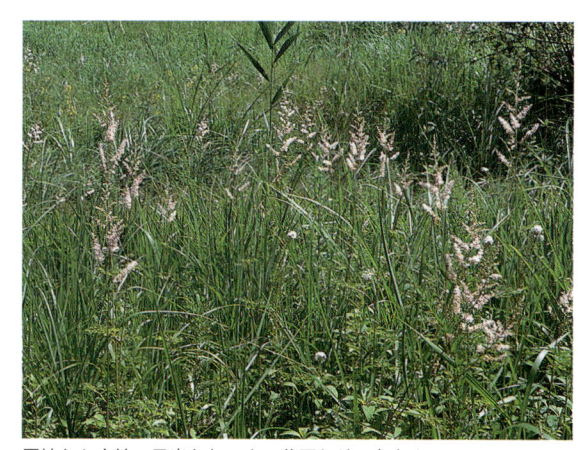

平地から山地の日当たりのよい草原などに自生する

薬草・薬木に似ている植物

園芸品種の元となったアワモリショウマ

半日陰の庭などで観賞用に栽培されるアスチルベは、チダケサシ属の園芸品種である。本州の近畿地方以西に自生するチダケサシ属のアワモリショウマは、古くヨーロッパに渡り、さまざまな園芸品種の元になったとされる。なお、このアワモリショウマをはじめ、日本に自生するチダケサシ属のトリアシショウマ、アカショウマなどの乾燥根茎も、赤升麻（あかしょうま）として薬用とされる。

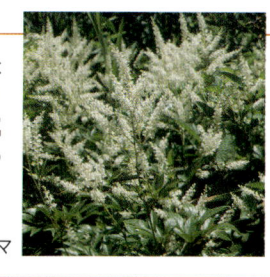

アワモリショウマ

ユキノシタ【雪の下】

Saxifraga stolonifera ユキノシタ科ユキノシタ属

水辺 ■採取時期 1 2 3 4 5 6 7 8 9 10 11 12

別 イワタケ、イワブキ　生 虎耳草（こじそう）　東北〜九州

🌿 腫れもの、軽いやけど、しもやけ、湿疹
🫘 利尿、むくみ

●山中の湿った地面や岩場、沢などに自生する半常緑多年草。観賞用などとして庭園などに植栽もされる。全体に細毛が密生する。長い葉柄をもち、葉身は腎円形で縁は浅裂し、表面は黒っぽい緑色で葉脈に沿って白い斑がある。裏面は紫赤色あるいは白緑色。5〜7月、赤い花茎を20〜50cmほど伸ばし、その先に多数の白い花を円錐状につける。5弁花で、上の3弁は小さく長さ3mmほど、淡紅色で濃紅色の斑点がある。下の2つの花弁は上のものの4〜5倍の長さがある。和名は花を雪に見立て、その下に緑の葉が見えることからとも、冬、雪の下で枯れずに残っているからともいわれる。別名のイワブキは、岩場に生え、葉がツワブキに似ることによる。

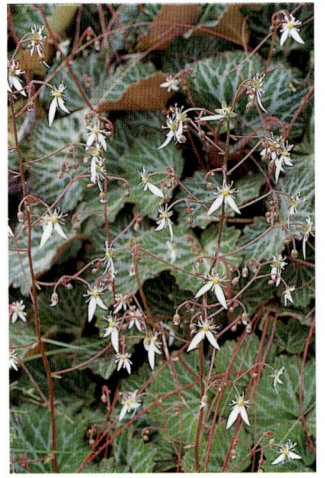

ユキノシタの花は下の2つの花弁が極端に長い

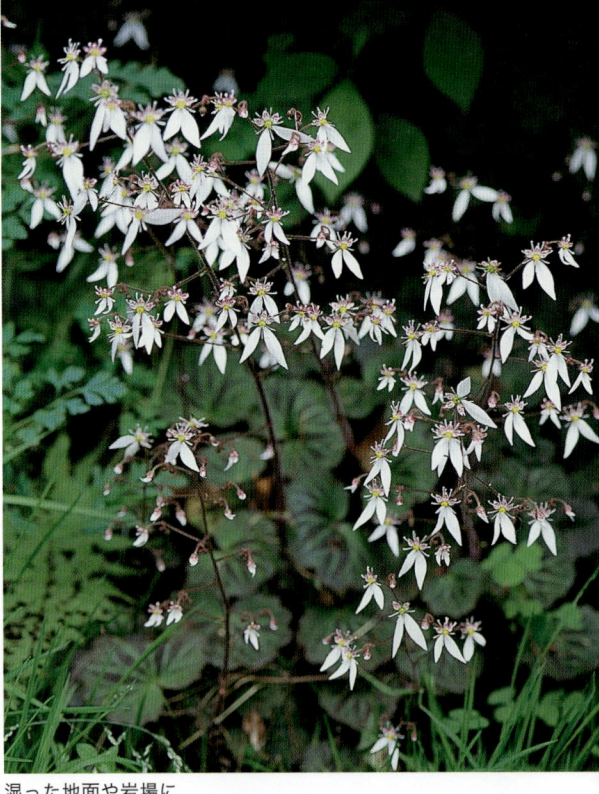

湿った地面や岩場に群落をつくる。薬用とする葉は開花期に採取する

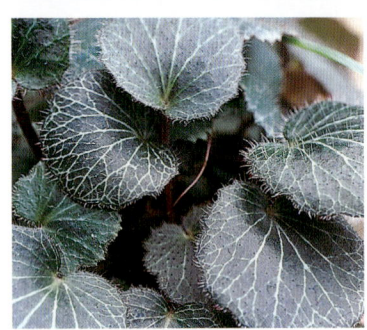

葉は形がツワブキに似ていて、葉脈に沿って白い斑が目立つ

[成分] 全草：無機塩（硝酸カリウム、塩化カリウム）、有機酸（コハク酸、没食子酸など）、フラボノイド（クエルセチン）、フラボノイド配糖体（サキシフラギン）、配糖体（ベルゲニン）など

[採取・保存] 5〜7月の開花期に葉を採取し、風通しのよい場所で陰干しにする。これを虎耳草（こじそう）とよぶ。生の葉は必要なときに採取する。

[使用法] 腫れものや軽いやけど、しもやけなどには、新鮮な葉を水洗いして火であぶり、柔らかくしたものを直接患部に貼る。湿疹などには、水洗いした生の葉を数枚重ねて丸めておろし金などですりおろし、患部に塗り、ガーゼなどで覆う。利尿、むくみには、乾燥した葉10gを1日量とし、カップ3の水で半量になるまで煎じて3回に分けて食間に服用する。

薬草・薬木に似ている植物

ユキノシタに似たダイモンジソウ

同属のダイモンジソウは、花がユキノシタによく似ている。ダイモンジソウは山地や岩場の湿った場所に自生する多年草。7〜10月ごろに咲く花は5弁花で、ユキノシタのように下の2つの弁が細く長い。ダイモンジソウも薬草として、乾燥した全草がむくみなどに利用される。なお、ユキノシタもダイモンジソウも、葉を天ぷらや和えものなどにして食べることができる。

ダイモンジソウ

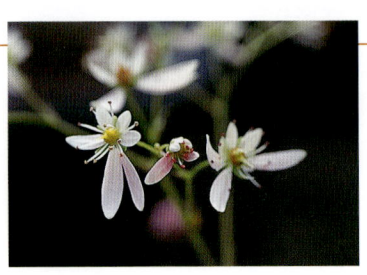

植栽・栽培　■採取時期
1 2 3 4 5 6 7 8 9 10 11 12

アジサイ【紫陽花】

Hydrangea macrophylla form. *macrophylla*
ユキノシタ科アジサイ属

別 シチヘンゲ、ヨヒラ　生 紫陽花（しようか）　全国（植栽）

🌡 解熱

●広く庭園や庭に植栽される落葉低木。日本でつくられた園芸品種で、太平洋側の海岸近くに自生するガクアジサイがその原種であるといわれる。幹は群生してよく分枝し、高さ1.5mほどになる。葉は托葉はなく互生、柄があり、葉身は質が厚く大形。葉表には光沢があり毛はほとんどなく、形は先の尖った倒卵形で、縁に鋸歯がある。6〜7月、枝先に多数の花を球状につける。花の大部分は、萼片が花弁状に大きく変化した装飾花である。花弁はきわめて小さい。花色はふつう青紫色だが、咲き始めてからの日数や土壌の酸度により色が変化する。和名は「集真藍（アズサイ）」の意で、青い花がかたまって咲くようすに由来する。別名のシチヘンゲは花色が変化することから。

成分 花：アントシアニン（デルフィニジン–O–グリコシドなど）／葉：ジヒドロイソクマリン（ヒドランゲノール）など

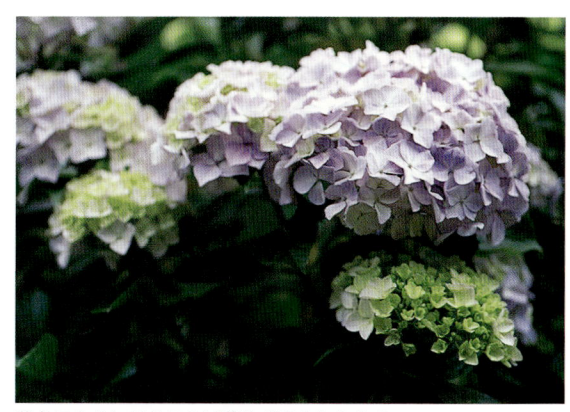

枝先に球のようなかたまりになって咲く花。この花を採取して薬用に用いる

アジサイの母種とされるガクアジサイ。和名の由来は周囲の装飾花が額縁のように見えるため

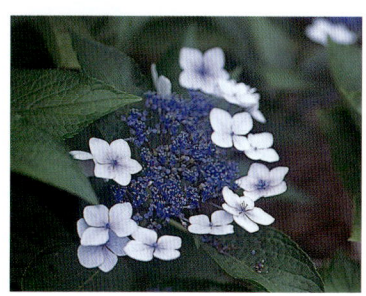

花弁のように見えるのは萼片が変化したもの。花色は咲き進むうちに変化する

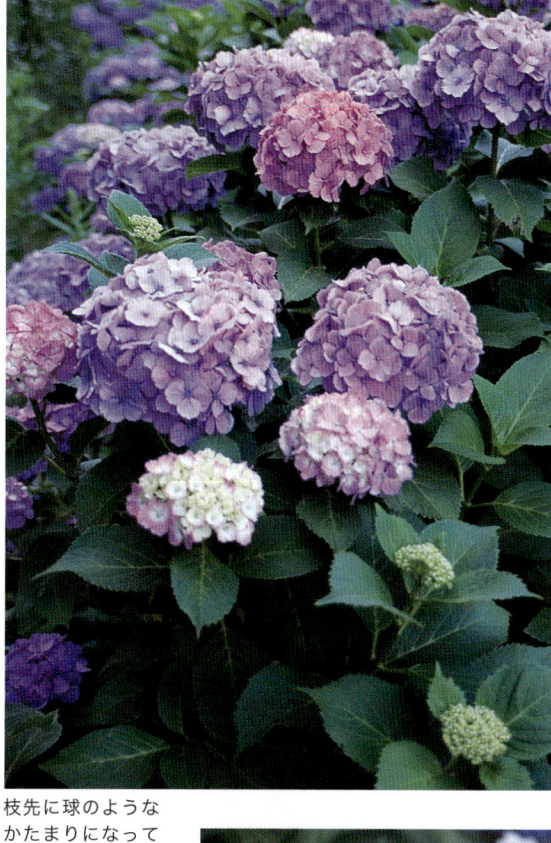

採取・保存 6〜7月の開花期、花をかたまりのまま採取し、花穂をばらばらにしてから日干しにする。これを紫陽花（しようか）という。開花後も花が散ることはないので、枯れた花を採取してもよい。

使用法 発熱には、乾燥した花10gを1日量とし、カップ3の水で半量になるまで煎じて3回に分けて温めて服用する。

薬草・薬木に似ている植物

アジサイの自生種

アジサイの自生種には、アジサイの原種といわれるガクアジサイのほか、若い花序が球形のタマアジサイ、関東以西の山地に自生するヤマアジサイ、北海道や東北以西の日本海側に自生するエゾアジサイ、小形のコアジサイなどがある。どの種も観賞用に庭園などに植栽されることがある。なお、エゾアジサイはアジサイと同じ薬効があるといわれる。

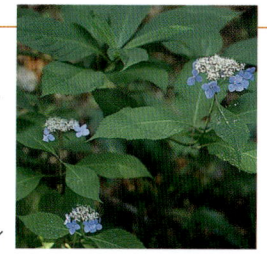

エゾアジサイ

ユキノシタ科アジサイ属

アマチャ【甘茶】

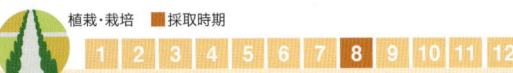

Hydrangea serrata var. *thunbergii*
ユキノシタ科アジサイ属

別 コアマチャ　生 甘茶（あまちゃ）　関東〜中部（植栽）

甘味料（糖尿病患者の砂糖代わり）

●釈迦の誕生日とされる4月8日の灌仏会（かんぶつえ）の際に、釈迦像に甘茶を注いで参拝する行事がある。この甘茶はアマチャの葉でつくった茶。アマチャは植物学的にはヤマアジサイの変異種のうち、葉に甘みをもつ系統のものを指し、ふつう甘味料の原料として栽培されている。幹は群生して高さ1.5mほどになり、よく分枝する。葉には托葉はなく互生し、柄をもち、葉身は大形で質が厚く、倒卵形で先が尖り縁に鋸歯がある。葉の表には光沢がある。6〜7月、枝先に多くの花を集めた球状の花序をつくる。花弁のように見えるのは萼片が変化した装飾花である。花色ははじめは青く、のちに紅くなる。種子はほとんどできない。

[成分] 葉：ジヒドロイソクマリンおよびその配糖体（フィロズルチン、ヒドランゲノール、チュンベルギンA〜Fなど）、クマリン（ウンベリフェロン、シキミンなど）など

[採取・保存] 8月ごろに葉を摘み、一度日に当てて乾燥させたのちに霧を吹き、葉に水分を均等にしみ込ませながら容器に詰め込む。1昼夜放置して発酵してきたら、手で揉むようにして水気をとり、広げて乾燥させる。これを甘茶（あまちゃ）とよぶ。最初に乾燥させずに、水をしみ込ませながら容器に詰めるやり方でもよい。

[使用法] 甘味料とするには、甘茶3〜6gをカップ半量の水で半量になるまで煎じて用いる。

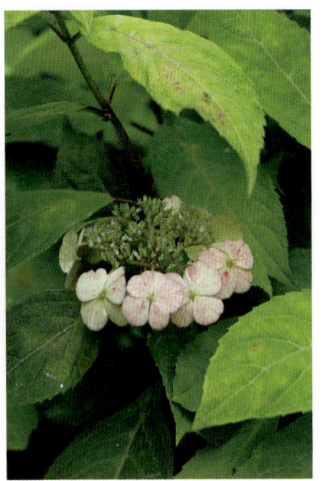

アマチャの花。萼片が変化した装飾花が花弁のように見える

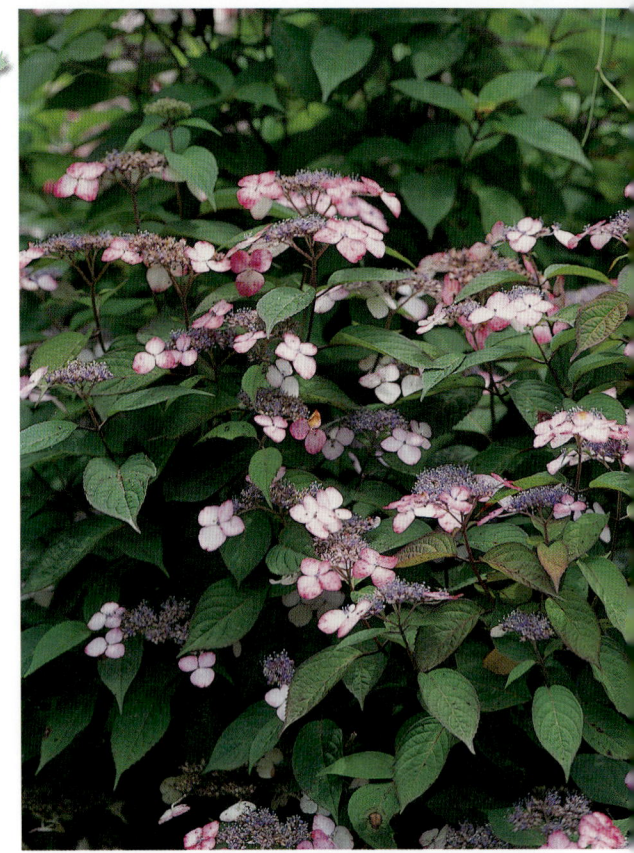

6〜7月、枝先に球状に集まった花が咲く

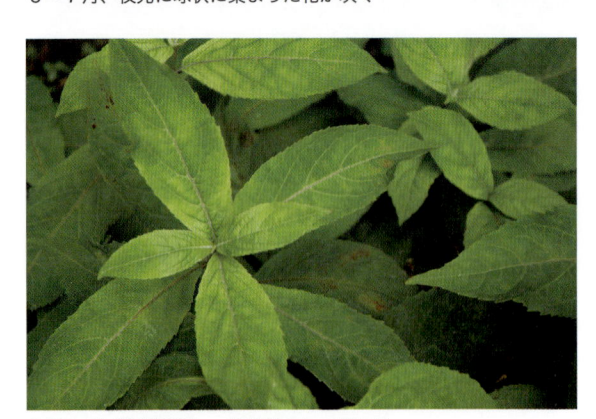

8月ごろに葉を採取し、甘味料として用いる

家庭で栽培する薬草・薬木

アジサイやアマチャの栽培ポイント

　一般にアジサイ属は強健で育てやすい。植えつけや移植は秋に行い、施肥は植えつけ・移植期と、萌芽前の2月ごろの年に2回行う。乾燥にはやや弱いので、株元の乾燥を防ぐためには腐葉土などを施すとよい。挿し木でも容易にふやすことができる。庭植えだけでなく鉢植えにも向くので、薬用を目的として身近に栽培したい。

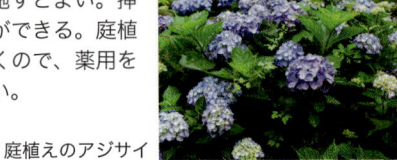

庭植えのアジサイ

雑木林　■採取時期（葉：6月、果実：9〜10月）

| 1 | 2 | 3 | 4 | 5 | 6 | 7 | 8 | 9 | 10 | 11 | 12 |

ウツギ【卯木、空木】

Deutzia crenata　ユキノシタ科ウツギ属

別 ウノハナ

北海道南部〜九州

利尿、むくみ

●古くから「卯の花」とよばれて和歌などに詠まれ、材は神事の火起こしに、花は豊作を占うのに用いられたとされる落葉低木。山野の道ばたや、伐採後の日当たりのよい場所などに自生する。観賞用として庭木や生け垣とされることもある。高さ1〜3mほどで、よく分枝する。枝は中空。葉は柄をもち対生し、葉身は卵形あるいは広披針形で、縁に鈍い鋸歯がある。葉の表裏には細かな星状毛が多くあり、ざらつく。5〜6月、枝先に総状または集散花序をつくり、多数の白い5弁花をつける。花冠は径1cmほどの鐘状で、萼に星状毛がある。秋、球形で硬いさく果がつき、中に扁平で小さい種子が多数できる。和名は、枝が中空であることからという説や、木釘の材（打つ木）としたこと、卯月（陰暦4月）に咲くため、など諸説ある。

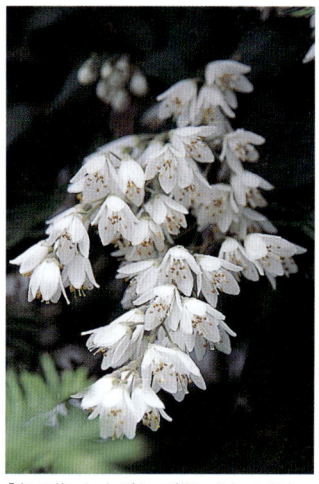

「卯の花」とよばれて親しまれてきたウツギの花

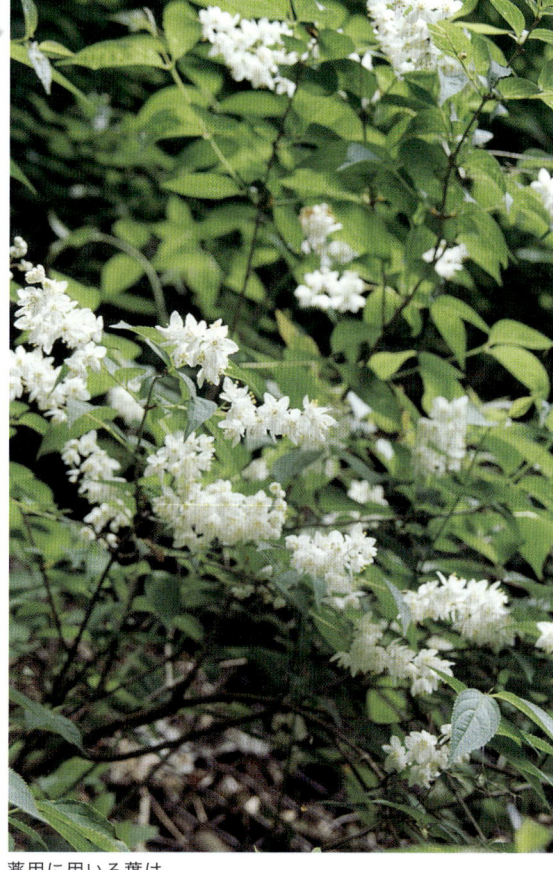

薬用に用いる葉は開花期に採取する

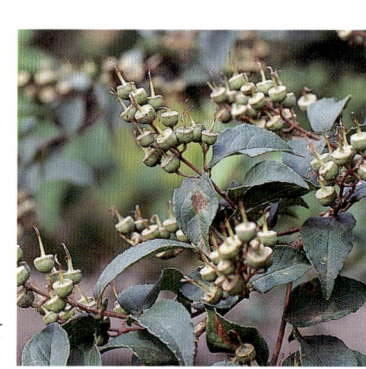

秋に実るさく果。果実を乾燥させて薬用とする

成分　葉、果実：不明

採取・保存　葉は開花期の6月ごろに摘み、日干しにする。果実は9〜10月ごろに採取し、日干しにする。

使用法　利尿、むくみには、乾燥した果実3〜10gを1日量とし、カップ2の水で半量になるまで煎じ、3回に分けて服用する。乾燥した葉10〜20gを同様に煎じて、1日3回服用してもよい。

薬草・薬木に似ている植物

ウツギに似た「○○ウツギ」

　ウツギによく似たヒメウツギは、ウツギと同属の落葉低木である。ウツギよりも小形で、葉の両面の星状毛が少ないか、まれにある程度。ヒメウツギは薬用とされることはない。また、同属のマルバウツギはまるい葉をもつウツギの仲間。マルバウツギも薬用とはされない。なお、ユキノシタ科にはほかにアジサイ属のノリウツギ、バイカウツギ属のバイカウツギがある。また、スイカズラ科にもタニウツギやハコネウツギなど「○○ウツギ」という名の落葉低木または小高木があるが、どれもふつう薬用とされることはない。

ヒメウツギ

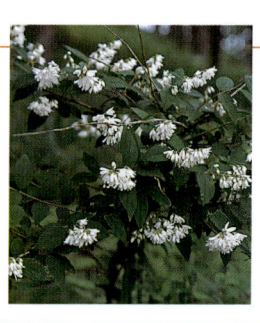

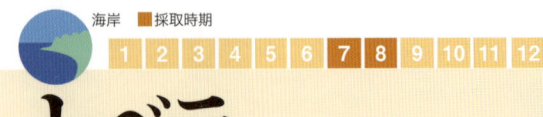

海岸　採取時期
1 2 3 4 5 6 **7 8** 9 10 11 12

トベラ【海桐】
Pittosporum tobira　トベラ科トベラ属

別 トビラノキ　生 海桐（かいとう）　東北（南部）〜沖縄

寄生性の皮膚病

●古くから鬼を追い払う魔除けに用いられた常緑低木。暖地の海岸にふつうに見られ、本州の太平洋側では岩手県以南、日本海側では新潟県以南に自生する。庭木や街路樹などとして植栽もされる。よく分枝し、こんもりとした樹形となり、高さ2〜3m。葉は長さ4〜8cmの長楕円形で、枝先に互生する。葉質は厚く、表面は光沢のある濃緑色。中央の葉脈が目立つ。初夏、枝先に5弁の花を多数上向きにつける。花には芳香があり、花色は白から黄色に変化する。雌雄異株。秋、径1〜2cmの球形の果実をつけ、熟すと3つに割れて赤色の種子がのぞく。和名は葉や枝、根に悪臭があるため、節分の際などに戸口に立てて鬼を追い払ったことから「トビラノキ（扉木）」といわれ、それが転訛したとされる。

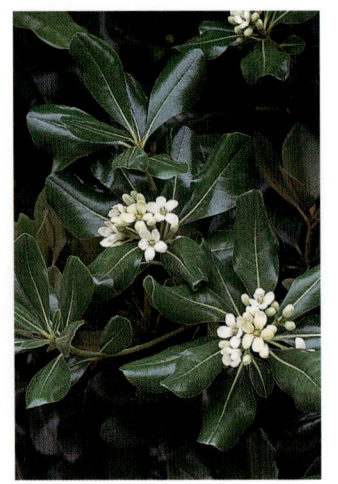

初夏に咲く花には芳香がある

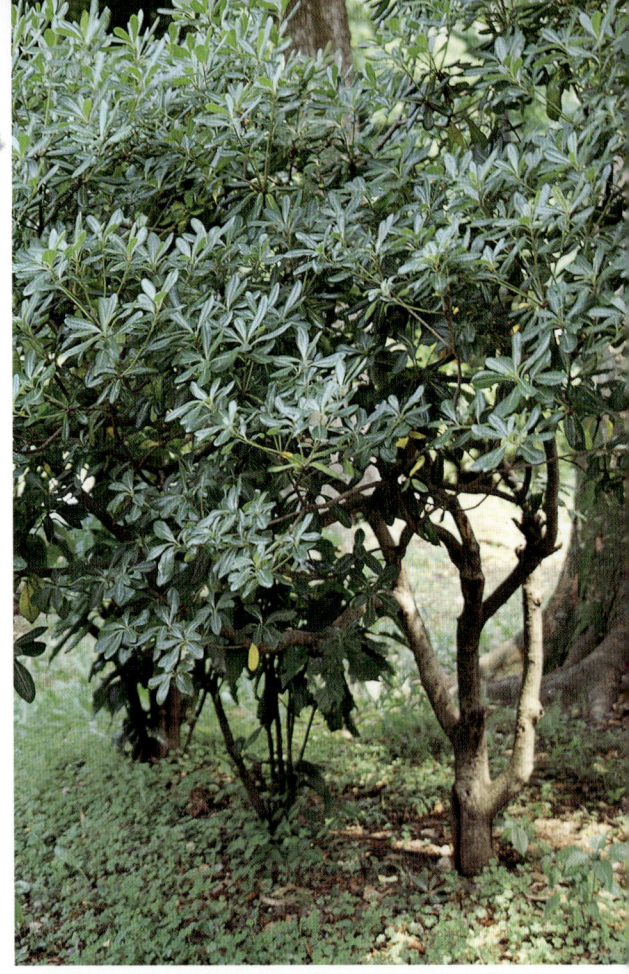

全体にこんもりとした樹形になる。葉は7〜8月ごろに採取する

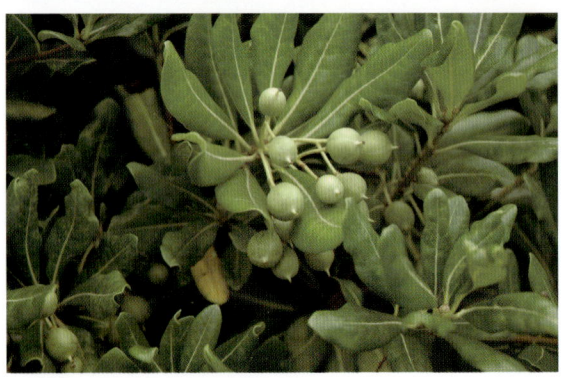

まだ熟していないトベラの果実。熟すと3つに裂けて種子が飛び出す

成分 葉：精油（α−ピネン、ネロリドール、β−オシメンなど）、セスキテルペノイド（ピットスポラトビラシドA，Bなど）

採取・保存 7〜8月、葉を刈り取り日干しにする。これを海桐（かいとう）という。

使用法 はたけ、しらくもなど寄生性の皮膚病に、乾燥した葉10〜20gをカップ2の水で半量になるまで煎じ、その液を1日数回患部に塗る。

家庭で栽培する薬草・薬木

葉を観賞や薬用に用いるトベラの栽培

　トベラは公園に植栽されたり、生け垣として植えられたりすることが多い。常緑の葉は通年庭を彩るほか、薬用にもなる。栽培する際は、暖地性の樹木のため防寒を考慮するほうがよい。比較的生長が早いので、適宜剪定を行う。トベラの園芸品種には、葉に黄色や白の斑が入るものもあり、さまざまな表情が楽しめる。

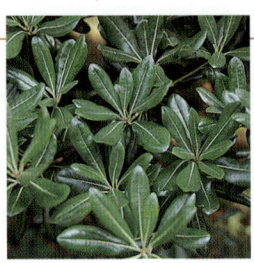

トベラの葉

人里 ■採取時期
1 2 3 4 5 6 7 8 9 10 11 12

ダイコンソウ【大根草】
Geum japonicum バラ科ダイコンソウ属

別 ノダイコン、ダイコンナ
生 水楊梅（すいようばい）

北海道〜九州

利尿、むくみ、夜尿症　湿疹

●道ばたや山野の湿地などに自生する多年草。草丈50cmほどで全体に短毛が生えている。根元から生える根出葉は葉柄が長く羽状に裂けており、先端の裂片がもっとも大きい。茎の上部の葉は葉柄が短く倒卵形。葉にはいずれも鋸歯がある。花期は6〜9月、茎頂についた花梗の先に、直径2cmほどの黄色い5弁花をつける。雄しべの花柱には腺毛があり、先が鉤状に曲がっている。果実は多数のそう果が集まった集合果で、衣類や動物について運ばれる。ダイコンソウの名は、根出葉の形がダイコンの葉に似ていることから。

成分 全草：フェノール配糖体（ゲイン、ゲオシドなど）、タンニン（ペンタガロイルグルコース、ペドゥンクラリン、カスアリインなど）、トリテルペノイド（コロソール酸、マスリン酸など）など

採取・保存 6〜9月の開花期に、根を含む全草を採取し、水洗いしてから風通しのよいところで陰干しし、2〜3cmに切って保存する。これを水楊梅（すいようばい）という。

使用法 利尿、むくみ、夜尿症には、乾燥した全草1日量10〜15gを400mlの水で半量になるまで煎じて、3回に分けて服用する。湿疹には約200gを4〜5ℓの水で約3分の2量になるまで煎じ、患部を洗浄する。若い葉をゆでてあく抜きすれば食用にもできる。

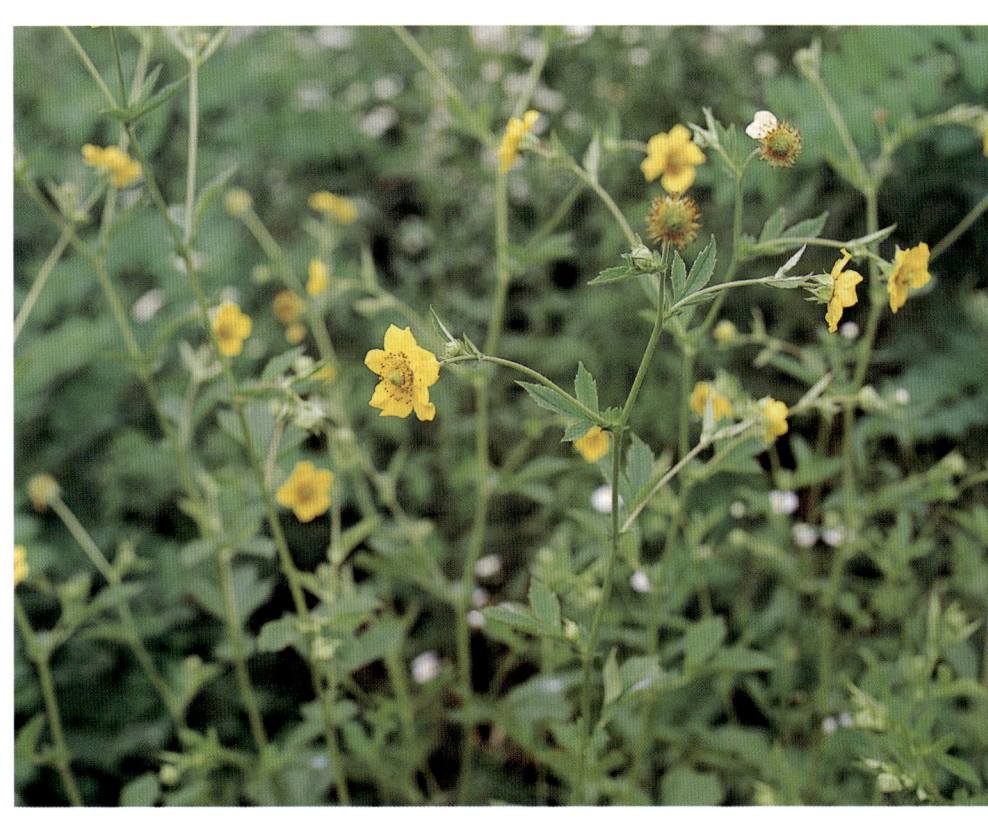

道ばたや草地、湿地などに自生する。開花期に全草を採取して薬用に用いる

薬草・薬木に似ている植物
ダイコンソウの仲間

ダイコンソウと同属の植物には、オオダイコンソウ、ミヤマダイコンソウなどがある。オオダイコンソウは北海道や本州の高地に自生し、根出葉の小葉の先が尖る。ミヤマダイコンソウは中央アルプスなどの高山帯の岩場に見られ、葉には光沢があり、根出葉の頂小葉が極端に大きい。なお、オオダイコンソウの全草を乾燥させたものも水楊梅（すいようばい）として薬用に用いられる。

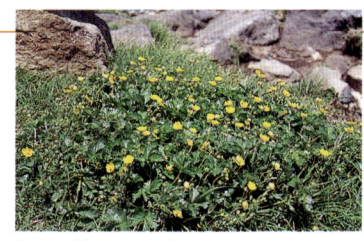

ミヤマダイコンソウ

バラ科ダイコンソウ属

雑木林　採取時期

| 1 | 2 | 3 | 4 | 5 | 6 | 7 | 8 | 9 | 10 | 11 | 12 |

フユイチゴ【冬苺】

Rubus buergeri　バラ科キイチゴ属

別 カンイチゴ　　生 寒苺葉（かんばいよう）

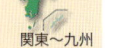

関東～九州

- ぜんそく（全草）
- 疲労感・倦怠感の解消（全草）
- 腫れもの（葉）

●暖地の照葉樹林下や山地の林縁などに見られるつる性の常緑小低木。茎はやや細く、短毛を密生させるが棘はない。葉は互生し、葉身は長さ7～13cm、やや円心形で浅く3～5裂し、基部は心臓形。葉の表は濃緑色でまばらに毛が生え、裏面は細かい毛が密生する。8～11月、茎の先や葉腋から円錐花序を出し、5～10個の白色の5弁花をつける。花は径約1cm。12月ごろに球形で7～12mmほどの集合果が赤く熟す。果実は生で食べることができる。別名のカンイチゴは、冬に赤い果実が熟すことによる。

成分　全草：トリテルペノイド（ウルソール酸、ブェルゲシリック酸など）

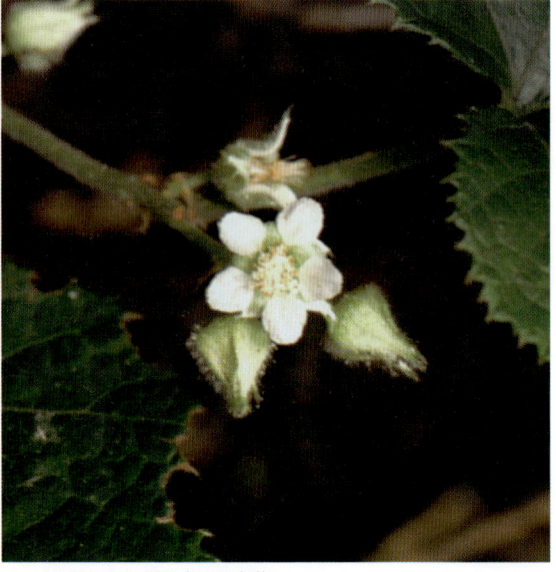

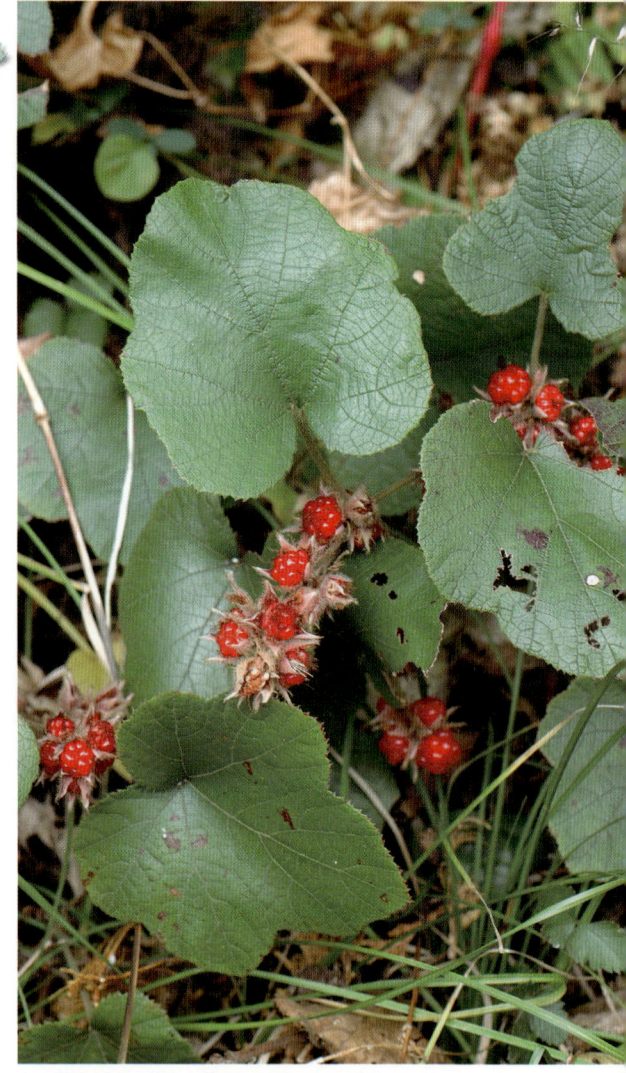

冬に果実が赤く熟す。薬用には円心形の葉を用いる

8～11月ごろに咲く白い5弁花

採取・保存　1年を通じ、葉、または全草を刈り取り、風通しのよい場所で陰干しにする。このように乾燥させた葉または全草を寒苺葉（かんばいよう）という。

使用法　全草を乾燥させたもの3～5gをカップ3の水で煎じて、ぜんそく時に服用する。疲労感や倦怠感の解消にも同じ煎じ液を服用する。腫れものには、乾燥した葉を焼いて粉状にし、油で練ったものを患部に塗る。

薬草・薬木に似ている植物

フユイチゴの仲間

　フユイチゴと同属のミヤマフユイチゴは、フユイチゴによく似ている。ミヤマフユイチゴは山地の樹陰に自生する常緑小低木で、フユイチゴと同じようにつるが這うように伸び、冬に赤い実が熟す。ミヤマフユイチゴは薬用とされることはない。なお、キイチゴ属で薬用とされるものに、落葉低木のゴショイチゴがあり、6～7月ごろに採取した未成熟の果実を乾燥させたものは覆盆子（ふくぼんし）とよばれ、滋養強壮などに利用される。

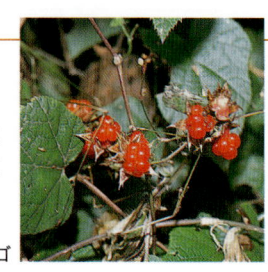

ミヤマフユイチゴ

草原　■採取時期
| 1 | 2 | 3 | 4 | 5 | 6 | 7 | 8 | 9 | 10 | 11 | 12 |

ワレモコウ【吾木香、我毛香】

Sanguisorba officinalis　バラ科ワレモコウ属

生 地楡（ちゆ）　北海道～九州

下痢　吐血、子宮出血、消炎、止血

●古くから秋の風情を表す植物のひとつとして観賞され、和歌などに詠まれた多年草。各地の日当たりのよい草原や山野に自生する。太く硬い湾曲した根茎が横に這う。茎は直立して高さ30～100㎝、上部でまばらに分枝する。葉は長い柄をもち互生、奇数羽状複葉で、小葉は先の丸い長楕円形で5～11枚、長さ2～6㎝で葉の縁は鋸歯状。8～10月、茎の上部が枝分かれし、枝先に直立した小さな穂状花序をつくり、暗紅紫色の小さな花をつける。花弁のように見えるのは萼片である。花後、革質で四角形のそう果をつける。和名は「日本の木香（もっこう）」の意とされるが、木香はインド原産のキク科の植物で、根に芳香がある。ワレモコウには香りがなく、形も全く異なるので、語源との結びつきは明らかではない。花の咲いたものは生け花として利用されることもある。

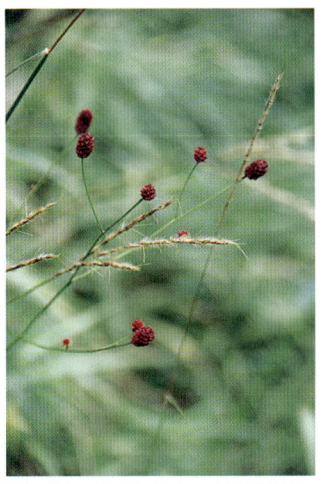

暗紅紫色の小花が集まった穂状花序

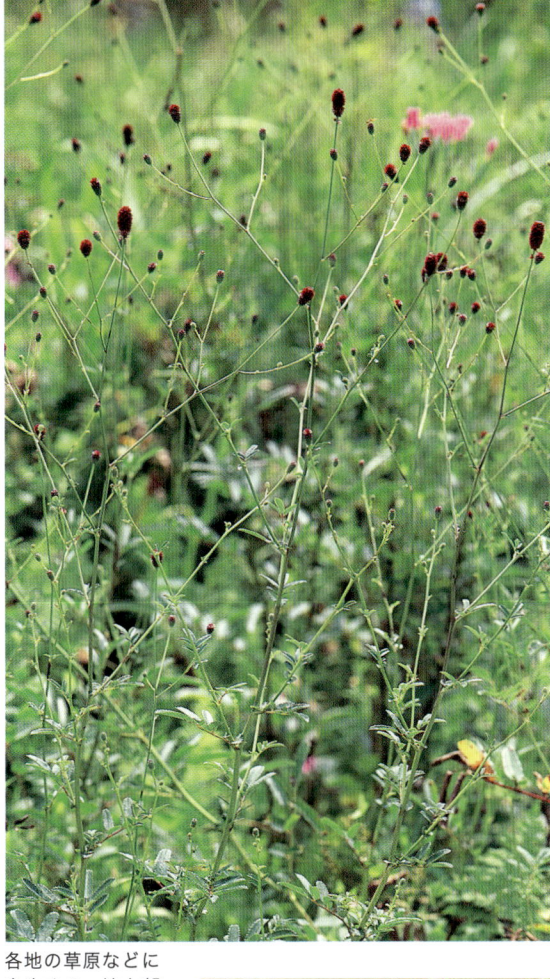

各地の草原などに自生する。地上部が枯れたら根茎を採取する

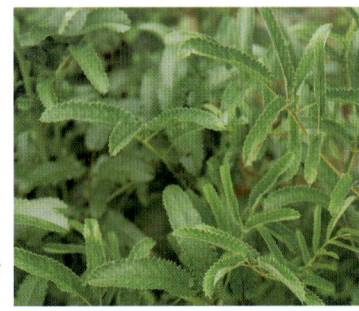

小葉の縁には鋸歯がある

成分　根茎：タンニン（サングイインH-1～H-11など）、トリテルペノイドサポニン（サンギソルビン、ワレモコニンなど）など

採取・保存　10～11月、地上部が枯れたものの根茎を掘り採り、ひげ根を取り除きながらよく水洗いし、日干しにする。これを地楡（ちゆ）とよぶ。

使用法　下痢や、吐血、子宮出血の際の止血に、乾燥した根茎10～15ｇを1日量とし、カップ3の水で半量になるまで煎じて3回に分けて服用する。外傷による出血部位の止血や消炎には、同じ煎じ液で傷口を洗う。

薬草・薬木に似ている植物

ワレモコウの仲間

　日本に自生するワレモコウ属の植物には、ナガボノシロワレモコウやカライトソウなどがある。ナガボノシロワレモコウは山地の湿原に生育し、白い長い花穂をもつ。カライトソウは日本特産で、本州中部の日本海側の山地に生える。そのほかにコバナノワレモコウ、チシマワレモコウなどがあるが、いずれも花の姿はワレモコウとは似ていない。なお、カライトソウは淡赤紫色の花穂が垂れる姿が美しく、庭で観賞用に栽培もされる。

ナガボノシロワレモコウ

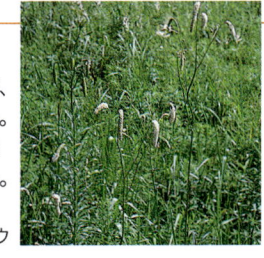

人里　■採取時期
| 1 | 2 | 3 | 4 | 5 | 6 | 7 | 8 | 9 | 10 | 11 | 12 |

キンミズヒキ【金水引】

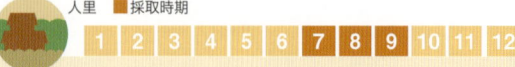

Agrimonia pilosa var. *japonica*
バラ科キンミズヒキ属

東北〜九州

|別| ヒッツキグサ |生| 竜牙草（りゅうげそう）

●下痢　●湿疹、かぶれ　●口内炎

●日当たりのよい道ばたや原野などにふつうに見られる多年草。高さ30〜80cmになり、全体に毛が密生する。葉は互生し、羽状複葉で小葉は5〜9枚つく。小葉は長楕円形、大きさは不揃いで、縁の鋸歯も不揃いである。葉柄には葉のように見える翼がある。7〜9月ごろ、総状花序をつくり黄色い小花が咲く。

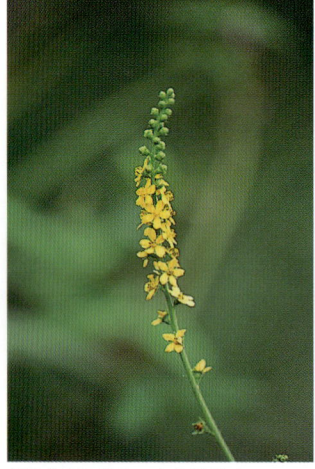

総状花序に黄色い小花が咲く

花後、熟した果実を包む萼には鉤（かぎ）状の棘があり、他物に付着して運ばれる。和名は花穂がタデ科のミズヒキに似ることと、花色が黄色いことによる。また、中国では果実の萼についた鉤状の棘から「竜の牙（きば）」が連想され、竜牙草（りゅうげそう）いう名がつき、これが生薬名となった。

|成分| 根、根茎：ジヒドロイソクマリン（アグリモノリド）、タンニン（エラグ酸キシロシドなど）、フラボノイド（タキシフォリン、その配糖体など）など

|採取・保存| 花期の7〜9月ごろ、根ごと全草を引き抜き、水洗いして細かく刻んで日干しにする。これを竜牙草（りゅうげそう）とよぶ。

|使用法| 下痢には、乾燥した全草10〜20gを1日量とし、カップ3の水で半量になるまで煎じて3回に分けて食後に服用する。湿疹やかぶれには、煎じ液を冷やして布に含ませ、患部を冷湿布する。肌荒れなどに、浴湯料として用いるのもよい。口内炎には、冷めた煎じ液で1日数回うがいをする。

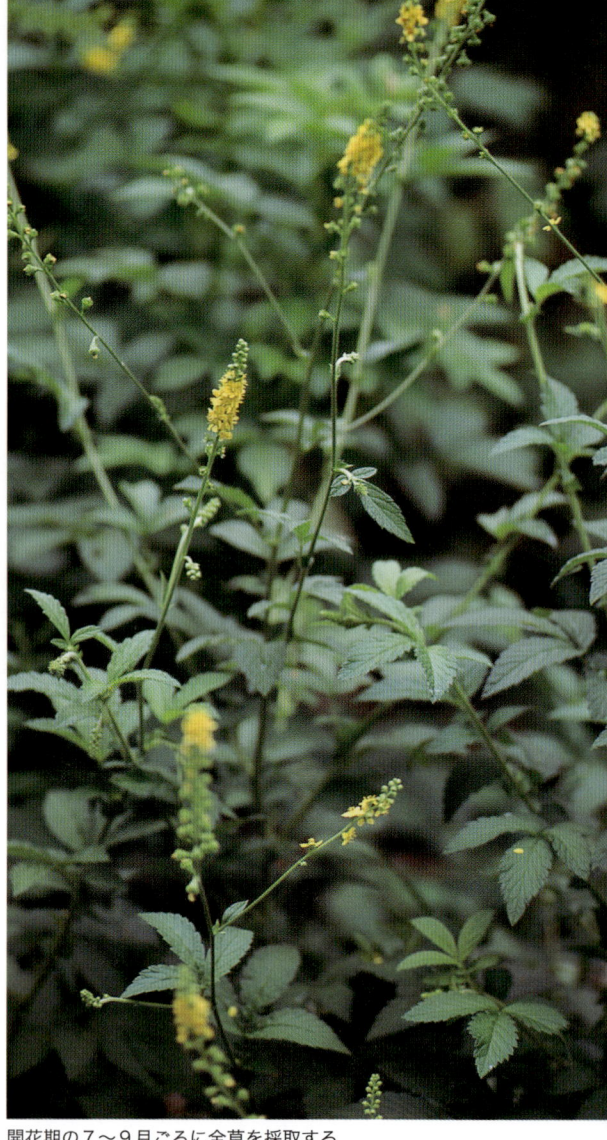

開花期の7〜9月ごろに全草を採取する

薬草・薬木に似ている植物

花穂がよく似たタデ科のミズヒキ

タデ科のミズヒキは、山地の林縁や林内、路傍などに自生するタデ科の多年草で、キンミズヒキの和名はこのミズヒキに似ることによる。ミズヒキは夏に長い花軸を出し、穂状に赤い小花をまばらにつける。和名は、この花穂を進物にかける水引に見立てたことによる。中国ではミズヒキの全草を金銭草（きんせんそう）とよんで薬用とすることがあるが、日本ではふつう薬用とはしない。なお、中国で金銭草とよぶものには、ミズヒキのほかにシソ科のカキドオシなど複数の植物がある。

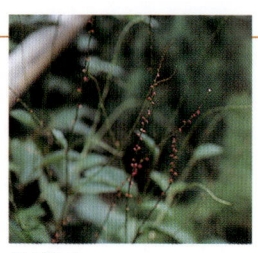

ミズヒキ

雑木林　■採取時期
1 2 3 4 5 6 7 8 9 10 **11** 12

ノイバラ【野茨、野薔薇】
Rosa multiflora　バラ科バラ属

別 ノバラ　　生 営実（えいじつ）　　北海道南部〜九州

便秘　　利尿、むくみ　　にきび、腫れもの

●日本に自生するもっとも一般的な野生のバラ。山地、野原、川原、山すそなどの、日当たりのよい場所に自生する落葉低木。茎は直立あるいは斜上し、ときにつる状となってよく分枝し、棘がある。高さ2mほど。葉は羽状複葉、小葉は長さ2〜5cmの卵形または長楕円形で、7〜9枚あり、互生する。葉質は薄く、光沢はない。5〜6月、茎頂に円錐花序をつくり、径2cmほどの5弁花を密集して開く。花には芳香があり、蜜が多い。花色は白、ときに淡紅色。秋から冬にかけて球形の果実が赤く熟し、落葉後も枝先に残る。和名は野に生えるバラの意。日本では、園芸品種のバラ苗の接ぎ木用土台としても用いられる。

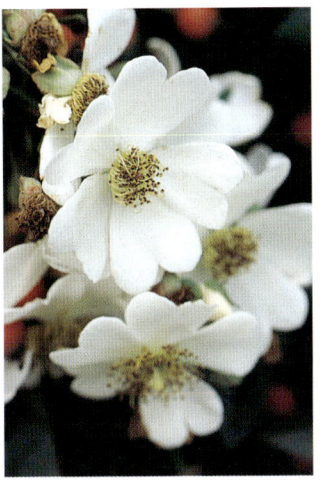

花色は白、まれに淡紅色で芳香がある

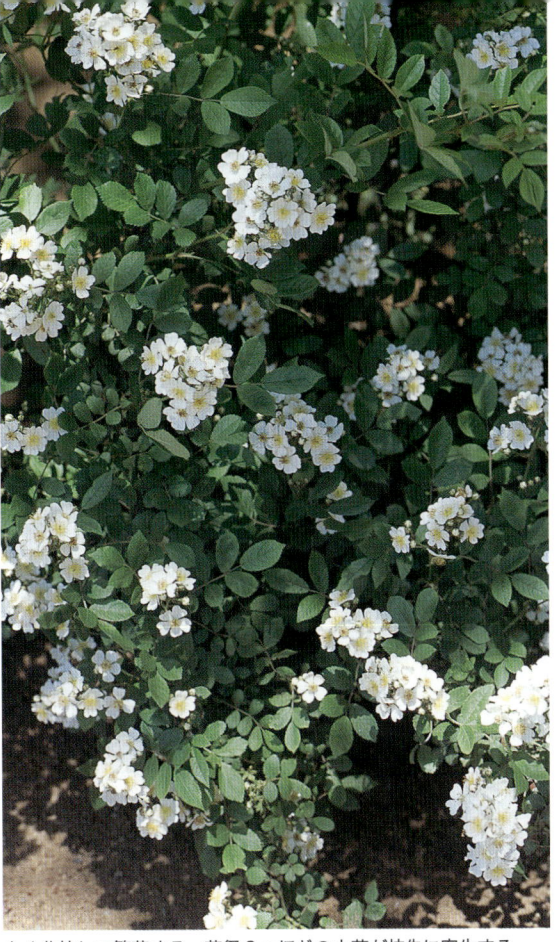

よく分枝して繁茂する。花径2cmほどの小花が枝先に密生する

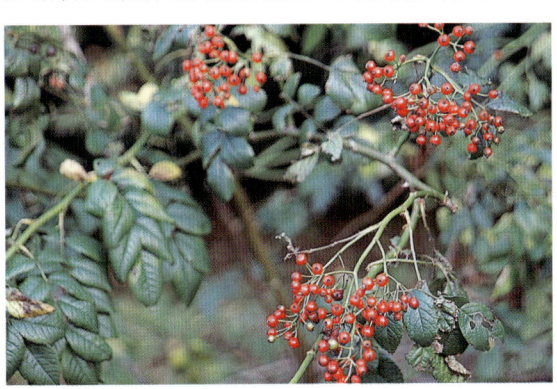

ノイバラの果実。薬用とする場合は完全に熟す前のものを採取する

成分 果実：トリテルペノイド（ユーサカピン酸、ポモル酸、それらの配糖体）、フラボノイド（クエルセチン、マルチフロリン、それらの配糖体など）など

採取・保存 11月ごろ、完全に赤く熟す前の、まだ青みがかった果実を採取し、日干しにする。これを営実（えいじつ）とよぶ。

使用法 便秘やむくみには、乾燥した果実2〜5gを1日量とし、カップ3の水で半量になるまで煎じて3回に分けて食間に服用する。効果が著しく表れるので、服用量には注意が必要。にきびや腫れものには、同様の煎じ液を患部に塗る。

薬草・薬木に似ている植物
薬用になるノイバラの仲間

ノイバラに似た日本の野生のバラには、テリハノイバラ、ツクシイバラ、フジイバラなどがある。いずれも白色の5弁花を咲かせ、果実が赤く熟す。なかでもテリハノイバラはノイバラによく似るが、茎が地上を這うことや、小葉が革質で厚みがあり、光沢がある点などがノイバラとは異なる。また、花や果実がノイバラよりもひとまわり大きい。これらの野生のバラの果実も、便秘やむくみ、腫れものなどに用いられる。

テリハノイバラの果実

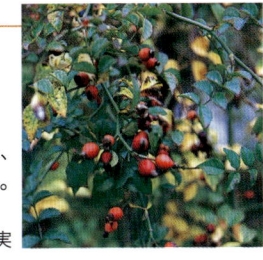

海岸 ■採取時期（花：6〜8月、果実：8〜9月）

| 1 | 2 | 3 | 4 | 5 | 6 | 7 | 8 | 9 | 10 | 11 | 12 |

ハマナス【浜茄子】

Rosa rugosa バラ科バラ属

別 ハマナシ

北海道〜関東・中部

- 下痢（花）
- 月経過多の止血（花）
- 滋養、強壮、疲労回復（果実）

●北日本の海岸に自生する植物の代表種として知られる落葉低木。本州の太平洋側では茨城県以北、日本海側では鳥取県以北に自生し、茨城県と鳥取県の南限地帯では国の天然記念物に指定されている。茎はやや太く、細かい棘が密生し、全体に短毛が多い。高さ1mほど。葉は奇数羽状複葉で、小葉は7〜9枚、長さ3〜5cmほどで楕円形あるいは長楕円形。6〜8月、枝先に径5〜10cmで紅色、まれに白色の花を1〜3個つける。果実は平たい球形で、8〜9月ごろ赤く熟す。和名は海岸の砂浜に自生することと、果実をナシに見立てたことから「ハマナシ（浜梨）」とされたが、それが転じたものとされる。なお、ハマナスの花から得られるローズオイルは香水の原料とされ、根は秋田八丈の染料に使われる。

成分 花：精油（シトロネロール、ゲラニオール、ネロール、酢酸シトロネロール、ファルネソールなど）／果実：アスコルビン酸（ビタミンCなど）

採取・保存 初夏から夏にかけて、花のつぼみ、あるいは開

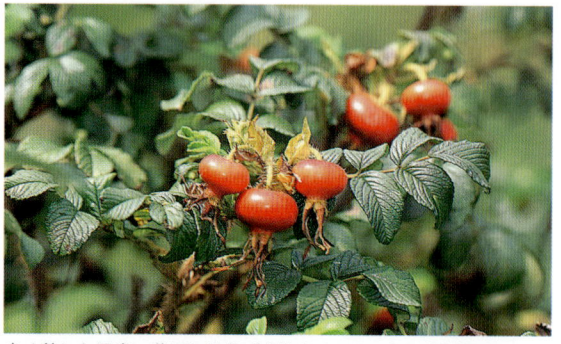

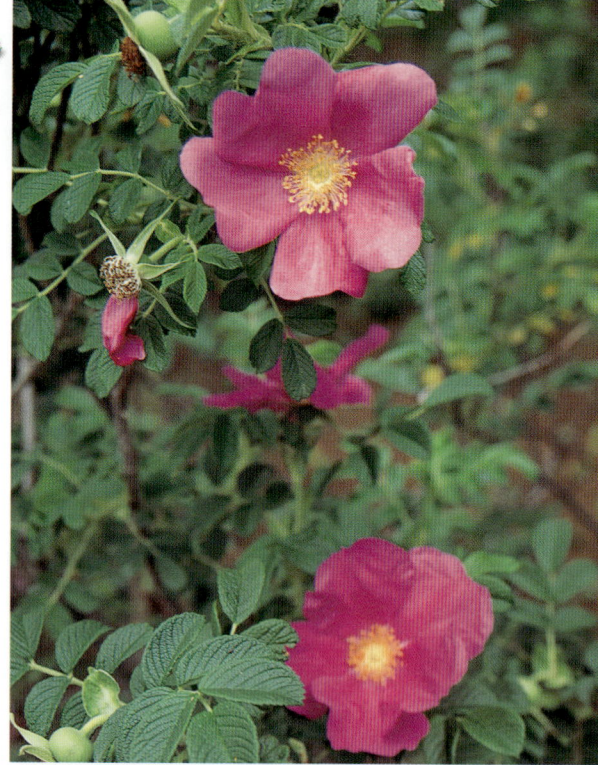

径5〜10cmの紅色の花。薬用にはつぼみか、満開一歩手前のものを採取する

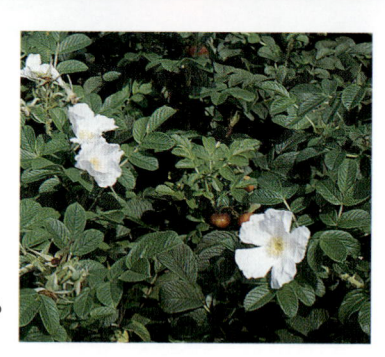

花色はまれに白色のものもある

赤く熟した果実。薬用には色づき始めのころのものを採取する

花しきらないうちの花を採取し、風通しのよい場所で陰干しにする。秋に、色づき始めた果実を採取する。

使用法 下痢や、月経過多の止血には、湯飲みに乾燥した花2〜5gを入れて、熱湯を注いで5分ほどおいたものを服用する。滋養、強壮、疲労回復には、果実10個ほどをグラニュー糖100〜150gと一緒にホワイトリカー0.8ℓに漬け込んで3カ月以上おいたものを、毎日盃1杯飲むとよい。

薬草・薬木に似ている植物

ハマナスに似た紅色の野生バラ

タカネバラ、オオタカネバラ、カラフトイバラ（ヤマハマナス）は、ハマナスに似た紅色の花を咲かせる野生バラである。花の大きさはいずれも径4cmほどでハマナスよりも小さい。赤く熟した果実は、タカネバラやオオタカネバラは洋ナシのような形、カラフトイバラはハマナスに似た球形または卵形である。ハマナスが海岸付近に自生するのに対し、これらの種は高山や亜高山帯に自生し、目にすることはまれである。

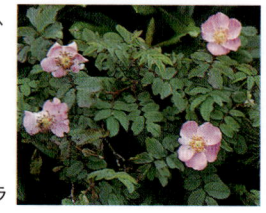

タカネバラ

植栽・栽培　■採取時期

|1|2|3|4|5|6|7|8|9|10|11|12|

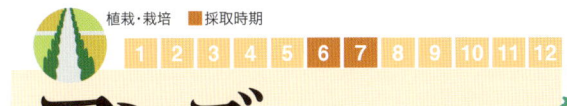

アンズ【杏】
Prunus armeniaca var. *ansu*
バラ科サクラ属

別 カラモモ　　生 杏仁（きょうにん）　　北海道南部〜九州（植栽）

咳、たん　　滋養、強壮

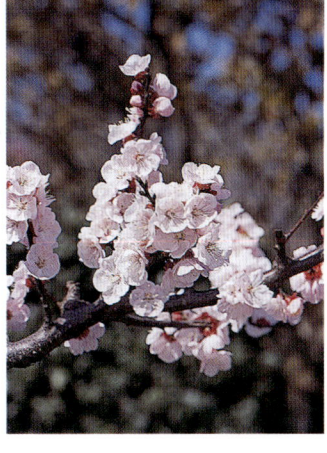

葉に先立って咲く淡紅色の5弁花

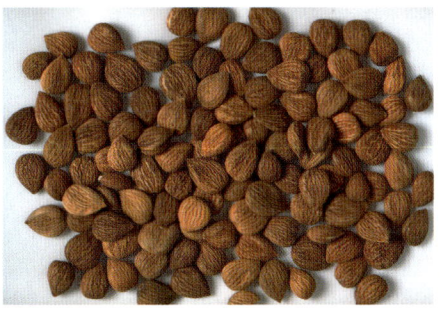

杏仁（きょうにん）

●中国北部原産の、高さ5〜6mの落葉小高木。日本への渡来は古く、平安時代にはすでにカラモモとして文献に登場している。寒さには強く比較的涼しい地域を好み、日本では東北地方や甲信越地方で果樹として多く栽培されている。樹皮はウメに似ており、褐色で縦縞がある。若い枝は表面がなめらかで紅色を帯びる。葉は広卵形で先端が尖り、鋸歯がある。開花は3〜4月。葉に先立って淡紅色の5弁花を咲かせる。花はウメより若干大ぶりで、香りはほとんどない。6〜7月、熟すと黄赤色になる球形の果実をつける。果肉の中の核は、熟すと容易に果肉と分離する。

成分　種子：青酸配糖体（アミグダリン）、脂肪油（オレイン酸、リノール酸、パルミチン酸などのグリセリド）など／果実：ビタミン（A、Eなど）、有機酸（クエン酸、リンゴ酸）など

採取・保　6〜7月ごろに果実を採取し、中の核を陰干ししたのちに割って種子を取り出し、さらに乾燥させる。これを杏仁（きょうにん）という。なお、アンズの品種は多いが、食用に品種改良されたものは果肉部分が多く種子が小さいので、薬用には向かない。

使用法　咳、たんには、杏仁（きょうにん）1日量3〜6gをカップ2杯の水で半量になるまで煎じ、3回に分けて服用する。なお、杏仁は漢方で咳止めを目的に用いられるが、単独で使われることはなく、茯苓杏仁甘草湯（ぶくりょうきょうにんかんぞうとう）など、ほかの生薬と合わせて処方される。

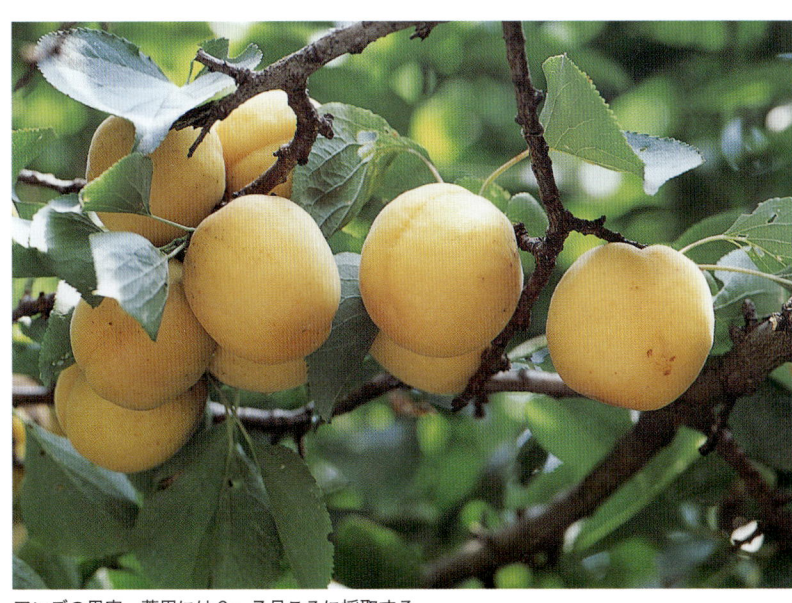

アンズの果実。薬用には6〜7月ごろに採取する

食べて効く薬草・薬木
食用や果実酒に用いるアンズの果実

アンズの果実はビタミンA、Eが豊富で、特に干しアンズには糖質や脂質の代謝に欠かせないナイアシンが非常に多く含まれている。また、熟す前の未熟果を使ってアンズ酒をつくることができる。未熟果約1kgと砂糖300gに、ホワイトリカー1.8ℓを入れて3カ月ほどおく。果実を取り出して布で漉し、さらに1カ月熟成させると、こはく色をしたアンズ酒ができる。滋養、強壮、冷え症などに、就寝前に盃1杯（30mℓ程度）ずつ飲むとよい。

滋養強壮／生活習慣／ストレス／消化器／循環器／呼吸器／目・鼻・耳・口／関節・筋肉／泌尿器／解熱・鎮痛／皮膚・外傷／婦人病

バラ科サクラ属

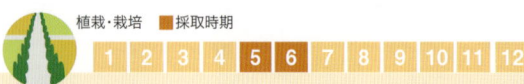

植栽・栽培　■採取時期
1 2 3 4 5 6 7 8 9 10 11 12

ウメ【梅】
Prunus mume　バラ科サクラ属

別 ムメ　生 烏梅（うばい）　全国（栽培）

咳　解熱　整腸　滋養、強壮

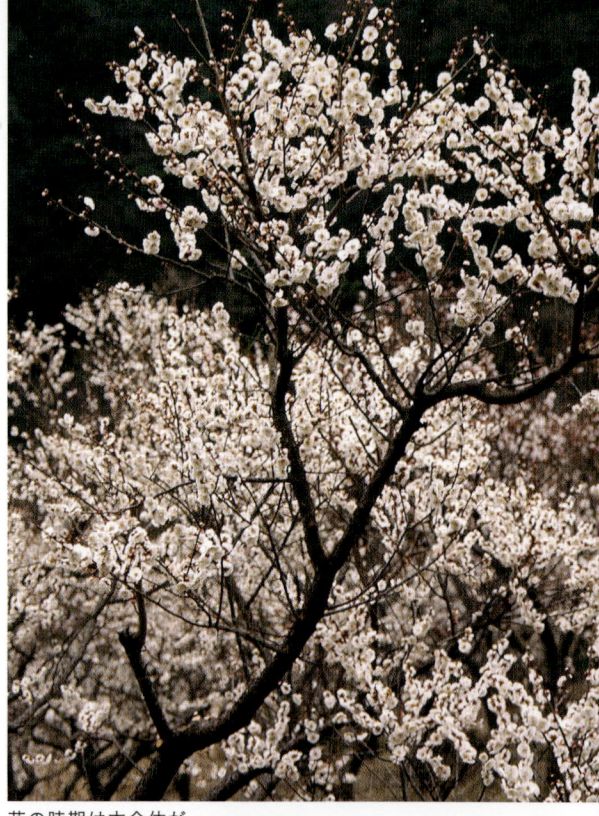

花の時期は木全体が真っ白になる

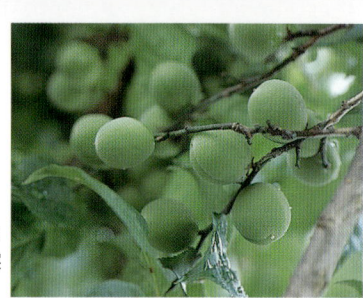

●花を観賞し、果実を梅干しにするなど、日本人の生活にすっかり浸透している落葉高木。中国原産で、奈良時代以前にはすでに日本に入ってきていたとされる。高さ5～10m。樹皮は硬く多数分枝する。葉は卵形で先端は尖り、縁に鋸歯がある。花期は葉が出るより先の2月ごろ。前年の葉の脇に白色、淡紅色、紅色などの芳香のある花を咲かせる。5～6月ごろ、球形で淡緑色の果実を結ぶ。果実の中には硬い核がある。実を採るための品種のほか、花の観賞用として多数の園芸品種がある。

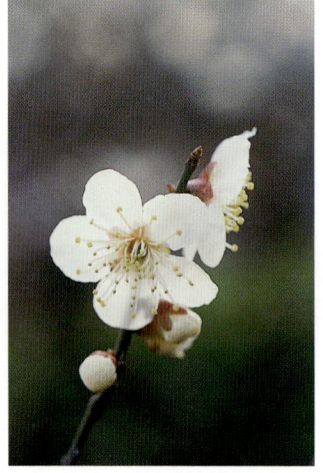

早春、芳香のある5弁花が咲く

ウメの果実。写真のような黄熟する前の果実を採取する

成　分　果実：有機酸（クエン酸、リンゴ酸、コハク酸、酒石酸、ムメフラール、クロロゲン酸など）、トリテルペノイド（ウルソール酸、オレアノール酸、β-アミリン、α-アミリン、シクロアルテノール、24-メチレンシクロアルテノールなど）／種子：青酸配糖体（アミグダリン）など

採取・保存　5～6月ごろ、黄熟する直前の青い果実を採取し、くん製にしてから乾燥させる。これを烏梅（うばい）とよぶ。烏梅は表面が黒く、強い酸味がある。また、青い果実をすりおろして果汁を搾り、煮詰めてあめ状にしたものが梅肉エキスである。

使用法　烏梅（うばい）は漢方では解熱、咳止め、下痢止めなどを目的にさまざまに処方されるが、家庭では梅干しや梅肉エキスを用いるとよい。咳、解熱には、梅干しをホイルに包んでフライパンなどで蒸し焼きにし、これを器に入れて熱湯を注ぎ、くずしながら飲む。下痢には梅肉エキスを湯で薄めて飲む。梅酒は滋養、強壮や暑気あたりに効果があるとされる。未熟な果実には微量の青酸が含まれるので生食は禁物だが、酒や塩に1カ月以上漬けることで毒性が消える。

食べて効く薬草・薬木
家庭でつくる梅干し

梅干しは日本独特の保存食品。強い酸味に殺菌・防腐効果があるため食品の保存に用いられ、また胃腸の働きを促すので食欲増進にも効果がある。黄熟した果実を洗って水気を拭き取り、焼酎で殺菌したのち果実の20％の重さの塩で下漬けする。かびが生えないように気をつけながら、梅酢が上がってくるのを待つ。塩で揉み、あく抜きした赤ジソを加えてさらに漬け、梅雨が明けて晴天の続く土用のころ3日間ほど天日に干して仕上げる。

梅干しづくり

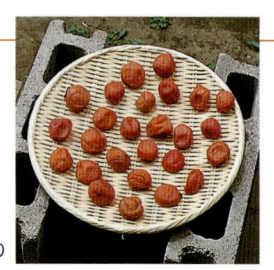

植栽・栽培　■採取時期（花：3～4月、種子：6～7月、葉7～8月）

| 1 | 2 | 3 | 4 | 5 | 6 | 7 | 8 | 9 | 10 | 11 | 12 |

モモ【桃】
Prunus persica　バラ科サクラ属

生 桃仁（とうにん）、白桃花（はくとうか）　全国（栽培）

鎮痛、消炎（種子）　利尿、むくみ（花）
便秘（花）　あせも、かぶれ、湿疹（葉）

●果樹として広く栽培される落葉低木で、高さ3m前後。葉は互生し、披針形または広披針形、長さ8～15㎝程度。先は尖り、縁には鋸歯がある。花は白色から桃紅色の5弁花で、4月ごろ葉に先立って開く。果実は核果で、外果皮に細かい毛が密生し、果肉は甘く美味。中にしわのよった大形の硬い核があり、その中に種子がある。モモは中国原産で弥生時代にはすでに日本に渡来し、果物として食べられていたと考えられている。

成　分　種子：青酸配糖体（アミグダリン、プルナシン）、脂肪油（オレイン酸などのグリセリド）／花、葉：不明

採取・保存　6～7月ごろ、熟した果実を採取し、核を割って中にある種子を取り出し、天日で干す。これを桃仁（とうにん）という。また、3～4月に開きかけのつぼみを採取し、風通しのよい日陰で乾燥したものを白桃花（はくとうか）という。葉は7～8月ごろに採取し、生のまま、または乾燥させて用いる。

使用法　漢方では、桃仁（とうにん）は消炎や鎮痛の目

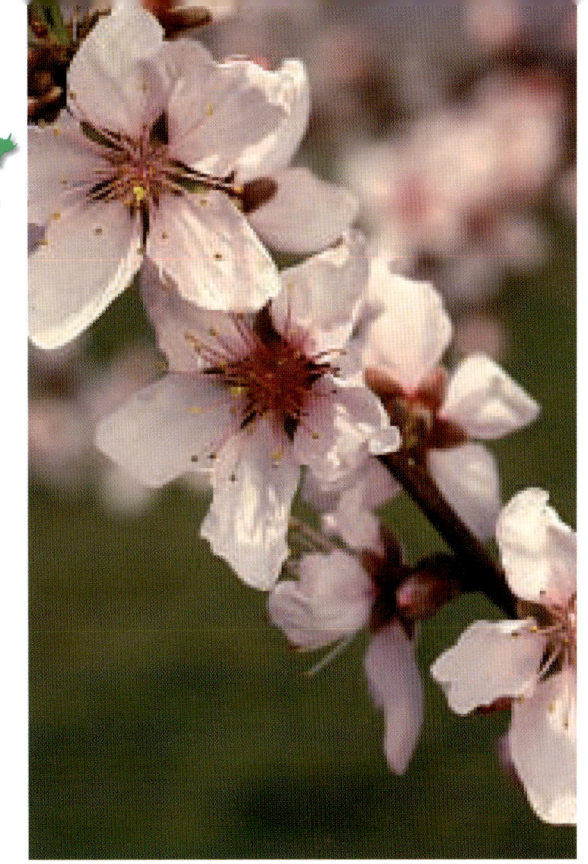

4～5月ごろに咲くモモの花。薬用には開きかけのつぼみを採取する

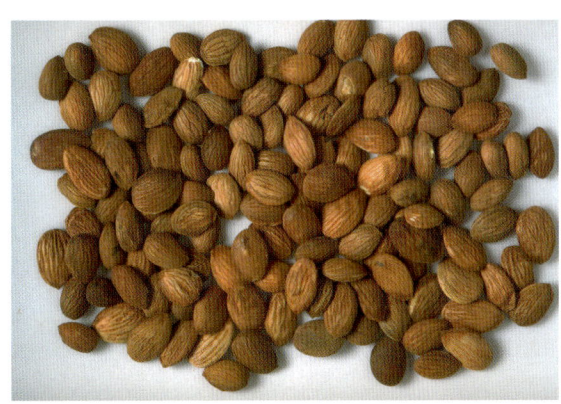

桃仁（とうにん）

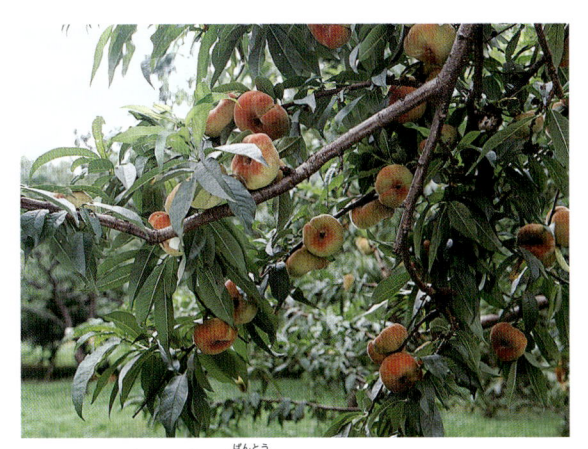

モモの仲間、中国原産の〈蟠桃（ばんとう）〉

的で婦人病などに、また白桃花（はくとうか）は緩下（かんげ）や利尿の目的で処方される。いずれも微量の青酸を含むため、専門家の指導によって服用するのが望ましい。あせも、湿疹、かぶれには、水洗いした新鮮な生の葉500g、あるいは乾燥した葉2つかみほどを袋に入れて浴槽に浮かべ入浴する。

食べて効く薬草・薬木
栄養価の高いモモの果実

　モモの果実の90％近くは水分で、残りの主成分は糖質。特徴はビタミンEが多く含まれていることで、ビタミンE含有量はウナギとほぼ同じである。食物繊維とカリウムも多く、腸内の老廃物の排出を助ける作用および利尿作用がある。冷え症の改善にも効果があるといわれる。食用品種としては、果肉の白い〈白桃〉〈白鳳〉、甘く果汁の多い〈水蜜桃〉、黄桃などがある。花を観賞するものはハナモモとよばれ、食用とはされない。

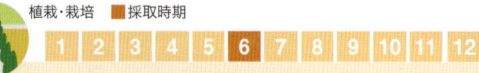

ユスラウメ【山桜桃】

Prunus tomentosa　バラ科サクラ属

植栽・栽培　■採取時期
1 2 3 4 5 6 7 8 9 10 11 12

生 毛桜桃（もうおうとう）　全国（植栽）

滋養、疲労回復（果実）　便秘（種子）
利尿、むくみ（種子）

●中国東北部の原産で、江戸時代に日本に渡来し、観賞用として庭などに植えられる落葉低木。高さ約3m。古い樹皮は暗褐色、若い枝は緑色または暗褐色で毛が生えている。葉は互生し、先端の尖った倒卵形をしている。葉の縁には鋸歯があり、裏面には細かい毛がある。葉よりやや早い4月ごろ、白から淡紅色の5弁花を葉腋につける。6月ごろ、光沢のある径1cmほどの球形の果実をつける。果実は熟すと赤くなるが、品種によっては白い実もある。ユスラウメの名は、朝鮮半島の言葉からとも、木をゆすって実を落とすからともいわれる。

成分　果実：有機酸（リンゴ酸、α−ケトグルタール酸、クエン酸、シュウ酸、アスコルビン酸など）／種子：アミグダリン

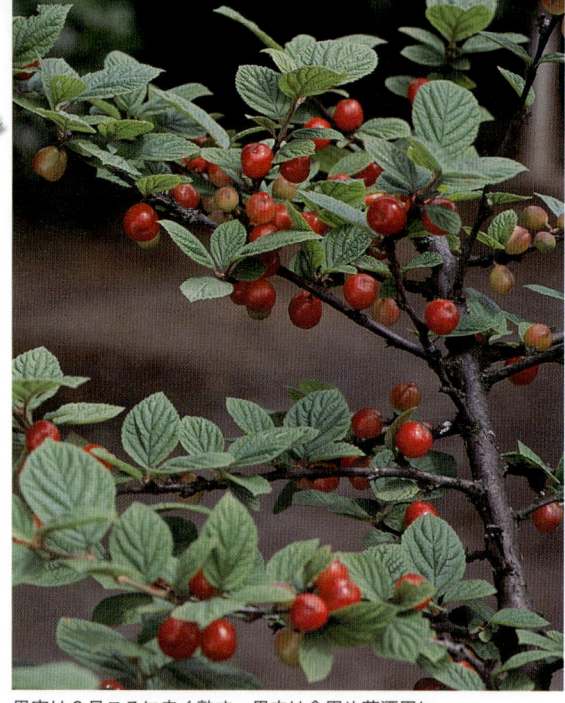

果実は6月ごろに赤く熟す。果肉は食用や薬酒用に、種子は薬用に用いる

採取・保存　6月ごろ、熟した果実を採取し、果肉の中の核を割って中にある種子を取り出し、日干しにする。これを毛桜桃（もうおうとう）という。果肉は生で食用に、あるいは薬酒用に用いる。

使用法　便秘、利尿、むくみには、乾燥させた種子1日量4〜10gを300mlの水で3分の1量になるまで煎じ、3回に分けて食間に服用する。肩こりや腰痛などにも効果があるとされる。また、果実1kgに砂糖200g、ホワイトリカー1.8ℓの割合で漬け込み、3〜6カ月おいてから布で漉したユスラウメ酒は、就寝前に盃1杯飲むと滋養、疲労回復などに効果がある。

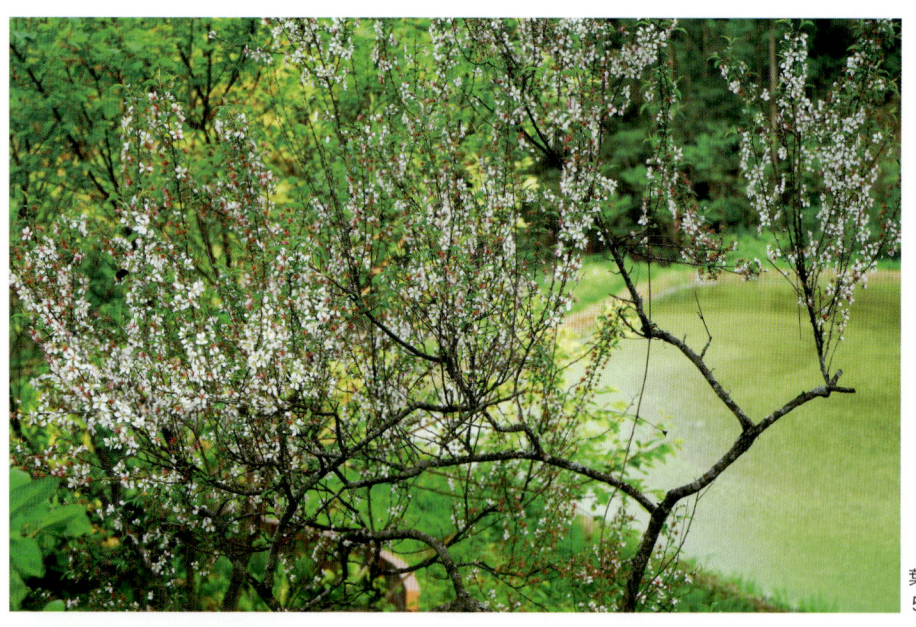

葉に先立ち、4月ごろに5弁花が咲く

家庭で栽培する薬草・薬木

鉢植えでも栽培できるユスラウメ

　寒さや暑さに強いユスラウメは、栽培の比較的容易な果樹である。鉢でも栽培が可能なので、薬用に栽培してみたい。苗木は2月〜3月中旬に日当たりと水はけのよい場所に植えつける。水をやり過ぎると根腐れや生育不良の原因となるので注意。日照と風通しを保つため、混み合った枝は冬季に剪定を行う。実を多くつけるには、開花時に小さな筆などで触れて受粉を行うとよい。2年に1度は植え替えを行う。

植栽・栽培　■採取時期
1 2 3 4 5 **6 7** 8 9 10 11 12

ソメイヨシノ【染井吉野】

Prunus × yedoensis　バラ科サクラ属

別 ヨシノザクラ　生 桜皮（おうひ）　全国（植栽）

たん、咳　　湿疹、腫れもの

●全国の公園や街路で観賞用に植栽され、花見の主役として知られる落葉高木。サクラの園芸品種で、オオシマザクラとエドヒガンとの交雑種と考えられている。高さ7mほど。樹皮は灰色で四方に枝を伸ばす。葉は互生し、葉身は広倒卵形で長さ8cmほどで先が尖り、縁に鋸歯がある。3月下旬～4月上旬、新葉より先に散形状に密集した淡桃色の5弁花を開く。花後径7～8mmの球形の果実をつけ、紫黒色に熟す。江戸時代末から明治初期ごろに、東京染井村（現在の東京都豊島区）の植木屋が「吉野」の名で売り出したものとされ、吉野山のヤマザクラと混同しないようソメイヨシノと名付けられた。

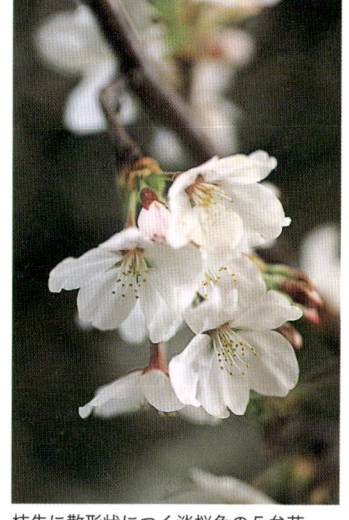

枝先に散形状につく淡桜色の5弁花

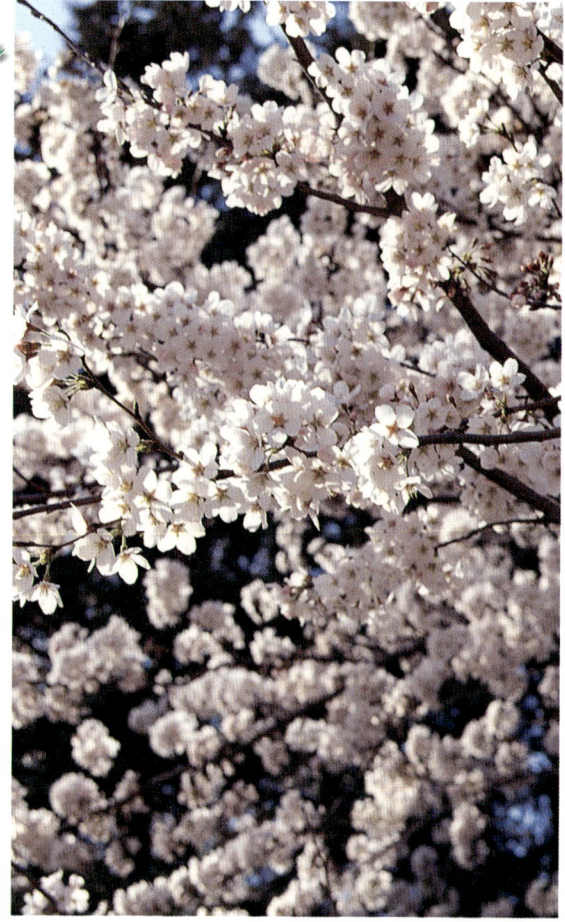

満開の時期は4月上旬ごろ。薬用とする樹皮は6～7月ごろに採取する

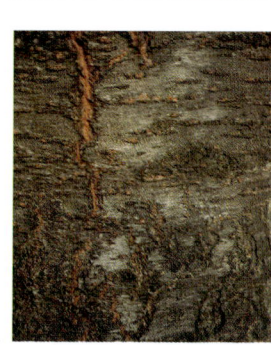

ソメイヨシノの樹皮

成分　樹皮：フラボノン配糖体（サクラニン）／心材：フラボノイド（アピゲニン-3-O-メチルエーテル、イソサクラネンチン）、アンスラキノイド（エモジン酸）

採取・保存　6～7月ごろ、樹皮をはいで採取し、外面のコルク質を取り除いて日干しにする。これを桜皮（おうひ）という。

使用法　たん、咳、湿疹、腫れものには、乾燥した樹皮の内皮5～10gをカップ3の水で半量になるまで煎じて1日量とし、3回に分けて食間に服用する。

薬草・薬木に似ている植物

古くから親しまれてきた野生のサクラ

ソメイヨシノの母種と考えられているオオシマザクラとエドヒガンは、どちらも多くの栽培品種を生んだ重要な種である。オオシマザクラは伊豆大島を中心に自生し、葉が桜餅に利用される。エドヒガンはサクラの中では長命で大木になるものが多く、〈根尾谷の淡墨ザクラ〉など、各地の名木として知られるものが多い。また、古くから観賞されてきたのがヤマザクラで、関東以西に自生し、吉野山がその名所としてよく知られる。ヤマザクラとエドヒガンも、乾燥させた樹皮は桜皮（おうひ）とよばれ、たん、咳、腫れものなどに用いられる。

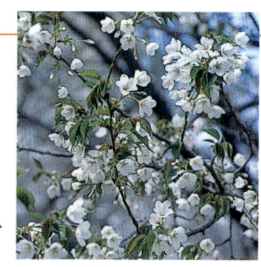

ヤマザクラ

バラ科サクラ属　113

サンザシ【山査子】

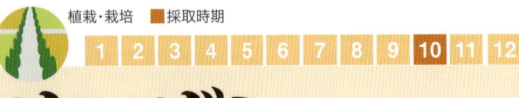

Crataegus cuneata バラ科サンザシ属

植栽・栽培 採取時期
1 2 3 4 5 6 7 8 9 **10** 11 12

生 山査子（さんざし）

北海道～四国（植栽）

健胃、消化不良、胃炎、整腸、下痢、食中毒、二日酔い

●中国中南部の原産で、日本では観賞用に庭園に植栽され、また盆栽にもされる落葉低木。享保年間に薬用植物として朝鮮半島を経由して渡来したとされる。高さ1～1.5m。よく分枝し、新枝には小枝が変化した棘がつく。葉は柄があり、広倒卵形から楕円状長卵形、縁に鈍い鋸歯があり、上部で2～3裂することが多い。5～6月、新葉を広げる時期に、枝先に白色で径2cm程度の5弁花を散房状に数個つける。果実は球形で、10月ごろに赤褐色または黄色に熟す。和名は中国名の「山樝(さんざ)」を音読みにしたものとされる。

成分 果実：トリテルペノイド（ウルソール酸、クネアタロール）／葉：フラボノイドおよびその配糖体（クエルセチン、ヒペロシド、ビテキシンなど）など

採取・保存 10月ごろ、完熟する一歩手前の果実を採取し、中の核を取り除いて日干しにする。これを山査子（さんざし）という。

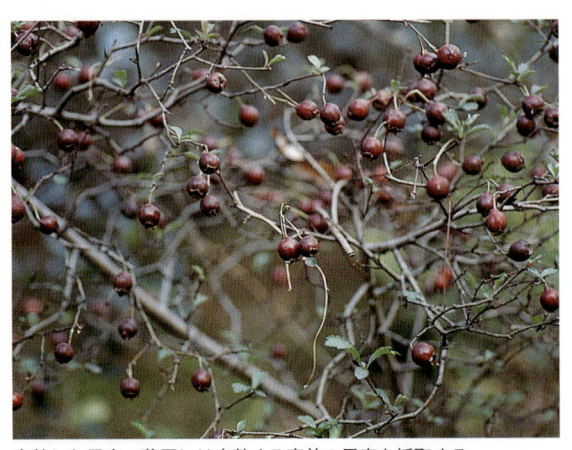

使用法 健胃、消化不良、胃炎、整腸、下痢などには、乾燥した果実5～8gを1日量とし、カップ3の水で半量になるまで煎じて3回に分けて食後服用する。二日酔いや食中毒には、乾燥した果実10gをカップ2の水で半量になるまで煎じて服用する。なお、果実は薬用のほか、砂糖漬けや蜜漬けにすれば食用にできる。

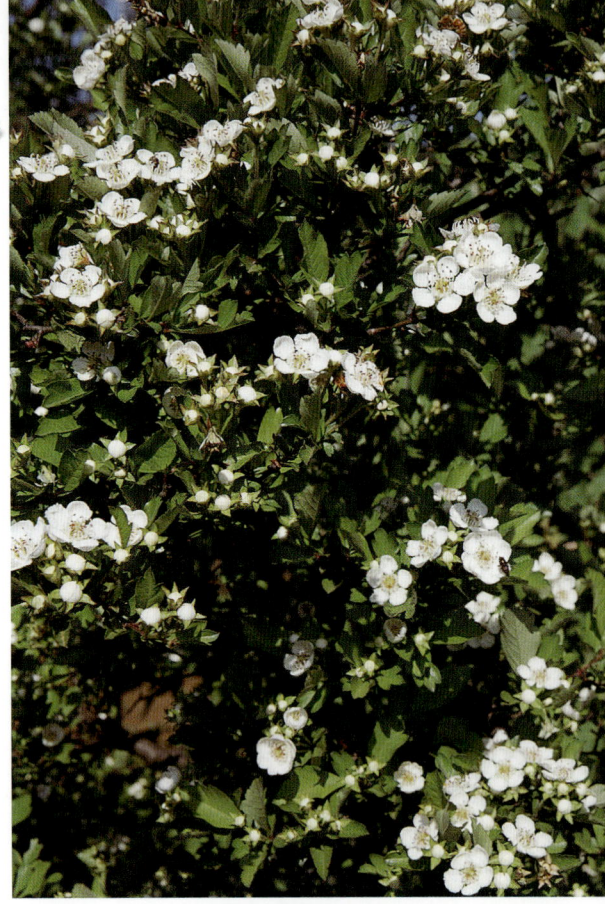

5～6月ごろ、枝先に咲く白い5弁花

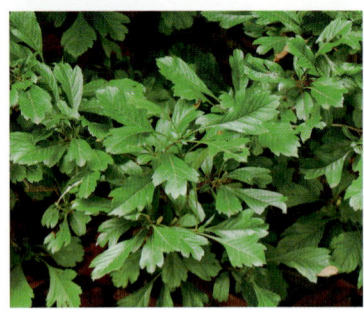

葉は深緑色で、上部で2～3裂する

完熟した果実。薬用には完熟する直前の果実を採取する

家庭で栽培する薬草・薬木

観賞用、薬用に栽培するサンザシ

サンザシは耐寒性があり、生長が早くて刈り込みにも強いとされる。花や果実を観賞するだけでなく、薬用にも栽培してみたい。適地は日なたから半日陰の、やや乾燥した肥沃な場所。植えつけや移植は落葉期の12～3月ごろ。自然樹形で楽しめるが、2～3年に1度、込み合った枝を落葉期に整理するとよい。なお、庭などによく植えられるトキワサンザシは、同じバラ科でもトキワサンザシ属の常緑低木である。トキワサンザシの仲間はピラカンサとよばれ、観賞用に庭植えや鉢植えにされることが多い。

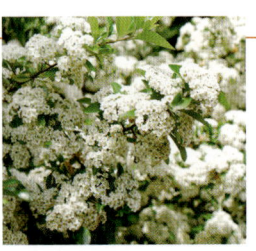

トキワサンザシ

ビワ【枇杷】

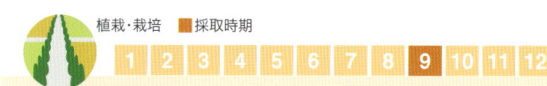

Eriobotrya japonica　バラ科ビワ属

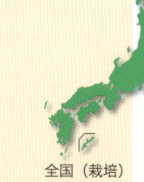

植栽・栽培　■採取時期
1 2 3 4 5 6 7 8 **9** 10 11 12

生 枇杷葉（びわよう）　全国（栽培）

- 下痢、健胃
- 咳
- あせも、湿疹
- 打ち身、ねんざ
- 暑気あたり

●中国原産といわれ、果樹として各地で栽培される常緑高木。関東以西の石灰岩地帯に野生化したものが見られる。高さ約10m。葉は互生し、長さ20cmほどの長楕円形で先は尖る。厚く革質で表面は光沢があり、裏面には淡褐色の毛が密生する。葉縁には波状の鋸歯がある。10〜11月ごろ、枝先に円錐花序をつけ、芳香のある黄白色の花を多数咲かせる。花軸、花柄、萼片は淡褐色の毛で覆われる。果実は径4〜5cmの倒卵形で、中に3〜5個の種子があり、初夏に橙色に熟し食用とされる。果実の表面も柔毛に薄く覆われている。

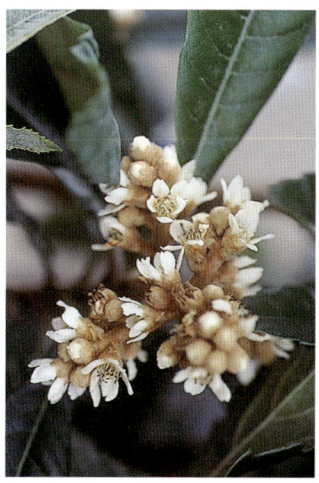

秋に咲く香りのよい黄白色の花

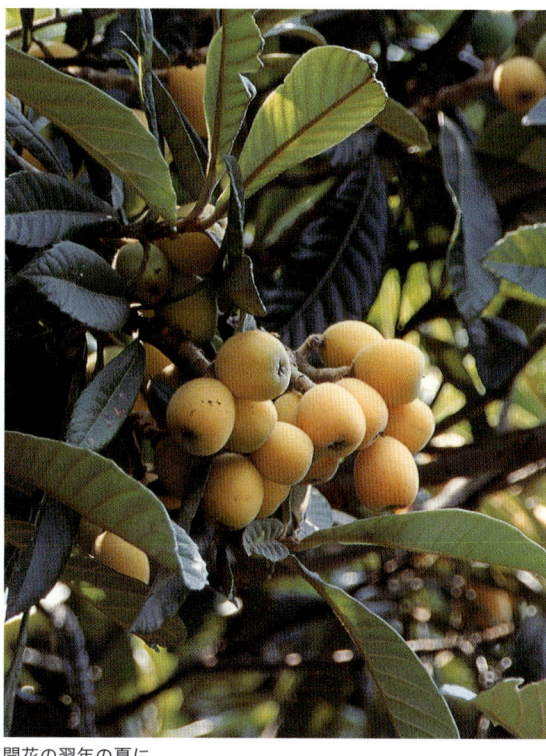

開花の翌年の夏に実るビワの果実。果実は食用になる

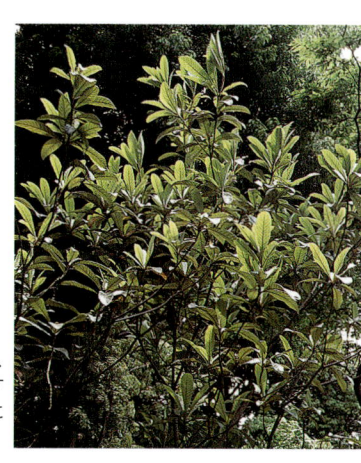

ビワの葉は常緑だが、乾燥させて薬用とするものは9月ごろに採取する

成分　葉：トリテルペノイド（ウルソール酸、マスリン酸、メチルマスリネート、ユースカピン酸など）、青酸配糖体（アミグダリン）など

採取・保存　9月上旬に葉を採取し、日干しにする。ブラシなどを用いて葉の裏の毛を取り除く。これを枇杷葉（びわよう）とよぶ。生の葉は必要時に採取して毛を取り除いて洗い、薬酒などに用いる。

使用法　下痢、咳には、乾燥させた葉20gを1日量として600mlの水で半量まで煎じ、かすを取り除いて1日3回食間に服用する。あせも、湿疹には、乾燥した葉を布袋に詰めて浴槽に入れてから、沸かして入浴する。生葉30枚を洗って水気をとり、1cm幅に刻み、ホワイトリカーを葉がかぶる程度に入れて1カ月後に漉すとビワ酒ができる。打ち身、ねんざには、これを脱脂綿に浸して患部を冷湿布する。

薬草・薬木の豆知識

暑気払いの飲料、枇杷葉湯

　ビワの葉の薬効は昔から知られ、江戸時代には枇杷葉湯が盛んに飲まれていた。これは枇杷葉（びわよう）に肉桂（にっけい〜クスノキ科の樹木の根皮）、莪述（がじゅつ〜ガジュツの根茎）、呉茱萸（ごしゅゆ〜ゴシュユの果実：131ページ）、甘草（かんぞう〜カンゾウの根）など7品目を同量混ぜて煎じたもので、日射病のめまいや下痢に効くとされた。ビワの葉を用いた現代の夏バテ対策としては、ビワの生葉3枚を500mlの水に入れ、弱火で20〜30分煮出して葉を取り出し、冷蔵庫でよく冷やせば、麦茶代わりのさわやかな飲料になる。

草原　■採取時期
| 1 | 2 | 3 | 4 | 5 | 6 | 7 | 8 | 9 | 10 | 11 | 12 |

クサボケ 【草木瓜】
Chaenomeles japonica　バラ科ボケ属

別 シドミ、ノボケ、ジナシ
生 和木瓜（わもっか）
東北〜中国地方、九州

🌙 胃腸炎、整腸　★不眠症　♥ 冷え症
☕ 疲労回復

●日本特産で、庭木や盆栽などに用いられる落葉低木。本州および九州の山地、丘陵などの日当たりのよい場所に自生する。茎の株は横に這い、高さ30〜60cm。根は地下茎のように伸び、根の上部から芽を出して繁殖する。全株に小さな棘状の小枝がある。葉は互生し、倒卵形で先が丸く、縁には鈍い鋸歯がある。早春、葉に先立ち、朱紅色の5弁花が開く。花は短い柄があり、枝の下の方に多くつく。花後、径2〜3cmの球形の果実が黄色く熟す。和名はボケに似るが小形であることから。別名のジナシ（地梨）は、地面近くにナシのような果実が実ることによる。

成分　果実：精油（リナロール、ゲラニオール、ネロールなど）、ビタミンEなど

採取・保存　晩夏から初秋にかけて、まだ青みのある果実を採取し、水洗いしたのちに輪切りにして陰干しにする。これを和木瓜（わもっか）という。

使用法　急性胃腸炎や整腸には、乾燥した果実5〜10gを1日量とし、カップ3の水で半量になるまで煎じて3回に分けて服用する。不眠症、冷え症、疲労回復には、乾燥した果実800gを1.8ℓのホワイトリカーに漬けて1年ほどおいたものを、就寝前に盃1杯ほど飲むとよい。

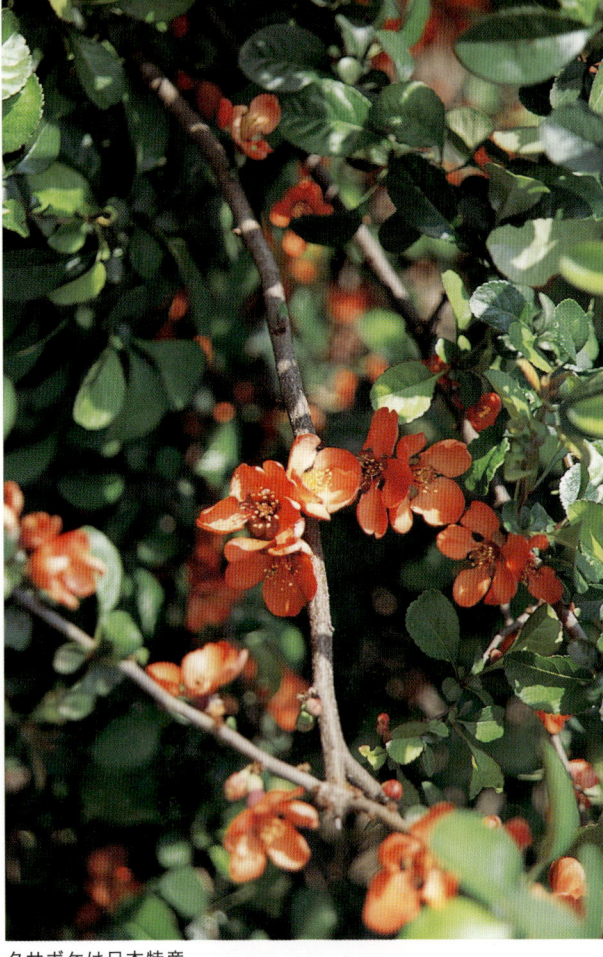

クサボケは日本特産の落葉低木

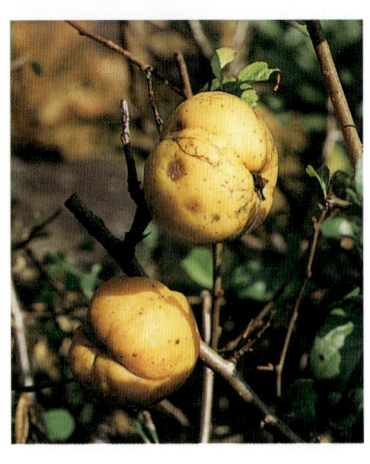

クサボケの果実。薬用には青みのあるうちに採取する

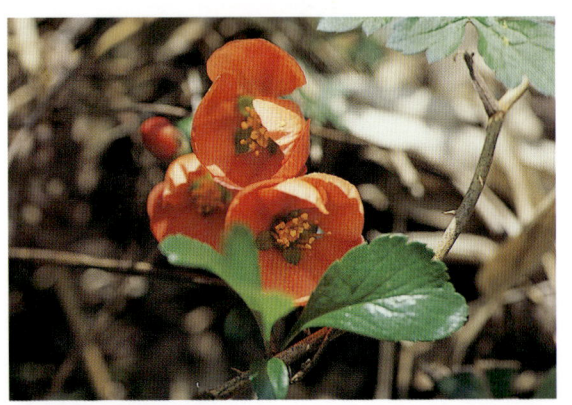

早春に咲く朱紅色の5弁花

薬草・薬木に似ている植物
クサボケとボケの違い

クサボケとボケ（117ページ）はどちらもボケ属の落葉低木であるが、クサボケは日本特産で、ボケは中国原産である。両者の大きな違いは、クサボケが地下茎から枝が伸びるのに対し、ボケは地下茎はなく、根元近くから枝が出る点にある。高さもクサボケが30〜60cmと小形であるのに対し、ボケは2〜3m。果実を陰干しにしたものは、クサボケは和木瓜（わもっか）、ボケは木瓜（もっか）とよばれ、薬用酒などに利用される。

植栽・栽培　■採取時期
1 2 3 4 5 6 7 **8 9** 10 11 12

ボケ【木瓜】
Chaenomeles speciosa　バラ科ボケ属

別 モケ　　生 木瓜（もっか）　　全国（植栽）

滋養、強壮、暑気あたり

●中国原産で、古くから観賞用に庭園などに植栽された落葉低木。切り花や盆栽などにもされる。幹は根際から束生し、高さ2～3m。葉は楕円形から長楕円形で細かい鋸歯があり、互生する。托葉は卵形あるいは披針形。枝には小枝が変化した棘がある。3月ごろ、径2cmほどの5弁花が1個または数個集まって咲く。花色には淡紅、緋紅、白、白と紅のまだらなどがある。9月ごろに楕円形の果実を結ぶ。古名を毛介（もけ）といい、それが転訛してボケになったとされる。

成　分　果実：精油（カリオフィレン、テルピネオール、シネオールなど）、有機酸（リンゴ酸、クエン酸、酒石酸など）など

採取・保存　8～9月ごろ、完熟した果実を採取し、輪切りにして風通しのよい場所で陰干しにする。これを木瓜（もっか）とよぶ。薬用のボケ酒をつくる際には、黄色に熟す前のものを採取して陰干しにする。なお、中国では木瓜はカリンの果実を指す。

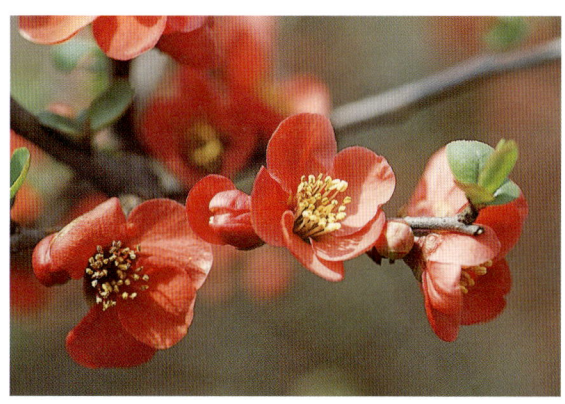

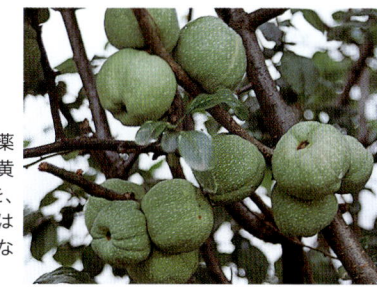

使用法　暑気あたりには、乾燥した果実5～10gを1日量とし、カップ3の水で半量になるまで煎じて3回に分けて服用する。滋養、強壮には、果実1kgを輪切りにしたものとグラニュー糖450gを、ホワイトリカー1.8ℓに漬け込み、半年から1年おいたものを、1日あたり盃1～2杯ほど飲む。

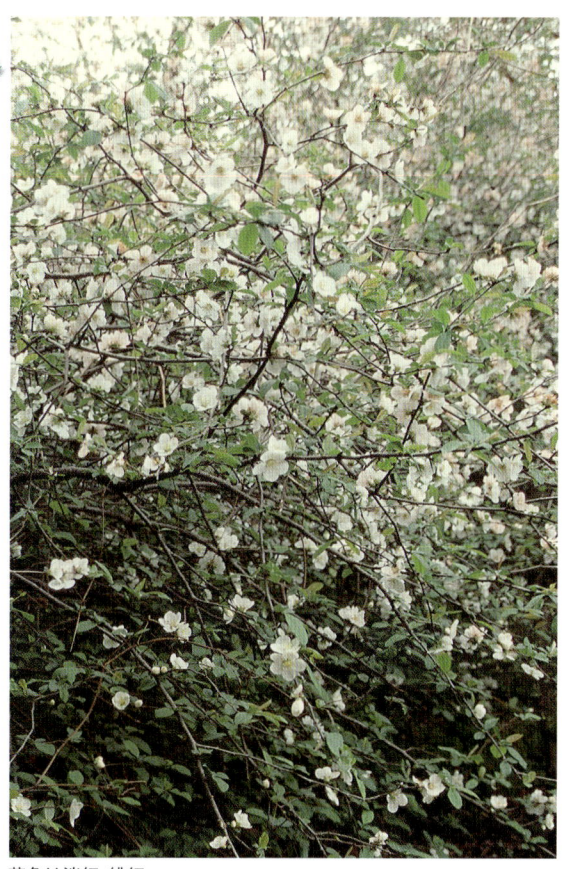

花色は淡紅、緋紅、白と紅のまだらなどさまざま

果実を乾燥させて薬用とする場合には黄色く完熟したものを、ボケ酒をつくるには写真のような未熟なものを使用する

3月ごろに咲く径2cmほどの5弁花

家庭で栽培する薬草・薬木
ボケ、クサボケの栽培

　ボケやクサボケには観賞用の園芸品種が多く、2種を交配した園芸品種もあわせると150～200種ほどになるといわれる。ボケ類は耐寒性、耐暑性にすぐれ、生育おう盛で生け垣などにしても楽しめる。植えつけは9～10月、移植は11～3月が適期とされ、日当たりと水はけのよい場所に植える。花後の5月、および11～12月ごろに剪定を行う。雌雄同株で、園芸品種も秋に果実が実る。

庭に植えられたボケ

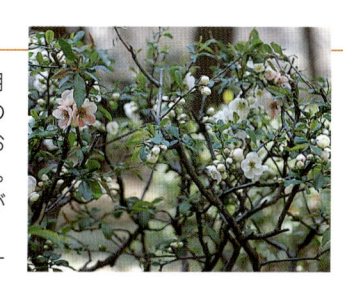

バラ科ボケ属

カリン【花梨】

Pseudocydonia sinensis　バラ科カリン属

植栽・栽培／採取時期：10月

別：アンランジュ、カラナシ　生：木瓜（もっか）　全国（栽培）

咳、たん　のどの痛み

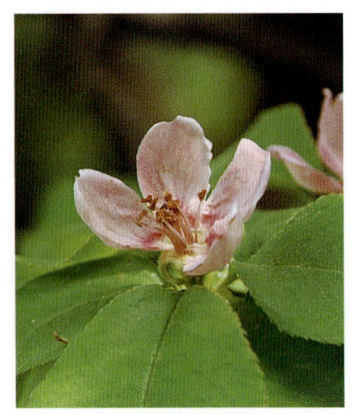

●中国原産の落葉高木で、日本全国で広く植栽されている。高さ8m前後。樹皮は緑褐色で鱗片状にはがれ、雲紋のようなあとが残る。葉は倒卵形で互生し、葉縁には鋸歯がある。若葉の裏面には毛が生えているが、やがて脱落する。4～5月ごろに、枝先に1個ずつ淡紅色の5弁花をつける。果実は長さ10cmほどの倒卵形で、表面にろう質が分泌され光沢がある。9～10月に暗黄色に熟し、強い芳香を放つ。果実は硬く生食はできない。

淡紅色の5弁花は枝先に単生する

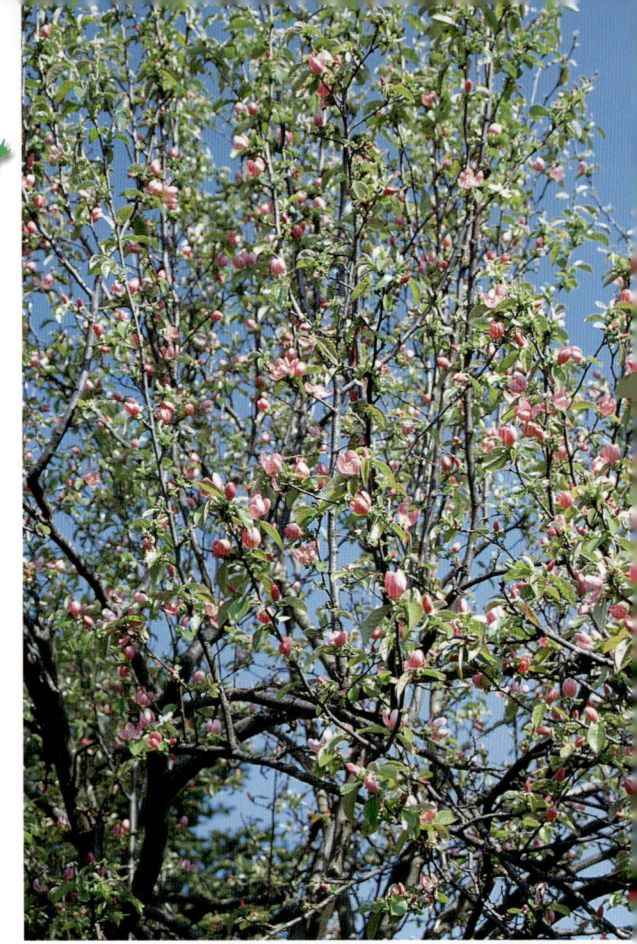

4～5月の花期のころのカリンの木

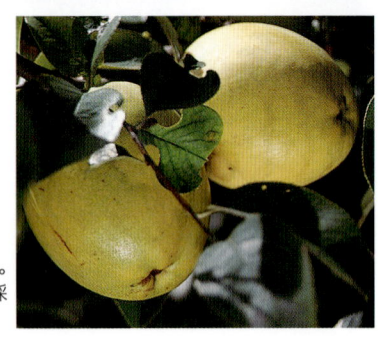

強い芳香をもつ果実。果実は熟してから採取する

成分　果実：精油（β-ヨノン、メチルオイゲノール、カルボンなど）、有機酸（リンゴ酸、クエン酸、酒石酸など）など

採取・保存　10月ごろ、熟した果実を採取し、10分ほど湯通ししてから2～4つの縦割りにして乾燥させる。これを木瓜（もっか）という。

使用法　咳やのどの痛みに、乾燥させた果実5～10gに水200mlと砂糖少々を加えたものを半量まで煎じ、1日分として3回に分けて服用する。また、生の果実1kgを輪切りにし、砂糖200gとホワイトリカー1.8ℓを加えて冷暗所で3カ月以上おき、果実を取り除くと、芳香のあるカリン酒ができる。完全に熟成させるには1年はおいた方がよい。これを1日に盃1～2杯分飲むと、咳止めのほか疲労回復、滋養に効果がある。はちみつを加え湯で薄めて飲んでもよい。子どもの場合は、果実の輪切りを砂糖で煮詰め、さらに砂糖をまぶしたものを1日1切れ食べるとよい。

薬草・薬木に似ている植物

カリンに似ているマルメロ

カリンによく似た果樹にマルメロがある。マルメロはバラ科マルメロ属の落葉小高木で、中央アジア原産。見分け方は、カリンの葉には鋸歯があるがマルメロにはない、また、カリンの果実は倒卵形だがマルメロの果実は球形で表面に細かい毛がある、など。マルメロもカリン同様に果実酒や砂糖漬けにして用い、咳やたんを鎮める効果があるとされる。マルメロが特産品である東北や長野県の一部では、マルメロのことをカリンとよんでいる。

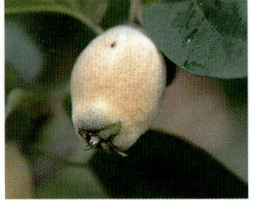

マルメロの未熟果

雑木林　■採取時期
| 1 | 2 | 3 | 4 | 5 | 6 | 7 | 8 | 9 | 10 | 11 | 12 |

ネムノキ【合歓木】

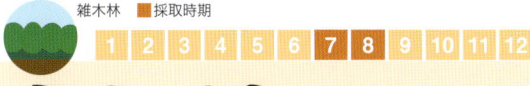

Albizia julibrissin　マメ科ネムノキ属

別：ネムリノキ、ネブノキ　生：合歓皮（ごうかんひ）　東北～沖縄

関節炎、腰痛　利尿、むくみ　強壮

●東北地方以南の山地の林縁、原野などの日当たりのよい湿地に自生する落葉高木。日本が北限とされる。高さ6～9mほど。樹皮は黄灰色から暗灰色で、皮目が目立つ。葉は柄があり、長さ20～30cmの2回羽状複葉で互生する。羽片は5～15対、小葉は長さ6～12mmで15～40対ある。7～8月、小枝の先に花柄を出し、散形状の花序をつけ、紅色の花が10～20集まって咲く。この紅色の糸状のものはおしべである。花は夕方開花する。秋にできる果実は扁平な広線形、長さ9～15cmの豆果で茶褐色に熟す。中に扁平で楕円形の種子がある。和名は、葉が昼夜の明暗によって就眠運動を起こし、夜間、向かい合う小葉が垂れ下がって眠っているように見えることから。万葉のころにはネブとよばれた。

成分　樹皮：トリテルペノイドサポニン（多数のジュリブロシド類）、フラボノイド（ゲラルドン、イソオカニン、ルテオリン、ダイゼイン、クラリノンなど）など

採取・保存　7～8月、樹皮を採取して水洗いしてから日干しにする。これを合歓皮（ごうかんひ）とよぶ。

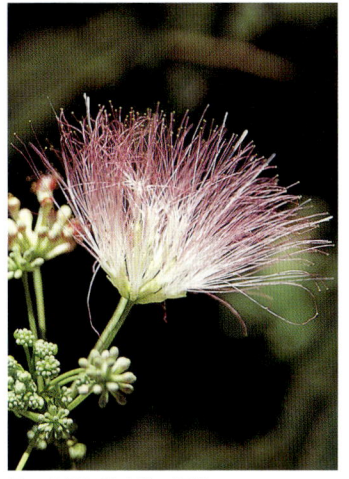

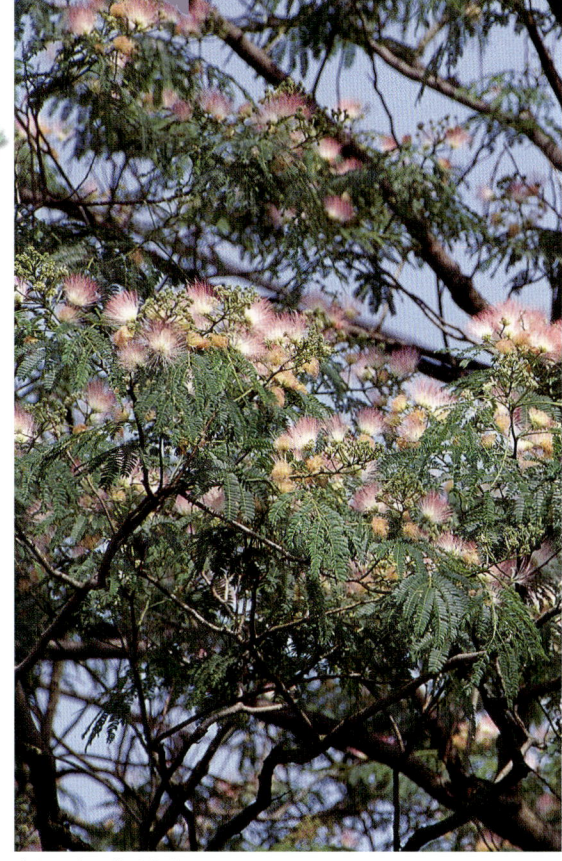

7～8月に咲く花。紅色の糸状のものは雄しべ

ネムノキの花は夕方に開花する。和名は、夜間は葉が閉じて眠っているように見えることから

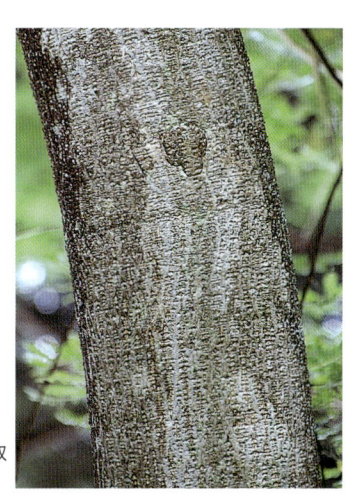

花期のころに樹皮を採取して薬用に用いる

使用法　関節炎、腰痛、利尿、むくみ、強壮に、乾燥させた樹皮10～15gを1日量とし、カップ3の水で半量になるまで煎じて3回に分けて服用する。関節炎や腰痛には、同様の煎じ液で患部を冷湿布してもよい。

薬草・薬木に似ている植物

ネムノキによく似たベニゴウカン

ネムノキに似た植物に、マメ科ベニゴウカン属のベニゴウカンがある。ベニゴウカンはメキシコ原産の落葉低木。花がネムノキに似ているが、花糸の色は深紅色である。漢字では「紅合歓」と書き、紅色の花色と、ネムノキ（合歓）に似ることによる。日本には明治初期に伝わり、観賞用に栽培されている。ベニゴウカンは薬用とされることはない。

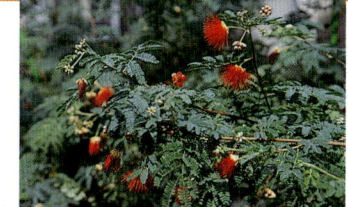

ベニゴウカン

雑木林　■採取時期
| 1 | 2 | 3 | 4 | 5 | 6 | 7 | 8 | 9 | **10** | 11 | 12 |

サイカチ【皂莢】

Gleditsia japonica　マメ科サイカチ属

別 カワラフジ、カワラフジノキ　生 皂莢（そうきょう）、皂角子（そうかくし）、皂角刺（そうかくし）

東北〜九州

- たん（果実）
- 腫れもの（種子、棘）

●日当たりのよい川岸や水辺の原野に見られる落葉高木。庭や公園などに植栽もされる。高さ15m。樹皮は黒褐色で、いぼ状の皮目がある。幹には枝の変化した大形の棘がある。葉は羽状複葉で、小葉は12〜24枚の偶数。小葉は長さ1.5〜4cmの楕円形で無毛。6月ごろ、6〜10cmの長さの総状花序をつくり、小形の単性花と両性花を密につける。花は黄緑色で蝶形。果実は扁平でねじれた広線形をした豆果で、長さ20〜30cm、黒色に熟し、10〜25個の種子が入る。和名は古名である「西海子（さいかいし）」が転訛したものとされる。

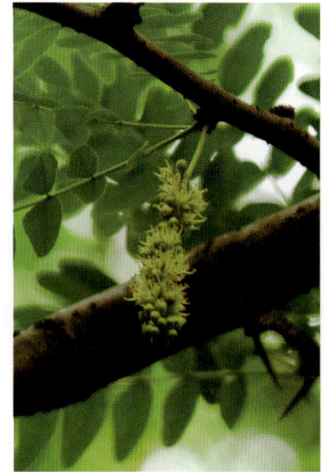

6月ごろに咲く黄緑色の蝶形花

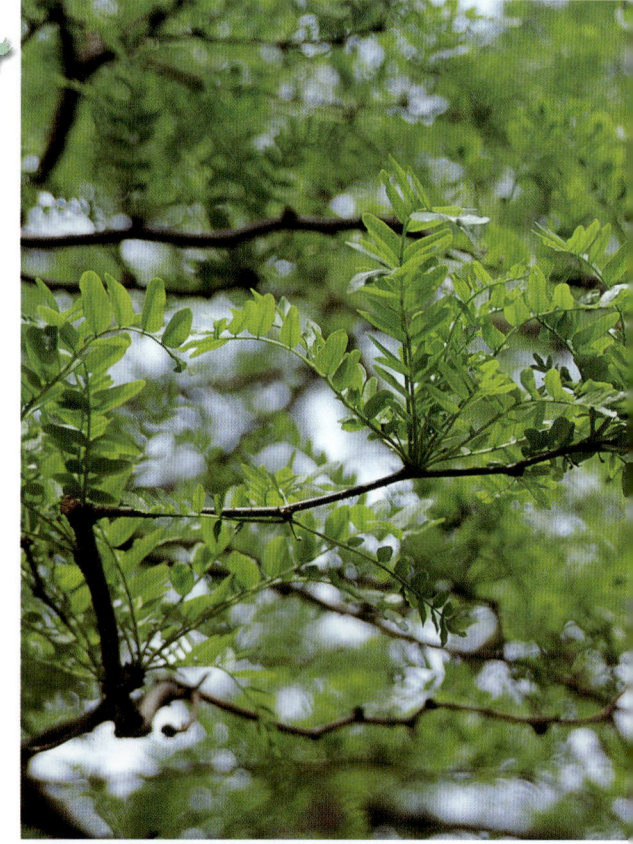

葉は偶数の羽状複葉で、小葉は楕円形で長さ1.5〜4cmほど

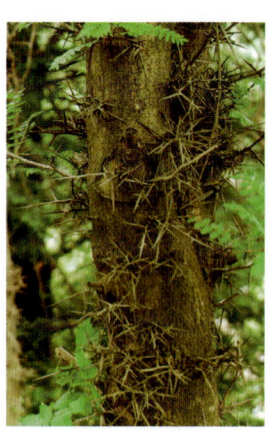

成分 果実：トリテルペノイドサポニン（グレジアサポニンC, D, E, G, Iなど）

採取・保存 10月ごろ、黒っぽく熟した豆果を採取し、日干しにする。これを皂莢（そうきょう）とよぶ。熟したさやの中の豆を取り出して集め、熱湯をくぐらせてから日干しにする。これを皂角子（そうかくし）とよぶ。幹にある棘を日干しにしたものは皂角刺（そうかくし）とよぶ。

枝が変化した大形の棘

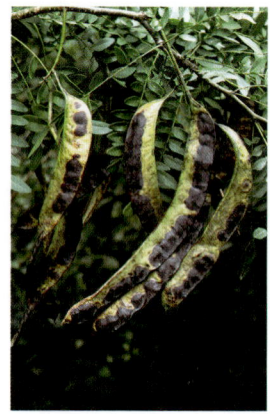

黒っぽく熟した豆果

使用法 たんには、乾燥させた果実1〜1.5gをカップ1.5の水で半量になるまで煎じて1回量として、服用する。

腫れものには、乾燥させた棘3〜10g、あるいは乾燥させた種子4.5〜9gを1日量とし、カップ3の水で3分の1の量になるまで煎じて3回に分けて服用する。

薬草・薬木の豆知識

石鹸代わりに使われたサイカチの実

石鹸が日本に伝わったのは室町時代のこととされ、ポルトガル語のサボンがなまってシャボンという名でよばれていた。現在のように石鹸が普及する以前は、灰汁や米ぬか、サイカチやムクロジの果実が石鹸として用いられた。サイカチやムクロジの果実にはサポニンが含まれており、この成分によって石鹸のように泡立ち、汚れを落とすことができる。果実を刻んだものを布袋などに入れ、ぬるま湯に浸すと、サポニンが溶けだして天然の液状石鹸ができる。

草原 ■採取時期
1 2 3 4 5 6 7 **8 9** 10 11 12

カワラケツメイ 【河原決明】

Cassia mimosoides subsp. *nomame*
マメ科カワラケツメイ属

別 ネムチャ、コウボウチャ、ハマチャ、マメチャ
生 山扁豆（さんぺんず）

東北～九州

🔵 利尿、むくみ、急性腎炎　🟢 便秘、消化不良

●日当たりのよい河原や土手、道ばたなどに自生する1年草。茎は高さ30～60cm、全体に細毛がある。葉は互生し、長さ7cmほどの羽状複葉。小葉は小形の披針形で、中軸の両側に多数が対生して並ぶ。夏から秋にかけて、葉腋から小さな花柄を出し、黄色の5弁花を1～2個開く。マメ科の花は蝶形のものが多いが、この花は蝶形にはならない。果実は扁平な長方形で、毛があり、熟すと緑色から黒褐色に変わり、2つに割れる。中に茶褐色でつやのあるひし形の種子が1列に並ぶ。和名は河原に生えるケツメイ（マメ科のエビスグサのこと）の意。

成分 全草：アンスラキノイド（クリソファノール、エモジンなど）、フラボノイド（ルテオリンおよびその配糖体）など

採取・保存 8～9月、茎頂の1～2個の花が終わるころに根ごと全草を引き抜く。根を切り除き、風通しのよい日陰で干す。これを山扁豆（さんぺんず）とよぶ。

使用法 利尿、むくみ、便秘などには、乾燥した全草15～20gを1日量とし、カップ3の水で半量になるまで煎じて3回に分けて服用する。急性腎炎や妊娠中のむくみなどには、乾燥した全草20～30gを1日量として、カップ3の水で半量になるまで煎じて3回に分けて服用する。便秘や消化不良には、乾燥した全草を軽く焙じて、お茶代わりとして飲むとよい。

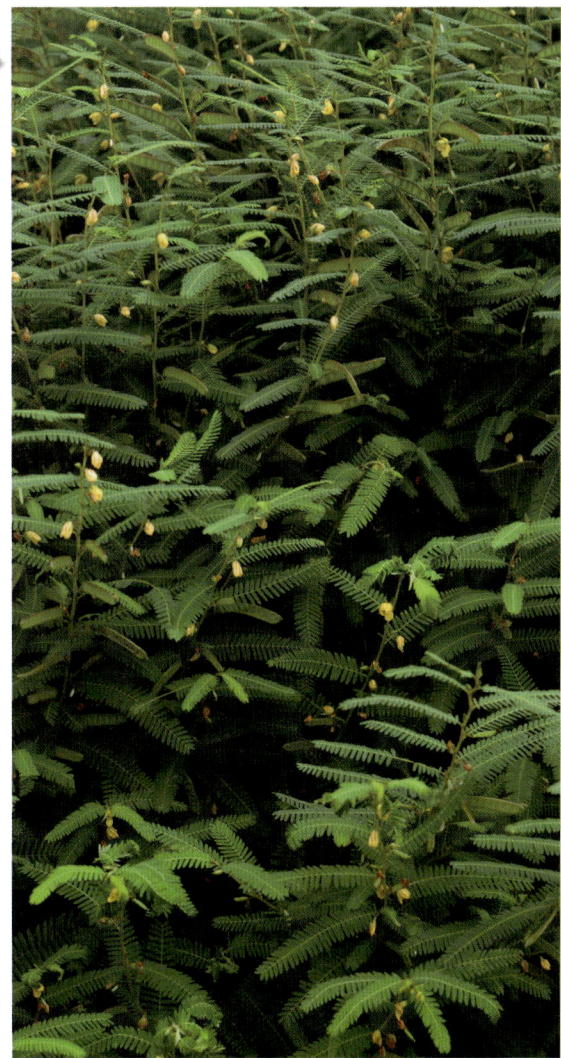

8～9月ごろに咲く花。この時期に全草を採取する

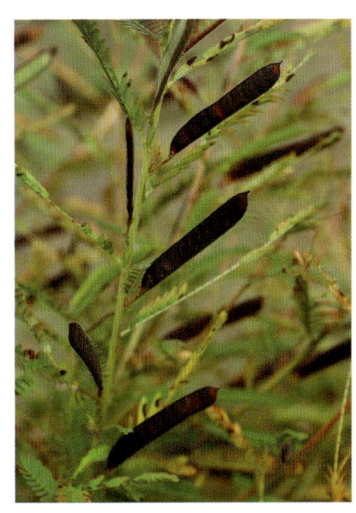

黒く熟した果実

薬草・薬木に似ている植物

カワラケツメイに似たクサネム

カワラケツメイによく似た植物に、マメ科クサネム属のクサネムがある。クサネムは川辺などの湿地に生える1年草で、高さが50～100cmほど。カワラケツメイと同じように小葉の数が多い。カワラケツメイは全草に細毛が密生するが、クサネムには毛がない。また、茎を折るとカワラケツメイは中がつまっているが、クサネムは空洞である点などが異なる。クサネムは薬用とはされない。

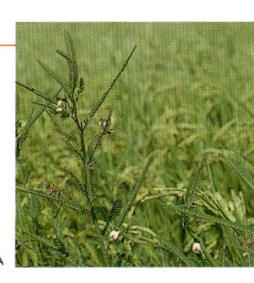

クサネム

植栽・栽培　■採取時期
1 2 3 4 5 6 **7** 8 9 10 11 12

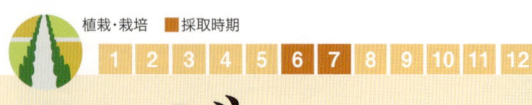

エンジュ【槐】
Sophora japonica　マメ科クララ属

別 キフジ　**生** 槐花（かいか）、槐米（かいべい）　**全国**（植栽）

● 口内炎、歯ぐきからの出血　● 痔

●庭園や街路などによく植えられる落葉高木。原産は中国北部で、日本にはもともと薬用として入ってきた。樹高15〜25m。幹は直立して分枝し、樹皮は灰色を帯びた暗褐色で、縦に不規則な割れ目がある。葉は奇数羽状複葉で互生し、小葉は先端のやや尖った長楕円形で4〜7対ある。7〜8月ごろ、複総状花序に黄白色の蝶形花をつける。花が散ると地面に黄白色の跡を残す。果実は長さ5cm前後の豆果で、種子と種子の間のさやにくびれがあり、じゅず状になる。

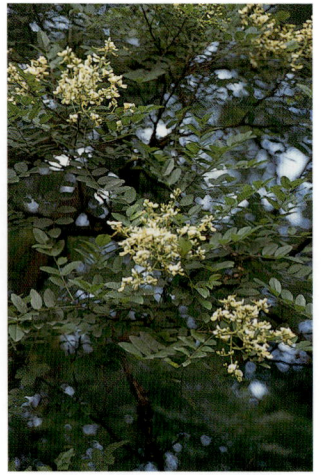

7〜8月ごろに咲く黄白色の蝶形花。

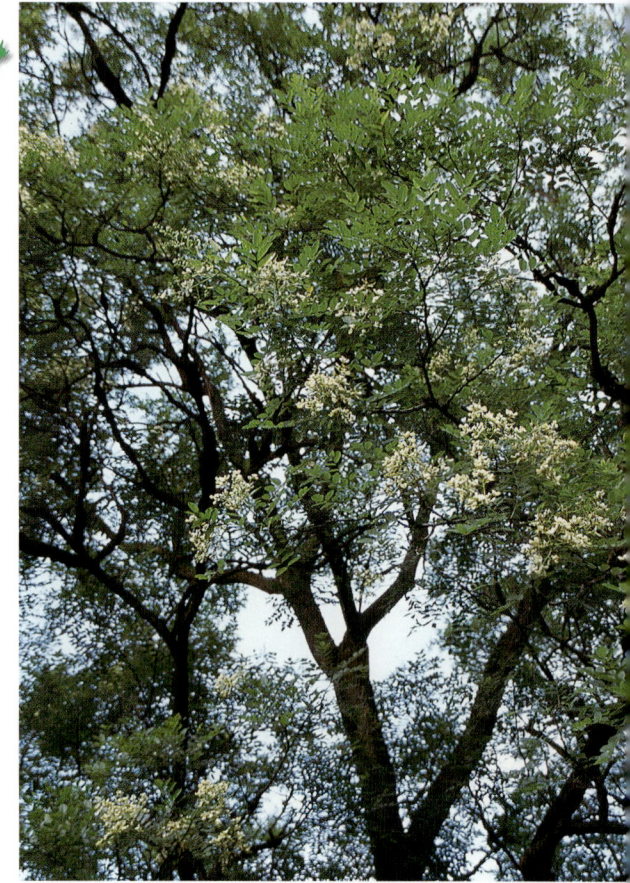

エンジュは街路樹としてもよく見られる。薬用には開花前のつぼみを採取する

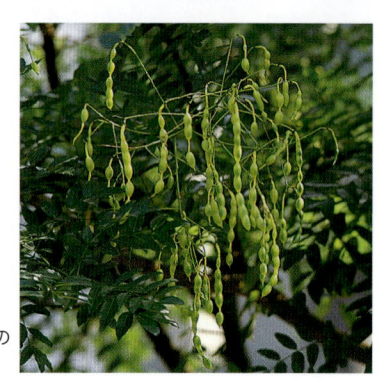

成　分　花蕾：フラボノイド配糖体（ルチン）、トリテルペノイド（ソフォーラジオール）、トリテルペノイドサポニン（ソヤサポニン、アズキサポニンなど）など

採取・保存　開花前の6〜7月ごろに花蕾を採取して天日に干す。これを槐花（かいか）または槐米（かいべい）という。

使用法　槐花（かいか）に含まれるルチンには毛細血管の収縮を促す作用があり、炎症性の出血に用いられる。口内炎、痔の出血には槐花1日量5gを200mlの水で半量まで煮詰めて、3回に分けて空腹時に服用する。歯ぐきの出血には、槐花をフライパンなどで炒って、すり鉢で細かく砕いて粉末にし、これを患部にすり込む。なお、ルチンには血圧を下げる効果があるとされ、動脈硬化や脳卒中の予防のための薬剤やサプリメントの原料としても用いられている。

秋に実るじゅず状の豆果

薬草・薬木に似ている植物
エンジュの仲間、イヌエンジュとハリエンジュ

エンジュの仲間に、同じマメ科のイヌエンジュ、ハリエンジュがある。イヌエンジュは北海道から九州に自生し、街路などにも植えられる。エンジュより花が密につき、豆果のさやは平たい長楕円形で狭い翼をもつので区別できる。木目が美しく、紫檀の代用とされるなど木材としての利用もある。ニセアカシアの別名があるハリエンジュは北米原産。葉柄のつけ根にとげがあるのが特徴。イヌエンジュ、ハリエンジュにはエンジュのような薬効は認められていない。

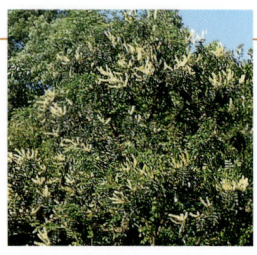

イヌエンジュ

人里　■採取時期
| 1 | 2 | 3 | 4 | 5 | 6 | 7 | 8 | 9 | 10 | 11 | 12 |

クズ【葛】
Pueraria lobata　マメ科クズ属

別 カンネ、カンネカズラ、クズカズラ
生 葛根（かっこん）

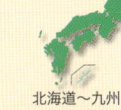

北海道〜九州

かぜ　解熱　下痢

●古くから秋の七草のひとつとして親しまれ、薬用にも用いられる大形のつる性多年草。山野や荒れ地、道ばたなどに自生する。茎は強靱で、基部は木質化する。他の木などに巻きつき、長さが10mになるものもある。根が長く、デンプンを豊富に含む。主根は長さ1.5m、径が20cmほどに生長する。葉は卵円形の小葉3枚からなる複葉で、裏面は白みを帯びる。8〜9月ごろ、葉腋に総状花序を出し、紅紫色の蝶形花をつける。花後、褐色の荒い毛に覆われた長さ5〜10cmのさや状の果実が実る。和名の由来は、奈良県吉野の国栖（くず）という地方が、上質の葛粉（くずこ）の産地であったことによるなど諸説ある。

成分　根：イソフラボノイド（ダイゼイン、ゲニステインなど）、イソフラボノイド配糖体（ダイジン、プエラリンなど）、ブテノリド（プエロシドA，B）、トリテルペノイドサポニン（ソヤサポニンI、クズサポニンSA1など）

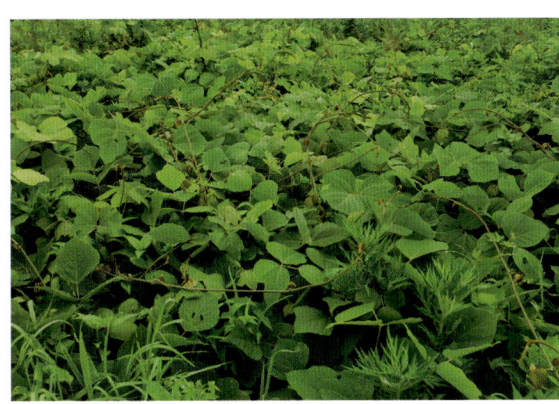

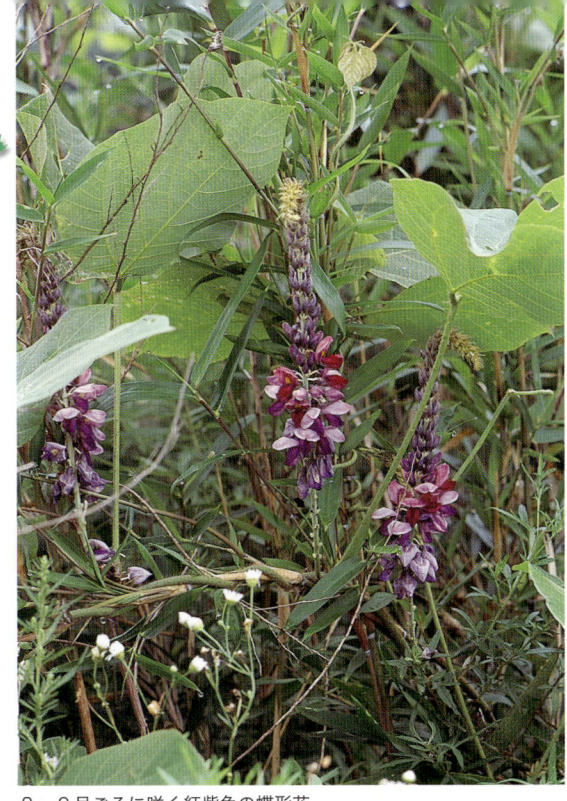

8〜9月ごろに咲く紅紫色の蝶形花

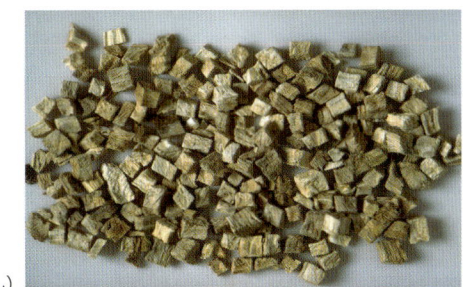

葛根（かっこん）

採取・保存　採取時期は冬。肥大した根を掘り採り、水洗いしたのちにコルク質の皮をはぎ、細かく刻んで日干しにする。これを葛根（かっこん）とよぶ。葛根を粉々にし、水にさらしながらデンプンを取り出したものが葛粉である。

使用法　かぜやかぜによる肩こり、下痢には、乾燥したクズの根5gをカップ1の水で半量になるまで煎じ、1日3回温かいうちに飲む。また、葛粉に水と砂糖を加え、とろ火でかき混ぜながら煮た葛湯（くずゆ）を飲むのもよい。クズを薬用にする際は、心臓疾患のある人や胃腸の弱い人などは、専門医と相談しながら用いるほうがよい。

つる性の茎が長く伸び、荒れ地や道ばたに繁茂する

食べて効く薬草・薬木
葛粉でつくる葛餅

葛粉でつくった葛餅は、現在でも和菓子のひとつとして親しまれている。もとは山間地方の補食として生まれ、室町時代以降に菓子として広まったとされる。家庭でつくる場合は、水で溶いた葛粉を中火にかけ、好みで砂糖を入れて練り、型などに入れて冷やす。食べるときにはきな粉や黒蜜などをかける。葛粉の産地としては奈良県吉野が有名である。なお、現在葛粉として市販されているものは、サツマイモのデンプンを使用したものが多い。

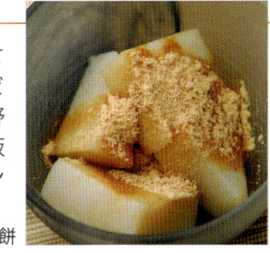

葛餅

雑木林　■採取時期
1 2 3 4 5 6 **7** **8** 9 10 11 12

フジ【藤】
Wisteria floribunda　マメ科フジ属

別 ノダフジ

東北〜九州

便秘

●古くから和歌などに詠まれ、さまざまな意匠にも見られる落葉つる性低木。平地や低山地の林縁などに自生するが、観賞用として栽培もされる。日本特産。幹ははじめ革質で、生長が早く、他物に右巻きで巻きつきながら長く伸びる。のちに幹は木質化して老木となり、径数10cmにもなる。葉は大きく長さ20〜30cm、奇数羽状複葉で、互生する。小葉は先が尖った卵形で、長さ4〜10cm。4〜5月、長い総状花序を垂れ下げ、多数の蝶形花をつける。花色は紫色だが、白色や淡紅色の園芸品種もある。花後、扁平で細長い豆果ができる。豆果は硬く、ビロードのような毛が密生する。初冬、空気の乾燥によって2片にはじけ、円形で扁平な種子を飛ばす。和名の由来は不明だが、別名のノダフジは、かつて大阪の野田（現在の大阪市福島区）がフジの名所だったことによる。つるはかごを編むのに利用される。また、平安時代中期まではつるの繊維で衣服がつくられていた。

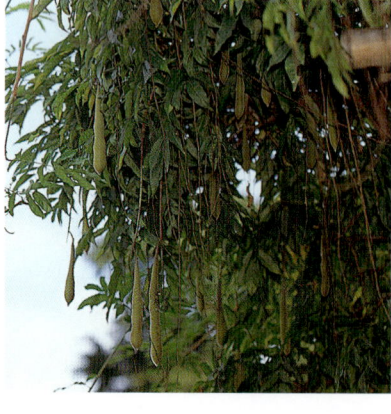

ハルニレに絡みついたノダフジ。長い総状花序を出して蝶形花をつけている

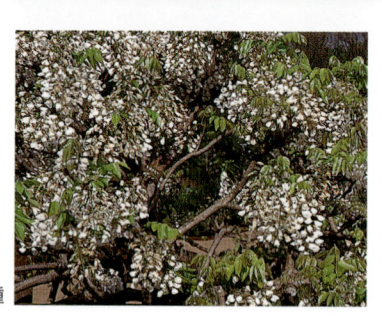

白花の園芸種

薬用には、7〜8月ごろに豆果を採取し、乾燥させてから中の種子を取り出す

成　分　種子：不明／樹皮：イソフラボノイド（アフロモシン、フォロモノネチンなど）など

採取・保存　7〜8月ごろ、果実をさやごと採取して日干しにして、乾燥したら種子を取り出す。

使用法　便秘の際の緩下剤（かんげざい）として、乾燥した種子1〜3gを1回量とし、カップ1.5の水で半量になるまで煎じ、食間に服用する。

薬草・薬木に似ている植物

つるが左巻きのヤマフジ

　フジと同属のヤマフジは、山に生えるフジの意で、おもに岐阜県以西に自生する。フジのつるが右巻きなのに対し、ヤマフジのつるは左巻きである。花や葉、豆果がフジよりも小さい。ヤマフジは薬用とはされないが、種子がおはじきの材料に使われたり、生け花に使われるなど、さまざまに利用される。なお、フジを植栽する際の台木はヤマフジが使われることが多い。

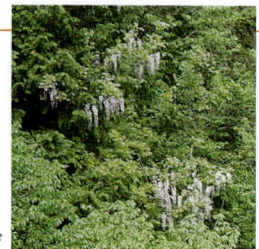

ヤマフジ

人里　■採取時期（つぼみ：5〜6月、茎・葉：4〜10月）

| 1 | 2 | 3 | 4 | 5 | 6 | 7 | 8 | 9 | 10 | 11 | 12 |

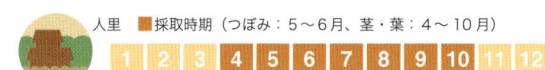

ムラサキツメクサ【紫詰草】
Trifolium pratense　マメ科シャジクソウ属

別 アカツメクサ、アカクローバー
生 紅車軸草（こうしゃじくそう）　　　全国

- 滋養、強壮（茎・葉）
- かぜ、たん（つぼみ）
- 鎮静（つぼみ）
- おでき（つぼみ）
- 便秘（つぼみ）

●ヨーロッパ原産の多年草で、日本へは18世紀にオランダから伝わり、現在では各地の野原や道ばたに野生化している。地下茎と種子で繁殖する。茎は株立ちし、葉は3枚の長楕円形をした小葉からなる複葉で、長い葉柄をもつ。ふつう小葉にはV字形の白斑がある。各葉の付け根から分枝が次々と伸び、高さ30〜60cmほどになる。夏から秋にかけて、茎の先に紅紫色の丸い頭状の花穂がつき、30〜100ほどの小花がかたまって咲く。白い花が咲くシロツメクサに対し、花色が紅紫色のためにこの名が付いた。

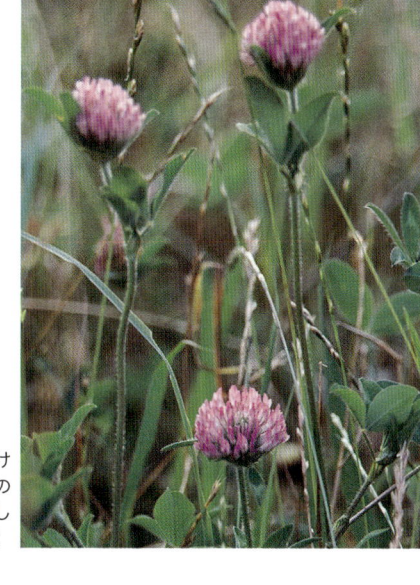

夏から秋にかけて咲く紅紫色の花。花は直立した茎の先につく

成分　地上部：イソフラボノイド（ゲニステイン、フォルモノネチン、プラテンセイン、プルネチンなど）

採取・保　茎・葉は必要時に採取して水洗いしてから使用する。つぼみは5〜6月に採取して日干しにする。これらを紅車軸草（こうしゃじくそう）という。

使用法　滋養、強壮には、採取した葉をそのまま油で炒めたり、茎や葉を細かく刻み、小さなすり鉢で水を加えてよくすりつぶし、二重ガーゼで漉してしぼり、青汁を利用する。かぜ、たん、鎮静、おでき、便秘の際の緩下（かんげ）などを目的にする場合は、乾燥したつぼみ5〜10gをカップ1.5の水で3分の1量になるまで煎じて服用する。

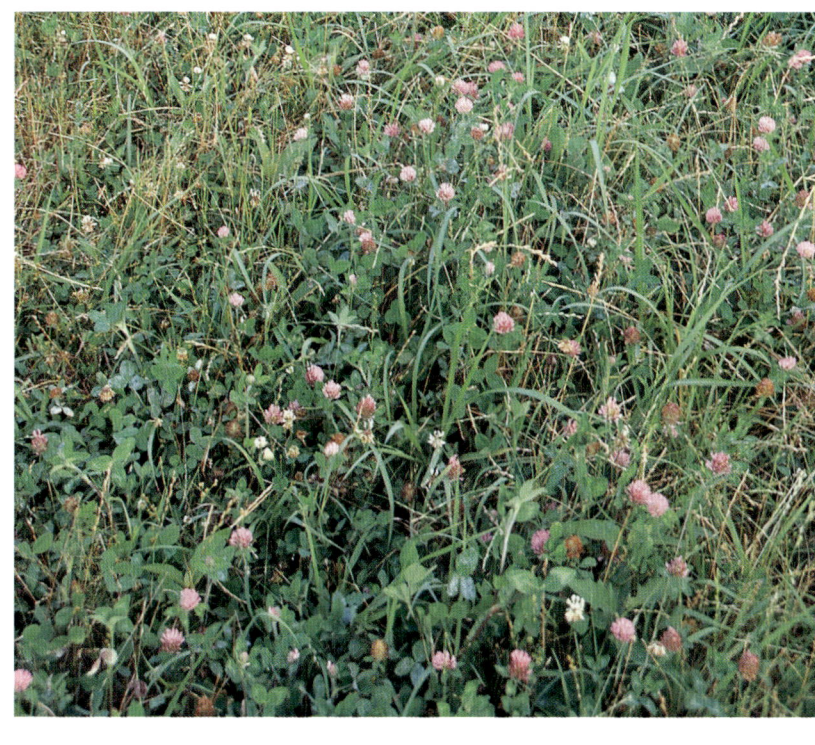

各地の道ばたや空き地に群落をつくる。茎や葉は必要時に採取する

薬草・薬木に似ている植物
クローバーとして親しまれるシロツメクサ

　ムラサキツメクサと同属で、花が白色のものが、クローバーともよばれるシロツメクサである。ヨーロッパ原産の多年草で、現在は野生化したものがあちこちに見られる。ムラサキツメクサに花の形はよく似るが、ムラサキツメクサが株立ちであるのに対し、シロツメクサはほふく性、また、小葉の形がムラサキツメクサは長楕円形であるのに対し、シロツメクサは倒卵形か倒心臓形である。シロツメクサも薬用とされ、全草が鎮静などに利用される。

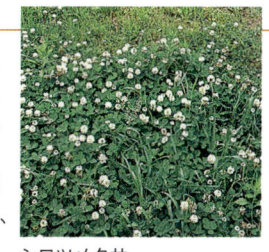

シロツメクサ

マメ科シャジクソウ属

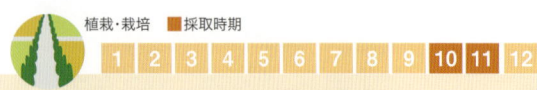

エビスグサ【夷草】
Cassia obtusifolia マメ科カワラケツメイ属

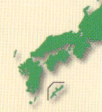

植栽・栽培　■採取時期
1 2 3 4 5 6 7 8 9 **10 11** 12

別 ロッカクソウ　　生 決明子（けつめいし）

全国（栽培）

便秘、二日酔い　　高血圧

●熱帯に広く分布し、日本へは享保年間に中国南部を経由して伝わったとされる1年草。現在は沖縄を中心に各地で薬用に栽培される。全体に短毛が生え、高さ1mほどになる。葉は3対の偶数羽状複葉で、各小葉は倒卵形で葉先は丸い。花期は6〜8月。花はマメ科特有の蝶形花ではなく、黄色い放射状の5弁花。花後、長さ10cmほどの細長いさや状の果実が実り、中に黄褐色から黒褐色をした、ひし形の種子が1列に並ぶ。和名は異国から来たことから夷（えびす）の名が付いたとされる。

成分 種子：アンスラキノイド（エモジン、オブツシフォリン、オブツシン、アウランチオ－オブツシンなど）など

採取・保存 10〜11月、さや状の果実が褐色になったら採取し、紙などの上に広げて5日〜1週間ほど日干しにする。さやが割れてつやのよい種子が出てきたら、さらに5日間ほど日干しにしてよく乾かす。これを決明子（けつめいし）とよぶ。

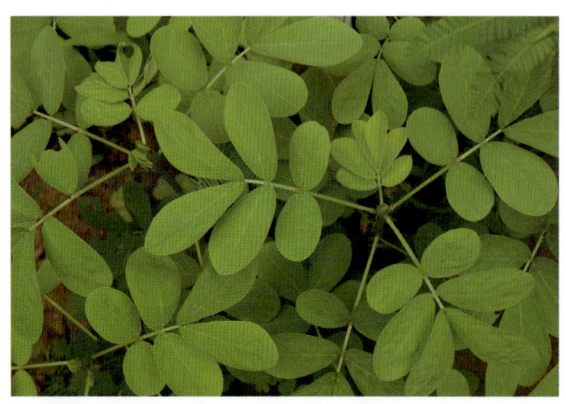

使用法 便秘には、乾燥させた種子を鍋に入れ、ふたをしてから煎ったものを、やかんで沸騰させる。これがハブ茶で、お茶代わりに飲む。高血圧には乾燥させた種子12g、十薬（じゅうやく〜ドクダミの全草：42ページ）15gを煎じて1日量とし、3回に分けて食間に服用する。二日酔いには種子を濃く煎じた液を飲む。

マメ科特有の蝶形花ではなく、黄色い5弁花を咲かせる

決明子（けつめいし）

葉は黄色みを帯びた緑色で、小葉の葉先は丸い

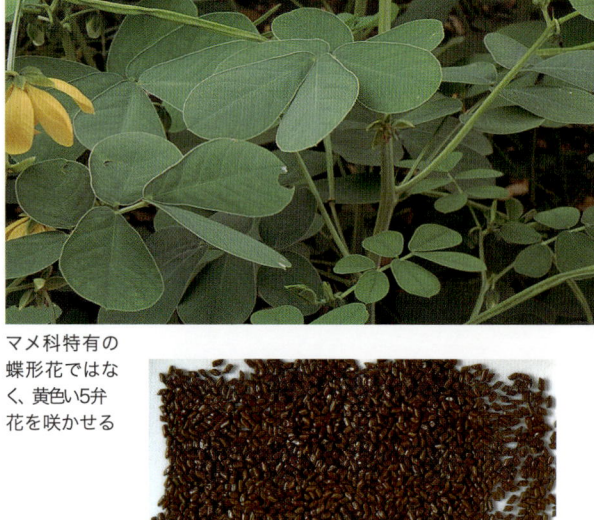

薬草・薬木に似ている植物
エビスグサによく似たハブソウ

同属のハブソウは熱帯アジア原産の1年草。全体の形がエビスグサによく似ており、黄色い5弁花を咲かせるが、小葉の先が尖り、種子は丸く扁平でつやがない。ハブソウも薬用とされ、乾燥種子は望江南（ぼうこうなん）とよばれ、健胃などに用いられる。種子を煎ったお茶は便秘に効くとされ、エビスグサと同じようにこれもハブ茶とよばれる。現在はエビスグサが多く栽培され、ハブソウはまれに栽培される程度である。

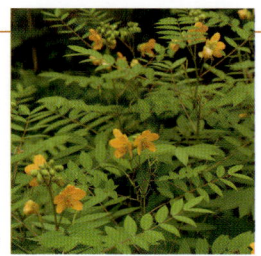

ハブソウ

ジャケツイバラ【蛇結茨】

Caesalpinia sepiaria　マメ科ジャケツイバラ属

雑木林　■採取時期 1 2 3 4 5 6 7 8 9 10 11 12

別 カワラフジ、ハマササゲ
生 雲実（うんじつ）

東北南部〜沖縄

下痢　解熱

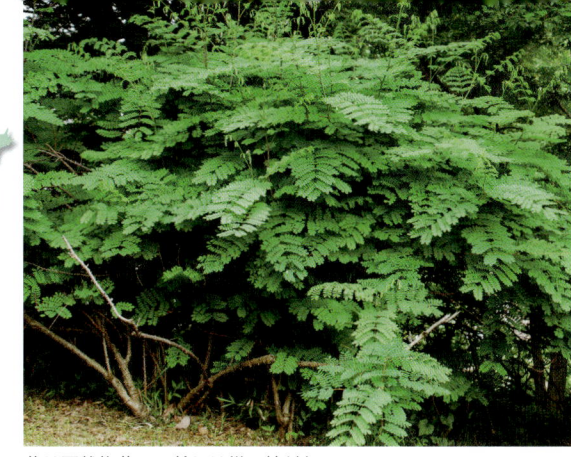

葉は羽状複葉で、幹には鋭い棘がある

●日当たりのよい山野に生えるつる性の落葉低木。本州の山形・宮城県以南に分布する。茎に鋭い棘があり、これで木に絡みついて生長する。葉は偶数2回羽状複葉で互生する。羽葉は3〜8対、小葉は5〜10対で先の丸い長楕円形。花期は4〜6月で、小枝の先に長さ30cmほどの総状花序を直立させ、黄色の花を咲かせる。果実は豆果で長さ7cm前後。さやの中に楕円形で長さ約1cmの黒褐色の種子が7〜8個入っている。名前の由来は、つるが互いに絡まるようすが、ヘビがとぐろを巻いているように見えることから。

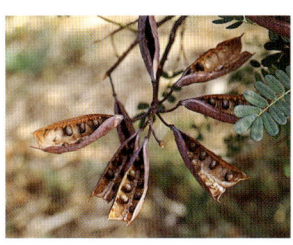

ジャケツイバラの豆果

成分　種子：脂肪油（リシノール酸、マルバル酸、ステルクリン酸などのグリセリド）

採取・保存　6〜7月に豆果を採取し、天日に干す。乾燥して殻が裂けると種子が出てくるので、この種子を天日に干してさらに乾燥させる。これを雲実（うんじつ）とよぶ。

使用法　下痢には、乾燥させた種子10〜12gを1日量として水400mlを加え、約3分の1量になるまで煎じ、3回に分けて服用する。マラリアの解熱にも用いられる。

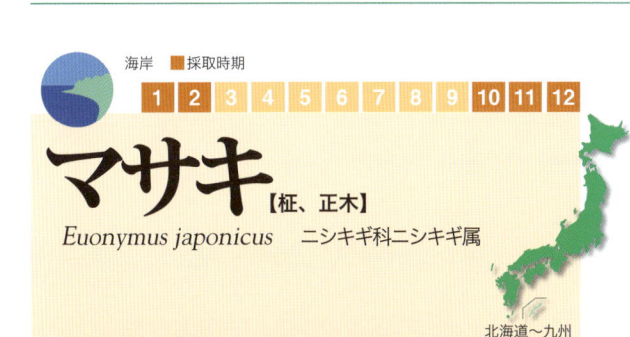

マサキ【柾、正木】

Euonymus japonicus　ニシキギ科ニシキギ属

海岸　■採取時期 1 2 3 4 5 6 7 8 9 10 11 12

北海道〜九州

強壮　利尿、むくみ　生理不順

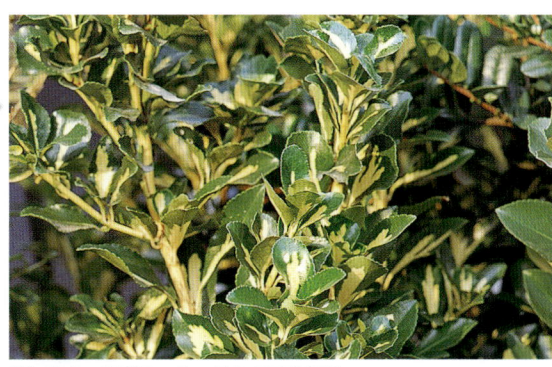

葉に黄色い斑が入ったマサキの園芸品種

●海岸近くの林に自生し、暖地で多く見られる常緑低木。古くから観賞用に栽培もされる。幹はよく分枝し、高さ3〜4m。樹皮は暗褐色で縦に薄く溝が入る。葉は互生し、長さ3〜8cmの楕円形で、無毛で質は厚く、縁に鈍い鋸歯がある。6月ごろ、葉腋に集散花序をつくり、淡緑色で径7mmほどの4弁花をつける。秋、径7mmほどで球形の果実が実り、熟すと3〜4裂し、中から橙色または橙赤色をした仮種皮に包まれた種子が現れる。和名は「真青木（まさおき）」が変化したともいわれるが定かではない。

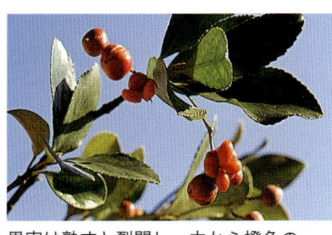

果実は熟すと裂開し、中から橙色の種子が顔を出す

成分　樹皮、根：不明／葉：セスキテルペノイド（エジブ2〜5など）、キサンチン類（カフェイン、テオブロミン）など

採取・保存　秋から冬にかけて樹皮をはぎ取り、細かく刻んでから日干しにする。根も同じ時期に掘り採り、同様に処理する。

使用法　強壮、利尿、むくみ、生理不順には、乾燥させた樹皮あるいは根2〜6gを1日量とし、カップ1.5の水で半量になるまで煎じて服用する。

人里 ■採取時期
1 2 3 4 5 6 **7 8 9 10** 11 12

ゲンノショウコ【現証拠】
Geranium nepalense subsp. *thunbergii*
フウロソウ科フウロソウ属
別 イシャイラズ、ミコシグサ
生 現証拠（げんのしょうこ） 全国

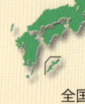

● 下痢、整腸　● 湿疹、かぶれ　● 扁桃炎

●昔から民間薬として広く利用されてきた多年草。各地の山野や道ばたにふつうに自生する。茎はやや地を這うように伸び斜上し、長さ50cmになる。葉は掌状に深く3〜5裂し、長い葉柄をもつ。茎と葉には細かな毛が密生する。7〜10月、葉腋から出た花柄に、白色、あるいは紅紫色の5弁花をつける。花後、細長いくちばしのような形をした果実をつけ、熟すと5つの殻片に裂け、それぞれの裂片は付け根が軸から離れ、外側に巻いて種子を飛ばす。和名は下痢に用いると「現の証拠」があることからとされる。別名のミコシグサは果実のはじけた姿から。その他の別名や方言も多い。

成分　地上部：タンニン（ゲラニイン、コリアジン、フィランチュシインB〜Eなど）、フラボノイド（ケンフェロールおよびその配糖体）など

採取・保存　7〜10月の花期に、地上部の茎・葉を刈り取り、水洗いして日干しにする。これを現証拠（げんのしょうこ）とよぶ。雨に当てないように注意しながら3〜5日干すと乾燥するので、粗く刻んで紙袋などに入れ、乾燥した場所で保管する。

使用法　下痢には、乾燥した茎・葉10〜20gを1日量とし、カップ3の水で半量になるまで煎じて3回に分けて食後に服用する。湿疹、かぶれなどには、前記の煎じ液を冷ましたもので患部を湿布する。扁桃炎は、前述の煎じ液でうがいをする。また、乾燥した茎・葉100gを布の袋などに入れ、風呂に入れると、ただれや湿疹といった皮膚疾患や冷え症などによい。整腸には乾燥した茎・葉20gに同じ量の決明子（けつめいし〜エビスグサの種子：126ページ）を加えて煎じ、毎日お茶代わりとして飲むとよい。

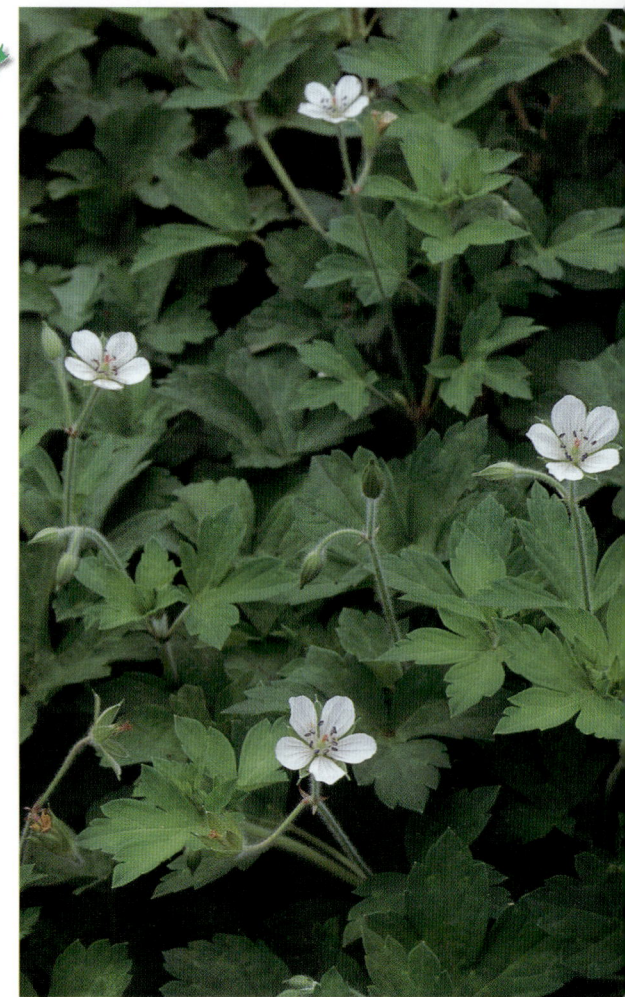

花色には白色のものもある

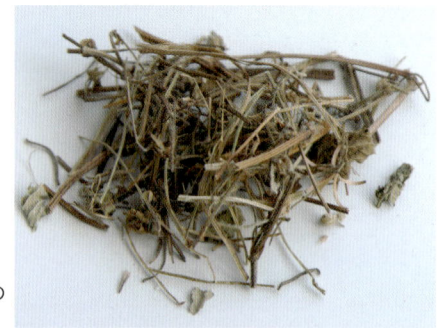

現証拠（げんのしょうこ）

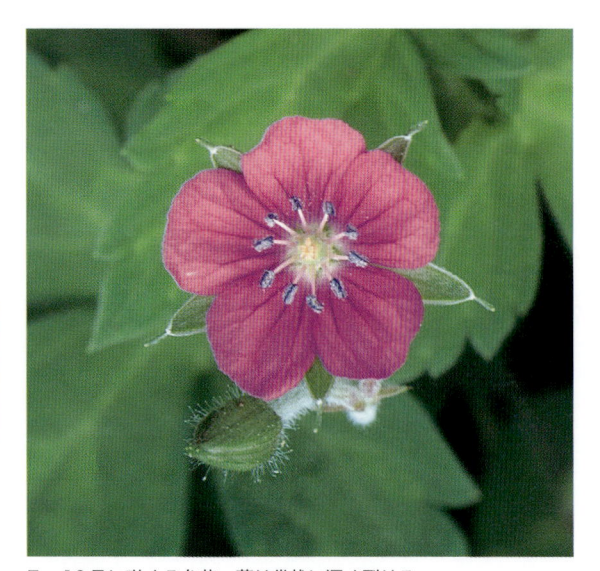

7〜10月に咲く5弁花。葉は掌状に深く裂ける

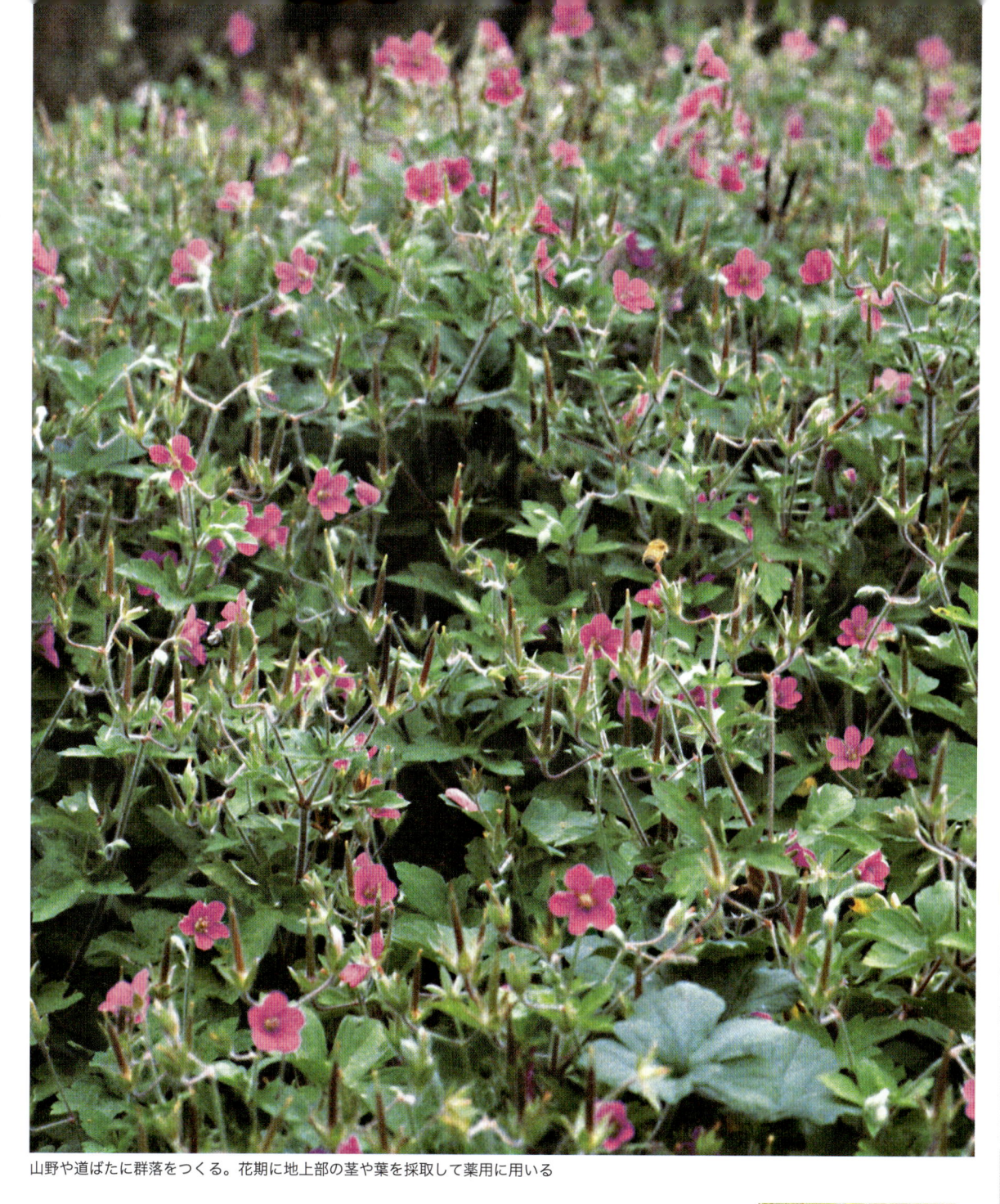

山野や道ばたに群落をつくる。花期に地上部の茎や葉を採取して薬用に用いる

> **薬草・薬木に似ている植物**
>
> ### ゲンノショウコによく似た植物
>
> 　日本にはフウロソウ属の植物が12種自生するが、山地から高山にかけて生育するものが多い。なかでもタチフウロがよく似ているが、ゲンノショウコがやや匍匐性であるのに対し、タチフウロは茎が直立し、葉の切れ込みが大きいことから区別できる。また、アメリカフウロもよく似るが、これも葉の切れ込みが大きい。なお、アメリカフウロは昭和初期に渡来した北アメリカ原産の帰化植物で、道ばたや荒れ地などでよく見られる。
>
> 　フウロソウ科ではないが、葉の形がよく似ているものに、キンポウゲ科のイチリンソウやニリンソウがある。また、毒草であるキンポウゲ科のキツネノボタンやトリカブトも葉が似ているので注意が必要である。薬用には、花の咲いている時期のものを採取したい。
>
> キツネノボタン

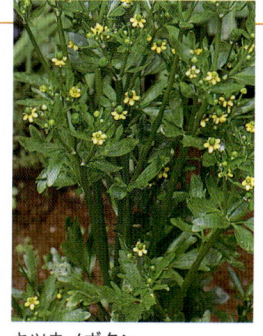

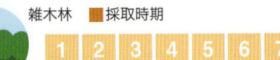

雑木林　採取時期
1 2 3 4 5 6 7 **8** 9 10 11 12

サンショウ【山椒】
Zanthoxylum piperitum　ミカン科サンショウ属

別 ハジカミ、サンショ　　生 山椒（さんしょう）　北海道〜九州

消化不良、健胃（果皮）　　利尿、むくみ（種子）

●新芽や果実が古くから食用に利用され、ユズとならぶ日本の二大香辛料として親しまれる落葉低木。低地から山地に自生し、人家の庭などにも植栽される。樹皮は灰褐色で、イボ状の突起で覆われる。よく分枝し、高さ2〜3mになる。葉は長さ5〜15cmの奇数羽状複葉で、11〜19枚の小葉が集まり、茎に互生する。葉の付け根には1対の棘があり、小葉は長さ1〜3cmの細長い卵形で縁に鋸歯がある。葉には芳香がある。雌雄異株。4月ごろ、葉の付け根に多数の黄緑色の小花が咲く。果実は径5mmほどの球形で、表面がざらつく。果実は秋になると赤く熟し、果皮が裂けると中からつやのある黒い種子が現れる。和名の「椒」は辛い果実を表し、「山椒」で山の辛い果実の意。ハジカミは古名で、ハジは果実がはぜることから、カミはニラの古名カミラの略で、ニラの辛い味に似ることからとされる。

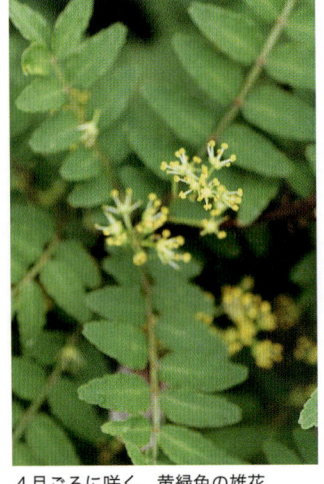

4月ごろに咲く、黄緑色の雄花

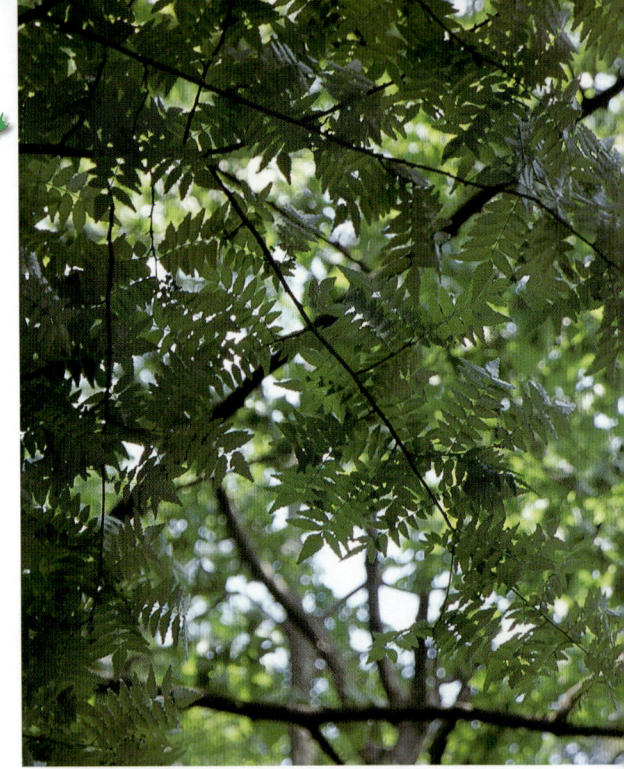

サンショウは低地から山地に自生する。葉は11〜19枚の小葉が集まった奇数羽状複葉

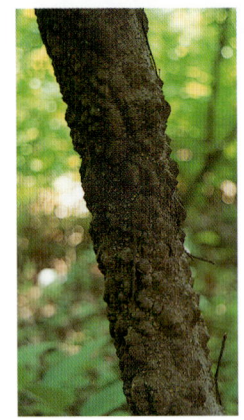

樹皮はイボ状の突起で覆われている

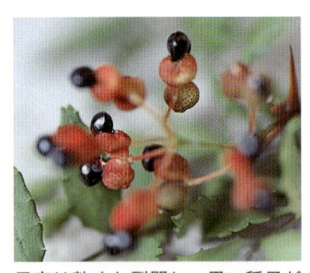

果実は熟すと裂開し、黒い種子が飛び出す。薬用には赤く熟す前のものを用いる

成　分　果皮、種子、葉：精油（シトロネラール、シトロネロール、リモネン、ゲラニオールなど）、辛味成分（サンショール-Ⅰ、Ⅱ、サンショアミドなど）など

採取・保存　8月下旬、果実がやや黄色く色づき始めたら採取し、日干しにする。乾燥したら、果皮と種子とに分ける。この果皮を山椒（さんしょう）とよぶ。

使用法　消化不良、健胃には、乾燥させ粉に挽いた果皮2gほど（小さじ半量）を頓服する。利尿には、乾燥した種子15gを1日量とし、カップ3の水で7割程度になるまで煎じて3回に分けて服用する。

食べて効く薬草・薬木
健胃効果も期待できる春の味覚

サンショウの香りの成分であるジペンテンやシトロネラールは、脳を刺激して内臓の働きを活発にするとされ、料理を食べることでも効果が期待できるといわれる。春の代表的な味覚である「木の芽和え」は、サンショウの芽を加えた木の芽味噌で、イカやタケノコ、ウドなどを和えたもの。サンショウは香りに薬効があるとされ、料理に添えられている場合、必ずしも食べなければならないものではない。

木の芽和え

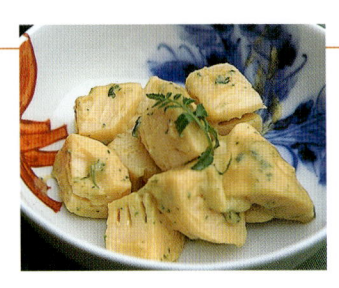

ゴシュユ【呉茱萸】

Evodia rutaecarpa ミカン科ゴシュユ属

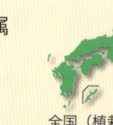

植栽・栽培／採取時期：11月

別 カラハジカミ　生 呉茱萸（ごしゅゆ）　全国（植栽）

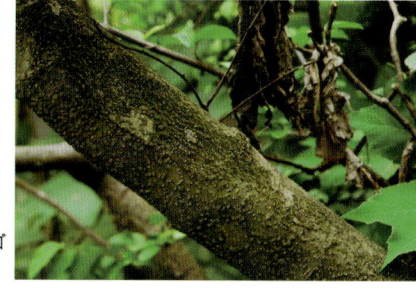

- 健胃
- 利尿、むくみ
- 頭痛

灰褐色をしたゴシュユの樹皮

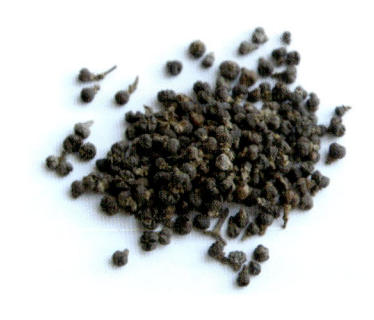

呉茱萸（ごしゅゆ）

●中国原産の落葉低木で高さ約3m。雌雄異株だが、日本には雌株しか移入されていない。江戸時代の享保年間に渡来し、薬用として各地に株分けされて広まった。葉は対生し、奇数羽状複葉で長さ約10cmの小葉7〜9枚からなる。6〜8月ごろ、円錐形の集散花序をなし、黄緑色の小花を咲かせる。葉柄や花序には細かい毛が生える。果実は5mm前後のさく果で、熟すと紫褐色になって開裂する。全株に特異な強い匂いがある。

成分 未熟果：アルカロイド（エボジアミン、ルテカルピン、シネフリンなど）、精油（オシメン）、トリテルペノイド（リモニン）、脂肪油（ゴシュユ酸のグリセリド）など

採取・保存 11月ごろ、紫色になる前の未熟な果実を採取して、湯通しし、天日もしくは火力で手早く乾燥させる。これを呉茱萸（ごしゅゆ）とよぶ。新しいものは嘔吐などの副作用を起こすことがあるため、採取加工後1年以上経過したものを用いる。

使用法 胃もたれや消化不良などに、未熟果を乾燥させたもの1〜3gを500mlの水で半量まで煎じ、1日3回に分けて飲む。粉末0.3〜0.5gを食後に服用してもよい。漢方では、健胃、利尿、頭痛などに、多くは他の生薬と合わせて用いられる。人参（にんじん〜チョウセンニンジンの根）、大棗（たいそう〜ナツメの果実：148ページ）、生姜（しょうきょう〜ショウガの根茎：260ページ）を配合した呉茱萸湯（ごしゅゆとう）などがその一例。また、ゴシュユの葉と果実を粗く刻んで干したものは、浴湯料として用いると冷え症などに効果があるとされる。

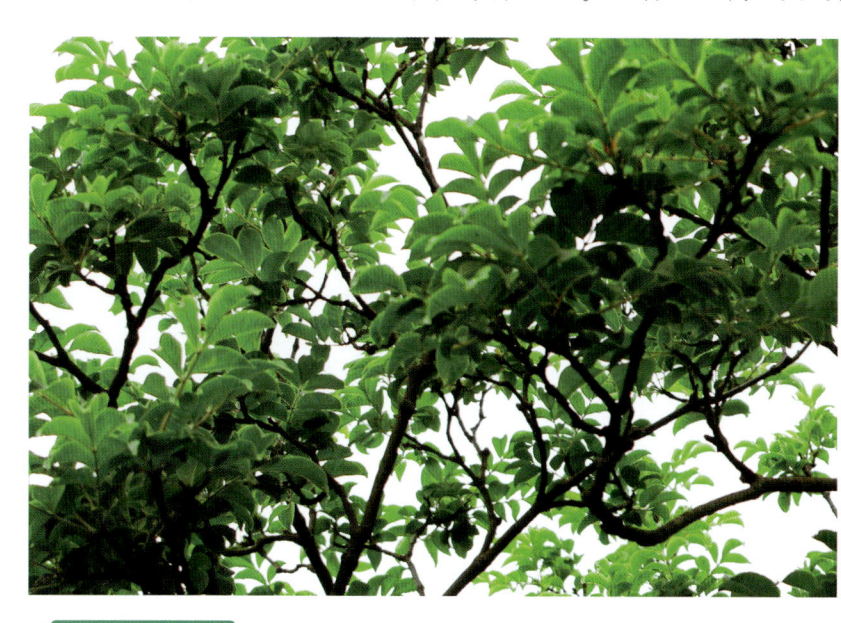

薬木として各地で栽培される。雌雄異株だが、日本には雌株しか移入されていない

薬草・薬木の豆知識

「呉茱萸」は呉で産する茱萸

ゴシュユの和名は漢名の「呉茱萸」から。この漢名は、呉で産する茱萸がよいとして生まれたもの。「茱萸」はゴシュユの別名でもある。古く日本では、ゴシュユをカラハジカミといったが、これは辛いハジカミ（サンショウの古名）の意味。「茱萸」を「しゅす」と読めば、サンショウの実が集まったさまを表すともいわれる。

なお、名前が似た樹木にミズキ科のサンシュユ（178ページ）があるが、この名は漢名「山茱萸」から。サンシュユも秋に実る果実を薬用とする。

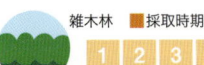

コクサギ【小臭木】
Orixa japonica　ミカン科コクサギ属

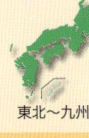

雑木林　採取時期
1 2 3 4 5 6 7 8 9 10 11 12

生 和常山（わじょうざん）

東北〜九州

● 腫れもの、家畜・ペットの寄生虫駆除

●全木に特有の臭気があり、古くから駆虫薬として利用された落葉低木。山野の木の下などに生える。高さ1.5〜2m。葉柄は短く、片側に2葉ずつを出す変則的互生。葉は薄く柔らかく、長さ5〜12cmで倒卵形、あるいは長楕円形。先端は尖り、基部は広いくさび形、縁にはふつう鋸歯はない。両面の葉脈上に細かい毛があるがつやがあり、表面はやや青光りする。雌雄異株。4月ごろ、葉腋に黄緑色の花をつける。果実ははじめ緑色で、のちに褐色となって裂開する。このとき長さ4mmほどで光沢のある種子が勢いよく飛び出す。和名は小さいクサギの意。クサギに似てにおいが強く、木がクサギよりも小形のため。

成分　枝・葉：アルカロイド（シキミアニン、コクサギニン、オリジャノン、イソフテレフロリン、エボキシンなど）、フラノクマリン（イソピンピネリン、ベルガプテンなど）など

採取・保存　9〜10月ごろ、枝・葉を採取して刻み、風通しのよい場所で陰干しにする。これを和常山（わじょうざん）とよぶ。

使用法　腫れものには、乾燥した枝・葉15gをカップ3の水で3分の1量になるまで煎じ、その煎じ液で患部を洗浄する。家畜やペットの皮膚につく寄生虫の駆除にも、この煎じ液を利用できる。

全株に臭気があり、葉を揉むと強いにおいがする。枝、葉は10月ごろに採取する

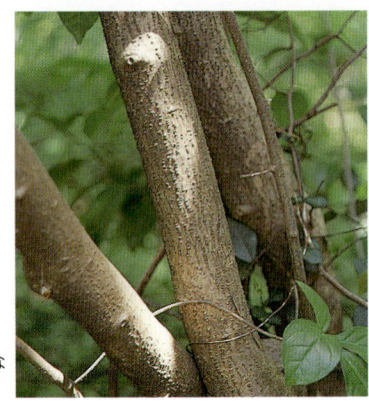

樹皮は灰褐色で小さな皮目がある

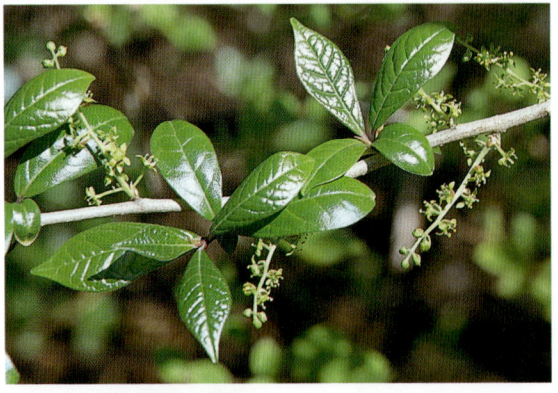

4月ごろに咲く黄緑色の雄花

家庭で栽培する薬草・薬木
庭で栽培するコクサギ

コクサギには独特の臭気があるが、耐寒性に優れ、病害虫にも強く、また半日陰から日陰の場所にも耐えるので、庭で薬用に栽培してみたい。葉を生ゴミの上などに置くと、においを減らしたり、ハエをよせつけないなどの効果があるともいわれる。なお、園芸種には、葉が不ぞろいで白い斑入りのものや、黄色い斑入りのものもあり、観賞用としても楽しめる。

山地林　採取時期
1 2 3 4 5 6 7 8 9 10 11 12

キハダ【黄膚、黄檗】
Phellodendron amurense　ミカン科キハダ属

別 キワダ、オウバク　生 黄柏（おうばく）

北海道～九州

胃炎、下痢　　打ち身、ねんざ、関節炎
靴ずれ、おむつかぶれ

●古くから整腸薬や染料の原料として用いられてきた落葉高木。各地の山地の斜面や沢筋などに自生する。街路樹にも用いられる。高さ20m。樹皮は灰色あるいは灰褐色でコルク質が発達し、内皮は鮮やかな黄色。葉は奇数羽状複葉で、長さ20～30cm、対生。小葉は卵形あるいは卵状長楕円形をしていて両端が尖り、縁に細かな鋸歯と縁毛がある。葉を揉むと芳香がある。雌雄異株。初夏、枝先に長さ6～8cmの円錐花序を出し、多数の黄緑色の小花をつける。果実は径1cmほどの球形の液果状核果で、中に5個の種子がある。和名は、樹皮の内側があざやかな黄色をしているためとされる。

成　分　樹皮：アルカロイド（ベルベリン、パルマチン、ヤテオリジンなど）、トリテルペノイド（オウバクノン、リモニンなど）など

採取・保存　6～7月ごろ、樹皮をはぎ取り、木槌などでたたいてコルク層を取り除き、中にある黄色い皮部を日干しにする。これを黄柏（おうばく）とよぶ。

使用法　胃炎や下痢には、黄柏（おうばく）を細かく刻んだもの10～15gを1日量とし、カップ3の水で半量になるまで煎じ、3回に分けて温めたものを食間に服用する。粉末にした黄柏を1日3回、0.3～0.5gずつ服用してもよい。打ち身、ねんざ、関節炎には、黄柏を粉末にしたものに食酢を加えてマーガリン程度の硬さに練り、患部に直接塗り、ガーゼなどをあてる。靴ずれやおむつかぶれには、黄柏を粉末にしたものを直接患部に塗るとよい。

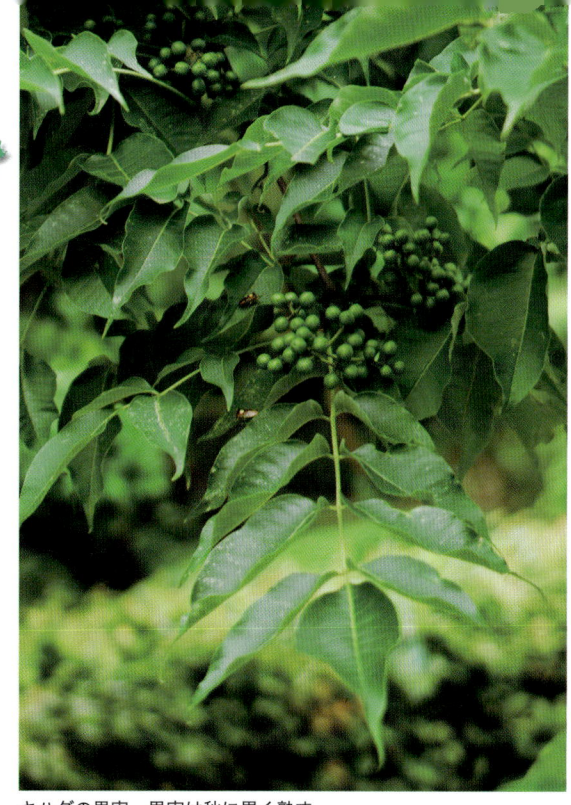

キハダの果実。果実は秋に黒く熟す

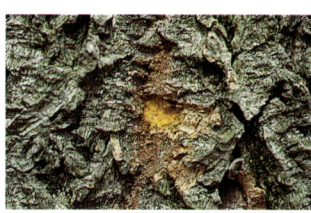

樹皮の内側はあざやかな黄色。この黄色い皮部を薬用とする

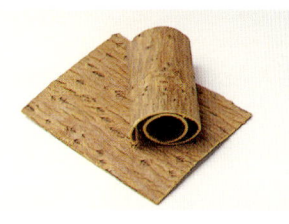

黄柏（おうばく）

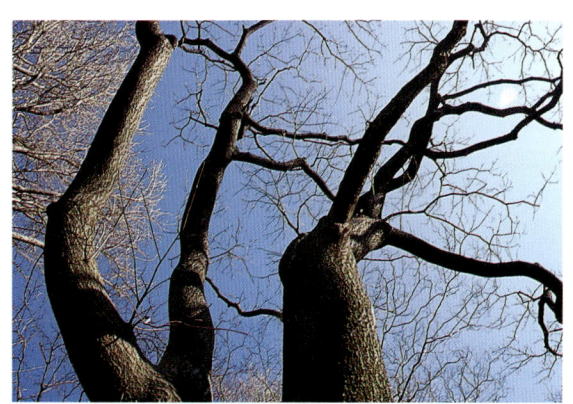

樹皮は灰色または灰褐色をしている

薬草・薬木の豆知識

各地に伝わるキハダの家伝薬

奈良県洞川の陀羅尼助は、腹痛や下痢止めの家伝薬として古くから知られている。これはキハダの樹皮を主成分とし、数種の薬草を加えて水で煮つめた水性のエキスである。木曽御嶽山の百草、山陰地方の煉熊もキハダを主成分としたもので、いずれも整腸薬として昔から広く用いられた。

植栽・栽培 ■採取時期
1 2 3 4 5 6 7 8 9 10 11 12

ウンシュウミカン【温州蜜柑】

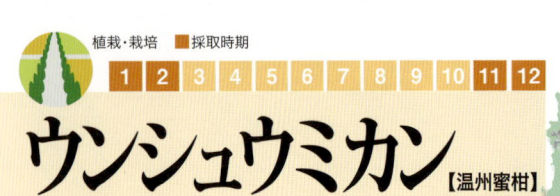

Citrus unshiu　ミカン科ミカン属

生 陳皮（ちんぴ）　　関東南部〜沖縄（栽培）

- 健胃、吐き気
- かぜ、気管支炎、咳、たん
- 冷え症

●日本の代表的な冬季の果物で、食用のミカンといえばおもにこれを指す。中国から渡来し、日本で品種改良された常緑低木。樹高3m前後、枝には棘はない。葉は互生し、楕円形で先が尖っており、肉厚で光沢がある。5〜6月ごろ、直径3cmほどの白い5弁花を咲かせる。果実は扁球形ではじめ緑色、熟すと橙黄色になる。通常、種子はできない。寒さには弱く、静岡・和歌山・愛媛県など温暖な土地の沿岸域で栽培される。和名は、中国から渡来した柑橘類の中で「柑子（かんし）」と名付けられたものがあり、蜜のように甘いことから「蜜柑」の名が付いたとされる。「ウンシュウ」は中国の温州（うんしゅう）（浙江省南部の柑橘類の産地）の名をとったものと考えられる。

成分 果皮：精油（リモネン、ミルセン、テルピネン、α−ピネンなど）、フラバノン配糖体（ヘスペリジン、ナリンギン、イソナリンギンなど）、アルカロイド（シネフリン）など

採取・保存 成熟した果実の果皮を日干しにしたものを陳皮（ちんぴ）といい、古いものほど珍重される。果皮をむく前に、スポンジで表面のワックスを落としてから用いる。

使用法 消化不良や吐き気などに、果皮を日干しにしたもの1日量6〜10gを500mlの水で半量まで煎じ、3回に分けて温めて飲む。かぜや軽い気管支炎などには、温かい煎液におろしショウガとはちみつを加えて飲むといっそう効果的。就寝前に飲めば発汗を促し、かぜの回復を助ける。冷え症には、陳皮ひとつかみを布袋に入れて浴湯料にする。なお、陳皮（ちんぴ）は独特の風味があるのでスパイスとしても用いられ、七味唐辛子の材料にも利用される。

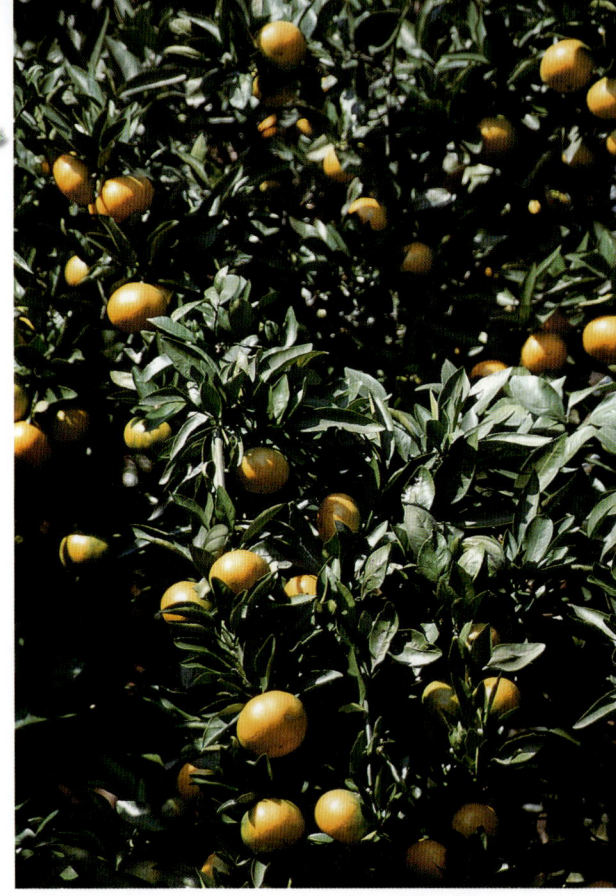

暖地で食用に栽培される。薬用には冬に熟した果実を採取し、果皮を日干しにする

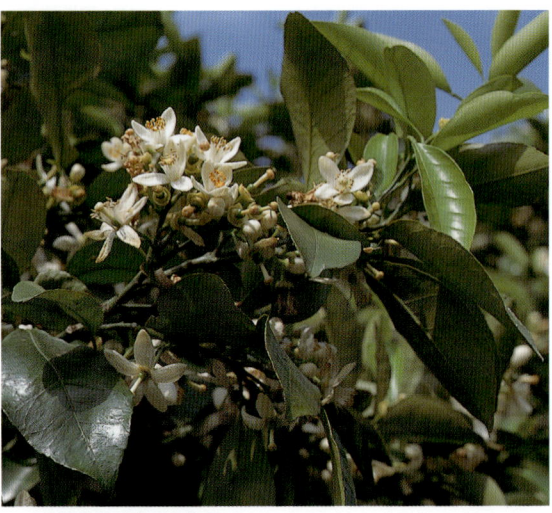

5〜6月に咲く白い5弁花

食べて効く薬草・薬木

果実にも健康効果が期待できる

　生薬とするのは果皮だが、ミカンは果実を食べるだけでもさまざまな効用がある。酸味のもと、クエン酸は腸を刺激して動きを活発にするため、便通の改善に効果がある。繊維質が多い袋ごと食べるとなおよい。またペクチンにはコレステロールを分解する働き、カリウムには血液を弱アルカリ性に保つ働きがあるので、動脈硬化や高血圧の予防にも有効である。肌の健康を保つビタミンCやビタミンAも豊富。冬の健康食と言える果物である。

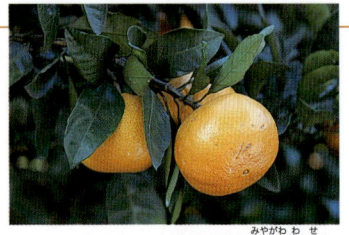

ウンシュウミカンの栽培品種〈宮川早生（みやがわわせ）〉

キンカン【金柑】

Fortunella margarita ミカン科キンカン属

- 別 ナガキンカン
- 生 金橘（きんきつ）

東北〜沖縄（栽培）

植栽・栽培／採取時期：10〜11月

効能：かぜ、咳／解熱／疲労回復

●中国原産の常緑低木で樹高2〜3m。日本には鎌倉時代末期か室町時代に渡来したとされる。ミカンよりも寒さに強く、家庭にもよく植えられる。ナガキンカン、マルキンカンの2種類が中心で、現在栽培されるのはおもにナガキンカン。ナガキンカンは枝に棘がなく、葉は披針形で先端は鈍く尖る。表面は濃い緑色、裏面は白緑色で小さな油点がある。夏、葉腋に1〜3個の白色の5弁花を開く。果実は卵形で黄金色になり生食できる。マルキンカンは、枝に短く鋭い棘があり、葉裏の油点が大きい。果実は球形で、ナガキンカンより甘味がある。

成分 果皮：精油（リナロール、β-カリオフィレン、リモネン、オイデスモールなど）、フラバノン配糖体（ヘスペリジン、ナリンギン、イソナリンギン、ネオヘスペリジンなど）など

採取・保存 10〜11月ごろ、熟した果実を採取し、水洗いして生で用いるか、砂糖漬けやキンカン酒にして保存する。果実を刻んで乾燥したものを金橘（きんきつ）という。

使用法 陳皮（ちんぴ〜ウンシュウミカンの果皮：134ページ）の代用として民間で用いられた。かぜや咳には果実10個をまるごと刻んで砂糖とともに400mlの水で煮つめ、数回に分けて服用する。熱のあるときは、盃1〜2杯分の果汁をしぼり、おろしショウガを加えて熱湯を注いだものを就寝前に飲む。疲労回復にはキンカン酒が効果的。キンカン500gを丸ごとと砂糖200gをホワイトリカー1.8ℓに漬け、2カ月以上冷暗所で熟成させる。就寝前に盃1杯を限度に飲む。漬けたキンカンもそのまま食べられる。

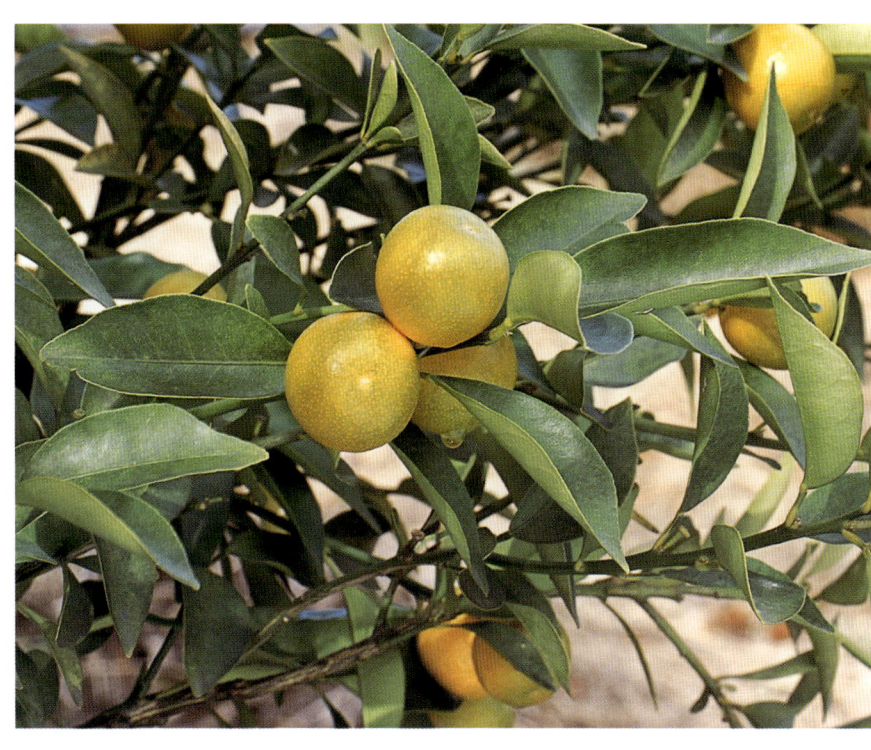

薬用には10〜11月ごろに果実を採取して用いる

食べて効く薬草・薬木

保存によいキンカンの砂糖煮

キンカンの実る時期に砂糖煮をつくっておくと長期間保存がきき、かぜなどの際に用いることができる。キンカン800gに対してグラニュー糖500gを用意する。包丁で軽く切れ目を入れ熱湯で4〜5分ゆでて、竹串の先などで種を除く。鍋に分量の砂糖の3分の1と水100mlを入れ弱火で溶かし、キンカンを入れて強火で加熱する。沸騰したら火を止め、残りの砂糖を半量ずつ加えて加熱を繰り返す。焦がさないように煮つめ、とろりとなったら完成。

ブリカマの照り焼きとキンカンの砂糖煮

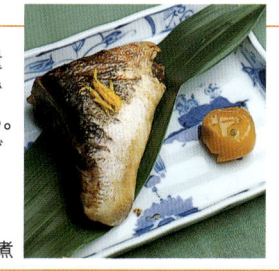

ダイダイ【橙】

Citrus aurantium　ミカン科ミカン属

植栽・栽培　■採取時期
1 2 3 4 5 6 7 8 9 10 11 **12**

別 ザダイダイ、カイセイトウ
生 橙皮（とうひ）

東北〜沖縄（栽培）

健胃　かぜ　あかぎれ、ひび

●ヒマラヤ地方原産の常緑小高木で、高さ4〜5m。枝には多数の棘がある。葉は卵状披針形で先は尖り、油点がある。葉の縁には鋸歯があり、葉柄には広い翼をもつ。初夏、葉腋に径4cmほどの白色の5弁花が開く。果実は球形で7〜8cmになり、12月ごろ橙黄色に熟す。酸味が強いので食用にはされない。果実は落ちずに冬を越し、翌年の夏再び緑色を帯び、秋にまた橙黄色になる。このように1本の木に2〜3代の果実が見られるため、「代々（だいだい）」の名でよばれるようになった。「代々栄える」に通じ縁起がよいことから正月の飾りに用いられる。

成分 果皮：精油（リモネン）、フラバノン配糖体（ヘスペリジン、ネオヘスペリジン、ナリンジン、ロイフォリンなど）、トリテルペノイド（リモニン）など

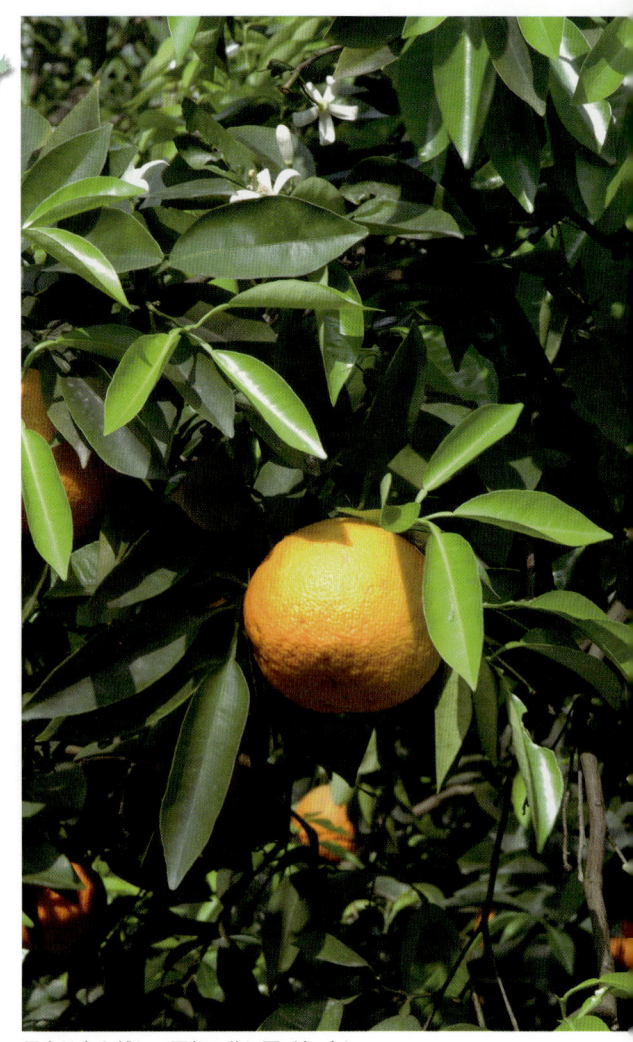

果実は冬を越して翌年の秋に再び色づく

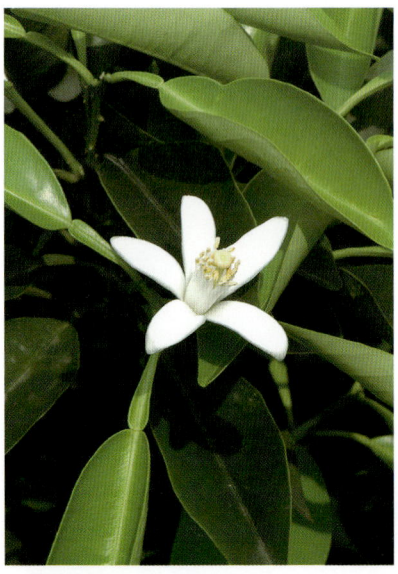

初夏に咲く白い5弁花。葉柄には広い翼がある

採取・保存 12月ごろ、熟した果実を採取して、上下を切り落として縦に四つ割りにする。果肉を取り除き果皮を日干しにする。これを橙皮（とうひ）とよぶ。果肉は果汁を採取する際に生で用いる。

使用法 食欲がない、胃の調子が悪いときなどに、乾燥させた果皮を粉末にしたもの1〜2gを1回量とし、1日3回食前30分に服用する。また、果汁をしぼってはちみつか砂糖を加え、熱湯を注いで飲むとかぜの初期症状に効果がある。あかぎれやひびなどには、果汁を患部にすりこむとよい。果汁を頭皮につけるとふけや抜け毛の防止になるともいわれる。

薬草・薬木の豆知識

ダイダイの栽培品種

日本のダイダイにはカブスとカイセイトウの2つの栽培品種がある。カブスは果皮に特有のにおいがあるのが特徴。カイセイトウはカブスよりもやや小形で、正月の飾り付けによく利用される。ダイダイの果実は酸味が強いので生食はされないが、果汁は食酢として利用され、また、果実はペクチンを多く含むのでマーマレードの原料とされる。食酢やマーマレードにはカブスのほうが適しているとされる。なお、家庭向けに鉢植えで育てられるタイプのものや、葉や果実に斑が入る園芸品種などが出回っている。

ナツミカン【夏蜜柑】

Citrus natsudaidai　ミカン科ミカン属

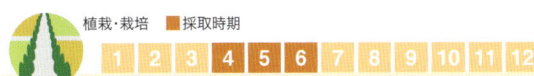

別　ナツカン、ナツダイダイ
生　夏皮（なつかわ）

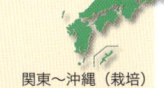

関東～沖縄（栽培）

健胃　解熱　疲労回復　肩こり、腰痛

●ナツミカンは樹高約3mの常緑小高木。原産は山口県で、ブンタン系の自然雑種といわれるがはっきりしたことはわかっていない。葉は楕円形で厚みがあり、先が鈍く尖る。葉脈は隆起して目立ち、葉柄には狭い翼がある。5月ごろ、葉腋に白い芳香のある5弁花をつける。果実は、横径が10～15cmにもなる大形の扁球形で、果皮は厚く表面に多数の凹凸がある。秋に熟し始めるが、そのまま年を越し翌年の4～6月に完熟して食用となる。栽培されるのは「甘夏」という酸味の少ない品種が主流である。

成分　果皮：精油（リモネン）、フラバノン配糖体（ヘスペリジン、ネオヘスペリジン、ナリンジンなど）など

採取・保存　果皮を陰干しにしたものを夏皮（なつかわ）という。完熟した果実を生食したあとに、皮を乾燥させて保存しておくとよい。

使用法　乾燥させた果皮には芳香と苦味があり、胃腸薬の原料に用いられる。乾燥させた果皮を布袋に入れて浴湯料とすれば、疲労回復や腰痛、肩こりに効く。なお、

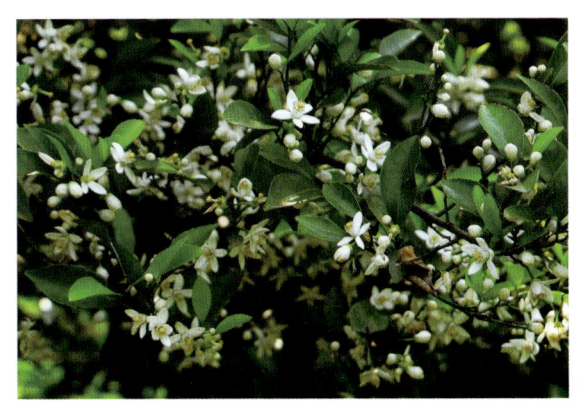

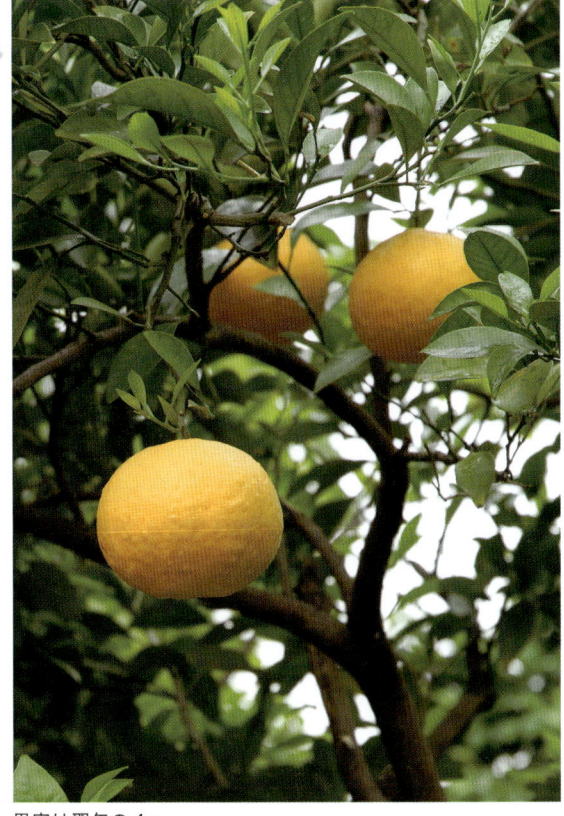

果実は翌年の4～6月に熟したところで食用、薬用のために採取する

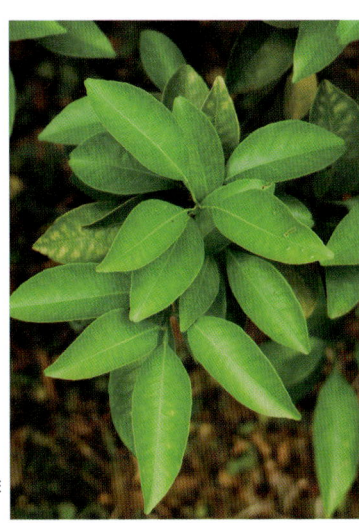

楕円形で先がやや尖ったナツミカンの葉

5月ごろに咲く白い5弁花。花には芳香がある

果肉にはクエン酸、酒石酸、ビタミンCを含むので、生食すれば健胃や発汗、解熱の効果がある。果汁をしぼってジュースにして飲んでもよい。

食べて効く薬草・薬木

ナツミカンのマーマレード

　ジャムやマーマレードにすれば、保存がきいて重宝する。ナツミカン6個をよく洗い、6等分に切れ目を入れて皮をむき、実と皮に分ける。皮は1～2mmの厚さに切って揉み洗いし、薄皮と種を除いた果肉といっしょに鍋に入れて45分ほど煮る。果実の重量の3分の1程度のグラニュー糖を加えてさらに45分、分量が3分の2程度になるまで煮つめる。

　なお、一般に皮を除いた果肉部分のみを使ったものをジャム、皮の部分も使ったものをマーマレードといっている。

ユズ【柚、柚子】

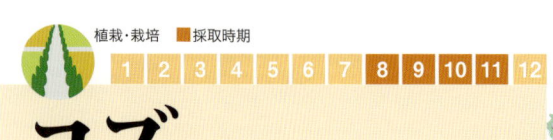

Citrus junos ミカン科ミカン属

植栽・栽培 採取時期
1 2 3 4 5 6 7 8 9 10 11 12

別 ユノス　生 柚（ゆ）

東北〜沖縄（栽培）

- かぜ
- 解熱
- 肩こり、腰痛、神経痛
- 疲労回復
- しもやけ、あかぎれ、ひび

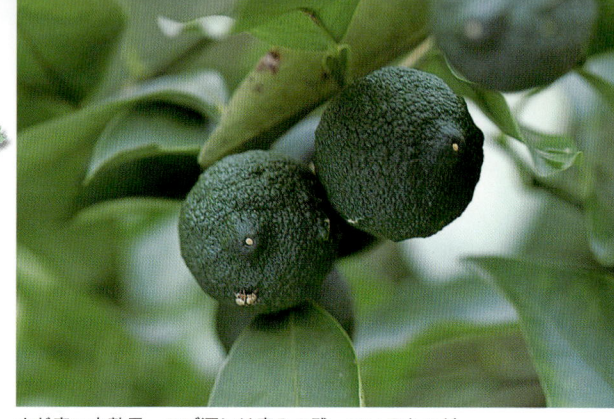

まだ青い未熟果。ユズ酒には青みの残っているものがよいとされる

●果実が日本料理の香味料として欠かせない常緑小高木。中国原産で、8世紀ごろにはすでに日本に渡来していたとされる。現在も食用、調用用として広く栽培される。高さ3〜4mほど。枝にはまばらに長い棘がある。葉は互生し、長楕円形で先は尖る。葉の縁には細かい鋸歯があり、葉柄には翼がある。花期は5月ごろ、葉腋に白い5弁花をつける。花後に緑色の果実を結ぶ。果実は径4〜7cmのでこぼこした扁球形で、熟すと黄色くなる。果皮には特有の芳香があり、果肉には強い酸味がある。

成分 果皮：精油（リモネン、リナロール、カリオフィレン、テルピネオール、ミルセン、チモール、ファルネセンなど）、フラバノン配糖体（ヘスペリジン）など

採取・保存 夏から秋にかけて生の果実を採取する。薬用や浴用には黄色く熟したもの、ユズ酒をつくるには青みの残っているものが適している。

使用法 かぜには、果実1個分の果汁にはちみつか砂糖を加え、熱湯を注いで飲む。寝る前に飲むと発汗を促し、解熱の効果がある。疲労回復にはユズ酒を1日盃1杯飲むとよい。ユズ酒は果実4個を縦8つ割りにし、砂糖300gとホワイトリカー1.8ℓに漬けて3カ月後に漉す。果実を輪切りにして袋に入れ浴湯料とすれば、血液の循環が促されて冷え症や肩こり、腰痛、神経痛などに効く。しもやけ、あかぎれ、ひびには、果汁を肌にすりこむとよい。

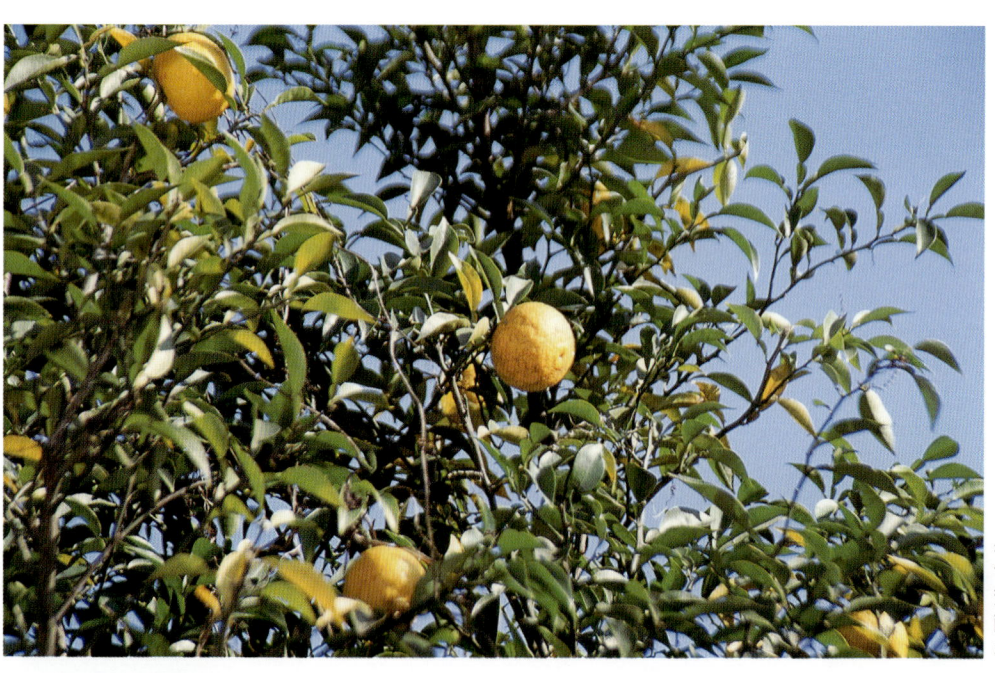

果実は秋にかけて黄色く熟す。果皮には芳香、果実には強い酸味があり、それぞれ薬用に用いる。

食べて効く薬草・薬木

ビタミンCはミカンの3倍

柑橘類の中でもトップレベルの酸味をもつユズは、果実にミカンの3倍ものビタミンCを含む。酸味が強いために生食には適さないが、料理に利用すれば食欲増進や疲労回復などの効果が期待できる。自家製のポン酢をつくれば幅広く使えて便利。しょうゆにコンブとカツオ節を入れたものを6とし、ユズの果汁4を加え、1週間ほどねかせて味をなじませる。果汁をしぼった残りのユズは、果皮は薬味や吸い口に、果実は浴湯料などに利用できる。

ニガキ【苦木】

Picrasma quassioides ニガキ科ニガキ属

別 クボク　生 苦木（くぼく）　全国

健胃

●日当たりのよい丘陵や山すそなどに自生する落葉高木。高さ10mほど。樹皮は灰黒褐色でなめらかだが、若枝のうちは赤褐色。新芽は裸芽で赤褐色の短毛が密生する。葉は長さ20～30cmの奇数羽状複葉、互生。小葉は長さ4～10cmほどで、膜質、卵形あるいは卵状長楕円形で先が尖り、基部は広いくさび形。縁に鋸歯がある。雌雄異株。初夏、葉腋に集散花序をつくり、小さな黄緑色の花をつける。果実は核果で長さ6～7mmの倒卵形、9月ごろに紅色あるいは濃青色などに熟す。和名は樹皮や葉に強い苦みがあることによる。

成分　木部：トリテルペノイド（ニガキラクトンA～N、ニガキヘミアセタールなど）、アルカロイド（ニガキノン、β-カルボリンなど）など

採取・保存　6～7月ごろ、枝を切って樹皮をはぎ取り、材（木部）を輪切りや縦割りにして日干しにする。これを苦木（くぼく）とよぶ。

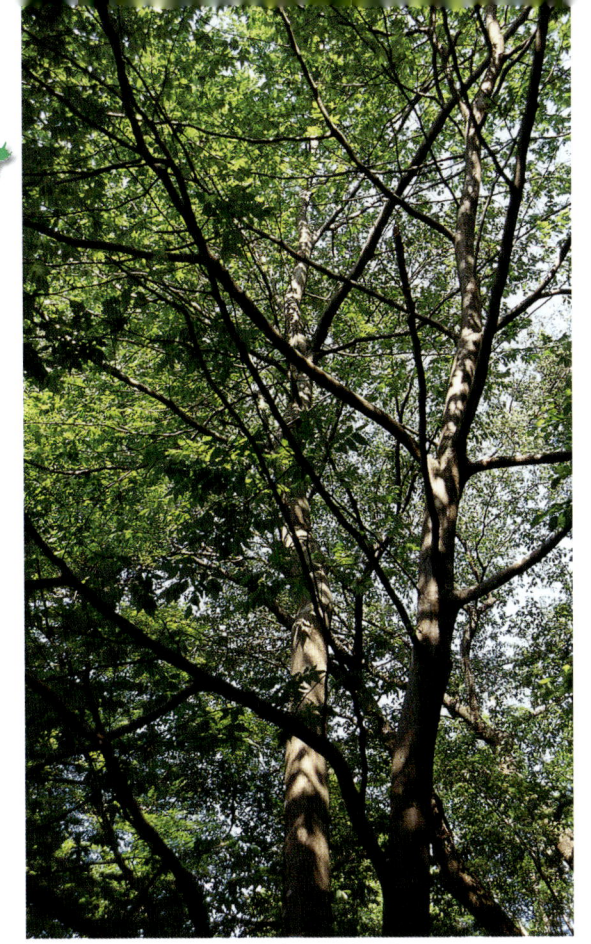

日本各地の山野に生える落葉高木。樹皮を除いた木部を健胃薬などに用いる

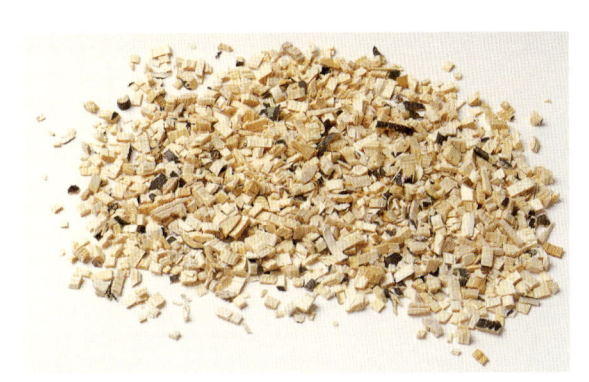

苦木（くぼく）

使用法　健胃薬として、乾燥した木部5～10gを1日量とし、カップ3の水で半量になるまで煎じて、3回に分けて毎食後に服用する。苦木（くぼく）を粉末にし、0.2gを1回量として毎食後に服用してもよい。木部の代用として葉を採取して日干しにしたものを用いてもよい。

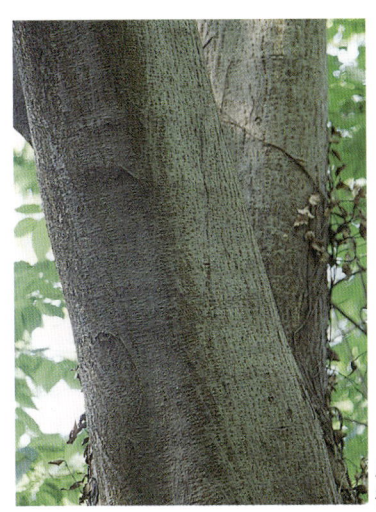

灰黒褐色でなめらかな樹皮

薬草・薬木の豆知識

ニガキの小種名の由来

ニガキの小種名である"*quassioides*"は、「カッシア（*Quassia*）属に似た」という意味である。ニガキ科カッシア属のカッシア・アマラ（*Quassia amara*）は、南米の熱帯地方原産の常緑低木。樹皮には強い苦みをもつカッシン（＝ニガキラクトンD）という成分を含む。この成分はニガキにも含まれ、ニガキも樹皮や葉が苦いためにこの小種名がついた。なお、カッシア・アマラは熱帯各地で栽培され、樹皮が健胃薬や駆虫薬などに用いられる。

センダン【栴檀】

Melia azedarach var. *subtripinnata*
センダン科センダン属

植栽・栽培 ■採取時期
1 2 3 4 5 6 7 8 9 **10 11** 12

別 オウチ　**生** 苦楝子（くれんし）

東北～沖縄（植栽）

🌙 整腸、腹痛　🍊 あかぎれ、ひび、しもやけ

●ヒマラヤ山麓原産と考えられる落葉高木。日本では四国、九州、南西諸島などの暖地の海岸や山地などに野生化したものが自生するが、各地で庭木や街路樹としても植えられる。大きなものは高さ30mになる。葉は枝先に多くつき、2～3回羽状複葉で長さ25～30cm、互生。小葉は長さ3～6cmの卵状長楕円形。5～6月、葉腋に円錐花序をつくり、淡紫色の花を多数つける。果実は長さ1.5cmほどの楕円形の石果で、10～12月に淡黄色に熟す。落葉後も果実は多数枝先に残る。和名の由来は不明だが、別名のオウチは古名。なお、「栴檀（せんだん）は双葉よりかんばし」といわれるセンダンはインド原産の香木、ビャクダンのこと。センダンの葉に芳香はない。

成分 果実：不明／葉：タンニン（没食子酸メチル）、フラボノイド配糖体（ルチン、クエルシトリン）など

採取・保存 秋、黄色く熟した果実を採取して日干しにする。これを苦楝子（くれんし）とよぶ。

センダンは大きなもので高さ30mにもなる。庭木などとして各地で植栽されるが、暖地の海岸近くで野生化したものも見られる

センダンの果実。秋に黄色く熟したところを薬用に採取する

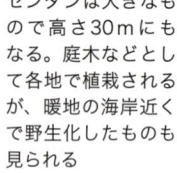

使用法 整腸や腹痛には、乾燥した果実10gを1日量とし、カップ3の水で半量になるまで煎じて3回に分けて服用する。あかぎれひび、しもやけには、熟した果実を生のまますりつぶしたものを患部に塗る。

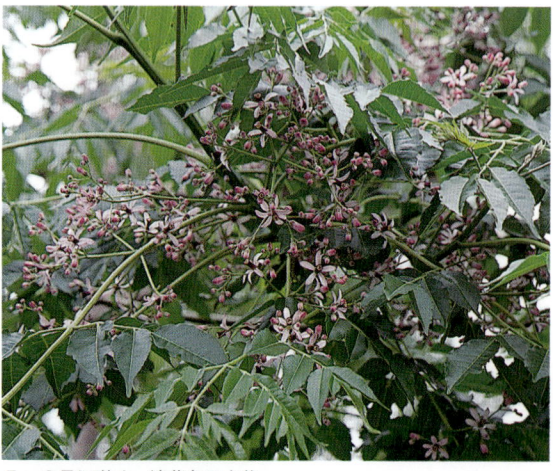

5～6月に咲く、淡紫色の小花

薬草・薬木に似ている植物
中国原産のトウセンダン

同属のトウセンダンはセンダンによく似ている。中国原産で、日本では庭先などに植えられることが多い。淡紫色の花などがよく似ているが、センダンほど大きくならず、高さ10mほど。小葉に鋸歯はなく、楕円形の果実はセンダンよりもやや大きい2cm前後。トウセンダンも薬用とされ、乾燥果実が川楝子（せんれんし）とよばれ、整腸などに用いられる。

雑木林　■採取時期
| 1 | 2 | 3 | 4 | 5 | 6 | 7 | 8 | 9 | 10 | 11 | 12 |

ユズリハ【譲葉】

Daphniphyllum macropodum
ユズリハ科ユズリハ属

別 ショウガツノキ、ユズルハ
生 交譲木（こうじょうぼく）

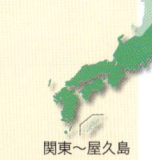

関東〜屋久島

● 寄生性の皮膚病、家畜・ペットの寄生虫駆除

●古くからめでたい木とされ、正月飾りなどに用いられる常緑高木。福島県以南の山地に自生し、庭木としても植えられる。高さ10m。幹は直立し、葉は枝先に叢生する。葉身は狭長楕円形で先が尖り、全縁、長さ10〜20cm。葉質は厚く、葉表は深緑色で光沢があり、裏面は粉白色。葉柄は長く、赤色を帯びる。葉は2年余りで落葉する。初夏に新葉が開き、一年葉、二年葉とともに段をつくり、8〜9月ごろに古葉が落ちる。5〜6月、一年葉の葉腋に長さ5cmほどの総状花序をつくり、黄緑色の花をつける。萼片はほとんど見られない。10〜11月ごろ、楕円体の液果が暗青色に熟す。新芽が生長すると、古い葉と入れ替わることから、親から子へ順調に代替わりするめでたい木とされ、和名の由来となった。

成分　樹皮、葉：アルカロイド（ダフマクリン、ダフニラクトンA，B、ダフニフィリン、セコダフニフィリンなど）、フラボノイド（ルチン）、モノテルペノイド配糖体（アスプレロシド）など

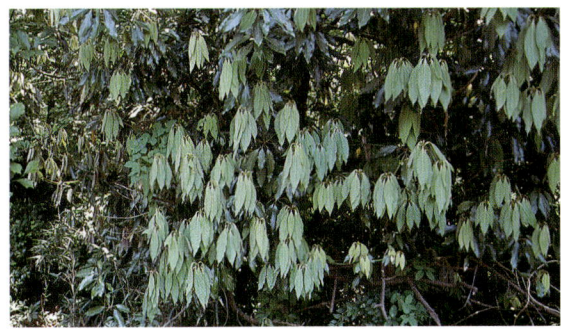

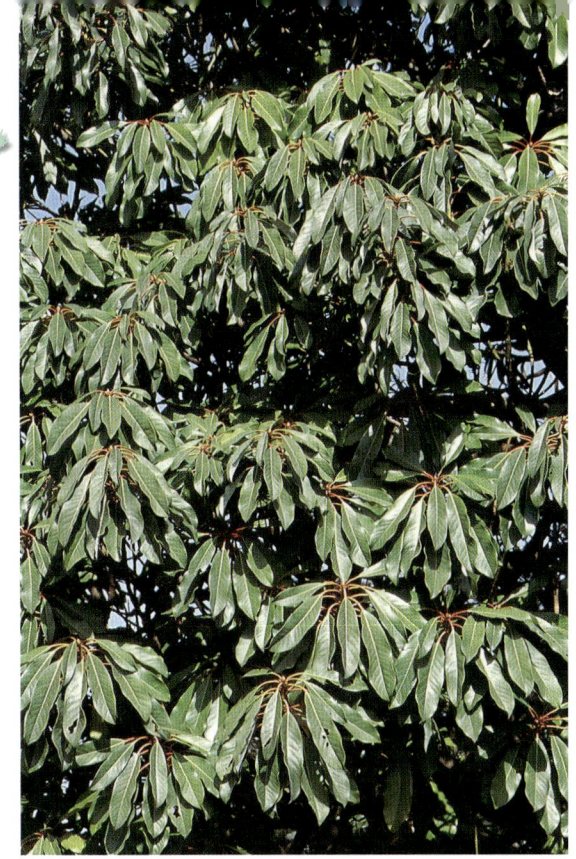

狭長楕円形の葉が枝先に車輪状につく。葉や樹皮は7〜8月ごろに採取して薬用に用いる

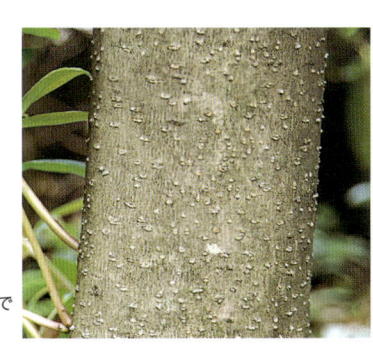

樹皮は灰褐色で皮目が目立つ

採取・保存　7〜8月ごろに葉や樹皮を採取し、水洗いして日干しにする。これを交譲木（こうじょうぼく）という。

使用法　しらくもなど寄生性の皮膚病には、乾燥した樹皮あるいは葉10gをカップ3の水で半量になるまで煎じ、かすを取り除いてからこの煎じ液で患部を洗浄する。家畜やペットの寄生虫駆除にも同様の煎じ液で洗浄する。なお、葉や樹皮の煎じ液には呼吸運動や心臓障害を起こす成分があるので、煎じ液は飲食しないこと。

葉が開く前の一年葉。二年葉は秋に落ちるが、新旧の葉の交替が目立つことから和名が付いた

薬草・薬木に似ている植物

ユズリハに似ているエゾユズリハとヒメユズリハ

　ユズリハに似た植物に、同属のエゾユズリハやヒメユズリハがある。エゾユズリハはおもに北海道から本州中部の日本海側の山地に自生し、高さ1〜3mと低く、よく枝分かれする。ヒメユズリハは関東以西の海岸近くの照葉樹林に生息し、ユズリハよりも全体的に小形である。どちらもふつう薬用とはされないが、ユズリハと類似する成分を含むとされる。

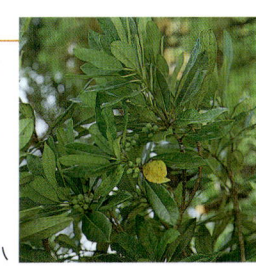

ヒメユズリハ

ユズリハ科ユズリハ属

山地林　■採取時期
1 2 3 4 5 6 **7 8** 9 10 11 12

アカメガシワ【赤芽柏】

Mallotus japonicus
トウダイグサ科アカメガシワ属

別　ゴサイバ、サイモリバ
生　赤芽柏（あかめがしわ）

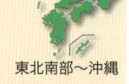

東北南部〜沖縄

- 胃潰瘍、十二指腸潰瘍、胃酸過多（樹皮）
- 腫れもの、あせも、湿疹（葉）

●秋田県以南に分布し、丘陵や山野にふつうに見られる落葉高木。高さ10mほど。樹皮は灰褐色で、やがて網目状の裂け目ができる。葉は卵形または卵状菱形で先端が尖り、長さ10〜20cm、赤く長い葉柄をもつ。新葉には紅色の星状毛が密生し鮮紅色に見える。雌雄異株。5〜6月、その年に伸びた枝先に長い円錐花序をつけ、黄色の小さな花をつける。果実はさく果で赤みを帯び、中に球形の種子が3個ある。和名は若芽が紅色で、カシワのように葉に食べものを載せたことによる。別名の「ゴサイバ」「サイモリバ」も、食べものを盛った名残りとされる。葉や種子、樹皮は染料に用いられる。

[成分]　葉、樹皮：タンニン類（ベルゲニン、トリガロイルベルゲニン、ゲラニイン、マロチン酸、マロツシン酸、テトラガロイルグルコースなど）など

[採取・保存]　樹皮、葉ともに夏に採取する。樹皮は、はぎ取ったら、3〜5cmに切って日干しにする。これを赤芽柏

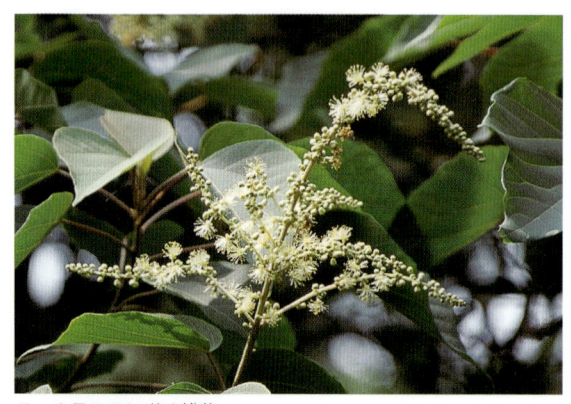

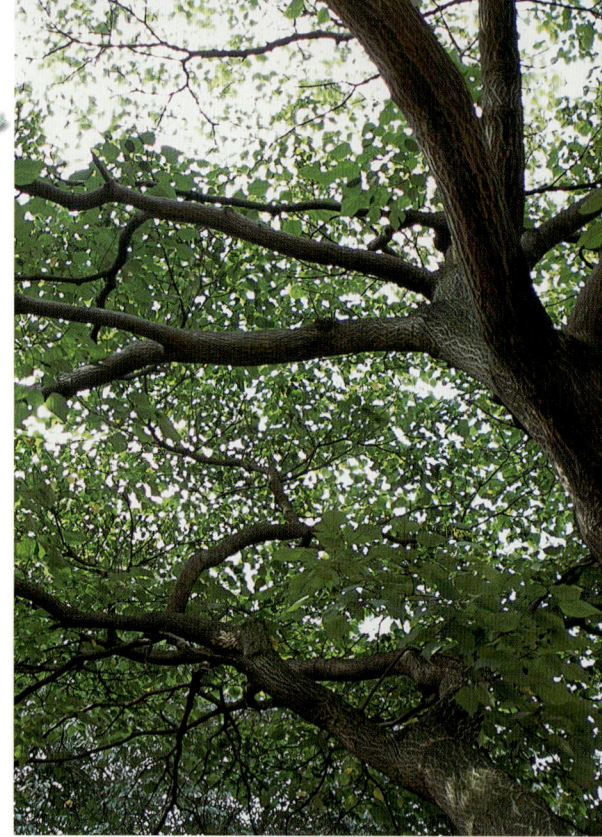

薬用には樹皮、葉を夏に採取して用いる。樹皮には網目状の裂け目が入る

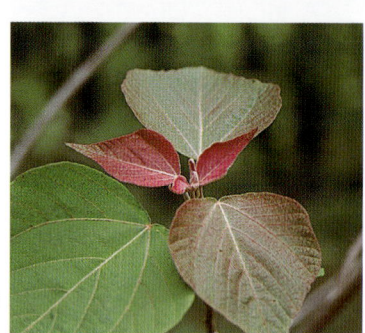

新葉は鮮紅色であることから名が付いた

（あかめがしわ）という。葉は濃緑色のものを採取し、風通しのよい場所で陰干しにする。

[使用法]　胃潰瘍や十二指腸潰瘍、胃酸過多には、乾燥した樹皮6〜10gを1日量とし、カップ3の水で半量になるまで煎じ、3回に分けて服用する。腫れものには乾燥した葉15gを1日量とし、カップ3の水で半量になるまで煎じて3回に分けて服用する。あせもや湿疹には、乾燥した葉200〜300gを布袋に入れ浴湯料とする。

5〜6月ごろに咲く雄花

薬草・薬木に似ている植物

中国原産のオオバベニガシワ

アカメガシワと名前が似ている植物に、トウダイグサ科オオバベニガシワ属のオオバベニガシワがある。中国原産の落葉低木で、観賞用に庭などに植えられるほか、本州の暖地では一部野生化しているものもある。高さは3mほどで、新葉は暗紅色から紅色、アカメガシワのように長い葉柄をもち、葉は円心形で10〜20cmと大形である。オオバベニガシワは薬用とはされない。

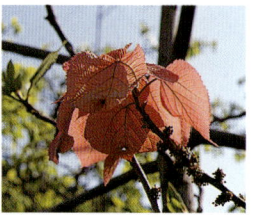

オオバベニガシワ

雑木林　採取時期（根皮：通年、葉：4〜10月）
1 2 3 4 5 6 7 8 9 10 11 12

ハゼノキ【櫨の木】
Rhus succedanea　ウルシ科ウルシ属

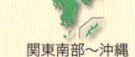

別 ハジウルシ、ロウノキ　　　関東南部〜沖縄

止血（根皮）　　腫れもの（根皮）、あせも（葉）

●暖地の紅葉の代表種として知られる落葉高木。関東南部以西の海岸に近い山野に自生するが、庭園樹などとして植栽もされる。直径60cm以上、高さ10mほど。葉は小枝の先端に互生し、長さ15〜25cmの奇数羽状複葉。小葉は革質で7〜15枚、披針形または卵状披針形で、先端が尖る。5〜6月ごろ、葉腋に長さ5〜11cmほどの円錐花序をつくり、黄緑色の小花を多数つける。秋、扁球形でつやのある白い果実をつける。果実はやがて外果皮が裂け、中に白色で縦にすじのある中果皮が見られる。この中果皮からは上質の蠟が得られ、軟膏やろうそくの原料として用いられる。

成分　根皮、葉：不明／核果：フラボノイド（ヒノキフラボン、スセダネアフラバノン、ルスフラバノンなど）／心材：フラボノイド（フィセチン、フスチン、スルフレチンなど）など

採取・保存　根皮、葉ともに必要に応じて採取する。根皮は水洗いして日干しにする。なお、新鮮な樹皮や葉はしばしば皮膚炎の原因となるので採取の際は十分に注意する。

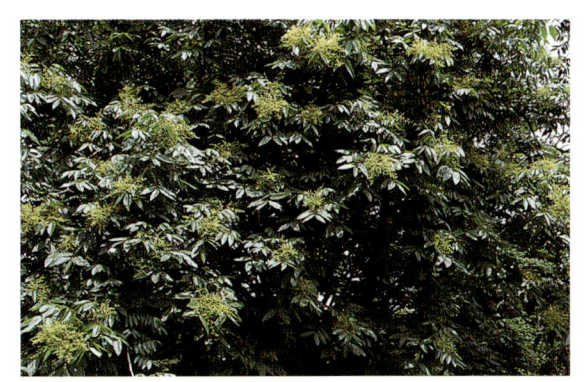

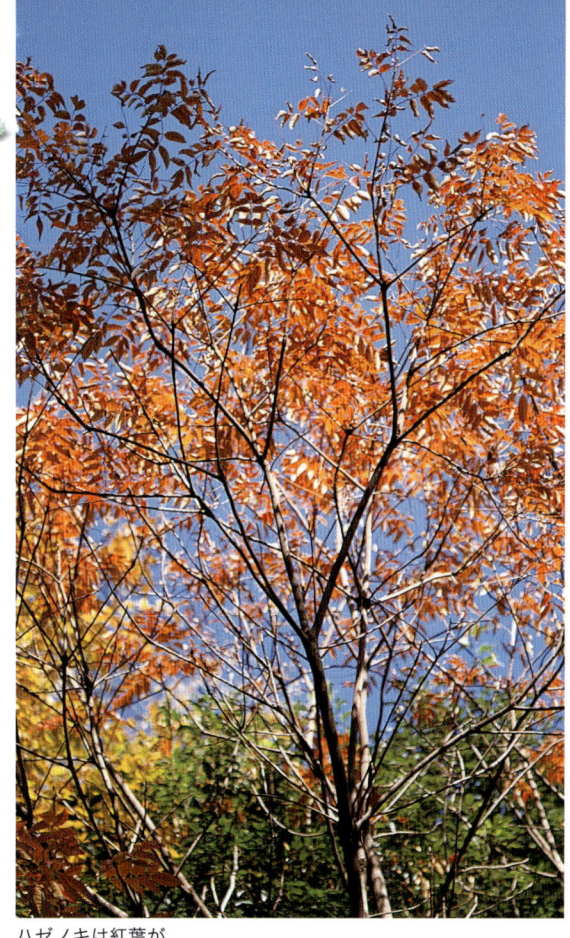

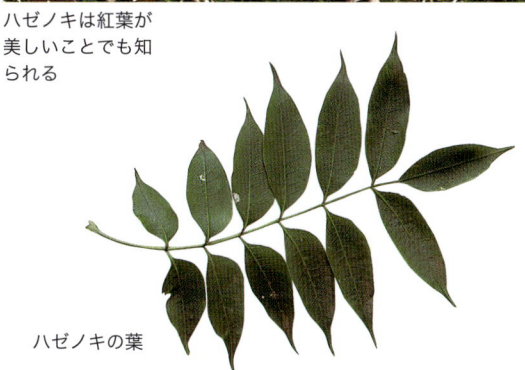

ハゼノキは紅葉が美しいことでも知られる

ハゼノキの葉

花期は5〜6月、円錐花序に黄色い小花が多数咲く。薬用にする根皮や葉は必要に応じて採取する

使用法　止血、腫れものには、乾燥した根皮20〜30gをカップ2の水で半量になるまで煎じて、その煎じ液で患部を洗浄する。あせもには、葉を刻んで煮て、その煮液で患部を洗浄する。

薬草・薬木に似ている植物

ハゼノキに似たヤマハゼ

ハゼノキと同属のヤマハゼは、関東南部以西に分布する落葉小高木である。ハゼノキよりもやや内陸部に自生し、高さ3〜5mほどとハゼノキよりも小さい。葉は奇数羽状複葉で、小葉の葉身はハゼノキよりもやや幅広で、短毛が生える。若芽にも毛が密生する。ヤマハゼの果実からも蠟がとれ、軟膏などの原料として利用される。

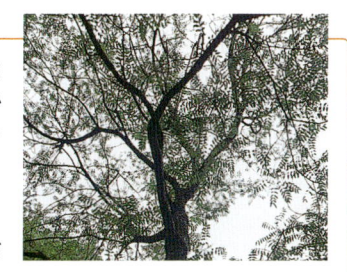

ヤマハゼ

雑木林　採取時期
| 1 | 2 | 3 | 4 | 5 | 6 | 7 | 8 | 9 | 10 | 11 | 12 |

ヌルデ【白膠木】

Rhus javanica var. *roxburghii*
ウルシ科ウルシ属

別　フシノキ、シオノミ
生　五倍子（ごばいし）、塩麩子（えんふし）
全国

👁 口内の腫れ、歯痛（虫こぶ）　🫁 咳、たん（果実）
🩹 靴ずれ、すり傷、切り傷（虫こぶ）　下痢（果実）

●日当たりのよい山野に自生する落葉小高木。高さ5〜10mほどで、小枝や葉柄、花序に褐色の柔毛が密生する。葉は互生し、長さ25〜40cmの奇数羽状複葉。葉軸には翼がある。小葉は7〜13枚で、長さ5〜12cm、紙質で卵形あるいは楕円形または長楕円形。縁に粗い鋸歯がある。夏、枝先に15〜25cmの円錐花序をつくり、白色の小花を多数つける。果実は径5mmほどの扁球形で、10月ごろ紅色に熟す。熟した果実の表面に白い粉がふき、これが塩辛いため、古代には塩の代用とされたといわれる。和名は白い樹液を器などに塗ることに利用したため「塗る手」の意とされる。

成　分　虫こぶ：タンニン（ペンタガロイルグルコース、没食子酸など）／果実：不明

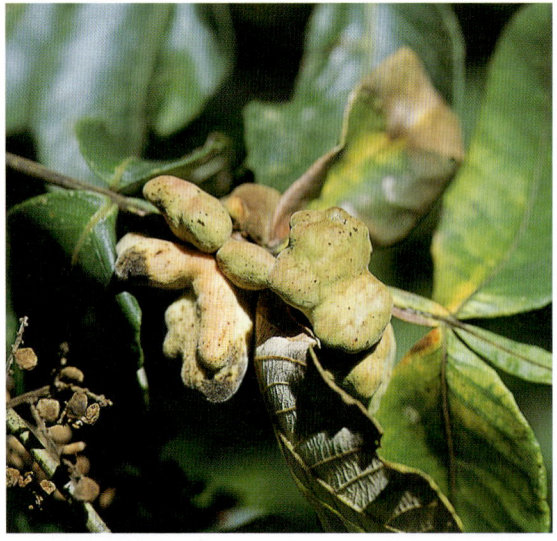

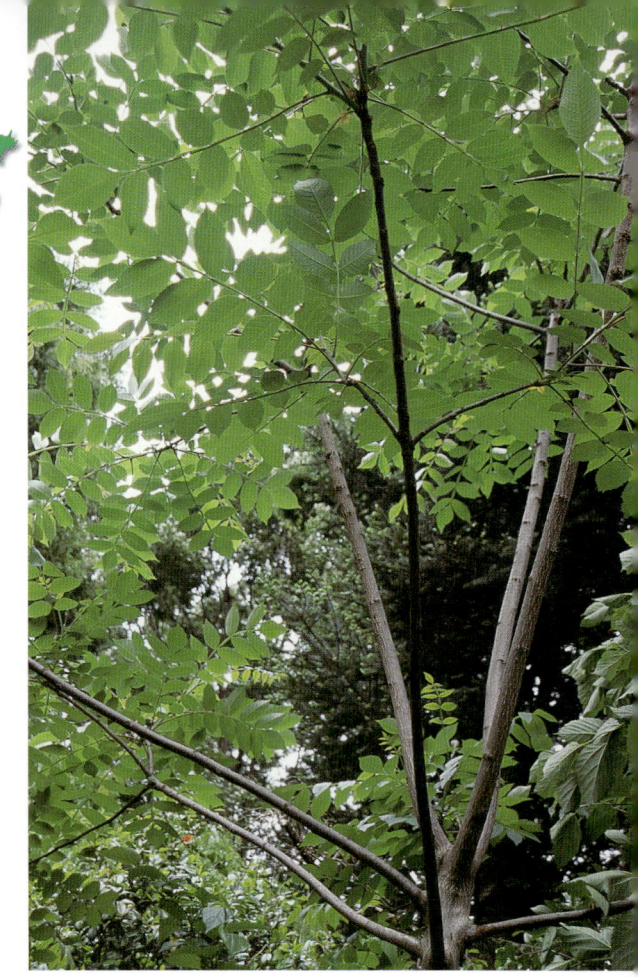

ヌルデは各地の山野に自生し、高さ5〜10mほど。葉は長さ25〜40cmほどの奇数羽状複葉

ヌルデの虫こぶ

採取・保存　10月上旬ごろ、葉軸にできた虫こぶから、ヌルデシロアブラムシの成虫が殻を破って飛び出す直前に虫こぶを採取する。これを5〜6日間直射日光に当てて日干しにしたものを五倍子（ごばいし）とよぶ。日干しの前に熱湯に浸して殺虫してもよいが質が落ちることが多い。なお、五倍子はタンニンの原料としても利用される。果実は10月ごろに採取して日干しにする。これを塩麩子（えんふし）とよぶ。

使用法　口中の腫れや歯痛、靴ずれ、すり傷、切り傷には、乾燥した虫こぶを粉末にしたものを塗る。下痢や咳、たんには、乾燥した果実10〜15gを1回量とし、カップ2の水で3分の1量になるまで煎じて服用する。

薬草・薬木の豆知識

**虫こぶをつくる
ヌルデシロアブラムシ**

　ヌルデの虫こぶは、ヌルデシロアブラムシの寄生によって生じる。葉軸などにヌルデシロアブラムシの雌が産卵すると、植物の組織が変化し、寄生した雌を包み込むようにして虫こぶができる。雌は虫こぶのなかで単為生殖し約4000もの子虫ができる。この、虫が飛び出す前の虫こぶを薬用に用いる。なお、ヌルデシロアブラムシは秋から冬にかけてチョウチンゴケなどの蘚苔類に寄生するため、ヌルデがあれば虫こぶができるわけではない。実際、ヌルデシロアブラムシの寄生宿主の条件がそろった自生地で、野生品が採取されることが多い。

山地林　■採取時期
1 2 3 4 5 6 7 8 9 10 11 12

メグスリノキ【目薬の木】

Acer nikoense　カエデ科カエデ属

別 チョウジャノキ、ミツバナ

東北南部〜九州

- ただれ目、ものもらい、角膜炎、白内障（進行止め）
- 肝炎など肝疾患

●宮城県以南の山地の谷間や山の中腹などに自生する落葉高木。日本特産で、高さ10〜15mほど、大きなものでは25m以上になるものもある。樹皮は灰褐色で、成木では縦に割裂する。葉は対生し、葉裏や葉柄に毛が密生する。葉身は小葉3枚からなる3出複葉で、小葉は楕円形で全縁、あるいは波状の鋸歯がある。雌雄異株。5月ごろ、径5mmほどで白色の花を開く。雄花、雌花ともに散形花序で、雄花には3〜5個、雌花には1〜3個の花がつく。秋、3〜4cmの翼果が結実する。和名は葉や樹皮などを煎じて洗眼薬としたことから。

成分　葉：トリテルペノイド（β-アミリン）、クマリン（スコポレチン）、フラボノイド（クエルセチン）／樹皮：ジアリルヘプタノイド（アセロシド、アセロゲニン、セントロボール、エピロドデンドリンなど）など

採取・保存　5〜6月の開花期に、葉と小枝を採取して、粗く刻んでから日干しにする。

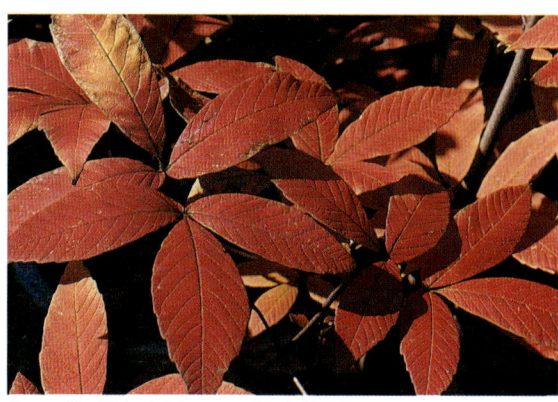

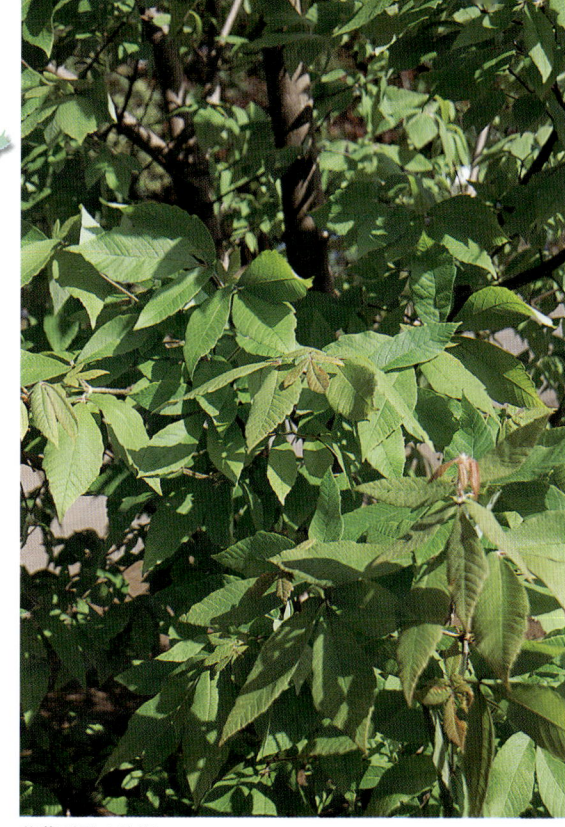

若葉が開く時期のメグスリノキ。葉身は3枚の小葉からなる

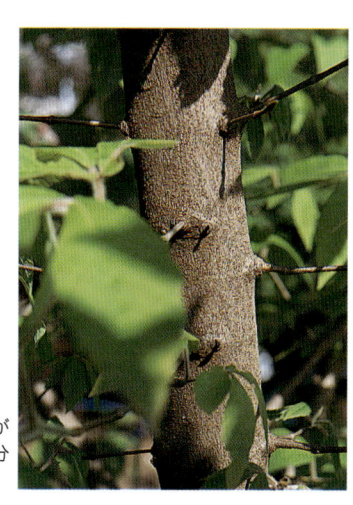

樹皮は灰褐色で皮目が目立つ。幹から多数分枝する

使用法　ただれ目や角膜炎、ものもらい、白内障の進行止め、肝炎などには、乾燥した枝・葉10〜15gを1日量とし、カップ3の水で半量になるまで煎じて3回に分けて服用する。目の疾患ついては、同様の煎じ液で1日数回洗眼してもよい。

カエデ科の樹木だけあって、秋の紅葉が美しい

薬草・薬木に似ている植物

3枚の小葉をもつミツデカエデ

　カエデ科の樹木は葉が裂片に分かれるものが多いが、メグスリノキはそれがさらに進み、三つの小葉に分裂したと考えられる。カエデ科の仲間でこのような特徴をもつものに、ミツデカエデがある。ミツデカエデは北海道から九州に分布し、谷間や傾斜地などに生える。メグスリノキとの違いは、メグスリノキの葉柄は短く、毛が生えているのに対し、ミツデカエデの葉柄は長く、無毛で鮮紅色であることなどがあげられる。ミツデカエデは庭園樹や街路樹などに利用されるが、薬用とはされない。

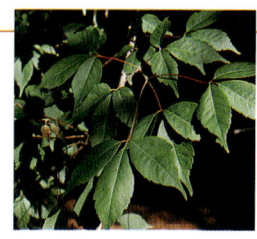

ミツデカエデ

カエデ科カエデ属●｜145

山地林　採取時期（樹皮：6〜7月、種子：10〜11月）

| 1 | 2 | 3 | 4 | 5 | 6 | 7 | 8 | 9 | 10 | 11 | 12 |

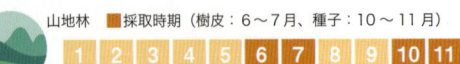

トチノキ【栃、橡】

Aesculus turbinata　トチノキ科トチノキ属

別　トチ、トチグリ、クワズノクリ

北海道南部〜九州

- しもやけ、水虫、たむし（種子）
- 下痢（樹皮）
- 止血（樹皮）

●縄文時代のころより種子が重要な食料とされた落葉高木。山地の渓谷に沿った湿潤な土地などに見られる。高さ35m、直径4mになるものもある。樹皮は黒紫褐色で、外層をはがすと波状の模様が現れる。枝は太く張り大きな樹冠を形づくる。葉は対生し、大きな掌状複葉で、長い葉柄をもつ。小葉は柄がなく5〜7枚、倒披針形で縁に鈍い鋸歯がある。5〜6月、その年に伸びた枝頂に円錐花序を出し、白色で基部が淡紅色の斑のある花を多数つける。花は両性花または雌しべが退化した雄花。秋、外面にいぼ状突起がある径4cmほどで球形のさく果が実り、3裂して、クリの実に似た丸い赤褐色の種子を1〜2個出す。

成分　種子：トリテルペノイドサポニン（エスシンⅠa, Ⅰb, Ⅱa, Ⅱb, Ⅲa, Ⅲb, Ⅳなど）／樹皮：クマリン誘導体（エスクレチン、フラキシン、スコポレチン、クレオミスコシンA, Bなど）など

採取・保存　秋、落下した種子を集め、日干しにする。樹皮

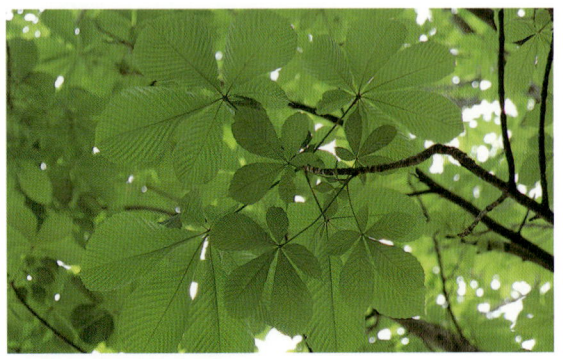

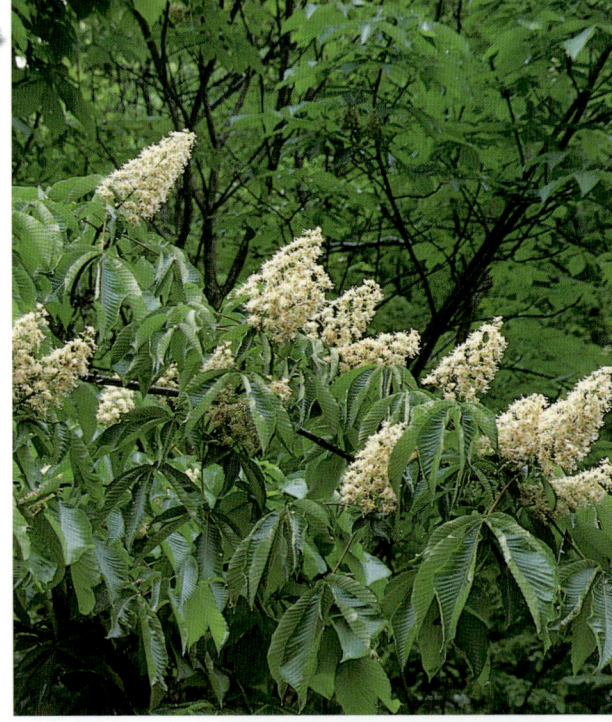

5〜6月ごろ、枝先に大きな円錐花序を出して花が咲く

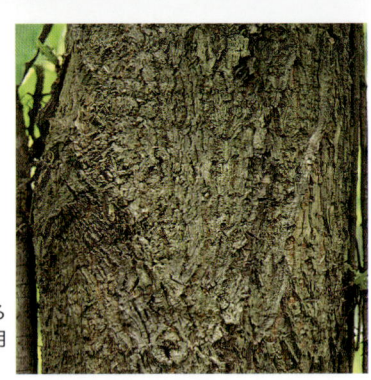

樹皮は6〜7月ごろに採取して薬用に用いる

は6〜7月ごろ、木部からはぎ取り日干しにする。

使用法　しもやけには、乾燥した種子の粉末を水で練って患部に塗る。水虫、たむしには、乾燥した種子を粉末にしたものを、当薬（とうやく〜センブリの全草：186ページ）の粉末と合わせて水で濃く煎じ、その煎じ液で患部を洗浄する。下痢や止血には、乾燥した樹皮10〜15gをカップ2の水で半量になるまで煎じて1日量とし、3回に分けて服用する。

大きなてのひらのような掌状複葉

薬草・薬木に似ている植物

トチノキの仲間

　トチノキと名の付く樹木には、同属のセイヨウトチノキやベニバナトチノキなどがある。セイヨウトチノキはバルカン半島南部原産でマロニエの名でも知られ、円錐花序や大形の掌状複葉などがトチノキによく似ている。ベニバナトチノキは園芸品種で、花が紅色または朱紅色。パリのシャンゼリゼ通りの街路樹としても有名である。なお、セイヨウトチノキは、ドイツなどでは種子が痔薬や止血剤として利用されている。

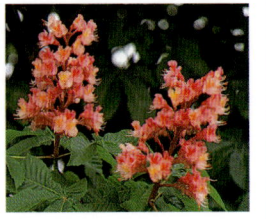

ベニバナトチノキ

ホウセンカ【鳳仙花】

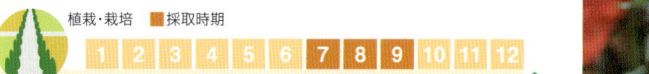

Impatiens balsamina
ツリフネソウ科ツリフネソウ属

- 別 ツマクレナイ、ホネヌキ
- 生 鳳仙（ほうせん）、急性子（きゅうせいし）

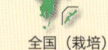

全国（栽培）

- かぜ（全草）
- 腫れもの（葉）
- 解毒（種子）

●インド原産で、世界で広く花壇や鉢物として観賞される1年草。日本には室町時代に渡来したとされる。茎は直立し、円柱形で太く、下部の節部はふくれる。葉は披針形で粗い鋸歯があり、密生する。7～9月ごろ、葉腋から柄を出し、紅色から紅紫色の花を2～3個、斜めに垂れ下げるように開く。花後、やや尖った楕円形の果実をつけ、熟すと果皮が裂開して黄褐色の種子を飛ばす。和名は中国名「鳳仙花」の音読みである。別名のツマクレナイは、昔、女子がホウセンカとカタバミの葉を使って爪を赤く染めたことに由来する。

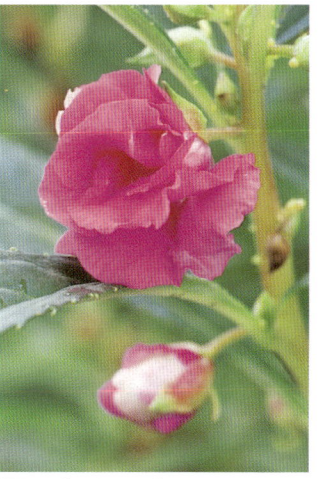

夏から秋にかけて咲くホウセンカの花

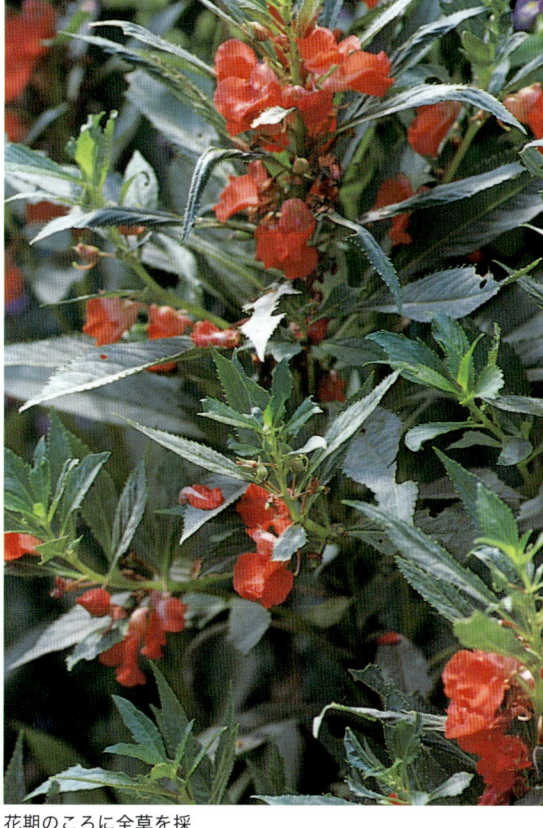

花期のころに全草を採取して薬用に用いる

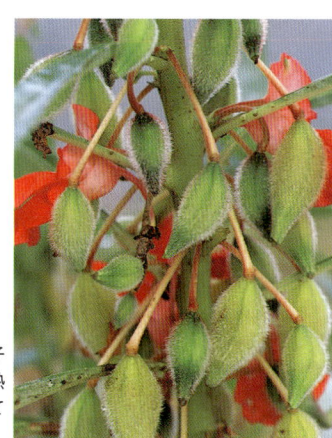

果実は熟すと中から種子が飛び出る。薬用には熟す直前のものを採取して乾燥させる

成分 花：アントシアニン（ペラルゴニジングルコシド）、フラボノイド（ケンフェロールおよびその配糖体）／種子：脂肪油（パルナリン酸、リノール酸などのグリセリド）など

採取・保存 夏から秋にかけて全草を採取し、水洗いしてから日干しにする。これを鳳仙（ほうせん）という。熟す直前の果実を採取したら、箱などに入れて日干しにし、乾燥させてから種子を採る。これを急性子（きゅうせいし）とよぶ。

使用法 かぜには、乾燥させた全草3～6gを1回量とし、カップ1の水で半量になるまで煎じて服用する。魚肉による中毒などの解毒には、乾燥させた種子1.5～3gを1回量とし、カップ1の水で半量になるまで煎じて服用する。腫れものには生の葉の汁をしぼって患部に塗る。

家庭で栽培する薬草・薬木

家庭で栽培するホウセンカ

ホウセンカは育てやすく、庭や鉢植えで栽培すれば薬用に利用できて便利である。5月ごろ、箱などに種をまき、本葉が4～6枚になったら、日当たりがよく乾燥しすぎない場所に定植する。梅雨明けごろはウドンコ病が発生しやすいので注意する。ホウセンカは草丈や花色、花弁数など園芸品種が豊富である。なお、熱帯アフリカ原産で同属のアフリカホウセンカの園芸品種は、ふつうインパチエンスとよばれる。

インパチエンス

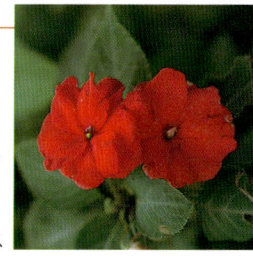

ツリフネソウ科ツリフネソウ属 | 147

ナツメ【棗】

Zizyphus jujuba クロウメモドキ科ナツメ属

生 大棗（たいそう）　全国（栽培）

- 利尿、むくみ
- 咳
- 健胃
- 不眠症、精神不安
- 滋養、強壮

●ヨーロッパ南部、アジア西南部原産の落葉小高木。地中海沿岸や中国では古くから重要な果樹とされ、日本でも古くから栽培されている。高さ10m。しばしば枝に棘が見られる。樹皮は黒褐色または灰色で、縦に裂け目がある。葉には短い柄があり、互生する。葉身は卵形で縁に鋸歯があり、葉質は硬いが薄く、なめらかで光沢がある。初夏、葉腋の短い集散花序に淡黄色の小花をつける。花後、2～3cmの球形から長球形の果実をつけ、暗赤褐色に熟す。果実は生食することができる。

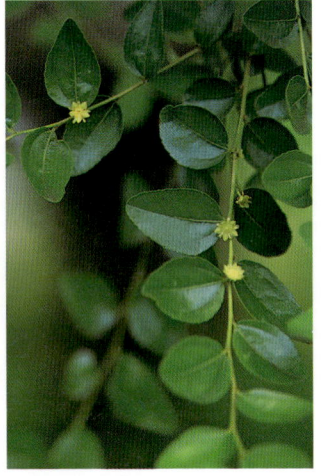

初夏に咲く淡黄色の小花

成分 果実：トリテルペノイドサポニン（ジュジュボシドA、B、ホベノシドD、G、Iなど）、トリテルペノイド（オレアノール酸、ウルソール酸）、単糖類（果糖）など

採取・保存 9～10月ごろ、よく熟した果実を採取し、5日ほど日干しにしてから蒸し、また日干しにする。これを大棗（たいそう）とよぶ。

使用法 利尿、むくみ、咳、健胃、不眠症、精神安定などには、乾燥した果実20個程度を1日量とし、カップ5の水で半量になるまで煎じて3回に分けて食前に服用する。滋養、強壮には、乾燥した果実300gとグラニュー糖150gを密閉容器に入れ、ホワイトリカー1.8ℓに漬け込み、冷暗所に3カ月以上おいたものを漉す。これを就寝前に盃1杯ほど服用する。

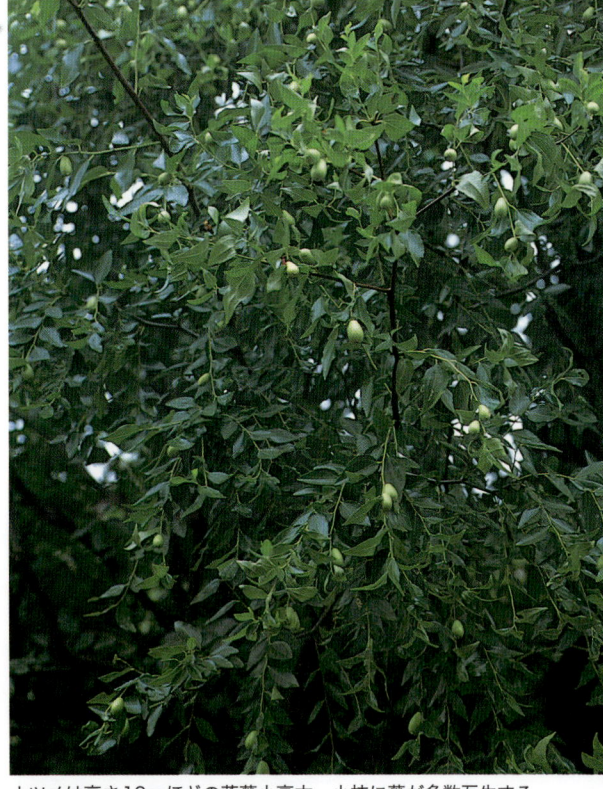

ナツメは高さ10mほどの落葉小高木。小枝に葉が多数互生する

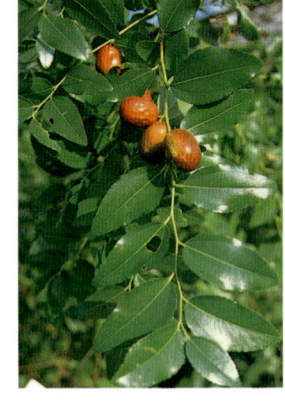

暗赤褐色に熟した果実を薬用に用いる

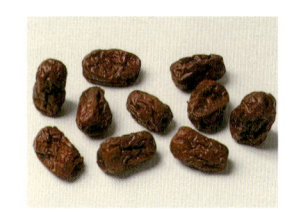

大棗（たいそう）

薬草・薬木に似ている植物

ナツメに似たサネブトナツメ

同属のサネブトナツメは、中国名を「酸棗（さんそう）」という。これは酸っぱいナツメという意味。サネブトナツメはヨーロッパ南部やアジアの東部、南部に分布する落葉低木で、日本では人家に植栽されるほか、一部野生化しているものもある。節には托葉が変化した棘があり、果実はナツメより小さく、非常に酸っぱい。サネブトナツメも薬用とされ、種子を乾燥させたものを薬酒などに利用する。

サネブトナツメ

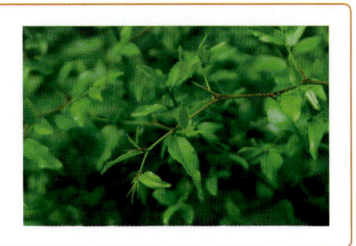

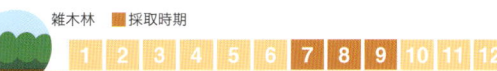

雑木林　■採取時期
1 2 3 4 5 6 **7 8 9** 10 11 12

クマヤナギ【熊柳】

Berchemia racemosa
クロウメモドキ科クマヤナギ属

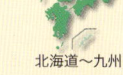

北海道〜九州

別 クマフジ、クロガネカズラ

🌡 解熱、解毒　💧 利尿、むくみ
🦴 腰痛、リウマチ

●各地の山野の林縁や林内に自生するつる性落葉植物。高さ約6m。他の植物を覆うように傘状の樹幹をなす。樹皮は紫褐色で、枝は無毛で緑色。葉は互生し、卵形、あるいは長楕円形で縁に鋸歯はなく、側脈がはっきりしている。葉裏は粉白色を帯びる。7〜8月、枝の先に円錐花序をつくり、緑色を帯びた白色の小さな花を多数つける。花後、大きさ5〜7mmで楕円形の核果が実り、翌年の夏までかかって緑色から赤、さらに黒色に変化しながら熟す。黒く熟した果実は甘みがあり生食できる。和名は材が強靱なことと、ヤナギのように枝が垂れるからとも、葉がヤナギに似ているからともいわれる。昔はこの枝で杖やむち、輪かんじきなどがつくられ、丈夫なつるはものを縛る際に利用された。

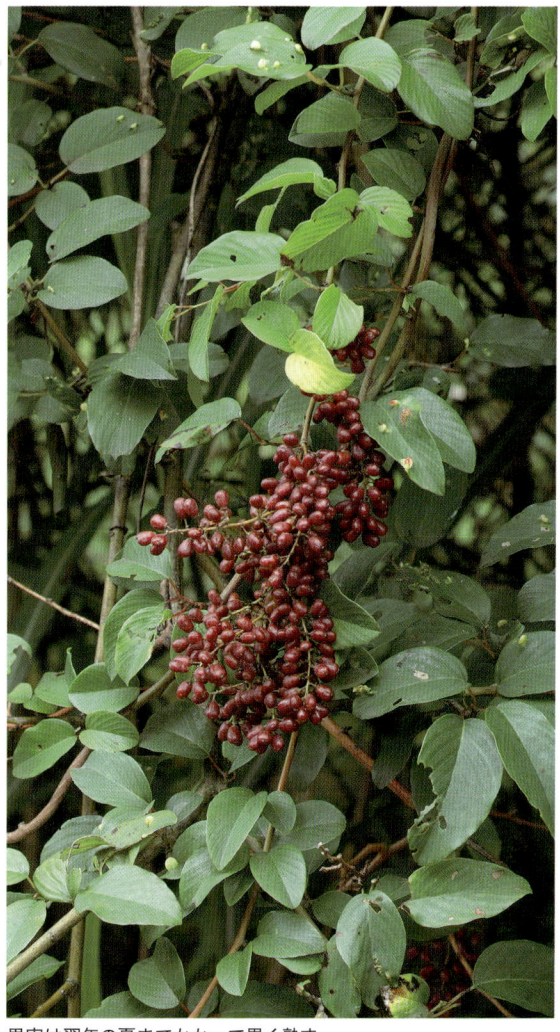

果実は翌年の夏までかかって黒く熟す

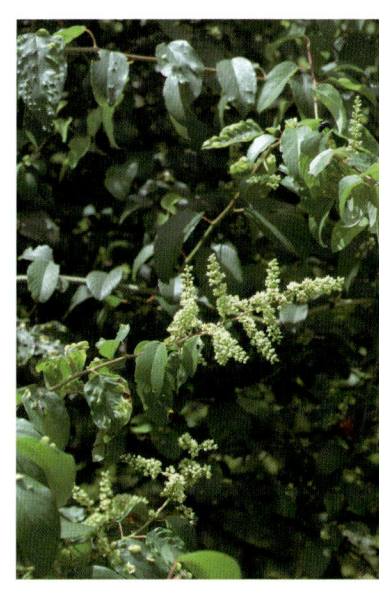

7〜8月に枝先に集まって咲く白色の小花。薬用には夏〜秋に茎や葉を採取する

成分 茎・葉：不明／花：アントシアニン（ペラルゴニジングルコシド）、フェノール配糖体（バーケモリド）、リグナン（バーケモール）など

採取・保存 夏から秋にかけて、茎・葉を採取して日干しにする。

使用法 解熱、解毒、利尿、むくみ、腰痛、リウマチなどに、乾燥した茎・葉6〜12gを1日量とし、カップ3の水で3分の1量になるまで煎じて3回に分けて服用する。

薬草・薬木に似ている植物

クマヤナギの仲間

　同属のオオクマヤナギは、山地に生える落葉つる性植物で、円錐花序や黒色に熟す果実がクマヤナギによく似ている。同属には、ほかに深山に生えるミヤマクマヤナギ、奄美大島以南に生息するヒメクマヤナギ、暖地の山地に生えるヨコグラノキがある。ミヤマクマヤナギは、ややつる性の落葉低木で、ヒメクマヤナギは、地上を這うつる性の半常緑低木である。クマヤナギの仲間にはつる性の植物が多いが、ヨコグラノキは幹が直立する。なお、これらの種は薬用とはされないが、果実は生食することができる。

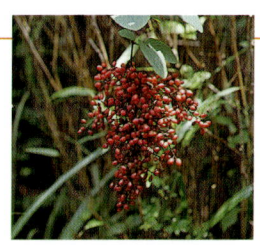

オオクマヤナギの果実

雑木林　採取時期
1 2 3 4 5 6 7 8 9 **10 11** 12

ノブドウ【野葡萄】

Ampelopsis brevipedunculata var. *heterophylla*
ブドウ科ノブドウ属

別 ザトウエビ、イシブドウ　　全国

🦴 関節炎　　👁 目の充血

●各地の低山の林縁や草地などにふつうに見られるつる性落葉木本。各節から葉に対生する巻きひげを出し、他物に絡まりながら長く伸びて繁茂する。若い茎には毛があるが、古い茎は木質化して褐色になる。葉は互生し、長い柄をもつ。葉の多くは3～5裂して、縁に鋸歯がある。葉の表面には毛がなく、葉質は厚く、光沢がある。夏、葉に対生する位置に集散花序をつくり、緑色の小さな花を多数つける。果実は液果で本来球形であるが、多くはブドウタマバエ、ブドウトガリバチなど幼虫が寄生して虫こぶとなり、不規則にゆがんだ球形となる。この果実はタンニンを多量に含み渋いため、食べられない。和名は野に生えるブドウの意味。

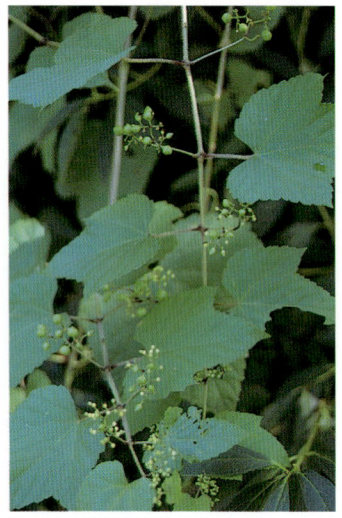

夏に咲く緑色の小花。花序は葉に対生する位置につく

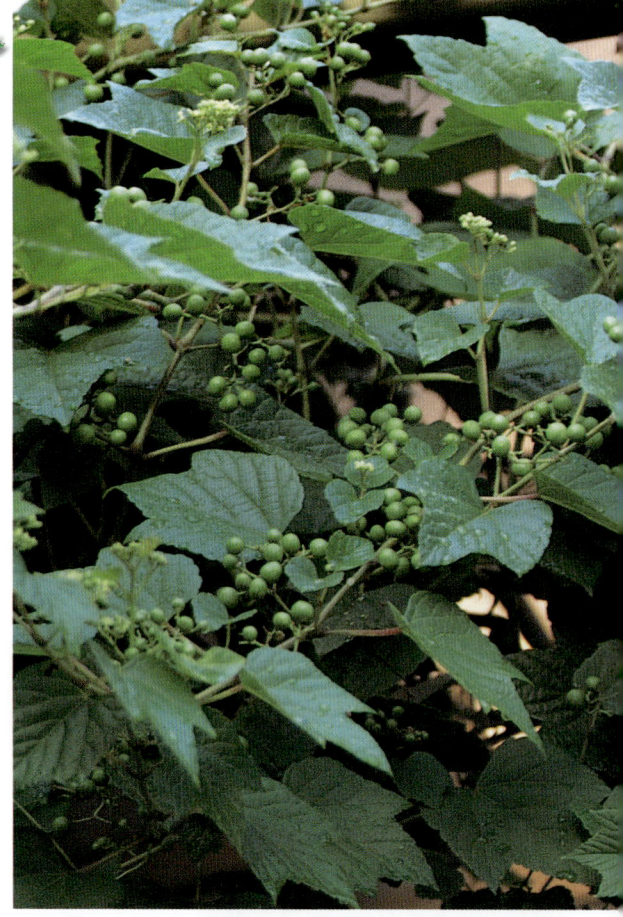

つるが伸びて繁茂する。葉は互生し3～5裂する

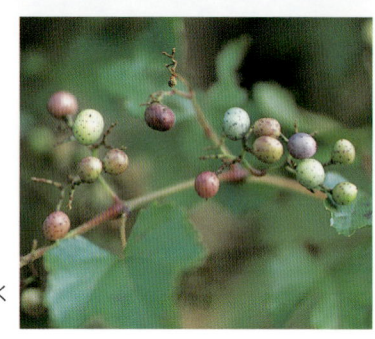

ノブドウの果実。多くは虫こぶになる

成分 根：オキシスチルベン誘導体（レスベラトロール、アンペロプシンA、ホペアフェノール）、フラボノイド（ケンフェロール、アロマデンドロールなど）など

採取・保存 秋に根を掘り採り、水洗いしてから刻んで日干しにする。

使用法 関節炎には、乾燥した根10～15gを1日量とし、カップ3の水で3分の1量になるまで煎じて3回に分けて服用する。目の充血には、乾燥した根5～10gをカップ2の水で半量になるまで煎じ、その煎じ液で洗眼する。

薬草・薬木に似ている植物

野生ブドウの仲間

山野に自生するブドウ科の仲間に、ブドウ属のヤマブドウ、エビヅル、サンカクヅルがある。どの種もつるを伸ばして繁茂し、果実が黒紫色に熟す。ノブドウとの一番の違いは、果実が生食できること。とくにヤマブドウはジャムやジュースの原料によく利用され、甲州ブドウの品種改良にも使われた。ヤマブドウとエビヅルは薬用にも用いられ、根皮を粉末にしたものを腫れものに塗布するなどして利用される。

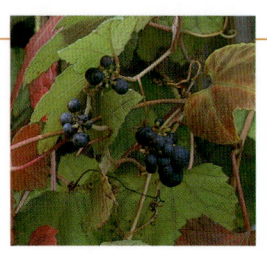

エビヅル

人里 ■採取時期
1 2 3 4 5 6 7 8 9 10 11 12

ヤブガラシ【藪枯】
Cayratia japonica ブドウ科ヤブガラシ属

別 ビンボウカズラ　生 烏斂苺（うれんぼ）　北海道南部〜沖縄

腫れもの、虫さされ

●各地の道ばたや空き地などに自生するつる性の多年草。茎は長い根茎から出て、分枝しながらよく伸びる。茎はつる状で稜があり、巻きひげで他物に絡みつく。葉は5枚または7枚の小葉からなる鳥足状の複葉。夏から秋にかけて集散花序をつくり、緑色の小花が多数開く。花弁は4枚だが、開花とともに脱落し、橙色の花盤（花托の一部が盤状になったもの）が現れる。果実は球形、黒色だが、結実することはまれである。和名はやぶを枯らしてしまうほど繁殖力がおう盛なことによる。別名のビンボウカズラは、山林に繁るとほかの樹木や草を枯らしてしまうので、家が貧乏になるという意味。

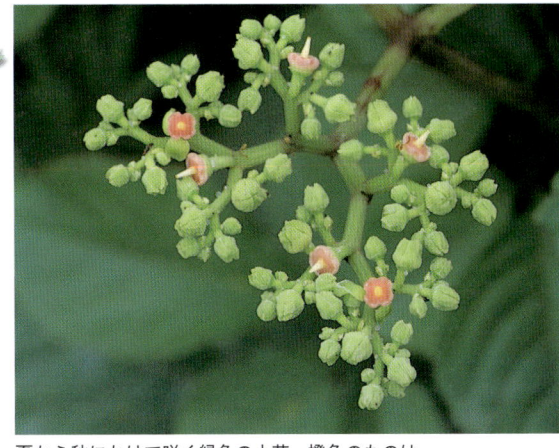

夏から秋にかけて咲く緑色の小花。橙色のものは花托の一部が盤状になった花盤

成分 全草：オキシスチルベン誘導体（カイラチアーポリフェノール）／果実：アントシアニン（カイラチニン）

採取・保存 必要時に、地下15〜20cmほどのところを横に伸びる根を掘り採り、水洗いして用いる。この根茎を烏斂苺（うれんぼ）という。

使用法 腫れものや虫 さされに、水洗いした根茎をたたくようにつぶして、出てきた粘液を患部に塗る。

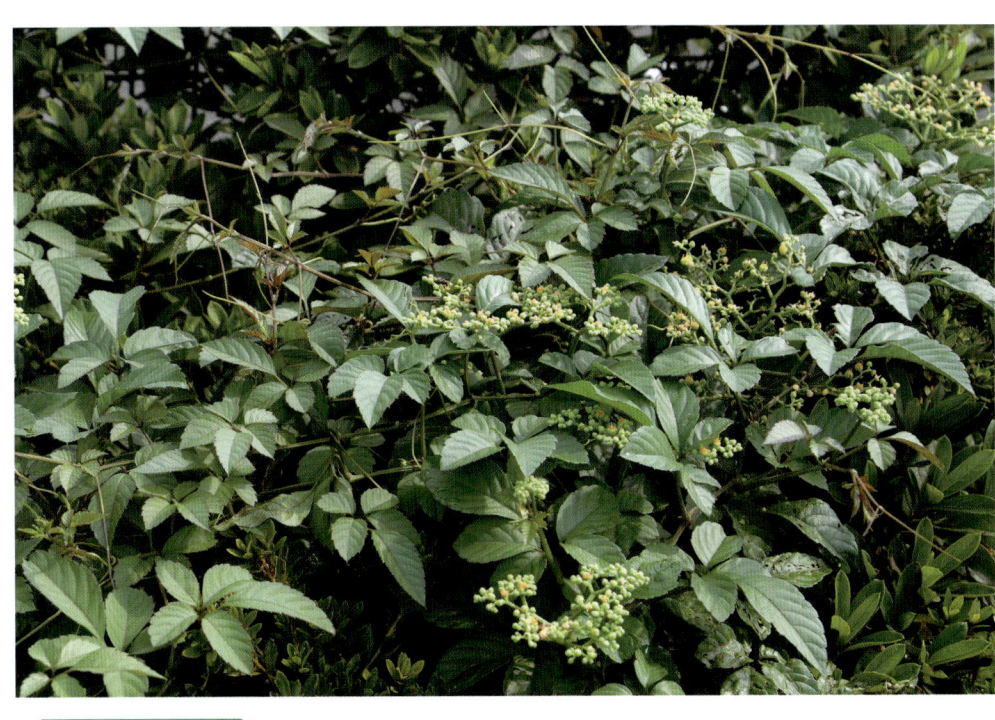

つる状の茎がよく伸び、茎から鳥足状の複葉が出る。薬用にはひものような根茎を用いる

食べて効く薬草・薬木
新芽が食用になるヤブガラシ

どこにでも繁殖し、畑の雑草としてやっかいな存在でもあるヤブガラシだが、春先に根茎から伸びる赤褐色の新芽は、塩ゆでにしてから水にさらし、お浸しや和えものなどにして食べることができる。柔らかいつるの先端も同様に食用になる。なお、ヤブガラシの強い繁殖力の秘密は根茎にある。冬に地上部は枯れるが、細いひものような根茎は枯れずに地中を這うためである。

ムクゲ【木槿】
Hibiscus syriacus アオイ科フヨウ属

植栽・栽培　採取時期（樹皮：6〜7月、花蕾：8〜9月）

別 ハチス、キハチス、モクゲ
生 木槿皮（もくきんぴ）、木槿花（もくきんか）
北海道南部〜沖縄（植栽）

- 水虫（樹皮）
- 胃腸炎、下痢（花蕾）

●中国やインド原産で、世界各地で広く植栽される落葉低木。日本でも古くから観賞用に庭園などに植えられている。高さ2〜4m。樹皮は灰色で平滑、幹は直立して多く分枝する。葉は短い柄があり互生する。葉身は先の尖った卵形で、ときに浅く3裂し、縁には粗い鋸歯がある。夏から秋にかけて、その年に伸びた枝の葉腋に、径5〜10cmで紅紫色、または白色の5弁花を開く。花は朝開いて夕方にはしぼむ一日花。果実は楕円形で先が尖り、種子には毛がある。和名は中国名の「木槿（もくきん）」を音読みにしたもの。

成分　樹皮：クマリン誘導体（スコポレチン、クレオミスコシンA，C，Dなど）、リグナン（ハイビスクシド、シリンガシノール）、環状ペプチド（ハイビスペプチンB）など／花蕾：不明

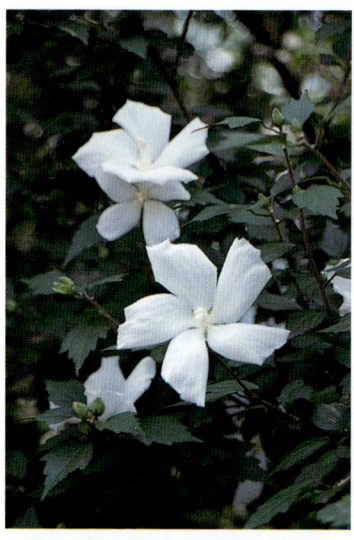

採取・保存　6〜7月、幹や枝の樹皮をはいで日干しにする。これを木槿皮（もくきんぴ）とよぶ。また、8〜9月の開花期に、花蕾を摘み取り日干しにする。これを木槿花（もくきんか）とよぶ。

使用法　水虫には、乾燥した樹皮を細かく刻んで、樹皮10gあたりカップ1の割合のホワイトリカーに漬け込んで密封し、冷暗所に3カ月ほどおき、その液を患部に塗る。胃腸炎や下痢には、乾燥させた花蕾3〜6gをカップ1の水で半量になるまで煎じ、温かいうちに食間に服用する。煎じ液は服用のたびにつくる。

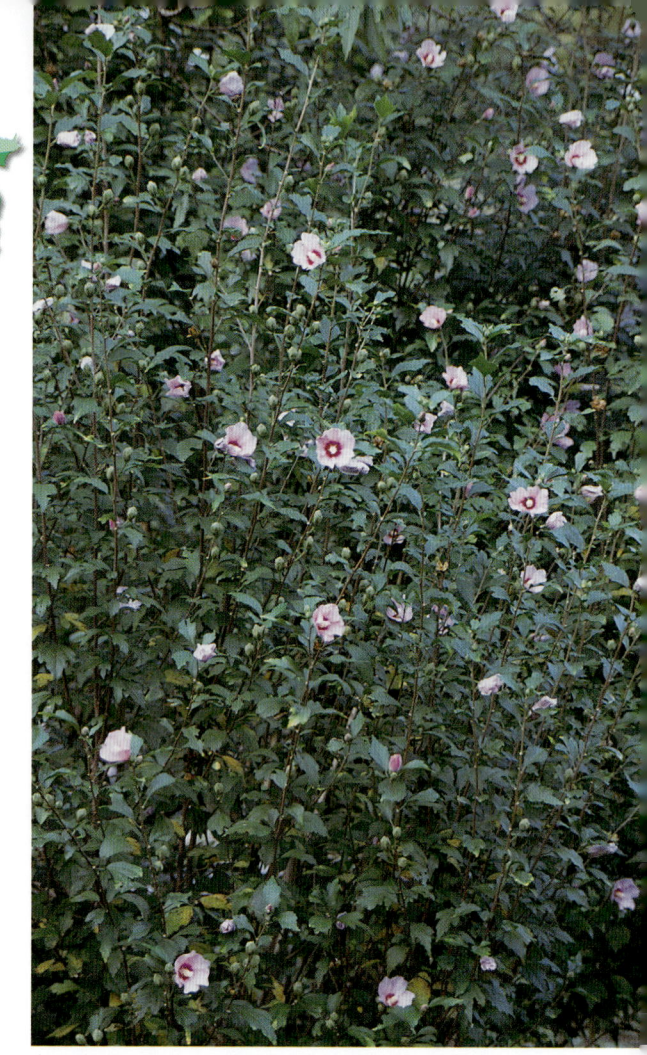

高さ2〜4mほどで、幹は直立する。幹や枝の樹皮は6〜7月ごろに採取する

夏から秋にかけて咲く一日花。薬用には花が開く前のつぼみを採取する

家庭で栽培する薬草・薬木
萌芽力おう盛で育てやすいムクゲ

ムクゲは萌芽力がおう盛で、日当たりのよい場所であればよく育つので、観賞用だけでなく薬用にも栽培してみたい。園芸品種が多数あり、花色は紅紫色、白色のほかに芯が紅色のものがあり、また、一重、半八重、八重のものなど変化がある。花は一日花だが、3カ月間ほど次々と咲き続ける。植えつけの適期は3〜4月ごろ。剪定はとくに必要ないが、大きくなりすぎた場合には、落葉期の12月ごろから新芽が出始める5月ごろまでに込み合った枝を整理する。

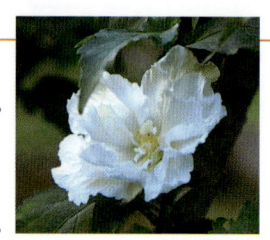

半八重咲き種の〈大仙祇園守（だいせんぎおんまもり）〉

ゼニアオイ【銭葵】

Malva sylvestris var. *mauritiana*
アオイ科ゼニアオイ属

植栽・栽培　■採取時期
1 2 3 4 5 6 7 8 9 10 11 12

生 錦葵（きんき）　全国（栽培）

👁 口内炎、のどの痛み　🍃 下痢

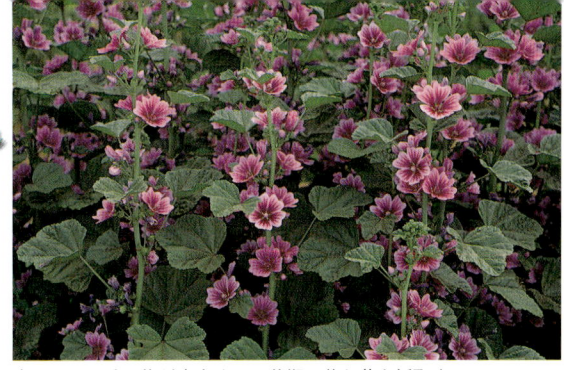

高さ1mほどで茎が直立する。花期に花と葉を採取する

●南ヨーロッパ原産の2年草。日本には中国経由で江戸時代に伝わり、人家の庭や切り花用に栽培されている。草丈は約1m。茎は直立し、円柱形で粗い毛がある。葉は長い柄をもち、基部は心臓形、上部は円形で浅く5〜7裂し、縁には鋸歯がある。6〜7月ごろ、葉腋から花柄を出してその先に紅紫色の5弁花をつける。花は茎の下のほうから咲いていく。花の大きさが中国の五鉢銭（ごしゅせん）と同じことから「銭葵」と名付けられたという。

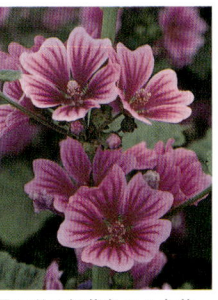

夏に咲く紅紫色の5弁花

成分　葉：不明／花：多糖類（α−D−グルカン）、アントシアニン（マルビングルコシド、デルフィニジングルコシドなど）など

採取・保存　6〜7月ごろ花と葉を採取し、日干しにする。これを錦葵（きんき）とよぶ。別々に錦葵花（きんきか）、錦葵葉（きんきよう）とよぶこともある。

使用法　葉にも花にも粘液質が多量に含まれ、これが炎症を保護する役割をする。口内炎やのどの痛みには、錦葵（きんき）10〜15gを200mlの水で半量になるまで煎じ、これでうがいをする。下痢には錦葵葉（きんきよう）10gを1日量とし、約500mlの水で、半量まで煎じて服用する。

トロロアオイ【黄蜀葵】

Abelmoschus manihot　アオイ科トロロアオイ属

植栽・栽培　■採取時期
1 2 3 4 5 6 7 8 9 10 11 12

別 トロ、ネリ　生 黄蜀葵根（おうしょくきこん）　全国（栽培）

👁 のどの痛み　🫁 咳

●中国原産の1年草。観賞用として栽培されるほか、根が和紙を漉くときの糊として用いられる。草丈約1.5m程度。茎は直立し硬い毛がある。葉は長い柄をもち、深く切れ込んだ掌状で、不規則な粗い鋸歯がある。8〜9月ごろ、茎頂に糸10〜18cmと大形の淡黄色の5弁花を咲かせる。花後、5つの稜のある、尖った長楕円形のさく果をつける。和紙の産地である埼玉・岐阜・広島・島根県などで多く栽培される。

成分　根：粘液物質（アベルモサンA，B，C）、フラボノイド（クエルセチン、ミリセチンおよびクエルセチンの配糖体ヒペリンなど）など

採取・保存　10〜11月に根を掘り採る。よく洗いながら外皮を取り去り、細かく刻んで天日に干す。これを黄蜀葵根（おうしょくきこん）とよぶ。

使用法　粘液物質が粘膜の炎症を抑え痛みをやわらげることから、漢方では咳や胃炎、胃潰瘍などに用いられてきた。民間では咳やのどの痛みに、乾燥させた根5gを湯飲みに入れて熱湯を注ぎ、5分ほどおいて飲む。10g程度を適量の水で煎じてうがいをしてもよい。オクラに似た若い果実は食用にすることができる。なお、オクラもトロロアオイ属の植物である。

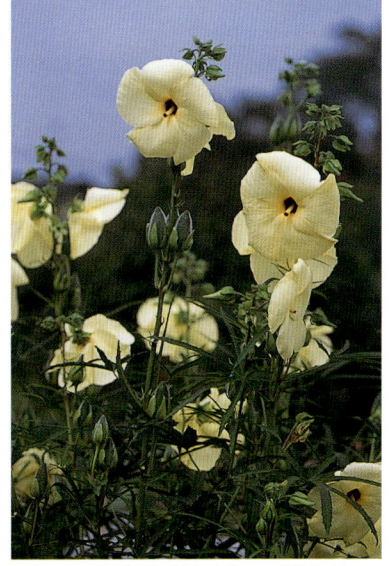

高さ1.5mほどで茎が直立する。薬用には10〜11月に根を採取する

アオイ科ゼニアオイ属　アオイ科トロロアオイ属

山地林 ■採取時期
1 2 3 4 5 6 7 8 9 **10** 11 12

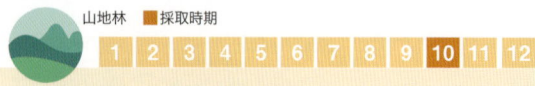

マタタビ【木天蓼】
Actinidia polygama マタタビ科マタタビ属

別 ワタタビ 生 木天蓼（もくてんりょう）

北海道〜九州

● 冷え症 　● 神経痛 　● 利尿、むくみ

●山地の林縁や谷沿いなど、やや湿った場所に自生する落葉つる性木本。高さ5mほどになり、若枝には柔毛があるが、生長するにつれて無毛になる。葉は長さ8〜14cmの広卵形または卵状楕円形で、膜質、縁に低い鋸歯があり、互生。雌雄異株。6〜7月、ウメに似た白い花を開く。花には芳香がある。雄花は葉腋の集散花序にふつう3個つき、雌花は葉腋に単生して下垂する。花期には雄株の枝先の葉が白っぽく変化するが、これは葉を目立たせ、花粉を運ぶ昆虫に花の存在を知らせるためと考えられている。花後、先のやや尖った長楕円形の果実ができ、黄色く熟す。果実の中には、小さな種子が多数ある。マタタビアブラムシが雌株の子房に卵を産みつけると、子房が異常発育してぼこぼこになる。この虫こぶのついたものを薬用とする。和名はアイヌ語の「マタタムビ」に由来するという説があるがはっきりしない。ちなみに「マタタムビ」は冬のカメの甲の意で、虫こぶの果実から連想したものと考えられる。

成分 果実（虫こぶのあるもの）：トリテルペノイド（ウルソール酸、コロソール酸、アジアチン酸、ピゲニン酸など）、イリドイドモノテルペノイド（イリドジアール、ネペタラクトン、マタタビエーテル、イリドミルメシン、イソイリドミルメシンなど）、アルカロイド（アクチニジン）など

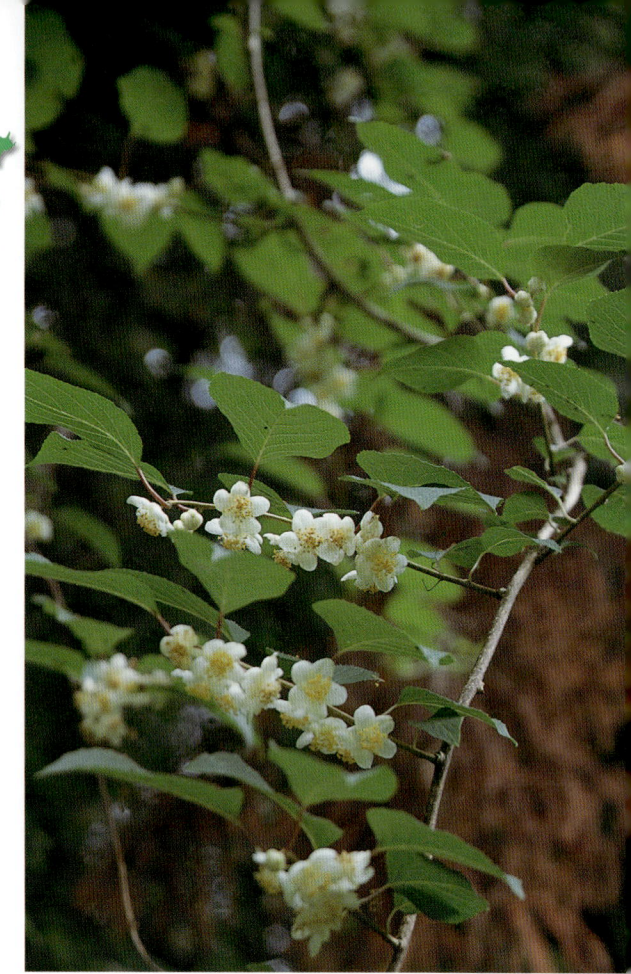

6〜7月に咲く、ウメの花に似た白い5弁花

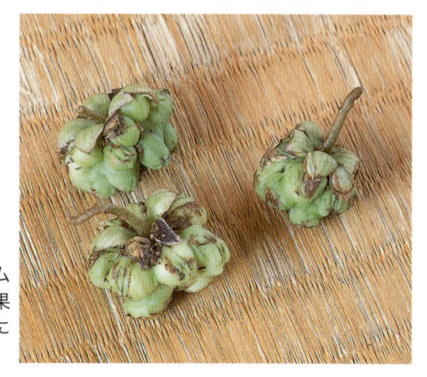

マタタビアブラムシが寄生した果実。これを薬用に用いる

採取・保存 10月ごろ、マタタビアブラムシが寄生して虫こぶになった果実を採取し、熱湯に入れて中にいる虫を殺してから、日干しにする。これを木天蓼（もくてんりょう）とよぶ。

使用法 冷え症、神経痛、利尿、むくみなどには、虫こぶになった果実200gを1.8ℓのホワイトリカーに漬け、半年ほど冷暗所においたものを、毎日朝夕2回、盃1杯飲む。果実を漬け込むときにグラニュー糖100gを加えてもよい。なお、マタタビはネコ科の動物を興奮させる作用があることがよく知られており、ネコの病気治療にも用いられるという。

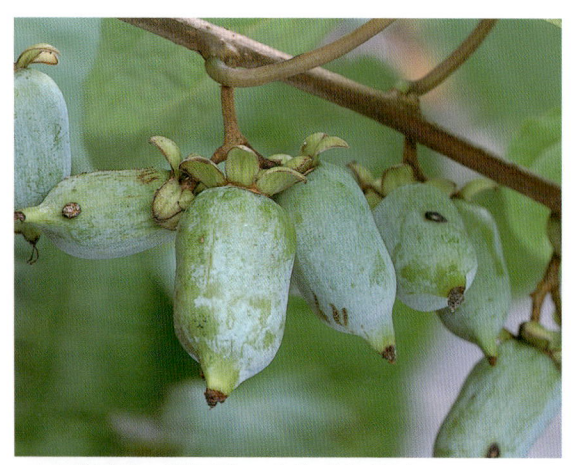

マタタビの果実。長楕円形で、やがて黄色く熟す

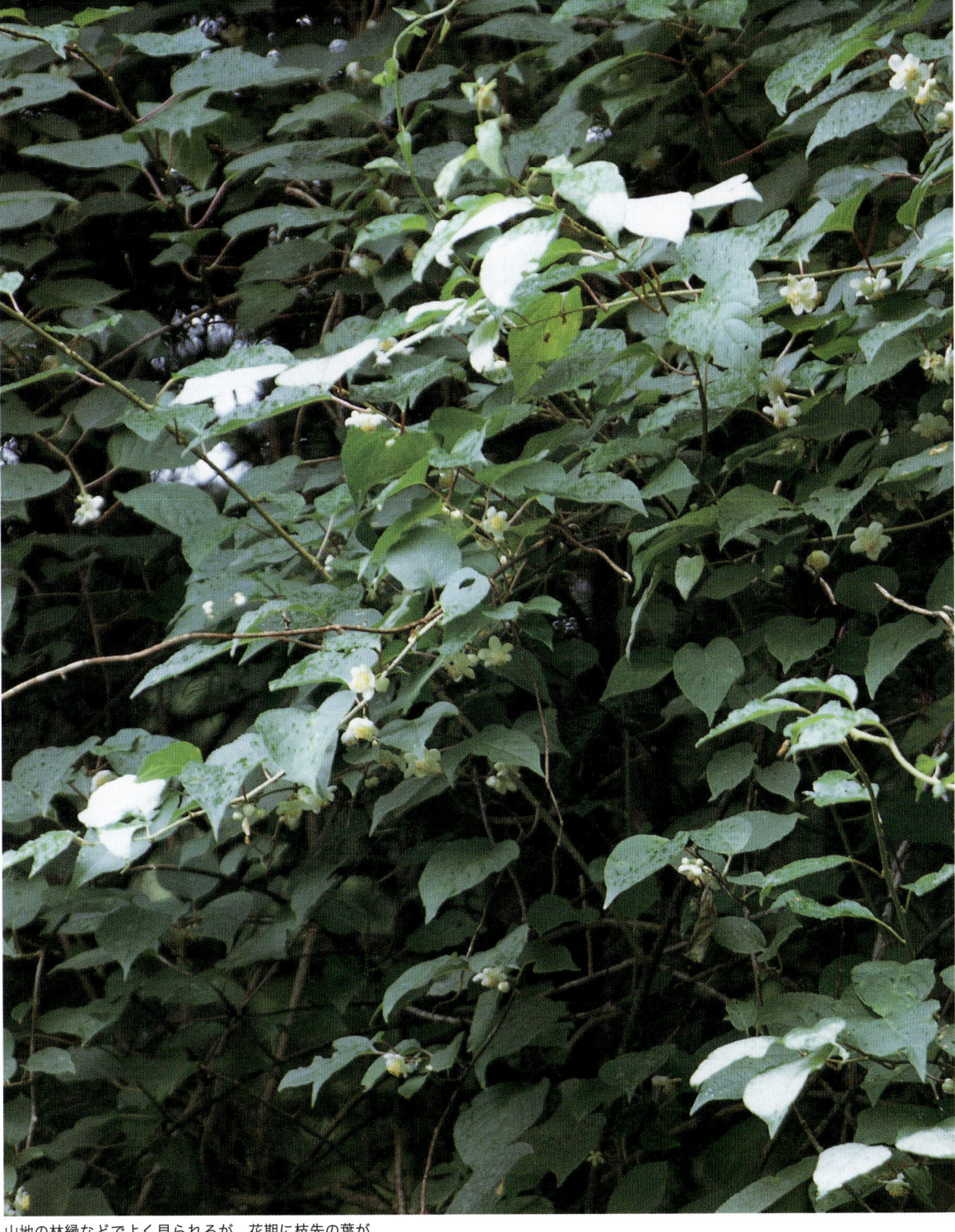

山地の林縁などでよく見られるが、花期に枝先の葉が
白く変化するので探しやすい

> **薬草・薬木に似ている植物**
>
> ### マタタビの仲間サルナシ
>
> 　マタタビと同属のサルナシは、北海道から九州にかけての山沿いの平地や山地に自生するつる性の落葉樹である。果実は長楕円形から球形でマタタビに似ているが薬用とはせず、熟したものを生食する。酸味と甘味がほどよく調和した味は同属のキウイフルーツ（中国原産のオニマタタビを品種改良したもの）にそっくりである。晩秋に熟したものを収穫するか、完熟する前に採取したものを追熟させる。多く採れたら果実酒などに利用できる。
>
> サルナシの果実

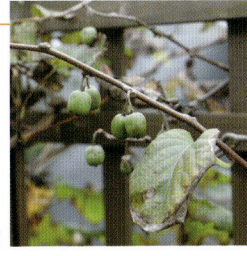

マタタビ科マタタビ属　155

植栽・栽培　■採取時期（葉・樹皮：6〜7月、種子：10〜11月）

| 1 | 2 | 3 | 4 | 5 | 6 | 7 | 8 | 9 | 10 | 11 | 12 |

アオギリ【青桐】
Firmiana simplex　アオギリ科アオギリ属

生 梧桐子（ごどうし）　全国（植栽）

- 咳（種子）
- 口内炎（種子）
- 小さな傷の止血（葉）
- 高血圧（葉）
- 軽いやけど（樹皮）

●中国原産とされる落葉高木。ふつう庭園樹や公園樹、街路樹などとして植えられるが、本州の一部や四国、九州の暖地では野生化したものも見られる。高さ10〜15mほど。樹皮はなめらかで緑色だが、老木では灰白色の横縞が多く見られるようになる。幹は直立し、枝は1カ所から輪生状に出る。葉は大形で互生し、枝先に集まってつく。葉柄は長さ10〜30cm、葉身は直径15〜30cm。基部が心臓形で、掌状に3〜5裂する。雌雄同株。6〜7月、枝端に大形の円錐花序をつくり、黄緑色の小さな雄花と雌花をつける。果実は袋果で、熟す前から5裂して開き、各裂片の縁に径6mmほどの球形の種子を数個ずつつける。和名は葉がキリに似て、樹皮が緑がかっていることから。

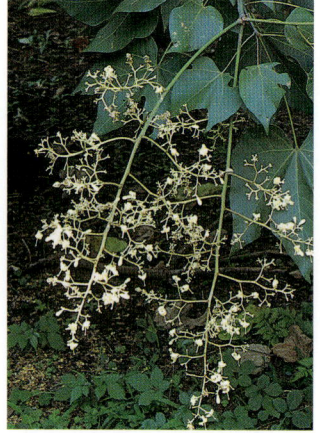

花は6〜7月に大形の円錐花序をつくって咲く。この時期に葉と樹皮を採取する

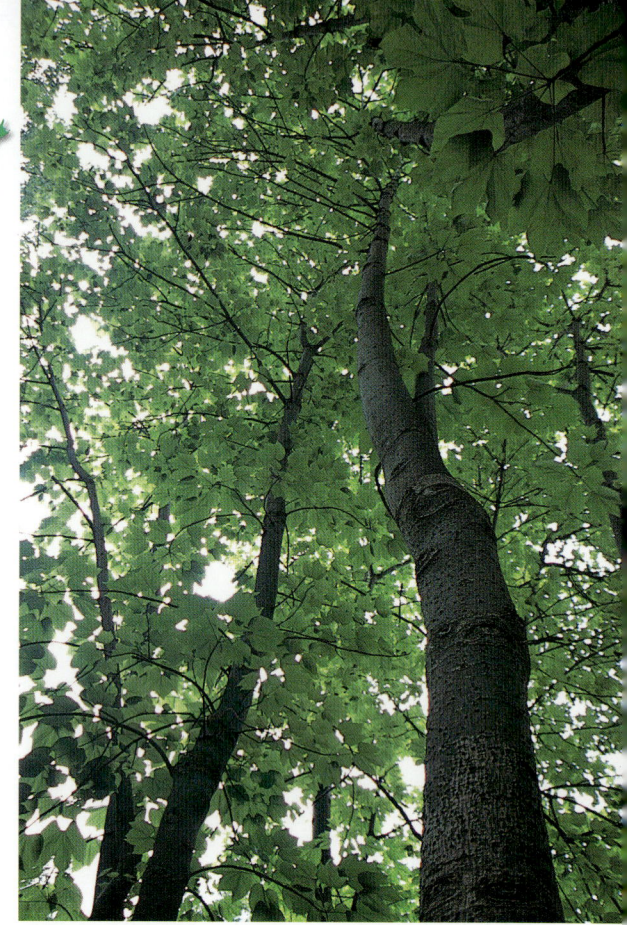

落葉高木で、幹は直立し高さ10〜15mほどになる

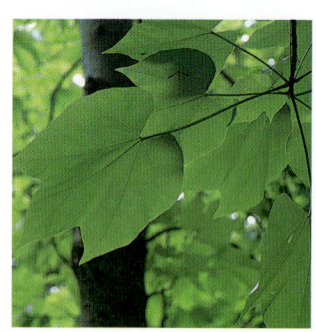

葉は長さ10〜30cmと大形で、掌状に3〜5裂する。葉も薬用に用いる

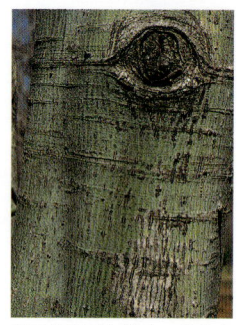

緑色を帯びた樹皮。樹皮も乾燥して薬用に用いる

成分　種子：脂肪油（ステルクリン酸、マルバリン酸のグリセリド）／葉：トリテルペノイド（β-アミリンおよびそのアセテート）／根：ナフタレン誘導体（フィルミアノンA，B，C）など

採取・保存　6〜7月ごろに葉と樹皮を採取し、日干しにする。また10〜11月に種子を採取し、日干しにする。この乾燥させた種子を梧桐子（ごどうし）とよぶ。

使用法　咳、口内炎には、乾燥した種子を炒ってすりつぶし、その粉末を服用する。小さな傷の止血には、乾燥した葉を粉末にして患部につける。高血圧には、乾燥した葉10gを1日量とし、カップ3の水で半量になるまで煎じて3回に分けて服用する。軽いやけどには、樹皮を黒焼きにしたものを粉末にして患部につける。

家庭で栽培する薬草・薬木

さし木や実生でふえるアオギリ

アオギリはさし木や実生でふやすことができる。さし木は、春先の芽を出す前の径3cmほどの枝を30cmほど切り、さし木にする。種子をまいてもすぐに発芽する。丈夫で生長が非常に早く、大きなものでは幹の径が1mほどにもなる。秋に伸びすぎた枝をはらう際に、薬用に種子を採取する。

ヤブツバキ【藪椿】

Camellia japonica ツバキ科ツバキ属

雑木林　採取時期（花：2〜3月、葉：通年）
1 2 3 4 5 6 7 8 9 10 11 12

別 ヤマツバキ　生 山茶（さんちゃ）

東北〜沖縄

- 滋養、強壮（花）
- 健胃、整腸（花）
- すり傷、切り傷（葉）

●古くから観賞用に植えられ、江戸時代には多くの園芸品種がつくられた常緑高木。自生種は海岸沿いの林や山地などに見られる。高さ6〜15m。幹は灰白色でよく枝分かれして茂る。葉は互生し、葉身は楕円形で先が鋭く尖り、縁には細かい鋸歯がある。葉質は厚く、表面は深緑色で光沢がある。2〜3月ごろ、花柄のない大きな赤い5弁花が下向きに開く。花後、果皮の厚い球形の果実が実る。熟すと裂けて、中から黒褐色の種子が2〜3個現れる。和名は葉質の厚さから「厚葉木（あつばぎ）」から変化したとも、葉に光沢があるので「艶葉木（つやばき）」からともいわれる。種子からはツバキ油がとれ、養毛料などに利用される。なお、日本で「山茶花」と書くと同属のサザンカを指すが、中国では「山茶花」はヤブツバキを指す。

成分　花：不明／葉：トリテルペノイド（β-アミリン）など／種子：脂肪油（オレイン酸のグリセリド＝椿油）、トリテルペノイドサポニン（カメリアゲニンA，B，Cなどの配糖体）

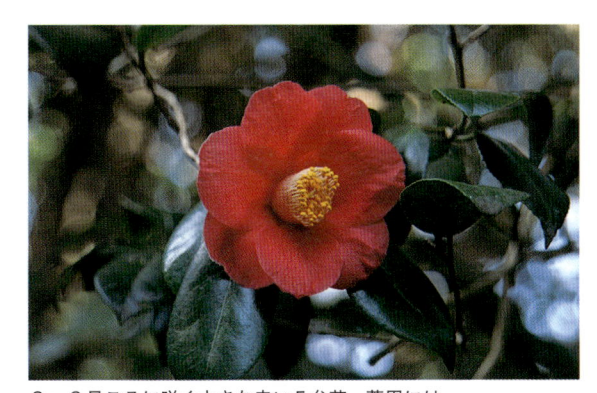

採取・保存　2〜3月、開花直前の花を採取して日干しにする。これを山茶（さんちゃ）とよぶ。葉は必要に応じて採取する。

使用法　滋養、強壮、健胃、整腸などには、乾燥した花10gを1日量とし、カップ3の水で半量になるまで煎じて3回に分けて服用する。あるいは、乾燥した花を刻んだもの茶さじ1杯程度に熱湯を注ぎ、お茶代わりに服用してもよい。すり傷、切り傷には、生の葉をつぶしてその汁を患部に塗る。

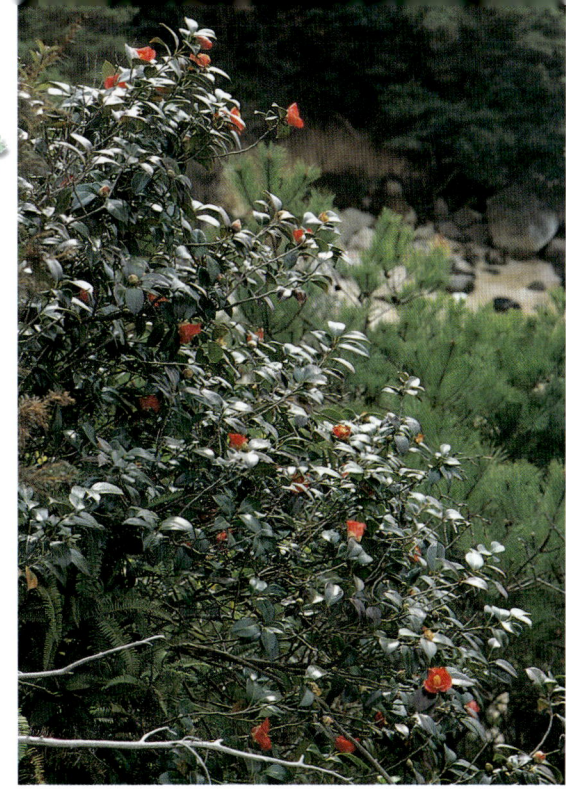

海岸に咲く自生のヤブツバキ

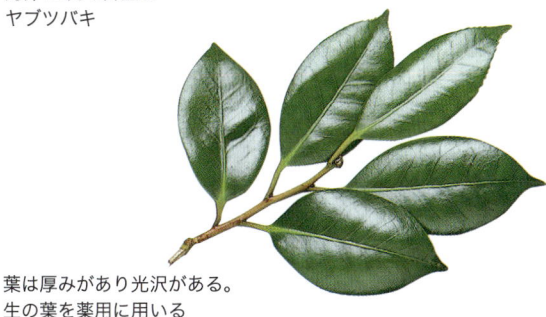

葉は厚みがあり光沢がある。生の葉を薬用に用いる

2〜3月ごろに咲く大きな赤い5弁花。薬用には開花直前の花を採取する

薬草・薬木に似ている植物

ツバキに似たサザンカ

ツバキと同属のサザンカは日本特産で、山口県や四国、九州、沖縄などに見られる。ヤブツバキに似るが花色は白色。花弁や雄しべが合着しているのは基部だけで、ヤブツバキのように花が一体となって落ちるのとは異なり、花弁や雄しべがばらばらに落下する。また、ツバキの葉は無毛だが、サザンカの葉は主脈や葉柄に短毛が生える。サザンカの種子から採取される油は、ヤブツバキと同じように食用や整髪料に用いられる。なお、中国ではサザンカは「茶梅」と書く。

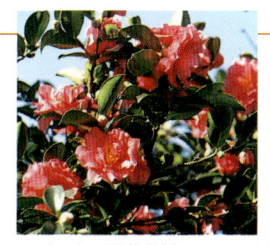

サザンカの園芸品種

滋養強壮／生活習慣／ストレス／消化器／循環器／呼吸器／目・鼻・耳・口／関節・筋肉／泌尿器／解熱・鎮痛／皮膚・外傷／婦人病

ツバキ科ツバキ属

植栽・栽培　採取時期
1 2 3 4 5 6 7 8 9 10 11 12

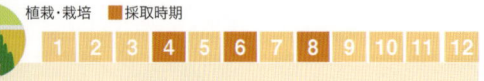

チャノキ 【茶の木】

Camellia sinensis　ツバキ科ツバキ属

別 チャ　生 茶葉（ちゃよう）　全国（栽培）

- 肥満、高脂血症、高血圧、動脈硬化
- 利尿、むくみ　発汗　下痢　かぜ
- のどの痛み、口臭

●日常的に飲料として広く利用される常緑低木。原産地は中国南西部。日本各地で栽培されており、九州の一部では野生化したものも見られる。野生のものは高さが7〜8mになるが、栽培のチャノキは通常1m前後に剪定される。葉は先が尖った長楕円形で、葉質は硬く表面に光沢があり、葉縁には鋸歯がある。10〜11月ごろ、芳香のある白い5弁花をつける。果実は鈍い3稜をもち、裂開して種子を飛ばす。日本では鎌倉時代ごろから飲みものとして定着し、日本独特の「茶の湯」文化を生むに至っている。

成分 葉：キサンチン誘導体（カフェイン、テオフィリン）、タンニン（エピガロカテキンガレート、エピカテキンガレートなど）、アミノ酸（アルギニン、テアニンなど）、ビタミン（ビタミンC＝アスコルビン酸）など

採取・保存 緑茶の場合、一番茶は4月下旬、6月下旬、8月中〜下旬の3回、摘み取りを行う。晴天時に、通常は若葉の先の3枚を摘み取る。摘んだ葉は短時間蒸し、その後加熱しつつ手で揉んでから乾燥させる。

使用法 タンニンの一種カテキンには糖質、脂質の吸収抑制、脂肪の代謝促進、抗酸化作用などが認められており、高脂血症や肥満などの生活習慣病やがんの予防に有効とされる。1日に緑茶を湯のみ8〜10杯飲むとよい。また、茶の渋さには収れん作用があり、渋茶は下痢に効果がある。緑茶に豊富なビタミンCはかぜの予防に効果的であり、主成分のひとつカフェインは利尿や発汗を促進させる。緑茶でうがいをするとのどの痛みに効果があり、フラボノイドによって口臭防止にも役立つ。

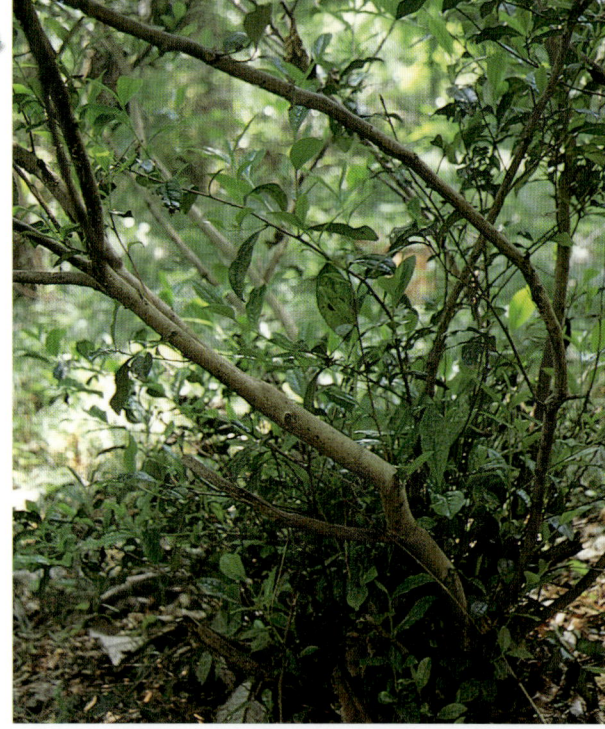

野生のものや公園に植栽されるものなどは高さ7〜8mほどになる

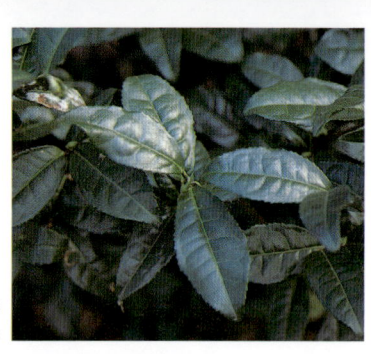

葉は硬く光沢がある。ふつう若葉を摘み取って飲料用の茶に用いる

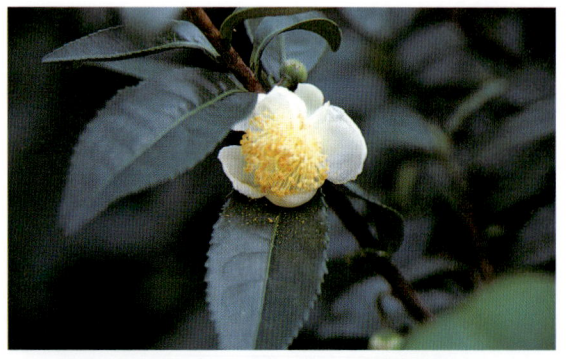

10〜11月ごろに咲く白い5弁花。花には芳香がある

薬草・薬木の豆知識

茶のいろいろ

　緑茶、紅茶、ウーロン茶などは、使用される品種の違いはあるがいずれもチャノキの葉を加工したもの。紅茶はインドなどで多く生産される発酵茶で、特有の芳香がある。台湾や中国でつくられるウーロン茶は、緑茶と紅茶の中間の半発酵茶。カフェイン、タンニンは、緑茶、紅茶、ウーロン茶とも同程度に含まれているが、緑茶の主要成分であるビタミンCはウーロン茶には少なく、紅茶には含まれない。緑茶は加熱によって発酵を止めるため、葉の緑色が保たれている。

草原　■採取時期
1 2 3 4 5 6 7 8 9 10 11 12

オトギリソウ【弟切草】
Hypericum erectum
オトギリソウ科オトギリソウ属

全国

別 オトギリ　生 小連翹（しょうれんぎょう）

● 扁桃炎　咳　打ち身　生理不順
すり傷、切り傷、腫れもの、虫さされ

● 各地の日当たりのよい丘陵や原野、道ばたなどに生える多年草。茎は細くて硬く、直立し、高さ20〜60cm。葉は2枚ずつ茎を抱くように十字に対生する。葉身は披針形で先は丸みを帯び、長さ2〜6cm、葉縁は全縁で、葉を透かすと黒い油点が散在する。7〜8月、茎頂に径1cmほどの黄色い5弁花を開く。花後、赤褐色のさく果が実る。和名は、平安時代、鷹匠がこの植物がタカの傷を直す薬効があることを秘密にしていたが、弟がそれを恋人にもらしたので弟を殺してしまったという故事による。

成分 全草：アンスラキノン誘導体（ヒペリシン）、フラボノイド配糖体（ヒペリシン、クエルシトリン、イソクエルシトリン、オリエンチンなど）など

採取・保存 8〜10月、果実をつけたままの地上部を刈り取り、日干しにする。これを小連翹（しょうれんぎょう）とよぶ。

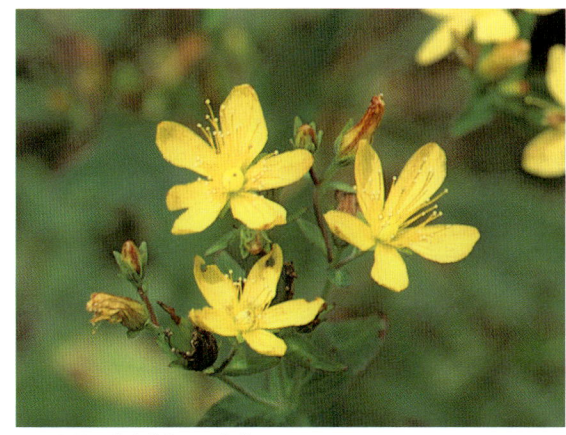

使用法 扁桃炎や咳には、乾燥した全草10〜20gをカップ3の水で半量になるまで煎じ、かすを取り除いたものでうがいをする。すり傷、切り傷、腫れもの、打ち身には、前述の煎じ液を患部に塗る。切り傷、虫さされには生の葉を揉んで汁をつけてもよい。生理不順には、乾燥した全草2〜4gをカップ1.5の水で半量になるまで煎じて服用する。

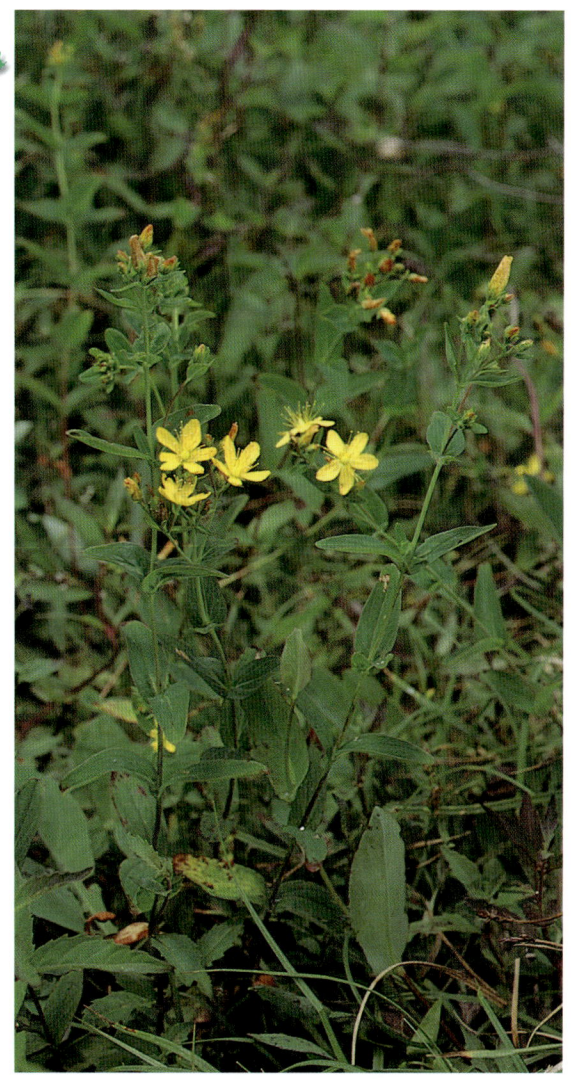

高さ20〜60cmほどで、茎は直立する。薬用には8〜10月ごろに地上部を採取する

7〜8月に咲く黄色い5弁花

滋養強壮　生活習慣　ストレス　消化器　循環器　呼吸器　目・鼻・耳・口　関節・筋肉　泌尿器　解熱・鎮痛　皮膚・外傷　婦人病

薬草・薬木に似ている植物
オトギリソウに似たトモエソウ
同属のトモエソウは、各地の山野に生える多年草である。茎が直立し、黄色い5弁花を咲かせる点がオトギリソウに似ているが、高さは60〜90cmとオトギリそうよりも大きく、花の径も5cmと大きい。また、オトギリソウの茎は丸いが、トモエソウの茎には4稜がある。トモエソウも、全草を乾燥させたものが腫れものや止血などに用いられる。なお、和名は5枚の花弁がゆがんで巴状であることに由来する。

トモエソウ

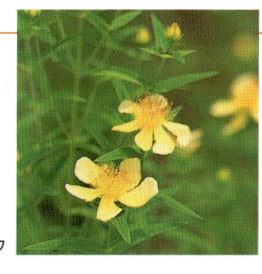

ジンチョウゲ【沈丁花】

Daphne odora　ジンチョウゲ科ジンチョウゲ属

別 チョウジ、ズイコウ

東北南部〜九州（植栽）

のどの痛み

●中国原産とされる常緑低木。日本には室町時代に渡来したとされ、広く観賞用に庭園などに植えられる。高さ1mほど。茎は直立し、枝は根元のほうから3本ずつに分かれる。葉は倒披針形で全縁。厚く革質で、つやがある。早春、枝先の葉芯に、芳香のある花がかたまって咲く。花弁はなく、花弁のように見えるのは萼で、外面は紅紫色、内面は白色。雌雄異株とされるが花は区別できず、結実しない株が多い。日本には雄株しか存在しないともいわれる。ごくまれに、赤い球形の果実が実ることがある。和名は花に芳香があることから、香料の沈香（ちんこう）と丁字（ちょうじ）にたとえたことによる。なお、中国では「瑞香（ずいこう）」と書く。

成分 花：クマリン（ダフネチン、ウンベリフェロン）、フラボノイド（アピゲニン、ルテオリン）など

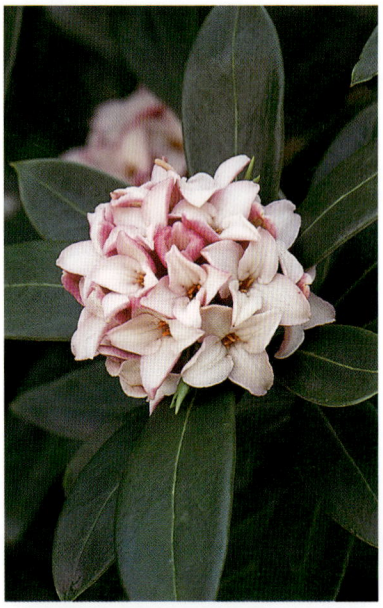

花には芳香がある。薬用には花を日干しにして用いる

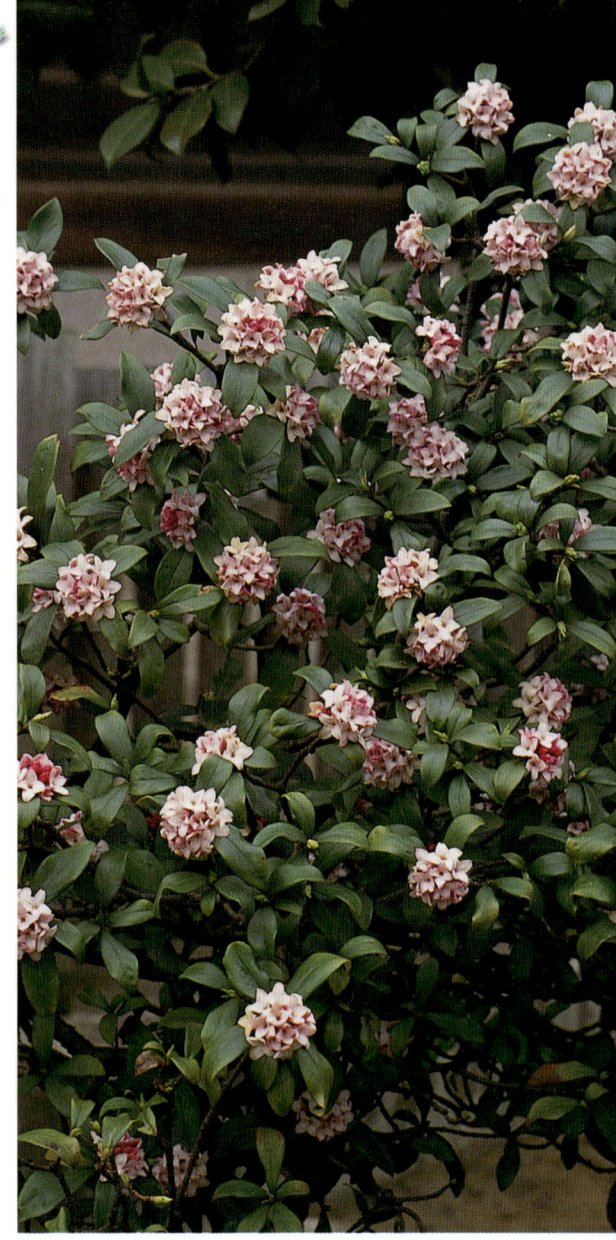

高さ1mほどの常緑低木で観賞用に広く植栽されている

採取・保存 開花期である3〜4月に、花を採取して日干しにする。

使用法 かぜなどによるのどの痛みに、乾燥した花3〜6gをカップ2の水で3分の1量になるまで煎じ、その液でうがいをする。

家庭で栽培する薬草・薬木

薬用に栽培するジンチョウゲ

ジンチョウゲは庭に植えて生け垣やシンボルツリーに、また、鉢植えに仕立ててもよく、園芸的に用途の広い樹木といえる。花を観賞するだけではなく薬用にも栽培してみたい。3〜4月または9月ごろ、日なたから半日陰の場所に植えつける。剪定は花後の4月ごろに行う。通風が悪いとカイガラムシが発生しやすいので、込み合った枝は整理する。花色が白色のものや、葉に斑が入るものなど、園芸品種も豊富にある。

雑木林　■採取時期（葉：3〜11月、果実：9〜11月、根：9〜2月）

| 1 | 2 | 3 | 4 | 5 | 6 | 7 | 8 | 9 | 10 | 11 | 12 |

アキグミ 【秋茱萸】

Elaeagnus umbellata　グミ科グミ属

別 アサドリ　　生 牛奶子（ぎゅうだいし）

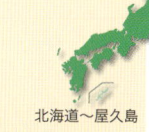

北海道〜屋久島

咳（果実、根）　下痢（果実、根）　あせも（葉）

●海辺の砂浜や川原、原野に自生する落葉低木。海岸の砂防用などに植えられることがある。樹高はふつう2〜3mで、樹皮は灰黒色。葉は長楕円状披針形で互生し、葉裏や若枝は銀白色の星状鱗片に覆われる。花期は5月ごろ。新枝の付け根から伸ばした柄に、先が4裂した筒状花を数個かためてつける。花は白色から黄色に変化する。秋に径6〜8mmほどの球形の果実が赤く熟す。種子は表面に溝があり、4〜5mmの楕円形。果実は渋味が強いので生食は避け、ジャムや果実酒として利用するとよい。日本産のグミ属ではアキグミだけが秋に実を熟す。和名は秋に実が熟すことから。アキグミの果実は、かつてはサンシュユの代わりに用いられたことから、ワサンシュユ（和山茱萸）ともよばれていた。

成　分 地上部：トリテルペノイド（ベツリン）、フラボノイド（クエルセチン）／葉：タンニン（エレアグナチンA〜Gなど）／全草：インドール（セロトニン）など

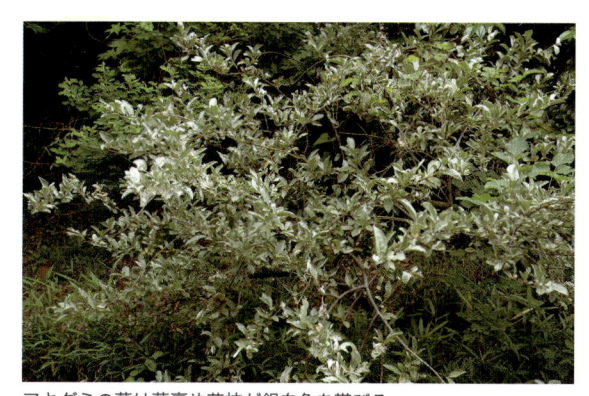

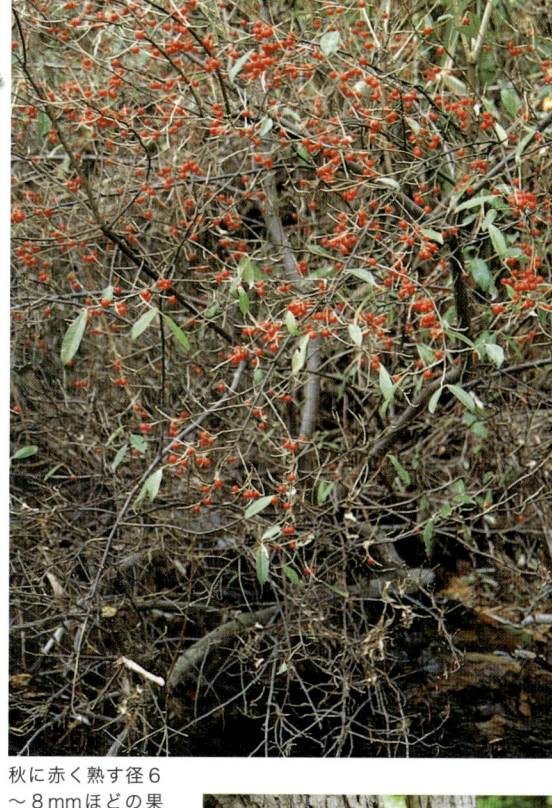

秋に赤く熟す径6〜8mmほどの果実。果実を乾燥させて薬用に用いる

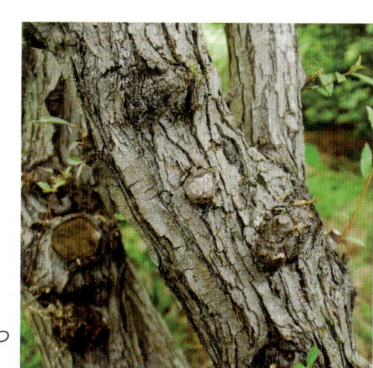

樹皮は灰黒色でごつごつしている

アキグミの葉は葉裏や若枝が銀白色を帯びる。葉は必要に応じて採取する

採取・保存 秋に赤く熟した果実を摘み取り、日干しにする。これを牛奶子（ぎゅうだいし）という。秋から冬にかけては根を掘って採取し、水洗いして日干しにする。春から秋までの葉のある時期は必要に応じて葉を採る。

使用法 咳や下痢には、乾燥した根5g、あるいは乾燥した果実3〜5gをカップ2の水で半量になるまで煎じたものを1日量として、3回に分けて服用する。あせもには、生の葉をよく揉んで出た汁を患部に塗る。

薬草・薬木に似ている植物

5月に果実が熟すナワシログミ

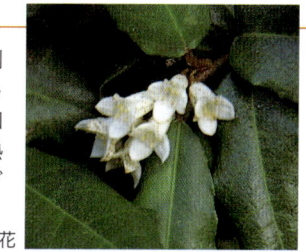

　同属のナワシログミは春に実が熟す。海岸や山野に生える常緑低木で、庭木や公園樹として植栽されているものもある。10〜11月ごろ、先端が4裂した筒状の花を咲かせ、苗代をつくる5月ごろに果実が赤く熟す。ナワシログミも薬用として利用され、果実を水洗いして日干しにしたものを、下痢、咳などに用いる。和名の由来は苗代をつくる初夏に実が熟すことによる。ナワシログミもアキグミと同様に果実には渋味がある。

ナワシログミの花

グミ科グミ属

ミソハギ【禊萩】
Lythrum anceps　ミソハギ科ミソハギ属

水辺　■採取時期
1 2 3 4 5 6 7 8 9 10 11 12

別 ショウリョウバナ、ミゾハギ、ミズバナ、ボンハギ　生 千屈菜（せんくつさい）

北海道～九州

🟢 下痢

●各地の野原や山裾の湿地などに生え、庭などにも植えられる多年草。高さ50～100cmで、茎は四角柱形。直立した茎の上部は多く分枝する。葉は対生し、長さ2～5cmの披針形。8月、葉腋に紅紫色で径1cmほどの花が1～3個ずつつく。花弁は6枚だが、5枚のものもある。旧暦の盆のころに開花し、供物として用いられる。花穂で水を注ぐと供物が清められるとの言い伝えから、禊萩（みそぎはぎ）が転じてミソハギとよばれるようになったという。別名のミズバナ、ボンハギなども盆に用いられることに由来している。

成分 全草：アルカロイド（リスラシンⅠ～Ⅶ、リスラニンⅠ,Ⅱ、リスラニジンなど）

採取・保存 夏から秋ごろ、花が終わりに近づいたら全草を採取して水で洗い、日干しにする。これを千屈菜（せんくつさい）という。

使用法 下痢には、全草を乾燥させたもの6～12gをカップ3の水で半量になるまで煎じる。これを1日量とし、毎食30分前に3回に分けて服用する。また、乾燥した状態で粉末にして、お湯とともに服用してもよい。

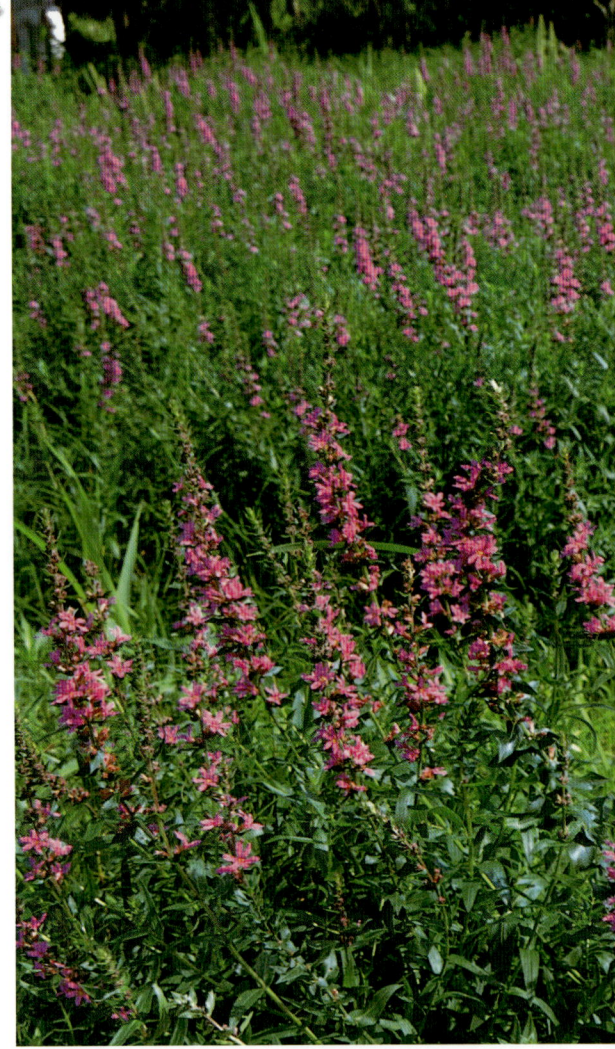

花が終わりに近づいたころに、全草を採取して薬用に用いる

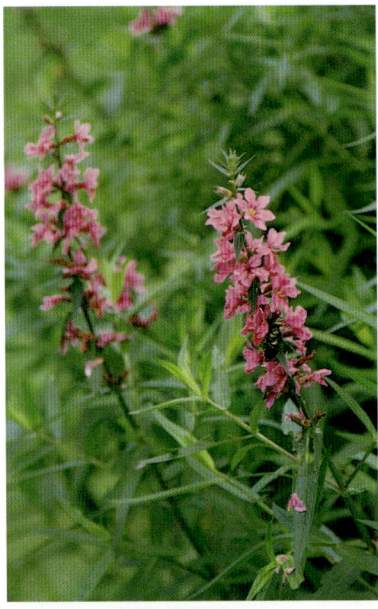

8月、旧暦の盆のころに咲く紅紫色の花

薬草・薬木に似ている植物
ミソハギと同属のエゾミソハギ

ミソハギによく似た同じミソハギ属の仲間に、エゾミソハギがある。全草に含まれる配糖体のサリカリンやタンニンに止血、殺菌などの作用があり、民間薬として腸炎や膀胱炎にも用いられる。エゾミソハギは草丈1mほどでミソハギよりも大きく、茎や葉に毛が生えているところから区別できる。名前の「エゾ」は北海道に多いことから名付けられたが、広く各地に分布している。

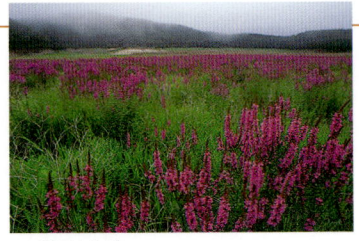

エゾミソハギ

水辺 ■採取時期
1 2 3 4 5 6 7 8 **9 10** 11 12

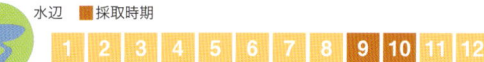

ヒシ【菱】

Trapa japonica　ヒシ科ヒシ属

別 ヘシ、フシ、シシ、ミズクリ、サンカク
生 菱実（りょうじつ）

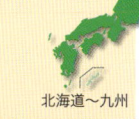

北海道〜九州

🟡 滋養、強壮　🟢 消化不良、健胃

●古い湖沼に自生する一年生水草。水質のよい場所を好む。水底に棘で固着して冬を越し、その果実から、春に芽が伸びて土中に根を張り、水面に茎を伸ばす。細長い茎には節があり、各節には細かく枝分かれした水中根が対生する。葉はひし形で粗い鋸歯があるが、下部は全縁となっている。対生して放射状に出る。長い葉柄の中部はふくらみ、これが浮き袋となる。葉を次々と出し、分枝しながら繁茂する。7〜8月、若い葉の葉腋から出た柄の先に白や淡紅色の4弁花を水面に開かせる。果実は扁平な三角形で萼片が変化した棘が2個つく。和名はこの果実の形から「拉ぐ（ひしぐ）」、棘が鋭いことから「緊（ひし）」、または葉や果実がひし形をしているところから名付けられたなどの説がある。

成分　果実：デンプン、ステロイド（エルゴステロール誘導体、スチグマステロール誘導体）など／葉：タンニン（トラパニンA，B）など

採取・保存　9〜10月、果実を採取して水で洗った後、日干しにする。

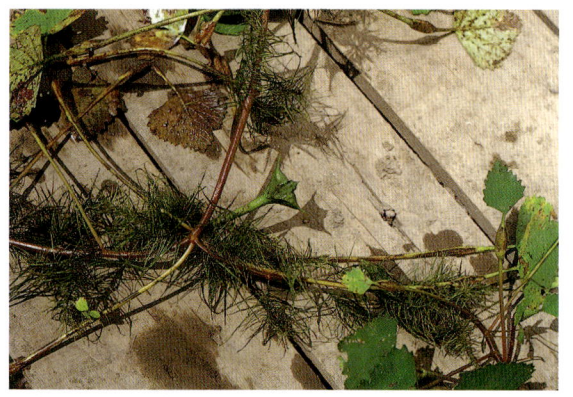

使用法　滋養、強壮、消化不良には、乾燥した果実を生食したりゆでて食べるとよい。健胃には、黒く熟した果実を煎じて服用する。

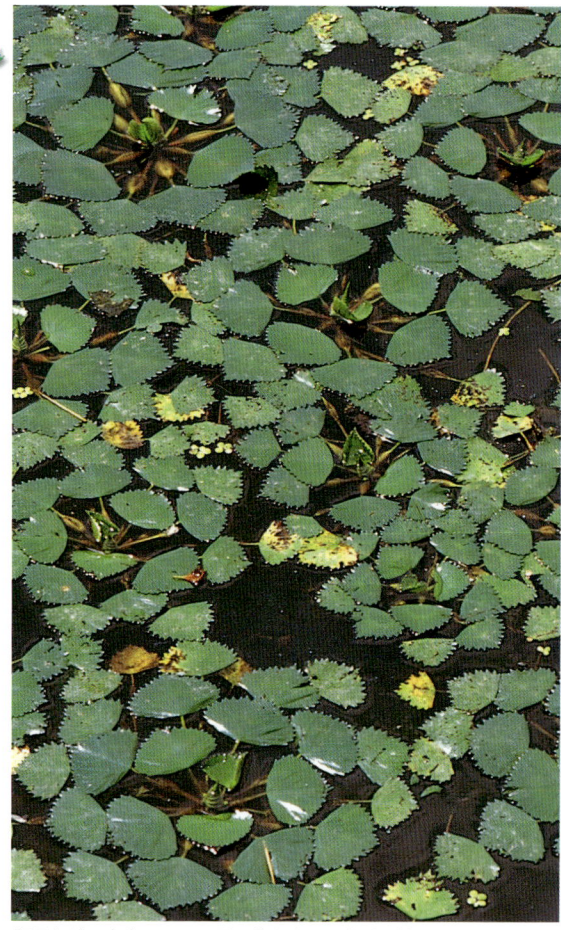

湖沼などに自生し、ひし形の葉を次々と広げて繁茂する

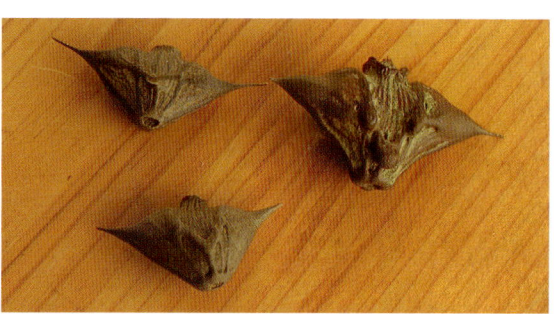

ヒシの果実。9〜10月ごろに採取して日干しにする

果実はひし形で両端には棘がある

薬草・薬木に似ている植物

ヒシの近縁種ヒメビシ・オニビシ

ヒシより小さく、果実の棘が4個あるのが同属のヒメビシである。葉に毛がないことなどからも区別できるが、ヒシとよく交雑して雑種をつくっている。タンニンや数種のステロール類などを含むが、民間で滋養強壮や鎮痛薬として使われるほかはあまり用いられず、漢方にも配合されない。デンプンを多く含む多肉質の子葉をゆでて食用にすることがある。同じように、果実の棘が4個あり、ヒシより大型なのが同属のオニビシである。これは昔、忍者のまきビシとしても使われた。

滋養強壮／生活習慣／ストレス／消化器／循環器／呼吸器／目・鼻・耳・口／関節・筋肉／泌尿器／解熱・鎮痛／皮膚・外傷／婦人病

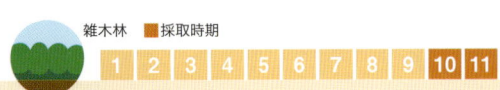

雑木林　■採取時期
| 1 | 2 | 3 | 4 | 5 | 6 | 7 | 8 | 9 | 10 | 11 | 12 |

ウド【独活】
Aralia cordata　ウコギ科タラノキ属

別 ツチタラ　生 和独活（わどっかつ）
北海道〜九州

- 解熱、頭痛
- 歯痛
- 神経痛、リウマチ、打ち身

●日本各地の山野に自生する多年草。春の山菜としても知られ、食用に栽培もされる。草丈は1.5m前後、茎は太い円柱形で毛がある。葉は長い葉柄があり、2回羽状複葉で、小葉は先の尖った長楕円形。葉縁には細かい鋸歯があり表面には細毛がある。8〜9月に球形の散形花序をつけ、淡緑色の小花を咲かせる。雌雄異花。果実は球形の液果で熟すと黒くなる。

成分 根茎：ジテルペノイド（ピマール酸およびエナンチオ−カウレン酸誘導体）、精油（ピネン、セリネン、フムレン、ムルセン、リモネンなど）など

採取・保存 秋、地上部が枯れてから根茎を掘り取り、水洗いして外皮をはぎ、天日に干す。これを和独活（わどっかつ）とよぶ。

使用法 かぜの解熱、頭痛、歯痛、神経痛に、乾燥させた根茎5〜10gを1日量として、500mlの水で半量まで煎じ、3回に分けて服用する。打ち身などには濃いめの煎液で温湿布するとよい。また、茎・葉を5cm程度に刻んで布袋に入れ浴湯料とすると、冷え症や神経痛に効くとされる。なお、中国ではセリ科のシシウドなどの地下部を生薬の独活（どっかつ）といっているが、和独活（わどっかつ）はその代用として用いられる。漢方ではリウマチや関節の痛みの鎮痛薬に配合される。

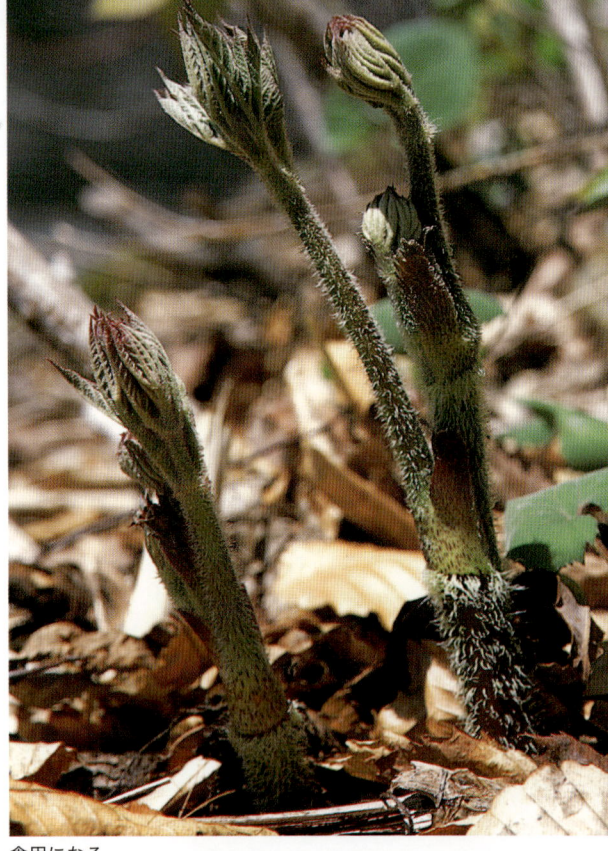

食用になるウドの若芽

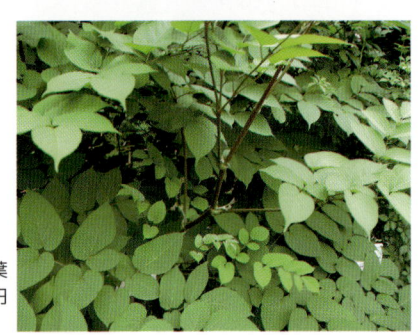

葉は2回羽状複葉で、小葉は長楕円形で先が尖る

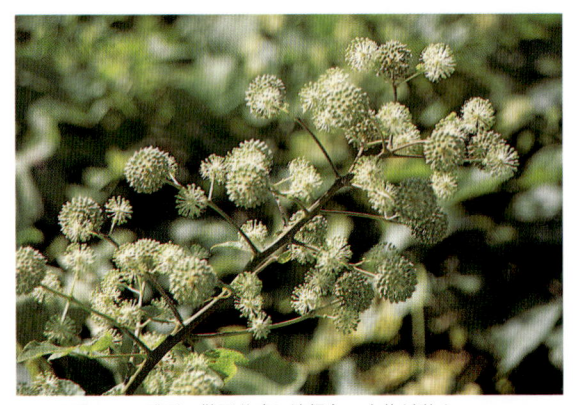

8〜9月ごろ、球形の散形花序に淡緑色の小花が咲く

食べて効く薬草・薬木

山菜として味わうウド

ウドは若芽や若葉、茎、つぼみなどが食用になる。春先に土から顔を出している若芽を見つけたら、まわりを掘り、土の中の茎の根元からナイフなどで切り取る。地上部が30cmを越えたものは味が落ちるので、それ以下のものを採取する。茎の部分の皮をむいて、水にさらしてあくをぬき、さっとゆがいて酢味噌で食べる。茎の部分は細切りにしてきんぴらに。葉は天ぷらにするとおいしい。なお、市場に出回る食用のウドの多くは畑で軟白栽培されたものだが、山ウドともよばれる野生のウドには独特の苦味と香りがある。

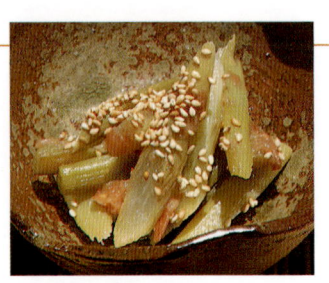

ウドのきんぴら

山地林　■採取時期
1 2 3 4 5 6 7 8 **9 10 11** 12

トチバニンジン【栃葉人参】

Panax japonicus　ウコギ科トチバニンジン属

別 チクセツニンジン
生 竹節人参（ちくせつにんじん）

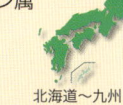

北海道〜九州

健胃　たん

●各地の山地のやや湿った林床に自生する多年草。日本特産種。白色の根茎は肥厚しタケのような節がある。単一の茎は無毛で、根茎の先端から直立し、高さは60cmほど。茎頂に柄をもった3〜5枚の葉を輪生する。葉は卵形あるいは披針形の小葉5枚の複葉で、小葉には細かい鋸歯がある。6〜7月ごろ、茎頂の葉の中心から長い柄を出し、その先端に球状の散形花序をつくり、小さな淡黄緑色の花を多数つける。開花後、集まってついた球形の果実が、熟して赤くなる。葉がトチノキの葉に似ていることからトチバニンジンと名付けられた。別名のチクセツニンジンは、節のある根茎が地中を横に伸び、それがタケの地下茎と似ていることに由来している。

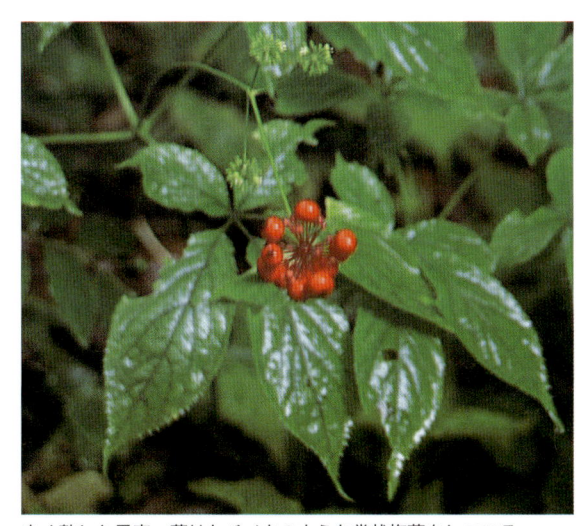

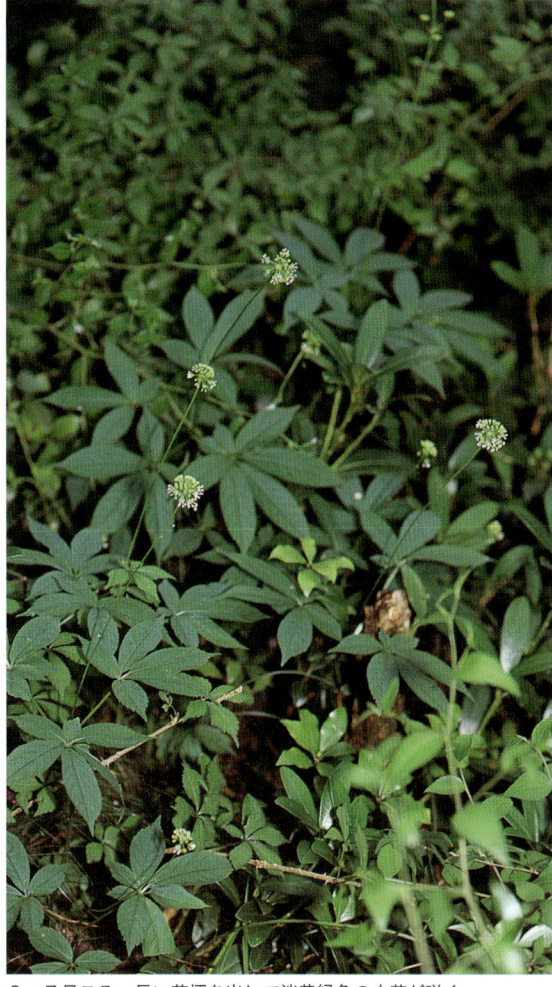

6〜7月ごろ、長い花柄を出して淡黄緑色の小花が咲く

赤く熟した果実。葉はトチノキのような掌状複葉をしている

成分　根茎：トリテルペノイドサポニン（オレアノール酸、プロトパナキサジオールをアグリコンとするチクセツサポニンⅠ〜Ⅳなど）

採取・保存　9〜11月に根茎を採取して、水洗いした後、ひげ根を除去して、日干しにする。これを竹節人参（ちくせつにんじん）とよぶ。

使用法　健胃、たんには、カップ3の水に乾燥させた根茎3〜6gを入れて、半量になるまで煎じる。これを1日量とし、3回に分けて服用する。ニンジンの代用として用いられることもある。

薬草・薬木に似ている植物

朝鮮人参はトチバニンジンの仲間

　朝鮮人参として有名なオタネニンジンは、トチバニンジンと同属である。葉や茎などはトチバニンジンによく似るが、オタネニンジンの果実は偏球形であるところから区別できる。トチバニンジンが根茎を使用するのに対して、オタネニンジンの使用部分は根。その根をアルコールに漬けた薬酒が広く親しまれている。オタネニンジンはサポニン類を多く含み、タンパク質、DNAの合成促進作用のほか、抗疲労、健胃、食欲不振などさまざまな薬効があるとされる。オタネニンジンは中国原産で、長野・福島・島根などで栽培されている。

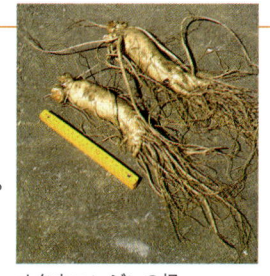

オタネニンジンの根

ヒメウコギ 【姫五加、姫五加木】

Acanthopanax sieboldianus　ウコギ科ウコギ属

植栽・栽培：1〜12　採取時期：3

別　ウコギ　　生　五加皮（ごかひ）　　全国（植栽）

♥ 冷え症　　☾ 不眠症　　♀ 更年期障害　　🌿 強壮

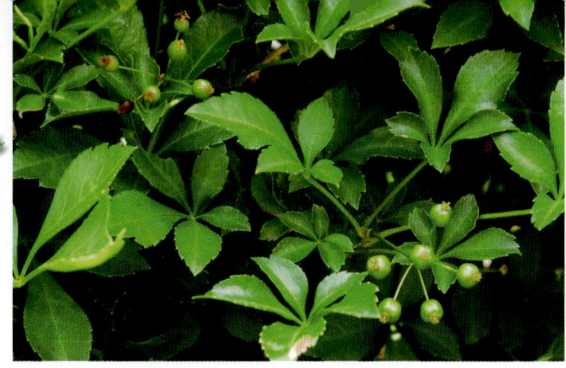

雌株にできる球形の果実。果実はやがて黒く熟す

●中国原産とされ、野生化しているものも見られる落葉低木。生け垣や人家の庭先などにも植えられる。高さ1〜2mで茎は叢生する。枝は多数分かれ、針状の棘をもつ。葉は5小葉からなる掌状複葉で、濃緑色。長い葉柄をもつ。頂小葉は倒披針形または倒卵状長楕円形で長さ3〜7㎝。葉の縁には粗い鋸歯がある。長い枝では互生し、短い枝では束になって葉をつける。5〜6月ごろ、長い柄をもつ散形花序を短い枝の先につくり、淡い緑色の小さな花を多数咲かせる。雌雄異株。秋には球形の核果が黒く熟し、丸くまとまって群がりつく。棘があるので生け垣などに利用される。雑木林などで見られるものは、植栽されたものが野生化したといわれる。若い芽は食用として利用される。

成分　根：ステロイド（シトステロール、スチグマステロール）、リグナン（ヘリオキサンチン、セサミン）、ポリイン化合物（ファルカリンジオール）など／葉：トリテルペノイドサポニン（シーボルディアシドA，Bなど）など

採取・保存　3月ごろ、芽が出る直前の根を掘り採る。根皮をはぎ取ったあと、水洗いしてから日干しにする。これを五加皮（ごかひ）とよぶ。

使用法　冷え症、不眠症、更年期障害、強壮には、1.8ℓのホワイトリカーに乾燥した根皮150〜200gを漬け込み、半年ほどおいたものを就寝前に盃1杯ほど飲む。

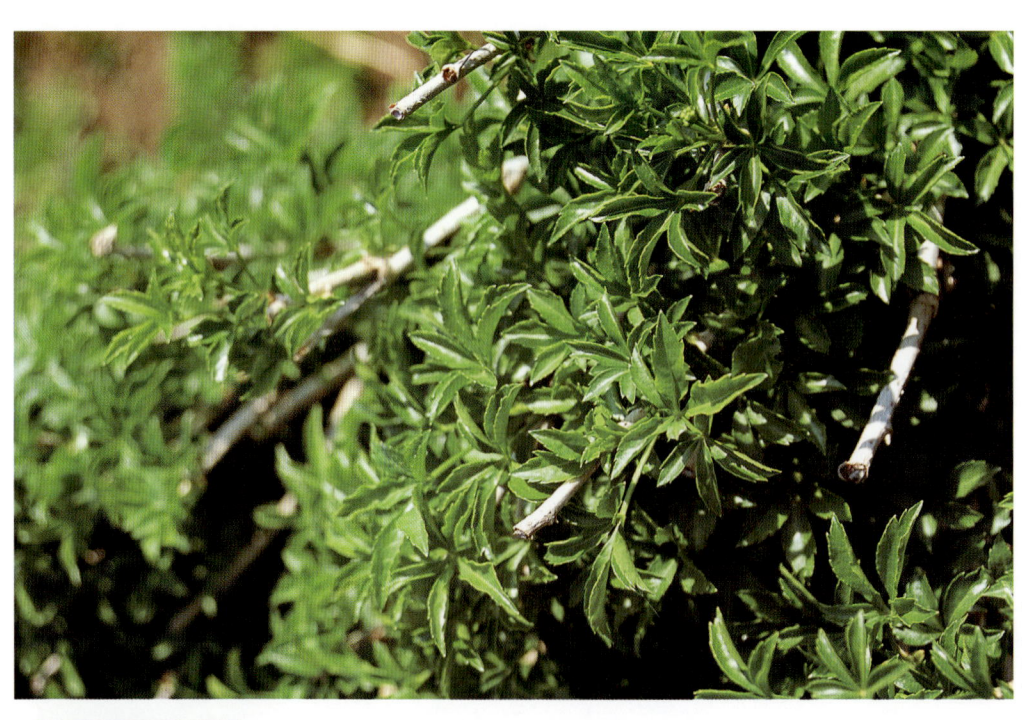

ウコギは生け垣などとしてよく植えられる。葉は常緑で濃緑色である

食べて効く薬草・薬木

若芽は春の味覚としても知られる

ヒメウコギの若芽は独特の香りと苦みがあるので、山菜としても利用できる。春、葉が開かないうちに若芽を摘み取り、天ぷらや汁の実にする。また、塩ゆでにして和えものやお浸しにしてもよい。若芽と飯を混ぜた「うこぎ飯」は、塩を入れてさっとゆがいた若葉を細かく刻み、炊きあがってすぐの飯に手早く混ぜ込んだもの。独特の香りを楽しむことができるが、葉を多く入れすぎると香りが強すぎて食べにくくなるので注意する。

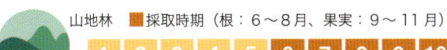

山地林　■採取時期（根：6〜8月、果実：9〜11月）

ハリブキ 【針蕗】
Oplopanax japonicus　ウコギ科ハリブキ属

別 クマダラ　　北海道〜中部、紀伊半島、四国

解熱（根）　利尿、むくみ（果実）

●亜高山帯の針葉樹林内に自生する落葉低木。北海道、本州の中部以北と紀伊半島、四国に分布する。日本特産種。多くの場合幹は直立し、ほとんど枝分かれせず、針状の棘に密に覆われる。高さ1m以下。葉は円形または心円形で、径20〜40cmと大きく、幹の先に集まって互生する。葉には掌状の切れ込みがあり、裂片には鋭い重鋸歯がある。葉の両面の脈上、葉柄には針状の棘がある。6〜7月ごろ、円錐花序を茎の先端につくり、黄緑色で小さな5弁花を多数つける。果実は長さ6〜7mm、やや長円形で赤く熟す。和名のハリブキは「針ブキ」の意で、針を多数もつフキの葉に見立てたことによる。別名のクマダラは、タラノキよりもさらに棘が鋭いことを熊の名で表したもの。

成分　根、果実：不明／全草：セスキテルペノイド（オプロパノン）／葉：トリテルペノイドサポニン（オプロパナクソシドA，B，Cなど）など

採取・保存　夏に根を掘り出し、水洗いして細かく刻み、風通しのよい場所で陰干しにする。秋には採取した果実を日干しにする。

使用法　解熱には、カップ2の水と乾燥させた根5gを半量になるまで煎じたものを1回量とし、服用する。むくみのときの利尿には、カップ3の水と乾燥させた果実3〜6gを煎じて、半量になったものを1日量として、3回に分けて服用する。

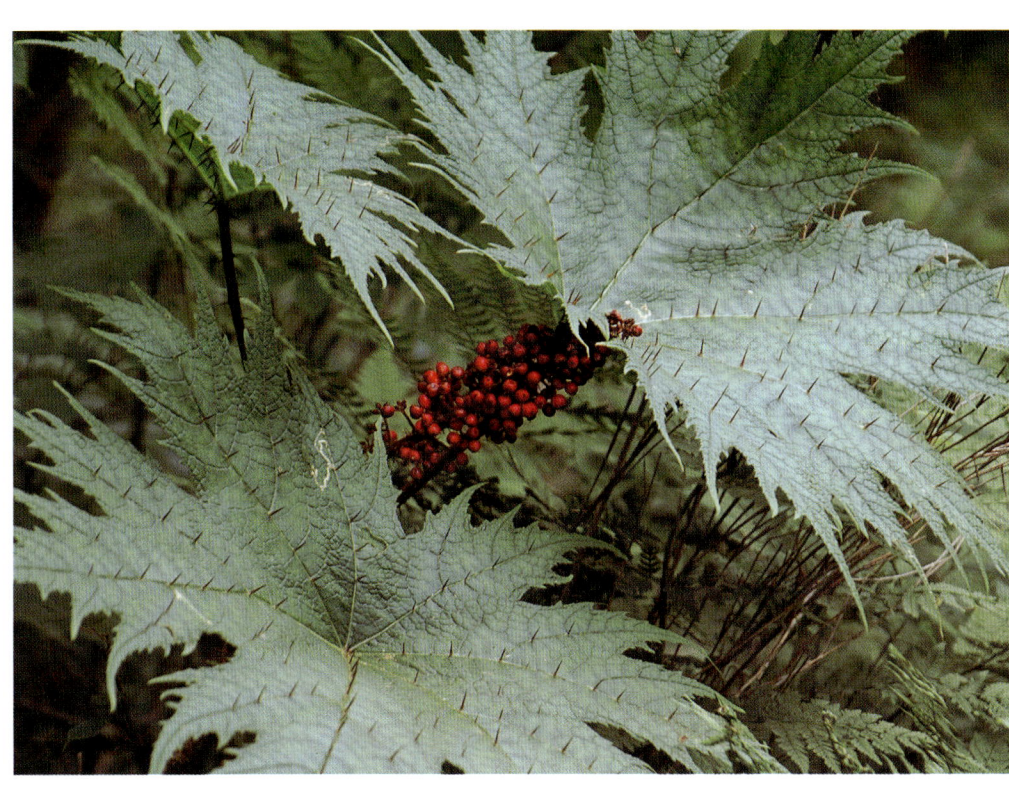

果実が赤く熟したら採取し、日干しして薬用に用いる

薬草・薬木に似ている植物

鋭い棘をもつタラノキ

同じウコギ科でタラノキ属のタラノキは、ハリブキと同じように幹や葉脈、葉柄に鋭い棘をもつ。タラノキは山野に自生する落葉低木。春の山菜として人気が高い。春に葉が展開する前の若芽は「たらの芽」とよばれ、天ぷらや和えものなどにする。タラノキも薬用として利用でき、樹皮や根皮の棘を取り除いて水洗いし、日干しにして煎じたものが胃腸病などに効果がある。また、棘を煎じて服用すると高血圧症によいといわれるが、胃腸障害などの副作用には注意が必要である。

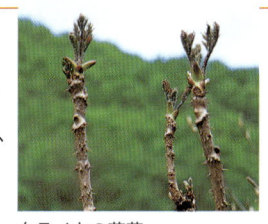

タラノキの若芽

人里　■採取時期
1 2 3 4 5 6 7 8 9 10 11 12

チドメグサ【血止草】
Hydrocotyle sibthorpioides　セリ科チドメグサ属

生 天胡荽（てんこずい）

東北～沖縄

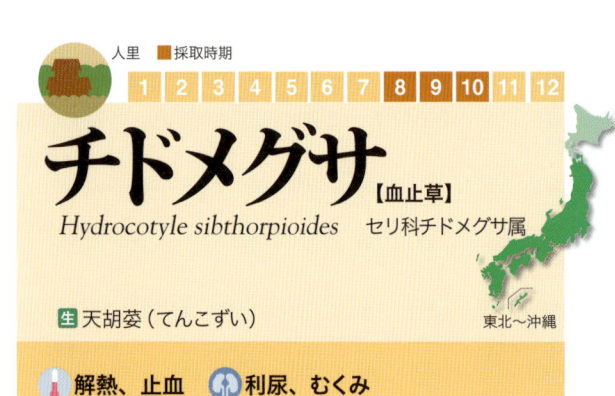

解熱、止血　　利尿、むくみ

●北海道を除く各地の庭や道ばたでふつうに見られる常緑多年草。糸のようにごく細い茎が、地面を這うように伸び、その節から根を伸ばして繁殖する。葉は表面に光沢があり、ほぼ円形で径は1～1.5㎝。縁はごく浅く5裂する。6月から10月ごろ、葉腋から短い柄のある小さな散形花序を出し、小形の緑白色の5弁花を数個つける。果実は扁平な円形で2個の分果に分かれる。和名はその名のとおり、生葉を揉んで出た汁を切り傷などにつけると血が止まることから。

成分　全草：トリテルペノイドサポニン（ヒドロコチロシドⅠ～Ⅶ、ウドサポニンBなど）、リグナン（セサミン）、フラボノイド配糖体（クエルセチン-3-ガラクトシド）、精油（β-ファルネセン）など

採取・保存　8～10月、全草を採取して水洗いした後、日干しにする。これを天胡荽（てんこずい）とよぶ。

使用法　かぜにともなう軽い発熱やむくみには、全草を乾燥させたもの10～15gをカップ3の水で半量になるまで煎じる。これを1日量とし、食間に3回に分けて服用する。止血には、よく揉んだ生葉の汁を直接患部につける。

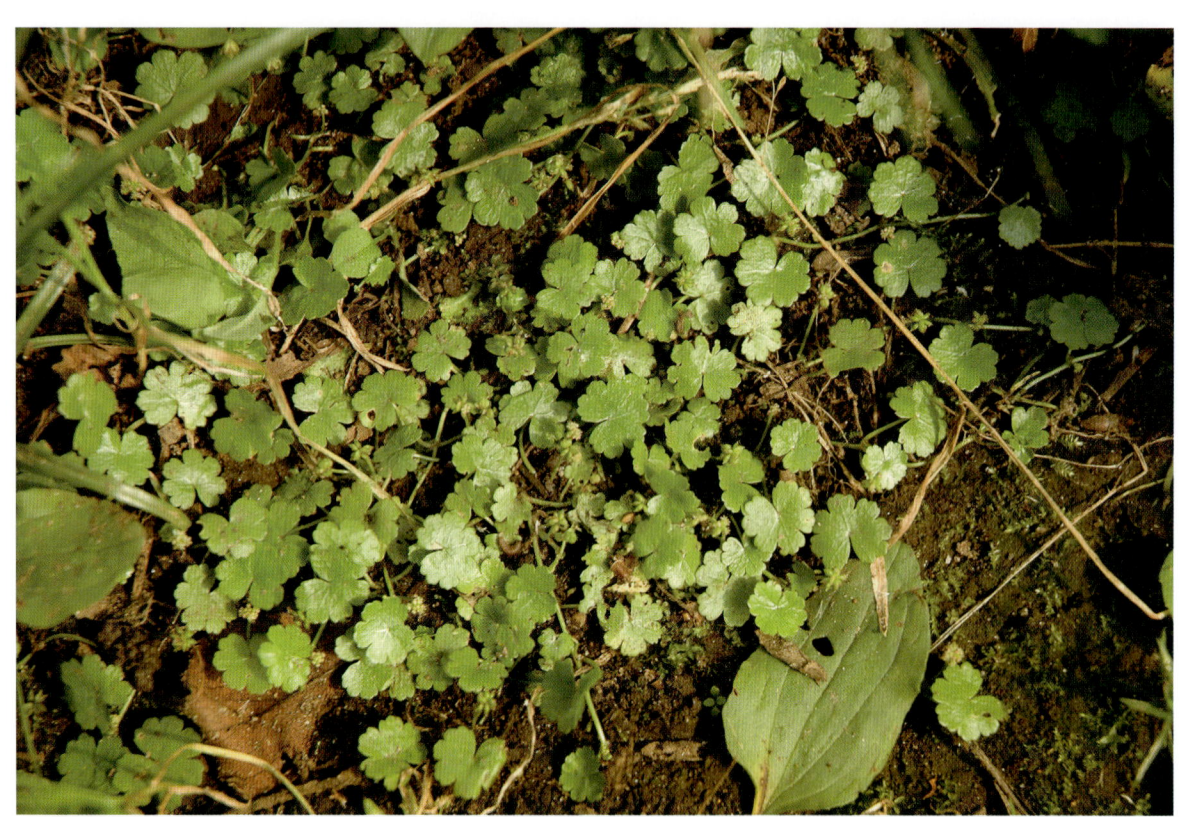

葉は円形で縁が浅く5裂する。8～10月ごろに全草を採取して薬用に用いる

薬草・薬木に似ている植物

チドメグサの仲間

チドメグサによく似たものに、湿った野原や道ばたに自生するノチドメがある。葉はチドメグサの2倍ほどの大きさがあり、裏面の葉脈にそって毛がまばらに生えているところから見分けがつく。日本では本州、四国、九州、南西諸島に見られる。また、北海道から九州に分布するオオチドメも形状が似ているが、葉が大形で切れ込みが浅く、花序の柄が葉柄より長いことから区別できる。ノチドメやオオチドメはふつう薬用とはされない。

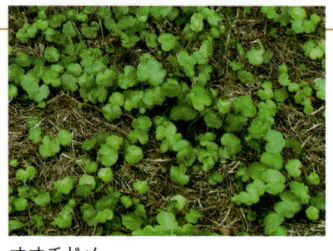

オオチドメ

168　●セリ科チドメグサ属

山地林 ■採取時期
1 2 3 4 5 6 7 8 9 10 11 12

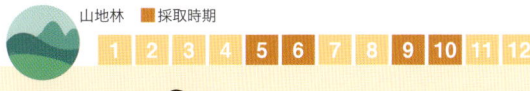

シャク【杓】
Anthriscus aemula セリ科シャク属

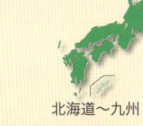

別 コシャク　生 峨参（がさん）
北海道～九州

消化不良　滋養、強壮　頻尿

●ヨーロッパでは古くから全草を民間で用いた多年草。日本では北海道から九州の、山地の湿った谷間などに自生する。地中の根茎はやや肥大し、地中にまっすぐに伸びる。茎は中空で、直立して分枝する。草丈は80～140cmほどに生長する。根出葉は2～3回3出複葉で、深く切れ込んだ裂片がある。葉は茎の上部にいくほど小形になり、葉柄は鞘状になって茎を抱く。5～6月、枝先に複散形花序をつくり、白色の小さな花を多数咲かせる。花序は雄花と雌花がある。6～8mmほどの細長い円柱状の果実は熟すと黒くなり、分果して2つに分かれる。

成分 根：リグナン（アンスリシン、デスオキシピクロポドフィリンなど）、精油（アンスリシノールメチルエーテル）など

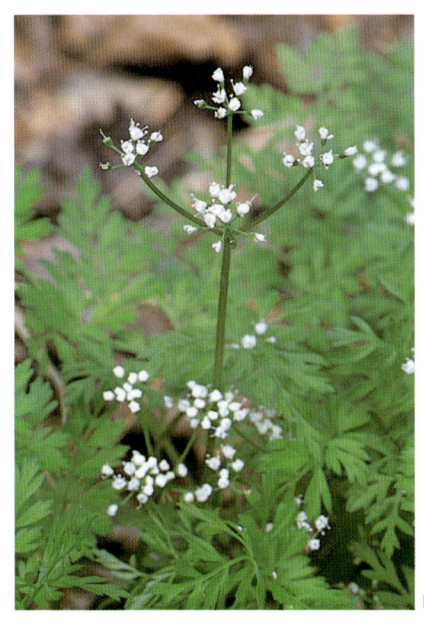

5～6月ごろに咲く白い小花

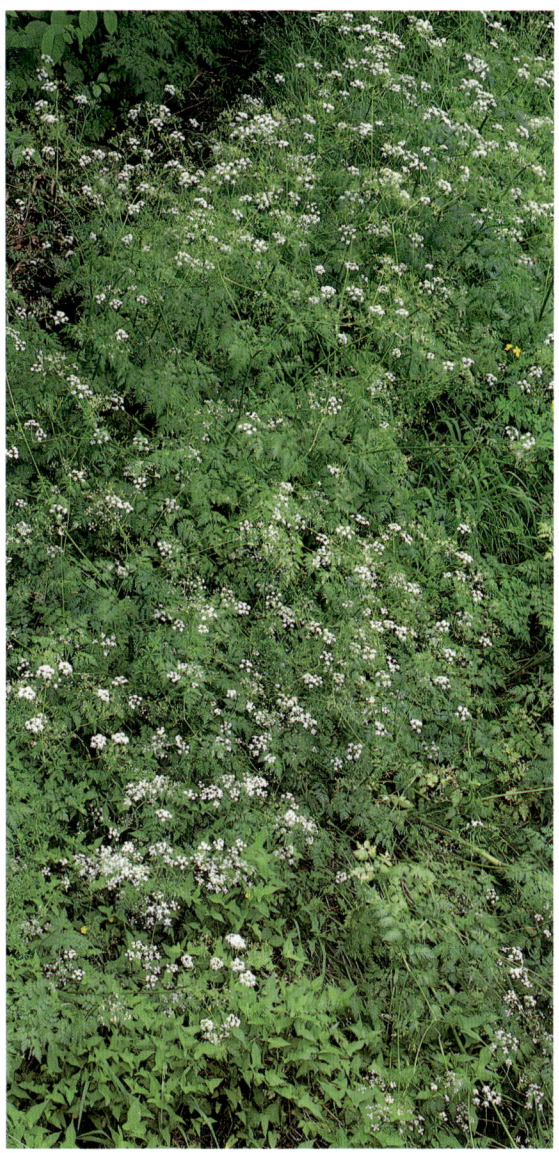

シャクは山地の湿った林内や谷間などに生育する。薬用とする根は、開花期か9～10月ごろに採取する

採取・保存 5～6月の開花期、または9～10月に地上部が枯れ始めたころ、根を掘り採り、水で洗う。その後、風通しのよい場所で陰干しにする。これを峨参（がさん）とよぶ。

使用法 消化不良や滋養、強壮、夜間の頻尿には、カップ3の水に根を乾燥させたものを10～15gを入れ、3分の1量になるまで煎じる。これを1日量とし、3回に分けて服用する。

食べて効く薬草・薬木

料理に利用されるシャクの仲間

シャクの若芽はゆでて、水にさらし、お浸しや和えものに利用することができる。また、煮付けや天ぷらなどにしても上品な香りがしておいしい。なお、シャク属はアジア、ヨーロッパ、アフリカに約20種が分布するが、フランス料理に欠かせないハーブであるチャービルもシャクと同属で、生葉や乾燥葉を料理の香りづけや飾り、お茶などに利用する。生葉にはビタミンC、カロチン、鉄分などが含まれている。

水辺 ■採取時期
1 2 3 4 5 **6 7 8** 9 10 11 12

セリ【芹】
Oenanthe javanica セリ科セリ属

生 水芹（すいきん）　全国

- 便秘、食欲不振
- 利尿、むくみ
- 解熱
- リウマチ、肩こり、神経痛

●春の七草のひとつとして古くから食用にされた多年草。水田のまわりの水路などの湿地に生育する。各地で食用に栽培もされる。草丈30cm前後。夏に匍匐枝を伸ばし、秋に匍匐枝の節からひげ根を伸ばして繁殖する。根出葉は叢生し長い柄をもつ。茎から出る葉は互生し2回羽状複葉、小葉は卵形で鋸歯がある。7～8月、30cmほどの花茎を伸ばし、先端の複散形花序に白い小花を多数咲かせる。生育地によって水田に生えるものを田ゼリ、川辺などの湿地に生えるものを水ゼリとよぶ場合がある。

成分　全草：精油（α-テルピノレン、α-テルピネン、β-ピネン、パラシメン、カリオフィレン、ファルネセン、カルバクロール、オイゲノールなど）、フラボノイド（クエルセチン、イソラムネチンなど）、ビタミン（ビタミンB$_1$、ビタミンCなど）など

採取・保存　6～7月ごろ、全草を採取して風通しのよい日陰につるして乾燥させたものを生薬で水芹（すいきん）という。

使用法　リウマチ、肩こり、神経痛には、乾燥させた全草ひと握りを布袋に入れて浴湯料とすると痛みをやわらげる。便秘や食欲不振、利尿、解熱などには、新鮮な生のセリを食用するのが手軽で有効な方法である。

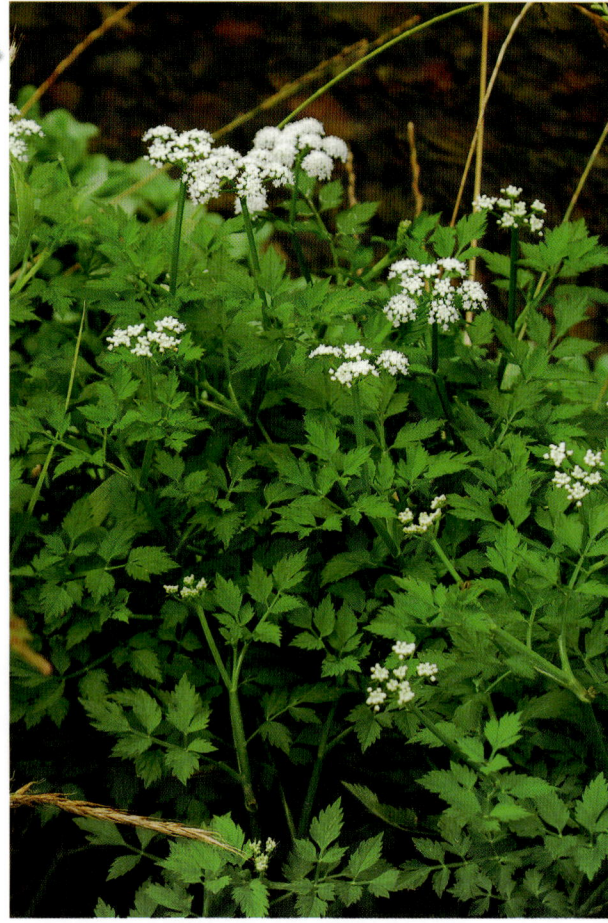

セリは水田や川辺の湿地に自生する。薬用とする全草は春から夏にかけて採取する

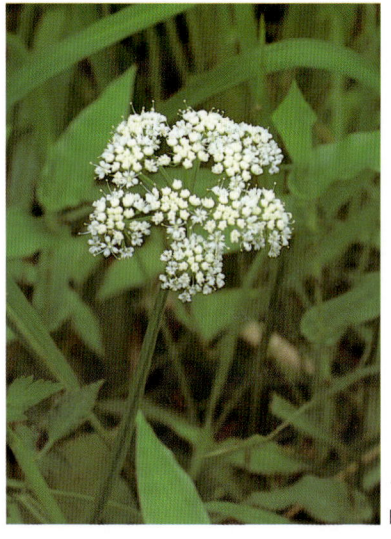

7～8月ごろに咲く白い小花

食べて効く薬草・薬木

さまざまな健康効果が期待できるセリ

　セリの独特の香りは精油成分によるもので、食欲増進のほか保温、発汗効果がある。繊維質が多いので便通をよくする効果も。食用には、必要時に適宜採取する。香りと歯ざわりを生かすには軽く下ゆでして水にさらし、お浸しや胡麻和えに。また、肉の臭みを消すことから、すき焼きなどの鍋料理と相性がよい。とくに秋田のきりたんぽ鍋には欠かせない野菜として知られている。
　なお、毒草であるセリ科ドクゼリ属のドクゼリ（293ページ）と、春先の若芽が似ているので注意が必要。セリの根は白いひげ根であるのに対し、ドクゼリの地下茎は緑色で太く、タケノコのような節があることから区別できる。

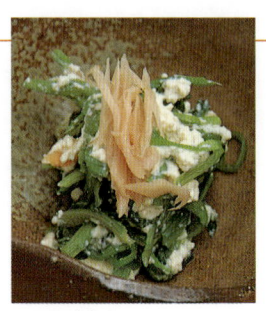

セリの白和え

ハマボウフウ【浜防風】

Glehnia littoralis　セリ科ハマボウフウ属

海岸　■採取時期：10、11

別　ハマオオネ、ヤオヤボウフウ、イセボウフウ
生　浜防風（はまぼうふう）　全国

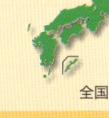

- 解熱、頭痛
- 関節炎、肩こり、神経痛
- 疲労回復

浜防風（はまぼうふう）

●各地の海岸の砂浜に自生する多年草。太くて長い根が砂中に深く伸び、地下茎は5～10cmほど。葉は根生し、1～2回羽状複葉で小羽片は倒卵状楕円形、表面に光沢があり、質が厚い。7～8月にかけて出る、高さ10～20cmの複散形花序の先端に、5弁の白い小さな花が多数つく。果実は長さ6～8mm、肥厚した倒卵形で、背面に太い稜があり密に毛が生え、熟すとコルク質になって分離する。中国で薬用植物として用いられる防風（ぼうふう）に似ていて、砂浜に自生することからハマボウフウと名付けられた。

成分　根、根茎：クマリン誘導体（インペラトリン、プソラレン、ベルガプテン）、クマリン配糖体（ピュセダノール、ナーメシン、オステノールなどの配糖体など）など

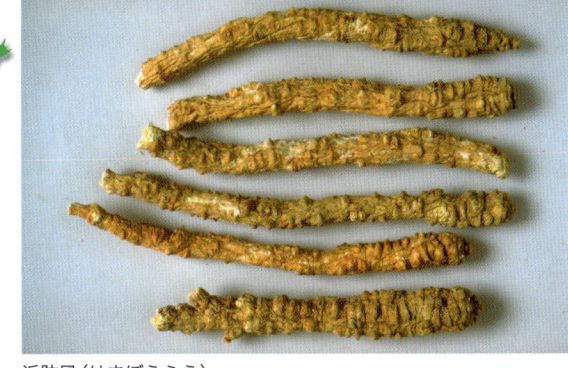

採取・保存　10～11月の地上部が枯れるころに、根と根茎を掘り採り、水洗いする。それを細かく刻んで風通しのよい場所で陰干しにする。カビを防ぐためにその後1日ほど日干しにする。これを浜防風（はまぼうふう）とよぶ。

使用法　かぜによる発熱や頭痛、関節炎などに、乾燥させた根、根茎5～8gをカップ1の水で半量になるまで煎じてかすを漉し、寝る前に服用する。肩こりや神経痛、疲労回復には、乾燥した根、根茎300～500gを布袋に入れて鍋で煮出し、袋ごと煮汁を浴槽にいれて入浴する。

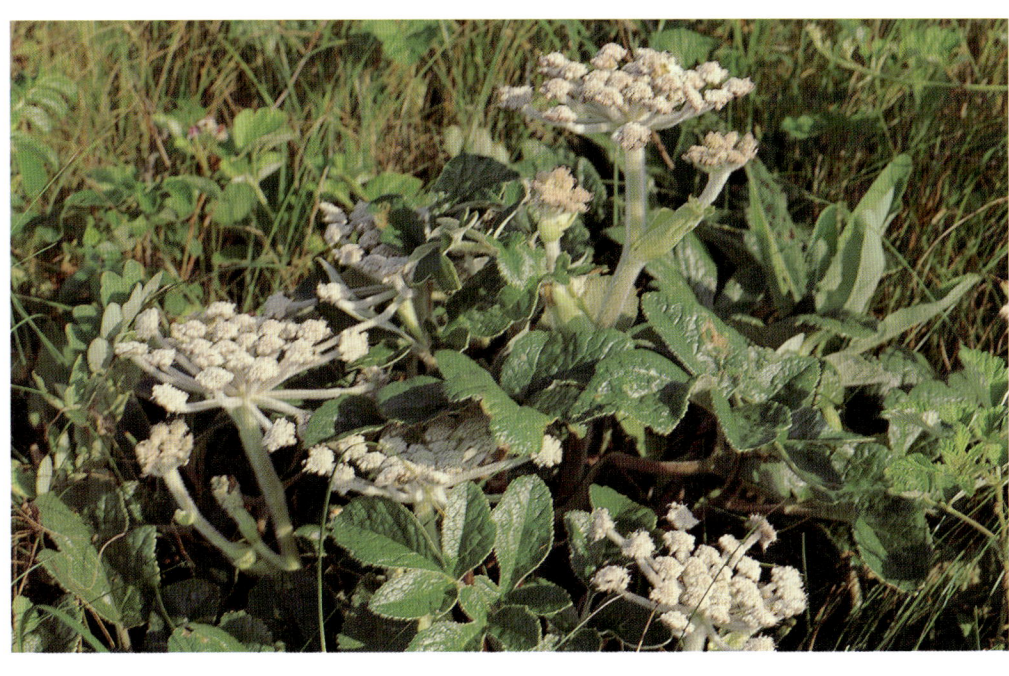

ハマボウフウは海岸の砂浜でよく見られる。地上部が枯れる秋に根茎を掘り採る

食べて効く薬草・薬木
香り高い若芽は刺身のつまに

ハマボウフウは野菜として八百屋に並ぶことから、ヤオヤボウフウの異名があるほどで、葉柄と若葉は食用にすることができる。生食ではサラダや刺身のつまにするとよい。さっとゆでたものはお浸しや和えもの、酢のものなどにする。薬効成分を多く含んでいる根も、掘り採って味噌漬けにするとおいしく食べることができる。

セリ科ハマボウフウ属

ヤブニンジン【藪人参】
Osmorhiza aristata セリ科ヤブニンジン属

人里 ■採取時期 1 2 3 4 5 **6 7** 8 9 10 11 12

別 ナガジラミ　生 和藁本（わこうほん）　北海道～九州

腰痛、腹痛、頭痛などの鎮痛　小児疥癬

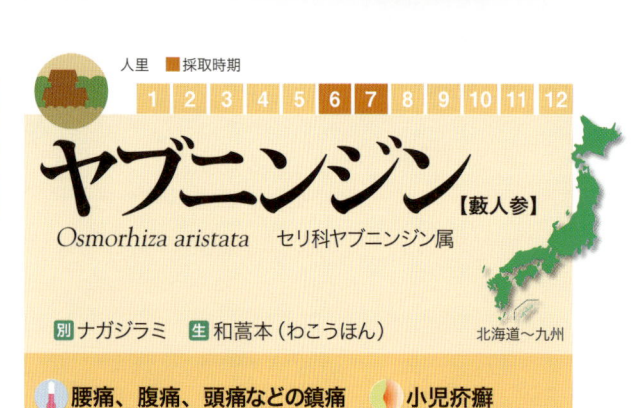

●北海道から九州の山野のやぶなどに生える多年草。硬い茎が直立し、高さ50㎝ほど。葉は柄をもち互生、羽状複葉で長さ7～30㎝、ニンジンの葉に似て細かい切れ込みが入る。小葉は卵形で、葉質は柔らかく両面に毛が生える。4～5月、傘状に広がった枝先から長い花柄を出し、白色の花を咲かせる。果実は下部が尾状で細長く、上部に残った花柱で他物に付着しやすい。別名のナガジラミは、セリ科ヤブジラミ属のヤブジラミに似るが果実が細長いことによる。

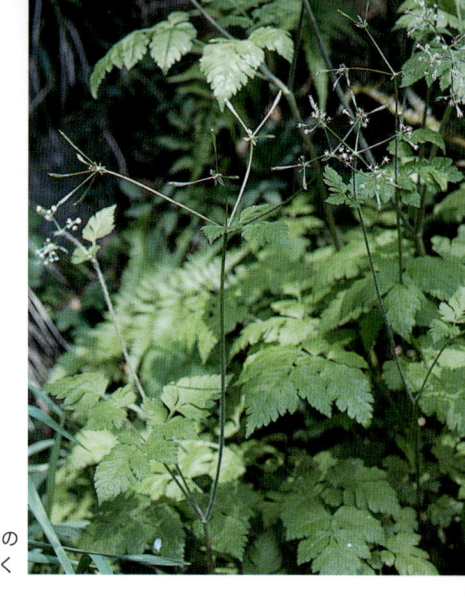

4～5月に、茎の先に白い花が咲く

成分 根、根茎：不明／果実：アネトール、メチルカビコールなど／種子：脂肪油（ペトロセリン酸、ペトロセライジン酸などのグリセリド）など

採取・保存 6～7月、開花後の根、根茎を採取し、水で洗ってから陰干しにする。これを和藁本（わこうほん）という。

使用法 腰痛などの鎮痛には、よく乾燥した根茎5～8gを1日量とし、カップ2の水で半量に煎じて服用する。小児疥癬には、同じ煎じ液を用いて患部を洗う。

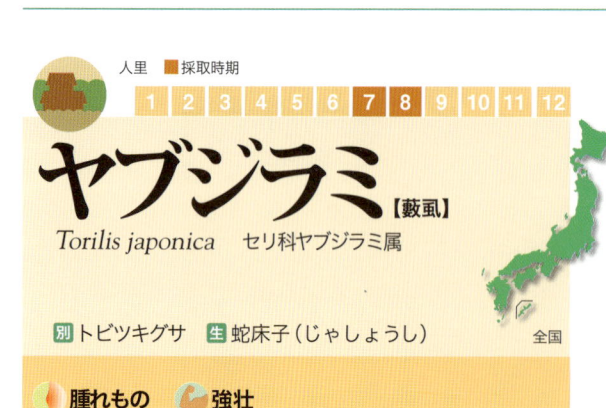

ヤブジラミ【藪虱】
Torilis japonica セリ科ヤブジラミ属

人里 ■採取時期 1 2 3 4 5 6 **7 8** 9 10 11 12

別 トビツキグサ　生 蛇床子（じゃしょうし）　全国

腫れもの　強壮

●各地の道ばたや荒れ地、山地の林縁などに見られる2年草。秋に芽を出し、根出葉を地面に広げて越冬する。春になると茎が直立し、高さ30～70㎝ほどになる。葉は羽状複葉で長さ5～10㎝。5～7月、茎の先に複数花序を出して白色花をつける。果実は長さ2.5～3.5㎜、卵形で褐色、棘状の毛が密生し衣服などに付着する。熟した果実はつぶすと独特の香りを放つ。

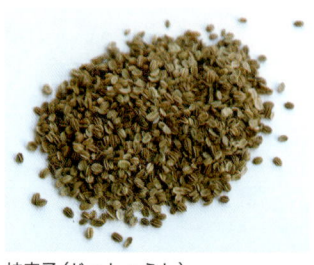

蛇床子（じゃしょうし）

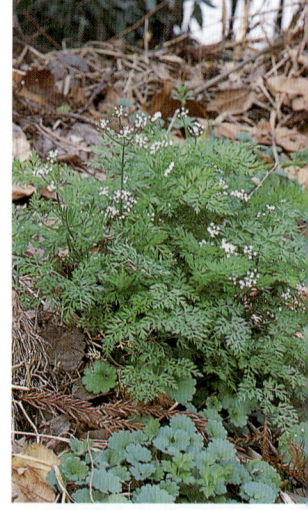

葉は羽状複葉で小葉には鋭い鋸歯がある

成分 果実：精油（カリオフィレン、ジャーマクレンD、フムレン、トリリン、多種類のオイデスメン誘導体）、モノテルペノイド配糖体（アピオシルグルコシド）、セスキテルペノイド配糖体（グアイアン、ケッサンなどの配糖体など）など

採取・保存 夏に熟した果実を採取し、陰干しにしたものを蛇床子（じゃしょうし）という。

使用法 腫れものには、乾燥した果実5～10gに明礬（みょうばん～カリウム・アルミニウムを含む硫酸塩）2～4gを加え、カップ2の水で煎じ、その煎じ液を綿などに染み込ませて患部を洗う。強壮には、乾燥した果実に、五味子（ごみし～チョウセンゴミシの果実：85ページ）、菟糸子（としし～ネナシカズラの種子：191ページ）を同量混ぜ、はちみつを加えて丸薬をつくり、1日3回服用する。

ノダケ 【野竹】

Angelica decursiva セリ科シシウド属

雑木林　採取時期（根：9〜10月、葉：4〜10月）

1 2 3 4 5 6 7 8 9 10 11 12

生 前胡（ぜんこ）

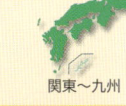

関東〜九州

- 解熱、発汗（根）
- たん（根）
- 冷え症（葉）
- 神経痛（葉）

●開花まで数年を要するが、開花後は全株が枯れる1回開花性の多年草。原野や明るい雑木林に自生する。茎は直立して高さ1.5mほどになり、多数の条線がある。上部で分枝する。葉は羽状複葉で、小葉は卵形で縁に鋸歯がある。葉柄はなく、互生する。葉面は下部が葉軸に沿って翼状になり、基部が鞘状に広がって茎を抱く。9〜10月ごろ、茎頂に複散形花序をつくり、濃紫色の小さな花を密生してつける。果実は長さ4〜6mmの翼果で平たい広楕円形。全体に香辛料に似た芳香がある。ノダケの名は、茎の上部の葉が細く、葉鞘が目立ってタケの稈（かん）（茎）に似ることから。

成分 根：クマリン（ノダケニン、デクルシン、デクルシジンなど）／葉：不明

採取・保存 秋に、花が終わり始めたら根を採取し、水で洗う。その後、薄く切って日干しにする。これを前胡（ぜんこ）とよぶ。葉は必要な時に採取して陰干しにする。

使用法 かぜの初期などに、解熱、発汗、たんに用いる場合は、乾燥させた根10〜15gを細かく刻んで、カップ3の水で半量になるまで煎じる。これを1日量とし、3回に分けて服用する。冷え症や神経痛には、陰干しした葉を浴槽に入れ、浴湯料として使用する。

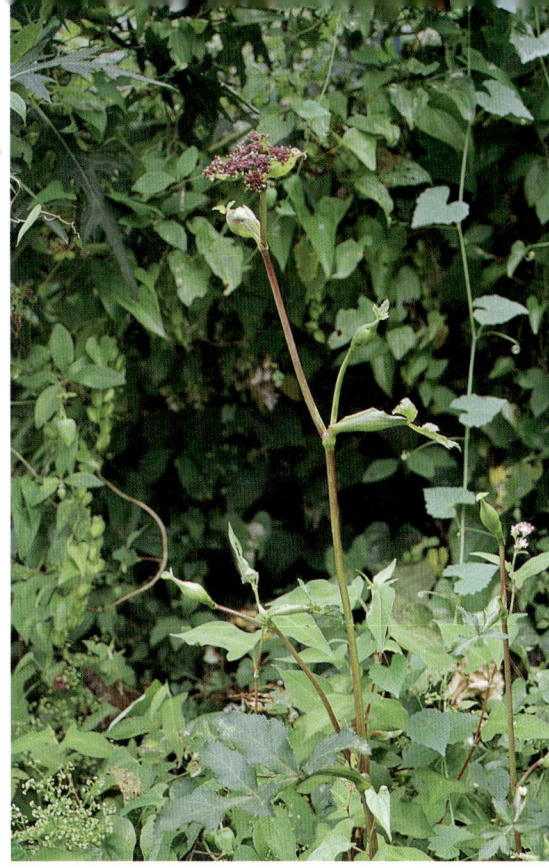

9〜10月ごろに咲く濃紫色の花

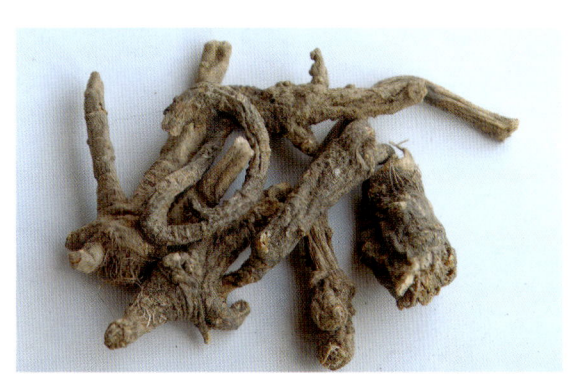

前胡（ぜんこ）

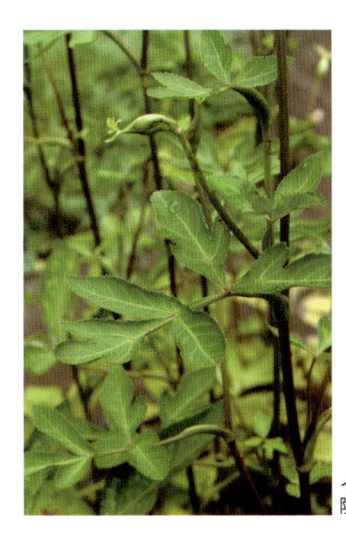

ノダケの葉とつぼみ。葉は陰干しにして浴湯料にする

薬草・薬木の豆知識

ノダケのユニークな特徴

　セリ科シシウド属には、アシタバやシシウドなどよく知られた植物が多く、薬用とされるものも多いが、ノダケには同属の仲間にはないユニークな特徴がいくつかある。ノダケの葉は羽状複葉で、葉面の下部が葉軸に沿って翼状になっている。このような特徴をもつものは、日本産のものではこのノダケと、同属のヒメノダケのみである。また、一般的にセリ科の花には白色のものが多いが、ノダケの花は濃紫色であることや、1回開花性の多年草であることもユニークな特徴といえるだろう。

アシタバ【明日葉、鹹草】
Angelica keiskei　セリ科シシウド属

海岸　■採取時期 1 2 3 4 5 6 7 8 9 10 11 12

別 ハチジョウソウ、アシタグサ
生 鹹草（かんそう）

関東南部〜紀伊半島、伊豆七島

- 高血圧
- 滋養、強壮

●和えものなどにした若葉が春先に食される、なじみ深い多年草。関東地方南部から紀伊半島にかけて、また伊豆七島の海岸に自生する。上部の枝分かれがよく発達しており、高さ50〜120cm。太い地下茎があり、葉は2回羽状複葉で大きく、やや厚い。表面に光沢があり縁に鋸歯がある。葉柄は長い。茎は直立し、円筒形で中空、高さは約1mになる。5〜10月、茎頂の複散形花序に、小形で淡黄白色の花が多数つく。果実は楕円形で1cmほどの大きさになる。茎や葉をちぎると独特のにおいのある淡黄色の汁が出る。生育おう盛で、若葉を摘んでも次の日（あした）には新しい葉が出るという意味でアシタバとよばれる。実際には、葉が出るまで5〜6日ほどかかる。若芽や若葉、つぼみは食用になる。

成分　葉：フラボノイド配糖体（ルテオリン−7−グルコシド、イソクエルシトリンなど）／茎：クマリン（セ

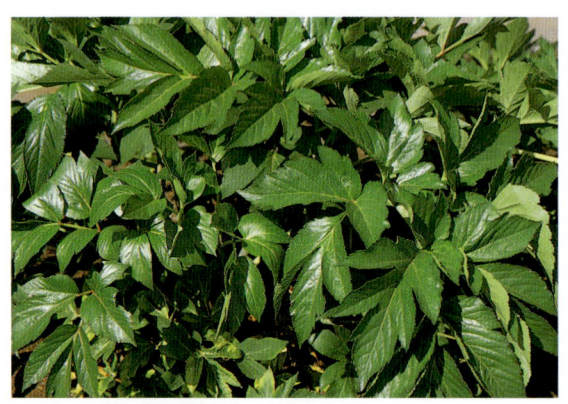

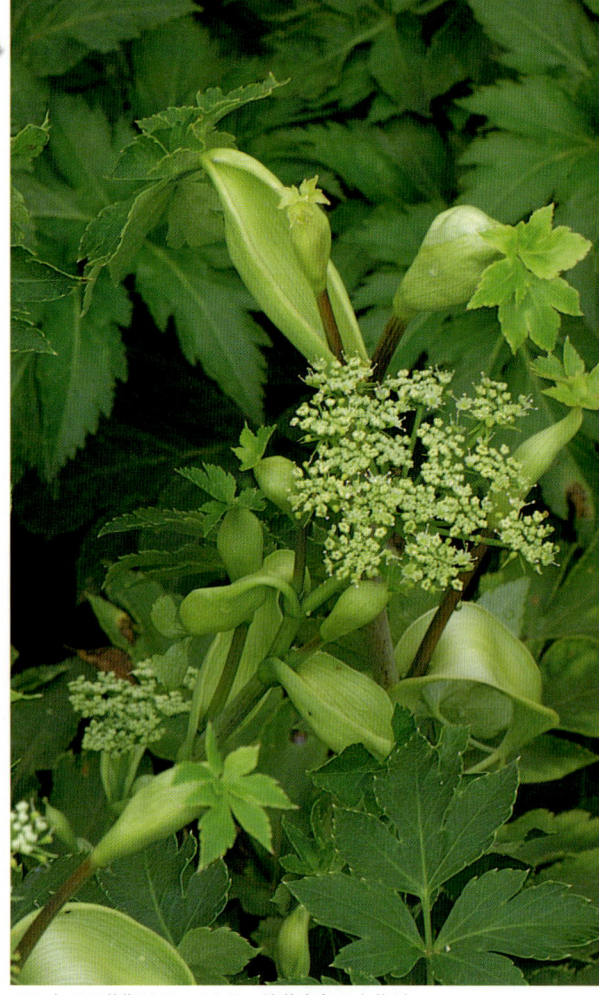

アシタバの花期は5〜10月。淡黄白色の小花が茎先に複散形花序になってつく

リニジン）、セスキテルペノイド（ラセルピチン、イソラセルピチンなど）、カルコン誘導体（4−ヒドロキシデリシン、キサントアンゲロールなど）など

採取・保存　5〜7月に、採取した葉を日干しにする。生の若葉も利用できる。

使用法　高血圧の予防、滋養、強壮には、乾燥させた葉20〜30gを煎じたものや、熱湯を注いだものをお茶の代わりとして飲む。若葉を食べると乳の出がよくなるともいわれる。

アシタバの葉。葉は薬用にも、食用にもされる

食べて効く薬草・薬木

アシタバを食べて貧血や高血圧を防ぐ

アシタバの若芽や若葉、つぼみは食用になる。春先に若芽や若葉を摘み、柔らかくなるまでゆでて水にさらし、お浸しや和えものなどにする。天ぷらやかきあげ、汁の実にも利用できる。つぼみは天ぷらにするとおいしい。アシタバの茎と桜エビのかきあげは静岡の郷土料理として知られる。なお、アシタバの葉には、血をつくるのに必要とされるビタミンB_{12}が含まれ、常食すれば貧血を防ぐ効果が期待される。また、カリウムと食物繊維のはたらきによって、塩分のとりすぎによる高血圧予防も期待できる。

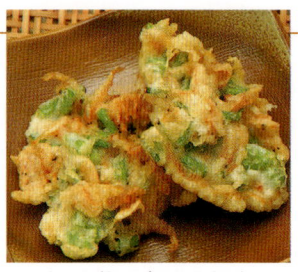

アシタバと桜エビのかきあげ

草原　■採取時期
| 1 | 2 | 3 | 4 | 5 | 6 | 7 | 8 | 9 | 10 | 11 | 12 |

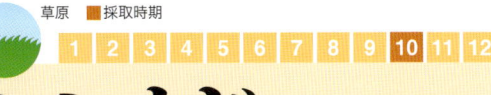

シシウド【猪独活】
Angelica pubescens　セリ科シシウド属

別 イヌウド　生 独活（どっかつ）

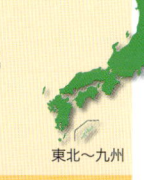

東北〜九州

解熱、頭痛　リウマチ、神経痛　冷え症

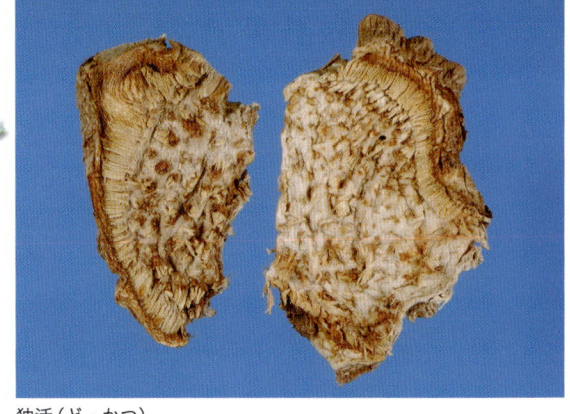

独活（どっかつ）

●各地の山地のやや湿って日当たりのよい草原などに自生する多年草。大形で高さ2mほどになる。茎は円柱形で中空、直立し、上部で分枝する。葉は3回羽状複葉で、縁に鋸歯があり、小葉は卵形。葉柄の基部は鞘状になり、茎を抱く。葉や茎には細かい毛がある。8〜10月ごろ、枝先から花柄を四方に伸ばして大きな複散形花序をつくり、白色の小花を多数開く。果実は楕円形で平たい。シシウドの名は、ウドに似ているがウドより強壮で、イノシシが食べるようなウドというところからきている。

成分　根：クマリン誘導体（ベルガプテン、グラブララクトン、アンゲロールA〜Hなど）

採取・保存　秋、根を掘り上げて水洗いし、縦に切ったものを風通しのよい場所で陰干しにする。その後、数時間だけ日に当てて乾燥させる。これを独活（どっかつ）とよぶ。

使用法　解熱、頭痛の鎮痛には、カップ3の水に乾燥した根20gを入れ、半量になるまで煎じる。これを1日量とし、3回に分けて服用する。リウマチ、神経痛、冷え症には、乾燥した根300gを布袋に入れ、浴湯料として浴槽に入れる。

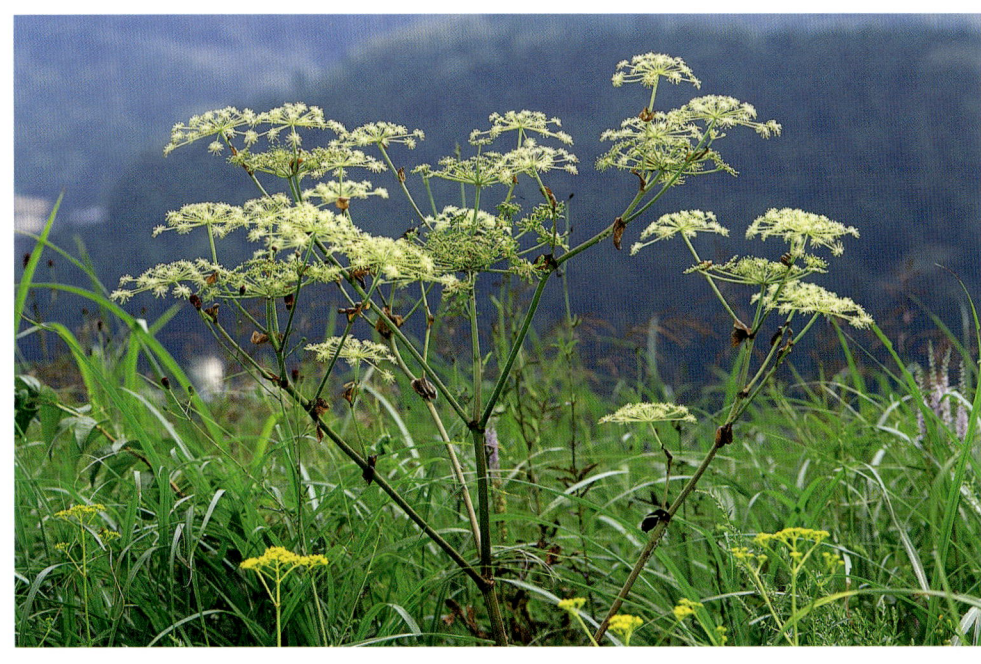

8〜10月ごろ、大きな複散形花序に白色の小花が多数咲く

薬草・薬木に似ている植物
シシウドに似たミヤマシシウド

シシウドによく似た仲間にミヤマシシウドがある。ミヤマシシウドはシシウドと同属で、形態もほぼ同じであるが、全草に毛が少なく、葉がやや大きい。とくに葉の裏に毛がないものをケナシミヤマシシウドとよぶ。ミヤマシシウドも薬用とされ、乾燥させた根はシシウドと同じく独活（どっかつ）とよばれる。薬効成分はシシウドと同様とされる。なお、日本産の和独活（わどっかつ）はウコギ科のウド（164ページ）の根を用いたものである。

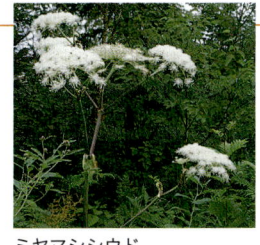

ミヤマシシウド

植栽・栽培　■採取時期
1 2 3 4 5 6 7 8 9 **10** 11 12

トウキ【当帰】
Angelica acutiloba　セリ科シシウド属

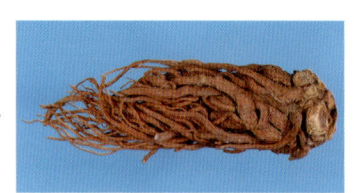

別 ヤマトトウキ、オオブカトウキ
生 当帰（とうき）

北海道～近畿（栽培）

- 肩こり
- 冷え症、貧血
- 生理痛、生理不順
- しもやけ、ひび、あかぎれ

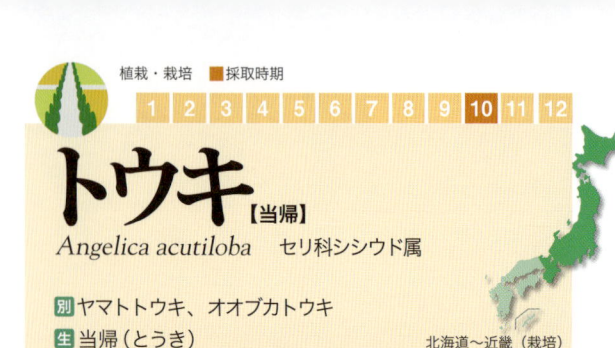

●草丈50～80cmになる多年草。北海道・群馬・岩手・青森・奈良・和歌山などで栽培される。根は太い主根から多くの細い支根が出る。茎は直立し赤紫色を帯びる。葉は2～3回羽状複葉で3裂し、セリの葉に似る。葉の表面は暗緑色でつやがある。葉柄が茎につく部分は鞘状になっている。8～9月ごろ、茎頂の複散形花序に多数の白い小花をつける。全草に特有の芳香がある。

当帰（とうき）

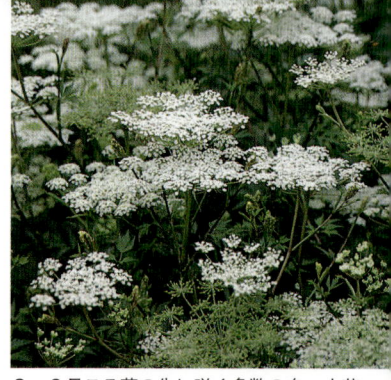

8～9月ごろ茎の先に咲く多数の白い小花

成分 根：フタリド誘導体精油（リグスチリド、n-ブチリデンフタリド、トーキノリドA，B、アンゲロイルセンキュノリドなど）、クマリン誘導体（ベルガプテン、イソピンピネリンなど）など

採取・保存 10月ごろ、根を掘り採って陰干しにし、八分どおり乾燥した後、湯に浸してから水洗いして、さらに陰干しにしたものを当帰（とうき）とよぶ。茎・葉は根の収穫前に刈り取る。

使用法 漢方では婦人病薬として当帰芍薬散（とうきしゃくやくさん）などに配合される。血行をよくする働きから肩こり、冷え症、貧血など、おもに女性の症状に用いられる。民間ではこれらの症状に、1日量10gを600mlの水で半量まで煎じて3回に分け、食前または食間に服用する。また、乾燥させた茎・葉を浴湯料として用いても、冷え症や婦人病などに効果があるとされる。

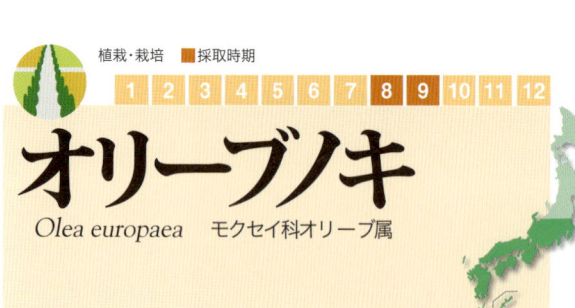

植栽・栽培　■採取時期
1 2 3 4 5 6 7 **8 9** 10 11 12

オリーブノキ
Olea europaea　モクセイ科オリーブ属

別 オレーフ　生 オリーブ油

関東～沖縄（植栽）

- 動脈硬化
- 便秘
- 虫さされ

●地中海沿岸域の原産とされる常緑高木で、日本では小豆島を中心に瀬戸内海の周辺で栽培されている。樹高は10m程度で樹皮は灰緑色。葉は長楕円形で革質、先端は尖る。5～6月に葉腋から花枝を伸ばして総状花序を出し、黄白色でキンモクセイに似た小花を咲かせる。果実は楕円形ではじめ緑色、やがて黄色から紫になり最後は黒色になる。果実は生では渋味・苦味があり食べられない。

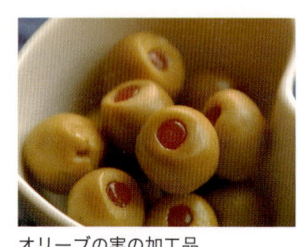

オリーブの実の加工品

成分 果実：脂肪油（オレイン酸のグリセリド）、トリテルペノイド（オレアノール酸、マスリン酸）など

採取・保存 8～9月ごろ、黄みを帯びてきた果実を採取する。果実は塩漬けに加工して食用に、あるいは搾ってオリーブ油を採取する。

使用法 オリーブ油の大部分を構成するオレイン酸は、血液中のコレステロール値を下げる効果があることがわかっており、動脈硬化の防止に有効とされる。ふだんの調理に油として用いるとよい。ただし大量に摂取するのは逆効果。便秘のときはオリーブ油を盃1杯飲むと効果がある（妊娠中は避ける）。虫さされなどにはオリーブ油を塗るとよい。オリーブ油は外用すると保湿効果がある。

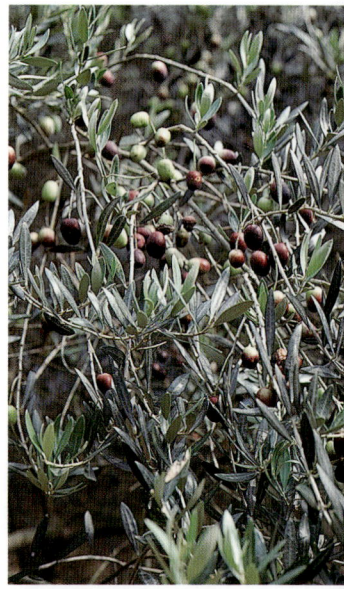

オリーブの実。熟すと黒色に変化する

雑木林　■採取時期
| 1 | 2 | 3 | 4 | 5 | 6 | 7 | 8 | 9 | 10 | 11 | 12 |

アオキ【青木】
Aucuba japonica　ミズキ科アオキ属

別 アオキバ、サンゴノキ
生 桃葉珊瑚（とうようさんご）

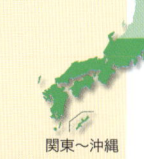

関東〜沖縄

しもやけ、軽いやけど、腫れもの

●林の中に自生する常緑低木。日本特産種。庭木としても盛んに栽培される。高さ2〜3mで株立ち状になり、自生のものでは高さ5mに達するものもある。枝は上部でよく分かれる。樹皮は緑色で横長の皮目がある。老木になると、樹皮は縦に細かく裂け、灰褐色となる。葉は長楕円形で先端と基部が鋭形になり、縁に粗い鋸歯がある。

3〜5月に咲く紫褐色の4弁花

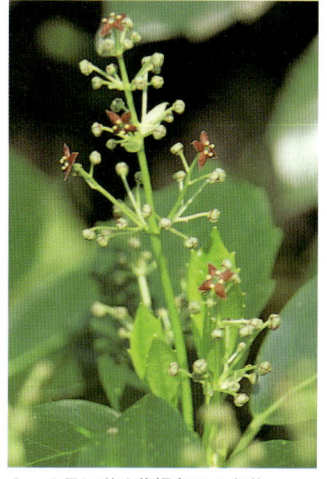

葉身には光沢があり、革質で濃緑色。葉の表裏面ともに無毛。雌雄異株。花期は3〜5月で、雄株では長さ7〜15cm、雌株では2〜5cmの円錐花序を枝の先に出し、紫褐色の小さな4弁花を多数つける。冬に長さ1.5〜2cmの長楕円形の果実が赤く熟す。和名は1年中枝が緑色（青色）であることによる。アオキは園芸品種が多く、葉に斑の入ったもの、果実が黄色に熟すものなどがある。

成分　葉：イリドイド（ユーコミオールⅠ〜Ⅲ）、イリドイド配糖体（オークビン、ユーコミオシドⅠ〜Ⅲ）など

採取・保存　必要な時期に葉を摘み取り、水洗いした後利用する。

使用法　しもやけ、軽いやけど、腫れものなどには、生の葉を焦がさないように弱火で焙るか、蒸し焼きにする。黒っぽく変色して柔らかくなったら患部に貼りつけ、ガーゼなどをあてて、軽く包帯などで押さえておく。

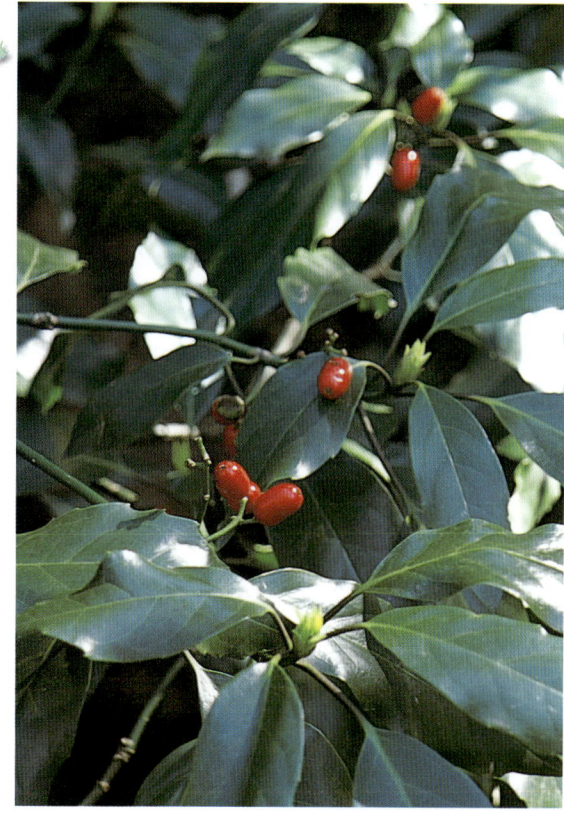

果実は秋に赤く熟す。葉は常緑なので通年採取可能

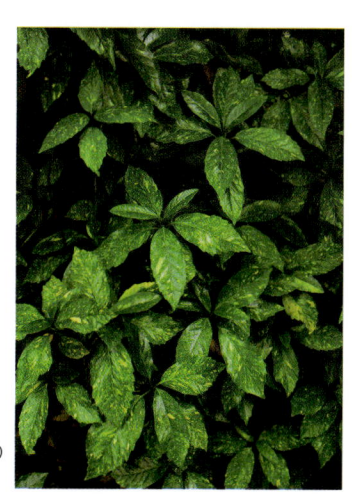

園芸品種の斑入りアオキ

薬草・薬木に似ている植物

積雪地帯に自生するヒメアオキ

アオキの変種ヒメアオキは、北海道から本州の日本海側に分布する常緑低木で、観賞用として庭などにも植栽される。葉や花がアオキによく似るが、アオキに比べて全体に小形で、雪の多い地に適応した形と考えられている。葉柄や新しい枝、芽などに毛があることでアオキと区別できる。和名はアオキよりひとまわり小さいことから。アオキと同様に薬用とされ、葉を弱火で焙ったものは、軽いやけどなどに効果があるとされる。

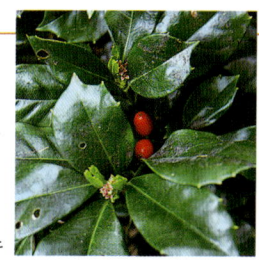

ヒメアオキ

サンシュユ【山茱萸】

Cornus officinalis ミズキ科ミズキ属

別 ハルコガネバナ、アキサンゴ
生 山茱萸（さんしゅゆ）

東北～九州（栽培）

- 滋養、強壮、疲労回復
- 頻尿、夜尿症
- 冷え症、低血圧症

●中国、朝鮮半島原産の落葉小高木。日本では昔は薬用として栽培されていたが、今は観賞用の庭木として広く植えられている。高さ4～5mほど。葉は対生し、長さ8～10cm程度で長楕円形。3～4月に葉に先だって小さな黄色の4弁花を散状につける。秋には、長さ1.5～2cmほどの長円形の核果をつける。核果は熟すと赤くなり、食べると甘酸っぱい。別名のハルコガネバナは花の色を黄金色に見立てたもので、アキサンゴは秋の果実が赤く美しいことによる。

成分 果実：有機酸（リンゴ酸、酒石酸など）、イリドイド配糖体（モロニシド、ロガニン、スウェロシド、コルニン）、タンニン（イソテルケビン、テリマグランジンⅠ、Ⅱ、ガロイルグルコース類など）など

採取・保存 10月ごろ赤熟した果実を採取し、熱湯に4～5分浸けて取り出す。乾きかけたら種子を取り除き、天日に干す。これを山茱萸（さんしゅゆ）という。

使用法 山茱萸（さんしゅゆ）にはおもに腎機能の補完や強壮の効果があるとされ、中高年向けの代表的な漢方処方である八味地黄丸（はちみじおうがん）などに配合される。民間では、頻尿、夜尿症、滋養、強壮などに、山茱萸1日量5gを400mlの水で半量に煎じ、3回に分けて服用する。疲労回復、冷え症、低血圧症には山茱萸200gと砂糖100gをホワイトリカー1.8ℓに2～3カ月漬けたサンシュユ酒を、毎日盃1杯服用するとよい。

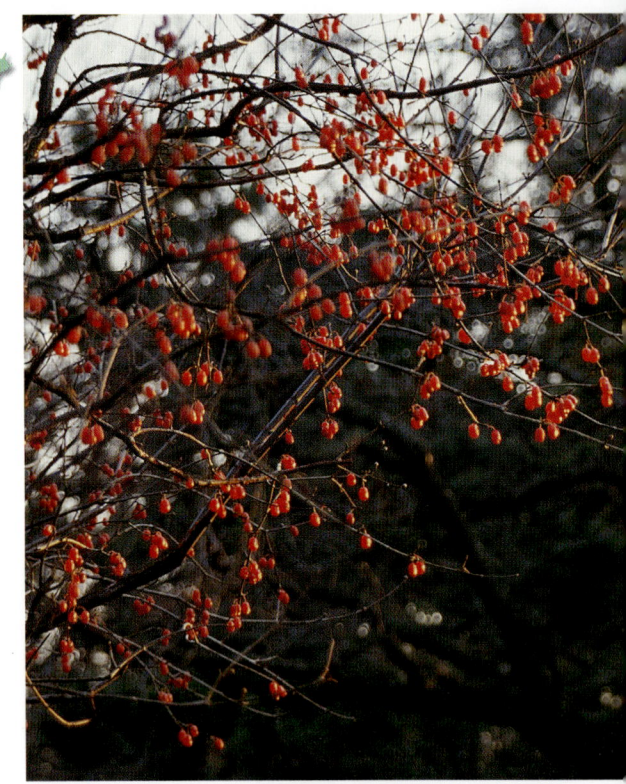

赤く熟した果実は採取して薬用に用いる

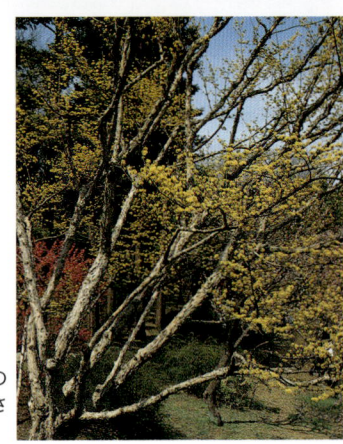

サンシュユは観賞用の庭木として広く植栽されている

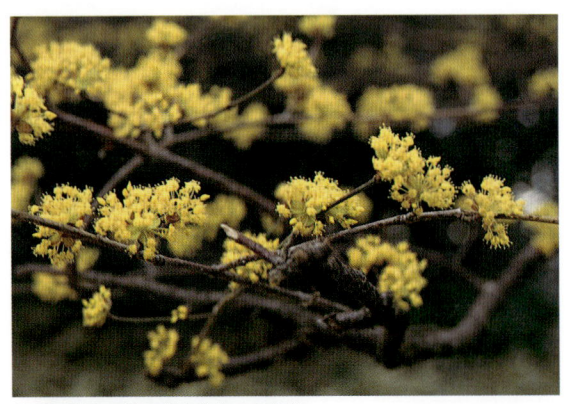

葉が展開する前に咲く黄色の4弁花

家庭で栽培する薬草・薬木

薬用に栽培するサンシュユ

サンシュユは早春の花や秋の果実を観賞するために庭などに植えられることが多いが、薬用にも利用してみたい。12～3月に日当たりのよい適度な湿り気のある場所に植えつける。萌芽力があり生長が早いので、適宜ひこばえなどを整理するとよい。高さ4～5mほどの小高木なので庭のシンボルツリーにもなる。葉が紅葉し、落葉するころに赤い実を採取する。

イチヤクソウ【一薬草】

Pyrola japonica　イチヤクソウ科イチヤクソウ属

雑木林　■採取時期　1 2 3 4 5 6 7 8 9 10 11 12

別　キッコウソウ、ベッコウソウ
生　鹿蹄草（ろくていそう）

北海道〜九州

- 急性腎炎、膀胱炎、妊娠時のむくみ（全草）
- すり傷、切り傷、虫さされ（葉）

●古くから民間で利尿剤や止血剤として利用されてきた常緑多年草。山野の林中に自生する。地中に細長い地下茎が横に伸び、その先に葉が1〜8枚根生する。葉は卵状楕円形、あるいは広楕円形で太い柄がある。やや肉質で長さ3〜6cm、幅2〜4cmほど。先は鈍く、表面に鈍い光沢があり、縁に細かな鋸歯が見られる。6〜7月、直立した高さ20cmほどの花茎を伸ばし総状花序をつくり、ウメの花に似た白い5弁花を5〜10個、やや下向きにつける。果実は扁球形のさく果。「一番よく効く薬草」という意味で「一薬草」と名付けられた。

成分　全草：フェノール配糖体（ピロラチン）、イリドイド配糖体（モノトロペイン）、ナフトキノン（チマフィリン）、フラボノイド（クエルセチン）など

採取・保存　花が咲く6〜7月ごろ、根を含めた全草を採取して水で洗い、日干しにする。これを鹿蹄草（ろくていそう）とよぶ。

使用法　急性腎炎や膀胱炎、妊娠時などのむくみには、カップ3の水で乾燥した全草10gを半量になるまで煎じる。これを1日量とし、3回に分けて食間に服用する。小さなすり傷、切り傷、虫さされには、生の葉を揉みつぶして出た汁を患部に塗る。

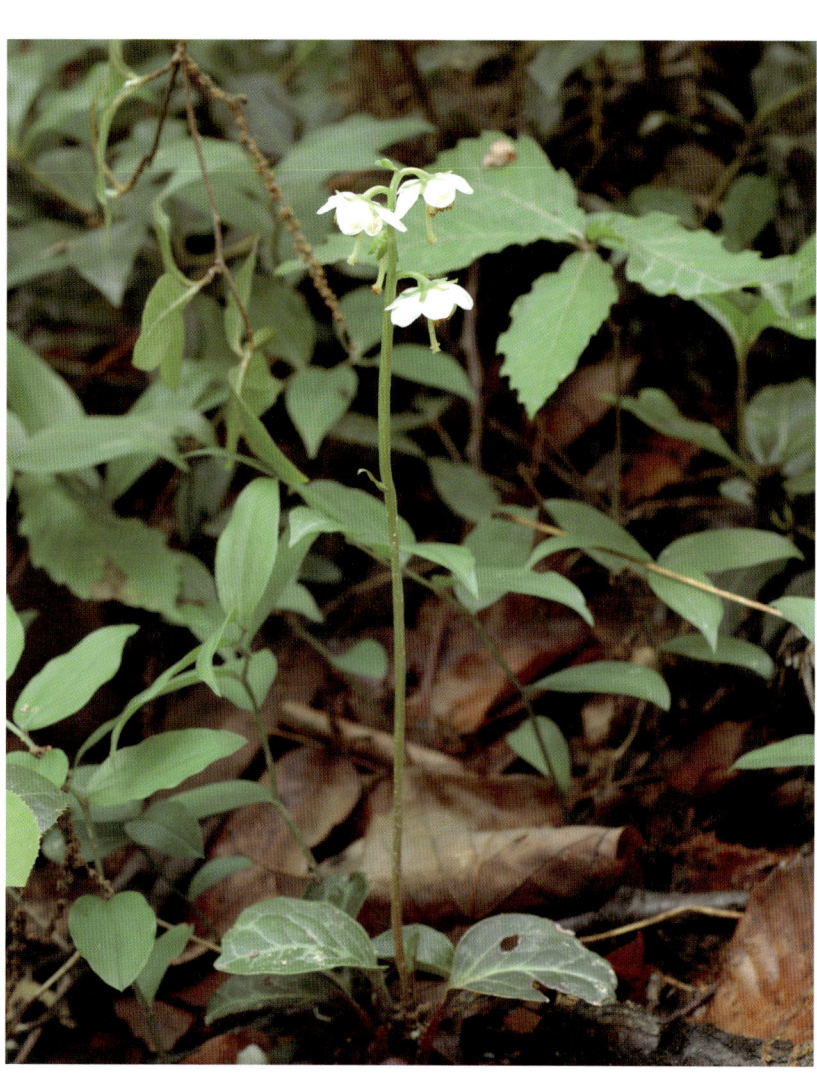

花茎は直立して高さ20cmほど。白い5弁花を下向きにつける

薬草・薬木に似ている植物

花が美しいベニバナイチヤクソウ

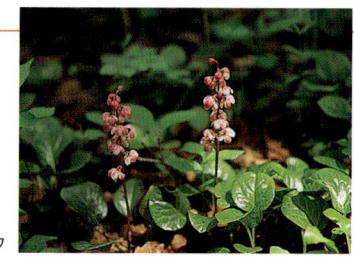

イチヤクソウ属は北半球の温帯に約20種が分布し、そのうち7種が日本に自生する。なかでもイチヤクソウに似て、花色が美しい紅色のものをベニバナイチヤクソウという。花はイチヤクソウよりやや大きく、草丈20cmほど。ベニバナイチヤクソウも薬用とされ、乾燥させた全草は鹿蹄草（ろくていそう）とよばれ、強壮、鎮静、鎮痛などに用いられる。

ベニバナイチヤクソウ

植栽・栽培　採取時期（葉：5〜6月、渋：9月、果実のへた：10〜11月）

| 1 | 2 | 3 | 4 | 5 | 6 | 7 | 8 | 9 | 10 | 11 | 12 |

カキノキ 【柿の木】

Diospyros kaki　カキノキ科カキ属

別 カキ　生 柿蔕（してい）　東北〜沖縄（植栽）

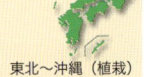

- しゃっくり、咳、たん（果実のへた）
- 高血圧（葉、渋）
- 痔（渋）

●古い時代に中国から渡来し、食用として品種改良された落葉高木で、広く植栽される。樹高は3〜9m程度、葉は楕円形で先が尖り、裏に短毛がある。6月ごろ、葉腋に小さな黄緑色の花を開く。雌雄異花で、雌花は花冠に比べて萼片が大きい。秋に球形または卵形の多肉の液果が実り、橙赤色に色づく。甘柿、渋柿がある。

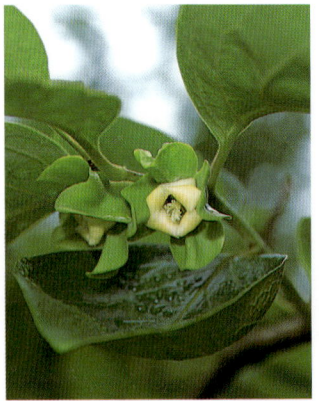

6月ごろに黄緑色の小花が咲く。写真は雌花。葉を煎じたものは高血圧に効くとされる

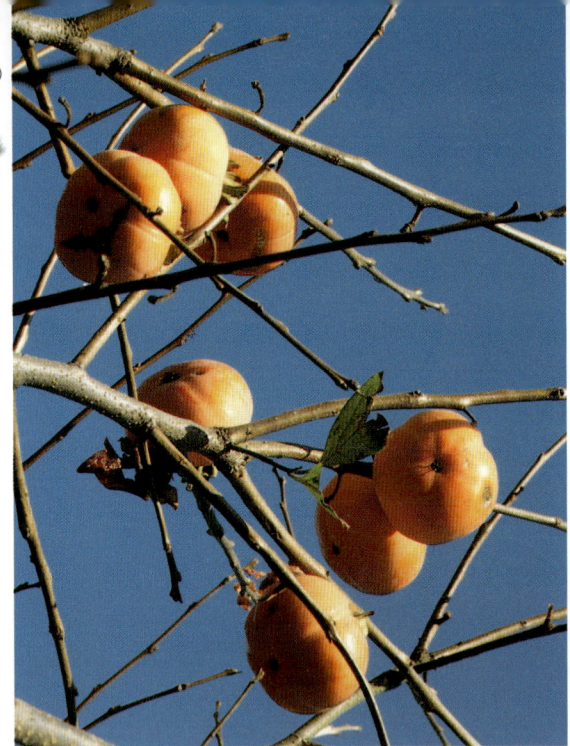

食用にもなる果実。熟した果実を採取してへたの部分を薬用に用いる

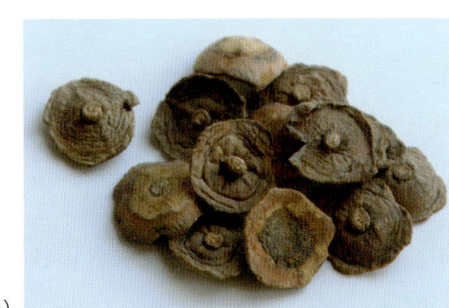

成分　果実のへた：トリテルペノイド（オレアノール酸、ウルソール酸、19α-ヒドロキシウルソール酸、フリーデリンなど）、フラボノイド（ケンフェロール、クエルセチンなど）など／葉：トリテルペノイド（オレアノール酸、ベツリン酸、ウバオール、19α-ヒドロキシウルソール酸など）／渋：タンニン（ジオスピリンなど）など

採取・保存　秋に熟した果実を採取し、へたの部分を日干しにする。これを柿蔕（してい）とよぶ。葉は5〜6月ごろに蒸して陰干しにし、細かく刻む。渋を採取するには、未熟な渋柿の果実をすりつぶして水を加え、1カ月発酵させてから、分離したかすを取り除き、できた褐色の液体を用いる。

柿蔕（してい）

使用法　柿蔕（してい）には横隔膜のけいれんを鎮静する働きがあるので、しゃっくりに、柿蔕、ショウガ各5gを200mlの水で煎じて服用する。高血圧には乾燥させたカキの葉1日量20gを煎じて飲む。渋を毎日盃1杯、ダイコンおろしと混ぜて飲むのも高血圧予防に効果的とされる。痔には、盃1杯の渋にミョウバン3gを混ぜて患部に塗る。カキの果実にはアルコールの分解を促す成分があるので、二日酔いの際は果実を生食するとよい。

食べて効く薬草・薬木

干し柿のつくり方

カキには渋柿と甘柿があるが、渋柿を干し柿にするとおいしく食べられる。干し柿のつくり方は、まず皮を厚めにむき、枝のついた部分を残してへたを切り取る。ひもをへた部分にホチキスの針で止めるなどして、カキ同士が触れないようにつなぐ。軒下などの雨のかからない風通しのよい所につるすと、1カ月程度で渋が抜けて食べられるようになる。平均に乾燥させるために途中で1〜2回揉むとよい。干し柿にするとビタミンCは減るがビタミンAは生の3倍近くに増える。表面の白い粉はマンニトールという果糖の結晶でうまみのもとである。

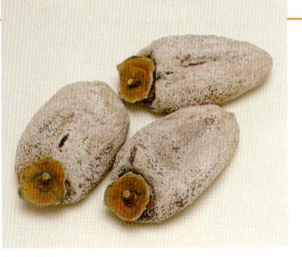

干し柿

山地林　採取時期（葉：6〜8月、果実：11月、生の葉：通年）

| 1 | 2 | 3 | 4 | 5 | 6 | 7 | 8 | 9 | 10 | 11 | 12 |

ネズミモチ【鼠黐】
Ligustrum japonicum　モクセイ科イボタノキ属

別　タマツバキ、タヅノキ、ネズモチ
生　和女貞子（わじょていし）

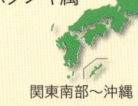

関東南部〜沖縄

- 病後の回復、虚弱体質（果実）
- 湿疹、かぶれ、腫れもの（葉）

●暖地の海沿いなどに多く見られる常緑小高木。関東地方南部から沖縄にかけて分布し、庭木や生け垣などとしてもよく栽培される。幹は高さ6mほどになり、直立し、枝を密に分枝する。当年枝は灰青色をしている。樹皮は灰黒色。葉は対生し、長さ4〜8cmの卵形で質は厚い。6月ごろ、当年枝に円錐花序を出し、径5mmほどの小さな白い花を多数つける。果実は楕円形の核果で長さ1cmほど。11月ごろに紫黒色に熟す。和名の由来は果実をネズミのふんに見立て、木がモチノキに似ていることから。

成分　果実：脂肪油（オレイン酸、パルミチン酸などのグリセリド）、トリテルペノイド（オレアノール酸、オレアノール酸アセテート、ウルソール酸など）、糖（ブドウ糖）など／葉：フェノール配糖体（シリンギン）、トリテルペノイド（ウルソール酸）、セコイリドイド配糖体（リグスタロシドA、Bなど）など

採取・保存　秋に、紫黒色に熟した果実を採取し、日干しにする。これを和女貞子（わじょていし）とよぶ。葉は夏に採取したものを日干しにする。生の葉は必要なときに採取する。

使用法　虚弱体質の改善や病後の体力回復に、カップ3の水と乾燥した果実10gを半量になるまで煎じて1日量とし、3回に分けて食間に服用する。かぶれ、湿疹には、布袋に乾燥した葉を2握りほどを入れ、これを浴槽に入れて浴湯料とする。腫れものには、生の葉を水で煮て、柔らかくなったものを患部に貼る。

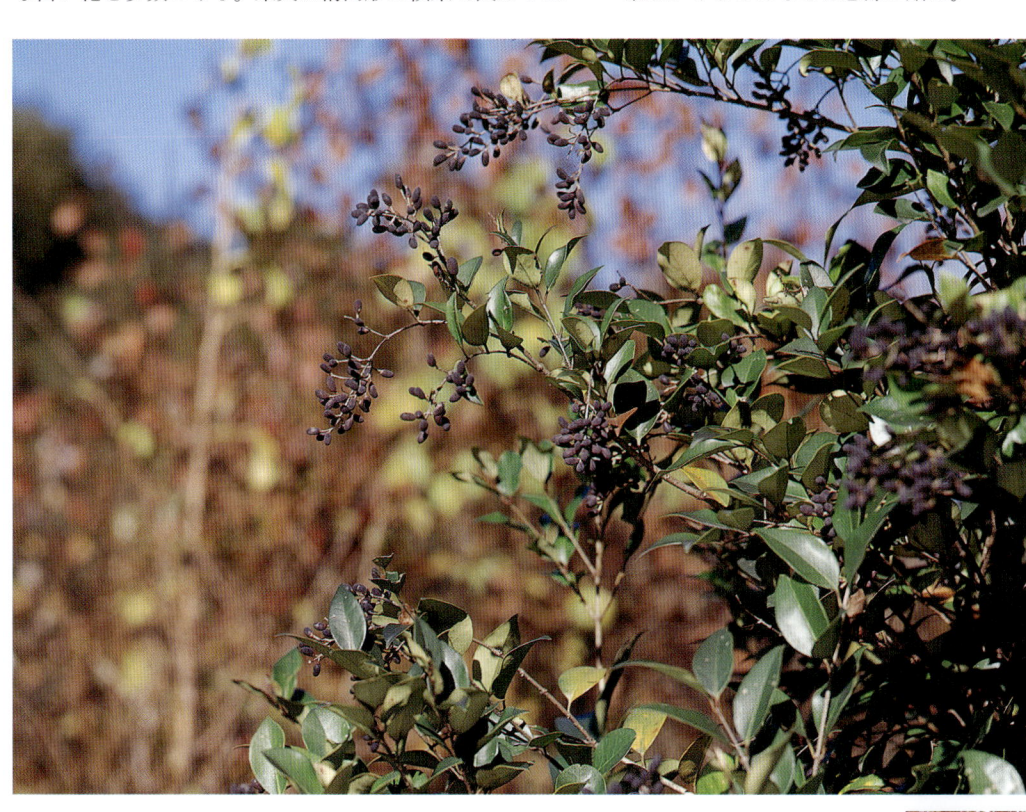

果実は紫黒色の楕円形。日干しにしたものを薬用に用いる

薬草・薬木に似ている植物

葉の葉脈が透けるトウネズミモチ

同属のトウネズミモチは、ネズミモチよりも葉や果実が大きい常緑小高木。葉を日光に透かすと葉脈や葉の縁が透けて見えることでネズミモチと区別できる。中国原産で、庭や街路樹などによく植えられている。トウネズミモチの果実は女貞子（じょていし）とよばれる。成分はネズミモチとほぼ同じで、滋養、強壮などに用いられる。乾燥させた葉や生の葉もネズミモチ同様に用いる。なお、かつてはネズミモチの果実（和女貞子）が女貞子の代用とされたが、現在、和女貞子は市場に出回っていない。

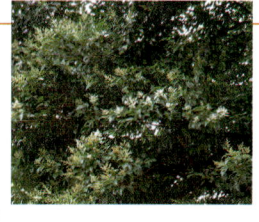

トウネズミモチ

キンモクセイ【金木犀】

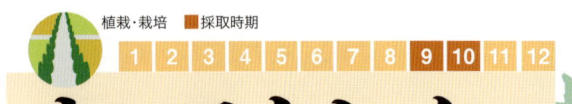

Osmanthus fragrans var. *aurantiacus*
モクセイ科モクセイ属

生 金木犀（きんもくせい）

関東～九州

植栽・栽培　■採取時期 9・10

健胃　低血圧症　不眠症

●庭木や街路樹としてよく植えられる常緑小高木。中国原産といわれるが、日本で育成されたという説もある。モクセイ類のなかで、花の色が橙黄色のものをキンモクセイとよぶ。高さ3～6m。幹は太く、枝は何本にも分かれ、楕円形の樹形になる。樹皮は灰褐色。葉は長さ8～15cmの長楕円形で深緑色。縁に粗い鋸歯があり、革質で先端が尖る。雌雄異株。9～10月、葉腋に短い柄を出し、よい香りのする橙黄色の花をつける。花は径5mmほどで散形状に束生する。花冠は4深裂する。日本にあるもののほとんどが雄株であるため、実はつけない。和名は金色のモクセイの意。モクセイは中国名の「木犀」を音読みしたもので、木の肌が動物のサイ（犀）に似ているためといわれる。

成分 花：精油（オスマン、α-ツヨン）、有機酸（ステアリン酸、パルミチン酸など）、ロウ成分（トリアコンタン、p-ヒドロキシフェネチルアルコールなど）など

採取・保存 9～10月ごろ、落ちてくる花を集め、風通しのよいところで陰干しにする。木の下にビニールなどを敷くと集めやすい。

使用法 ホワイトリカー1.8ℓに乾燥した花30～50gを漬け込み、冷暗所に3カ月くらいおきモクセイ酒をつくる。胃の調子が悪いときに、盃1杯ほどを水や湯で薄めて飲む。低血圧症や不眠症の場合も、就寝前に同じようにモクセイ酒を飲む。

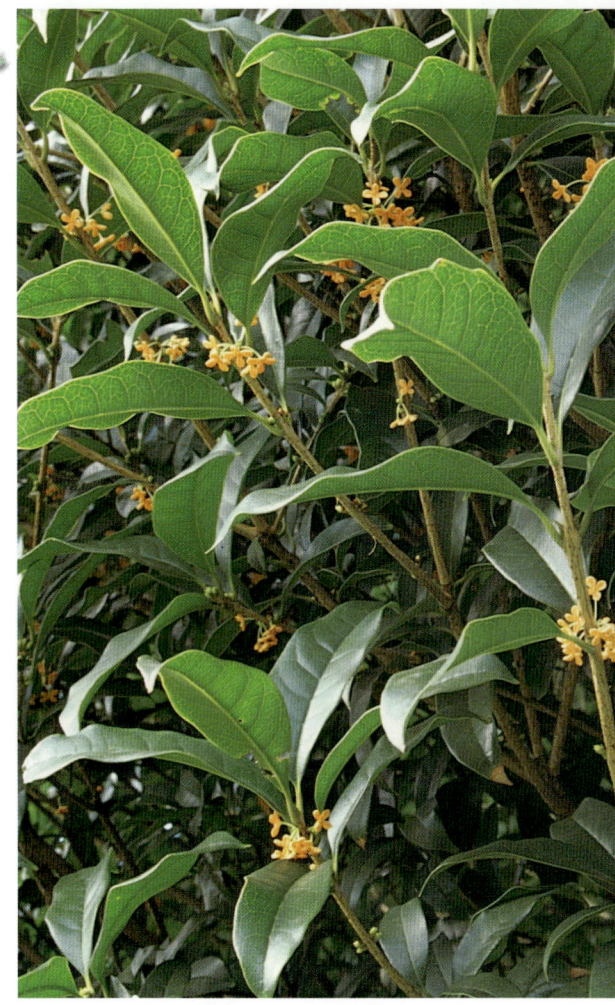

薬用には落ちてくる花を集めて陰干しにする

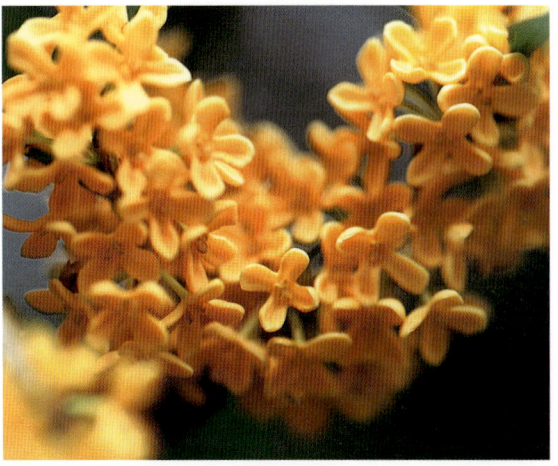

秋に咲く橙黄色の花。花には芳香がある

薬草・薬木に似ている植物

日本で見られるモクセイ類

モクセイ類にはキンモクセイ、ギンモクセイ、ウスギモクセイの3種類がよく知られている。3種とも花には芳香がある。ギンモクセイの花は白色で、雌雄異株。キンモクセイと同じく、日本には雄株しかないので、ふつう結実しない。ウスギモクセイの花は黄白色で、九州に野生のものがあるといわれる。国の天然記念物で知られる静岡県三嶋大社のキンモクセイは、実はウスギモクセイである。

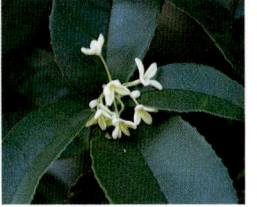

ギンモクセイ

レンギョウ【連翹】

Forsythia togashii　モクセイ科レンギョウ属

別 イタチグサ、レンギョウウツギ
生 連翹（れんぎょう）

全国（植栽）

消炎、解毒　利尿、むくみ　腫れもの

●原産地は中国で、日本には17世紀以前に渡来したとされる落葉低木。庭園樹として広く栽培される。生育力おう盛で株立ちする。新枝はよく伸びて下垂し、先端が地面につくと根を出して活着し、やがて別の株になる。樹皮は縦に裂け目が入り、茶褐色。節はあるものの、枝は中空。葉はふつう卵形から楕円状卵形で柄をもち、対生する。先端は尖り、長さ4〜8cm。縁に鋭い鋸歯があり、しばしば3出状に分かれる。雌雄異株。3〜4月、葉の展開に先立ち、花冠が深く4裂した鮮黄色の花を前年枝の葉腋につける。果実は卵形のさく果で、長さ約1.5cm、先が尖り、果皮は硬い。果皮は熟すと2裂し、小さい翼をもった長さ7mm、幅2mmほどの種子がある。和名は中国名の「連翹」に基づくが、中国名の「連翹」はオトギリソウ科のトモエソウを指すともいわれる。

成分 果実：トリテルペノイド（ベツリン酸、オレアノール酸）、リグナン（フィリンゲニン、アルクチゲニン）、リグナン配糖体（フィリリン）、フェニルプパノイド配糖体（フォルシチアシド）、フラボノール配糖体（ルチン）など

採取・保存 秋に熟した果実を採取し、一度蒸してから日干しにする。これを連翹（れんぎょう）とよぶ。

使用法 消炎、解毒、利尿、腫れものなどにカップ3の水に乾燥した果実12〜20gを入れ、3分の1量になるまで煎じたものを1日量とし、3回に分けて服用する。

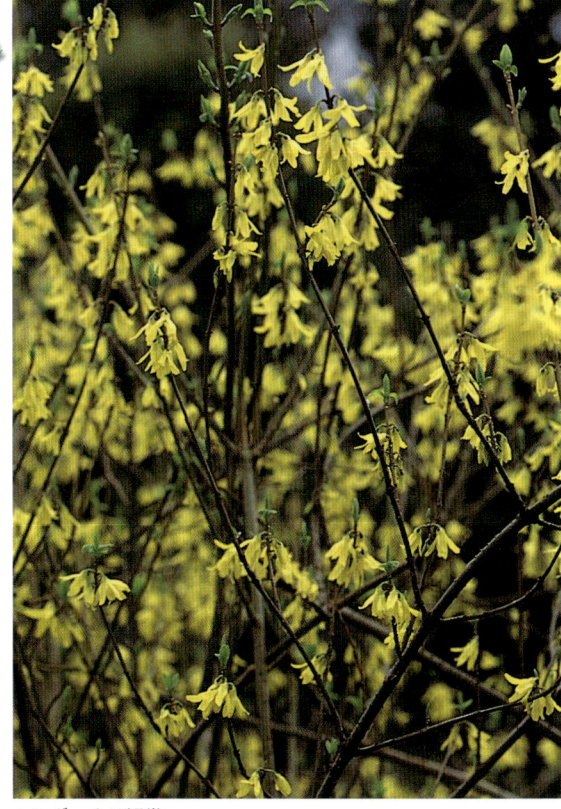

レンギョウは観賞用にしばしば植栽される。生育おう盛で、新枝が下垂して地面に触れると根を出す

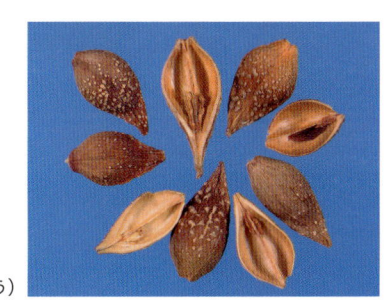

連翹（れんぎょう）

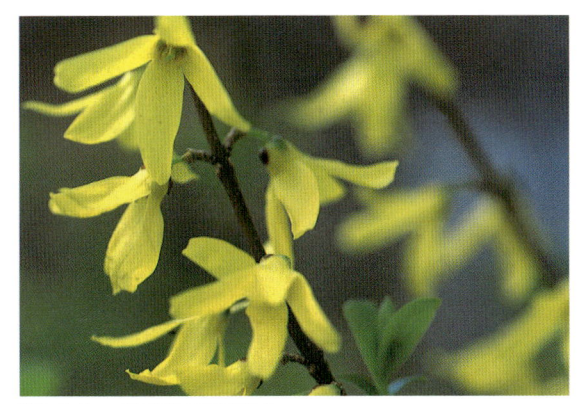

葉に先立って鮮黄色の花が咲く

薬草・薬木に似ている植物

レンギョウの代用品シナレンギョウ

同属のシナレンギョウは中国原産で、庭木としてよく植えられている。同属の植物には、他にチョウセンレンギョウや雑種もあり、形態的な区別は非常にむずかしい。シナレンギョウの果実を乾燥させたものも薬用とされる。消炎、解毒、利尿などに熟した果実を採取して天日で乾燥させたものを煎じて服用する。なお、日本薬局方では生薬の連翹（れんぎょう）の原植物をレンギョウまたはシナレンギョウと規定している。

シナレンギョウ

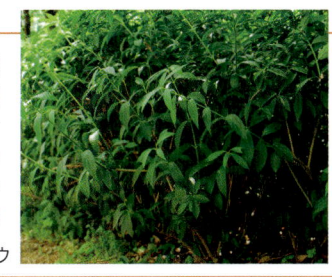

トネリコ

Fraxinus japonica モクセイ科トネリコ属

山地林 ■採取時期 1 2 3 4 5 6 7 8 9 10 11 12

別 タモノキ、タモ、サトトネリコ
生 秦皮（しんぴ）

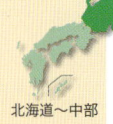

北海道〜中部

下痢　解熱　目の充血、結膜炎

●北海道や本州の中部以北の山間湿地に自生する落葉高木。庭園に植栽されるほか、田のあぜに、刈り取った稲を干すためにも植えられる。幹は直立して、上方で枝分かれする。高さ15m、幹の直径60cmに達するものもある。樹皮は淡灰褐色。葉は奇数羽状複葉で小葉は5〜9枚の長卵形で、長さ5〜15cm。

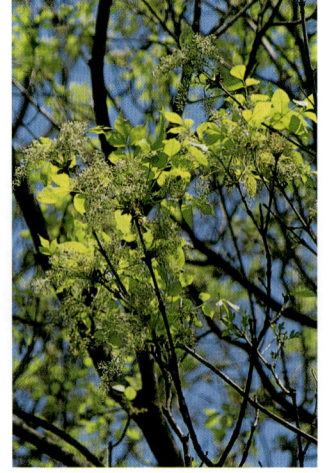

4〜5月に咲く淡緑色の小花

4〜5月、その年に伸びた枝の先端に円錐花序を出し、葉の展開に先立って、淡緑色の小さな花をつける。秋、黄緑色から褐色の倒披針形の翼果ができる。長さは3〜4cm、幅6〜7mm。トネリコの名は、古く、写経をするために、樹皮を濃く煮詰めて膠のようにしたものを、墨と共に練ったことから、共練濃（とねりこ）とよばれ、これがトネリコの和名となったといわれる。また、トネリコは材としての用途も多く、家具や農機具のほか、野球のバットに使われていることでも知られている。

成分 樹皮：クマリン（フラキセチン、イソフラキシジン、エスクレチン、スコポレチンなど）、クマリン配糖体（フラキシン、エスクリンなど）など

採取・保存 6〜8月、樹皮をはぎ取って日干しにする。こ

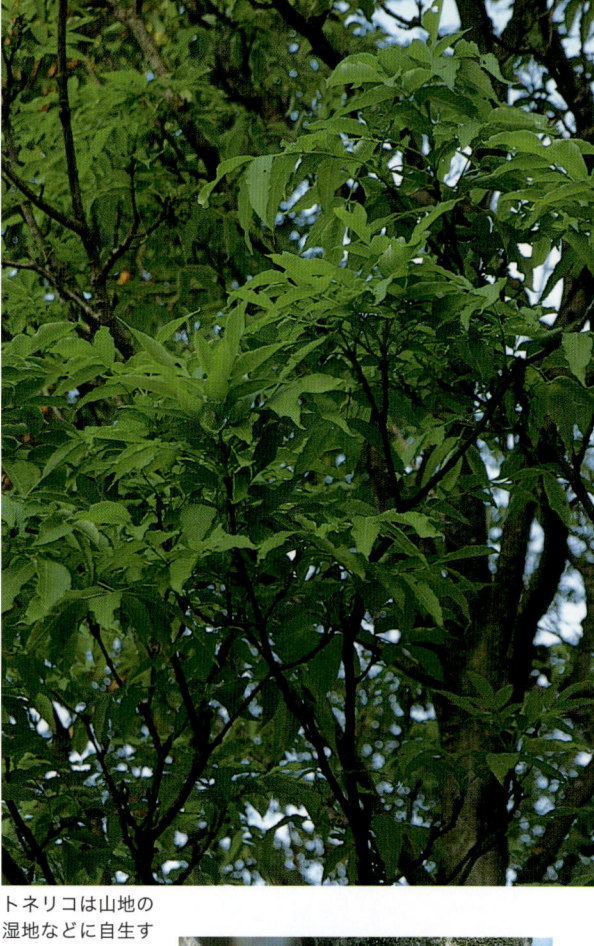

トネリコは山地の湿地などに自生するが、植栽もされる。葉は5〜9枚の小葉からなる奇数羽状複葉

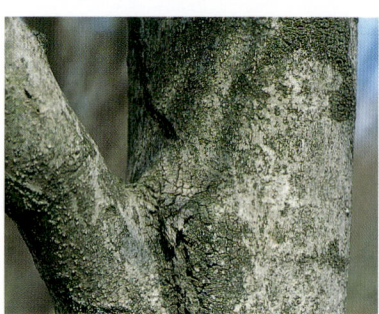

樹皮は6〜8月ごろにはいで薬用にする

れを秦皮（しんぴ）とよぶ。

使用法 下痢、とくに発熱性の下痢に、カップ3の水と乾燥した樹皮5〜10gを半量になるまで煎じて、1日3回に分けて服用する。結膜炎などで目が充血して痛むときは、同様の煎じ液で眼を洗う。

薬草・薬木に似ている植物

トネリコ同様薬用とされるアオダモ

トネリコと同属の落葉高木に、北海道から九州にかけて分布するアオダモがある。和名は、アオダモの枝を切って水につけると水が青色に変わることと、トネリコのことを指す「ダモ（タモ）」から。アオダモもトネリコ同様に薬用になる。春から秋の落葉前に樹皮を採取し、煎じたものを服用すると下痢、解熱に効果がある。また、結膜炎などには樹皮を煎じたもので目を洗眼する。

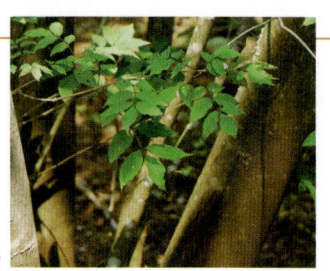

アオダモ

リンドウ【竜胆】

Gentiana scabra var. *buergeri*
リンドウ科リンドウ属

草原 ■採取時期
1 2 3 4 5 6 7 8 9 **10 11** 12

別 ササリンドウ　生 竜胆（りゅうたん）
東北〜九州

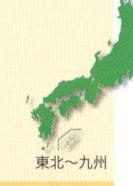

食欲不振、消化不良、胃酸過多

●古くから美しい花が愛でられ、薬用植物としても知られる多年草。日の当たる丘陵の草地などに自生する。根茎は淡黄色で、ひげ根を多数つける。茎は直立し、高さ30〜60㎝。葉はササの葉のような披針形で先が尖り、対生、長さ4〜12㎝。葉柄はなく茎を抱く。葉身は全縁、縦に3本の脈が入る。9〜10月、茎の先や上部の葉腋に、濃紫色の鐘状花を数個つける。花は上向きで長さ4〜6㎝、先が5裂し、裂片は先が外側に反り返る。和名は、苦いものの代表である熊胆（くまのい）よりも苦みが強いことから「竜の胆」の字をあてたとされる。

成分　根：苦味配糖体（ゲンチオピクロシド、スカブラシド、トリフルオロシド、リンドシドなど）など

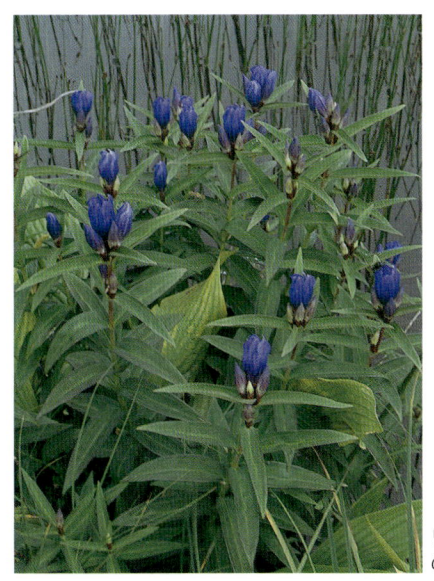

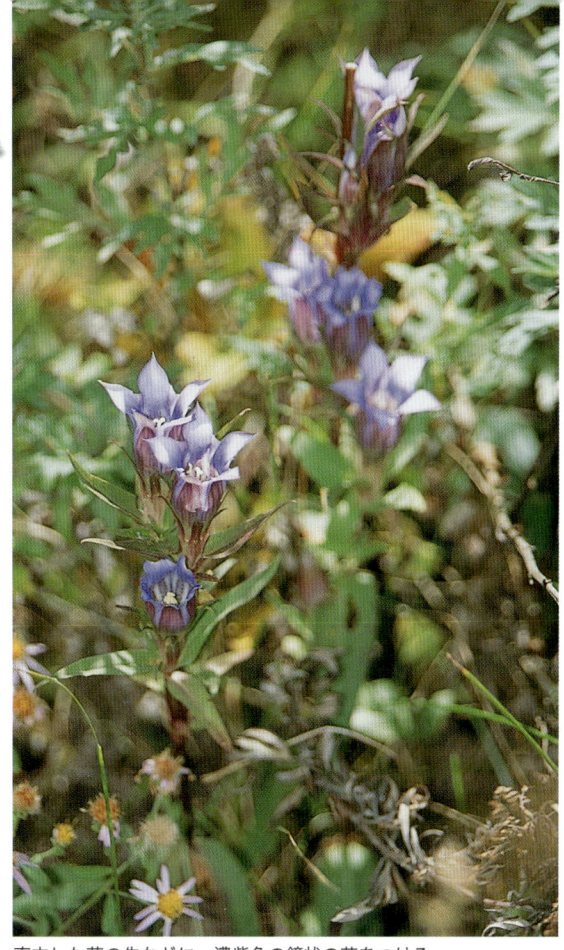

直立した茎の先などに、濃紫色の鐘状の花をつける

採取・保存　秋、根を掘り採り、よく水洗いしてから日干しにする。これを竜胆（りゅうたん）とよぶ。

使用法　食欲不振、消化不良、胃下垂、胃酸過多などに、乾燥した根3gを1日量とし、カップ3の水で半量になるまで煎じて3回に分けて服用する。乾燥して粉末にした根3〜5gを食後すぐに服用してもよい。

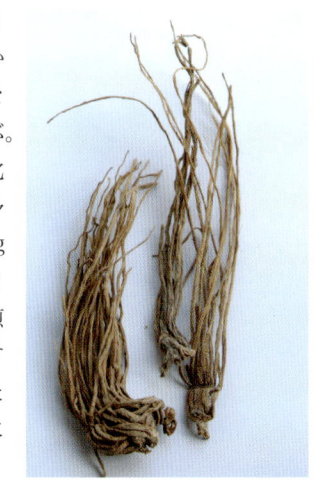

リンドウと同属のエゾリンドウ

竜胆（りゅうたん）

薬草・薬木に似ている植物

リンドウの仲間

　日本に自生するリンドウ属は、エゾリンドウ、オヤマリンドウ、フデリンドウなど多数ある。エゾリンドウは近畿以北の湿地に自生するが、切り花として市販されているものは、このエゾリンドウを中心に改良された園芸品種である。オヤマリンドウは本州中部、北部の高山帯に自生し、高さ20〜60㎝ほど。フデリンドウは小さく6〜10㎝ほどである。どの種も上向きに濃紫色の鐘状花をつける。リンドウの仲間は、リンドウと同じように根を健胃薬として用いるものが多い。

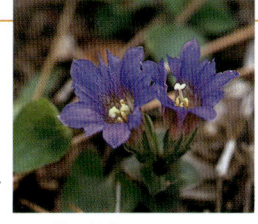

フデリンドウ

草原 ■採取時期
1 2 3 4 5 6 7 8 9 10 **11** 12

センブリ【千振】

Swertia japonica　リンドウ科センブリ属

別 イシャダオシ、トウヤク
生 当薬（とうやく）

北海道南部〜九州

- 食欲不振、腹痛、消化不良、下痢
- 養毛、発毛

●古くから薬用植物として広く用いられてきた、日本特産の2年草。各地の日当たりのよい、やや湿った草原やマツ林などに自生する。山野草として観賞用に栽培もされる。根は黄色く、茎は四角形で暗紫色を帯び、直立して高さ20〜25cmになる。葉は紫緑色を帯びることが多く、線形から倒披針形で全縁、対生。8〜11月、枝先や葉腋に円錐花序を出し、白色に紫色の筋のある花を多数つける。萼片は5個で線形、花冠は深く5裂する。花後に細長いさく果をつけ、熟すと2片に裂ける。和名は、千回振り出してもまだ苦いとされることから名付けられた。別名のトウヤクは「当に薬である」という意味から。

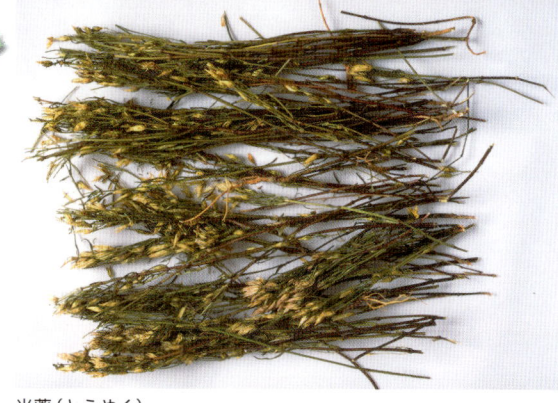

当薬（とうやく）

成　分　全草：苦味配糖体（スウェルチアマリン、スウェロシド、ゲンチオピクロシド、アマロゲンチンなど）、キサントン（スウェルチアニン、スウェルチアノリンなど）など

採取・保存　本来は開花期に全草を採取するが、絶滅を避けるために、花後、種子の散布が終わった株を採取するよう心がける。採取後に水洗いしてから、風通しのよい場所で陰干しする。緑色が失せないように乾燥させるとよい。この乾燥物を当薬（とうやく）とよぶ。

使用法　食欲不振や腹痛、消化不良、下痢などには、乾燥した全草を粉末にしたもの0.03〜0.05g（耳かき1杯程度）を、1日3回、食後すぐ、あるいは食前30分くらいに服用する。円形脱毛症などの養毛、発毛には、乾燥した全草3gほどを濃く煎じ、その煎じ液を洗髪後に脱毛部分にすり込むようにつける。近年、センブリを使用した養毛剤が市販されている。

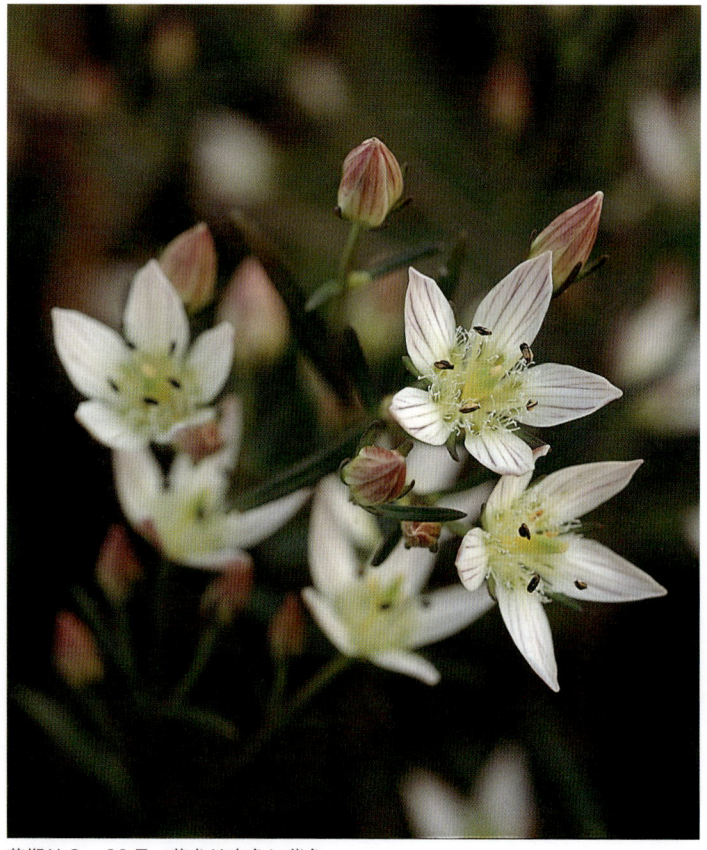

花期は8〜11月。花弁は白色に紫色の筋が入り、深く5裂する

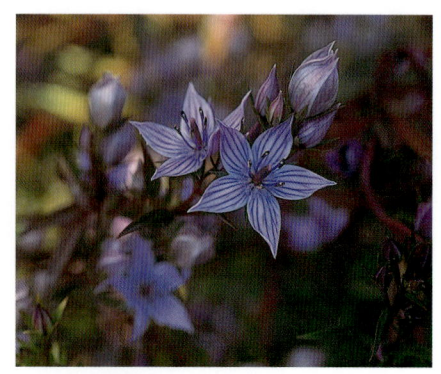

センブリと同属のムラサキセンブリ

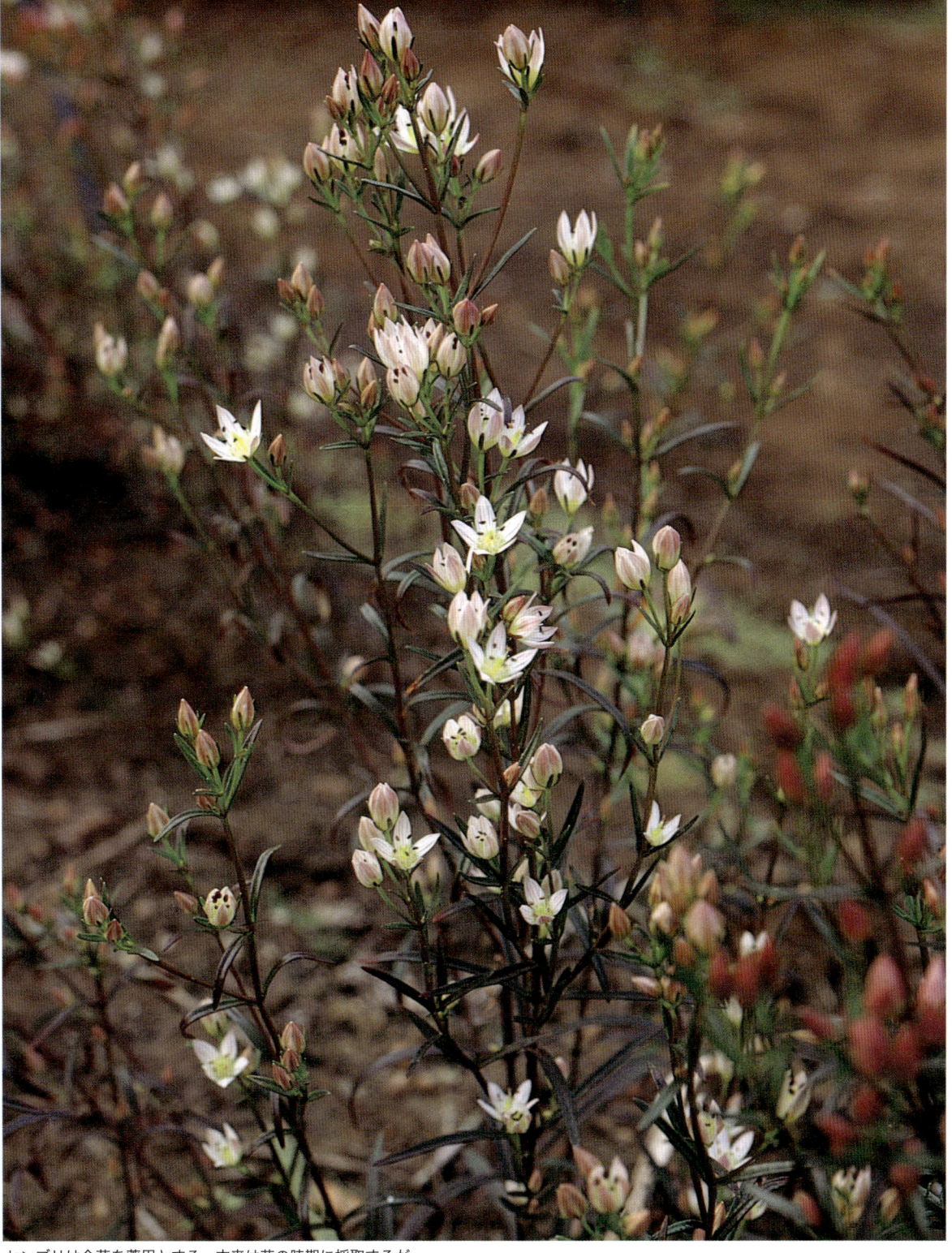

センブリは全草を薬用とする。本来は花の時期に採取するが、絶滅を避けるために種子が散ってから採取したい

> **薬草・薬木に似ている植物**
>
> ### センブリの仲間
>
> 　日本に自生するセンブリと同属の仲間には、イヌセンブリ、ムラサキセンブリなどがある。花冠が深く5裂する点がセンブリの花によく似ている。なかでもよく似ているのが本州以南に分布するイヌセンブリ。イヌセンブリはセンブリよりやや大形だが、花はセンブリのように白色に紫色の筋が入る。イヌセンブリも薬用とされるが、苦み成分が少なく、薬効も弱いとされることから「イヌ」の名がついた。また、花色が淡紫色で濃紫色の脈が目立つムラサキセンブリも、センブリよりも苦みは弱いとされるが健胃剤として用いられる。

山地林　■採取時期
1 2 3 4 5 6 **7 8** 9 10 11 12

ミツガシワ【三柏、三槲】
Menyanthes trifoliata　ミツガシワ科ミツガシワ属

別 ミズハンゲ　生 睡菜葉（すいさいよう）　北海道、本州、九州

胃もたれ、腹痛

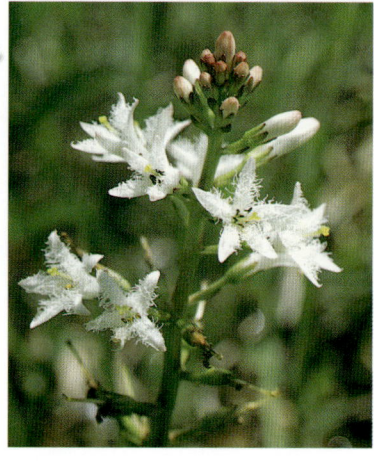

5〜8月に咲く花。花冠の内面には白毛が密生する

●北海道、本州、九州の、高地の湿地や湖沼の水辺や水中に自生する1属1種の多年草。まれに低地でも見られる。地下茎は緑色で太く長く、泥の中を這う。葉は3出複葉で、葉柄の基部は鞘状。小葉には柄がなく、先の鈍い楕円形で、葉質は厚い。5〜8月、葉よりも長い20〜40cmほどの総状花序を伸ばし、白色、ときに淡紅色の花をつける。花冠は径1〜1.5cmで5裂し、内面には白毛が密生する。雄しべは5本、雌しべは1本あり、株によって雄しべのほうが長いもの、雌しべのほうが長いものがあり、花後、雌しべのほうが長い株にだけ結実する。種子はやや扁平な円形で、光沢がある。

成分 葉：イリドイド配糖体（ロガニン、セコロガニンなど）、フラボノイド配糖体（トリフォリン）など

採取・保存 夏、葉柄ごと葉を採取し、日干しにする。これを睡菜葉（すいさいよう）とよぶ。

使用法 胃もたれや腹痛に、乾燥した葉、葉柄3〜5gを1日量とし、カップ2の水で半量になるまで煎じ、3回に分け、毎食前30分に服用する。

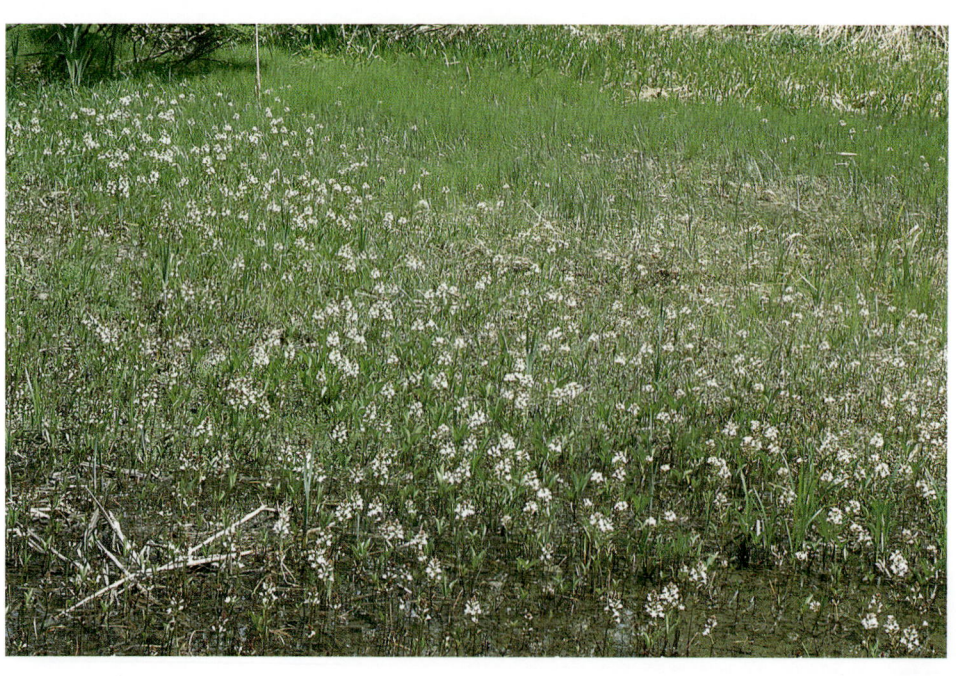

ミツガシワは湿地などに自生する。薬用とするのは葉で、夏に葉柄ごと採取する

薬草・薬木の豆知識

カシワに似ていないミツガシワ

　ミツガシワは1属1種の植物である。以前はリンドウ科に属していたが、近年ミツガシワ科を独立させ、これに属すようになった。和名に「カシワ」があり、カシワの葉に似た小葉が3枚あるためという説があるが、カシワの葉にはあまり似ていない。カシワの葉3枚を図案化した紋所のひとつ「三つ柏（みつがしわ）」に、この葉が似ているためと考えられる。

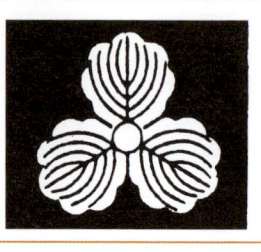

「三つ柏」

人里　採取時期（全草：6～8月、葉：通年）

| 1 | 2 | 3 | 4 | 5 | 6 | 7 | 8 | 9 | 10 | 11 | 12 |

ヒルガオ【昼顔】
Calystegia japonica　ヒルガオ科ヒルガオ属

別 オオヒルガオ　　生 旋花（せんか）

北海道～九州

- 利尿、むくみ（全草）
- 疲労回復（全草）
- 神経痛（全草）
- 虫さされ（葉）

●道ばた、野原などにふつうに見られ、畑地などでは防除困難な雑草として扱われるつる性の多年草。毎年春になると地下茎から芽を出して繁殖する。地下茎は切断されても再生するほど繁殖力おう盛。茎は長く伸び、他物に絡まって伸びる。葉は狭楕円形で先が尖り、基部は耳形。花期は6～8月、葉腋から花柄を出し、その先に直径4～6cmほどのろうと形の淡桃色の花を開く。結実することはほとんどない。和名は、アサガオが早朝に開花して昼ごろしぼむのに対し、昼過ぎになっても開花していることによる。

成分 全草：フラボノイド配糖体（ケンフェロール-3-グルコシド、ケンフェロール-3-ラムノシド、ケンフェロール-3-ラムノグルコシドなど）／花：不明

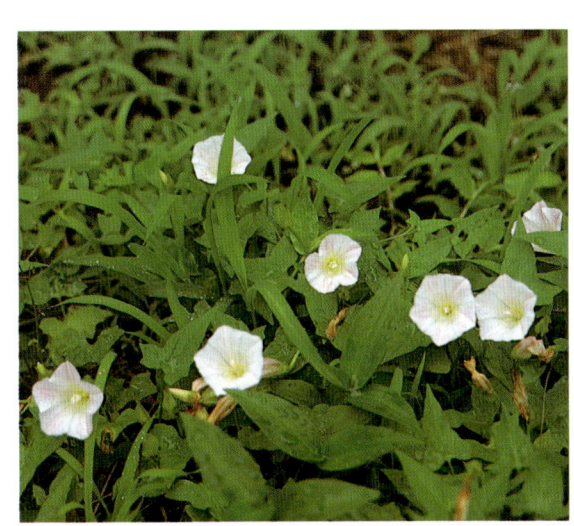

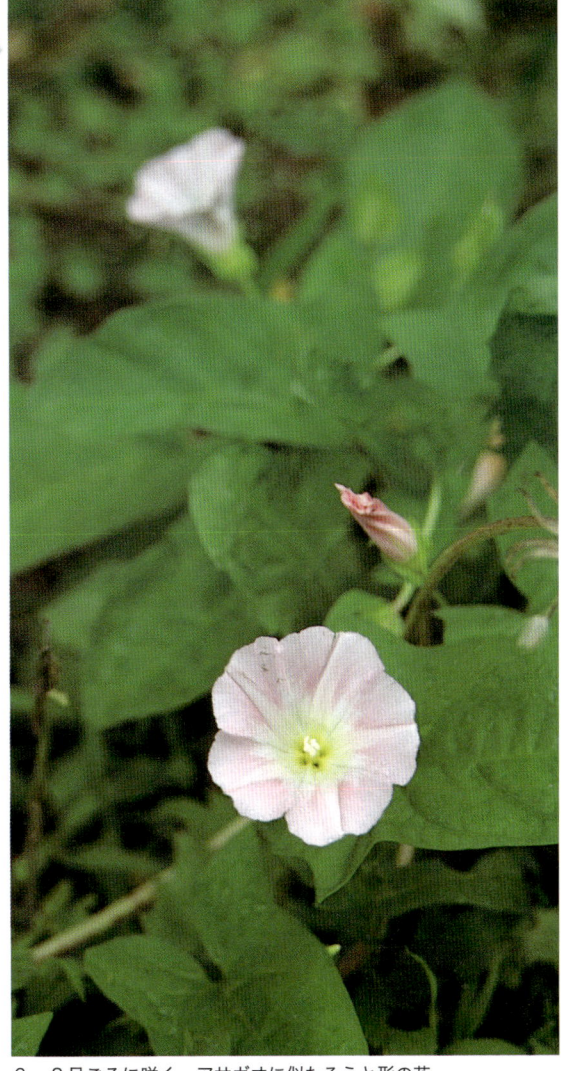

6～8月ごろに咲く、アサガオに似たろうと形の花。ヒルガオは昼過ぎになっても花は開いている

採取・保存 開花期に、地下茎ごと掘り採り、よく水洗いしてから日干しにする。これを旋花（せんか）とよぶ。葉は必要に応じて採取する。

使用法 急性腎炎などでむくみがあるときや疲労回復に、乾燥した全草10gを1日量として、カップ3の水で半量になるまで煎じて3回に分けて食間に服用する。神経痛には、乾燥した全草50gを布袋などに入れて浴湯料とする。虫さされには、生の葉を揉み、その汁を患部に塗る。

薬用には開花期に全草を採取する。生の葉も薬用に用いる

薬草・薬木に似ている植物
ヒルガオの仲間

　ヒルガオ属の仲間には、全体的に小形のコヒルガオ、ヨーロッパ原産の帰化植物であるセイヨウヒルガオ、各地の海岸に自生するハマヒルガオなどがある。ヒルガオの仲間には薬用とされるものが多く、コヒルガオは根や全草が生理不順などに、ハマヒルガオは根がリウマチ治療などに用いられる。なお、ヒルガオやコヒルガオの若芽や花は、ゆでて水にさらしてお浸しや和えものにすることができる。

ハマヒルガオ

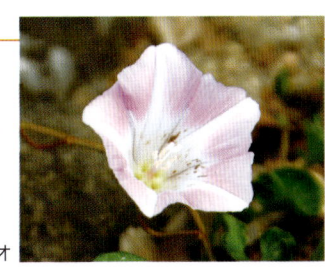

アサガオ【朝顔】

Pharbitis nil ヒルガオ科アサガオ属

別 ケンゴ　生 牽牛子（けんごし）　全国（栽培）

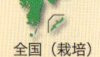

便秘

●熱帯アジア原産のつる性の1年草。観賞用に各地で広く栽培されている。茎は左巻きで多くの逆毛があり、硬いものに巻きついて伸びる。葉は互生で3裂し、中央片がもっとも大きくなり、葉の先は尖る。夏に葉腋から花柄を出し、ろうと形の合弁花をつける。花色は青紫、赤紫、白、斑入りなどさまざま。開花は早朝から始まり、昼にはしぼみ、翌日には落下する。果実はさく果で3室に分かれ、それぞれ2個ずつの種子が入っている。日本には平安初期に遣唐使が持ち帰ったとされており、江戸時代には園芸植物としてさまざまな品種がつくられ、盛んに栽培された。

成分 種子：樹脂配糖体（ファルビチン）、ジテルペノイド（ジベレリンA26, A27およびそれらの配糖体）など

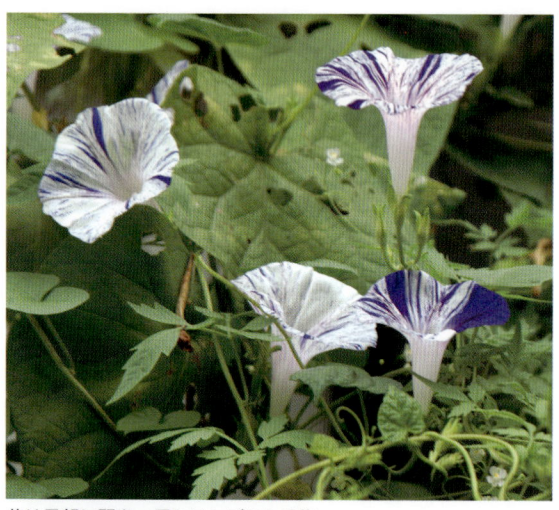

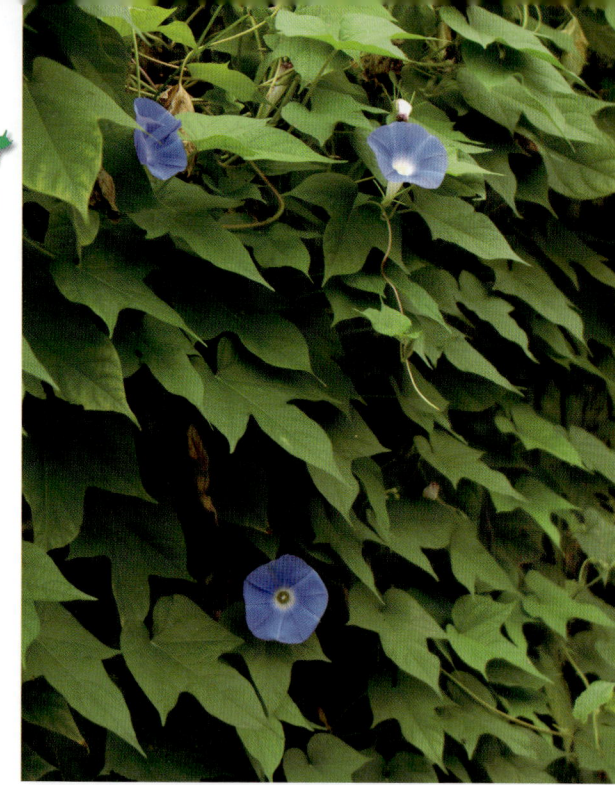

夏の風物詩としても親しまれるアサガオ。薬用には種子を用いる

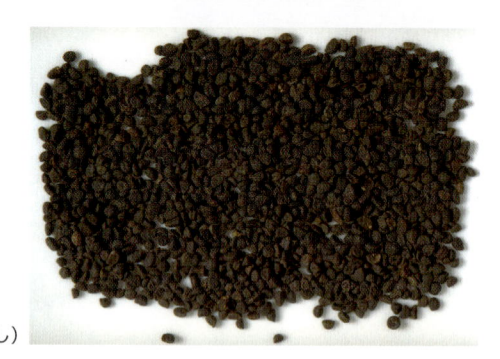

牽牛子（けんごし）

採取・保存 10～11月ごろ、茎を抜き取り乾かして種子を採集する。これを天日に干したものを牽牛子（けんごし）という。

使用法 種皮が黒いものを黒牽牛子または黒丑（こくちゅう）、白っぽいものを白牽牛子または白丑（はくちゅう）というが、薬効はほとんど変わらない。便秘には乾燥させた種子2～3粒を砕いて粉末にし、空腹時に服用する。作用が非常に強く、多量に用いると激しい下痢や腹痛を起こすので注意する。胃腸の弱い人や妊婦は服用しないこと。

花は早朝に開き、昼にはしぼむ1日花

家庭で栽培する薬草・薬木

アサガオの栽培

アサガオは理科の学習などでよく栽培が行われているが、薬用にも栽培してみたい。種まきは5月初旬が最適。種子は一晩吸水させ、ふくらまないものは表皮に軽く傷をつける。ポットにまいて1cmほど土をかぶせると、1週間ほどで発芽する。本葉が3～4枚になったら鉢に元肥を施した土を入れ、植え替える。つるが伸びてきたら支柱を立てる。1000倍に薄めた液肥を月に2～3回やり、水やりはつぼみがつくまでは土が乾いてから、つぼみがついたら毎日行う。夜間明るい場所に置くと花が咲かないことがあるので注意。

ネナシカズラ【根無葛】

Cuscuta japonica ヒルガオ科ネナシカズラ属

雑木林　■採取時期 1 2 3 4 5 6 7 8 9 **10 11** 12

生 菟糸子（としし）　　全国

あせも、にきび、そばかす

左巻きのつるでほかの植物に巻きついて伸びる

●各地の山野や日当たりのよいやぶなどに自生するつる性の寄生植物。つるは左巻きで長く伸び、他物に巻きついて繁茂する。発芽したときには根があるが、生長にともない基部は枯れて根はなくなり、他の植物に寄生し、吸盤で栄養を吸収する。和名はこの性質に由来する。葉は退化して鱗片状、全体が黄白色で紫色の細かい斑点がある。8～10月ごろ、短い穂状花序に小さな鐘形の花が密集する。果実は扁球形でふつう2～4個の種子がある。

成分 種子：脂肪酸（ステアリン酸、ヘキサデカン酸、エイコサン酸など）、セスキテルペノイド（ツチン、コリアチンなど）など

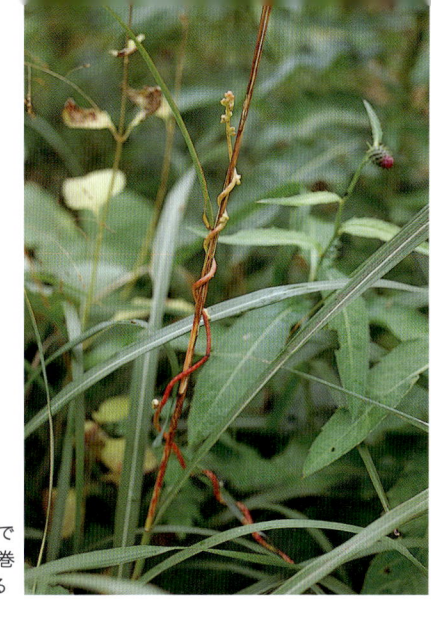

採取・保存 10月ごろ、成熟直前の果実を採取して、風通しのよい場所で陰干しにする。乾燥後、手で揉むようにして種子を取り出したものを菟糸子（としし）とよぶ。

使用法 あせも、にきび、そばかすには、乾燥した種子10gをカップ3の水で半量になるまで煎じ、冷ましてから患部に塗布する。

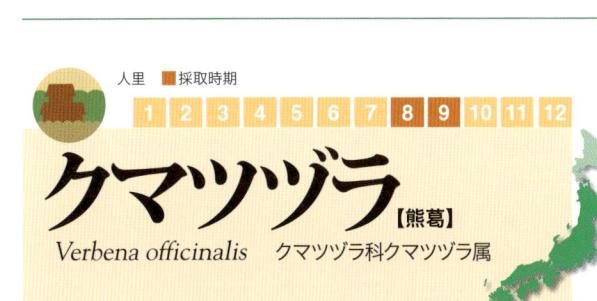

クマツヅラ【熊葛】

Verbena officinalis クマツヅラ科クマツヅラ属

人里　■採取時期 1 2 3 4 5 6 7 **8 9** 10 11 12

生 馬鞭草（ばべんそう）　　東北～沖縄

生理不順、生理痛　　皮膚病、腫れもの

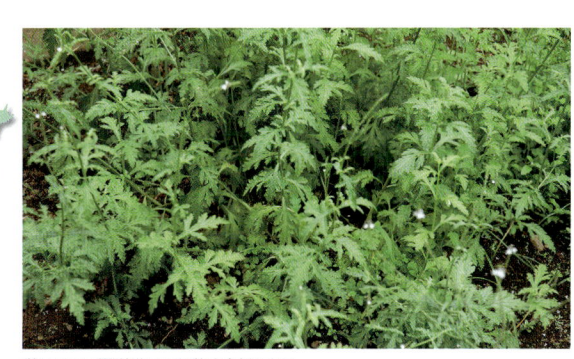

薬用には開花期に全草を採取する

●道ばたや荒れ地などに自生する多年草。茎は四角柱状で直立し、上部で枝分かれして高さ60cmほど。葉は柄をもち対生。葉身は卵状でふつう羽状に3～5裂し、裂片はさらに不規則に切れ込む。夏、茎の上部に穂状花序を立て、淡紅紫色の小花をつける。小花は花穂の下から咲き進み、その間に花穂は伸びて30cmほどになる。果実は楕円状で、4個の分果からなる。

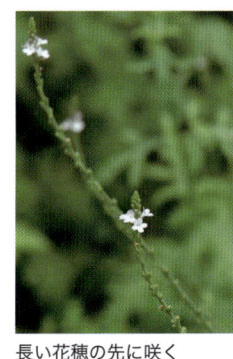

長い花穂の先に咲く淡紅紫色の小花

成分 全草：フラノイドジテルペン誘導体（ベルベナリン、ベルベナロール）、イリドイド配糖体（ベルベナリン）など

採取・保存 8～9月の開花期に全草を採取して水洗い後に日干しにする。これを馬鞭草（ばべんそう）とよぶ。

使用法 生理不順や生理痛、産後のおりものが長く続くときなどに、乾燥させた全草6～10gを1日量とし、カップ3の水で半量になるまで煎じて3回に分けて食間に服用する。皮膚病や腫れものに、乾燥した全草10～20gをカップ3の水で半量になるまで煎じて、その液で患部を洗浄する。生の葉や茎の汁を患部に塗ってもよい。

ハマゴウ

Vitex rotundifolia クマツヅラ科ハマゴウ属

海岸　採取時期（茎・葉：6～8月、果実：10～11月）

別 ハマツバキ、ハマボウ　生 蔓荊子（まんけいし）　東北～沖縄

- 解熱、頭痛（果実）
- 神経痛、腰痛、筋肉痛、肩こり、手足のしびれ（果実、茎・葉）

●温暖な地域の海浜の砂地に群生する落葉低木。長い主幹が砂上、砂中を横に走り、ところどころで根を出す。枝は四角形で、砂上に立ち上がり高さ30～60cmとなる。葉は対生し、倒卵形または楕円形で全縁。まれに下部の葉が3裂することがある。夏、枝の先端に円錐花序をつけ、長さ13～16mmの2唇形で青紫色の花をつける。上唇は小さく、浅く2裂し、下唇は大きく、3裂する。10～11月、径5～7mmの球形の果実を結ぶ。古くは浜未浜比（はまはひ）といい、浜を這う姿によって名付けられたとされ、和名はこれが転じたものという説がある。

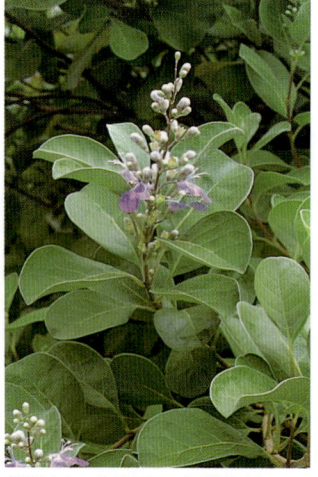

花期は6～8月ごろ。円錐花序に青紫色の花をつける

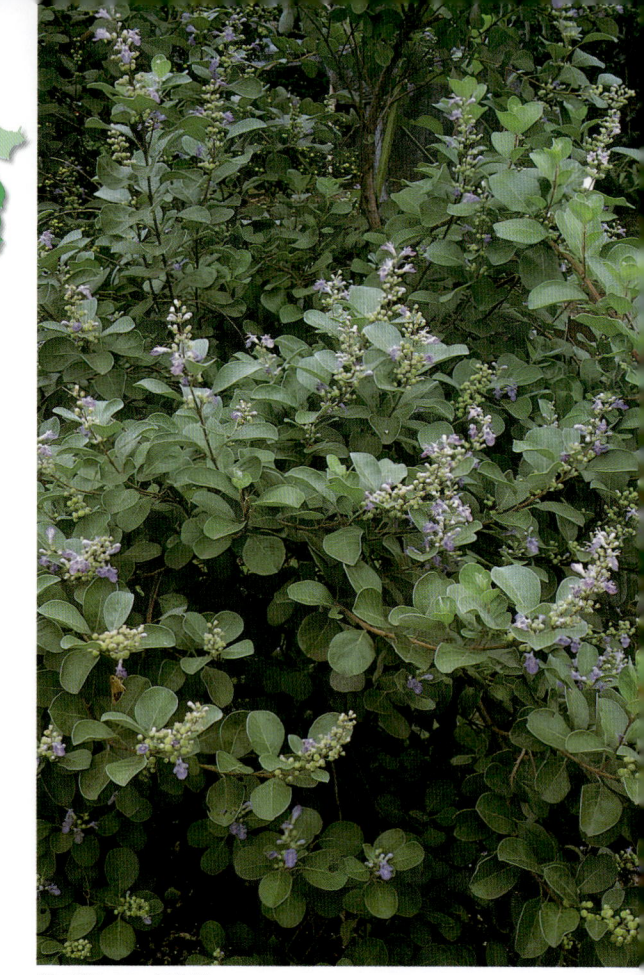

花の咲いている時期に茎や葉を採取し、薬用に用いる

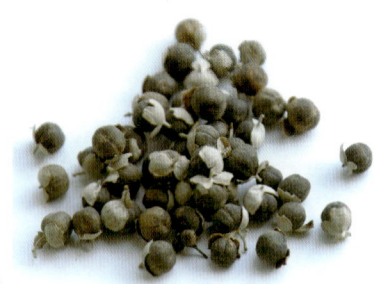

成分 果実：精油（α-ピネン、カンフェン、酢酸テルピネオール、ビテキシフォリンC、D、Eなど）、フラボノイド（ビテキシカルピン、カスチシン、アルテメチンなど）、ベンゾフラン（ビテラロン）、イリドイド（ビテオイドⅠ、Ⅱ）、ジテルペノイド（ビテキシラクトン、プレビテキシラクトンなど）など

採取・保存 10～11月、成熟した果実を採取し、日干しにする。これを蔓荊子（まんけいし）とよぶ。花期に茎や葉を採って風通しのよい場所で陰干しにする。

蔓荊子（まんけいし）

使用法 かぜによる発熱や頭痛には、カップ3の水と乾燥した果実10gを煎じて半量になったものを1日3回に分けて服用する。腰痛、神経痛、筋肉痛、肩こり、手足のしびれなどには、乾燥した茎・葉210～350gと乾燥した果実90～150gを布袋に詰めて水1ℓで煮出したものを袋ごと浴槽に入れて浴湯料とする。

薬草・薬木の豆知識

ハマゴウの果実に見る海岸植物の知恵

ハマゴウの果実の果皮はコルク質で軽い。これは海水に浮きやすくするためである。一般に海岸に生きる植物は、果実や種子を海流に散布して繁殖しようとする。海水の浸水を防ぎ、海水に浮くようにするために、さまざまな工夫がされているのである。ハマゴウのようにコルク質の果皮をもつものには、ほかにスナビキソウやネコノシタなどがある。またハマナタマメやハマヒルガオ、ハマエンドウは種子の中に空室があり、浮きやすい構造になっている。

雑木林　■採取時期

1 2 3 4 5 6 7 8 9 10 11 12

クサギ【臭木】

Clerodendrum trichotomum
クマツヅラ科クサギ属

別 クサギリ、クサギナ
生 臭梧桐（しゅうごとう）、臭梧桐根（しゅうごとうこん）

全国

- リウマチ（枝・葉）
- 高血圧（枝・葉）
- 下痢（枝・葉）、健胃（根皮）
- 利尿、むくみ（根皮）

●山野の道ばたや林縁などでよく見られる落葉低木。伐採などで林床が明るくなるといっせいに発芽する。木全体ににおいがあり、とくに葉に触れると独特の臭気がする。高さ1～3mで、上方でややまばらに枝分かれする。葉は三角状卵形で短毛が生える。葉は対生し、ふつう向き合う2枚の葉のうち1枚が大きく、もう片方がやや小形となることが多い。夏から秋にかけて、枝の先端に集散花序をつける。花は先が5裂して平開した筒状になり、色は白く、よい香りがする。果実は青紫色で、平開した赤い萼の中につける。和名は葉に独特の臭気があるので「臭木」と名付けられた。葉がアオギリに似ていることから、別名クサギリともいわれる。クサギの実は古く、「常山（じょうざん）の実」とよばれ染料に利用されてきた。

成分 葉：ジテルペノイド（クレロデンドリンA～Hなど）／樹皮：トリテルペノイド（フリーデリン、エピフリーデラノール）／根：トリテルペノイド（クレロドロン）など

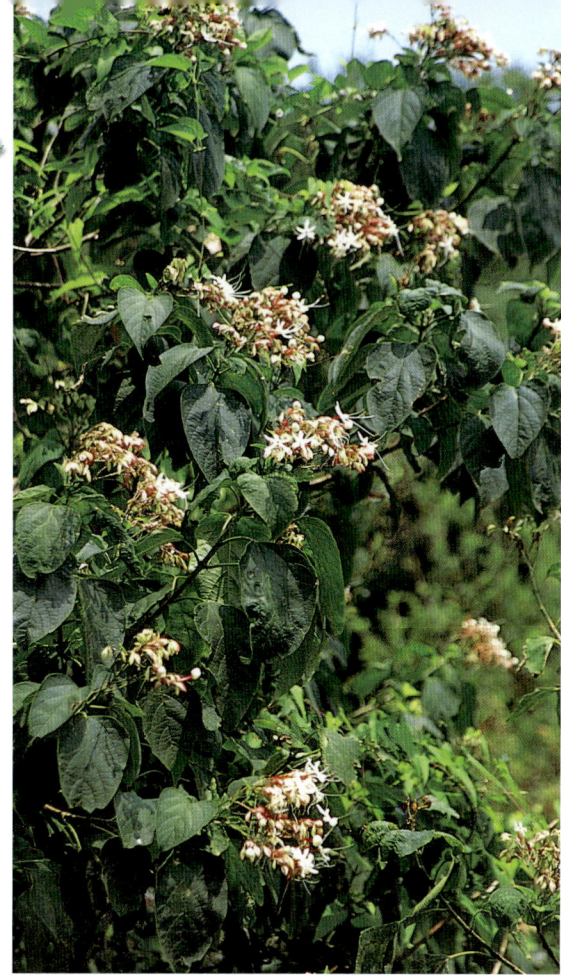

薬用には花期に小枝ごと葉を採取する。根も同じ時期に採取する

葉は、向き合う2枚のうちの1枚がやや大きくなることが多い。葉の腺毛に独特の臭気がある

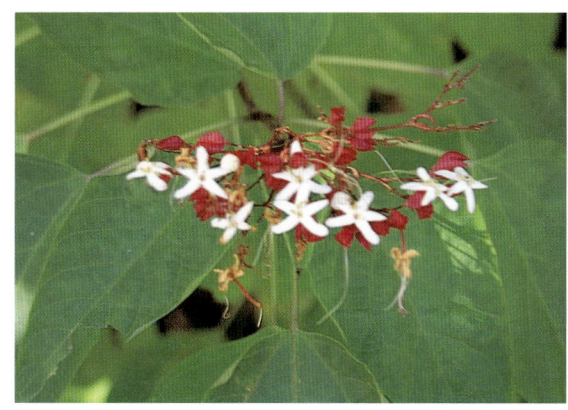

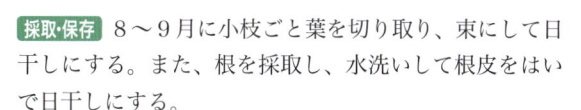

夏から秋にかけて咲く白い花。木全体には独特のにおいがあるが、花には芳香がある

採取・保存 8～9月に小枝ごと葉を切り取り、束にして日干しにする。また、根を採取し、水洗いして根皮をはいで日干しにする。

使用法 リウマチ、高血圧症、下痢には、カップ3の水と乾燥した枝・葉10～15gを半量になるまで煎じて1日3回に分けて服用する。利尿や健胃には、カップ3の水と乾燥した根皮6～10gを半量になるまで煎じて1日3回に分けて服用する。

食べて効く薬草・薬木

強い臭気を抜いて食用とする

クサギは、春に出る若芽や葉を食用とする。強い臭気があるので、ゆでて水に十分さらし、あくが抜けてから和えものや炒めものにして食べる。佃煮やお浸しにしてもよい。また、刻んだ葉を飯に炊き込む郷土料理もある。においが強い場合はゆでたあと一晩水にさらせば、臭気が抜ける。ゆでた葉は天日に干せば保存できるので、あまったものは保存し、利用するときに水で戻して使う。

人里 ■採取時期
| 1 | 2 | 3 | 4 | 5 | 6 | 7 | 8 | 9 | 10 | 11 | 12 |

キランソウ【金瘡小草】

Ajuga decumbens　シソ科キランソウ属

別 ジゴクノカマノフタ　生 筋骨草（きんこつそう）　東北～九州

- 解熱
- 下痢
- 咳、たん
- 虫さされ、腫れもの

●丘陵地や山地、道ばたや土手などによく見られる多年草。茎は地面を這うように四方に広がり、直立せずに長さ5～15cmほどになる。茎・葉には縮れた毛がある。葉は対生。根出葉は長さ4～6cmの長楕円形で波状の鋸歯があり、ロゼット状に数枚生える。上部の葉は小さめで、紫色を帯びるものが多い。3～5月、葉腋に小さな花を数個つける。花は濃い紫色で長さ8mmほどの筒をもつ。花冠は唇形状で、上唇は小さく2裂し、下唇は3裂して大きく開き、中央裂片がもっとも大きい。和名の由来は定かではないが、別名のジゴクノカマノフタ（地獄の釜の蓋）には、茎・葉が地面を覆うように這って蓋のように見えることからなどの説がある。

成分　全草：昆虫変態ホルモン（アジュガステロン、シアステロン、エクダイステロンなど）、イリドイド配糖体（8－アセチルハルパギド）、ジテルペノイド（アジュガタカシンA，Bなど）など

採取・保存　開花期に全草を採取して水洗いした後、日干しにする。乾燥させたものを筋骨草（きんこつそう）とよぶ。

使用法　解熱、下痢、咳、たんには、乾燥させた全草10～15gを1日量として、カップ3の水で半量になるまで煎じ、これを3回に分けて服用する。虫さされや腫れものには、採取したての茎や葉をしぼり、その汁を患部に塗る。

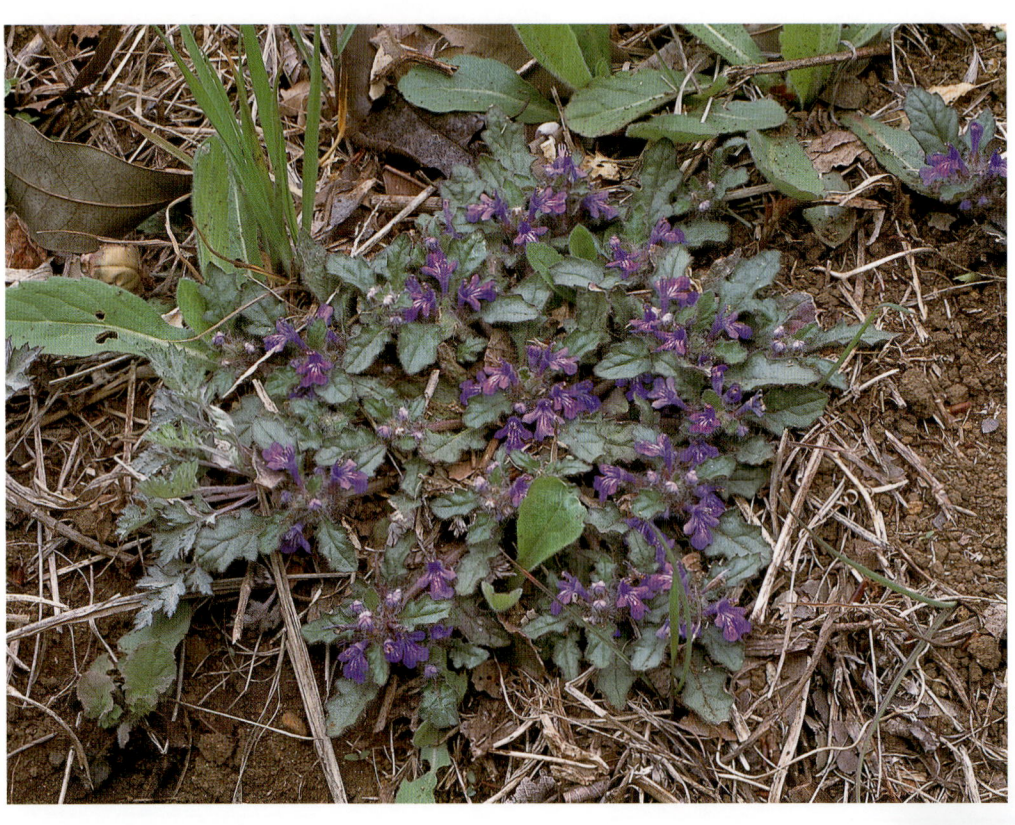

茎は地面を這うように広がる。薬用には開花期に全草を採取する

薬草・薬木に似ている植物

花がよく似ているジュウニヒトエ

同属のジュウニヒトエ（十二単）がよく似た花をつける。日本特産で、和名は穂状花穂に花が咲くようすを女官の十二単衣に見立てたもの。キランソウの茎が地面を這うのに対し、ジュウニヒトエの茎は立ち上り、高さ10～25cmになる。また、ジュウニヒトエのほうが全体に白い毛が多い。ジュウニヒトエは開花期に全草を採取して乾燥させ、健胃薬に用いる。

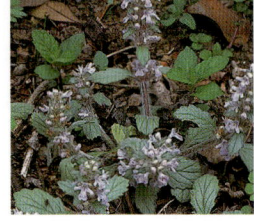

ジュウニヒトエ

人里 ■採取時期
1 2 3 4 5 6 7 8 9 10 11 12

カキドオシ【垣通し】

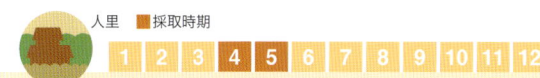

Glechoma hederacea subsp. grandis
シソ科カキドオシ属

別 カントリソウ、カンキリソウ
生 連銭草（れんせんそう）

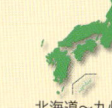

北海道〜九州

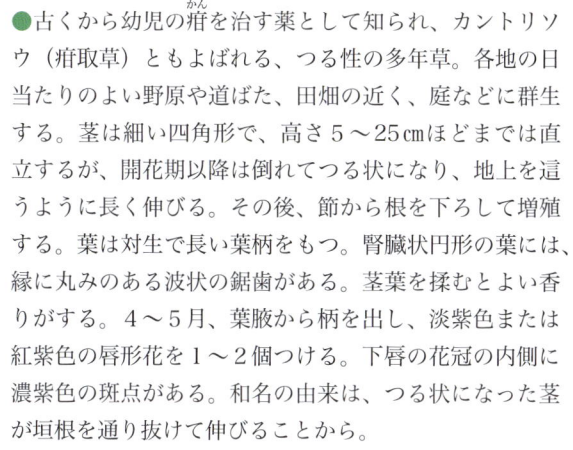

糖尿病　腎臓病　湿疹
小児の疳（かん）、虚弱体質

●古くから幼児の疳（かん）を治す薬として知られ、カントリソウ（疳取草）ともよばれる、つる性の多年草。各地の日当たりのよい野原や道ばた、田畑の近く、庭などに群生する。茎は細い四角形で、高さ5〜25cmほどまでは直立するが、開花期以降は倒れてつる状になり、地上を這うように長く伸びる。その後、節から根を下ろして増殖する。葉は対生で長い葉柄をもつ。腎臓状円形の葉には、縁に丸みのある波状の鋸歯がある。茎葉を揉むとよい香りがする。4〜5月、葉腋から柄を出し、淡紫色または紅紫色の唇形花を1〜2個つける。下唇の花冠の内側に濃紫色の斑点がある。和名の由来は、つる状になった茎が垣根を通り抜けて伸びることから。

成分 全草：精油（ピノカンフォン、メントン、プレゴン、α-，β-ピネン、リモネン、パラシメン、イソメントン、リナロール、メントールなど）

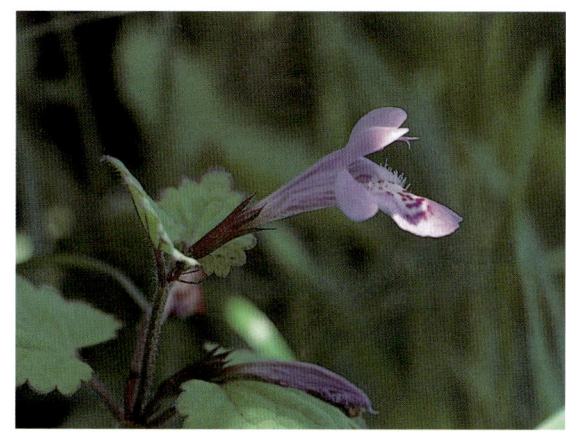

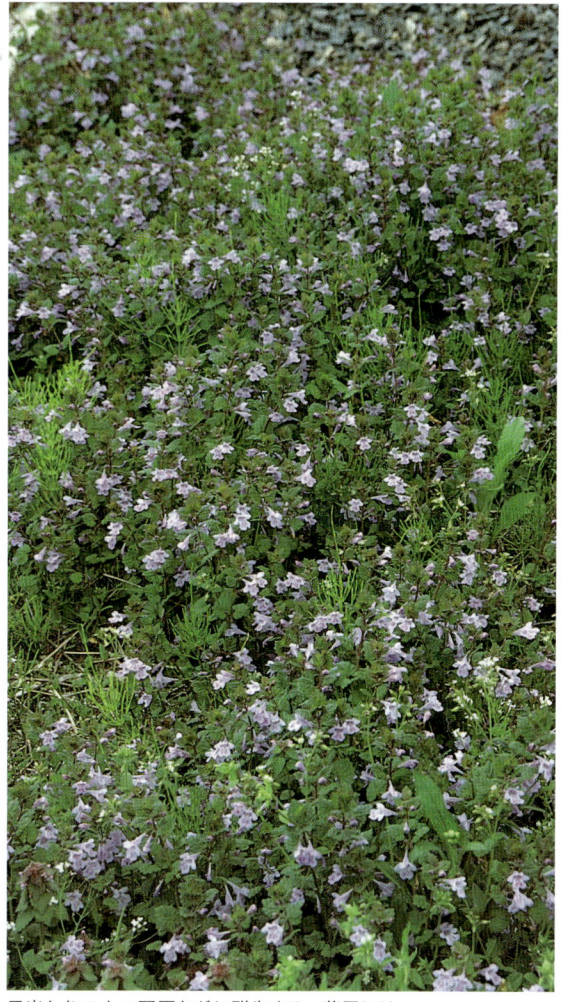

日当たりのよい野原などに群生する。薬用には開花期に地上部を刈り取る

採取・保存 開花期で茎や葉が充実している時期を見計らって、株元から刈り取る。全草をよく水洗いして陰干しにする。これを連銭草（れんせんそう）とよぶ。

使用法 腎臓病や糖尿病などには、乾燥させた全草15gをカップ3の水で半量になるまで煎じる。これを1日量とし、3回に分けて食間に服用する。小児の疳（かん）や虚弱体質には、乾燥させた全草5〜10gをカップ3の水で半量になるまで煎じて1日量とし、3回に分けて食間に服用する。湿疹には、乾燥させた全草を濃く煎じた液を患部に塗る。

4〜5月に咲く唇形の花。下唇の花冠の内側に紫色の斑がある

薬草・薬木に似ている植物

花の形が似ているオドリコソウ

シソ科オドリコソウ属のオドリコソウは、花の形がカキドオシに似ているが、茎はカキドオシのようなつる状にはならない。花のつき方も異なり、花が葉腋に輪生して咲き、夏には地上部が枯れる。また、葉の形もカキドオシのような円形ではなく卵形である。オドリコソウは若い芽を湯がいて食用にし、また、薬用には花や全草を生理不順などに用いる。

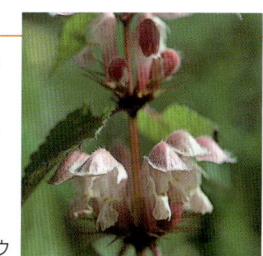

オドリコソウ

滋養強壮／生活習慣／ストレス／消化器／循環器／呼吸器／目・鼻・耳・口／関節・筋肉／泌尿器／解熱・鎮痛／皮膚・外傷／婦人病

シソ科カキドオシ属 195

ウツボグサ【靫草】

Prunella vulgaris subsp. *asiatica*
シソ科ウツボグサ属

草原　■採取時期
1 2 3 4 5 6 7 8 9 10 11 12

別 カゴソウ、ナツガレソウ　　生 夏枯草（かごそう）　　全国

- 膀胱炎、腎炎、利尿、むくみ
- 結膜炎、のどの痛み、扁桃炎

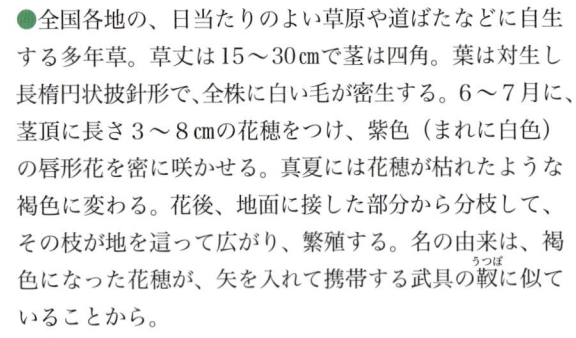

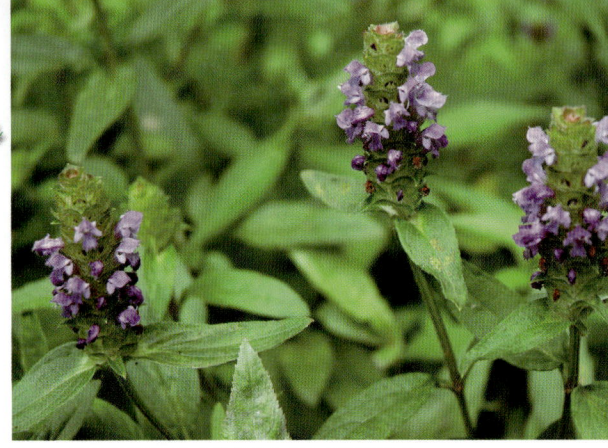

薬用には花穂が褐色になり始めたことに採取する

●全国各地の、日当たりのよい草原や道ばたなどに自生する多年草。草丈は15〜30㎝で茎は四角。葉は対生し長楕円状披針形で、全株に白い毛が密生する。6〜7月に、茎頂に長さ3〜8㎝の花穂をつけ、紫色（まれに白色）の唇形花を密に咲かせる。真夏には花穂が枯れたような褐色に変わる。花後、地面に接した部分から分枝して、その枝が地を這って広がり、繁殖する。名の由来は、褐色になった花穂が、矢を入れて携帯する武具の靫に似ていることから。

成分　花穂：トリテルペノイド（ウルソール酸）、多糖類（プルネリン）／茎・葉：トリテルペノイド（3－エピマスリン酸、2α－ヒドロキシオレアノール酸、バヨゲニン、イソアージュノール酸、コロソール酸、ピゲニン酸など）など

採取・保存　8月初旬、褐色になり始めた花穂を摘み取り、日干しにする。これを夏枯草（かごそう）とよぶ。

使用法　膀胱炎、腎炎などには、乾燥させた花穂1日量10gを500㎖の水で煎じ半量まで煮詰め、かすを除いて3回に分け食間に服用する。のどの痛みや扁桃炎には、煎じた液でうがいをする。また、結膜炎には煎液を脱脂綿で漉して細かいかすを除き、目を洗うとよい。この場合はつくりおきをせず、使用のつど新しい煎液をつくるようにする。

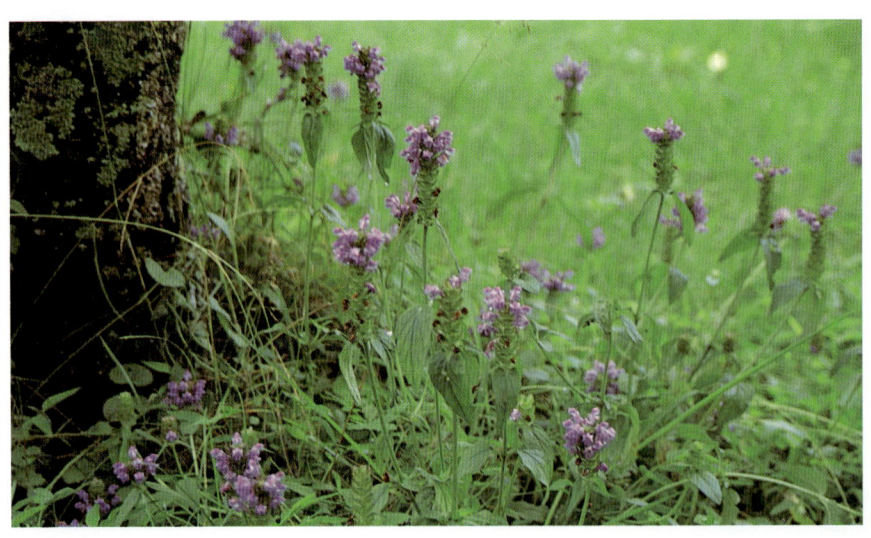

草丈15〜30cmほどで、6〜7月、紫色の唇形花が花穂に密につく

薬草・薬木に似ている植物

ウツボグサの仲間

　ウツボグサと同属に、ミヤマウツボグサやタテヤマウツボグサがある。ミヤマウツボグサは北海道、本州北部の山地に自生し、ウツボグサより草丈が低く花穂も短い。葉には粗い鋸歯がある。花が終わっても茎の基部から分枝しない。また、タテヤマウツボグサは本州中部以北の高山に自生する。ウツボグサより花の赤紫色が濃く、ウツボグサの葉が葉柄をもつのに対し、タテヤマウツボグサの葉には葉柄がほとんどなく、茎を抱き込むようについている。いずれも、薬効の点ではウツボグサと同様と考えられている。

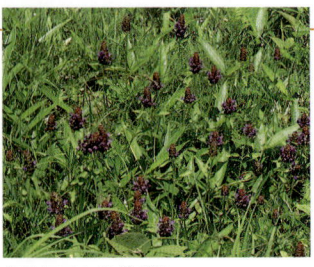

タテヤマウツボグサ

メハジキ【目弾】
Leonurus japonicus シソ科メハジキ属

人里　■採取時期（全草：7〜9月、種子：10月）
1 2 3 4 5 6 **7 8 9** 10 11 12

別 ヤクモソウ
生 益母草（やくもそう）、茺蔚子（じゅういし）
東北〜沖縄

♀ 生理不順（地上部の全草）
🧍 利尿、むくみ（種子）

●道ばたや荒れ地などに自生する2年草。茎は直立し、高さ80cmほど。根出葉と茎出葉の姿が異なり、根出葉は卵心形で浅く裂け、茎出葉は深く裂ける。夏から秋にかけて、葉腋に淡紅色の花を数個ずつ、段状につける。果実は4個の分果からなり、分果は長さ2〜3mmで黒色、3つの稜がある。

成分 全草：フェノール配糖体（レオヌリシドA，B）、フラボノイド配糖体（ルチン、イソクエルシトリンなど）、イリドイド配糖体（レオヌリド、レオヌリジン）など／種子：不明

採取・保存 花期に地上部を刈り取って日干しにする。これ

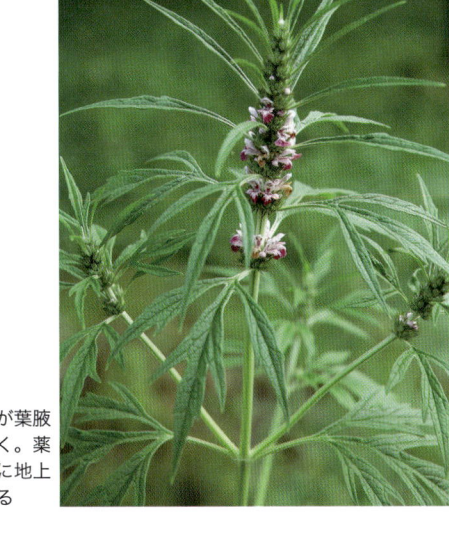

淡紅色の花が葉腋に段状につく。薬用には花期に地上部を刈り取る

を益母草（やくもそう）とよぶ。10月ころ、熟した種子を採取し日干しにしたものを茺蔚子（じゅういし）とよぶ。

使用法 生理不順や産後の止血などに、乾燥した全草5〜10gを1日量とし、カップ3の水で半量になるまで煎じて3回に分けて食間に服用する。利尿、むくみには、乾燥した種子5gを1日量とし、カップ3の水で半量になるまで煎じて3回に分けて食間に服用する。

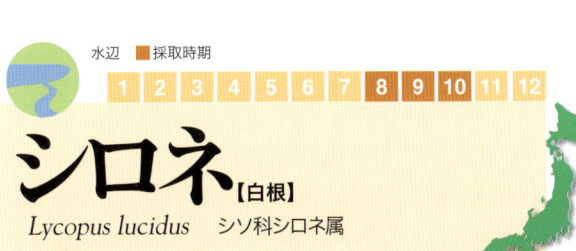

シロネ【白根】
Lycopus lucidus シソ科シロネ属

水辺　■採取時期
1 2 3 4 5 6 7 **8 9 10** 11 12

生 沢蘭（たくらん）、または地笋（ちじゅん）
北海道〜九州

♀ 生理不順　🧍 利尿、むくみ

●水辺の湿地に自生する多年草。白色のやや肥厚した地下茎が横に這う。茎は四角形で直立、高さ1mほどになる。葉は長さ6〜13cmほど、狭長楕円形で対生。縁には鋭い鋸歯がある。葉質はやや硬く、表面に光沢があ。8〜10月ごろ、茎の上部の葉腋に、白色で花冠が4裂した小さな花が数個ずつ密につく。果実は長さ2mmほどの分果で、扁円形。和名は地下茎が白く太いことから。

成分 全草：精油（カルバクロール、カリオフィレン、スパチュレノール、β-ファルネセンなど）、フラボノイド（クエルセチン、ルテオリンなど）、トリテルペノイド（オレアノール酸、ベツリン酸など）など

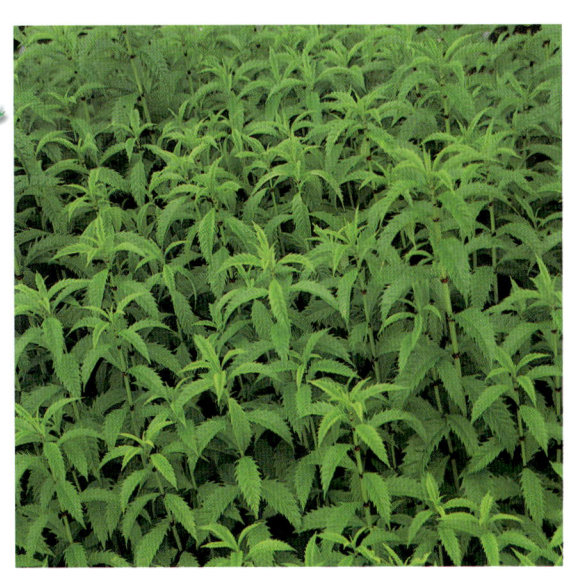

葉は狭長楕円形で、縁に鋭い鋸歯がある

採取・保存 開花期に全草を採取し、水洗いしてから日干しにする。これを沢蘭（たくらん）、あるいは地笋（ちじゅん）とよぶ。

使用法 生理不順や全身のむくみに、乾燥した全草5〜10gを1日量とし、カップ3の水で半量になるまで煎じて3回に分けて服用する。

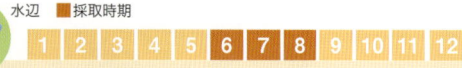

水辺　■採取時期
1　2　3　4　5　6　7　8　9　10　11　12

ハッカ【薄荷】
Mentha arvensis var. *piperascens*
シソ科ハッカ属
別 メグサ、メハリグサ、メザメグサ
生 薄荷（はっか）

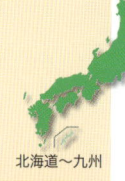

北海道～九州

健胃、食欲不振、整腸

●やや湿った土地に自生し、全草に清涼感のある強い芳香をもつシソ科の多年草。茎の断面は四角形で、まっすぐに伸びて60cmほどになる。白い地下茎が横に長く伸びて繁殖する。葉は対生で、長さ3～10mmの柄があり、長楕円形で先が尖る。縁に細かい鋸歯がある。葉の表面には毛がまばらに生え、裏面には細かい油点がいくつもある。8～10月、葉腋に淡青紫色の小さな唇形花を、輪状につける。和名は、漢名の「薄荷」を音読みにしたもの。語源は定かではない。目が疲れたときや眠気覚ましに用いたため、メグサ（目草）、メハリグサ（目貼り草）、メザメグサ（目覚草）などの別名がある。

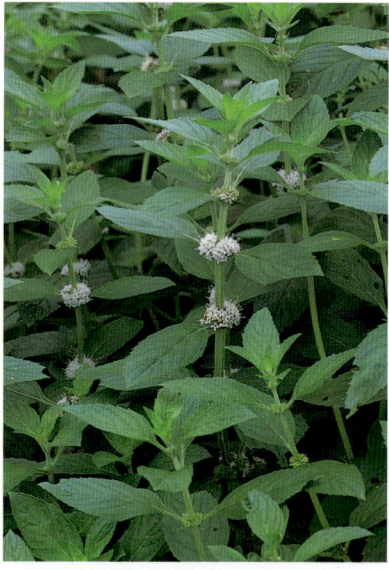

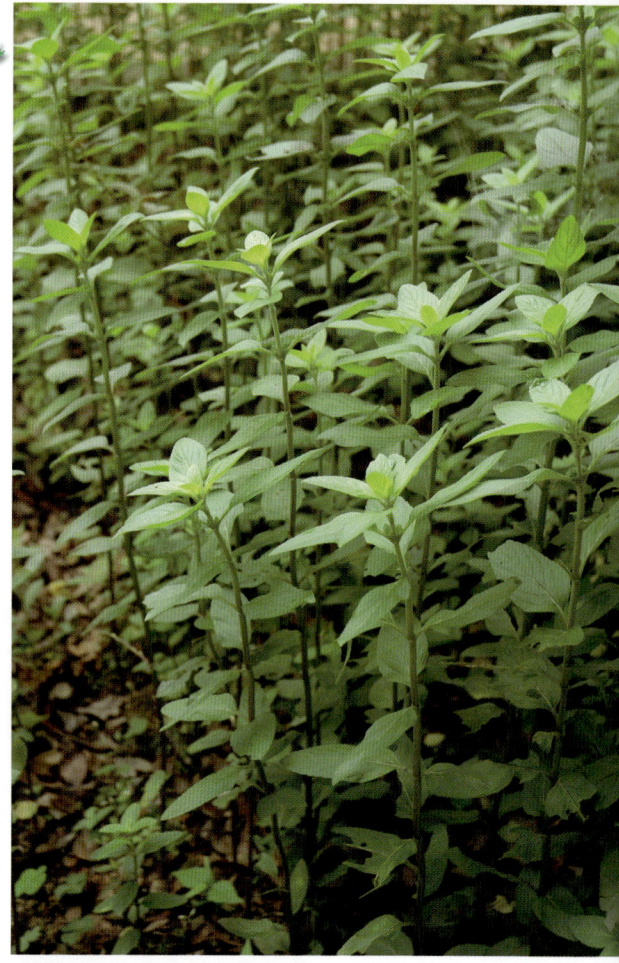

薬用には、6～8月ごろに葉または地上部を採取する

8～10月、淡青紫色の小花が葉腋に密生する

成分　茎・葉：精油（ℓ-メントール、ℓ-メントン、イソメントン、プレゴン、カンフェン、リモネン、ピペリトンなど）、モノテルペノイド配糖体（ℓ-メントールグルコシド）など

採取・保存　6～8月、葉または地上部を採取して陰干しにする。これを薄荷（はっか）とよぶ。

使用法　健胃や食欲不振、整腸に、乾燥させて細かく刻んだ茎・葉小さじ1を湯飲み茶碗にいれて熱湯を注ぐ。5分ほどおいたらかすを取り除き、食前、または食後に服用する。

薬草・薬木に似ている植物

ハッカの仲間

　ハッカと同属植物に、セイヨウハッカ（ペパーミント）とミドリハッカ（スペアミント）がある。セイヨウハッカは、ミドリハッカとアクアティカハッカとの雑種と考えられ、欧米各国の薬局方に収載される。ミドリハッカは中央ヨーロッパ原産で、チューインガムなどの香料として多量に消費されている。ハッカの花が、茎の中ほどから上の葉腋に球状につくのに対して、セイヨウハッカやミドリハッカは茎上部に穂状に花をつける。なお、ハッカの味がセイヨウハッカより劣るのは、精油に苦味成分であるピペリトン、プレゴンなどが含まれるためとされる。それぞれ微妙に清涼感が異なる。

セイヨウハッカ

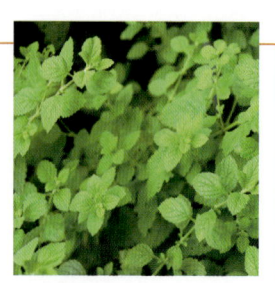

人里 ■採取時期
1 2 3 4 5 6 7 8 9 10 **11** 12

ナギナタコウジュ【薙刀香薷】
Elsholtzia ciliata　シソ科ナギナタコウジュ属

生 香薷（こうじゅ）　　　　　　　　北海道～九州

- かぜ（全草）　解熱（全草）　利尿（全草）
- 神経痛、リウマチ（茎・葉）

●各地の日当たりのよい道ばたや草地に生える、香りの強い1年草。茎は四角形で軟毛があり、高さ30～60cmほどになる。葉は短い柄があり、対生する。葉の形は長卵形で先が尖り、長さ3～9cmほど。縁に鋸歯がある。9～11月、茎の先に長さ5～10cmの花穂をつけ、一方に向いた淡紫色の小さな花をたくさんつける。和名は、この花の形が薙刀のように見ることと、シソとハッカを合わせたような香気が中国の「香薷」という薬草に似ていることから。

成　分　全草：精油（エルショルチアケトン、ナギナタケトン、α-，β-ナギナテン、α-ピネン、シネオール、パラシメン、リナロール、カンファー、ゲラニオール、イソ吉草酸など）、フラボノイド（アピゲニン、ルテオリンなど）、トリテルペノイド（ウルソール酸、2α-ヒドロキシウルソール酸など）など

採取・保存　11月ころの花の盛り時期に、地上部を刈り取って風通しのよい場所で陰干しにする。

使用法　かぜをひいた際の解熱や発汗には、乾燥した全草5～10gをカップ3の水で半量になるまで煎じ、これを1日量として3回に分けて服用する。利尿、むくみにも同様の方法で服用する。神経痛やリウマチには、乾燥した茎・葉を布袋などに入れ、浴湯料として用いる。

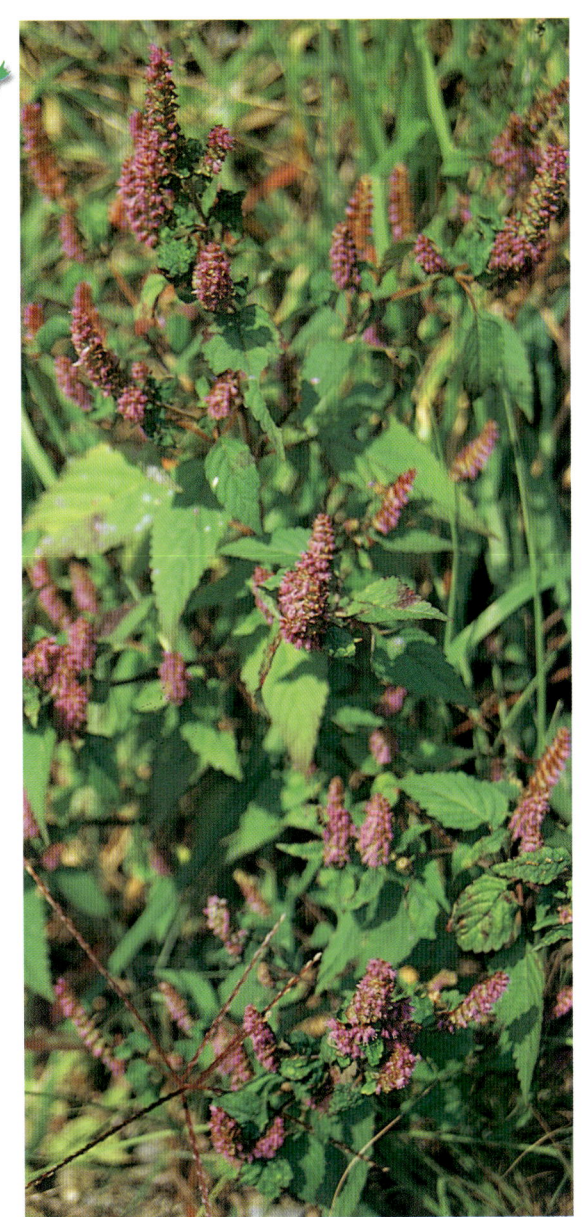

薬用には開花期に地上部を刈り取る

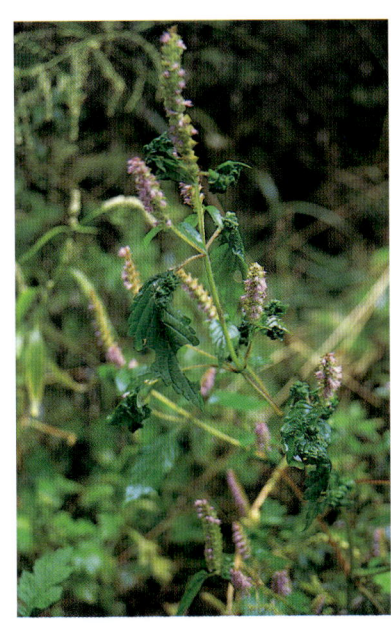

9～11月ごろ、茎先の花穂に淡紫色の小花が密生する

薬草・薬木に似ている植物
同属のフトボナギナタコウジュ

同属に、関東以西から九州に分布するフトボナギナタコウジュがある。フトボナギナタコウジュは名前のとおり、花穂がナギナタコウジュよりもやや太く、葉も大きい。ナギナタコウジュの苞葉が偏円形なのに対し、フトボナギナタコウジュの苞葉は扇形で縁に軟毛がある。フトボナギナタコウジュもナギナタコウジュと同じような薬効があるとされる。

ヒキオコシ【引起】

Rabdosia japonica　シソ科ヤマハッカ属

■山地林　■採取時期
1 2 3 4 5 6 7 8 9 10 11 12

別 エンメイソウ　**生** 延命草（えんめいそう）　北海道南部〜九州

消化不良、食欲不振、腹痛

●北海道南部から九州の、やや乾いた日の当たる山の草地や道ばたなどに自生する多年草。茎は四角形で直立し、多く分枝して高さ1〜1.5mほどになる。茎には下向きに細かい毛が密生している。葉は先の尖った広卵形で長さ5〜15cm。葉先は尖り、縁は鋸歯状。葉脈上に細かな柔らかい毛が生える。9〜10月、枝先の葉腋からまばらな円錐花序をつくり、淡紫色で小さな唇形花をつける。その昔、弘法大師が病に倒れた行者にこの草の汁を飲ませたところ、たちどころに回復したという。この故事により、この草を病人を引き起す意味から、ヒキオコシとよぶようになったと伝えられる。

成分 全草：ジテルペノイド（エンメイン、エピノドシン、オリドニン、エピノドシノール、ラシオカウリン、ラシドニン、ラブドシチュアニンD、シコキアニン、ラブドテシニンA、タイハングヤポニカインA，Bなど多数のエナンチオカウレン誘導体）

採取・保存 9〜10月、花が咲いているうちに株の地上部を刈り取って、風通しのよい場所で陰干しにする。これを延命草（えんめいそう）とよぶ。

使用法 消化不良、食欲不振、腹痛などには、乾燥した全草6〜10gをカップ3の水で半量になるまで煎じる。これを1日分とし、3回に分けて毎食後に服用する。または、乾燥した全草を粉末にしたもの2gを、そのまま服用する。

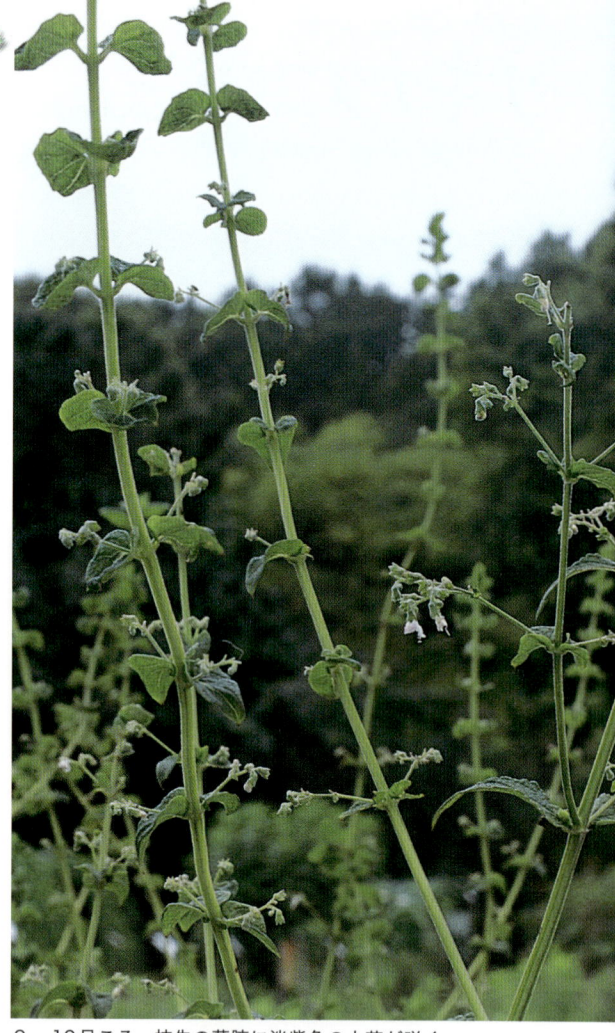

9〜10月ごろ、枝先の葉腋に淡紫色の小花が咲く。薬用にはこの時期に地上部を採取する

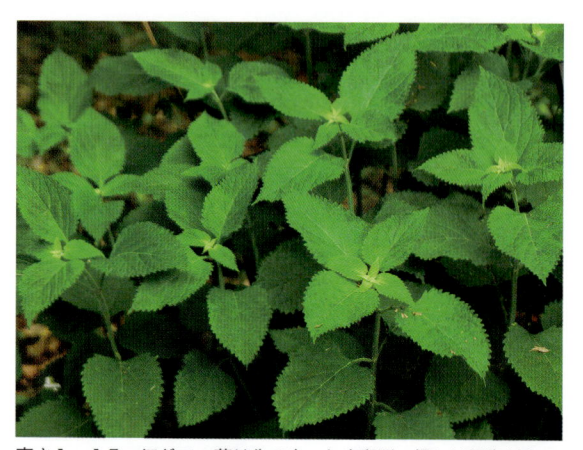

高さ1〜1.5mほどで、葉は先の尖った広卵形、縁には鋸歯がある

薬草・薬木に似ている植物

ヒキオコシの仲間

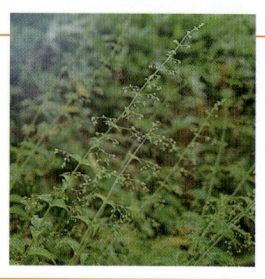

同属のクロバナヒキオコシが、ヒキオコシとよく似ている。クロバナヒキオコシはおもに本州の日本海側から東北、北海道にかけて自生し、ヒキオコシよりも寒い地域に分布している。8〜10月ころに黒紫色の小唇花をつけるので区別できる。カメバヒキオコシも同属だが、葉の幅がヒキオコシよりも広く、先端に切れ込みがありカメのしっぽのように見える。なお、これら2種類は、薬用にすることはあまりない。

クロバナヒキオコシ

雑木林　採取時期（葉：6〜8月、果実・根皮：10〜11月）

| 1 | 2 | 3 | 4 | 5 | 6 | 7 | 8 | 9 | 10 | 11 | 12 |

クコ【枸杞】
Lycium chinense　ナス科クコ属

別 カラスナンバン、カワラホオズキ
生 枸杞葉（くこよう）、地骨皮（じこっぴ）、枸杞子（くこし）　全国

- 滋養（葉）、強壮（葉、果実、根皮）
- 動脈硬化（葉）、糖尿病（根皮）
- 低血圧症（果実）
- 不眠症（果実）
- 消炎、解熱（根皮）

食用になるクコの新芽。薬用には初夏から夏にかけての葉を採取する

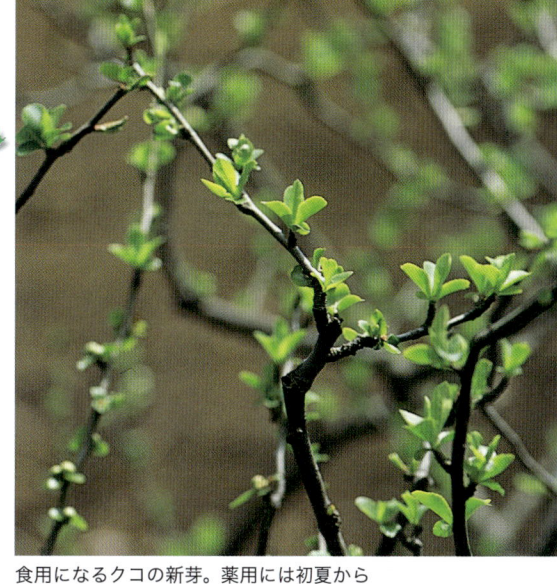

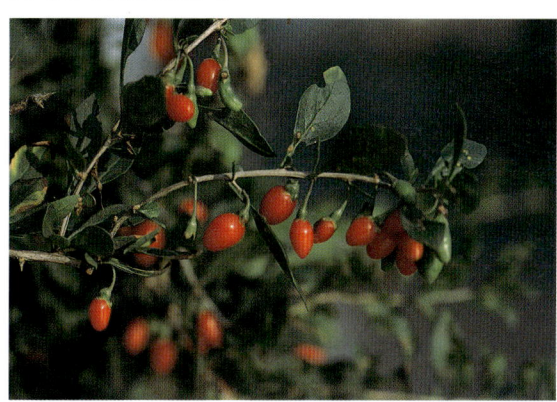

●各地の川の土手など、明るいやぶに生える落葉低木。植栽もされる。茎は叢生し、群がって生える。高さは1〜2mほど。枝は灰褐色で細長い縦筋があり、小さな棘のような小枝がつく。葉は長楕円形で柔らかく、数枚ずつ集まって生える。全縁で無毛。8〜9月、葉腋から細い枝を出し、ろうと状で先が5つに分かれた淡紫色の小花をつける。秋には2〜4cmほどの卵形の果実が垂れ、熟すと鮮やかな赤になる。和名は、枸（カラタチ）のような棘があり、杞（コリヤナギ）のように枝がしなやかであることから。

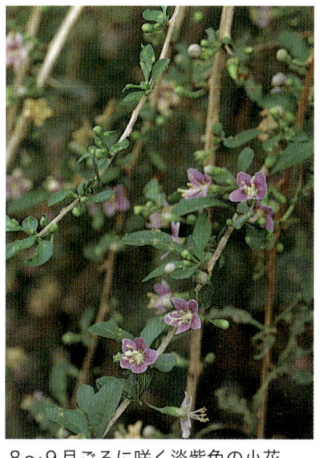

8〜9月ごろに咲く淡紫色の小花

果実も薬用になる

成分 葉：アミノ酸（ベタイン）、フラボノイド配糖体（ルチン）／果実：アミノ酸（ベタイン）、カロチノイド（ゼアキサンチン、フィサリエンなど）／根皮：芳香族アミン（ジヒドロ−N−カフェロイルアミン、トランス−N−カフェロイルチラミンなど）、フラボノイド（アピゲニン、リナリンなど）など

採取・保存 初夏から夏にかけて新芽や成熟した葉を摘み、日干しにする。これを枸杞葉（くこよう）とよぶ。秋に根を掘って水洗いし、皮をむいて日干しにする。これを地骨皮（じこっぴ）とよぶ。さらに、赤く熟した果実を摘み取って日干しにする。これを枸杞子（くこし）とよぶ。

使用法 滋養、強壮、動脈硬化には、乾燥した葉を茶葉としてお茶代わりに飲む。低血圧症、不眠症、強壮には果実酒がよい。乾燥した果実200gと氷砂糖300gを1.8ℓのホワイトリカーに漬け込み、冷暗所に2カ月以上保存する。これを就寝前に盃1杯ほど飲む。糖尿病、消炎、解熱、強壮には、乾燥した根皮6〜15gをカップ3の水で煎じ、半量になったものを1日量とし3回に分けて服用する。

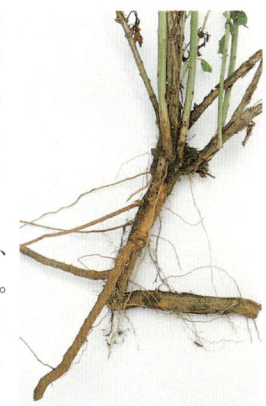

根は秋に掘り採り薬用に用いる

食べて効く薬草・薬木

葉や若芽、果実まで食用になるクコ

クコの若芽や、果実、葉は食用になる。若芽は先端の10cmほどを摘み取って、ゆでて水にさらし、和えものやお浸しにする。生をそのまま、天ぷらや炒めもの、汁の実としてもよい。夏から秋にかけては、葉をゆでて水にさらし、和えものやお浸しに。生を天ぷらにしてもよい。また、煮付けたものを炊きたてのご飯に混ぜ込んで蒸らしたものを、クコ飯という。果実は果実酒にする。干したもの（枸杞子）をそのまま食べることもある。

植栽・栽培　採取時期
1 2 3 4 5 6 7 8 9 10 11 12

ホオズキ【酸漿、鬼灯】

Physalis alkekengi var. franchetii
ナス科ホオズキ属

別 カガチ、ヌカズキ
生 酸漿根（さんしょうこん）　全国（栽培）

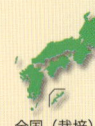

咳　解熱　利尿、むくみ

●観賞用に栽培される多年草で、ふつうは庭や鉢に植えられる。初夏には各地でホオズキ市が行われる。地中に長い根茎を伸ばして繁殖する。茎は無毛で高さ60～90cmほど。葉は互生し、広卵形で縁に大きな鋸歯がある。6～7月、葉腋に下向きの淡黄白色の花をつける。花後、萼が生長して果実を包み込み、鮮やかな朱色になる。果実は球形で液質、径約1.5cmで赤熟する。和名の由来は、ホウというカメムシの一種が葉を好んで食べることからという。また、別名のカガチ（加賀智）はホオズキの古名で、『古事記』にはヤマタノオロチの目玉がアカカガチ（赤いカガチ）のようだったとある。

成分 地上部：カロチノイド（フィサリエン、クリプトキサンチンなど）、フラボノイド配糖体（ルテオリン-7-O-グルコシド）／地下茎：アルカロイド（チグロイジン、トロピン、シュードトロピンなど）、ステロイド誘導体（フィサリンA～Cなど）など

採取・保存 開花期に地下茎を掘り採ってよく水洗いし、日干しにする。これを酸漿根（さんしょうこん）とよぶ。

使用法 咳、解熱、利尿、むくみには、乾燥させた地下茎3～10gをカップ3の水で半量になるまで煎じる。これを1日量とし、3回に分けて服用する。

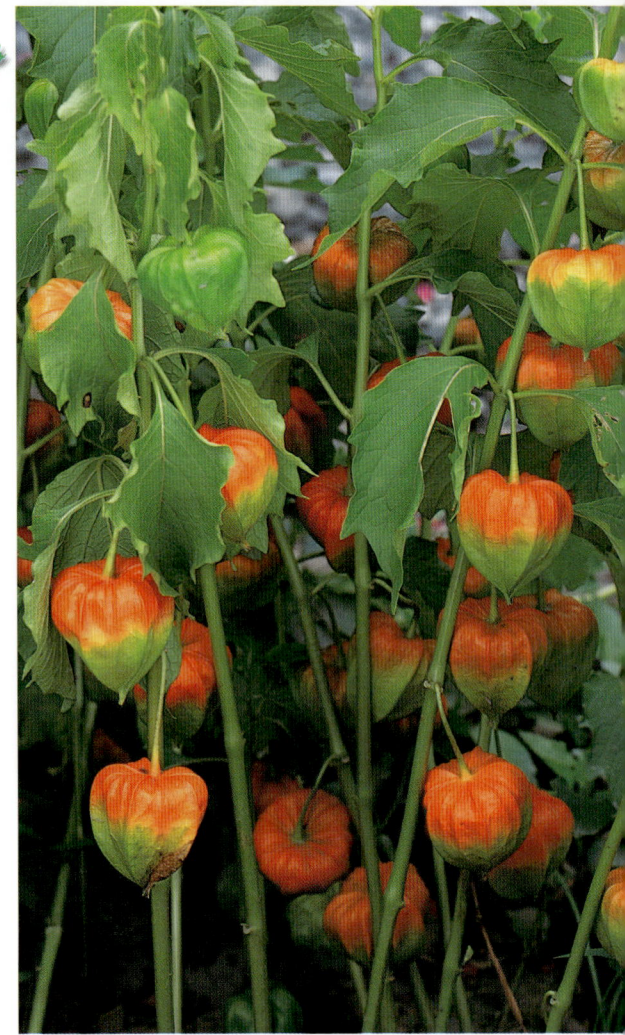

ホオズキの実。果実を包んでいるのは萼が変化したもので、朱色に変化する

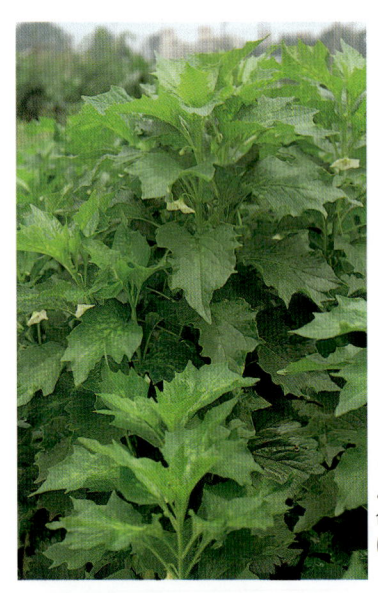

6～7月、葉に隠れるように下向きに淡黄白色の花が咲く。薬用には開花期に地下茎を掘り採る

薬草・薬木に似ている植物

「ほおずき市」で売られていたセンナリホオズキ

毎年7月に浅草・浅草寺（せんそうじ）で行われる「ほおずき市」では、昔はセンナリホオズキという同属の別種のホオズキが売られていた。センナリホオズキはアメリカ原産で、萼が変化した袋や、中の果実がホオズキよりも小形である。熟しても緑色のままで、果実がたくさんつく。センナリホオズキも薬用とされ、古くから全草を解熱剤などとして用いた。

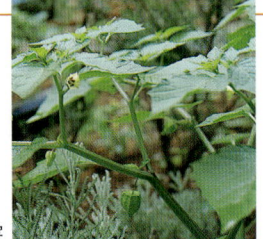

センナリホオズキの花と実

雑木林　■採取時期
| 1 | 2 | 3 | 4 | 5 | 6 | 7 | 8 | 9 | 10 | 11 | 12 |

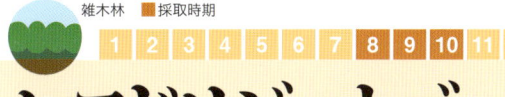

ヒヨドリジョウゴ【鵯上戸】
Solanum lyratum　ナス科ナス属

別 ツヅラゴ、ホロシ　　　　　全国

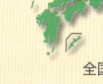

🟠 帯状疱疹（ヘルペス）　🌡 解熱

●各地の山地や丘陵、道ばたなどに自生する多年草。茎はまばらに分枝する。葉は互生し、葉柄で他物に巻きつきながら伸長し、長さ2〜4mになる。葉は卵状からアサガオに似たものまで変化があり、下部の葉は深く裂ける。上部のものは全縁となる。葉や茎には柔らかい毛が密生する。8〜10月、葉と向き合うように集散花序をつくり、花冠は白色で反り返った小さな花をつける。果実は径1cmほどの球形の液果で、赤く熟す。液果にはソラニンを含む神経毒をもつ。和名はヒヨドリが赤い実を好んで食べるからとされる。

成分　全草：ステロイドアルカロイド配糖体（β−リコトリロシド、β−リコテトラオシド、ソラリチンA，Bなど）

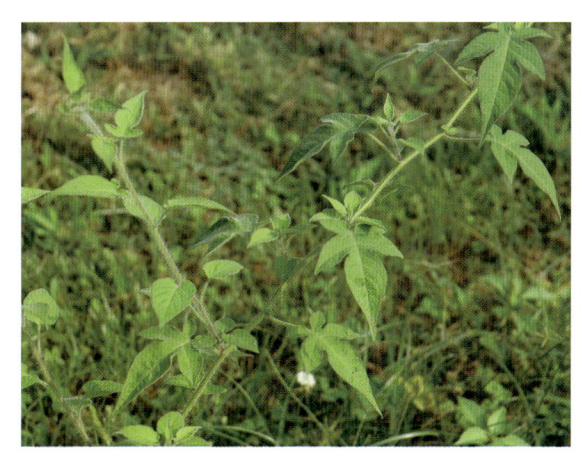

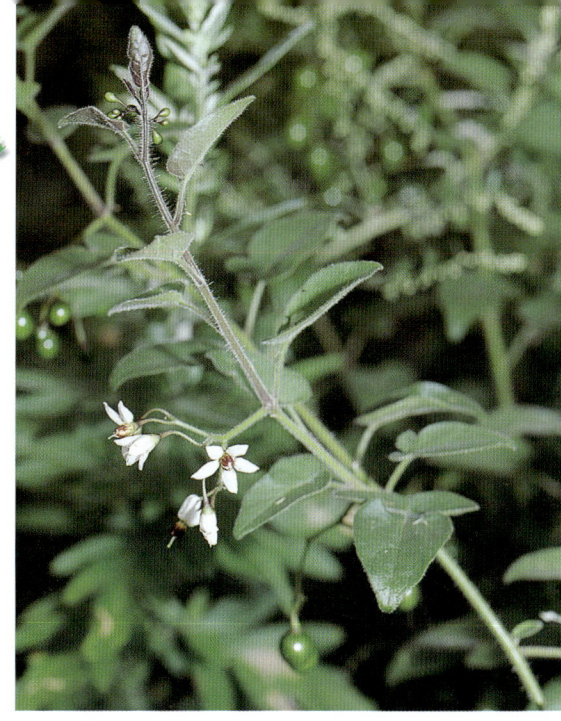

8〜10月ごろに白い小花が咲く

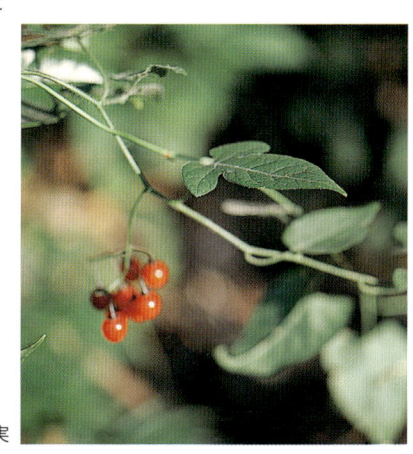

赤く熟した果実

採取・保存　夏から秋にかけて、果実のついている全草を採取し、水洗いした後、細かく刻んで酢に漬けておく。解熱に用いる場合には、全草を乾燥させる。

使用法　帯状疱疹には、全草の酢漬けを患部にあて、包帯などで軽く押さえる。解熱には、乾燥させた全草をカップ3の水で半量になるまで煎じる。これを1日量とし、3回に分けて食間に服用する。吐き気やめまいなどを催すことがあるので、多量に服用しないように注意する。

ヒヨドリジョウゴの葉は卵状からアサガオのようなものまで変化がある。葉や茎には毛が密生する

薬草・薬木に似ている植物

ヒヨドリジョウゴに似たナス属の植物

ヒヨドリジョウゴとよく似た赤い実をつけるマルバノホロシも、ナス属の仲間。花は淡紫色だが、白い花をつけることもある。葉は無毛で長楕円形であることで区別できる。また、同じくナス属のイヌホオズキ（295ページ）も、ヒヨドリジョウゴと似た白い花をつけるが、葉は無毛に近く、全縁か波状鋸歯となっている。とくに下部の葉を比べると、違いがわかる。果実は球状で、黒く熟す。マルバノホロシはふつう薬用とはされない。イヌホオズキは腫れものなどに利用されるが、毒草のため注意が必要である。

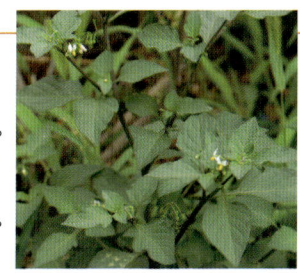

イヌホオズキ

ハダカホオズキ【裸酸漿】

雑木林　採取時期：8〜10

Tubocapsicum anomalum
ナス科ハダカホオズキ属
別　キツネノホオズキ、アカコナスビ
生　竜珠（りゅうじゅ）
東北〜沖縄

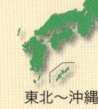

おでき、腫れもの

●低地の湿った林内や林縁などに見られる多年草。茎は二股状に枝分かれし、高さ60〜90cmほど。葉は長さ20cmほどで、先が尖った楕円形、全縁。葉質は薄く、短い柄をもつ。8〜10月ごろ、葉腋から短い花柄を出し、その先端に淡黄色の小さな花を下向きにつける。花は釣鐘状で花冠は5裂する。花後、径8〜10mmの球形の果実をつけ、熟すと赤くなる。和名は、萼が発達せず果実がむき出しであることから。

成分　全草：不明

採取・保存　夏から秋にかけて、果実の実った全草を採取する。水洗いしてから広口瓶などに入れて食酢をひたひたになるくらい注ぎ、ふたをして冷暗所に半年ほどおく。これとは別に採取した全草を日干しにし、これを竜珠（りゅうじゅ）とよぶ。

使用法　おでき、腫れものなどに、酢に漬け込んだ全草を取り出し、水気をしぼってから患部にあてて軽く包帯などでとめておく。

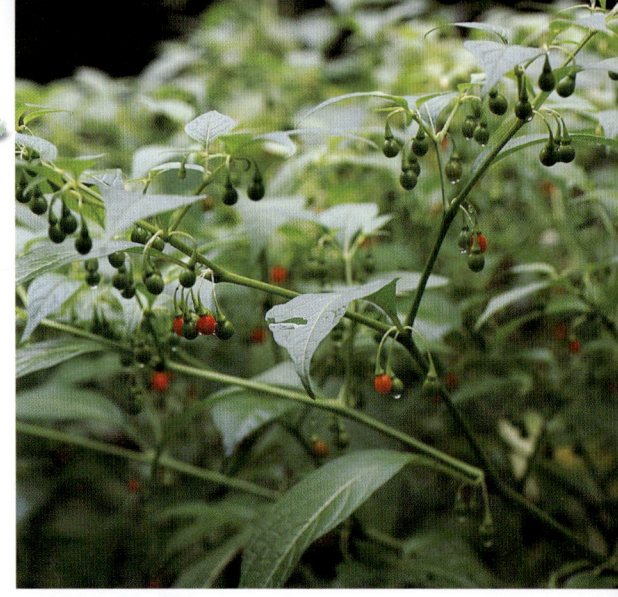

ハダカホオズキの果実

キツネノマゴ【狐の孫】

人里　採取時期：7〜8

Justicia procumbens
キツネノマゴ科キツネノマゴ属
別　カグラソウ、メグスリバナ
生　爵牀（しゃくじょう）
全国

解熱　咳　のどの痛み
腰痛、筋肉痛、神経痛、リウマチ

●各地の道ばたや原野、畑などに自生する1年草。茎は四角形で、地面近くの枝は地を這い、上部は斜めに立ち上がり、高さ10〜40cmほど。葉は柄をもち、先の尖った狭卵形で全縁、対生。7〜10月ごろ、枝先に穂状花序をつくり、淡紅紫色、まれに白色の唇形の小花を密につける。花後、細長い果実をつけ、熟すと2つに裂けて4個の種子が飛び出る。

成分　全草：リグナン（ジャスチシジンA〜D、ディフィリンなど）

採取・保存　7〜8月ごろに全草を採取し、水洗いして日干しにする。これを爵牀（しゃくじょう）とよぶ。

使用法　かぜの際の解熱、咳、のどの痛みに、乾燥した全草5〜15gを1回量とし、カップ2の水で半量になるまで煎じて服用する。腰痛、筋肉痛、神経痛、リウマチには、乾燥した全草を2握りほど布袋に入れてなべで煮出し、その煮汁を袋ごと風呂に入れて入浴する。

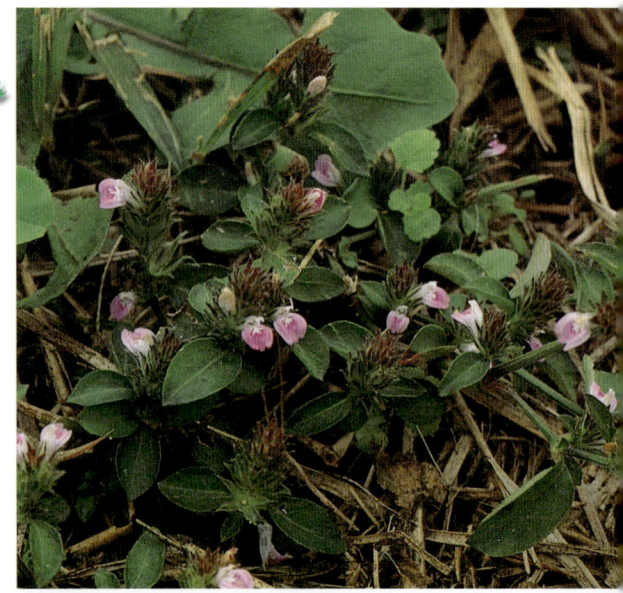

夏から秋にかけて、穂状花序に淡紅紫色の小花が咲く

山地林　■採取時期
| 1 | 2 | 3 | 4 | 5 | 6 | 7 | 8 | 9 | 10 | 11 | 12 |

クガイソウ【九蓋草】

Veronicastrum sibiricum subsp. japonicum
ゴマノハグサ科クガイソウ属

別　トラノオ、クカイソウ
生　草本威霊仙（そうほんいれいせん）

東北～中国地方

リウマチ、関節炎　　利尿、むくみ

●山地の草原や林縁に自生する多年草。茎は株立ちとなり、数本が直立して80～130cmになる。ほとんど枝分かれしない。葉は先の尖った長楕円形で、柄がない。縁に細かな鋸歯があり、4～8枚が輪生する。夏、茎先に穂のような総状花序をつくり、多数の花を密生してつける。淡紫色の花冠は筒形で、先が浅く4つに裂ける。花序の軸には毛が生える。花が終わると、先の尖った卵形のさく果が実り、多数の種子をもつ。輪生した葉が蓋が重なるように層になっていることから、この名がついた。クカイソウ（九階草）も同じ意味。別名のトラノオ（虎の尾）は、花穂の形が由来となっている。

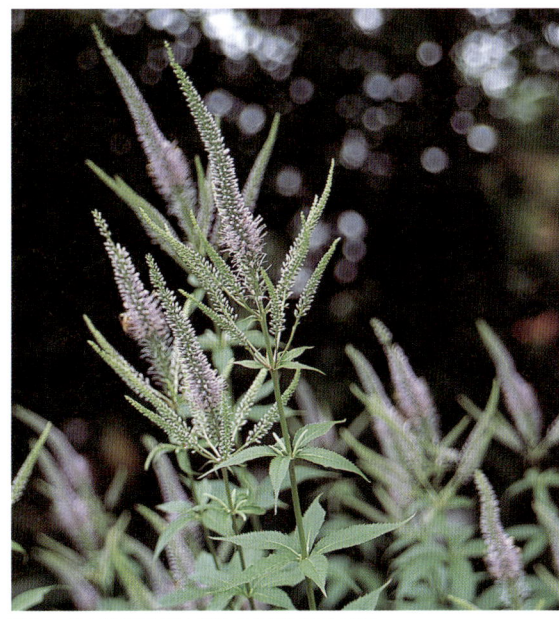

穂のような総状花序に多数の小花が密生する

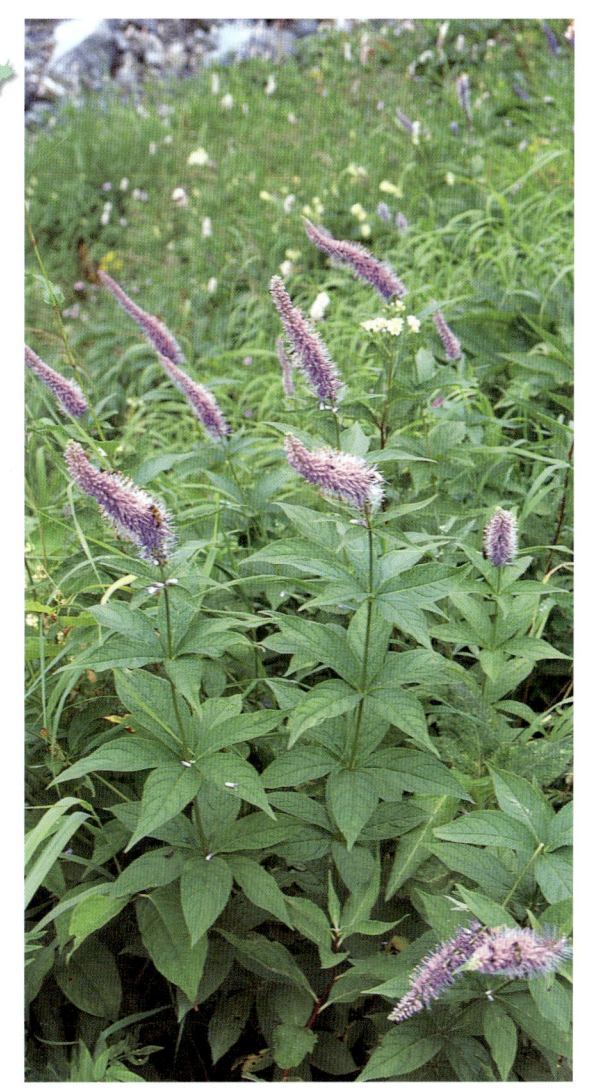

輪生した葉が層のように見えるのが特徴。
薬用には花の時期に根茎を掘り採る

成　分　根茎：フラボノイド配糖体（ベロニカストロシド）／地上部：ジテルペノイド（シビリキノンA，B）など

採取・保存　7～8月、根茎を掘り採って水洗いした後、日干しにする。これを草本威霊仙（そうほんいれいせん）とよぶ。

使用法　リウマチ、関節炎、利尿、むくみには、乾燥した根茎10～15gを、カップ3の水で半量になるまで煎じる。これを1日量とし、3回に分けて食間に服用する。

薬草・薬木に似ている植物

クガイソウの仲間

　クガイソウの仲間には、四国、九州に分布するナンゴククガイソウ、ツクシクガイソウがあり、これらは花序に毛がない。また、北海道に分布するエゾクガイソウは全体に大形である。さらに、滋賀県伊吹山の草地に自生するクガイソウは、イブキクガイソウとよばれることもある。

　なお、クガイソウの生薬名である草本威霊仙（そうほんいれいせん）に名前が似た生薬に、威霊仙（いれいせん）がある。威霊仙はおもにキンポウゲ科クレマチス属の根や根茎を日干しにしたもので、クガイソウとは成分が異なる。

ナンバンギセル【南蛮煙管】

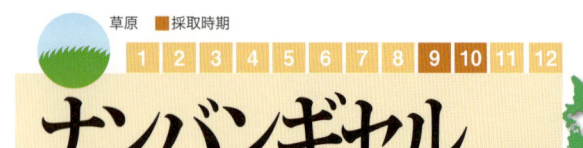

Aeginetia indica　ハマウツボ科ナンバンギセル属

草原　■採取時期　1 2 3 4 5 6 7 8 9 10 11 12

別 オモイグサ　　全国

強壮　のどの痛み

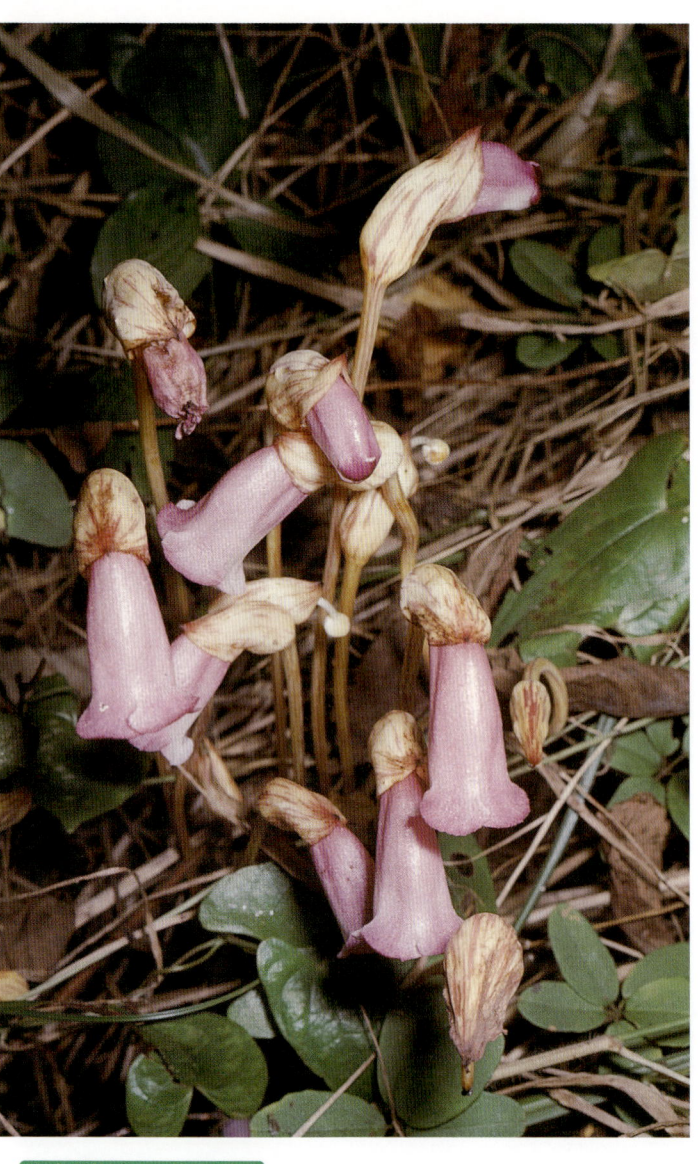

●葉緑素をもたず、ススキやショウガ、サトウキビなどの根に寄生する１年生植物。各地の低山地の草地に生える。茎は短く、ほとんど地上に出ない。赤褐色で鱗片状の葉が、互生して数枚つく。７～９月、葉腋から長さ15～30cmの花柄をまっすぐに伸ばし、先に大形の淡紫色の花を横向きに開く。萼は赤褐色で一方が深く裂ける。花冠は長さ３～3.5cmの太い筒形で、先が浅く５裂して唇形となっている。秋の終わりごろ、卵形のさく果がふくらみ、粉のように細かい種子をたくさん散らす。和名は、花姿がパイプ（西洋の煙管）に似ていることから名付けられた。別名のオモイグサ（思草）は、花がうなだれるように咲くことから、物思いにふけるようすに見立ててつけられたという。『万葉集』の歌にオモイグサという名で登場している。

成分　全草：リグナン配糖体（エギネトシド）、イリドイド配糖体（イソオークビン）、ジテルペン配糖体（ヒドロキシ−β−イオノングルコシド）など

採取・保存　９～10月、全草を採取し、水洗いした後、日干しにする。

使用法　強壮、のどに痛みには、乾燥させた全草10～20ｇを、カップ３の水で半量になるまで煎じる。これを１日量として、２～３回に分けて服用する。

パイプのような独特の姿をしたナンバンギセル

家庭で栽培する薬草・薬木

ナンバンギセルの栽培

寄生植物であるナンバンギセルを栽培するには、まず寄生させる植物（ススキ、ヤクシマススキ、ミョウガ、ショウガなど）を用意する。場所は湿気の多すぎないところを選ぶ。鉢植えでもよい。春か秋、寄生させる植物の株元に種子をまく。夏には開花し、秋に実をつける。ナンバンギセルが多くなりすぎると、寄生させた植物が弱って枯死することがあるので注意する。１年草なので、種子は採っておく。

イワタバコ【岩煙草】

Conandron ramondioides
イワタバコ科イワタバコ属

別 イワヂシャ、タキヂシャ、イワカナ
生 苦苣苔（くきょたい）

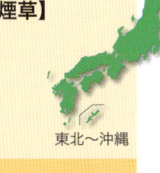

雑木林　■採取時期：8・9月

東北～沖縄

胃炎、胃もたれ、食欲不振

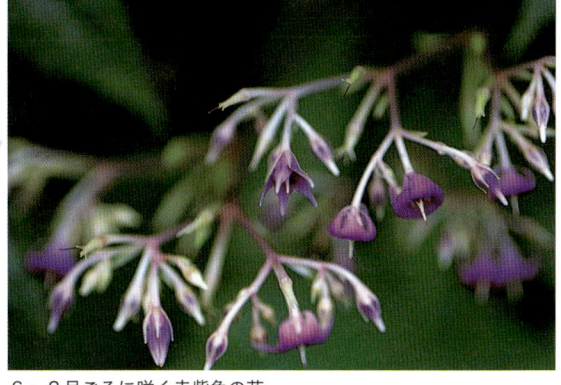

6～8月ごろに咲く赤紫色の花

●山地の日の当たらない湿った場所に自生する多年草。谷間や滝のそばなどの湿った岩壁に張りつくように群生する。葉は根出し長さ10～30cm、楕円形で先は尖る。ちりめん状の細かいしわがあり、縁に不ぞろいの鋸歯をもつ。冬にはこの葉が硬く丸まり、褐色の毛で覆われた状態で越冬する。花期は6～8月。葉の基部から10cmくらいの花茎を出し、先端の散形花序に赤紫色の花を咲かせる。果実は披針形のさく果で多数の種子がある。観賞用として栽培もされ、また若葉は食用にされる。イワヂシャやイワカナといった野菜のような別名は、古くから食用とされてきたことの名残りである。

成分 葉：トリテルペノイド（ウルソール酸、3-エピウルソール酸、3-エピオレアノール酸、エピモール酸、バービネルビン酸、スクテラリン酸など）、フェニルエタノイド配糖体（コナンドロシド、アクテオシド）など

採取・保存 8～9月ごろ、成熟した葉を摘み取る。1株に数枚しか葉がつかないので、採取時は1株につき1枚は葉を残すようにする。表面の水気を拭いて天日干しにしたものを苦苣苔（くきょたい）とよぶ。

使用法 食べ過ぎや飲み過ぎによる胃もたれ、慢性胃炎などに、乾燥させた葉5gを1日量として500mlの水を加えてとろ火で半量まで煮つめ、3回に分けて食間に服用する。

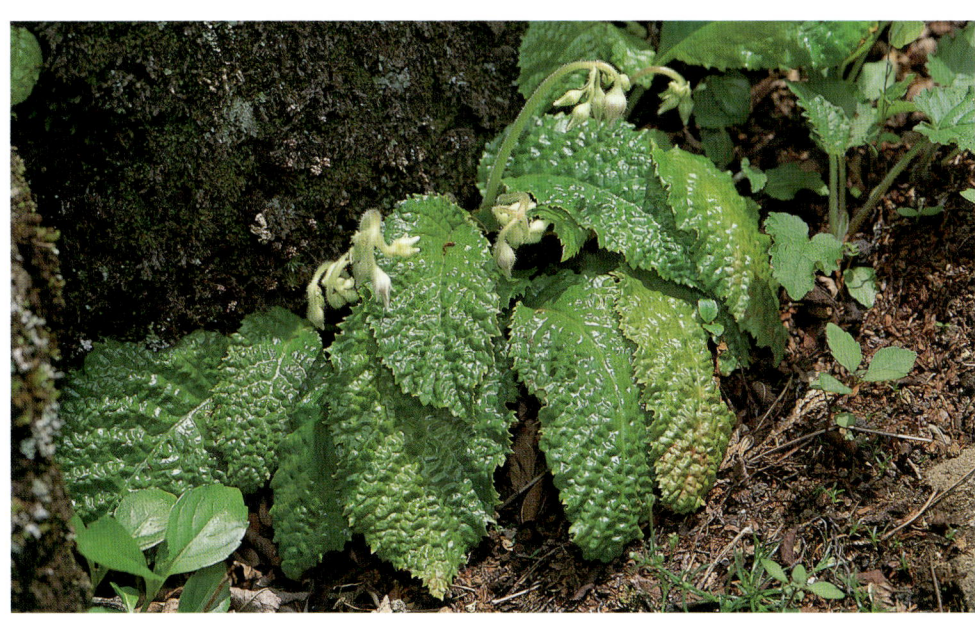

葉にはちりめん状の細かいしわがある。薬用には8～9月ごろに葉を採取する

家庭で栽培する薬草・薬木

イワタバコの鉢植え栽培

イワタバコは古くから春の若葉が食用とされており、薬用と食用を兼ねて家庭で栽培してみたい。ふつう鉢植えで栽培されることが多い。植えつけは3月ごろ。鉢植えの底にゴロ石を入れ、水はけのよい土に2割のミズゴケを配合した用土を入れ、球芽の3分の1ほどを地表に出して植えつける。極端な暑さ寒さには弱いので、鉢の管理には十分に注意する。植え替えは毎年春に、その年の生長が始まる前に行う。株分けや葉ざしでふやすことができる。

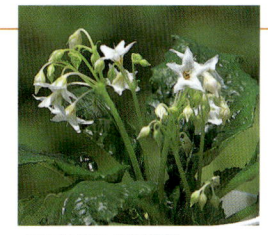

イワタバコの園芸種

人里 ■採取時期
1 2 3 4 5 6 7 8 9 10 11 12

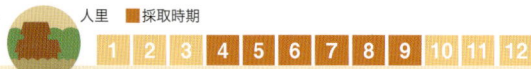

オオバコ【車前草、大葉子】
Plantago asiatica　オオバコ科オオバコ属

別 オンバコ、カエルッパ
生 車前草（しゃぜんそう）、車前子（しゃぜんし）　全国

- 咳、たん（全草、種子）
- 下痢（全草）
- 消炎（全草）、鼻血（葉）
- 利尿、むくみ（全草）
- 腫れもの（葉）

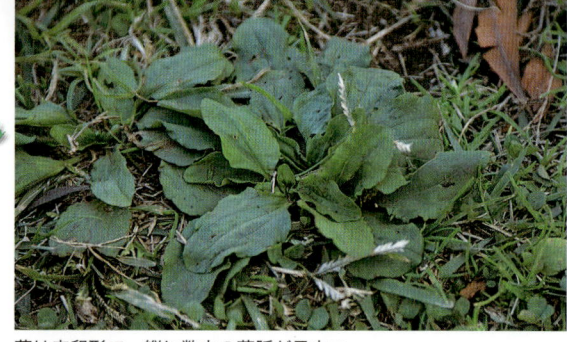

葉は広卵形で、縦に数本の葉脈が目立つ

●人の踏みつけに強く、各地の野原や道ばたにふつうに見られる多年草。葉は長い柄をもち、広卵形で縦に数本のくっきりとした葉脈がある。4～9月ごろ、葉の間から数本の花茎を伸ばし、穂状花序に小さな花を密生させ、下から順に花が開く。花は萼が4つ、漏斗状で白色の花弁は先が4つに分かれている。さく果は熟すと横に割れ、上半分が帽子のようにとれる。中にはゴマを小さくしたような黒褐色の種子が6～8個ある。葉が大きく広いことから、「大葉子」と名付けられた。

成分　全草：イリドイド誘導体（オークビン、プランタギニンなど）／種子：イリドイド誘導体（オークビン、ゲニポシド、ガルデノシドなど）など

採取・保存　4～9月ごろ、結実した全草を根元から刈り取り、水洗いして日干しにする。これを車前草（しゃぜんそう）とよぶ。熟した果実を日干ししてから揉み、中にある種子を集める。これを車前子（しゃぜんし）とよぶ。

使用法　咳、たん、消炎、下痢、利尿、むくみには、乾燥した全草10～15gを1日量とし、カップ3の水で半量になるまで煎じて3回に分けて食間に服用する。乾燥した種子5～10gをカップ1の水で半量になるまで煎じたものも、咳、たんに同様に用いる。鼻血には、生の葉の汁を脱脂綿に含ませ、鼻孔に詰める。腫れものには、生の葉を火で焙り、よく揉んでから患部に貼り付ける。

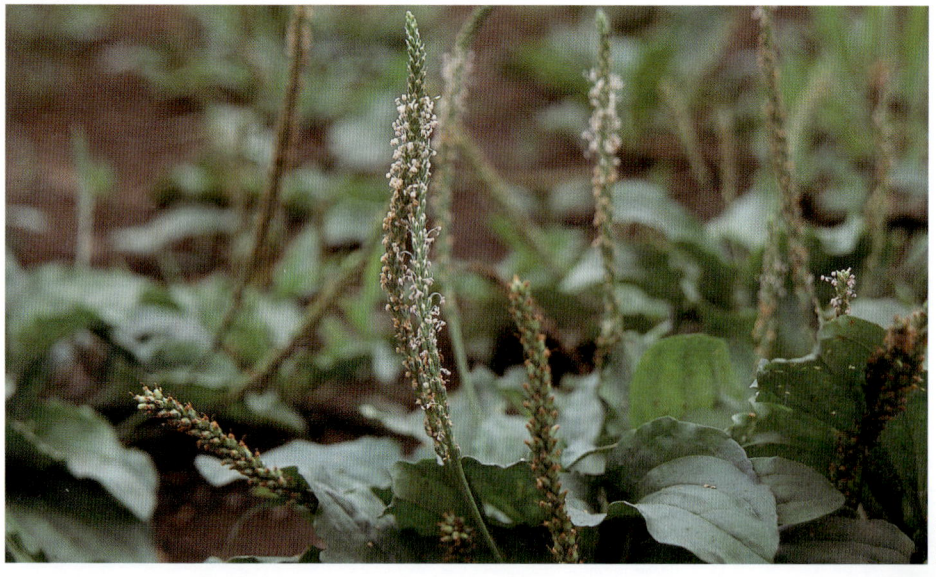

4～9月ごろ、穂状花序に小さな花が密生する

食べて効く薬草・薬木
若い芽が食用になるオオバコの仲間

オオバコの若芽は食用になる。春先に若くて柔らかい葉を選んで摘み採り、よくゆでてから水にさらし、和えものやお浸しにする。生のまま天ぷらにしてもよいし、刻んで米に炊き込んでもおいしい。同属のヘラオオバコ、トウオオバコ、エゾオオバコも同様に食用にできる。また、オオバコの仲間のプランタゴ・イスファグラ（Plantago isphagula またはP. ovata）や、プランタゴ・サイリウム（P. psyllium）の種子に多く含まれる不溶性食物繊維が注目されており、便秘の解消やダイエットを目的とする多くの健康補助食品に使用されている。

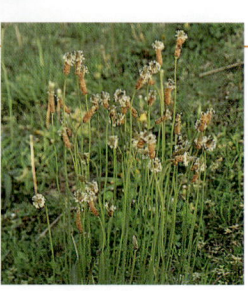

ヘラオオバコ

雑木林　■採取時期
| 1 | 2 | 3 | 4 | 5 | 6 | 7 | 8 | 9 | 10 | **11** | **12** |

クチナシ 【梔子、山梔子】

Gardenia jasminoides　アカネ科クチナシ属

別 センプク　　生 山梔子（さんしし）

中部〜沖縄

腰痛、打ち身、ねんざ　　消炎、止血
利尿、むくみ

●静岡県以西のやや乾燥した丘陵地帯の林内に生える常緑低木。観賞の目的で庭木として栽培もされる。高さ1〜5m。葉は対生し、葉柄の間に先の尖った脱落性の托葉がある。葉身は長楕円形で長さ5〜11㎝、全縁で深緑色の表面には光沢がある。6〜7月、枝先

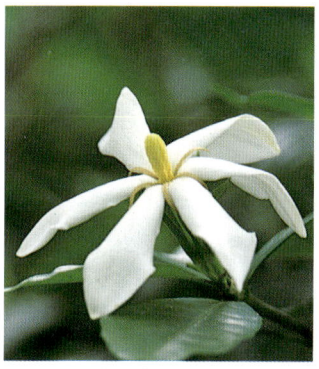

6〜7月に咲く花。花ははじめ白色で、のちに黄変する

の葉腋に径5〜8㎝で白色の花を咲かせる。花には芳香がある。果実は6本の稜がある楕円体で、11〜12月に赤黄色に熟す。和名は果実の口が開かないことから名付けられたという。また、果実をナシに見立て、「くちばし状の萼をもつナシ」という意味であるともいわれる。

成分　果実：イリドイド配糖体（ガルデノシド、ゲニポシド、ゲニポシジン酸など）、カロチノイド（α−クロシン）

採取・保存　11〜12月、よく熟した果実を摘み採って陰干しにする。採取した後、熱湯に2〜3分ほどつけてから陰干ししてもよい。これを山梔子（さんしし）とよぶ。

使用法　漢方では、消炎、止血、利尿などを目的に、各種の処方に配剤される。腰痛には、乾燥した果実5〜10gを水カップ3で半量になるまで煎じる。これを1日量とし、3回に分けて服用する。打ち身やねんざには、乾燥した果実を粉末にしたものに小麦粉を3分の1程度

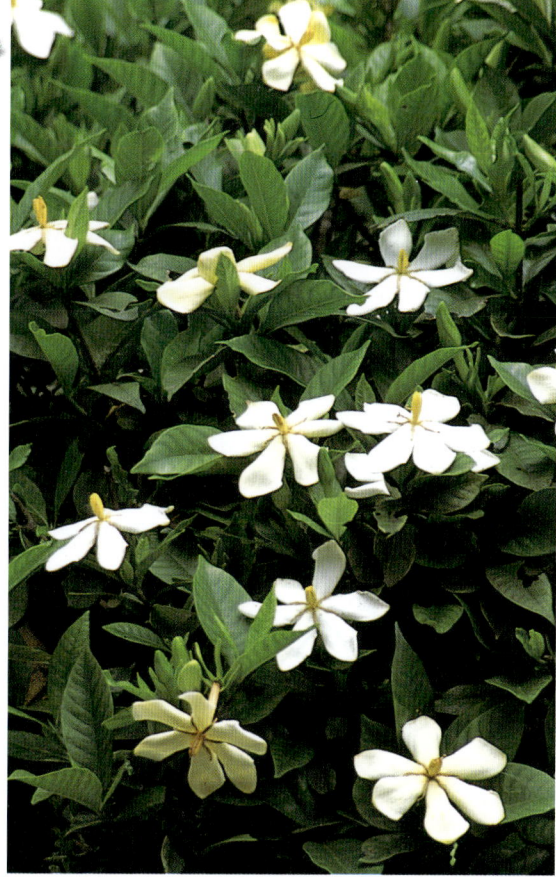

クチナシは庭木として植栽されることが多い。花には甘い芳香がある

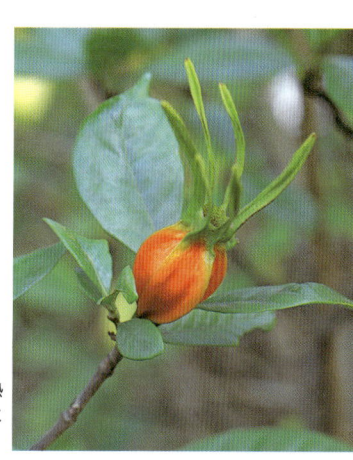

クチナシの実。熟した果実を薬用に用いる

混ぜ、酢を加えて練る。これを布にのばして患部にあて、冷湿布とする。

家庭で栽培する薬草・薬木

挿し木は水をたっぷりやれる梅雨期に

　クチナシは、挿し木または果実からとった種子をまいて育てることができる。半日陰で水はけがよく、土に湿り気があるところを選ぶ。挿し木なら梅雨期、または秋に行い、冬期は覆いをする。種の場合は秋または春に種をまく。鉢植えにも向くが、枝が増えすぎたら、春先に枝を整理する。なお、八重咲きの園芸品種であるヤエクチナシやオオヤエクチナシは結実しないので、薬用植物として用いることはできない。

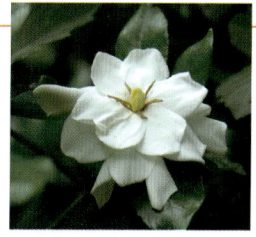

ヤエクチナシ

人里 ■採取時期
1 2 3 4 5 6 7 8 9 **10 11** 12

ヘクソカズラ【屁糞葛】
Paederia scandens　アカネ科ヘクソカズラ属

別 ヤイトバナ、ソウトメバナ　　全国

- しもやけ、ひび、あかぎれ（果実）
- 腎臓病（根茎）
- 下痢（根茎）

●美しい花とは対照的に、草全体に悪臭のあるつる性の多年草。各地の日当たりのよい荒れ地ややぶ、林縁などに見られる。茎はつる状に伸び、他物に絡みながら繁茂する。茎の基部は木質化し、直径1cmほどになる。葉は対生、葉身は卵心形から狭卵形で、先が尖る。葉、茎ともに多少の毛が見られる。夏、葉腋から出た枝に多数の小花をつける。果実は直径5mmほどの球形で、黄褐色に熟す。和名の由来は草全体の悪臭による。万葉のころはクソカズラ（糞カズラ）だったが、さらに屁をつけてヘクソカズラとなった。

成分 果実：不明／全草：イリドイド配糖体（ペデロシド、スカンドシド）、イリドイドエステル（ペデリニン）など

採取・保存 秋、よく熟した果実を採って、そのまま利用する。また、同じ時期に根茎を掘り採り、よく水洗いしてから日干しにする。

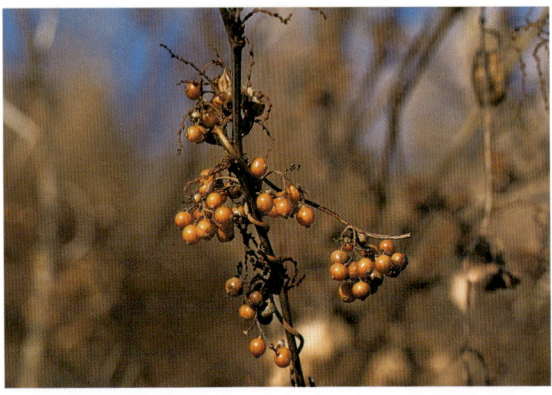

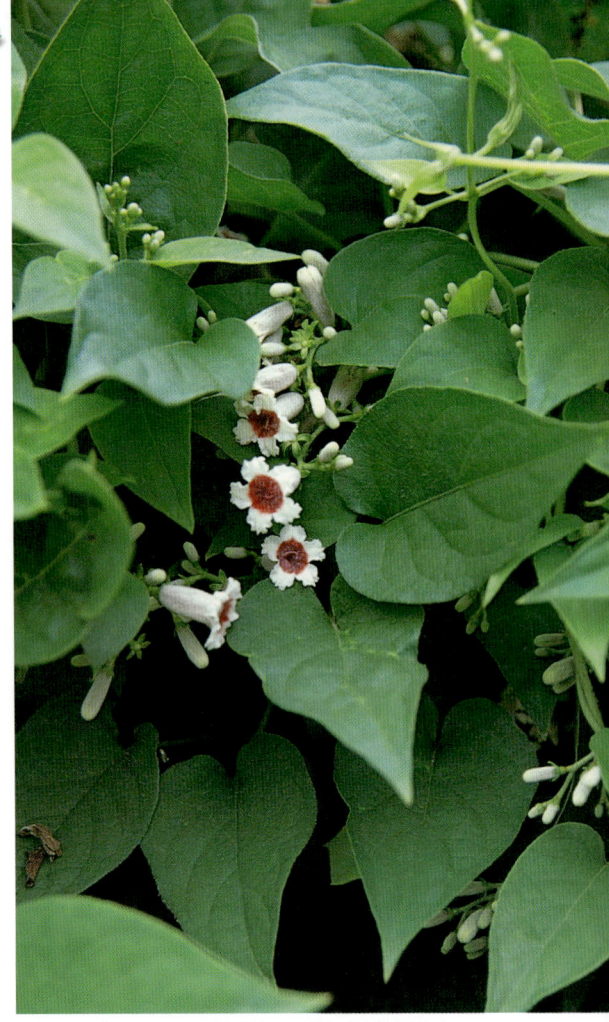

ヘクソカズラは全体に悪臭がある。夏、外側が灰白色、内側が紅紫色の小花が多数咲く

使用法 しもやけなどには、指で押しつぶすと黄色い汁が出てくるほど熟した果実を採り、よく水洗いした後につぶして、市販のハンドクリーム5、果実1の割合でよく練り合わせる。これを患部に厚めに塗り、ガーゼなどを当てておく。腎臓病、下痢には、乾燥させた根茎10gを細かく刻んで、カップ3の水で半量になるまで煎じる。これを1日量とし、3回に分けて服用する。

黄褐色に熟した果実。薬用には果実を採取してそのまま用いる

薬草・薬木に似ている植物

「○○カズラ」と名の付く植物

「かずら」はつる性植物の総称であるが、「○○カズラ」といっても共通するのは「つる性」だけで、細部の形態はそれぞれ異なる。例えば、スイカズラ科スイカズラ属のスイカズラ（214ページ）はつる性だが、ヘクソカズラが左巻きに伸びるのに対し、スイカズラは右巻きである。また、ヘクソカズラの花は外側が灰白色、内側が紅紫色であるが、スイカズラの花は白色からやがて黄色に変化し、芳香がある。

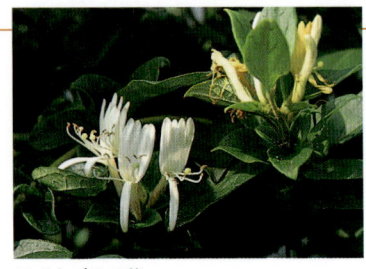

スイカズラの花

人里　■採取時期（根：10〜3月、果実：10〜12月）

| 1 | 2 | 3 | 4 | 5 | 6 | 7 | 8 | 9 | 10 | 11 | 12 |

アカネ【茜】

Rubia argyi　アカネ科アカネ属

別　ベニカズラ、アカネカズラ
生　茜草根（せんそうこん）

東北〜九州

- 生理不順、生理痛（根、果実）
- 腎臓病（根）
- 鼻血（根）
- 扁桃炎、口内炎、歯痛（根）

茜草根（せんそうこん）

●昔から根が草木染の赤色の染料として用いられた多年草。本州、四国、九州に分布し、林縁や道ばた、人家の生け垣などにふつうに見られる。四角くて細い茎は細かく分枝し、逆棘で他の植物などにひっかかりながら、さらに長く伸びる。葉は心臓形で、4枚が輪生する。夏から秋にかけて、葉腋に多数の円錐状花序をつくり、淡黄色の小花をたくさんつける。果実は球形の液果で、黒く熟す。根が赤みを帯びることから「赤根」とよばれた。

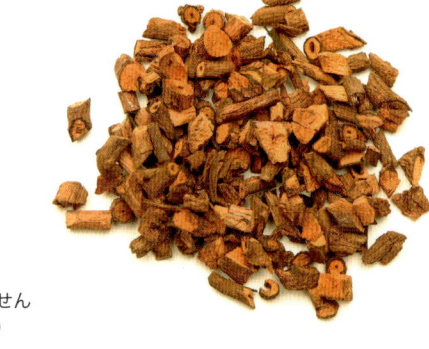

成　分　根：アンスラキノイド色素（アリザリン、プルプリンおよびそれらのグルコシド）、環状ペプチド（RA–Ⅲ、RA–Ⅳ、RA–Ⅴ、RA–Ⅶ）など

採取・保存　地上部が枯れる秋から翌春の新芽が出るまでの間に根を掘り採り、水洗いしてから日干しにする。これを茜草根（せんそうこん）とよぶ。果実は秋から冬に黒く熟したら採取し、日干しにする。

使用法　生理不順、生理痛には、乾燥させた根または果実8〜10gに対しカップ3の水で半量になるまで煎じる。これを1日量とし、3回に分けて服用する。腎臓病には、乾燥させた根4〜6gに対しカップ3の水で半量になるまで煎じる。これを1日量とし、3回に分けて服用する。鼻血などの止血には、乾燥させた根5〜8gをカップ3の水で半量になるまで煎じたものを1日量として、3回に分けて服用する。扁桃炎、口内炎、歯痛には、乾燥させた根10〜15gをカップ3の水で半量になるまで煎じ、その液でうがいをする。

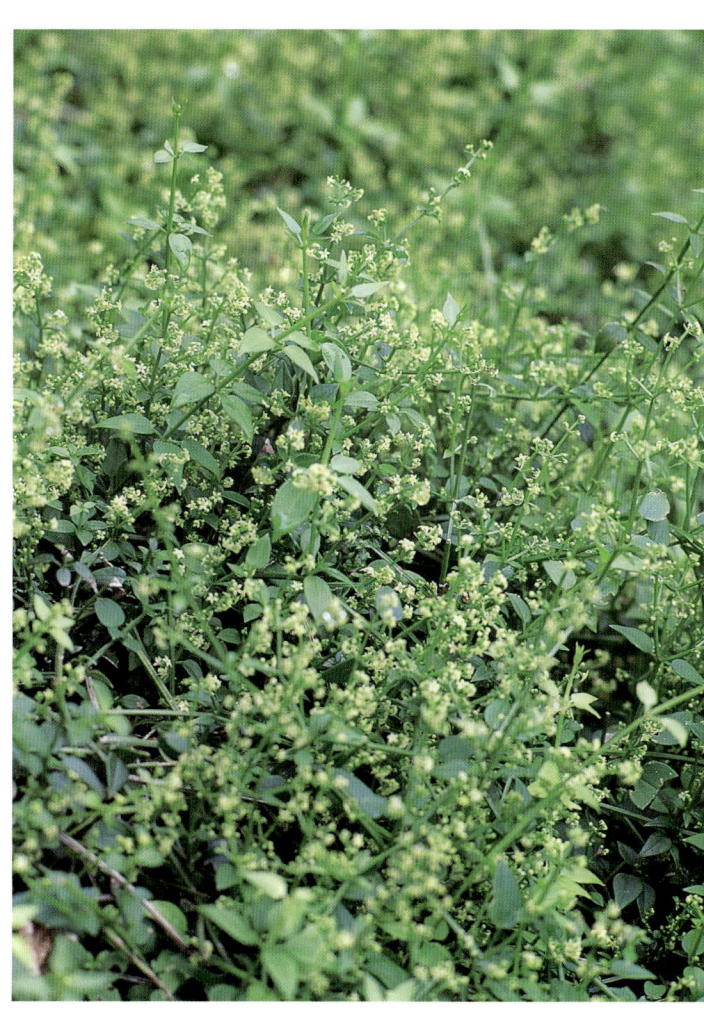

夏から秋にかけて咲く淡黄色の小花

薬草・薬木の豆知識

万葉集にも詠われたアカネ

　もともとアカネは茜染めという染料として用いられてきた。染め方は、あらかじめ布をアクにつけてから乾燥させ、その後煎汁に数10回浸すというもの。アクの濃度によって黄色から深い緋色になるという。これは、アカネの根に含まれるアンスラキノイド色素のプルプリンによるものとされる。『万葉集』の額田王（ぬかたのおおきみ）の歌「あかねさす　紫野行き　標野行き　野守はみずや　君が袖振る」では、枕詞（まくらことば）としてアカネが登場している。

アカネ科アカネ属● | 211

雑木林　採取時期
1 2 3 4 5 6 **7 8** 9 10 11 12

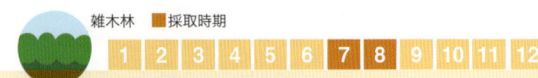

ニワトコ【庭常】

Sambucus recemosa subsp. *sieboldiana*
スイカズラ科ニワトコ属

別 タズノキ、ヤマタズ
生 接骨木（せっこつぼく）

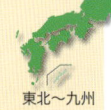

東北〜九州

- 利尿、むくみ
- 打ち身、ねんざ、神経痛
- あせも、かぶれ、湿疹

●各地の山野のやや湿った場所に自生し、新芽は山菜にもなる落葉低木。高さ3〜6m。庭木として植えられるほか、切り花にもされる。枝は柔らかく、太い髄がある。葉は対生し、奇数羽状複葉で5〜7枚の小葉をつける。4〜5月、枝先に細かな淡黄色の花を円錐状にたくさんつける。夏には液果が赤色に熟す。

成分 枝・葉：トリテルペノイド（ウルソール酸、オレアノール酸、α−、β−アミリンパルミテート）、フラボノイド（ケンフェロール、クエルセチン）など

採取・保存 7〜8月、できるだけ細い枝を選んで葉とともに採取し、1cmほどの幅で輪切りにした後、日干しにする。これを接骨木（せっこつぼく）とよぶ。

使用法 利尿、むくみには、乾燥させた枝・葉10gをカップ3の水で半量になるまで煎じる。これを1日量とし、3回に分けて服用する。打ち身、ねんざなどには、乾燥させた枝・葉20gをカップ3の水で半量になるまで煎じる。この液を冷ましてから布に浸み込ませ、患部に冷湿布する。あせも、かぶれ、湿疹、神経痛などには、乾燥させた枝・葉300gを布袋に入れ、浴湯料とする。

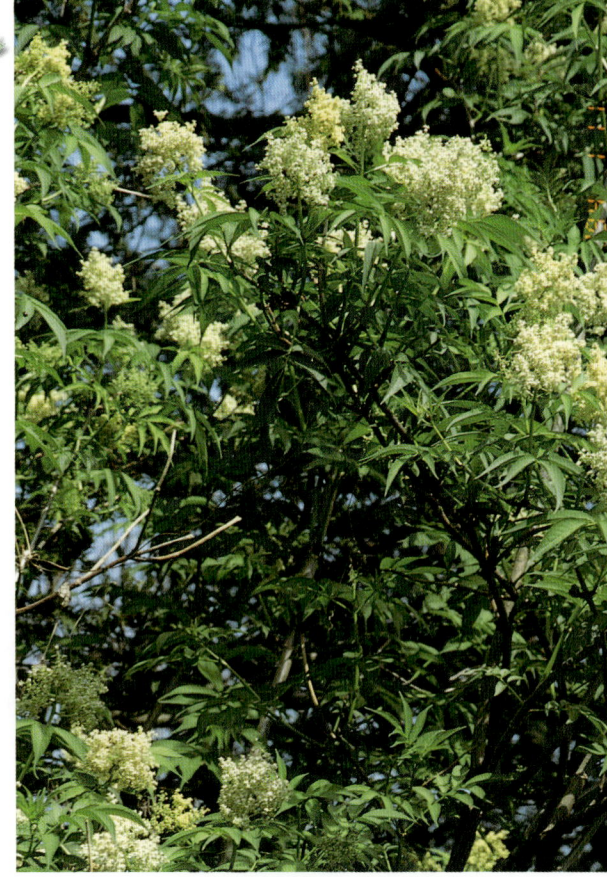

ニワトコは庭木としてもよく植栽される。薬用には、7〜8月ごろ細い枝を葉ごと採取する

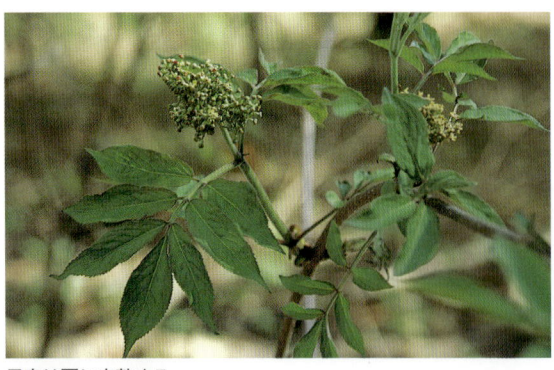

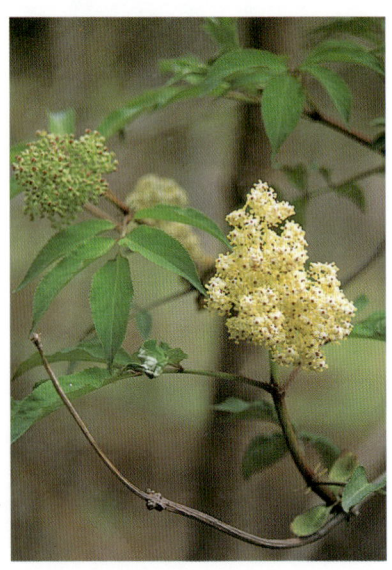

果実は夏に赤熟する

4〜5月、円錐状に淡黄色の小花がたくさん咲く

食べて効く薬草・薬木

山菜として食用になるニワトコ

ニワトコの新芽は山菜として食用にされる。ずんぐりとしたはかまの間から出る若芽を摘み採り、はかまを取り除いてから天ぷらにする。また、よくゆでてから水に十分さらしたものを、ゴマ和えやお浸し、からし和え、酢味噌和えなどにしてもよい。小さなブロッコリーのような歯ざわりで、味はタラノメに少し似ている。食用にすることでも滋養、強壮によいとされる。

人里 ■採取時期
1 2 3 4 5 6 7 **8 9** 10 11 12

ソクズ【曽久豆】
Sambucus chinensis スイカズラ科ニワトコ属

別 クサニワトコ　生 蒴藋（さくてき）

東北～九州

利尿、むくみ　リウマチ、神経痛

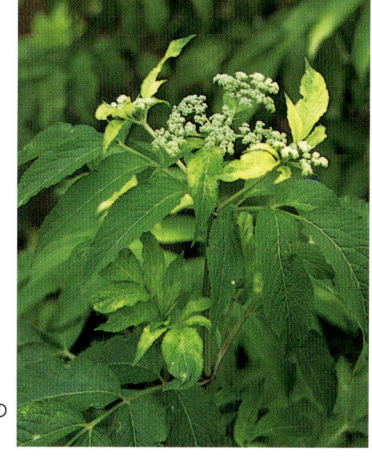

花が開く前のソクズの散房花序

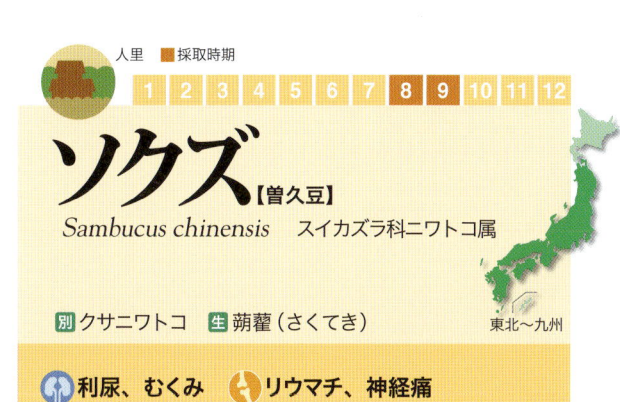

●同属で低木のニワトコによく似ているところから、クサニワトコの別名をもつ多年草。山野の林縁や道ばたなどの、やや湿った場所に自生する。地下茎によって繁殖する。緑褐色の茎は太く直立し、高さ1.5mほど。葉は奇数羽状複葉で小葉が5～7枚、卵形で縁に鋸歯がある。夏、茎先に散房花序をつくり、白色で直径3～4mmの花を密生させて咲く。花が終わると、直径4mmほどで球形の赤い果実が実る。和名は、漢名の「蒴藋」（サクダク）が変化したものとされる。

成分 葉：トリテルペノイド（ウルソール酸、オレアノール酸、α－アミリンパルミテート）

採取・保存 8～9月、全草を採り、水洗いしてから日干しにする。これを蒴藋（さくてき）とよぶ。

使用法 利尿、むくみには、乾燥させた全草4～12gをカップ2の水で3分の1量になるまで煎じる。これを1回量として服用する。リウマチや神経痛には、全草を浴湯料として用いるとよい。乾燥させた全草を2握りほど布袋に入れ、なべで煮出してから、その煮汁とともに入浴直前に風呂に入れる。

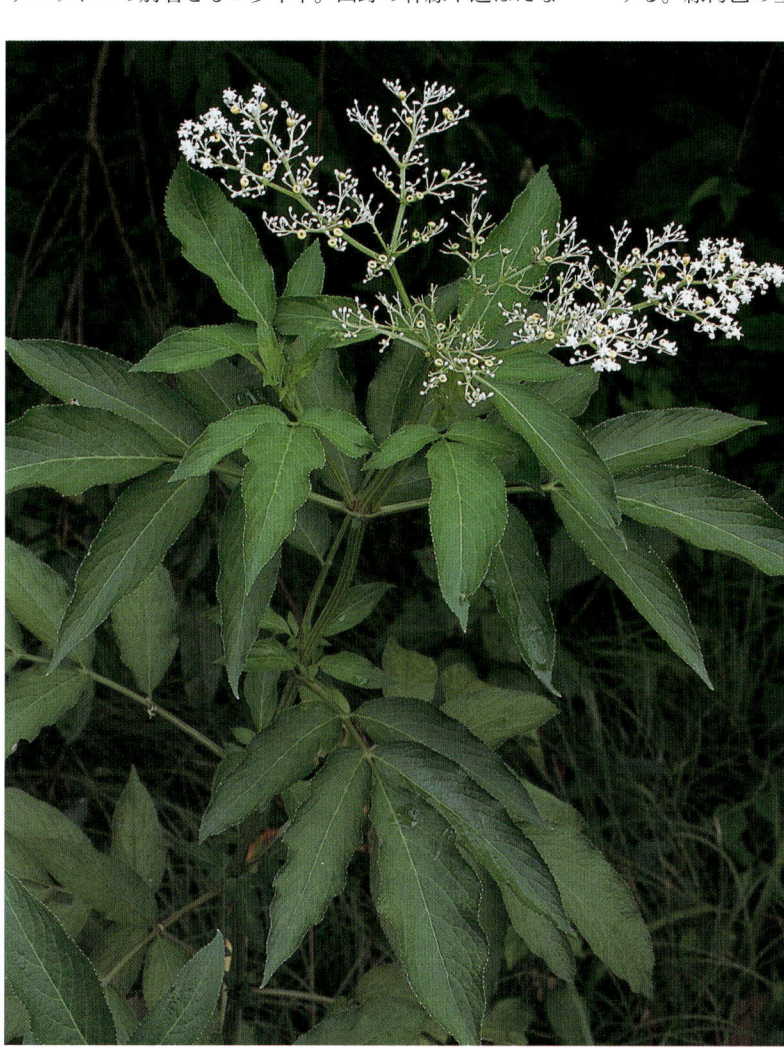

葉の形がニワトコに似る。薬用には花の時期に全草を採取する

薬草・薬木に似ている植物
別名クサニワトコとよばれるソクズ

ソクズは別名「クサニワトコ」のとおり、葉の形が同属のニワトコ（212ページ）によく似ている。ソクズは多年草であり、ニワトコよりも高さが低いことや、ソクズの花序は中央部が盛り上がらないこと、ソクズの花序に黄色い腺体があることなどで見分けられる。ニワトコは観賞用に庭木として栽培されるが、ソクズはふつう栽培されない。

雑木林　採取時期（花：4～5月、茎・葉：7～9月）
1 2 3 4 5 6 7 8 9 10 11 12

スイカズラ【忍冬】

Lonicera japonica　スイカズラ科スイカズラ属

別 ニンドウ、ミツバナ、スイバナ
生 金銀花（きんぎんか）、忍冬（にんどう）　北海道南部～沖縄

- 関節炎（花）、腰痛（茎・葉）／解熱（花）
- 利尿、むくみ（花、茎・葉）、痔（茎・葉）
- 腫れもの、湿疹、かぶれ（茎・葉）
- 口内炎、扁桃炎、咽頭炎（茎・葉）

●各地の丘陵や林などでふつうに見られる常緑のつる性低木。茎はつる状で、右巻きに他物に巻きつきながら長く伸びる。葉は対生、葉身は長楕円形で長さ3～7cm。4～5月ごろ、葉腋に2つずつ花が咲く。花冠の長さは3～4cm、花色は初め白色から淡い桃色で、後に黄色く変化する。花の奥には蜜があり、よい香りを放つ。秋、球形の果実が黒く熟す。

成分 茎・葉：フラボノイド配糖体（ロニセリン）、トリテルペノイドサポニン（ロニセロシドA、B、Cなど）／花：セレブロシド類（ロニジャポニンA1～A4、B1、B2など）など

採取・保存 開花期に花蕾を摘み採り、風通しのよい場所で陰干しにする。これを金銀花（きんぎんか）とよぶ。7～9月、葉がついたままの茎を採取して2～3日、日干しにし、さらに陰干しにする。これを忍冬（にんどう）とよぶ。

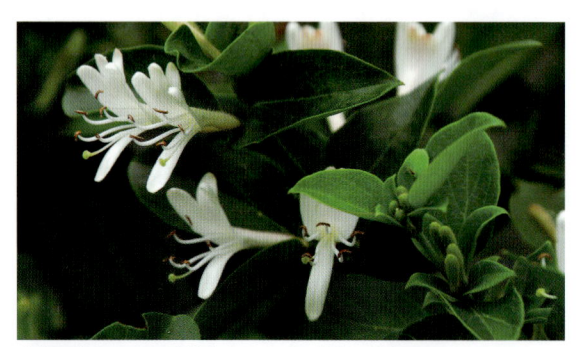

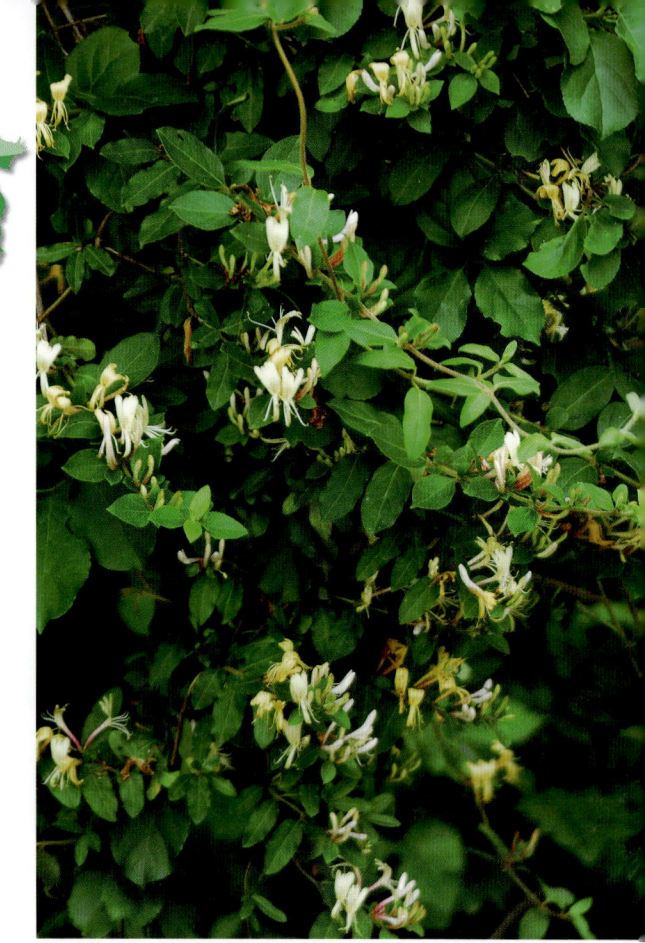

薬用には花と茎・葉を使用する。花期に花蕾を摘み採り、7～9月に葉がついたままの茎を採取する

使用法 関節炎には、乾燥した花5～10gをカップ3の水で半量になるまで煎じ、3回に分けて毎食後に服用する。解熱、利尿、むくみには、乾燥した花10gをカップ3の水で半量になるまで煎じて1日量とし、3回に分けて食間に服用する。腫れものには、乾燥した茎・葉5～15gを1日量とし、カップ3の水で半量になるまで煎じ、3回に分けて食後30分に服用する。口内炎や扁桃炎、咽頭炎には、乾燥した茎・葉15gをカップ3の水で半量になるまで煎じ、その液でうがいをする。湿疹やかぶれには、茎・葉を煎じた液に布を浸し、患部を冷湿布する。腰痛、痔などには、乾燥した茎・葉50～100gを煮出し、その煮汁とともに浴槽に入れ、浴湯料とする。利尿には、乾燥した茎・葉をお茶の代わりに飲む。

花色は白あるいは淡桃色からやがて黄色へ変化する。花には芳香がある

薬草・薬木に似ている植物

アメリカ原産のスイカズラの仲間

同属のツキヌキニンドウは、アメリカ原産のスイカズラの仲間である。ツキヌキニンドウは花の形がスイカズラによく似ているが、花色は橙黄色から深紅色、花には芳香はない。花に近い1～2対の葉の基部が合着しており、茎が葉を貫いて見えることからこの名がある。また花の形からトランペット・ハニーサックルともいわれる。スイカズラ、ツキヌキニンドウともに園芸品種が多く、観賞用にしばしば庭などに植えられている。

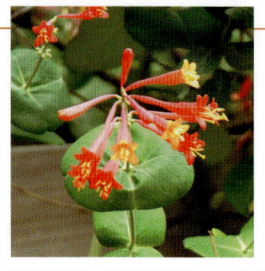

ツキヌキニンドウ

草原 ■採取時期
1 2 3 4 5 6 7 8 **9 10** 11 12

オミナエシ【女郎花】

Patrinia scabiosaefolia
オミナエシ科オミナエシ属

別 オミナメシ、アワバナ
生 敗醤根（はいしょうこん）

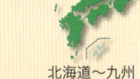

北海道〜九州

- ♀ 産後の腹痛、生理不順
- 🔸 腫れもの
- 🔹 利尿、むくみ
- 🌡 子宮出血、解毒
- 🍃 下痢

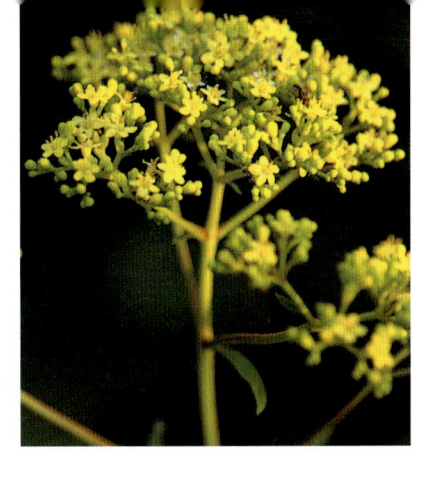

オミナエシの散房花序。花冠は5裂する

●秋の七草の一つとして、古来親しまれてきた多年草。各地の日当たりのよい山野の草地に自生している。茎は直立し、高さ1ｍほどになる。葉は対生、羽状に深く切れ込み無毛。8〜10月、茎の先が分枝し、先端に黄色の花が散房状にたくさん咲く。花冠は5裂し、おしべは4個。長楕円形の果実をつける。和名は、同属のオトコエシに対して全体の花姿がしなやかなために、女（オミナ）に見立ててつけられたという。

成分 根：トリテルペノイドサポニン（スカビオシドA〜G、パトリアサポニンなど）、精油（パトリネン、イソパトリネン、α−,β−ピネン、カジネンなど）など

採取・保存 9〜10月ごろ、根を掘り採り、よく水洗いした後日干しにする。これを敗醤根（はいしょうこん）とよぶ。

使用法 子宮出血、産後の腹痛、生理不順、下痢には、乾燥させた根6〜10ｇをカップ3の水で半量になるまで煎じ、これを1日量とし、3回に分けて服用する。腫れもの、解毒、利尿には、乾燥させた根2ｇに、芍薬（しゃくやく〜シャクヤクの根：75ページ）8ｇを混ぜてカップ3の水で半量になるまで煎じる。これを1日量とし、3回に分けて食間に服用する。

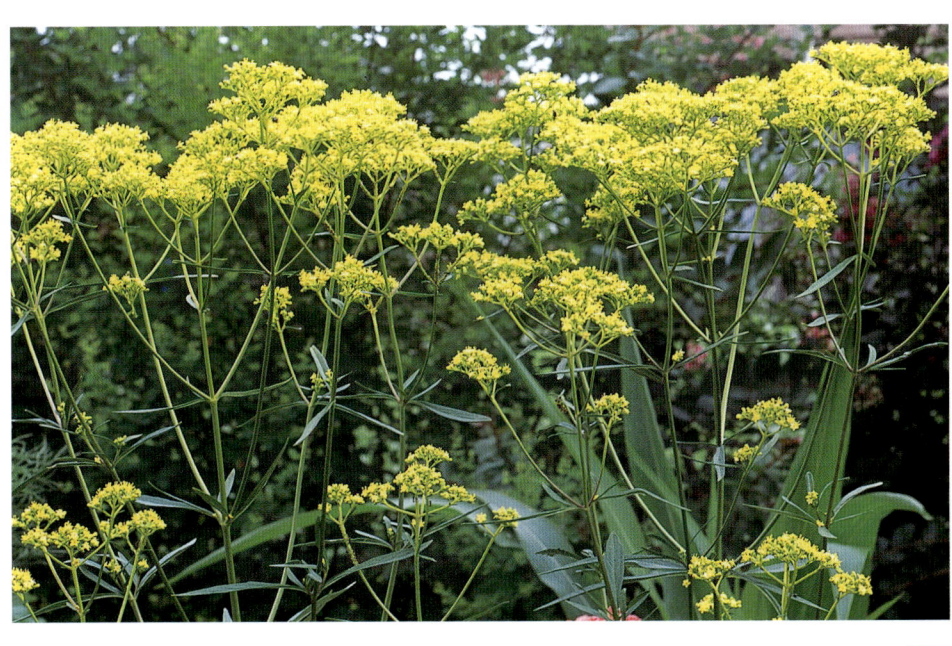

茎は直立し分枝した先に花序をつける。薬用には9〜10月ごろ、根を掘り採る

薬草・薬木に似ている植物

力強い草姿のオトコエシ

和名の由来でオミナエシと対比させられるオトコエシは、オミナエシと同属の多年草である。オトコエシは茎葉に毛が多く、葉が羽状に分裂していることや、花色が白いことから見分けることができる。オトコエシも薬用とされ、根や全草が消炎や解毒などに用いられる。また、オミナエシもオトコエシも若葉は食用になる。

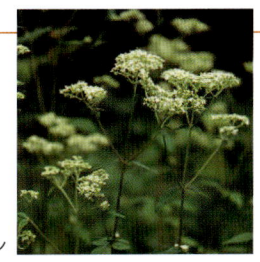

オトコエシ

オミナエシ科オミナエシ属 ● 215

草原　■採取時期
1 2 3 4 5 6 7 8 9 **10 11** 12

カノコソウ【鹿子草】

Valeriana fauriei　オミナエシ科カノコソウ属

別 ハルオミナエシ　生 吉草根（きっそうこん）　北海道～九州

☾ ヒステリー、神経過敏症、精神不安

吉草根（きっそうこん）

●山地のやや湿った明るい草地に、まれに見られる多年草。薬用や観賞用にも栽培される。地下茎を出し、多数のひげ根がある。茎は直立して高さ40～80cmになる。葉は羽状に深く切れ込み、対生する。5～7月、茎の先に散房花序をつくり、淡紅色の小さな花が集まって咲く。果実には萼が変化した白色の羽状冠毛があり、風に乗って飛ぶ。カノコソウの名は、白い蕾と淡紅色の花がまざって「鹿の子模様」のように見えることから。別名のハルオミナエシは、秋に咲く同属のオミナエシに対し、春に咲くことから。

成分 根・根茎：精油（シネオール、カンフェン、α－、β－ピネン、リモネン、ボルネオール、ボルニルアセテート、ボルニルイソバレート、ケッサノール、ケッシルグリコール、バレアノンなど）、アルカロイド（キャチニン、バレリアニンなど）、イリドイド配糖体（カノコシドA～D、パトリノシド、バレロシデートなど）など

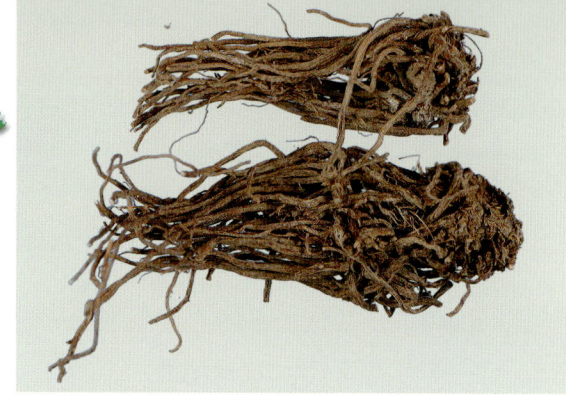

採取・保存 秋の地上部が枯れ始めるころ、根茎と根を掘り採り、よく水洗いした後日干しにする。これをカノコソウあるいは吉草根（きっそうこん）とよぶ。

使用法 ヒステリー、神経過敏症、精神不安などには、乾燥した根や根茎5gを刻んで湯飲みに入れ、熱湯を注いで5分ほどおいたものを1回量とし、1日3回食間に服用する。

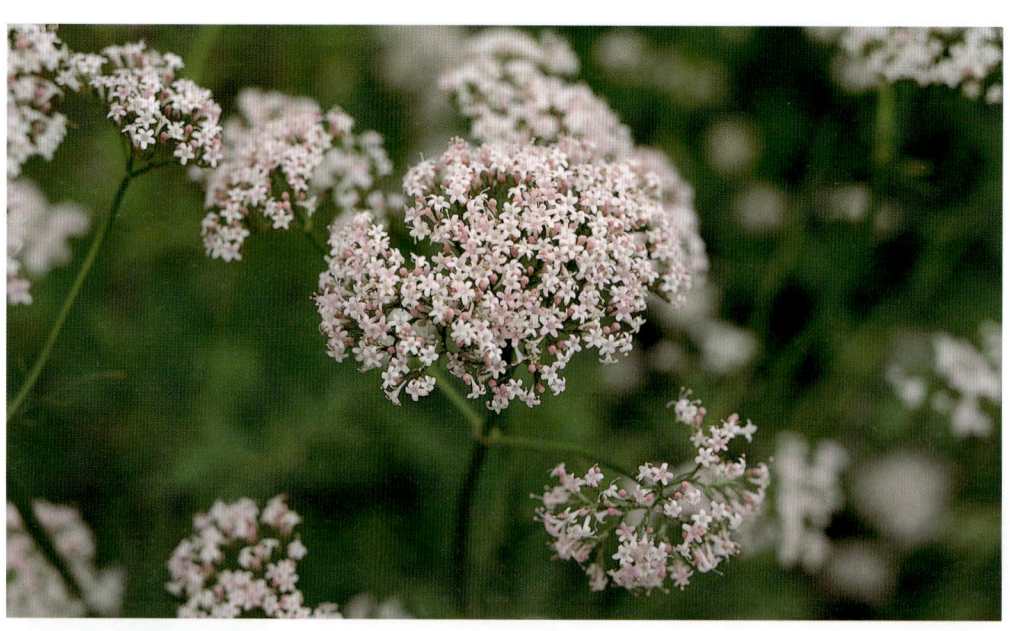

5～7月、淡紅色の小花が茎先に集まって咲く

家庭で栽培する薬草・薬木

薬用に栽培するカノコソウ

カノコソウは近年野生のものが激減しているので、薬用を目的として家庭で栽培してみたい。カノコソウは現在北海道などで栽培されており、夏期に冷涼な地域の、やや湿気の多い土地が適している。9～10月に株分けをし、根茎に3～4芽をつけ、できるだけ根の多いものを30cm間隔で植える。元肥として堆肥や油かすを十分に与える。春先、根を肥大させるために花芽を摘み、秋に地上部が黄色くなったら収穫する。株を大きくするために、毎年植え替えを行う。

人里　採取時期（根：9〜11月、種子：12〜2月）

| 1 | 2 | 3 | 4 | 5 | 6 | 7 | 8 | 9 | 10 | 11 | 12 |

キカラスウリ【黄烏瓜】

Trichosanthes kirilowii var. *japonica*
ウリ科カラスウリ属

- 別 ムベウリ
- 生 括楼根（かろうこん）、括楼仁（かろうにん） 北海道南部〜九州
- 解熱（根）　利尿、むくみ（根）　催乳（根）
- 咳、たん（種子）

●根からとれるデンプンを日干しにしたものが天花粉（てんかふん）で、「汗知らず」として知られる。各地の山林や原野、宅地などの樹木に絡まり、黄色い実をつけるつる性の多年生植物。太くて長い根をもち、茎はつる状となって長く伸びる。葉は互生、葉身は心臓形で浅く3〜5裂している。全体にほとんど毛はない。8〜9月の夕方に、白い花を咲かせる。雌雄異株。雄花は数個がかたまるが、雌花は単生する。雌花は花弁が5つに裂け、さらに先は糸状になり無数に分かれる。和名は、黄色い果実がなるカラスウリを意味する。

成分 根：タンパク質（カラスリンA〜C）、トリテルペノイド（ブリオノール酸、ククルビタシンB，D）、ステロール（α-スピナステロール、7-スチグマステロール）、イオノン誘導体（ボミフォリオール）、脂肪酸（トリコサン酸、パルミチン酸）、多量のデンプン／種子：脂肪油（飽和脂肪酸や油酸、リノロール酸のグリセリド）など

採取・保存 秋から初冬のころ、根を掘り採って、よく水洗いした後コルク質の外皮をむいて、日干しにする。これを括楼根（かろうこん）とよぶ。また、冬に、熟した果実を採取して種子を採り出し、水洗いしてから風通しのよい場所で乾燥させる。これを括楼仁（かろうにん）とよぶ。

使用法 解熱、利尿、催乳には、乾燥させた根3〜5gをカップ2の水で半量になるまで煎じる。これを1日量とし、2〜3回に分けて服用する。咳、たんには、乾燥させた種子10gをカップ3の水で半量になるまで煎じたものを、3回に分けて食間に服用する。

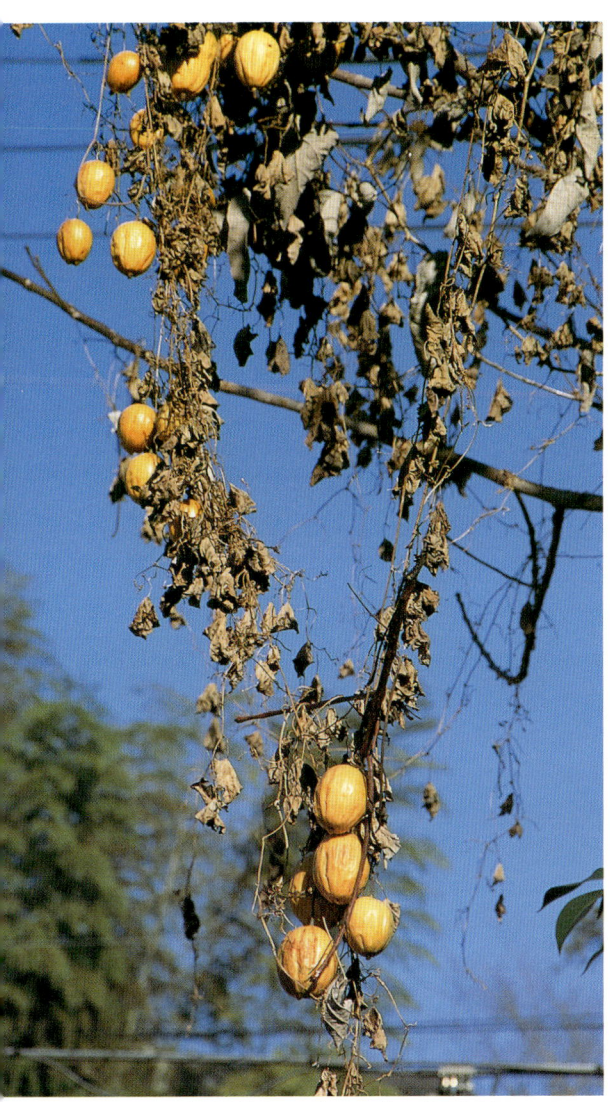

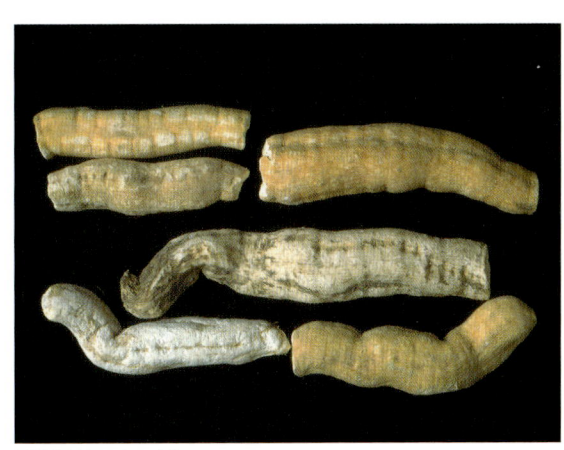

秋に卵円形の果実が黄熟する。薬用には根と種子を用いる

括楼根（かろうこん）

薬草・薬木に似ている植物

カラスウリとキカラスウリの見分け方

キカラスウリは、同属のカラスウリ（218ページ）とよく似ている。果実が熟せば赤か黄色かで見分けがつくが、それ以外の時期には葉や巻きひげを観察して判断する。キカラスウリは全体に毛が少なく、葉は黄色みを帯びた緑でつやがある。それに対し、カラスウリは全体に細かい毛が多く、葉は濃い緑色でつやがないのが特徴。また、キカラスウリは巻きひげが枝分かれするが、カラスウリは枝分かれしない。

人里 ■採取時期（果実：9〜12月、根：11〜2月）

| 1 | 2 | 3 | 4 | 5 | 6 | 7 | 8 | 9 | 10 | 11 | 12 |

カラスウリ 【烏瓜】

Trichosanthes cucumeroides
ウリ科カラスウリ属

別 タマズサ、カラスノマクラ　生 土瓜実（どかじつ）、土瓜根（どかこん）、王瓜根（おうかこん）　東北南部〜九州

- 利尿、むくみ（根、果実、種子）
- 催乳（根、果実、種子）
- 咳（種子）
- ひび、あかぎれ、しもやけ（果実）

●山麓ややぶなどに自生するつる性の多年草。細い巻きひげで人家の垣根や庭木などに絡まるように生えることも多い。雌雄異株。葉は互生、縁に鋸歯があり、3〜5裂して茎とともに細かな毛が生える。8〜9月に白い花を開く。花冠の先は細長く、クモの糸のように無数に裂けている。花は夕方に開き朝にしぼむ。秋から初冬にかけて、楕円体の果実が赤く熟す。種子は濃い茶褐色。実をカラスが好んで食べたことからこの名がある。別名のタマズサは隆起状の種が結び文に似ていることから。

成分　根：ステロイド（α-スピナステロール、7-スチグマステロール）、脂肪酸（トリコサン酸、パルミチン酸）、トリテルペノイドサポニン（ククルビタン型トリテルペノイド配糖体など）／種子：脂肪油（飽和脂肪酸や油酸、リノロール酸のグリセリド）など

採取・保存　秋から冬に、赤く熟した果実を採って日干しに

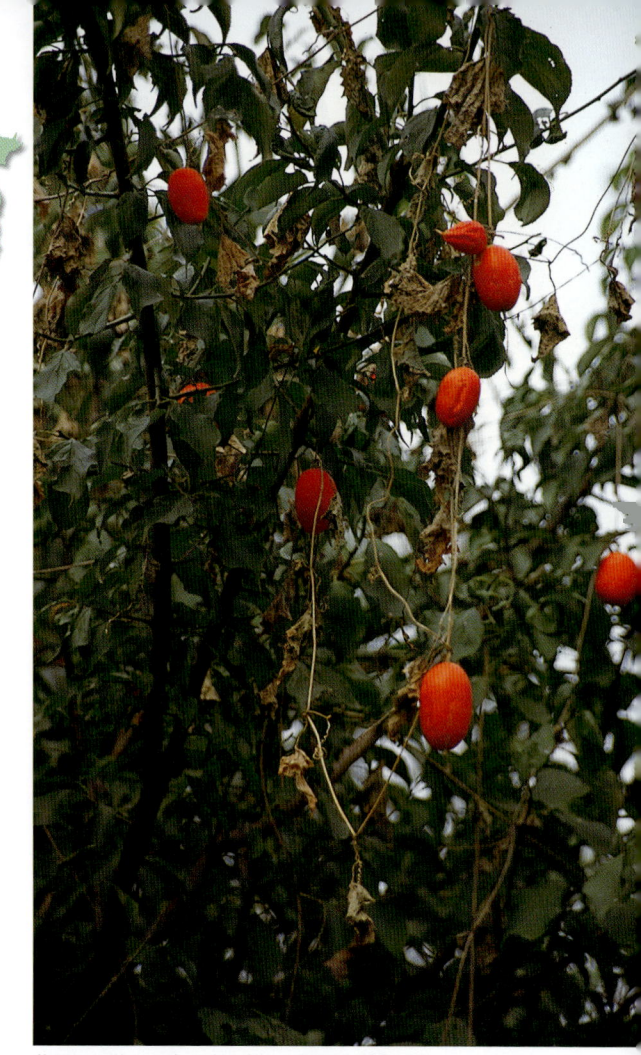

薬用には秋から冬に赤く熟した果実を採取する。果実の中の種子や、根も薬用となる

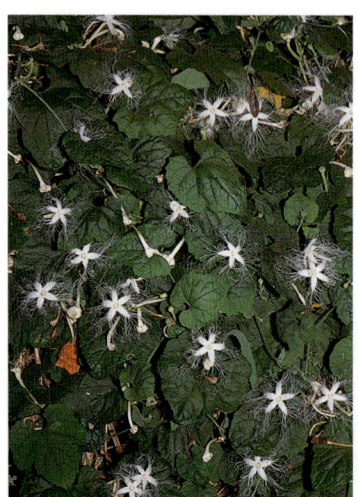

花冠の先が糸状に裂けているカラスウリの花

する。これを土瓜実（どかじつ）とよぶ。晩秋から冬にかけ、茎・葉が枯れたら根を掘り採り、よく水洗いをしてから外皮をむき、輪切りにして日干しにする。これを土瓜根（どかこん）または王瓜根（おうかこん）とよぶ。

使用法　利尿や乳汁の出をよくするには、乾燥した根5〜15gをカップ3の水で半量になるまで煎じて1日量とし、3回に分けて服用。ただし、吐き気をもよおす人もいるため、はじめは少量からようすを見ながら用いる。乾燥した果実や種子にも同じような効果がある。咳には、乾燥した種子10gをカップ3の水で半量になるまで煎じて1日量とし、3回に分けて服用する。ひび、あかぎれ、しもやけには、熟した果実をホワイトリカーに浸して突き崩し、1日3回ほどその液を患部にすり込む。

食べて効く薬草・薬木

若葉や実は食用になる

カラスウリの若い葉や実は食用にもなる。摘み取った若葉はさっと洗って天ぷらにするとおいしい。また、ゆでて和えもの、お浸しにしてもよい。ゴマや味噌と和えると相性がよい。果実は初秋、熟す前に採って、塩漬けにしたり汁の実などにして食べる。

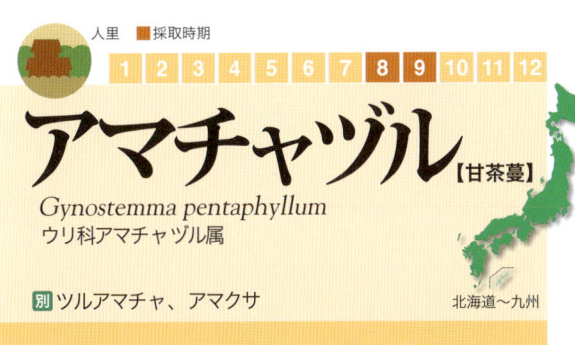

人里 ■採取時期
1 2 3 4 5 6 7 **8 9** 10 11 12

アマチャヅル【甘茶蔓】
Gynostemma pentaphyllum
ウリ科アマチャヅル属

別 ツルアマチャ、アマクサ

北海道～九州

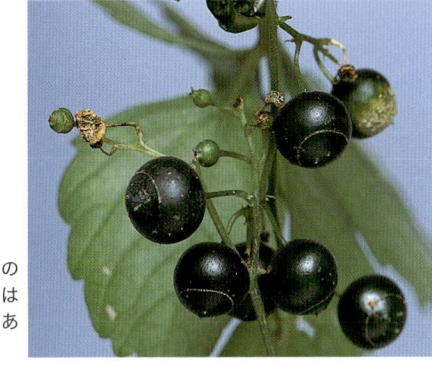

強壮　利尿、むくみ

アマチャヅルの果実。横すじは花冠がとれたあとである

●北海道から九州に見られ、山野のやぶや林に自生するつる性の多年草。湿地や川沿いに多く地中を太い地下茎が這い、茎は地上を這ってつるとなり、巻きひげを他物に絡ませてよじ登り繁茂する。根塊は肥大して地中に長く張り出す。葉には長い葉柄があり互生、3～7枚の小葉からなる複葉で、小葉は鳥の足に似る。8～9月、葉の付け根から出た花序に、径約5mmの小さい淡緑色の花がつく。雌雄異株。果実は径6～8mmのほぼ球形で、上部に横すじがあり、黒緑色に熟して中に2個の種子がある。和名は、かむと葉に甘味があることから。近年、オタネニンジン（朝鮮人参）と同じ成分が含まれていることが明らかになり、注目されているが、薬効が同じかどうかは不明である。

成分 地上部：トリテルペノイドサポニン（ダンマラン型トリテルペノイド配糖体のギペノシド類など）など

採取・保存 開花期の地上部を根際から刈り取り、水洗いして日干しにする。

使用法 強壮、利尿を目的として、乾燥した茎・葉15gをカップ3の水で半量になるまで煎じ、お茶代わりに飲む。

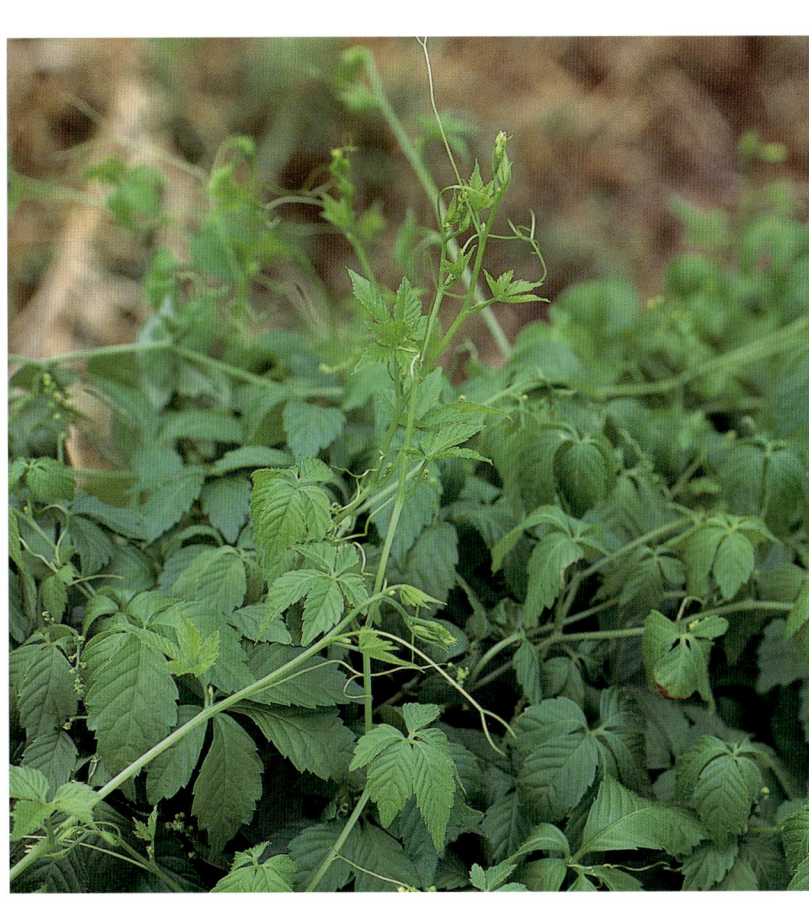

薬用には花の時期に地上部を刈り取って用いる。葉はかむと甘味がある

薬草・薬木に似ている植物
アマチャヅルに似たブドウ科のヤブガラシ

アマチャヅルに似た植物に、ブドウ科ヤブガラシ属のヤブガラシ（151ページ）がある。つる性であることや、小葉が鳥の足のようであること、果実が液果で黒く熟す点などが似ている。花は似ていないので花期のころは見分けがつくが、それ以外の時期の見分けるポイントは、アマチャヅルの葉には毛があるがヤブガラシには毛がないこと、ヤブガラシの巻きひげは葉と反対側から出ることなどがあげられる。ヤブガラシは根が薬用に用いられる。

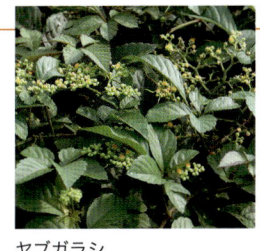

ヤブガラシ

滋養強壮 | 生活習慣 | ストレス | 消化器 | 循環器 | 呼吸器 | 目・鼻・耳・口 | 関節・筋肉 | 泌尿器 | 解熱・鎮痛 | 皮膚・外傷 | 婦人病

草原 ■採取時期
1 2 3 4 5 6 7 8 9 10 **11** 12

ツリガネニンジン【釣鐘人参】

Adenophora triphylla var. *japonica*
キキョウ科ツリガネニンジン属

別 トトキ、ツリガネソウ　生 沙参（しゃじん）　北海道～九州

咳、たん

●山野に自生する多年草。根はゴボウに似て褐色、60～80cmになる。茎は円柱状で全体に毛が生え、高さ30cmから大きいものでは1mほどになる。茎を折ると白い乳汁が出る。葉は根出葉と茎から出る葉があり、根出葉は長い柄があって花期には枯れ落ちる。茎から出る葉は長楕円形で柄がなく3～6枚が輪生、葉縁には鋸歯がある。9月ごろ、下向きの釣鐘状の花をまばらに輪生させる。花色は青紫で、雌しべは花びらの外へ長く飛び出す。若芽は古くから食用としても全国的に親しまれている。俗にトトキとよばれ、昔は「山でうまいはオケラにトトキ」といわれるほど、広く食用される山菜であった。古くは人参（にんじん）と混同され強壮薬として用いられることがあったが、実際には強壮効果はない。

成分 根：トリテルペノイド（メチルアデノフォレート、トリフィロール）、多糖類（イヌリン）など

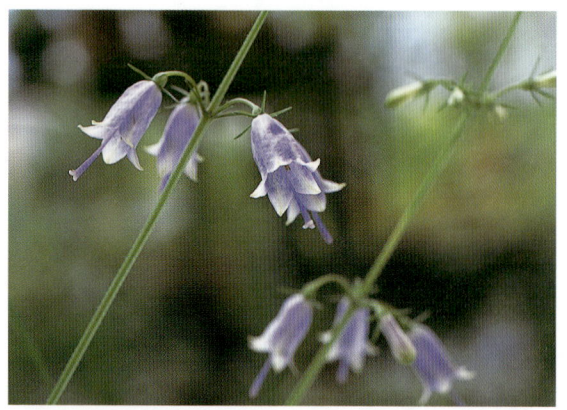

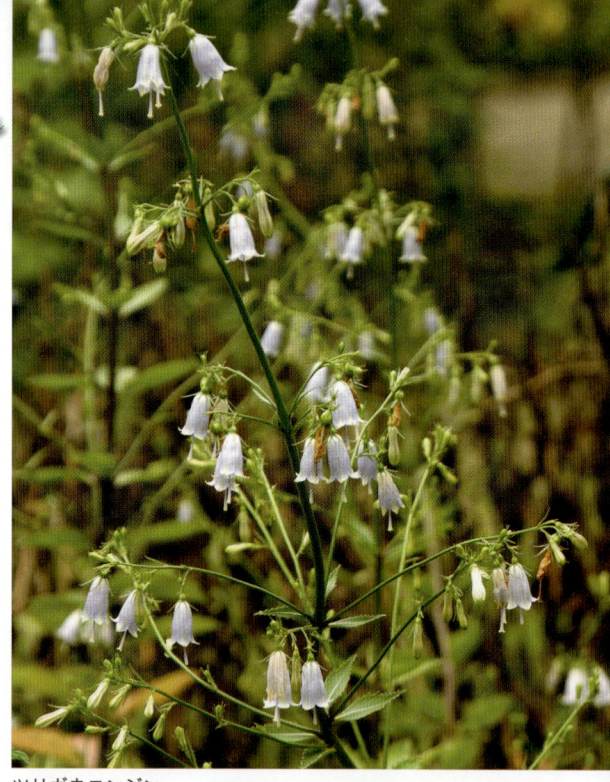

ツリガネニンジンは高さ30cm～1mほど。薬用には秋に根を採取する

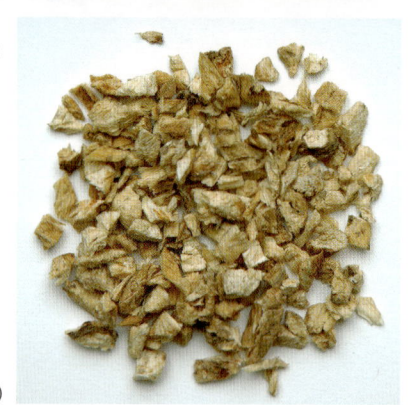

沙参（しゃじん）

採取・保存 地上部が枯れる秋に根を掘り採り、水洗いして土砂を除き、刻んで天日で乾燥させる。これを沙参（しゃじん）とよぶ。

使用法 咳、たんに、乾燥させた根1日量5～10gを水500mlで半量になるまで煎じ、毎食後3回に分けて温めて服用する。苦味やえぐみがあるので、砂糖少々を加えると飲みやすい。ただし胃腸の弱い人は、飲まずにうがいをするだけにとどめたほうがよい。

9月ごろに咲く釣鐘状の花。雌しべが長く、花冠から飛び出している

薬草・薬木に似ている植物

ツリガネニンジンに似たソバナ

ツリガネニンジンとよく似た植物に、同属のソバナがある。ソバナは山地に生え、岨道（そばみち）、すなわち山あいの険しい道に生えるという意味から、ソバナの名が付いたとされる。見分けるポイントは葉と花。ツリガネニンジンの葉は輪生するが、ソバナの葉は互生する。またツリガネニンジンの花は釣鐘形で輪生するが、ソバナの花は輪生せず、また、口の開きが大きい。ソバナは毒蛇や毒虫による傷の解毒に用いられる。

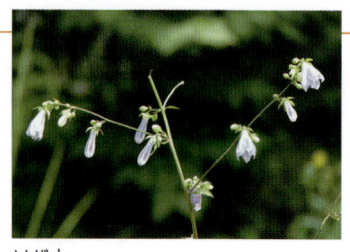

ソバナ

草原　■採取時期
1 2 3 4 5 6 7 8 9 **10 11** 12

キキョウ【桔梗】
Platycodon grandiflorus
キキョウ科キキョウ属
別 キチコウ、オカトトキ
生 桔梗（ききょう）、桔梗根（ききょうこん）　全国

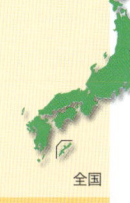

咳、たん　　のどの痛み

秋の七草のひとつとして親しまれ、庭などで栽培されることも多い

●秋の七草のひとつで日本人にはなじみの深い野草。観賞用に庭先で栽培されることも多い。草丈50㎝〜1mになる多年草。根はチョウセンニンジンに似て太く多肉質で、黄白色をしている。茎は直立し上部で分枝する。茎を折ると白い乳汁が出る。葉は互生し、披針形、縁に鋸歯がある。葉の裏面はやや白みを帯びる。8〜9月に、分枝した茎の先に5裂した広い鐘形の花を咲かせる。花色は自生のものは青紫色だが、園芸品種では白や淡紅色、また八重咲きなどもある。春の若芽は山菜として利用される。

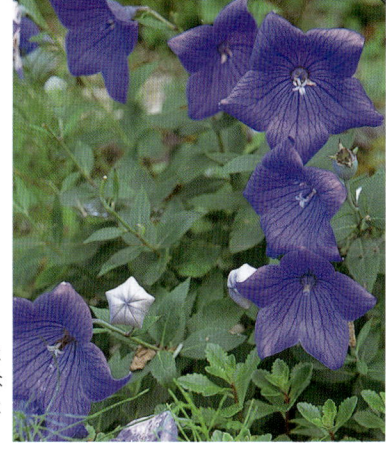

成　分 根：トリテルペノイドサポニン（プラチコジンA〜Dなど）など

採取・保存 地上部が枯れた秋に根を掘り採り、水洗いして表皮を除いて、天日で乾燥させる。これを桔梗（ききょう）または桔梗根（ききょうこん）という。

使用法 生薬の桔梗（ききょう）は、漢方では扁桃炎や蓄膿症、中耳炎などの化膿性疾患や気管支ぜんそくなどの薬に配合される。民間では、咳やたん、のどの痛みに、1日量5〜10gに甘草（かんぞう〜カンゾウの根）3〜6gを合わせて、水500㎖で半量まで煎じ、3回に分けて温めて服用する。ただしサポニンには弱い毒性があるので、胃腸の弱い人は、服用せずうがい薬として使用する。

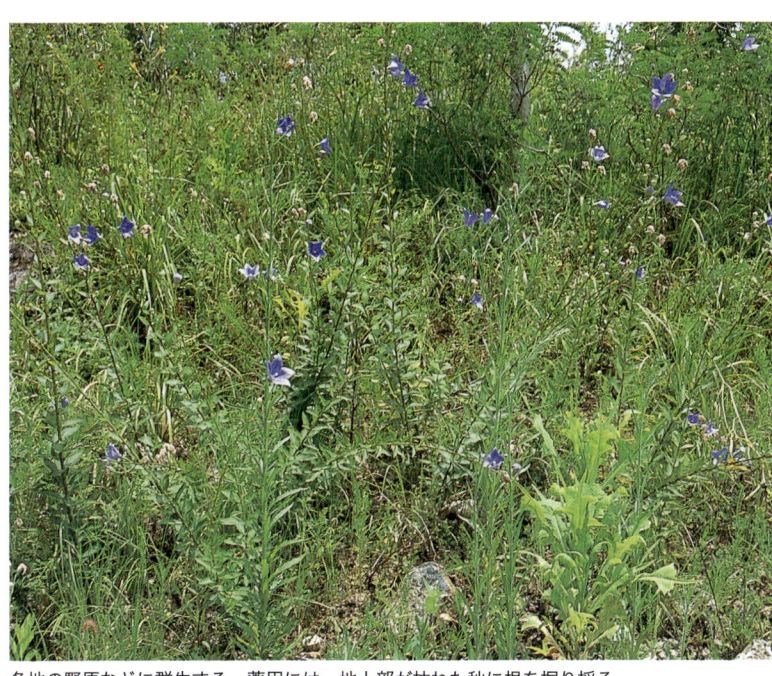

各地の野原などに群生する。薬用には、地上部が枯れた秋に根を掘り採る

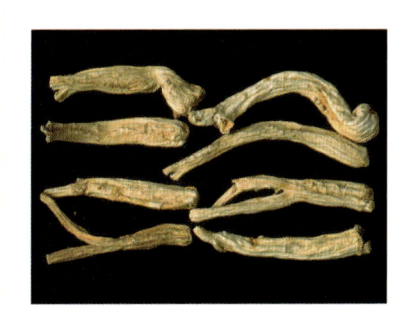

桔梗（ききょう）

薬草・薬木に似ている植物
有毒植物のサワギキョウ

　キキョウと名のつく植物のひとつに、同じキキョウ科でミゾカクシ属のサワギキョウがある。和名は湿地に生えるキキョウの意で、山地の湿地や水辺などに自生する。サワギキョウの茎は直立し、枝分かれしない。8〜9月ごろ、茎頂に総状花序をつけ、濃紫色の唇形の花を咲かせる。サワギキョウは全草に有毒アルカロイドのロベリンを含み、現在では毒草として扱われる。なお、生け花の分野では、古くから茶花として用いられている。

サワギキョウ

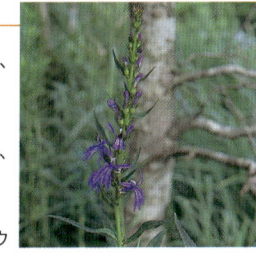

人里 ■採取時期
1 2 3 4 5 6 7 8 9 10 11 12

ハハコグサ【母子草】

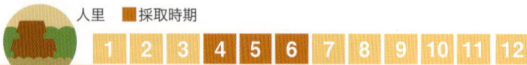

Gnaphalium affine キク科ハハコグサ属

別 ホオコグサ、オギョウ、ゴギョウ　全国

咳、たん　のどの痛み　利尿、むくみ

●春の七草のひとつ。日当たりのよい道ばた、田畑、人家のそばの空き地などでよく見られる越年草。茎は高さ15～30cmになり、下方でよく分枝する。葉は倒披針形で柔らかく、両面に綿毛が密に生え、やや白っぽく見える。4～6月に、茎頂に総房花序をつくり、淡黄色の小さな頭花をつける。花にも白い軟毛がある。果実はそう果で、黄白色の冠毛がついている。和名の由来は、花の冠毛が「ほおけ立つ」ためなど、諸説ある。桃の節句に草餅に使われたため、「モチバナ」「ネバリモチ」ともよばれる。

成分 全草、花：フラボノイド（ルテオリン、アピゲニン、クエルセチンおよびそれらの配糖体、5－ヒドロキシ－3，6，7，8，4′－メチルフラボンなど）

採取・保存 開花期の4～6月に全草を採取し、水洗いして日干しにする。

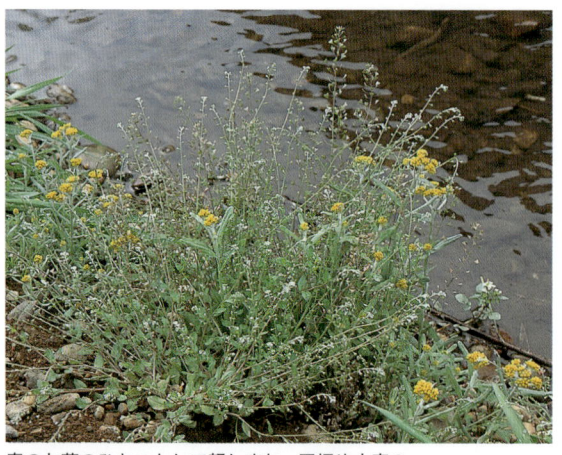

使用法 かぜで咳やたんが出るとき、のどが痛むときなどに、乾燥した全草10～20gをカップ3の水で半量になるまで煎じた液でうがいをする。急性腎炎などでむくみが出たときには、利尿を目的に、前述の煎じ液を1日量として、3回に分け食間に服用する。

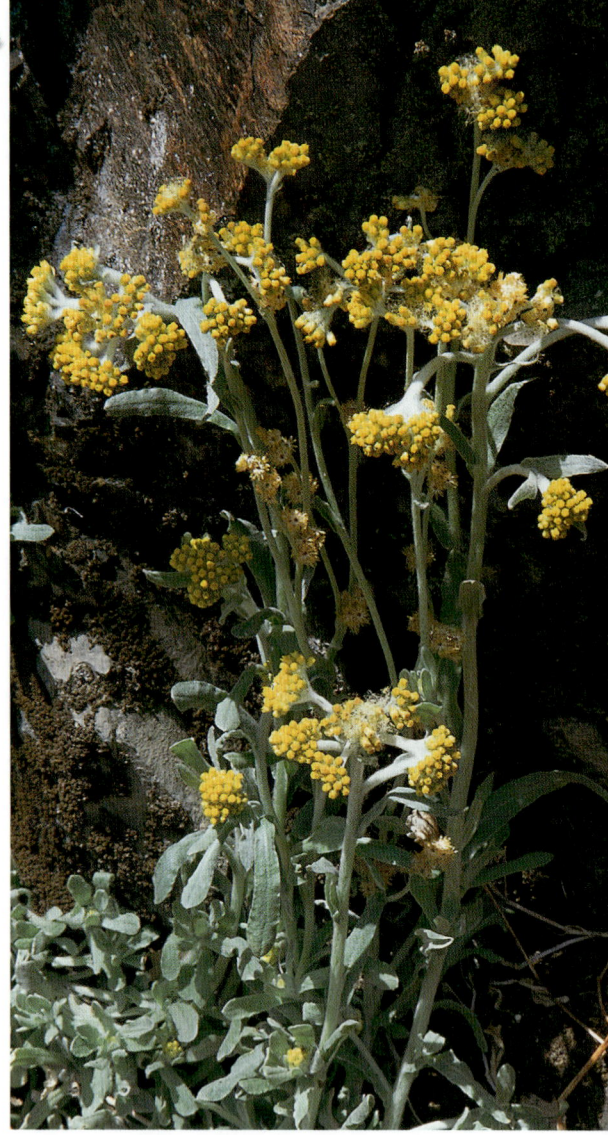

4～6月ごろ、茎頂に淡黄色の小花が集まって咲く。薬用にはこの時期に全草を採取する

春の七草のひとつとして親しまれ、田畑や人家のそばなどでよく見られる

薬草・薬木に似ている植物

ハハコグサに似たチチコグサ

同属のチチコグサの名は、ハハコグサに似ていることから名付けられた。チチコグサは土手などに生える多年草で、茎が叢生して直立することや、葉が倒披針形で互生すること、茎頂に咲く小花の姿などがハハコグサに似ている。異なる点は、チチコグサは短い茎を地上に這わせて繁殖することや、ハハコグサのようにロゼットで越冬することはないことなど。チチコグサは全草を乾燥させたものが解熱や利尿などに用いられる。

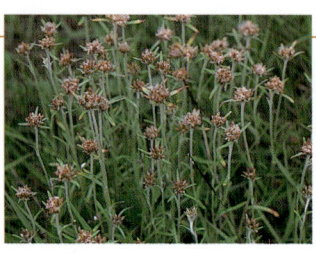

チチコグサ

人里　■採取時期（葉：6月、果実：9〜10月）

| 1 | 2 | 3 | 4 | 5 | 6 | 7 | 8 | 9 | 10 | 11 | 12 |

オナモミ【巻耳】
Xanthium strumarium　キク科オナモミ属

別 トッツキ、ホシダマ　　生 蒼耳子（そうじし）　　全国

- 解熱、頭痛（果実）
- 動脈硬化（果実）
- 蓄膿症（果実）
- あせも、ただれ、虫さされ（葉）
- 痔（葉）

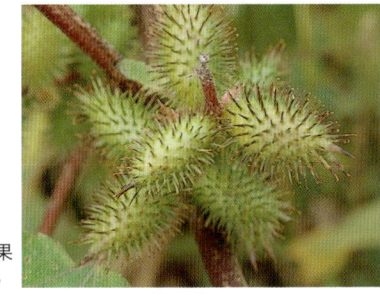

薬用には完熟した果実を採取して用いる

●アジア大陸からの帰化植物で、荒れ地や道ばたでよく見られる1年草。茎は20〜100cmほど、葉は三角状心形で葉柄は長い。茎、葉ともに短毛が生え雌雄異花。8〜10月、枝先に雄花が小さく円錐花序をつくり、葉腋には雌花がつく。花後に実る果実は、鉤（かぎ）状の棘がある壺状の総苞に包まれ、他物に付着して運ばれる。和名はひっかかるという意味を表す「なずむ」が変化したとされるほか、弱々しい草姿の別属のメ（雌）ナモミに対してオ（雄）ナモミと名付けられたともされる。

成　分　果実：パラフィン（ヘントリアコンタン、トリトリアコンタンなど）、ステロイド（シトステロール）／地上部：セスキテルペノイドラクトン（キサンツミン、キサンタノール、イソキサンタノール、トメントジンなど）

採取・保存　9〜10月、完熟した果実を採取し、日干しにする。これを蒼耳子（そうじし）とよぶ。初夏、若い葉を採取して陰干しにする。

使用法　解熱や頭痛には、乾燥した果実8〜10gをカップ3の水で半量になるまで煎じて1日量とし、3回に分けて食間に服用する。蓄膿症には乾燥した果実を粉末にし、6〜9gを3回に分けて白湯で服用する。動脈硬化の予防には、果実をあぶって食べるか、熱湯を注いで飲む。痔には陰干しした葉の粉末3〜5gを1回量とし、白湯で服用。あせも、皮膚炎には陰干しした葉を浴湯料とする。虫さされ、湿疹には生の葉の搾り汁を塗布剤として用いる。

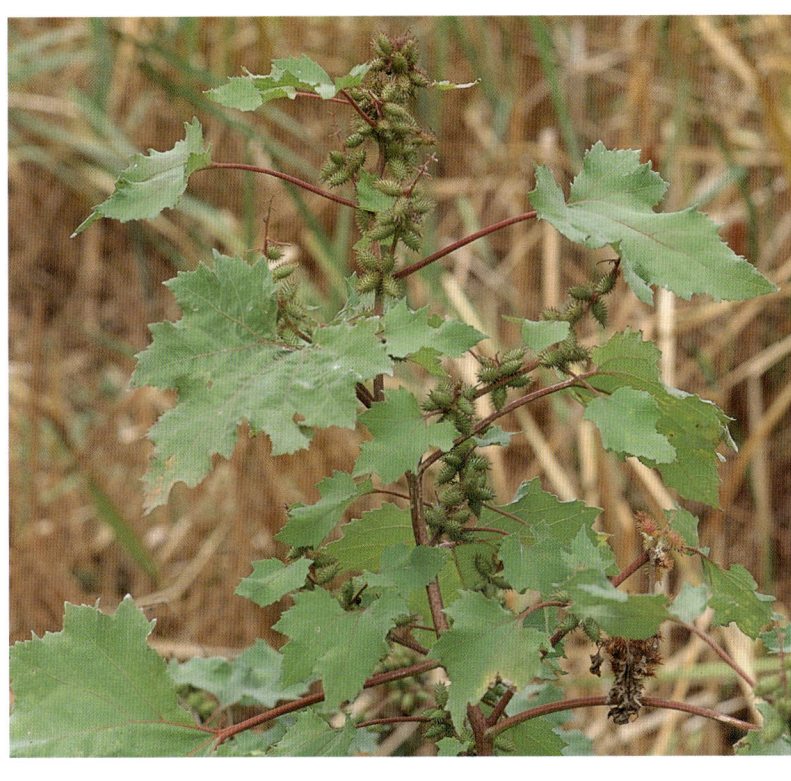

葉は三角状心形で、不揃いな鋸歯がある。果実には鉤（かぎ）状の棘がある

薬草・薬木に似ている植物

メナモミ属のメナモミ

　同属の植物に、オナモミよりやや大形のオオオナモミがある。メキシコ原産といわれ、今は各地に広がりオナモミより優勢とされる。また、オナモミの和名の由来で、オナモミと対で引き合いに出されるのが、キク科メナモミ属のメナモミである。メナモミはオナモミよりも小形であるが、茎が直立して黄色い頭花をつけることや、果実を包む総苞に突起があり、衣服などに付着しやすい点などが似ている。ただし、メナモミの総苞片は5つあり、突起からは粘液を分泌する。メナモミも薬用とされ、全草が腫れものなどに用いられる。

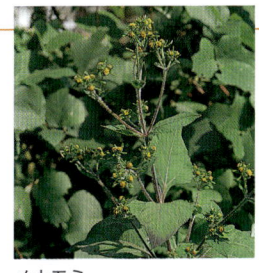

メナモミ

キク科オナモミ属　223

草原 ■採取時期
1 2 3 4 5 6 7 **8 9** 10 11 12

フジバカマ【藤袴】
Eupatorium fortunei　キク科ヒヨドリバナ属

別 コメバナ、カオリグサ　生 蘭草（らんそう）
関東～九州

腎炎、利尿、むくみ　　肩こり、神経痛

●『万葉集』で山上憶良（やまのうえのおくら）に歌われた秋の七草のひとつ。川べりの土手や湿地に自生する多年草。地下茎が長く横に這い、茎は直立して1mくらいになる。葉は質が厚く、ふつう3深裂する。8～9月、茎の先に散房花序をつくり、淡紅紫色の頭花を密につける。果実はそう果で冠毛がある。淡紅紫色の花が袴（はかま）に似ているためこの名がある。

成分 葉：クマリン誘導体（クマリン、オルトクマール酸）、セスキテルペノイドラクトン（ユーポニン）など

採取・保存 8～9月の開花期に、茎・葉を採取して2～3日間日干しにする。よい香りがするようになったら、風通しのよい場所で陰干しして乾燥する。これを蘭草（らんそう）という。乾燥後は密閉容器で保存する。なお、桜餅の葉のよい香りはクマリンによる。フジバカマを半乾きにするとよい香りがするのは、桜餅の葉同様、オルトクマール酸の配糖体が加水分解されクマリンが生じるため。

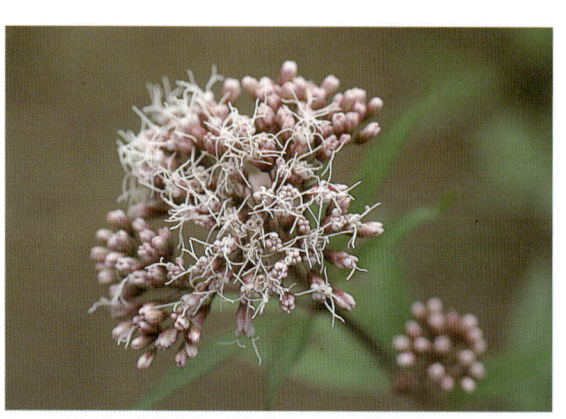

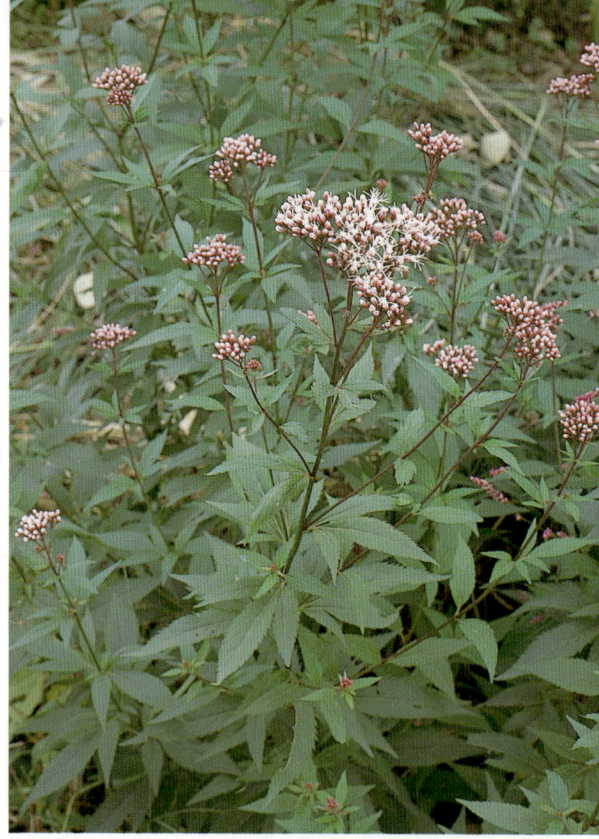

茎は直立し、葉は3深裂する。薬用には、開花期に茎・葉を採取して用いる

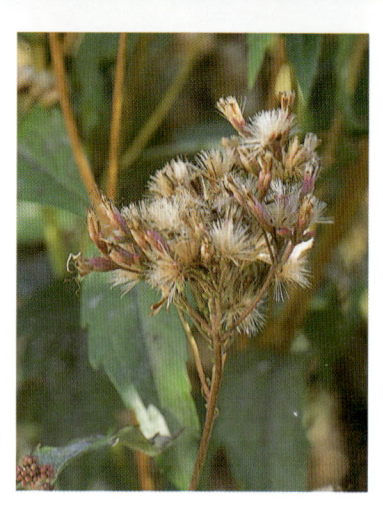

果実には冠毛があり、タンポポのように風に乗って繁殖する

使用法 むくみには、乾燥した茎・葉10gをカップ3の水で半量になるまで煎じて1日量とし、3回に分けて食間に服用する。肩こりや神経痛には、乾燥した茎・葉300～500gを細かく刻んで布袋に入れ浴湯料とする。

8～9月ごろ、散房花序に淡紅紫色の頭花が密生する

薬草・薬木に似ている植物
フジバカマに似た同属の植物

　フジバカマに似た植物に、同属のサワヒヨドリやヒヨドリバナがある。サワヒヨドリは名前のとおり沢や湿地に生えていることが多い多年草。葉は対生し、縁に鋸歯があり、淡紫色の花をつける。薬草として高血圧、気管支炎などに利用される。また、ヒヨドリバナは、ヒヨドリの鳴き声が聞こえ始める夏から秋にかけて白い花が咲く。茎に縮毛があり、地下茎が短い。解熱、咳に効果があるとされる。

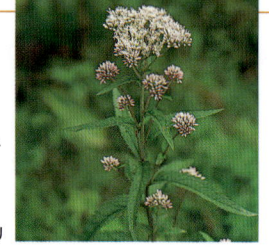

サワヒヨドリ

シオン【紫苑】

Aster tataricus キク科シオン属

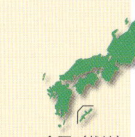

植栽・栽培：3〜6月
採取時期：10〜11月

別 ジュウゴヤソウ、ノシ　**生** 紫苑（しおん）　全国（栽培）

咳、たん

●朝鮮半島、中国北部・北東部、シベリヤが原産で、古い時代に渡来したとされる多年草。平安時代には観賞用として庭植え、切り花にされていたという。本州中国地方から九州地方にかけて一部野生のものが見られるが、ふつう観賞用に庭などで栽培される。根茎は短く、細い根が多数出る。茎は直立し、高さ1.5〜2m。根出葉は群がるように直立し、長さ30cmほどの長楕円形で葉柄をもつ。茎から出る葉は小形で互生、上部のものは線形となり、葉は卵形で縁には鋸歯がある。夏から秋にかけて、茎先が細かな枝に分かれ、散房状に頭花を多数つける。花の中心は黄色い管状花で、周囲の舌状花は淡紫色。花後、白い毛のついた3mmほどの果実ができ、風に吹かれて繁殖する。

成分 根：トリテルペノイド（シオノン、エピシオノール、フリーデリン、アスタータロンA，B）、トリテルペノイドサポニン（アスターサポニンE，Fなど）、精油（アネトール）、ポリイン化合物（ラクノフィロール）など

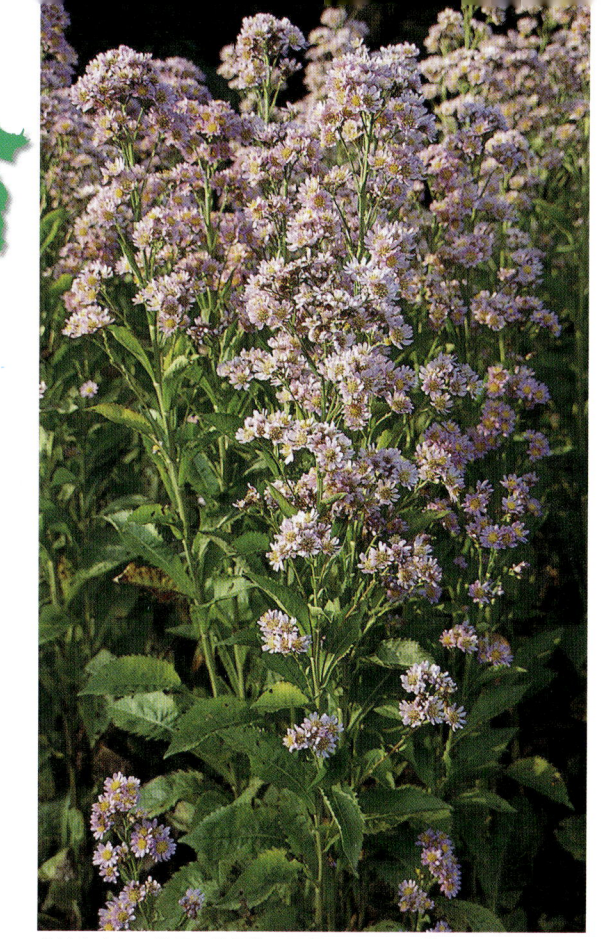

茎は直立し、茎頂に散房状に頭花をつける。薬用には10〜11月ごろに根を採取して用いる

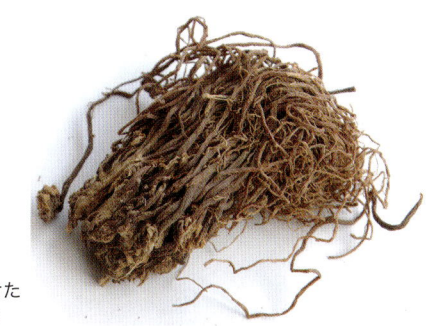

根を乾燥させた紫苑（しおん）

採取・保存 10〜11月ごろ、根を掘り採り、根株をほぐすようにしながら水で土を洗い流し、日干しにする。これを紫苑（しおん）とよぶ。

使用法 咳、たんには、乾燥させた根5〜10gをカップ3の水で半量になるまで煎じ、3回に分けて食間に服用する。

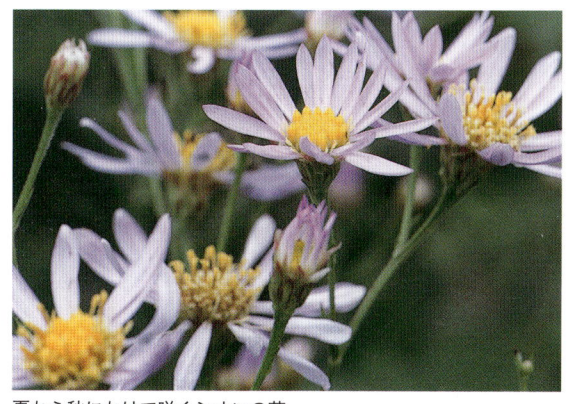

夏から秋にかけて咲くシオンの花

薬草・薬木に似ている植物

薬用に栽培するシオン

シオンは、古くから花を愛でるために観賞用に栽培されてきたが、薬用としても栽培してみたい。日なたから半日陰の水はけのよい場所を選び、3〜4月ごろに株を植える。株の間は40cmほどあけておくとよい。乾燥に弱いので、水やりはたっぷりと。3〜4年で根株が大きくなり混み合ってくるので、ふやす場合には春先に株分けを行う。薬用には、やはり3〜4年たった根を秋に掘り上げる。

人里 ■採取時期（花茎：3月、葉：9月）

| 1 | 2 | 3 | 4 | 5 | 6 | 7 | 8 | 9 | 10 | 11 | 12 |

フキ【蕗】
Petasites japonicum　キク科フキ属

別 ヤマブキ、オオバ

東北〜沖縄

- 咳、たん（花茎、葉）
- 胃のもたれ、胃痛（花茎、葉）
- すり傷、切り傷、虫さされ（葉）

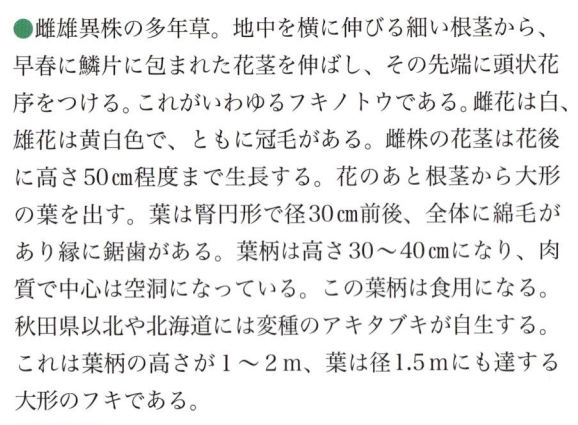

●雌雄異株の多年草。地中を横に伸びる細い根茎から、早春に鱗片に包まれた花茎を伸ばし、その先端に頭状花序をつける。これがいわゆるフキノトウである。雌花は白、雄花は黄白色で、ともに冠毛がある。雌株の花茎は花後に高さ50cm程度まで生長する。花のあと根茎から大形の葉を出す。葉は腎円形で径30cm前後、全体に綿毛があり縁に鋸歯がある。葉柄は高さ30〜40cmになり、肉質で中心は空洞になっている。この葉柄は食用になる。秋田県以北や北海道には変種のアキタブキが自生する。これは葉柄の高さが1〜2m、葉は径1.5mにも達する大形のフキである。

成分 花茎：精油（α-フェランドレン、バレンセン、チモールメチルエーテル、β-エレメンなど）、セスキテルペノイド（ペタシチン、フキノリドⅠ〜Ⅲ、エレモフィレノリド類など）、フラボノイド配糖体（クエルセチンおよびケンフェロールのアセチルグルコシド）、アルカロイド（ペタシテニン）／葉：精油（β-カリオフィレン、バレンセン）

採取・保存 花茎（フキノトウ）は春、つぼみのうちに摘み取って陰干しにする。葉は9月ごろ刈り取って刻み、陰干しにする。

使用法 フキノトウ、フキの葉にはほぼ同じ効能があるとされる。咳やたん、胃のもたれ、胃痛には、フキノトウまたはフキの葉1日量10〜20gに水500mlを加えて煎じ、約半量まで煮詰めたものを漉して、3回に分け食間に服用する。すり傷、切り傷、虫さされには、葉を揉んで傷口につける。

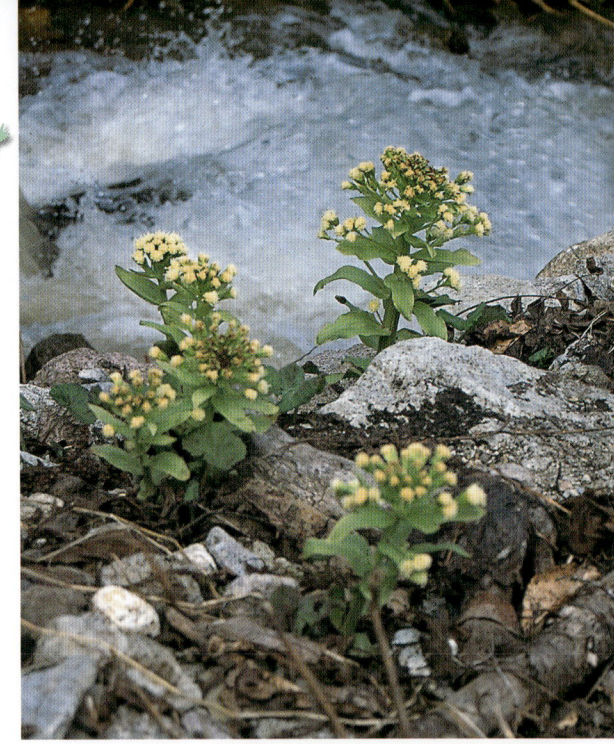

フキノトウ。葉が出る前に、鱗片に包まれた花茎に花がつく

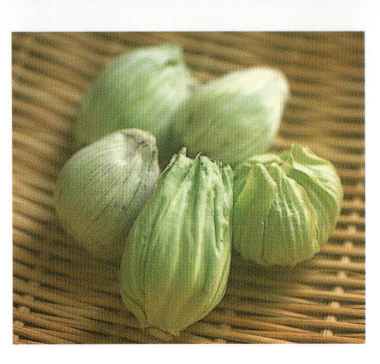

フキノトウのつぼみ。つぼみのうちに採取して薬用に用いる

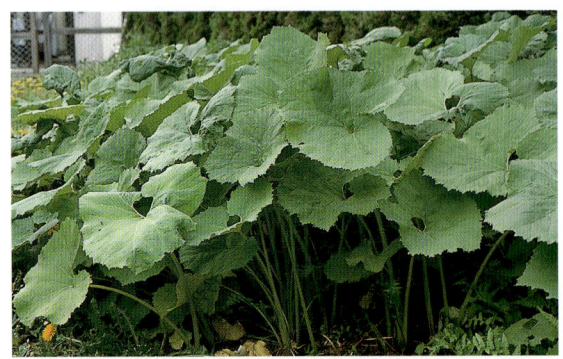

腎円形で大きな葉も薬用に用いる。茎は食用になる

食べて効く薬草・薬木

春の味覚フキノトウ

　フキノトウは代表的な春の味覚であり、独特のほろ苦さがもち味。栄養素としてはカロチンやビタミンAが含まれる。天ぷらのほか、煮浸しや炒めものに、また刻んで汁の実にしたりする。ゆでてから細かくすりつぶして味噌、砂糖、酒、みりんと混ぜたフキノトウ味噌は酒の肴に喜ばれる。葉柄はゆでてすじを取り、水にさらしてあく抜きしてから、煮ものや炒めものにして食べる。食用に出回るものの多くは栽培品で、野生のものよりあくが少ない。

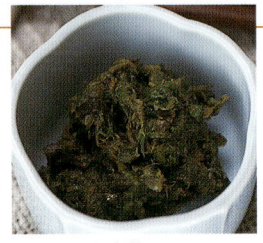

フキノトウ味噌

海岸　■採取時期（茎・葉：8〜9月、根茎：10月、生の葉：通年）

| 1 | 2 | 3 | 4 | 5 | 6 | 7 | 8 | 9 | 10 | 11 | 12 |

ツワブキ【石蕗】
Farfugium japonicum　キク科ツワブキ属

別 ツワ、カントウ　　生 橐吾（たくご）　　福島・石川以南〜沖縄

- 健胃、魚による中毒（茎・葉、根茎）
- おでき、すり傷、切り傷、軽いやけど（葉）
- 痔（葉）　打ち身（葉）

●福島・石川県以南の海岸に自生する常緑多年草。庭にも植えられる。江戸時代以降に栽培が盛んになり、多くの園芸品種が生み出された。根茎は太く、葉は常緑で長い柄をもち根出する。若葉は灰褐色の綿毛があり、生長すると無毛になり、葉表は濃緑色で光沢がある。葉身は腎円形で、長さ4〜15cm、幅10〜30cmほどと大きい。10〜12月、葉の間から60cmほどの太い花茎を出し、径5cmほどの黄色い頭花を散房状につける。円柱形の果実には毛が密生する。葉がフキに似ることと、葉につやがあることから「ツワブキ」と名付けられたが、フキとは別属である。

成分　葉：セスキテルペノイド（エレモフィノリド類）、アルカロイド（ペタシチン、センキルキンなど）／根：セスキテルペノイド（フラノエレモフィランジオール）、アルカロイド（センキルキン）など

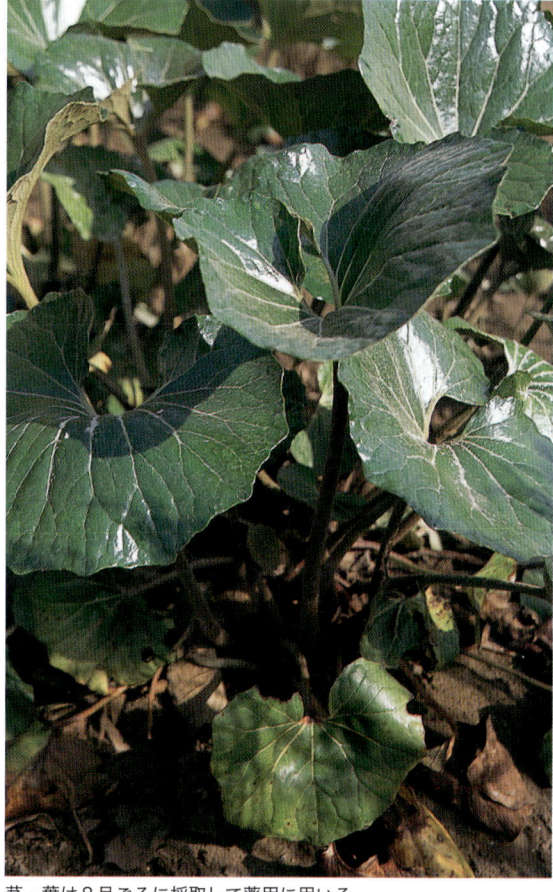

茎・葉は8月ごろに採取して薬用に用いる。葉が開く前の茎は食用になる

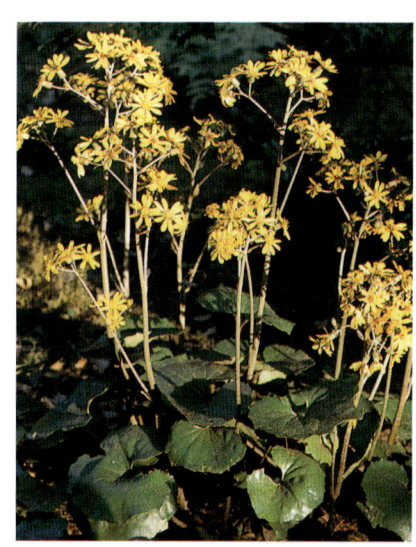

10〜12月ごろに咲く、黄色い頭花

採取・保存　8〜9月、茎・葉を採取して日干しにする。これを橐吾（たくご）という。10月、根茎を採取して水洗いしてから刻んで日干しにする。生で使用する葉は必要時に採取する。

使用法　健胃、魚による中毒には、乾燥した茎・葉、あるいは根茎10〜20gをカップ2の水で半量になるまで煎じて1回量とし、食間に服用する。おできや小さな切り傷、軽いやけど、痔、打ち身などには、生の葉を火で焙り、表皮を取り除いて中のとろっとした部分を患部にあてて、ガーゼなどで押さえておく。

食べて効く薬草・薬木

葉柄やつぼみは食用になる

ツワブキの葉柄やつぼみ、花は食用になる。葉身が開く前の若い葉柄を根元から切り取り、葉身を取り除いて使用する。熱湯でゆでてあくを抜いてから皮をむき、細かく刻んでしょうゆ、砂糖、みりんで甘辛く煮て佃煮にする。和えものや煮もの、きんぴら、お浸しにしてもおいしい。初冬のつぼみや花は天ぷらや酢のものにする。

ツワブキのきんぴら

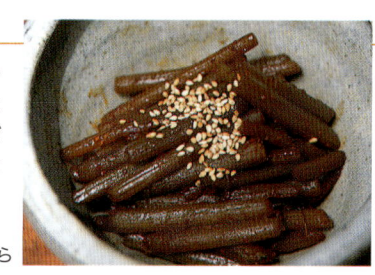

草原 ■採取時期
1 2 3 4 5 6 **7** **8** 9 10 11 12

ノコギリソウ【鋸草】

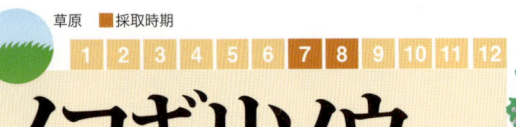

Achillea alpina キク科ノコギリソウ属

別 ハゴロモソウ、メドキ

北海道～中部

健胃　強壮　かぜ

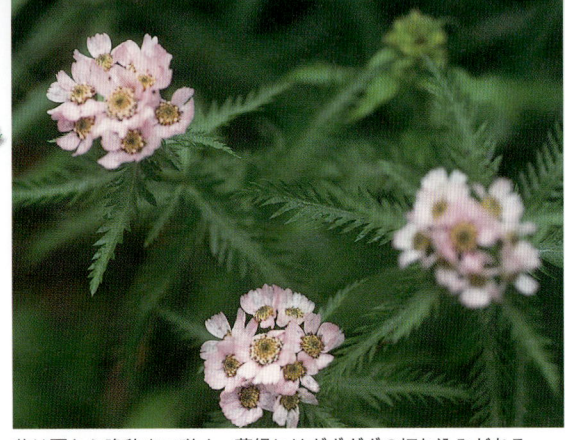

花は夏から晩秋まで咲く。葉縁にはぎざぎざの切れ込みがある

●北海道や本州中部以北の山地の草原に自生する多年草。地下茎が横に這い、茎は叢生して直立し、高さ60～100cm、茎上部の葉腋で分枝する。葉は互生し、長さ6～10cmほどの披針形で深く裂け、縁には鋭い鋸歯がある。葉柄はなく基部は半ば茎を抱く。夏から秋にかけて、茎上部に密な散房花序をつくり、舌状花が集まった小さな頭花を開く。花期は7月から晩秋までと長い。舌状花は長さ4mmほどで、ふつう淡紅色だが、白色のものもある。和名は葉の縁がぎざぎざして細長く、のこぎりに似ていることから。

成　分 全草：有機酸（コハク酸、フマール酸、アコニチン酸など）

採取・保存 7～8月ごろに全草を採取して日干しにする。

使用法 健胃、強壮には、乾燥した全草5～15gを1日量とし、カップ3の水で半量になるまで煎じて3回に分けて服用する。かぜには乾燥した全草2～4gをカップ1の水で3分の1量になるまで煎じて服用する。

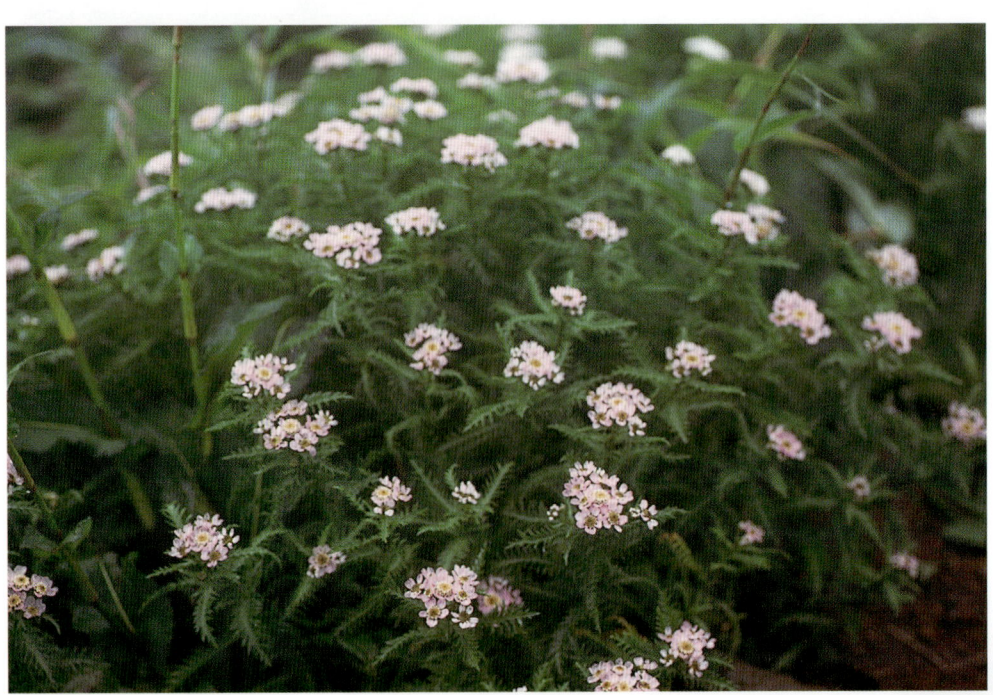

薬用には夏に全草を採取する

薬草・薬木に似ている植物

園芸品種がよく見られる セイヨウノコギリソウ

近年切り花や園芸用によく用いられているのが、同属のセイヨウノコギリソウの園芸種である。セイヨウノコギリソウはヨーロッパ原産で、日本には明治期に渡来し花壇などに植えられたが、繁殖力が強く、一部は野生化している。紅色や深紅色の園芸品種もあり、これらはアカバナセイヨウノコギリソウとよばれる。セイヨウノコギリソウも薬用とされ、全草が健胃や強壮に用いられる。

セイヨウノコギリソウ

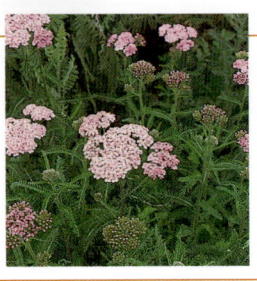

キク【菊】

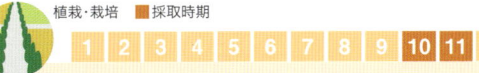

Chrysanthemum morifolium キク科キク属

植栽・栽培／採取時期：10〜11月

|別|ショクヨウギク|生|菊花（きくか）|全国（栽培）|

効能：かぜ／頭痛／めまい

●中国原産の多年草。日本には奈良時代ごろに渡来し、以降観賞用として栽培され、非常に多くの園芸品種がつくられている。高さ50〜140cm、茎は一部木質化する。葉は卵形または卵状披針形で羽状に深裂し、各裂片に不揃いな切れ込みと鋸歯がある。9〜11月に茎頂や葉腋に頭花をつける。頭花の外側は舌状花で、色は白、黄、赤紫などさまざま。頭花の中心は黄色の管状花である。キクはキク科の植物を総称していうが、薬用・食用のものは、江戸時代に観賞用の中から味と香りにすぐれたものを選別し、ショクヨウギクとして栽培するようになったもの。現在薬用に中国から輸入されるのは、おもに苦味の少ない黄甘菊（おうかんぎく）という品種である。

成分 花：トリテルペノイド（マニラジオール、アルニジオール、ファラジオール、ヘリアントリオールなど）、精油（クリサンテノン、α-、β-ピネン、ミルセン、リナロール、ボルネオール、カリオフィレンなど）など

採取・保存 10〜11月に頭花を摘み取って陰干しにしたものを菊花（きくか）という。花弁を蒸して板のりのように薄く広げて乾かしたものはキクノリといって、菊花の代用、あるいは食品として用いられる。

使用法 かぜのひきはじめの発熱や頭痛、めまい、耳鳴りなどには、乾燥させた頭花1日量10〜20gを水400mlで煎じ、3回に分けて服用する。キクノリを代用してもよい

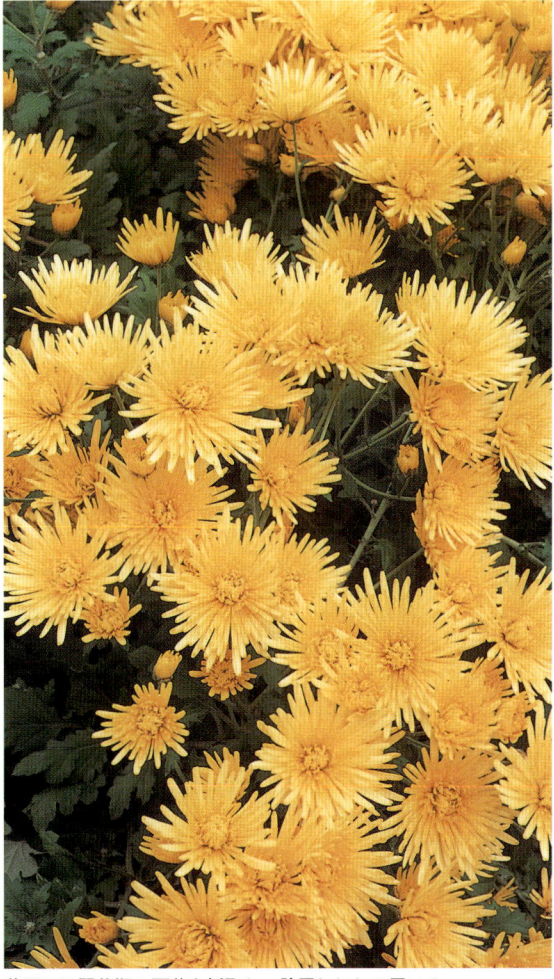

薬用には開花期に頭花を採取し、陰干しにして用いる

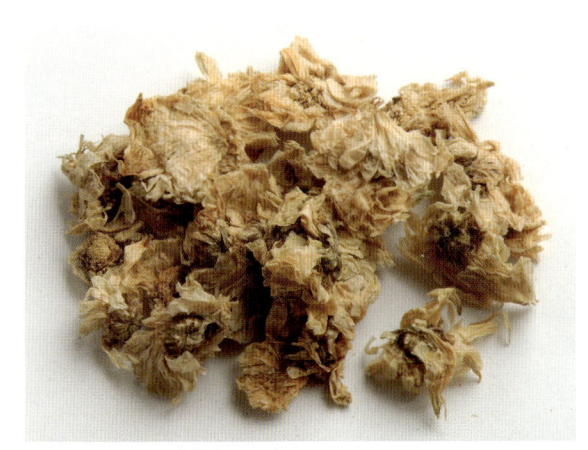

花を陰干しにした菊花（きくか）

食べて効く薬草・薬木

ビタミン豊富なキクの花

キクの花は食用にもされる。生のキクの花にはビタミンB_1、B_2が多く、乾燥品ではカルシウム、リンなどのほか、ビタミン類が生の花の7〜15倍含まれるとされる。生の花は花弁を摘み取りさっと熱湯にくぐらせて水にさらし、水気をしぼって三杯酢であえる。ゆでるときに酢をたらすと発色がよい。乾燥品（キクノリ）は水につけてもどし、熱湯をかけてから用いる。近年食用菊として注目されているのが延命菊（愛称「もってのほか」）という品種。歯ざわりがよく淡紫色が美しいので人気がある。

キクノリ（右）と食用菊（左奥）

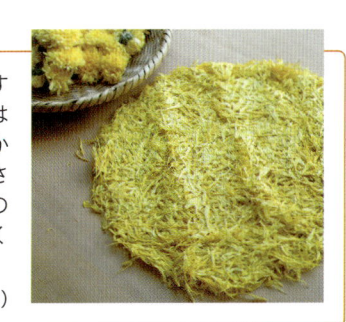

草原　■採取時期（生の葉：7～9月、茎・葉：10～11月）

リュウノウギク【竜脳菊】

Dendranthema japonicum　キク科キク属

別 ノギク、ヤマギク
生 竜脳菊（りゅうのうぎく）
福島・新潟以西～四国、宮崎

- 肩こり、打ち身、腰痛、神経痛、リウマチ、痛風（茎・葉）
- 慢性便秘（茎・葉）
- 低血圧症、冷え症（茎・葉）
- 養毛、発毛、すり傷、切り傷（葉）

●本州の福島・新潟県以西、四国、宮崎県の日当たりのよい山地の崖や林縁に自生する多年草。細い地下茎が地中深く伸び、茎は上方でまばらに分枝し、高さ30～60㎝。葉は短い柄があり互生、葉身はやや幅広の卵形で、浅く、ときに深く3裂する。葉は緑色で表面に短毛があり、裏面は灰白色の綿毛が密生して白っぽく見える。10～11月、枝先に小菊に似た白色、あるいは淡紅色の花をつける。

果実はそう果で、冠毛はない。和名は竜脳の香りのするキクの意。竜脳はボルネオやマレーなどの熱帯で育つフタバガキ科のリュウノウジュの精油から採った結晶のことで、リュウノウギクの葉を揉むと、この香りがすることから。この香りは樟脳よりもややソフトですがすがしい。

成分 茎・葉：精油（カンフェン、カンファー、ボルネオール、クリサンテニルアセテート、リナリルアセテート、ボルニルアセテートなど）

採取・保存 10～11月の花期、地上部を刈り取り、水洗いをしてから、風通しのよい場所で陰干しにする。7～9月ごろに生の葉を採取する。

使用法 肩こり、打ち身、腰痛、神経痛、リウマチ、痛風、慢性便秘、低血圧症、冷え症には、乾燥した茎・葉3握りほどを細かく刻み、布袋に入れて浴湯料とする。抜け毛予防には、夏から初秋にかけて生の葉を採取し、刻んでから消毒用アルコールに漬けて冷暗所に1週間ほどおき、毛髪料とする。すり傷や切り傷、虫さされには、生の葉を揉みつぶして患部につける。

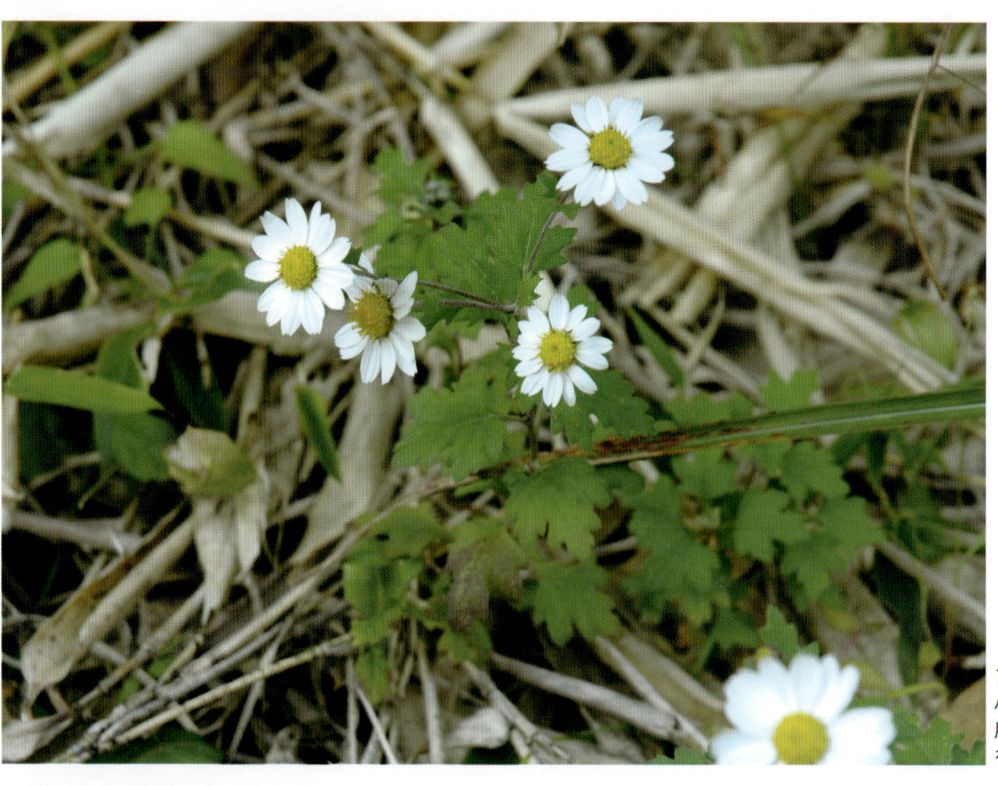

10～11月に咲く、小菊のような花。薬用には花期に地上部を採取する

薬草・薬木の豆知識

リュウノウギクの浴湯料

リュウノウギクの香りの元となる精油成分の薬効は、浴湯料に用いてあますところなく利用したい。乾燥させたリュウノウギクの茎・葉を布袋につめ、湯船に浮かべてしばらくおくと、精油に含まれる成分がゆっくり溶け出す。この成分によって血液の循環がよくなり、肩こりや腰痛の痛みがやわらいだり、低血圧症や冷え症などの症状が緩和するとされる。水のうちから浴槽に入れて風呂を沸かすとよい。また、入浴中にこの布袋で体をこすると、ぽかぽか温まってくる。

カワラヨモギ【河原蓬】

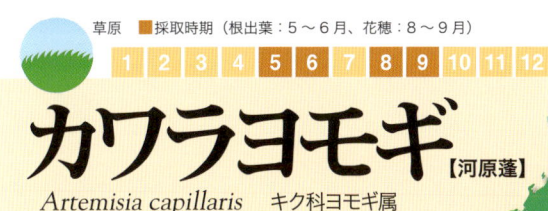

Artemisia capillaris キク科ヨモギ属

草原　■採取時期（根出葉：5〜6月、花穂：8〜9月）
1 2 3 4 5 6 7 8 9 10 11 12

別　ハマヨモギ、ネズミヨモギ
生　茵陳蒿（いんちんこう）、綿茵陳（めんいんちん）　東北〜沖縄

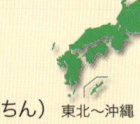

黄だん

茵陳蒿（いんちんこう）

●本州以南の河原や海岸などの砂地に多く自生する多年草。春、白い綿毛に覆われたヨモギに似た根出葉が出る。高さ30〜60㎝、茎の基部は太く木質化し、茎から出る葉は無毛で、2回羽状に全裂して互生する。夏から秋にかけて、枝上部に大形の円錐花序をつくり、多数の小形の黄色い頭花を下向きにつける。花はすべて管状花で、中心に両性花、周辺に雌性花をつける。和名は春の根出葉がヨモギに似ることから、河原に生えるヨモギの意。

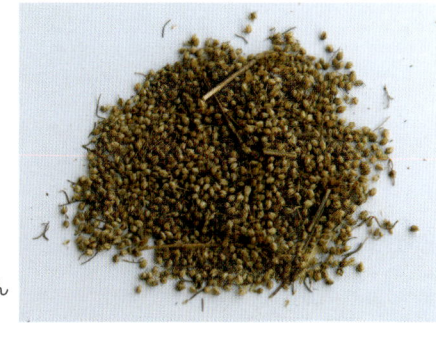

成分　全草：精油（β-ピネン、カピレン、カピロンなど）、クマリン（ジメチルエスクレチン）、フェノール誘導体（キャピアルテミシンA，B）、フラボノイド（キャピラリシン）など

採取・保存　5〜6月、白い綿毛のついた若い根出葉を採取し、陰干しにする。これを綿茵陳（めんいんちん）とよぶ。8〜9月の開花時、花穂を摘み取り、陰干しにする。この花穂には独特の芳香があり、これを茵陳蒿（いんちんこう）とよぶ。

使用法　黄だんには、乾燥した花穂10〜20gを1日量とし、カップ3の水で半量になるまで煎じて3回に分けて服用する。乾燥した根出葉も同じように使えるが、薬効は花穂のほうが高いとされ、漢方処方にもふつう花穂が用いられる。

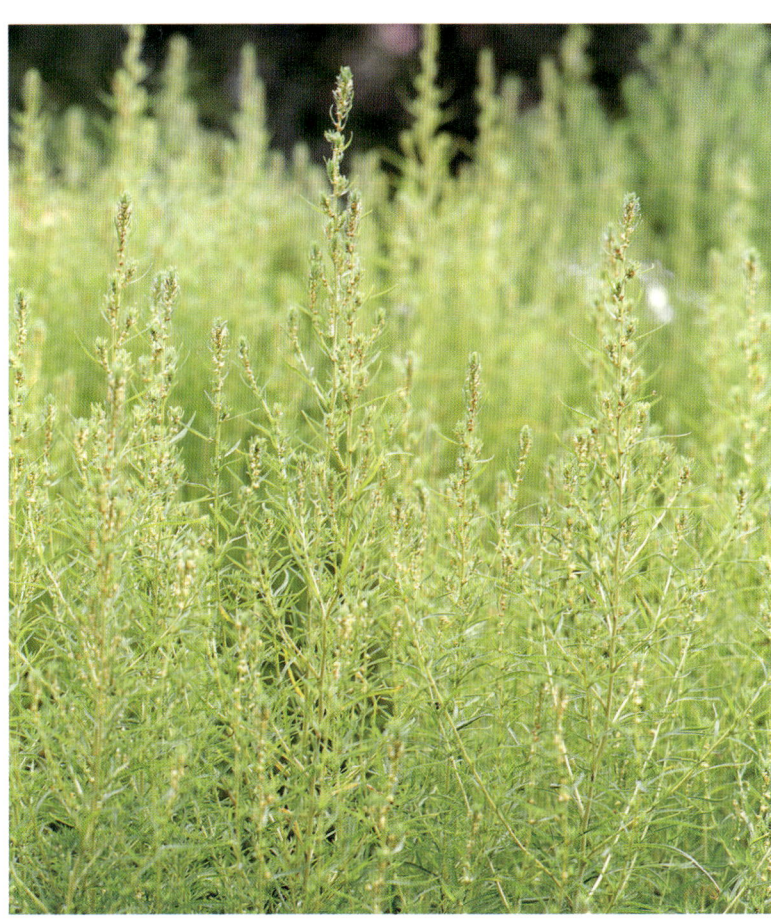

花の時期のカワラヨモギ。薬用には花穂を採取して用いる

薬草・薬木に似ている植物
同属の「○○ヨモギ」

カワラヨモギの同属で「○○ヨモギ」という和名をもつ植物に、オトコヨモギやオオヨモギなどがある。これらは直立した茎と円錐花序がカワラヨモギに似ており、どちらも薬用とされる。オトコヨモギの花穂を乾燥させたものは、カワラヨモギと同じく茵陳蒿（いんちんこう）とよばれることがあり、黄だんや肝炎に用いられる。オオヨモギの乾燥させた葉は、ヨモギ（232ページ）と同じく艾葉（がいよう）とよばれ、止血、鎮痛などに利用される。

キク科ヨモギ属 231

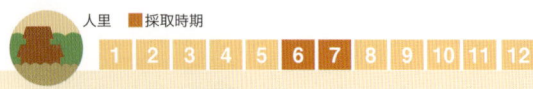

人里 ■採取時期
1 2 3 4 5 6 7 8 9 10 11 12

ヨモギ 【蓬、艾】

Artemisia princeps キク科ヨモギ属

東北～九州

別 モチグサ　生 艾葉（がいよう）

- 湿疹、あせも
- 歯痛、のどの痛み
- 健胃、下痢
- 肩こり、腰痛、神経痛、リウマチ
- 痔
- 止血

●山野や道ばた、草原、空き地などに自生する多年草。草餅や草だんごに使われ、葉裏の白い毛は灸に使うもぐさの原料になる。地下茎を伸ばして繁殖し、3～4月、地下茎から細毛が生えて白っぽく見える緑色の根出葉を出す。5月ころ、根出葉の間から茎を伸ばす。葉は互生し、ほぼ楕円形で、羽状に切れ込む。裂片にも切れ込みがある。8～9月、茎の先端で分枝して、管状花だけからなる淡褐色の小さな頭花を多数つける。

成分　葉：精油（α－ピネン、カンフェン、ミルセン、パラシメン、γ－テルピネン、シネオール、アルテミシアケトン、マツタケオールなど）、セスキテルペノイド（ヨモギン、ロイコジン、アキリンなど）、フラボノイド（ジャセオシジン、アカセチン、ゲンクワニンなど）、クマリン（スコポレチン、イソフラキシジンなど）など

採取・保存　6～7月、葉を採取して日干しにしたものを艾葉（がいよう）という。

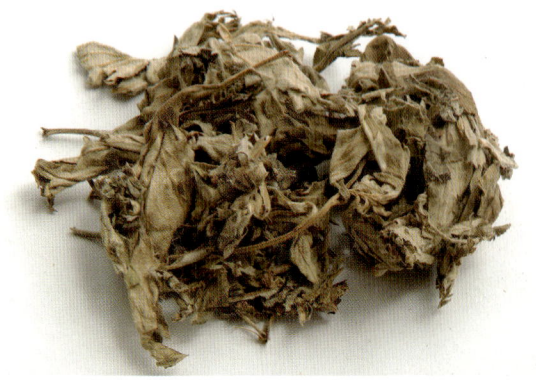

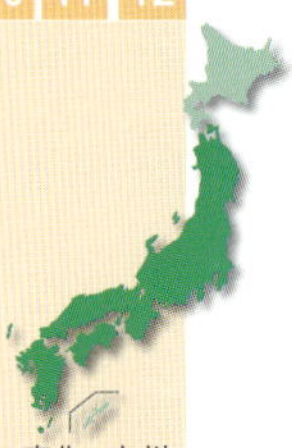

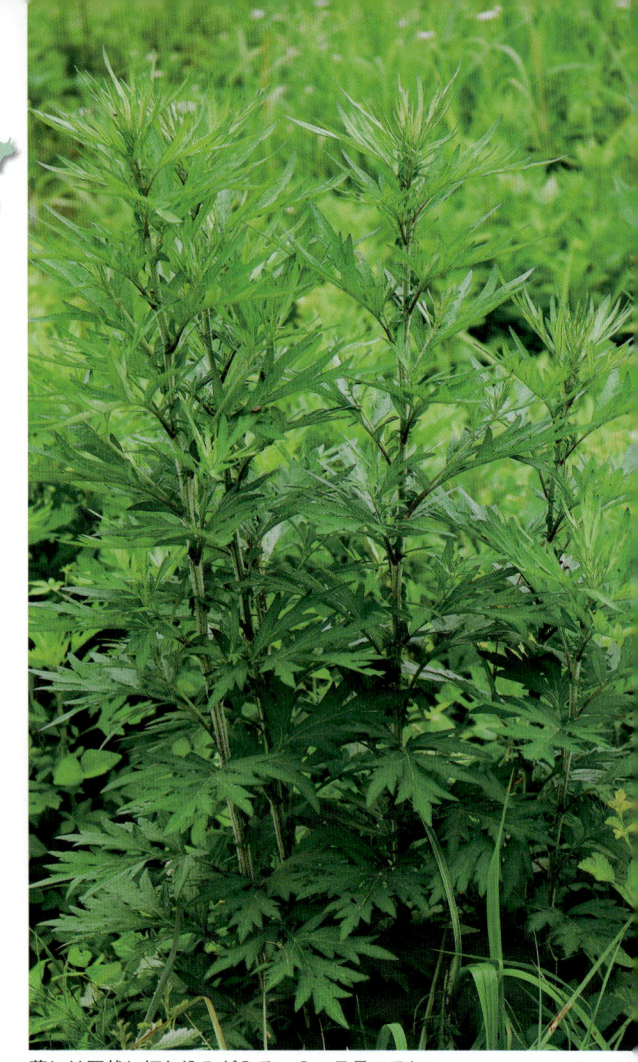

葉には羽状に切れ込みが入る。6～7月ごろに葉を採取して薬用とする

艾葉（がいよう）

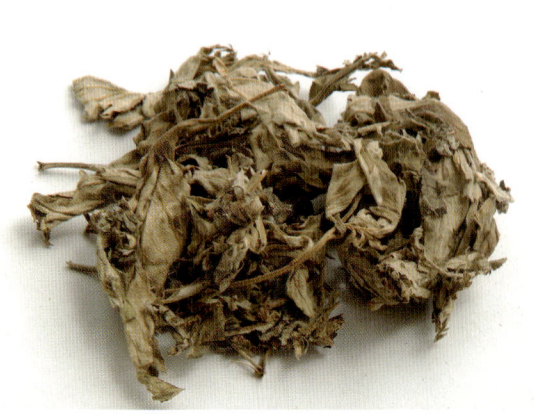

使用法　湿疹、あせもには、乾燥した葉10gを1日量とし、カップ3の水で半量になるまで煎じ、冷めたら布に染み込ませて冷湿布する。歯痛、のどの痛みには、前述の煎じ液でうがいをする。健胃、下痢には、乾燥した葉5～8gを1日量として、カップ3の水で半量になるまで煎じて3回に分けて服用する。肩こり、腰痛、神経痛、リウマチ、痔には、乾燥した葉200～300gを布袋に入れ、水のうちから風呂に入れて沸かし、入浴する。生葉600～1000gを用いてもよい。止血には、生葉をつぶしてその汁を患部に塗る。

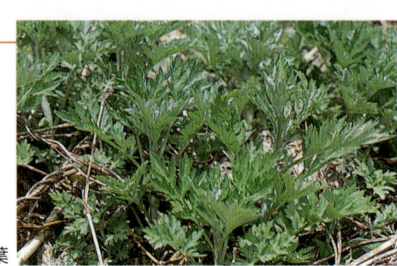

食べて効く薬草・薬木

食用になるヨモギの若芽

ヨモギの若芽や新芽、茎先の柔らかい部分は食用になる。ゆでて水にさらしてからお浸しやゴマ和えなどに。汁の実にしてもおいしい。ゆでたものを細かく刻んで餅につきこんだ草餅はよく知られた食べ方である。そのほかに、炊いたご飯に混ぜ込んだヨモギ飯にしてもよいし、天ぷらにもできる。

ヨモギの若葉

草原 ■採取時期
1 2 3 4 5 6 7 8 9 **10 11** 12

オケラ【朮】
Atractylodes japonica キク科オケラ属

別 ウケラ　生 白朮（びゃくじゅつ）

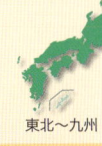

東北～九州

健胃、整腸　利尿、むくみ

●本州、四国、九州の山野の日当たりのよい乾いた草原に自生する多年草。長い地下茎をもち、茎は硬く直立し、高さ30～100㎝ほど。葉は互生し、縁に棘状の鋸歯がある。葉質は革質で、表面は無毛で光沢がある。雌雄異株。秋、枝先に白色か淡紅色の、アザミに似た小形の頭花をつける。頭花は管状花からなる。頭花の外側の苞葉は魚の骨のように細かく裂ける。果実はそう果で、褐色の冠毛をもつ。和名は、古くは「ウケラ」とよばれたものが転訛したとされる。オケラは薬用以外に、梅雨時の防カビや、屠蘇散の主材料に使われることでも知られる。

成分 根茎：精油（β-オイデスモール、アトラクチロン、アトラクチロジンなど）、多糖類（アトラクタンA～C）など

採取・保存 秋になって地上部が枯れるころ、根茎を掘り採り、水洗いしてから外皮を取り去る。これを日干しにしたものを白朮（びゃくじゅつ）とよぶ。

使用法 健胃、整腸には、乾燥した根茎6～10gを1日量とし、カップ2の水で半量になるまで煎じて3回に分けて服用する。利尿、むくみなどには、乾燥した根茎5～8gを1日量とし、カップ3の水で半量になるまで煎じて3回に分けて服用する。

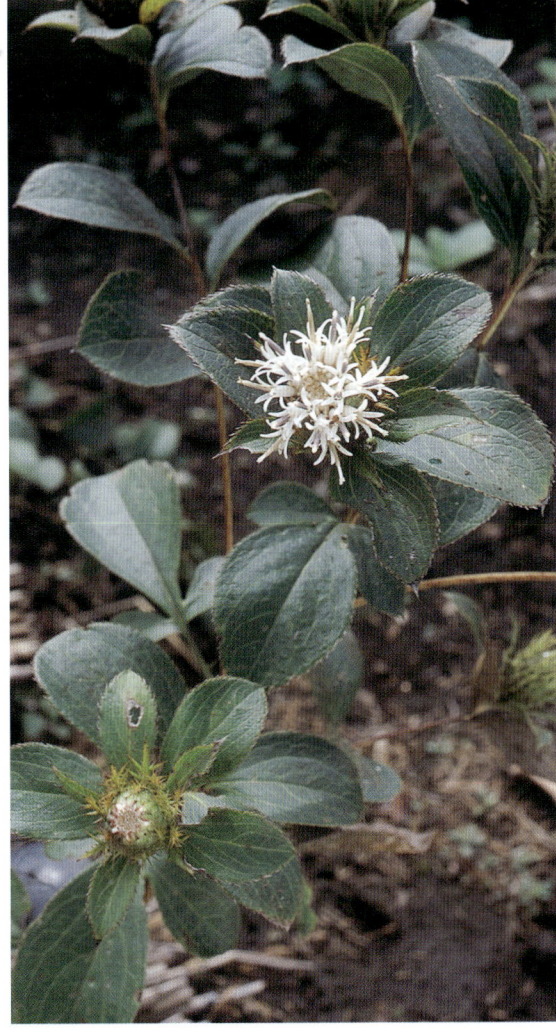

秋に咲く小形の頭花。薬用には、花後、地上部が枯れるころに根茎を採取する

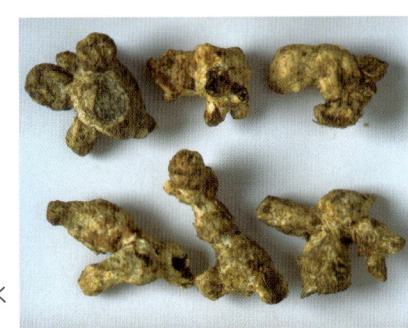

白朮（びゃくじゅつ）

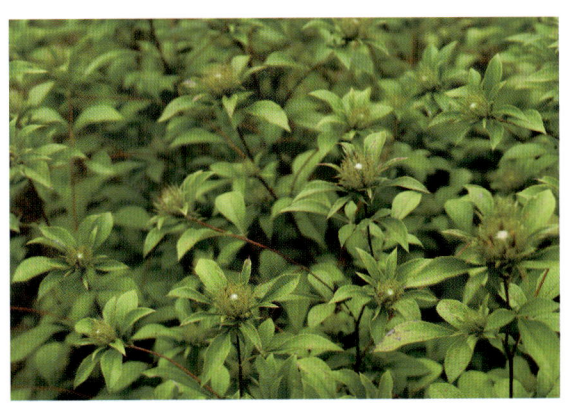

オケラのつぼみ。魚の骨のような形をした苞葉がつぼみを囲む

食べて効く薬草・薬木
春の若芽は食用になる

オケラの葉は革質で棘状の鋸歯があり、硬い印象があるが、春の若芽は食用になる。採れたての若芽はあくやくせがなくておいしい。さっとゆでて水にさらし、和えものや酢のもの、天ぷらなどにする。生のまま汁の実や天ぷらにすると、独特の芳香が味わえる。若芽は塩蔵で保存でき、たくさん採れたら塩漬けで保存しておき、使うときに塩抜きするとよい。

キク科オケラ属　233

草原　■採取時期（根：5〜8月・10〜11月、葉：4〜10月）

| 1 | 2 | 3 | 4 | 5 | 6 | 7 | 8 | 9 | 10 | 11 | 12 |

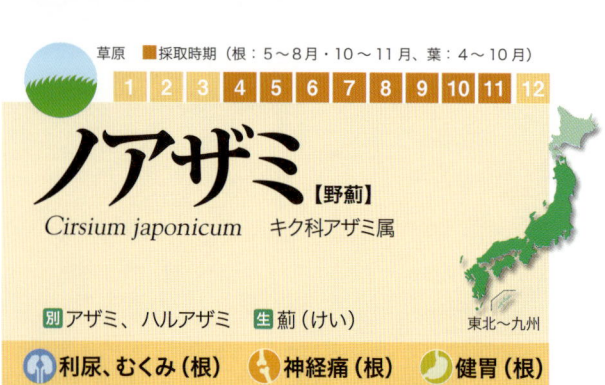

ノアザミ　【野薊】
Cirsium japonicum　キク科アザミ属

別 アザミ、ハルアザミ　生 薊（けい）　東北〜九州

- 利尿、むくみ（根）
- 神経痛（根）
- 健胃（根）
- 止血（根）
- たむし、湿疹、かぶれ（葉）

●本州、四国、九州に分布し、日の当たる草原や、山野や道ばたに見られる多年草。茎は直立し、高さ1mほどになる。茎の表面には縦の条線があり、白色の綿毛が密に生える。葉は互生し、楕円状披針形、基部は茎を抱く。葉身は羽状に深く裂け、先端は尖り、縁に棘がある。花期は5〜8月、茎先に紅紫色、まれに白色の頭花をつける。この頭花はすべて管状花からなる。果実はそう果で冠毛があり、風に乗って繁殖する。和名は野に咲くアザミの意。

成分　根：精油（アプロタキセン、カリオフィレンオキシド、クシノール、α-ヒマカレン、シペレンなど）、フラボノイド配糖体（ペクトリナリン、シルシタカオシド）など／葉：不明

採取・保存　5〜8月の開花期、あるいは地上部が枯れ始めた秋に根を掘り採り、よく水洗いしてから薄く輪切りにして日干しにする。これを薊（けい）とよぶ。生葉は必要なときに採取する。

使用法　利尿、むくみ、神経痛、止血などには、乾燥した根8〜12gをカップ3の水で半量になるまで煎じて1日量とし、3回に分けて服用する。健胃には乾燥した根10〜15gを同様に煎じ、3回に分けて毎食前に服用する。たむし、湿疹、かぶれなどの皮膚疾患には、生の葉をすりつぶして患部につける。

ノアザミの花。アザミ属は秋に開花するものが多いが、ノアザミの花期は5〜8月と早い

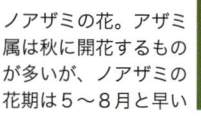

ノアザミは草原や山野、道ばたなどでよく見られる

薬草・薬木に似ている植物

ノアザミの仲間

アザミ属の仲間には、中部以北に分布する大形のナンブアザミや、関東から近畿に見られるタイアザミ、北海道から東北に分布するオオノアザミ、関東や中部の深山に生えるニッコウアザミなど多数ある。変種なども合わせると、日本に100種近くあるとされる。どの種も、若い茎の部分は天ぷらや油炒め、和えものなどにして食べることができる。ナンブアザミやニッコウアザミの根は、消炎、鎮痛などに用いられる。

日本海側の多雪地帯に分布するオニアザミ

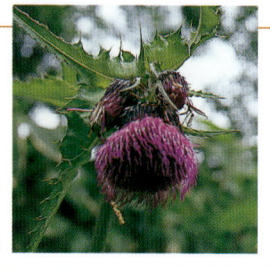

人里 ■採取時期
1 2 3 4 5 6 7 8 9 10 11 12

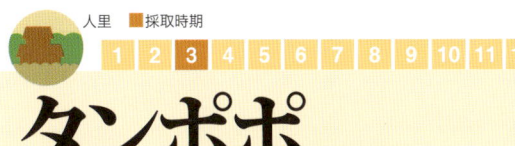

タンポポ【蒲公英】
Taraxacum spp.　キク科タンポポ属

生 蒲公英根（ほこうえいこん）　　全国

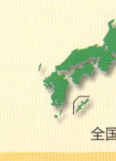

健胃　催乳、乳腺炎

●各地の野山、道ばた、空き地などにふつうに見られる多年草。キク科タンポポ属の総称で、日本各地に自生する20種ほどの在来種と、帰化植物で各地でよく見られるセイヨウタンポポなどがある。根が長くまっすぐに伸び、根際から地面にはりつくように、倒披針形で深い切れ込みのある葉を四方に広げる。3〜4月、株元から花茎を伸ばし、その先端に黄色、種類によっては白色の頭花をつける。花はすべて舌状花冠。花後に結実すると急激に花茎を伸ばし、数多くの冠毛をつけた果実（そう果）を丸くつける。和名の由来は、果序の形が拓本に用いる「たんぽ」に似ているからとも、鼓を打つ「タン・ポン」の音からなどの諸説がある。

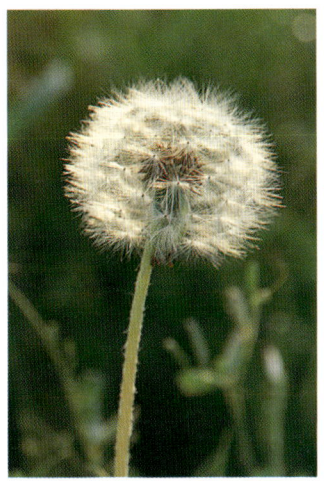

セイヨウタンポポのそう果。冠毛があり、風で運ばれる

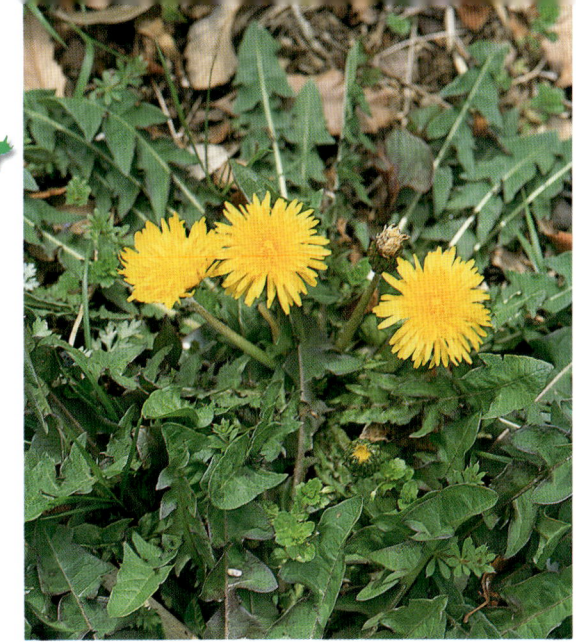

カントウタンポポの花。花や葉などは食用になる

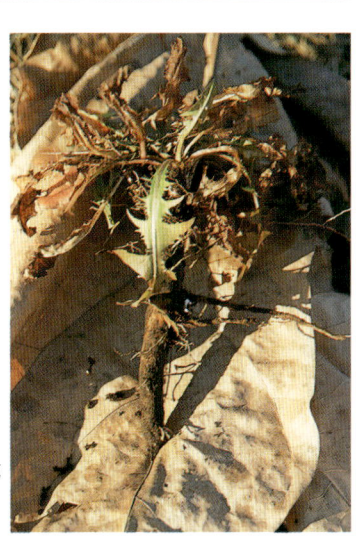

タンポポの根。開花前に根を掘り採り、薬用に用いる

成分　根：トリテルペノイド（タラキセロール、タラキサステロール、シュードタラキサステロール、ルペオール、ネオルペオール、α−、β−アミリンおよびそれらの酢酸エステルなど）、配糖体（タラキサコシド）、セスキテルペノイド（タラキシン酸グルコシドなど）など

採取・保存　開花前に根を掘り採り、よく水洗いして日干しにする。これを蒲公英根（ほこうえいこん）という。どの種も同じように根を利用することができる。

使用法　健胃薬としては、乾燥した根5〜10gをカップ3の水で半量になるまで煎じて1日量とし、3回に分けて食後に服用する。催乳にも同じように煎じた液を服用する。乳腺炎には、乾燥した根5gと、乾燥させたスイカズラの花5gを混ぜ、カップ2の水で半量になるまで煎じて服用する。

食べて効く薬草・薬木

食用になるタンポポ

タンポポの若芽や花、根は食用になる。若芽や葉は苦みがあるのでゆでて水によくさらし、和えもの、お浸しにする。黄色い花は天ぷらやゆでて酢のものに。根はよく洗って千切りにし、水にさらしあくを抜き、きんぴらにする。また、根をみじん切りにして炒ったものを煮出すとタンポポコーヒーになる。

なお、タンポポの仲間には、明治初期に渡来したセイヨウタンポポのほか、関東から中部地方に見られるカントウタンポポ、四国や九州に多く見られるシロバナタンポポなどがある。

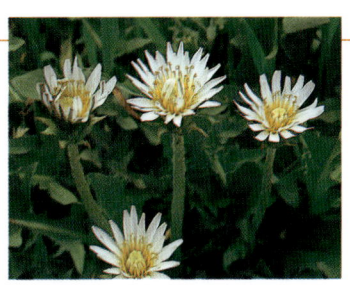

シロバナタンポポの花

滋養強壮　生活習慣　ストレス　消化器　循環器　呼吸器　目・鼻・耳・口　関節・筋肉　泌尿器　解熱・鎮痛　皮膚・外傷　婦人病

キク科タンポポ属

ヒマワリ【向日葵】

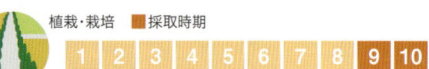

Helianthus annuus キク科ヒマワリ属

植栽・栽培 採取時期
1 2 3 4 5 6 7 8 9 10 11 12

別 ヒグルマ、ニチリンソウ
全国（栽培）

- 整腸（種子）
- 滋養（種子）
- 動脈硬化（種子）、高血圧（花托）
- めまい（花托）

●北アメリカ原産で、各地で栽培される1年草。種子にリノール酸を含み、食用油の原料になる。茎は太く直立し、高さ2～4m。葉は大きな心臓形で、縁に鋸歯があり、互生。茎と葉には粗い毛がある。8～9月ごろ、茎頂に大形の頭花をつける。頭花は単生するもの、茎上部が分枝して複数咲くものなどさまざまで、直径が60cmになるものもある。花は、中央は褐色または黄色の管状花が密集し、まわりには鮮黄色の舌状花がつく。花後、結実すると花盤は下向きとなり、種子が多数実る。花が太陽について回る意の漢名「向日葵」から、ヒマワリとなった。

成分　種子：脂肪油（ミリスチン酸、パルミチン酸、ステアリン酸、アラキン酸、油酸、リノール酸、リノレン酸などのグリセリド）／花托：不明

採取・保存　9～10月、熟した種子を採取して、1週間ほど日干しにして乾燥させる。種子を採取したあとの花托（種子がついていた花床）を刻み、日干しにする。

使用法　整腸には、乾燥した種子15～20gを水カップ2の水で半量になるまで煎じて1日量とし、3回に分けて服用する。高血圧、めまいには、乾燥させた花托60～90gをカップ3の水で半量になるまで煎じて服用する。

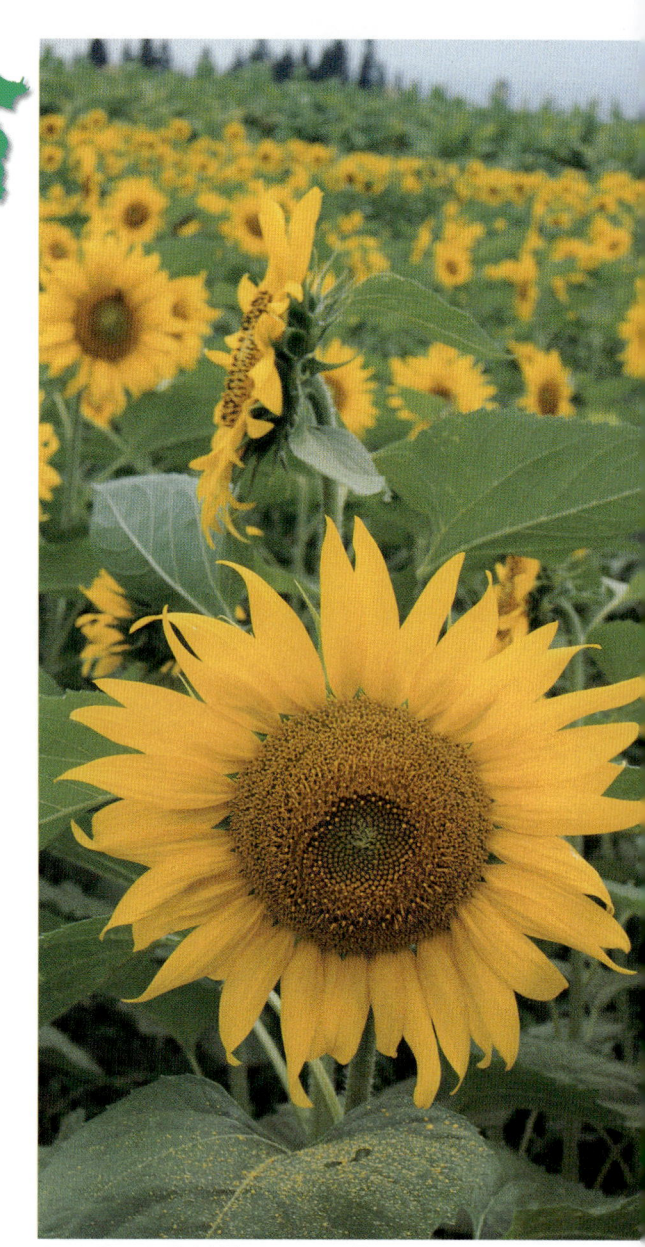

8～9月ごろに咲く大形のヒマワリの花

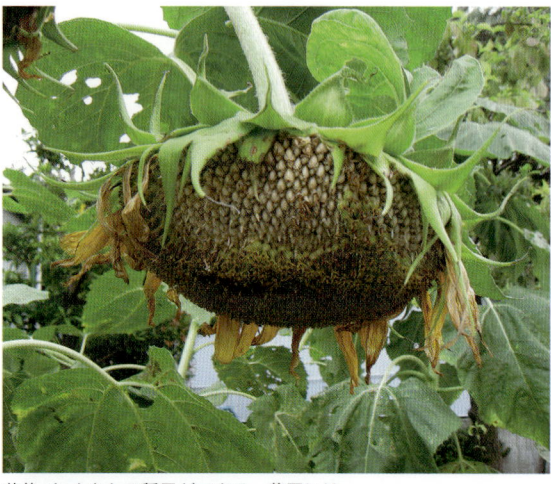

花後、たくさんの種子ができる。薬用には、この種子と花托を用いる

薬草・薬木の豆知識

種子にはリノール酸がいっぱい

ヒマワリの種子にはリノール酸がたっぷり含まれている。リノール酸は、血中のコレステロールを下げ、動脈硬化を予防する働きがあるとされる。また、種子は滋養にもよいとされる。種子をひとつまみフライパンで軽く炒ったものを毎日食べるとよいとされるが、摂りすぎないように注意したい。種子の油は淡いこはく色で芳香があり、食用油のほか、灯火用、石けんの原料などに用いられる。

ベニバナ【紅花】

Carthamus tinctorius　キク科ベニバナ属

植栽・栽培　■採取時期
|1|2|3|4|5|6|7|8|9|10|11|12|

別　スエツムハナ、クレノアイ　　生　紅花（こうか）　東北（栽培）

♀ 産前産後の浄血、生理不順（花）
● 動脈硬化（種子）

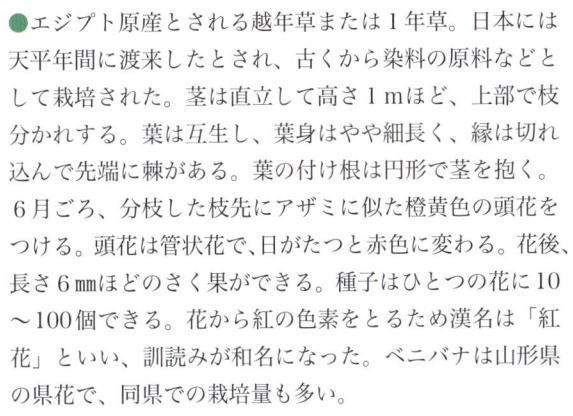

●エジプト原産とされる越年草または1年草。日本には天平年間に渡来したとされ、古くから染料の原料などとして栽培された。茎は直立して高さ1mほど、上部で枝分かれする。葉は互生し、葉身はやや細長く、縁は切れ込んで先端に棘がある。葉の付け根は円形で茎を抱く。6月ごろ、分枝した枝先にアザミに似た橙黄色の頭花をつける。頭花は管状花で、日がたつと赤色に変わる。花後、長さ6mmほどのさく果ができる。種子はひとつの花に10〜100個できる。花から紅の色素をとるため漢名は「紅花」といい、訓読みが和名になった。ベニバナは山形県の県花で、同県での栽培量も多い。

成分　花：カルコン誘導体色素（カーサミン、サフラニンA、サフロールイエローなど）／種子：脂肪油（リノール酸のグリセリド）など

採取・保存　6〜7月の開花時、管状花を摘み取り、陰干しにする。これを紅花（こうか）とよぶ。7月ごろに果実を採取し、種子を集めて日干しにする。

使用法　産前産後の浄血、生理不順などの婦人病には、乾燥した花を1回1gずつ、1日3回用いる。薬効成分が水には溶けないので、盃1杯の冷酒に紅花1gを浸して飲むとよい。動脈硬化の予防には、種子5〜10gを煎って1日量として食べる。

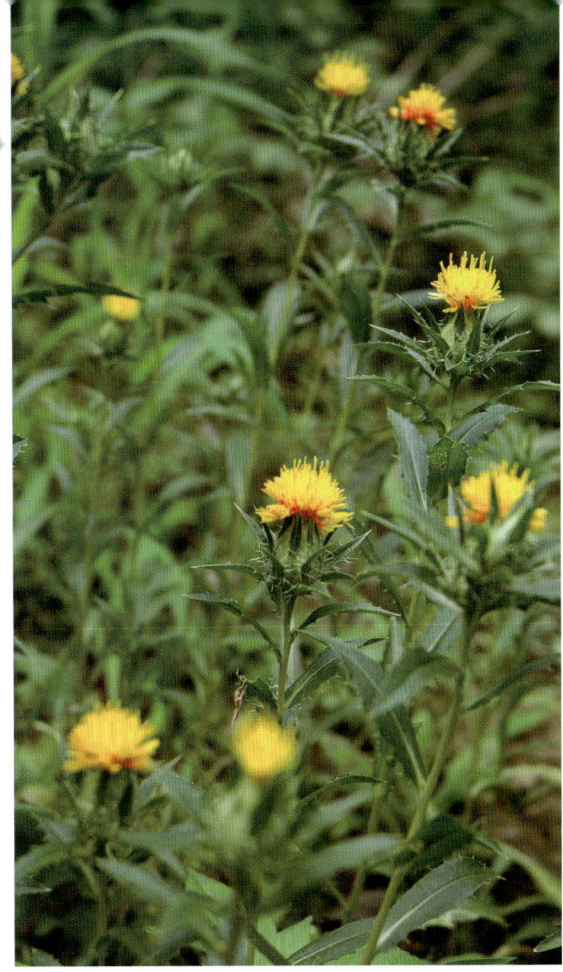

茎は直立し、葉の先端には棘がある。花や種子が薬用とされる

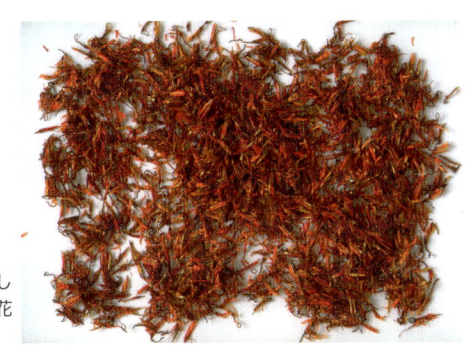

花を陰干しにした紅花（こうか）

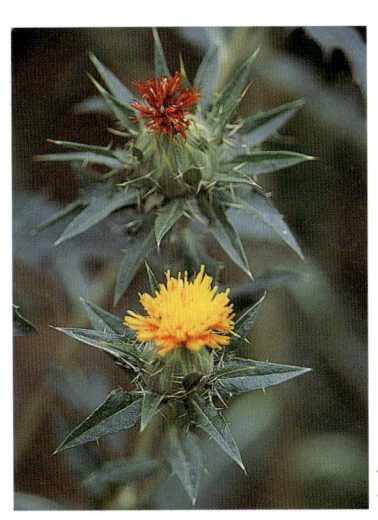

6月ごろに咲く花。花色はやがて赤色に変化する

食べて効く薬草・薬木

ベニバナ酒のつくり方

　ベニバナの花でつくったベニバナ酒は、生理痛や冷え症、腰痛などによいとされる。ベニバナの乾燥した花50gを布袋に入れ、ホワイトリカー1.8ℓとグラニュー糖200gを入れたびんに漬ける。3カ月したらベニバナだけを取り出し、酒は冷暗所で保存する。甘くてそのまま飲めるが、氷や熱湯で薄めてもよい。乾燥した花（生薬）は漢方薬専門店で手に入れることもできる。

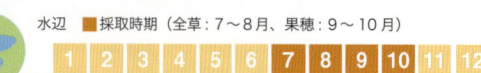

カワラニンジン【河原人参】
Artemisia apiacea キク科ヨモギ属

水辺　採取時期（全草：7〜8月、果穂：9〜10月）

東北〜九州

別 ノニンジン　生 青蒿（せいこう）

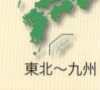

- 解熱（全草）
- 寄生性の皮膚病（全草）
- 視力回復（果穂）

高さ1mほどの多年草。薬用には開花前の全草と果穂を用いる

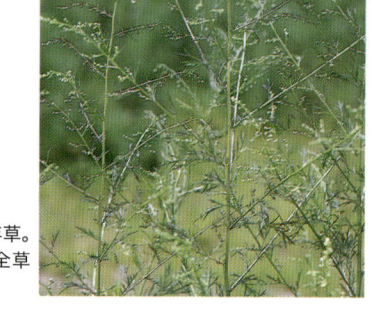

●河原や畑、荒れ地などに生える2年草。日本へは古く中国から薬草として渡来したが、その後野生化したとされる。茎は無毛でよく分枝し、高さ1mほど。葉は2回羽状に深く切れ込む。花期は8〜9月ごろで、小形の緑黄色の頭花が枝の一方向にうつむくように咲く。

成分 全草：精油（カンフェン、カンファー、ボルネオール、カリオフィレン、アルテミッシアアルコールなど）／果穂：クマリン（ダフネチン、7-イソペンテニロキシ-8-メトキシクマリン、7-ヒドロキシ-8-メトキシクマリンなど）など

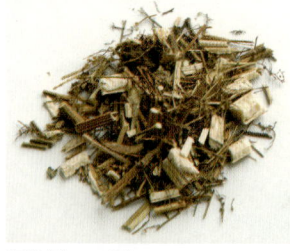

青蒿（せいこう）

採取・保存 7〜8月ごろ、開花前の全草を採取して陰干しにする。これを青蒿（せいこう）という。秋に実った果穂は摘み取ったら日干しにする。

使用法 解熱には、乾燥した全草5gを1日量とし、カップ2の水で半量になるまで煎じて3回に分けて服用する。疥癬などの寄生性の皮膚病には、全草の煎じ液で患部を洗浄する。視力回復には乾燥した果穂3〜5gをカップ2の水で半量になるまで煎じて服用する。

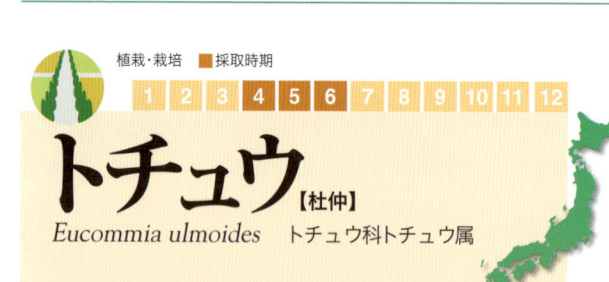

トチュウ【杜仲】
Eucommia ulmoides トチュウ科トチュウ属

植栽・栽培　採取時期

全国（栽培）

生 杜仲（とちゅう）

- 高血圧
- リウマチ、神経痛、関節炎
- 利尿、むくみ
- 二日酔い

●中国原産の落葉高木。中国では漢方薬として古くから用いられていたが、日本への渡来は比較的新しく大正時代である。樹高は20m前後、樹皮は灰褐色。葉は互生し、長楕円形で短い柄があり先端は尖る。葉縁には鋸歯がある。樹皮や葉を折ると銀白色の糸を引く。雌雄異株で、4月ごろ、花弁や萼のない無花被花をつける。イチョウ同様、1科1属1種の植物である。

成分 樹皮：ポリテルペノイド（グッタペルカ）、リグナン（シリンガシノール、エピピノレシノール、メディオレシノールなど）、イリドイド配糖体（ゲニピン酸、ゲニポシドなど）／葉：ポリテルペノイド（グッタペルカ）、イリドイド配糖体（ゲニピン酸、アスペルロシド、アスペルロシジン酸、スカンドシドなど）など

採取・保存 4〜6月に、10年以上経った木から樹皮を採取して外側のコルク層を取り除き、皮部を天日干ししたものを杜仲（とちゅう）という。また同じころ葉を採集して乾燥させ保存する。

使用法 成分に末梢血管を拡張し血流をよくする働きがあり、血圧の降下、関節炎の軽減に効果があるほか、利尿作用があるためむくみの改善や二日酔いにも有効とされる。乾燥させた樹皮（皮部）1日量5〜10gを煎用するか、葉1日量5〜6gを水1.5ℓほどで煮出して、お茶として飲む。葉は「杜仲茶」として出回っている。

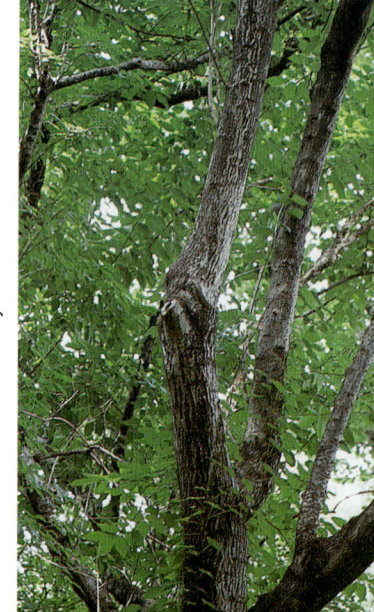

灰褐色の樹皮や葉が薬用となる

キササゲ【木豇豆】

Catalpa ovata　ノウゼンカズラ科キササゲ属

植栽・栽培　採取時期
1　2　3　4　5　6　7　8　9　10　11　12

別 キササギ、カミナリササゲ
生 キササゲ、梓実（しじつ）

全国（栽培）

腎炎、利尿、むくみ

●中国原産で観賞用、薬用として栽培される落葉高木。高木で水気を好むことから、神社、寺などに雷よけとして植えられ、しばしば野生化して河岸などに見られることもある。高さ6〜9m、直径60cmほどにもなる。葉は広卵形あるいはやや円形で、長さ10〜25cm、先は尖り、基部は心形で対生する。7月ごろ枝先に大形の円錐花序をつくり、鐘形、淡黄色で暗紫色の斑点がある約2cmの花を多数つける。果実は細長いさく果で長さ20〜30cm。種子は扁平で、両端に糸状の毛がある。若い枝や葉柄、果実は粘液物を分泌する。和名は、赤飯に入れるササゲに似て、木に垂れ下がっていることから。

成分 果実：イリドイド配糖体（カタルポシド、カタルポールなど）／材：イリドイド配糖体（カタルポシド、α－ラパコン）など

採取・保存 9〜10月ごろ、さや状の果実が完熟して褐色になり、裂けて中の種子が飛び出す直前のものを採取し、2〜3cmに刻んで日干しにする。これをキササゲ、または梓実（しじつ）とよぶ。

使用法 腎炎、利尿、むくみなどには乾燥した果実10〜20gを1日量とし、カップ3の水で半量になるまで煎じて3回に分けて食間に服用する。

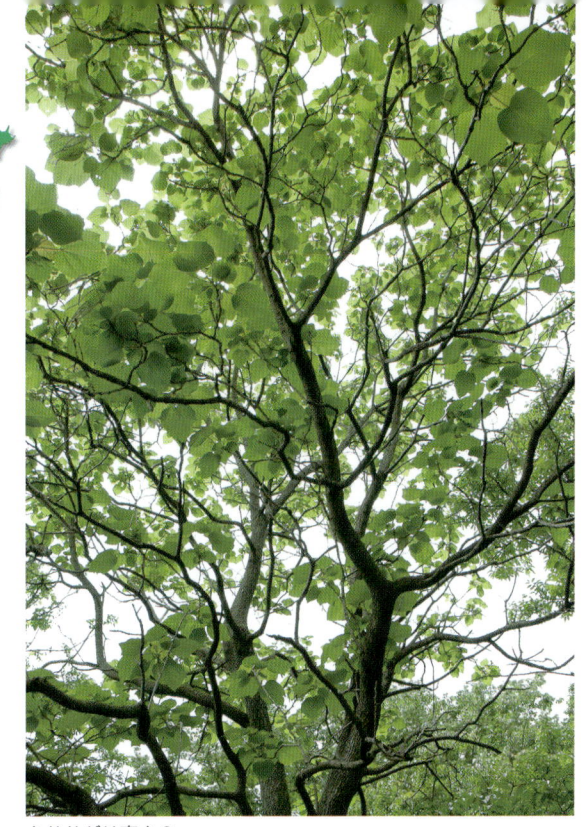

キササゲは高さ6〜9mの落葉高木。広卵形から円形の葉は10〜25cmと大形である

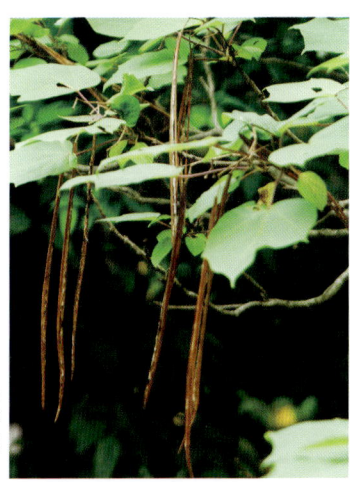

枝先に垂れるさく果。種子が飛び散る前のものを採取し薬用に用いる

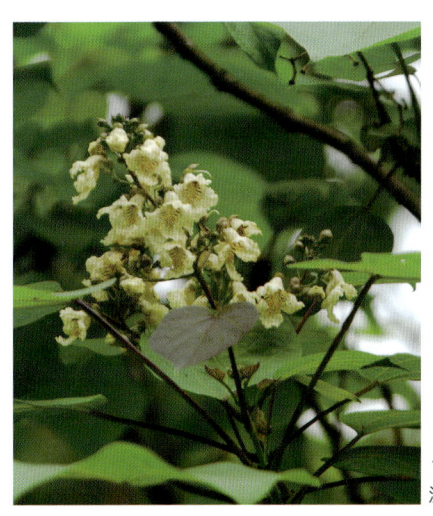

7月ごろに咲く淡黄色の花

薬草・薬木に似ている植物

キササゲに似たアメリカキササゲ

キササゲに似た植物に、同属で北米原産のアメリカキササゲがある。アメリカキササゲは明治末期に日本に渡来した落葉高木で、庭木などに植栽される。広卵形からやや円形の葉や、下垂した果実がキササゲによく似る。鐘形の花もよく似ているが、色は白色で暗紫色の斑が入る。アメリカキササゲは果実や葉、樹皮が薬用とされ、果実は眼病などに、樹皮や葉は解熱や鎮痛などに用いられる。

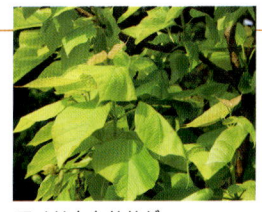

アメリカキササゲ

ザクロ 【石榴】
Punica granatum　ザクロ科ザクロ属

植栽・栽培／採取時期：11

生　石榴皮（せきりゅうひ）　　全国（植栽）

👁 口内炎、扁桃炎、歯痛　　💧 下痢

●中近東原産の落葉小高木。日本へは平安時代に渡来したとされる。高さ3〜5mで、幹にはこぶが多く、ところどころねじれている。葉は対生し、長楕円形で長さ4cmほど、表面につやがある。5〜6月ごろ、枝先に赤色の6弁花をつける。花の萼は筒形で光沢がある。秋に、表面が黄色い球形の液果を結ぶ。果実は熟すと裂開して、中にある淡紅色の種子をのぞかせる。種子の外種皮は甘酸っぱいゼリー状で食用となる。ザクロの名は中国名「石榴」の呉音読み「じゃくろ」からの転訛とされる。

成分　果皮：タンニン（グラナチンA, B）／種子：イソフラボン（ダイジン、ゲニステイン、クメストロール）など／樹皮：アルカロイド（イソペレチエリン）

採取・保存　11月ごろ、熟した果実の果皮を刃物を用いずに手でむいて日干しにする。これを石榴皮（せきりゅうひ）とよぶ。

使用法　口内炎や扁桃炎に、乾燥させた果皮1日量10gを300mlの水で半量に煎じ、冷めてからうがいをする。下痢には煎液を飲用してもよい。歯痛のときは果皮をかむと痛みがやわらぐとされる。また、樹皮・根皮を6〜7月ごろに採集し、日干しにしたものを、石榴幹皮（せきりゅうかんぴ）、石榴根皮（せきりゅうこんぴ）とよぶ。これは、かつて寄生虫の多かった時代に駆除薬として用いられたが、アルカロイドのイソペレチエリンを含有し、副作用があるので今は用いられない。なお、種子には弱い女性ホルモン作用をする成分（ダイジン、ゲニステイン、クメストロールなど）が含まれ、更年期障害などに有効といわれているが、効果についてはまだはっきりしていない。

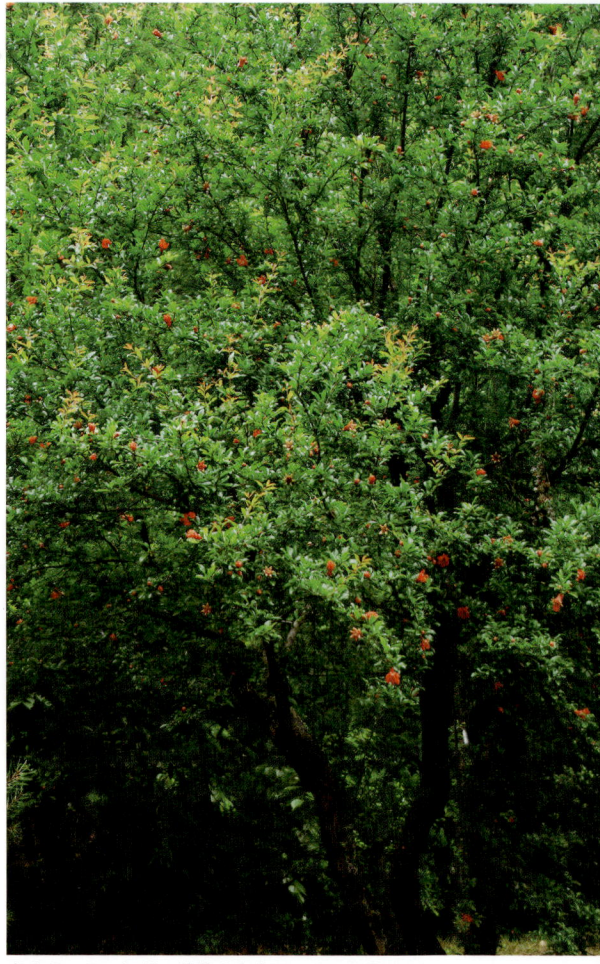

高さ3〜5mほどの落葉小高木で、5〜6月ごろに赤色の6弁花が咲く

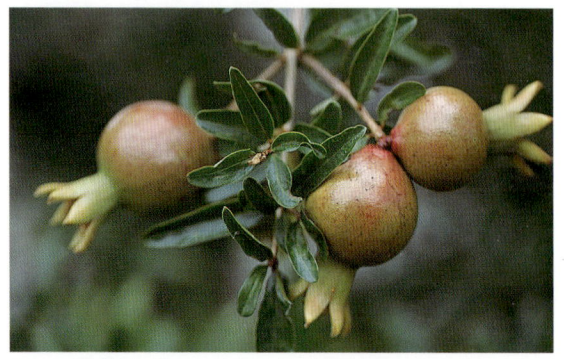

ザクロの未熟果。熟した果実の果皮を薬用に用いる

薬草・薬木の豆知識
ザクロの園芸品種
ザクロには、果実が目的の品種「実ザクロ」と、花の観賞が目的で果実はあまり大きくならない品種「花ザクロ」がある。「花ザクロ」には八重咲きのものや、白、黄などの花色のものもつくられており、また鉢植えに適した小形の品種もある。最近では、花の観賞にも適し、果実も採れる品種の苗木も出回っている。なお、食用として店に並ぶ果実は、アメリカ西海岸やイランからの輸入品が多く、大きいもので重量が500〜700gにもなる。

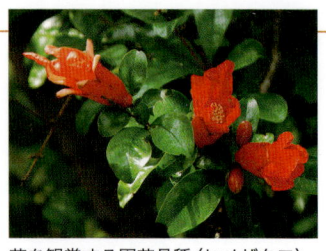

花を観賞する園芸品種〈ヒメザクロ〉

ツルムラサキ【蔓紫】

Basella rubra　ツルムラサキ科ツルムラサキ属

別 セイロンホウレンソウ、インディアンホウレンソウ

全国（栽培）

滋養　解熱　打ち身、打撲、ねんざ

●アジアの熱帯地方原産で、日本には江戸時代に伝わった。茎と葉が緑色の青茎系と、茎が紫色の赤茎系があるが、形状や性質に大きな違いはない。野菜として販売されているものの多くは青茎系で、赤茎系は多くは観賞用として栽培される。つる性の2年草で、つるは2m以上にもなる。茎・葉は多肉質で光沢があり、葉は広卵形で互生する。全縁で、葉縁は紫色を帯びる。7～9月ごろ、葉腋から花柄を出し、白色の小形の花を穂状花序につける。果実は球形で3～5mm、熟すと黒紫色になる。

成分　茎・葉：粘性物質（ムチン）、ビタミン（ビタミンC＝アスコルビン酸）、カロチノイド（β-カロチン）、トリテルペノイドサポニン（バセラサポニンA～D、ベタブルガロシドⅠ、スピナコシドC、モモルジンⅡb、Ⅱcなど）など

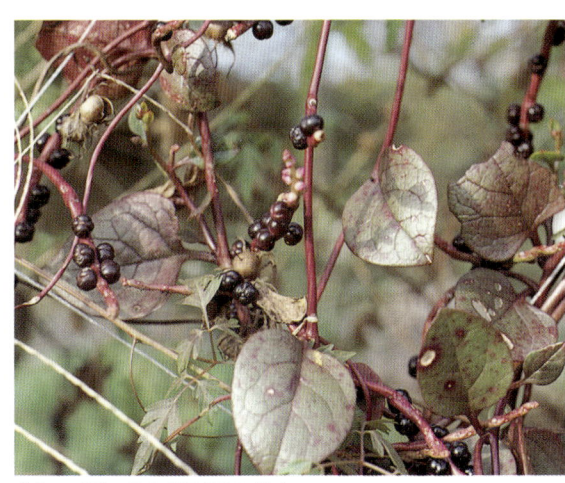

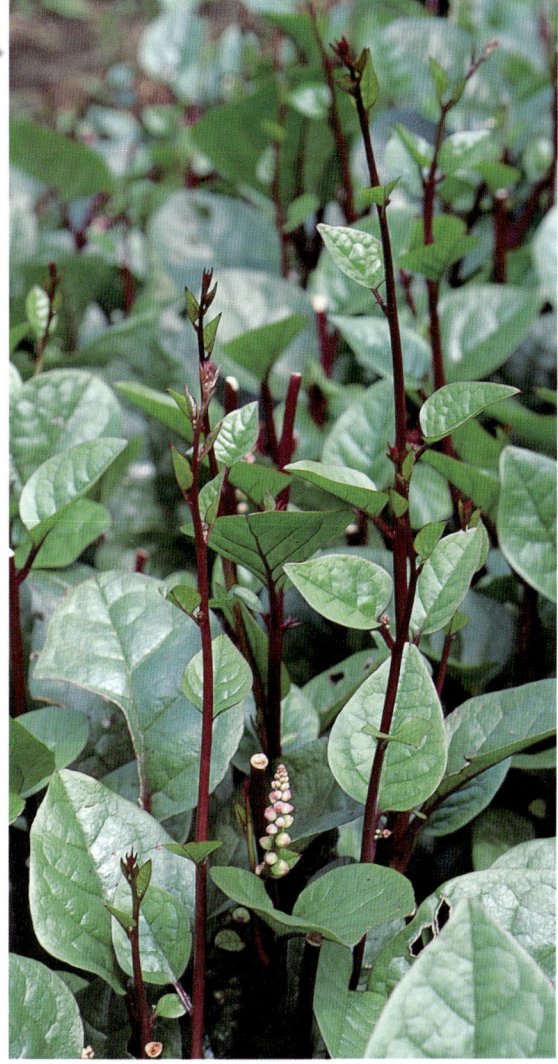

茎が紫色の赤茎系のツルムラサキ。花期のころに茎や葉を採取する

花後、球形の果実が黒紫色に熟す

採取・保存　6～9月ごろ、柔らかい茎・葉を採取して生で用いる。

使用法　滋養、かぜの際の解熱には、茎・葉1回量60g程度を刻んで牛乳100mlを加え、ミキサーにかけて飲用するとよい。打ち身や打撲、ねんざには、茎・葉をすりつぶして患部を冷湿布すると腫れがひく。なお、熱帯原産のため高温多湿に強く、丈夫であまり手がかからないので、家庭菜園などで栽培することもできる。

食べて効く薬草・薬木

夏場の貴重な青菜

　ツルムラサキはビタミンCやカロチンなどの栄養素を豊富に含み、青菜の少ない夏場には貴重な野菜である。とくにβ-カロチンはホウレンソウを上回り、カルシウムは100gあたり1日必要量の3分の1にあたる200mgが含まれ、しかもカルシウムの吸収を妨げるリンが少ないため、体内で効率よく吸収される。

　ツルムラサキはふつうの青菜同様、ゆでたり炒めたりして食べてもよい。調理すると独特のにおいとぬめりが出る。葉のほうが熱の通りが早いので、加熱するときは茎を先に。ゆですぎは食感も悪くなり栄養分も減るので注意。お浸しもよいが、味に少しくせがあるので、気になる場合は炒めものなど油で調理すると食べやすい。

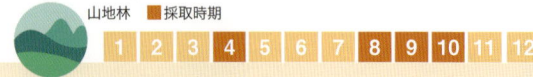

山地林 ■採取時期
1 2 3 4 5 6 7 8 9 10 11 12

トクサ【砥草】

Equisetum hyemale　トクサ科トクサ属

別 ツメトギ、ヤスリグサ　生 木賊（もくぞく）　北海道〜中部

痔　下痢　解熱

●北海道や本州中部地方以北の、おもに山中の湿地、川岸などに自生する多年生シダ植物。観賞用にしばしば日本庭園などに植栽もされる。地下茎が短く横走し、地面付近で多数分枝し、そこから茎が直立する。茎は棒状で分枝せず、径5〜7mmで中空、濃緑色でざらざらして硬く、高さ30〜100cm。葉はごく小さく黒っぽく、節に密着して輪生し、互いに合着して鞘状になる。夏、茎頂に長さ6〜10mmの短い楕円体の胞子のう穂ができ、最初は緑褐色で後に黄色くなる。和名は、細工物などを砥ぐ砥石の代用として使われたことから。

成分　地上部：無機化合物（二酸化ケイ素）、硫黄化合物（ジメチルスルフォン）、フラボノイド（ケンフェロール）、脂肪酸エステル（エチルパルミチン酸、エチルステアリン酸など）など

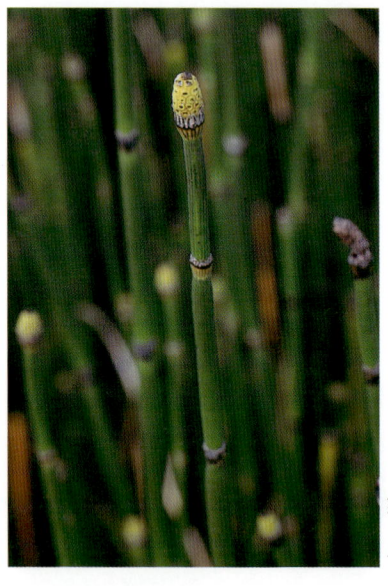

茎頂にできた胞子のう穂。緑褐色から黄色に変化する

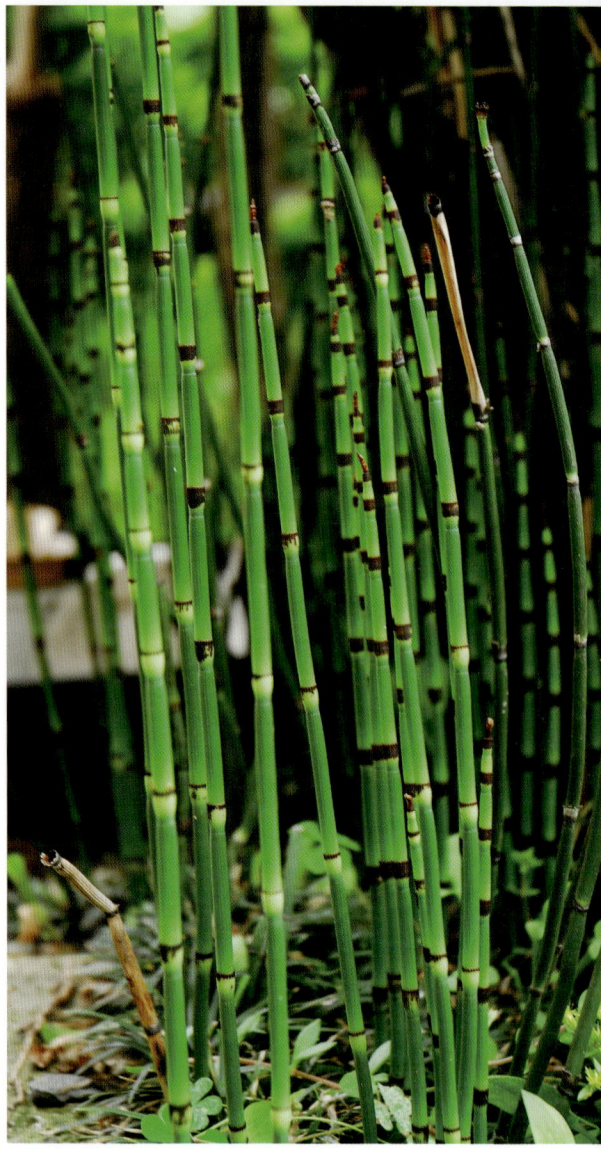

4月または8〜10月ごろに地上部を刈り取って薬用に用いる

採取・保存　4月、あるいは8〜10月ごろ、地上部を刈り取って水洗い後、日干しにする。これを木賊（もくぞく）とよぶ。

使用法　痔の止血や下痢止めには、乾燥した地上部15〜20gをカップ3の水で半量になるまで煎じて1日量とし、3回に分けて毎食後30分に服用する。かぜなどの発熱時の解熱には、乾燥した地上部3〜6gをカップ1.5の水で半量になるまで煎じて服用する。

薬草・薬木の豆知識

トクサは研磨屋

　トクサの表皮には無水ケイ酸が含まれ、茎の表面には溝がありざらざらして硬いので、温湯で煮て乾燥させた茎は、木材や工芸品、角、骨などの研磨に用いられた。そのほか、歯石の除去をはじめ、イボ、タコの除去にも用いられる。温湯で煮て乾燥させたトクサを平らに伸ばして小さな板などに貼り付ければ、爪磨きとして利用することもできる。

雑木林　■採取時期
1 2 3 4 5 6 7 8 9 10 11 12

イノモトソウ【井の許草】
Pteris multifida　イノモトソウ科イノモトソウ属

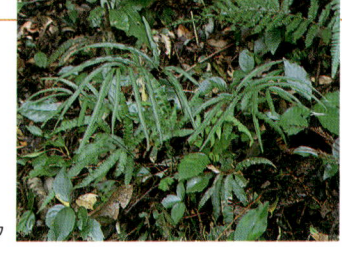

別 トリノアシ　生 鳳尾草（ほうびそう）

関東〜沖縄

腎臓病　産後の肥立ち、乳腺炎

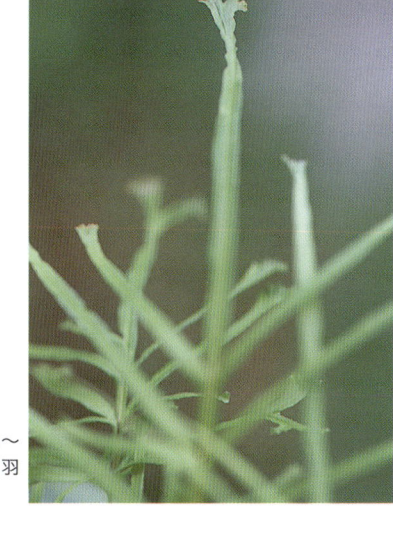

胞子葉。長さ40〜70cmほどで2回羽状分裂する

●関東以西の崖面などの湿った場所でよく見られる常緑のシダ植物。人家や道ばたの石垣、土塀の下などにもしばしば生える。黒褐色の鱗片のある短い根茎が這い、葉は根茎から叢生する。葉は2形あり、栄養葉は40cm、胞子葉は60cmほどになる。胞子葉は葉柄と葉身がほぼ同じ長さで、葉身は細く羽状に裂け、羽片の幅は約5mm、下部の羽片は少数の裂片をつける。栄養葉は分裂が少なく羽片が小さいが、縁に不規則な小さな鋸歯がある。和名は井戸の近くに生えることから。

成分　全草：ジテルペノイド配糖体（エナンチオカウレン酸グルコースエステル）、セスキテルペノイド配糖体（プテロシンＳグルコシド）、ステロイドサポニン（シトステロールグルコシド）など

採取・保存　必要な時期に根をつけたままの全草を刈り取り日干しにするか、そのまま用いる。

使用法　腎臓病や産後の肥立ちなどには、乾燥した全草を煎じてお茶代わりに飲む。乳腺炎には、採取したばかりの生葉を塩で揉んで青汁をつくり服用する。

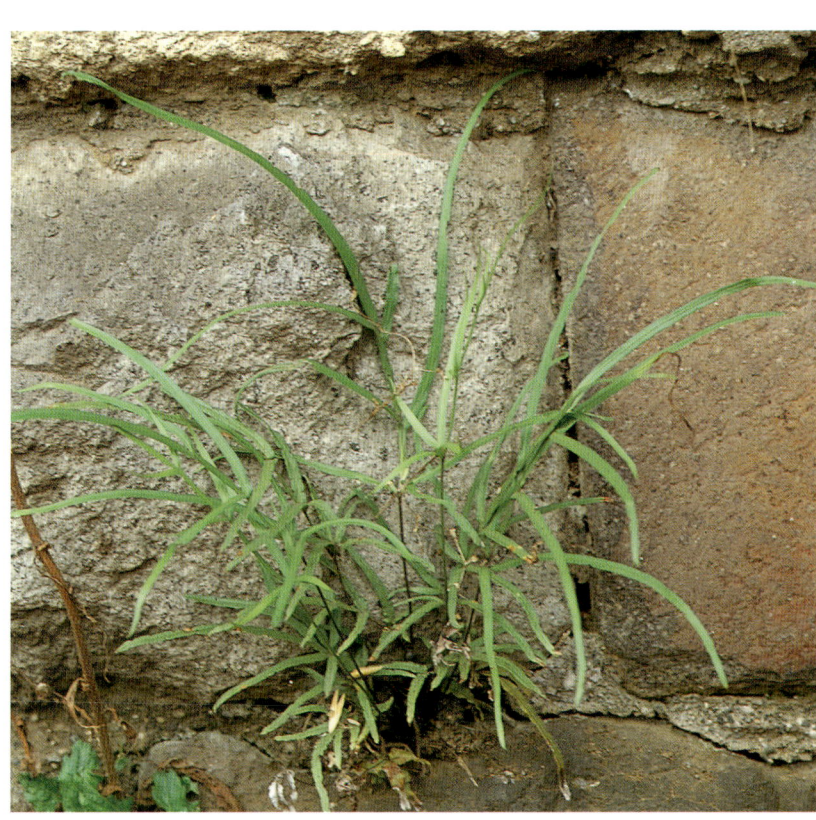

イノモトソウは人家の石垣などでも見られる。薬用には全草を利用する

薬草・薬木に似ている植物

イノモトソウより大形のオオバイノモトソウ

　同属のオオバノイノモトソウは、イノモトソウより大きいことからこの名がある。イノモトソウと同じように、湿気の多い林の下や石垣のあたりに見られるが、群生することあまりはない。草姿はイノモトソウによく似ていて、胞子葉は羽状に裂け、栄養葉の縁には鋸歯がある。オオバイノモトソウはふつう薬用とはされない。

オオバイノモトソウ

雑木林　■採取時期
1 2 3 4 5 6 7 8 9 **10 11** 12

ヒトツバ【一葉】

Pyrrosia lingua　ウラボシ科ヒトツバ属

別　イワノカワ、イワクサ、イワカシワ
生　大石韋（だいせきい）

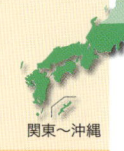

関東～沖縄

利尿、むくみ、尿路結石、腎臓病

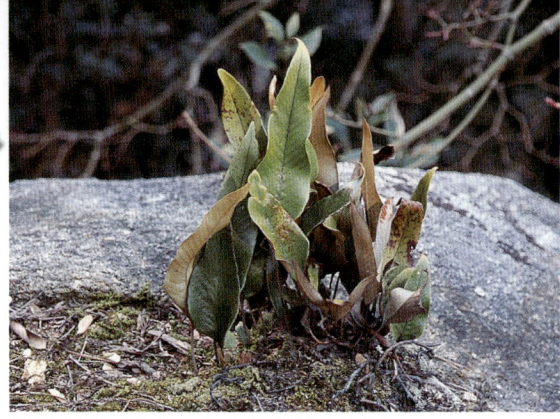

岩上に着生したヒトツバ。葉は根茎から直接出る

●関東以西に分布する常緑の多年生シダ植物。長く伸びる針金状の根茎で、乾いた岩の上や樹上を這う。根茎から直接葉柄がまばらに出る。葉は広披針形で先が尖り、葉身の長さは20～40㎝、幅は2～6㎝。厚く硬い革質で、表面は暗緑色、裏面は白褐色の星状の毛が密に生えている。葉柄は針金状で硬く、葉身と同じくらいの長さ。葉には胞子葉と栄養葉の2形があり、胞子葉は若干細く、裏面全体に胞子のう群ができる。栄養葉には胞子のう群ができない。国内では岐阜県の金華山が群生地として知られている。

成　分　葉：フラボノイド（ケンフェロール、クエルセチン、イソクエルシトリン、トリフォリン）、トリテルペノイド（ダイプロプテン）など／根茎：トリテルペノイド（ダイプロプテン、ダンマラジエン、ピロシアラクトン、ピロシアラクトール、シクロホパノール、シクロホパンジオールなど）など

採取・保存　秋に葉を摘み取り日干しにする。これを大石韋（だいせきい）とよぶ。

使用法　利尿、むくみ、尿路結石、腎臓病には、乾燥させた葉6～12gを1日量として、水400mlを加えて3分の1量まで煎じて、3回に分けて食前に服用する。なお、中国では、石韋は習慣上、大石韋と小石韋（しょうせきい）に分けられる。大石韋はヒトツバ、オオヒトツバ、小石韋はコヒツバ、イワダレヒトツバの全草を乾燥したもので、大石韋のほうが良質とされる。またヒトツバ属の植物の根茎を石韋根（せきいこん）とよび、解熱、利尿薬として用いる。

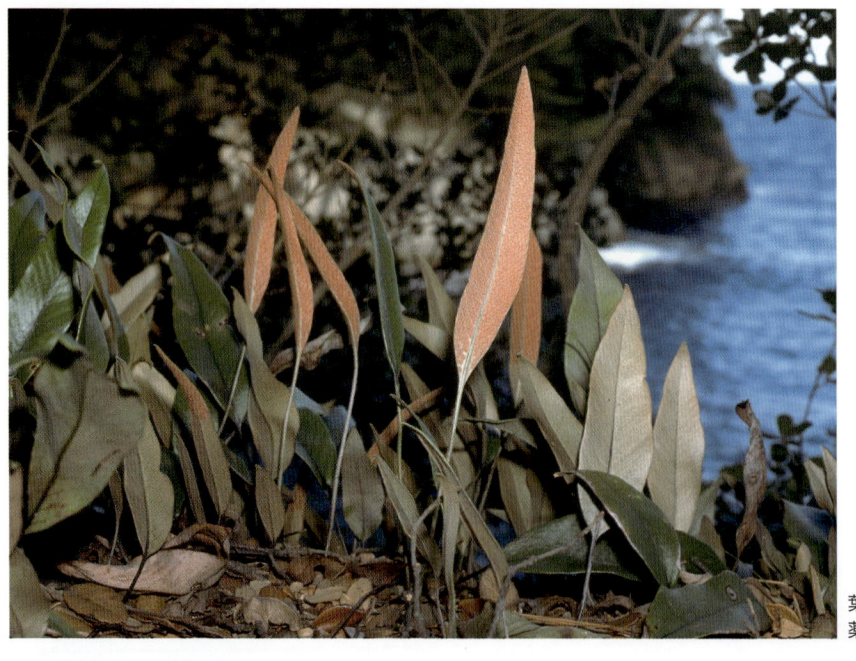

葉は広披針形で先が尖る。薬用には秋に葉を採取する

薬草・薬木に似ている植物

ヒトツバ属のイワオモダカ

日本に自生する同属のイワオモダカは、ヒトツバほど根茎が長く這わず、葉がやや混みあってつく。ヒトツバ同様、葉裏は灰褐色から赤褐色の星状毛で密に覆われている。胞子のう群は主脈の間に3～6列に並び、ヒトツバのように互いにくっつき合うことはない。イワオモダカは山林の岩上や樹幹に着生する。ヒトツバに比べると非常にまれな種で、観葉植物として親しまれるが、薬用には用いない。

イワオモダカ

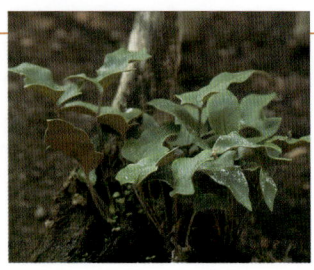

雑木林　■採取時期
1 2 3 4 5 6 7 8 9 10 11 12

ノキシノブ【軒忍】

Lepisorus thunbergianus
ウラボシ科ノキシノブ属

別 ヤツメラン　生 瓦韋（がい）

北海道南部〜沖縄

利尿、むくみ　　おでき、腫れもの

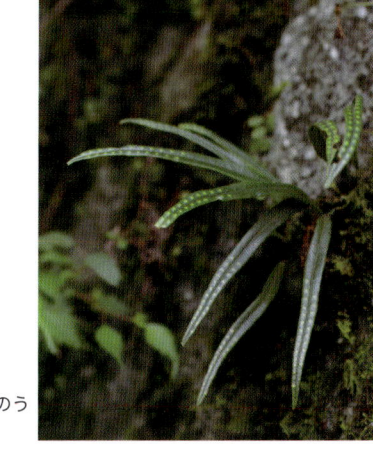

葉裏には2列に胞子のう群が並ぶ

●平地や山地にふつうに見られる常緑シダ植物。ふつう樹幹や岩上、家屋の屋根などの日陰に着生する。径2〜3mm、長さ3〜4mmの鱗片のある根茎が横に這う。葉は根茎上に並んで密に出る。葉は線形で長さ10〜30cm、幅5〜10mm、全縁で先端は尖り、革質で乾くと縮れるが、雨に当たると戻る。葉裏の上半分、中脈と葉縁の間に、2列に胞子のう群が並ぶ。胞子で繁殖し、花も咲かず果実も実らない。別名の「ヤツメラン」は、2列に並んだ胞子のう群を「八ツ目」に見立て、マツによく着生するフウランに葉が似ることによる。

成分 葉：トリテルペノイド（ダイプロプテン、ヒドロキシホパン、ドリオクラソールなど）／根茎：トリテルペノイド（ダイプロプテン、シクロアルテニルアセテート、シクロラウデニルアセテート、シクロアルテノン、シクロラウデノンなど）など

採取・保存 必要なときに全草を採取し、水洗いして風通しのよい場所で陰干しにする。これを瓦韋（がい）とよぶ。

使用法 利尿、むくみには、乾燥した全草10〜15gをカップ3の水で半量になるまで煎じて1日量とし、3回に分けて服用する。おでき、腫れものには、乾燥した全草を細かく刻んで容器に入れ、ひたひたになるくらいゴマ油を注ぎ1〜2カ月おいたものを、患部に塗る。

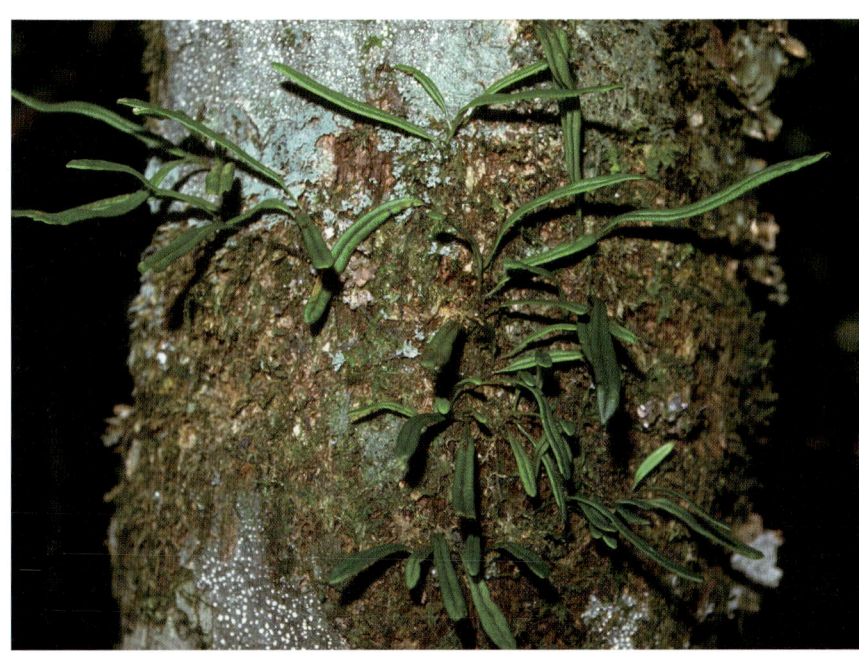

樹幹や岩上などの日陰に着生するノキシノブ

薬草・薬木に似ている植物

ノキシノブに似たミヤマノキシノブ

同属のミヤマノキシノブは、ノキシノブのように根茎から葉が出て、胞子のうが葉裏の上半分に2列に並ぶ点などがよく似ているが、ノキシノブよりも根茎が長く、葉の間隔が広く、葉が細長い。ミヤマノキシノブは山地の樹上に着生することからこの名がある。ミヤマノキシノブも薬用とされ、全草を乾燥させたものは八ツ目蘭（やつめらん）とよばれ、止血、利尿作用があるので、血尿や腎炎などに用いられる。

ミヤマノキシノブ

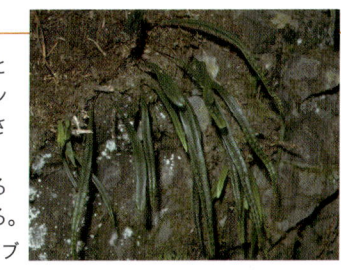

フユノハナワラビ 【冬の花蕨】
Botrychium ternatum ハナヤスリ科ハナワラビ属

草原 ■採取時期 1 2 3 4 5 6 7 8 9 **10 11** 12

別 ハナワラビ　生 陰地蕨（いんちけつ）　北海道〜九州

腹痛、下痢

●北海道から九州の各地の山地や草原などに自生する多年生シダ植物。高さ30cmほど。栄養葉は3〜4回羽状に深く裂け、裂片には浅い鋸歯がある。胞子葉は柄が長く直立し、栄養葉の2倍ほどの高さになる。6〜7月の暑い時期には休眠して枯れ、秋になると地下茎から1本の茎を出し、基部で栄養葉と胞子葉に分かれ

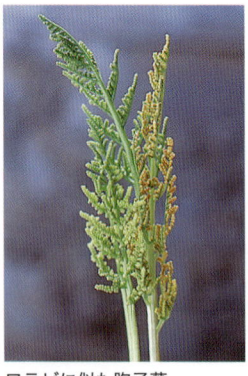

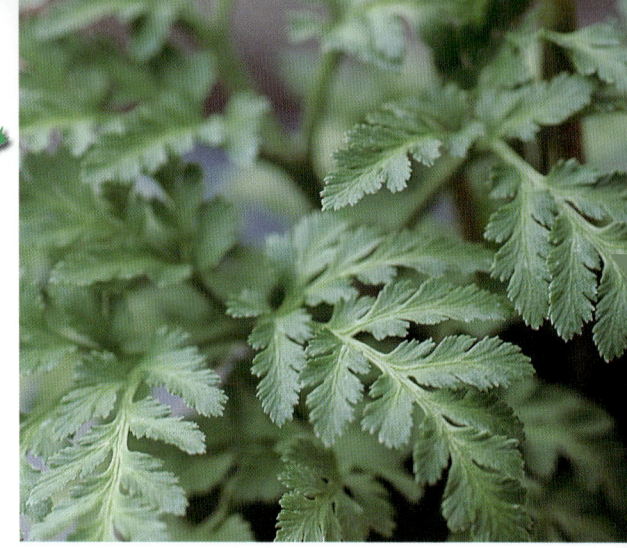

栄養葉は羽状に3〜4回深く裂ける

ワラビに似た胞子葉

る。9〜10月、胞子葉は黄褐色に熟し、黄色い胞子を粉のように放出する。和名は冬に葉を出すことと、胞子葉がワラビに似ることによる。

成分 地上部：ジベンジル誘導体（ターナチン）など
採取・保存 秋、全草を刈り取り、日干しにする。これを陰地蕨（いんちけつ）とよぶ。
使用法 腹痛、下痢には、乾燥した全草5〜10gを1回量とし、カップ2の水で半量になるまで煎じて服用する。

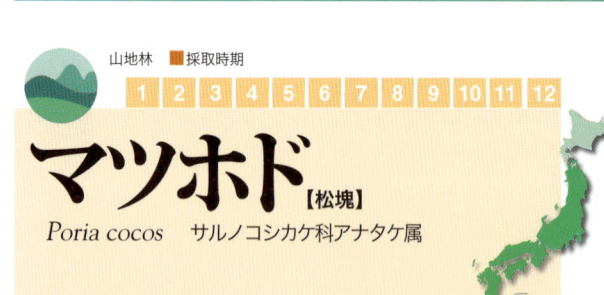

マツホド 【松塊】
Poria cocos サルノコシカケ科アナタケ属

山地林 ■採取時期 1 2 3 4 5 6 7 **8 9 10** 11 12

生 茯苓（ぶくりょう）　東北〜九州

利尿、むくみ

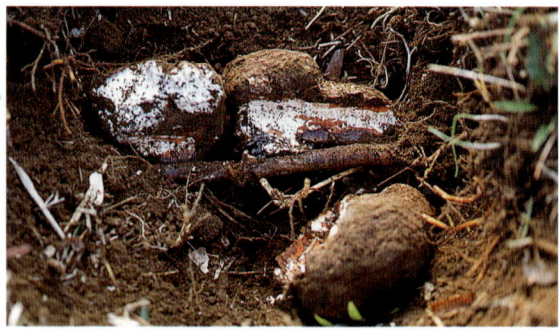

マツホド。残念ながら現在日本ではほとんど見られない

●伐採後数年が経って腐朽しかけた、アカマツやクロマツなどの切り株の根に寄生する菌核。外側はイモ類に似て暗褐色で硬く、内側は白く柔らかい。形は不定だがおよそ球形か楕円形で、径約10〜30cm、重さは100〜200g、ときに1kgほどの大形になることもある。和名のマツホドは、マツの根本にあるホド（塊）の意から。昔は日本に

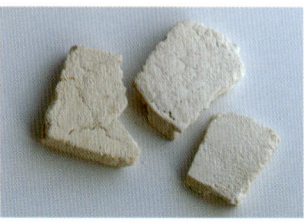

茯苓（ぶくりょう）

「茯苓突き」という採取の名人がいたが、近年は輸入に頼っているためほとんど見られない。

成分 菌核：多糖類（パキマン）、トリテルペノイド（エブリコ酸、ポリコイン酸、パキミン酸、ツムロン酸など）など
採取・保存 マツの切り株の周囲を鉄製の道具で突いて探し、採取する。水洗いし外皮を取り除き、中の白い部分を刻んで日干しにしたものを茯苓（ぶくりょう）とよぶ。
使用法 茯苓（ぶくりょう）は通常単独で用いず、五苓散（ごれいさん）、八味地黄丸（はちみじおうがん）などの漢方処方に配剤される。利尿、むくみなどに5〜8gを水500mlで半量に煎じ、3回に分けて服用する。

山地林 ■採取時期
1 2 3 4 5 6 7 8 9 10 11 12

マンネンタケ【万年茸】

Ganoderma lucidum
サルノコシカケ科マンネンタケ属

別 レイシ、サイワイタケ、カドデタケ
生 霊芝（れいし）

全国

肝臓病　更年期障害　高血圧

● ウメ、モモ、クヌギ、コナラ、ミズナラなどの落葉広葉樹の根元、あるいは枯れ木に自生するキノコ。ただし発芽しにくいため天然のものは希少であり、薬用には栽培品が用いられている。傘は腎臓形で淡褐色か赤褐色、放射状のしわと年輪のような細い溝が多数ある。表面にはうるしのような光沢をもつ。傘の裏面は白色から淡褐色で、無数の穴があいており、穴の内側に肉眼で見えない細かい胞子ができる。柄は傘の側面に片寄ってつき、長さは5～15㎝、太さは8～20㎜程度で、やや湾曲する。柄の色は傘表面の色に似る。

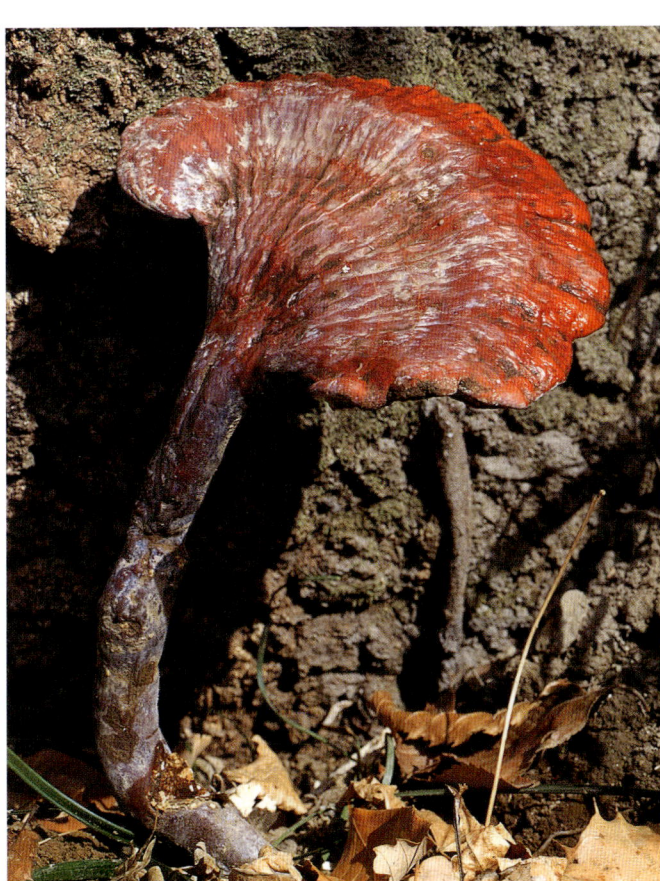

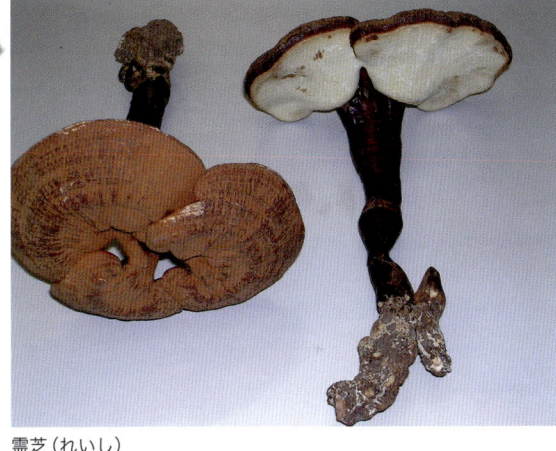

霊芝（れいし）

成　分　子実体：多糖類（β-グルカン）、トリテルペノイド（ガノデリン酸A～Iなど）、ステロイド（エルゴステロール）など

採取・保存　夏から秋に子実体を採取し、そのまま、または刻んで天日で乾燥させる。これを霊芝（れいし）とよぶ。乾燥したものは長年にわたり保存できる。

使用法　霊芝（れいし）には血中のコレステロールや中性脂肪の増加を抑えるとともに、血小板の凝集を抑制し血栓を防ぐ作用があることがわかっており、常用すれば高脂血症や高血圧、糖尿病などの生活習慣病の予防に効果的とされる。また、体の免疫力を高めるので、感染症や、がんの予防にも有効であると考えられている。肝臓病、高血圧、更年期障害などに、霊芝1日量3～5gを500mlの水で半量になるまで煎じ、3回に分けて服用する。

傘の表面に光沢があるマンネンタケ

薬草・薬木の豆知識

古くから珍重されたマンネンタケ

　マンネンタケは効用もさることながら、天然のものの希少性もあって、中国では古くから不老長寿の仙薬として珍重された。別称が「幸茸（さいわいたけ）」「門出茸（かどでたけ）」など、縁起のよい名前となっているのは、見つかっただけで吉兆とされていたためである。漢方では、霊芝は赤芝、青芝、黄芝、白芝、黒芝、紫芝の6種類に分けられ、薬効もそれぞれ少しずつ違うとされている。薬効がもっとも高いとされたのは赤芝とされる。薬用のほか、観賞用に栽培されたり、花材などにも用いられた。

山地林　採取時期
| 1 | 2 | 3 | 4 | 5 | 6 | 7 | 8 | 9 | 10 | 11 | 12 |

コフキサルノコシカケ
【粉吹き猿の腰掛け】

Elfvingia applanata
サルノコシカケ科エルフビンギア属

生　梅寄生（ばいきせい）

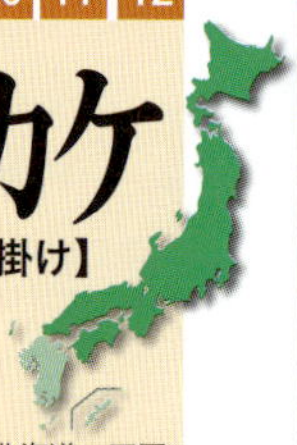

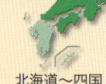

北海道〜四国

○がん予防

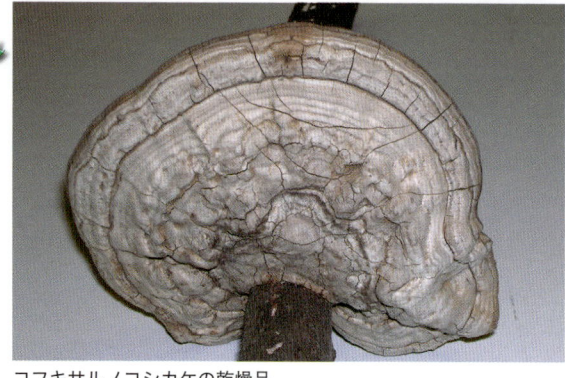

コフキサルノコシカケの乾燥品

●コフキサルノコシカケは多年生のキノコで、ブナ、ケヤキなどの広葉樹、まれに針葉樹の幹に発生する。幹から半円形の傘を張り出すように寄生する。直径は5〜30cmほど。表面には年輪状の溝があり、ココアの粉のような胞子で覆われている。裏面は白っぽく、小さな管状の穴が密に並ぶ。内部はチョコレート色でコルク質。ツガサルノコシカケは似ているが、内部が黄土色である。

成分　菌体：トリテルペノイド（エルビンジン酸A〜H）、ステロイド（エルゴステロールなど）、多糖類（β−グルカン）など

採取・保存　コフキサルノコシカケを採取し、刻んで天日で乾燥させたものを梅寄生（ばいきせい）という。古くは、ウメの古木についたものを梅寄生とよんで珍重したが、現在ではウメ以外の木に寄生したものも同様に用いられる。

使用法　がんの発生には免疫機構が深く関わっており、免疫細胞の働きが弱まるとがんが発生しやすくなるといわれる。近年の研究で、キノコ類、とくにサルノコシカケ科のキノコに多く含まれるβ−グルカンという多糖類に、体の免疫力を高め、血栓をできにくくする作用があることがわかり、がんの予防・治療に効果的として研究が進められている。民間では、梅寄生（ばいきせい）1日量10gを細かく刻み、500mlの水で半量まで煎じ、3回に分けて食間に服用する。

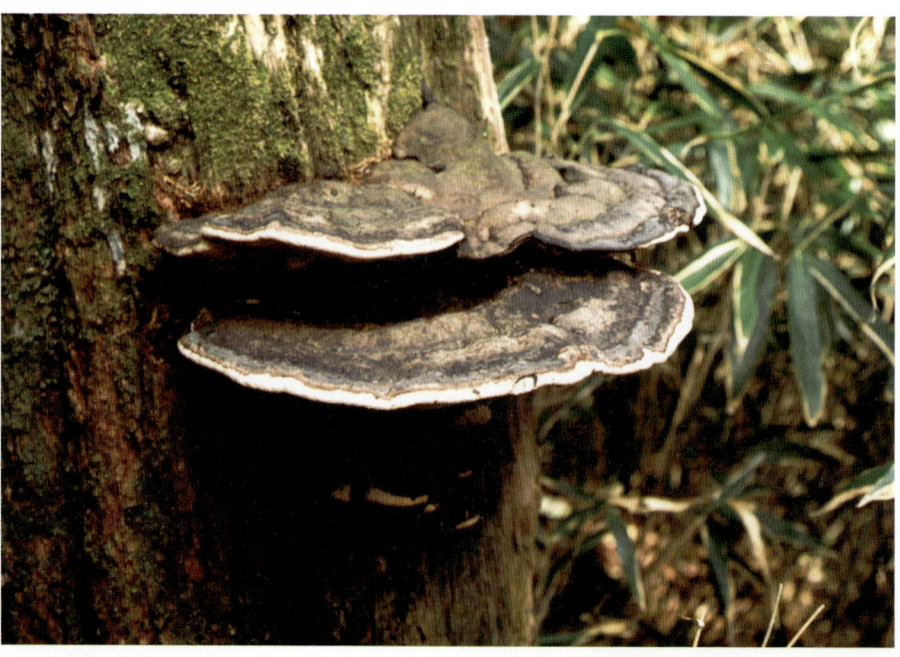

幹から半円形の傘を張り出すように寄生する

食べて効く薬草・薬木
食用になるサルノコシカケ科のマイタケ

サルノコシカケ科のキノコは硬くて味も苦く一般に食用にはならないが、サルノコシカケ科のマイタケは、柔らかくて味も香りもよい。免疫力を高めるβ−グルカンはもちろん、塩分の排出を助けるカリウムも豊富。またβ−グルカンは食物繊維の一種で消化されず、腸内の老廃物の排出を促すので大腸ガンの予防、肥満防止に有効といわれる。β−グルカンは水溶性なので、できるだけ洗わず、炊き込みご飯や天ぷらなど、水を使わない調理法にするとよい。

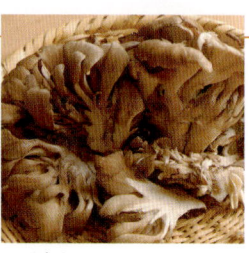

マイタケ

山地林　採取時期
1 2 3 4 5 6 7 8 9 10 11 12

カワラタケ【瓦茸】

Coriolus versicolor
サルノコシカケ科カワラタケ属

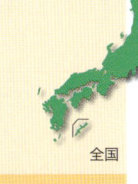

全国

● がん予防

●山野などにふつうに見られる1年生のキノコ。広葉樹や針葉樹の枯れた幹や倒木などに多数群がって生える。柄はなく、幹から扇形の傘を張り出すように着生し、瓦のように多数が重なり合って群生する。性質は硬い。サルノコシカケに似るが、サルノコシカケより小さく、厚みも薄い。色は黒褐色、灰褐色、黄褐色などで、表面には同心円状の模様ができ、短毛がある。裏面は灰白色で細かい管孔がある。

成分　子実体：ステロイド（エルゴステロール、シトステロールなど）、多糖類（β-グルカン）など

採取・保存　春から秋に、なるべく若いものを採取して水洗いし、手で細かく裂いて天日で乾かす。中国では雲芝（うんし）という生薬である。

使用法　カワラタケの成分β-グルカンが、人のがんに対する抵抗力を強めることがわかっており、クレスチンなどの名で製剤され、ガンや悪性リンパ腫の免疫療法に用いられている。民間では、ガンの予防に、乾燥させたカワラタケ1日量10〜15gを500mℓの水で煎じて3回に分けて服用する。60〜70℃の低温で煮出して、お茶として飲んでもよい。その場合飲みやすくするため、十薬（じゅうやく〜ドクダミの全草：42ページ）と半々に混ぜるとよい。

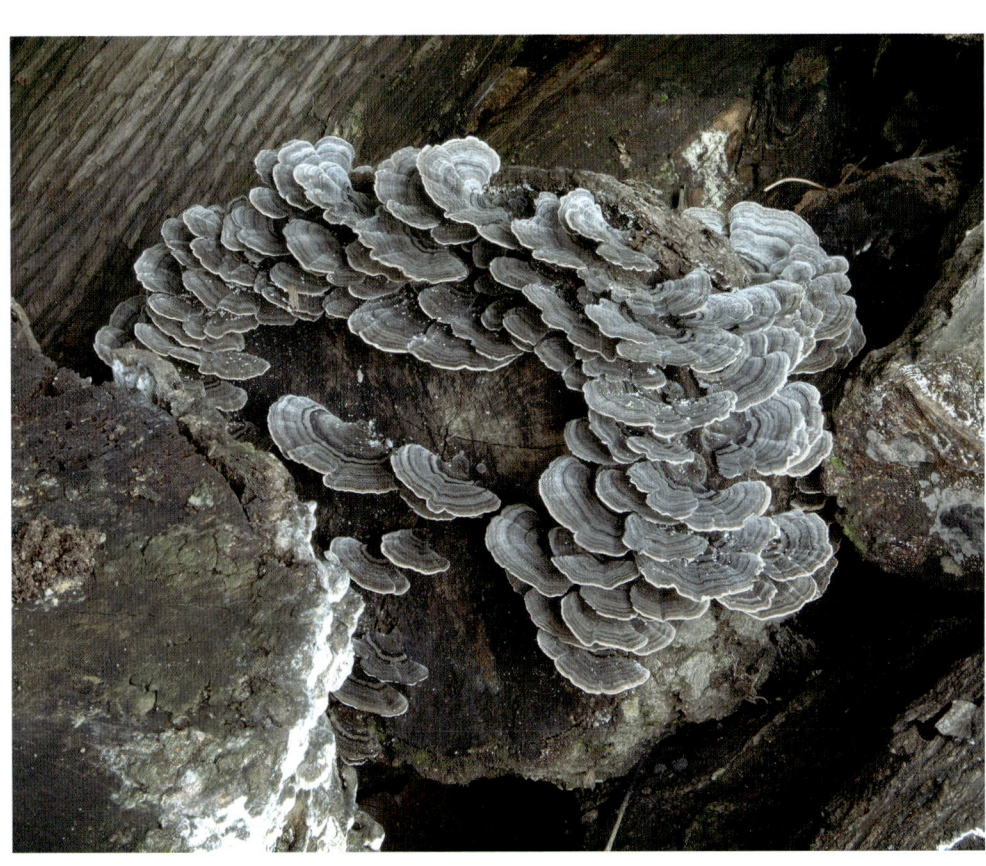

瓦のように重なり合って幹に着生する

薬草・薬木に似ている植物

薬用とされるサルノコシカケ科のキノコ類

　サルノコシカケ科のキノコで、そのほかに薬用とされるものに、チョレイマイタケやメシマコブなどがある。チョレイマイタケはミズナラやヤマハンノキなどに発生し、傘は径10〜30cmほど、扁平または中央がややへこむ。菌核を乾燥させたものは猪苓（ちょれい）とよばれ、利尿などに用いられる。メシマコブはクワに寄生し、外形が馬蹄形、表面は黒褐色をしている。全草を乾燥させたものが桑黄（そうおう）とよばれ、止汗、通経剤などとして利用される。

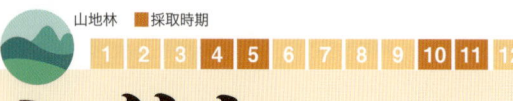

山地林　■採取時期
1 2 3 4 5 6 7 8 9 10 11 12

シイタケ【椎茸】
Lentinus edodes　キシメジ科マツオウジ属

生 香蕈（こうしん）　全国

- 咳
- 二日酔い
- 暑気あたり
- 動脈硬化、がん予防

●日本でもっとも栽培量の多いキノコで、日本料理にも中華料理にも欠かせない素材である。自生のものは、春と秋にシイ、コナラ、クヌギなどの広葉樹の倒木や切り株に発生する。初めは球形で、生長すると笠が開いてきて丸い山形からしだいに皿形になる。傘の径は4〜10cm、高さは3〜6cm程度。表面は黒褐色でなめらかか、若干ささくれがある。傘に亀裂が入ることもある。ひだは白色で柄を中心に放射状に並び、熟してくると褐色のしみができる。

成分　子実体：ヌクレオチド（エリタデニン）、多糖類（レンチナン）、ステロイド（エルゴステロール）など

採取・保存　子実体（傘と柄の部分）を採取し、生または天日で乾燥させて用いる。乾燥させたものを香蕈（こうしん）とよぶ。

使用法　エリタデニンには血中のコレステロールを下げ

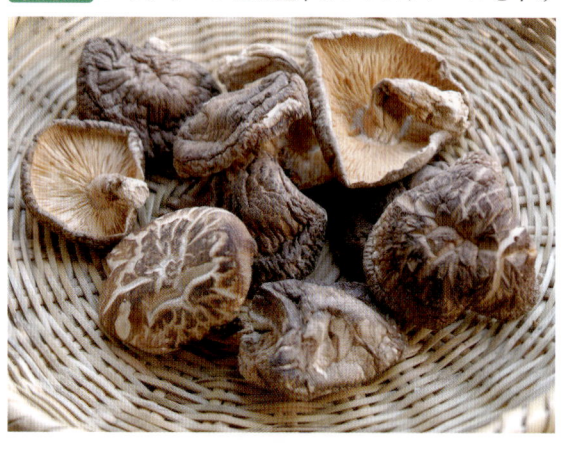

干しシイタケ

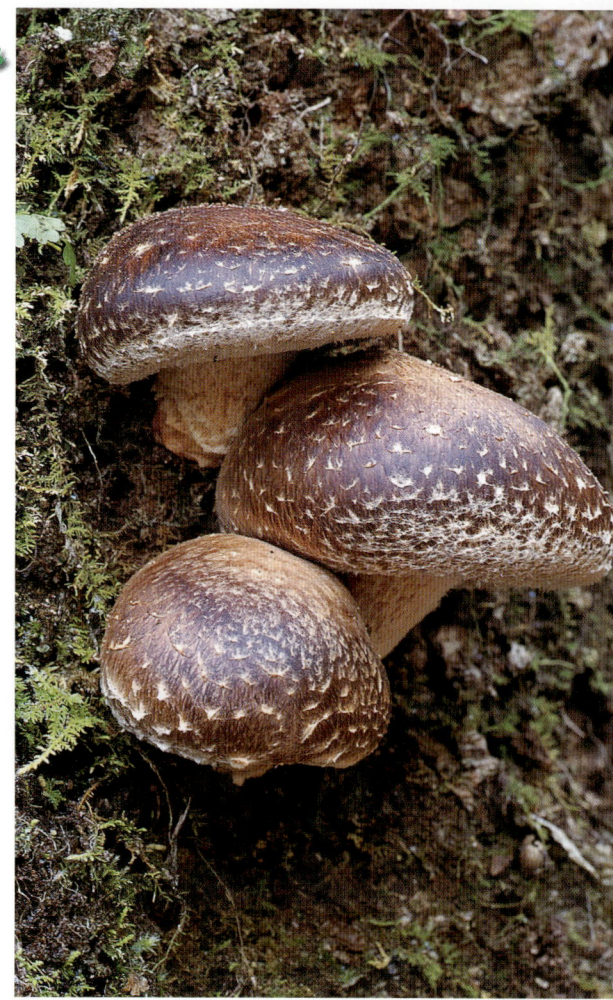

自生のシイタケは、シイ、コナラなど広葉樹の倒木や切り株に発生する

る効果が、またレンチナンには抗がん作用があることがわかっている。エルゴステロールは紫外線に当たると、カルシウムの吸収を助けるビタミンDに変わる。かぜの咳止めや二日酔い、暑気あたりには、乾燥品1日量10gを煎じて服用するとよい。動脈硬化の予防にも効果があるとされる。生のものでもほぼ同じ効用があり、適量を焼く、煮るなど加熱調理して食べる。柄も栄養素は変わらないので捨てずにいっしょに調理する。なお、市販の干しシイタケの多くは、短期間で乾燥できる火力乾燥なので、3〜4時間日光に当ててから調理に用いるとよい。

薬草・薬木に似ている植物
ダイエットの強い味方

シイタケは動脈硬化やがん予防に効果があるとされるうえ、低カロリーで食物繊維が豊富なためダイエットにもうってつけである。シイタケのエビ包みは、シイタケの内側にエビのすり身を塗って加熱したもので、シイタケを丸ごと食べることができる。シイタケを保存する際のコツは、生のシイタケは水気に触れないようにビニール袋などに入れて冷蔵庫で保管すること。干しシイタケは日光に当てるとビタミンDを増やすことができる。なお、シイタケの栽培は温度と湿度に左右され、低温でゆっくり生長し肉厚に育ったものが冬茹（どんこ）とよばれる高級品。これに対し、高温多湿で育ったものは香信とよばれる。

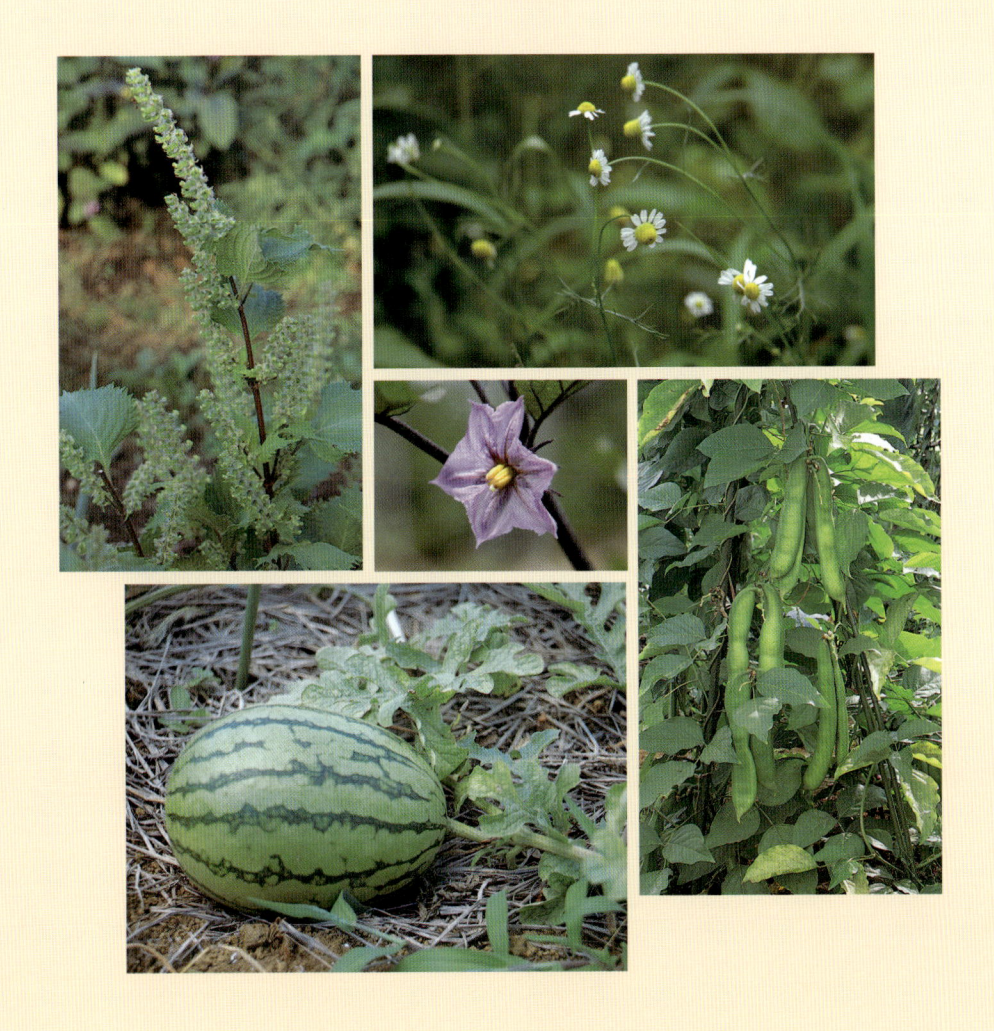

薬になる野菜・ハーブ
34種

トウモロコシ【玉蜀黍】

Zea mays　イネ科トウモロコシ属

別 トウキビ、ナンバン　**生** 南蛮毛（なんばんもう）全国（栽培）

- 利尿、むくみ、急性腎炎（花柱）
- 胆石（花柱）、便秘（果実）
- 高血圧（花柱）

●コメ、ムギと並ぶ世界3大穀物のひとつ。原産は中南米で、現地ではいまも主食にされる。日本へは16世紀に南蛮（ポルトガル）人が持ち込んだとされ、現在は食用・飼料用として各地で栽培されている。1年草で高さ1～3m。茎は直立して、節があり、茎を抱くように縦長披針形の葉が互生する。葉の長さ50～60㎝。雌雄異花で、夏、茎頂の総状花序に雄花を、葉腋の穂状花序に雌花をつける。雌花は紡錘形の太い芯に規則的に並び、外側は苞片に包まれている。雌花のひとつひとつからは毛のように見える花柱が長く垂れ下がり、この先端で受粉する。

成分 花柱：ステロイド（シトステロール、スチグマステロール、エルゴステロールなど）／果実：多糖類（デンプン）、脂肪酸（リノール酸）など

採取・保存 果実の先に房状についている毛（花柱）を、果実収穫時に手でむしり取り、天日で乾燥させる。これを南蛮毛（なんばんもう）とよぶ。

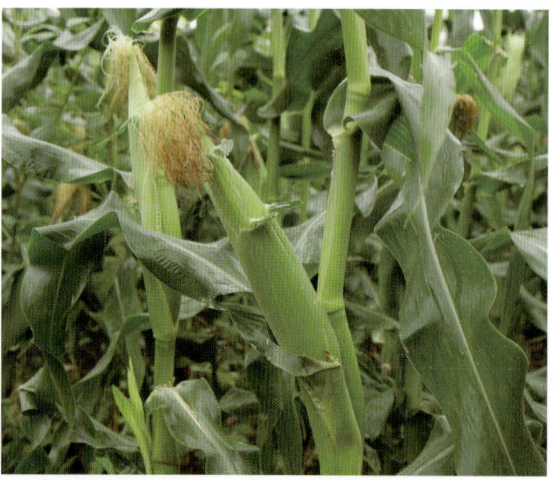

使用法 南蛮毛（なんばんもう）には利尿作用、胆汁の分泌促進作用があるので、むくみや急性腎炎、胆石にはこれを1日量8～10gとして500㎖の水で煎じ、3回に分けて服用する。はちみつなどを入れると飲みやすい。妊婦が飲んでも問題なく、妊娠時のむくみにも有効である。南蛮毛には血圧降下作用も認められている。果皮には食物繊維が多いため、果実を塩ゆでなどにして食べると便秘に効果がある。

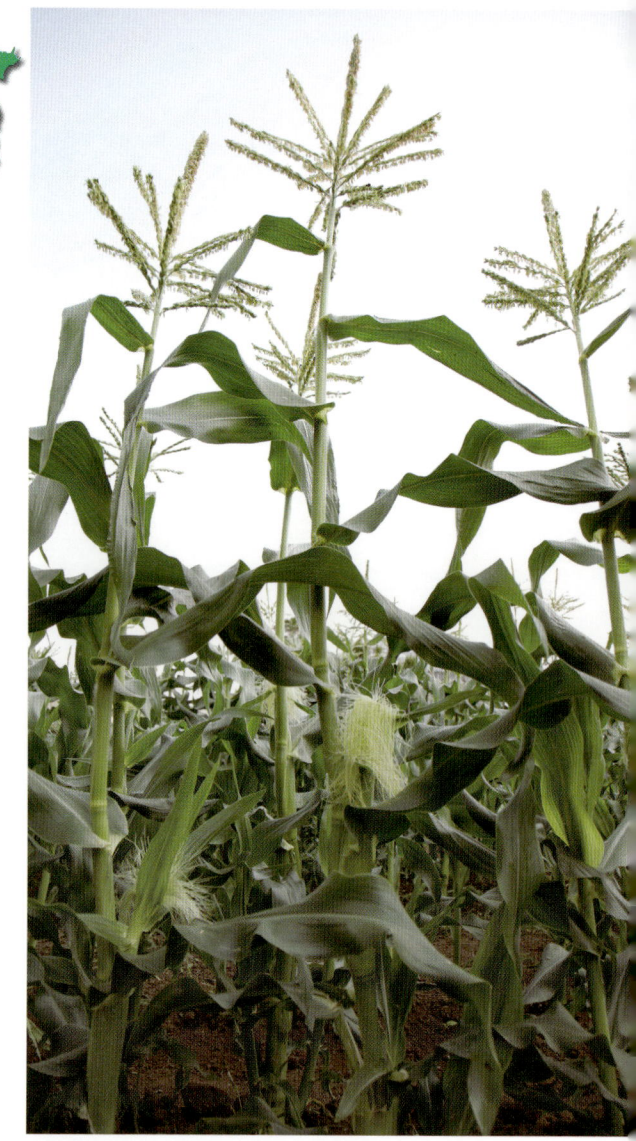

雌花が茎の中ほどにつくのに対し、雄花は茎の先端につく

茎の中ほどに雌花がつき、結実する。果実の先の房状の毛を薬用に用いる

食べて効く薬草・薬木

トウモロコシの栄養

トウモロコシの果実の主成分は炭水化物だが、胚芽にはコレステロールを減らす作用のあるリノール酸、強い抗酸化作用のあるビタミンEなどの栄養素が含まれている。また果皮には食物繊維が豊富である。ただし鮮度が落ちやすく、収穫後24時間経つと栄養素が半減してしまうので、新鮮なうちに調理し、皮は直前にむくようにする。塩ゆでがもっとも手軽な食べ方。スープやおかゆ、グラタン、サラダなどに入れると、適度な甘みと皮の食感が生きる。

ニラ【韭】

Allium tuberosum ユリ科ネギ属

植栽・栽培　■採取時期（種子：9月、葉：通年）
1 2 3 4 5 6 7 8 9 10 11 12

別　ミラ、コミラ
生　韭子（きゅうし）、韭白（きゅうはく）　全国（栽培）

- 健胃、整腸（葉）、下痢（種子）
- 滋養、強壮（葉）
- 冷え症（葉）
- 頻尿（種子）
- たむし（葉）

●中国原産と考えられる多年草だが、日本では古くから栽培され、一部は野生化して各地に広まった。地下にシュロのような網状の繊維に覆われた小さな鱗茎があり、これがいくつか横に連なっている。葉は、幅4mm程度の線形で、長さ20～30cmのものが数枚互生する。8～9月ごろ、葉の間から高さ30～40cmの花茎を出し、先端に白色の小さな花を多数、半球状散形花序につける。花後に、6個の黒い種子が入ったさく果を結ぶ。全草に特有の臭気がある。

成分　種子：ステロイドサポニン（ニコチアノシドC、フコステロール配糖体）など／全草：含硫精油（ジメチルスルフィド、ジアリルスルフィド、アリルメチルスルフィドなど）、アミド（N-パラクマルチラミン）、フェノールエーテル（ビスーパラヒドロキシフェニルエーテル）

採取・保存　花が終わった9月ごろ、自然落下する前に種子を採取する。これを天日干ししたものを韭子（きゅうし）という。葉は食用として必要時に刈り取って用いる。繁殖力が強く、通年収穫できる。葉を陰干しにしたものを韭白（きゅうはく）とよんでいる。

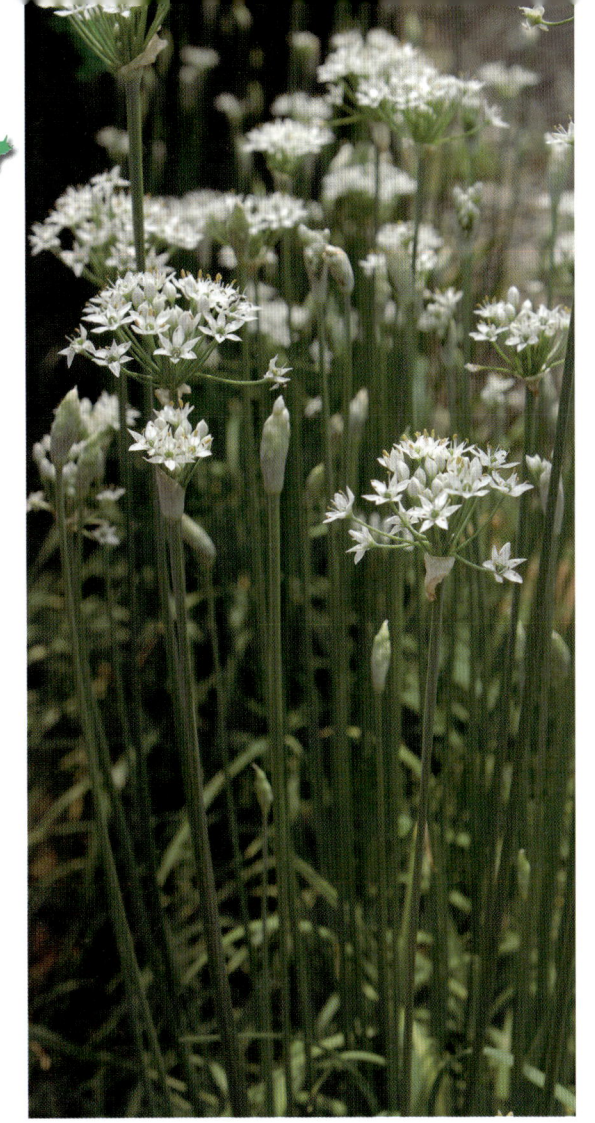

8～9月ごろに咲くニラの花。花後にできる黒い種子を薬用に用いる

使用法　下痢や頻尿には、乾燥種子5～10gを500mlの水で半量になるまで煎じ、3回に分けて服用する。葉には、ニンニクと同じイオウを含む含硫精油類の硫化アリル（ジアリルスルフィド）という成分が含まれ、これが体を温めると同時に血液の循環を促すので、滋養、強壮に、また冷え症にも効果がある。乾燥させた葉1日量5～10gを煎じて服用するか、生で調理に用いる。たむしなどには生の葉をすりつぶして汁を患部につける。

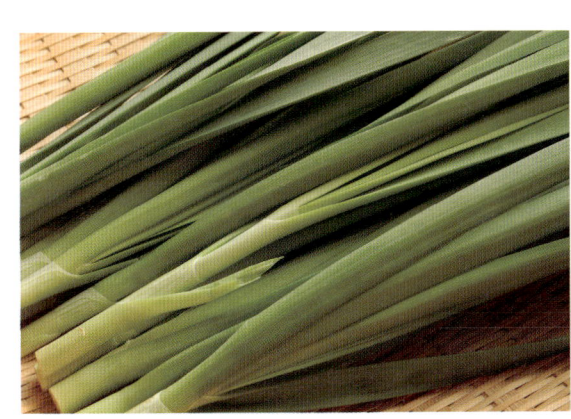

ニラの葉。葉は薬用にも食用にも用いられる

食べて効く薬草・薬木
ニラ調理のポイント

ニラの成分はネギと似ているが、違いはビタミンAを多く含むこと。またニラの硫化アリルには、疲労回復に役立つビタミンB₁の吸収を数倍に高める働きがある。ビタミンB₁が豊富な豚肉と一緒に調理すると効果的。ビタミンB₁は水溶性なので煮るより炒めるほうが損失が少ない。豚肉とニラを炒めて卵でとじたものや、ギョウザなどがよい。かぜの時には体を温めるニラ卵雑炊を。長く加熱すると風味も色も悪くなるので、手早く調理する。なお、近年出回る黄ニラはニラを日光に当てずに栽培したもので、くせが少なく食べやすい。

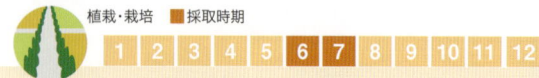

ラッキョウ【辣韮】
Allium bakeri　ユリ科ネギ属

別 オオミラ　**生** 薤白（がいはく）　全国（栽培）

- 腹痛、食欲不振／かぜ
- 水虫、たむし、やけど／口内炎
- 冷え症、低血圧症

●中国原産とされる多年草で、日本には平安時代以前に伝わった。現在は食用として各地で栽培される。地下に卵状披針形の鱗茎があり、外側は灰白色の鱗片葉で包まれている。葉は鱗茎から叢生し、線形で長さは20〜30cm。中空で質は柔らかい。葉は、冬は緑色のままで、翌年6月ごろに枯れる。10月ごろ、高さ30〜40cmの花茎を出し、先端に紫色の小花を散形花序につける。種子はほとんど実らず、鱗茎の分球によって繁殖する。

成分 鱗茎：含硫精油（ジメチルスルフィド、ジアリルスルフィド、アリルメチルスルフィドなど）、ステロイド配糖体（ラアクロゲニン）、アミド（γ-グルタミルフェニルアラニン、γ-グルタミルシスチンなど）など

採取・保存 葉の枯れる6〜7月ごろ、鱗茎を掘り採り、水洗いして泥を落とす。ひげ根を取り除いて湯通しし、陰干しにしたものを薤白（がいはく）という。

使用法 腹痛には、乾燥させた鱗茎1回量5〜10gを300mlの水で3分の1量まで煎じ、食間に飲む。水虫やたむしには、生の鱗茎をすりおろして患部に塗布する。やけどに塗るのも効果的である。口内炎にはすりおろし汁を水で5倍程度に薄めてうがいをする。鱗茎300gとホワイトリカー1.8ℓで薬酒をつくり就寝前に盃1杯ほどを飲むと、冷え症や低血圧に効果がある。なお、鱗茎は生食すると、特有の辛みと刺激臭が食欲増進に役立つ。酢漬けにしてもよい。かぜのひき始めには生の鱗茎を刻んで、味噌汁などに入れて食べると、発汗作用で治りが早くなる。

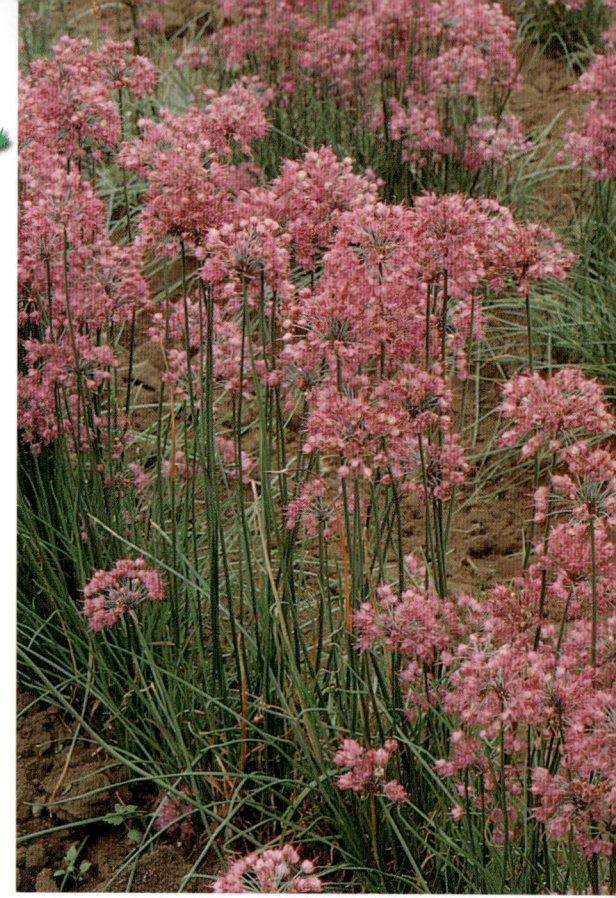

10月ごろ、花茎の先に紫色の小花が集まって咲く

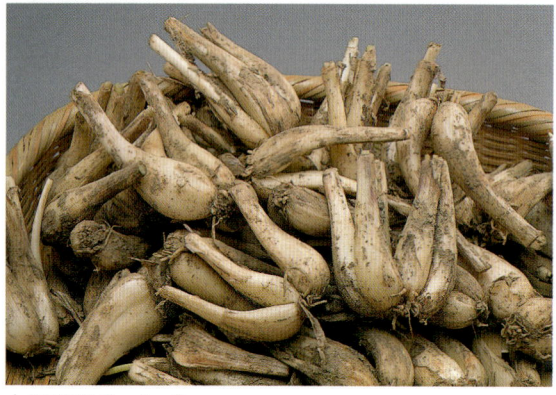

土のついたラッキョウ

食べて効く薬草・薬木
ラッキョウの甘酢漬け

　ラッキョウは1年のうちでも6〜7月ごろにしか生のものが出回らない。生の土つきのラッキョウは芽が出やすいので、入手したらすぐに漬けるほうがよい。洗って上下を切ったラッキョウ4kgは、まず薄皮をむいて酒1カップと塩ひと握りをまぶし、重しをして塩漬けにする。10日ほどで水が上がってきたら、むけた皮は取り除き、水分を拭き取って、熱湯消毒した保存びんに移す。砂糖500g、酢7カップ、鷹の爪2〜3本を鍋で煮立て、冷めたら鷹の爪7〜8本を加えたびんに注いで、ふたをして半年程度おく。カレーに添えられるのは、ラッキョウの成分が香辛料による胃もたれを防ぐためという説がある。

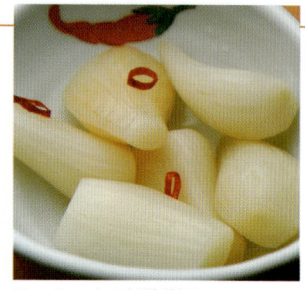

ラッキョウの甘酢漬け

植栽・栽培　■採取時期
| 1 | 2 | 3 | 4 | 5 | 6 | 7 | 8 | 9 | 10 | 11 | 12 |

タマネギ【玉葱】

Allium cepa　ユリ科ネギ属

別 オニオン　　生 胡葱（こそう）　　全国（栽培）

解熱　食欲不振　不眠症　動脈硬化

●中央アジアの原産といわれ、日本には江戸時代後期に伝わる。食用として栽培されるようになったのは明治時代のこと。多年草で、高さ50㎝程度になる。食用される地下の鱗茎は球形または扁球形で、径8～10㎝程度。鱗茎の外皮は淡褐色または黄色の薄い膜で、内側は白く多肉で層になり、特有の刺激臭がある。地上部はネギに似て、茎は円筒形で直立し、中空の管状の葉を4～5枚つける。秋に花茎を伸ばし、先端に白い小花を球状に密集させてつける。花茎の基部はやや紡錘状にふくらむ。

成分 鱗茎：含硫精油（ジメチルスルフィド、ジアリルスルフィド、アリルメチルスルフィド、プロピルアリルジスルフィドなど）

採取・保存 鱗茎は胡葱（こそう）といい生薬のひとつ。鱗茎の外皮をむいて中の多肉の部分を用いる。茶色い外皮も薬用になる。

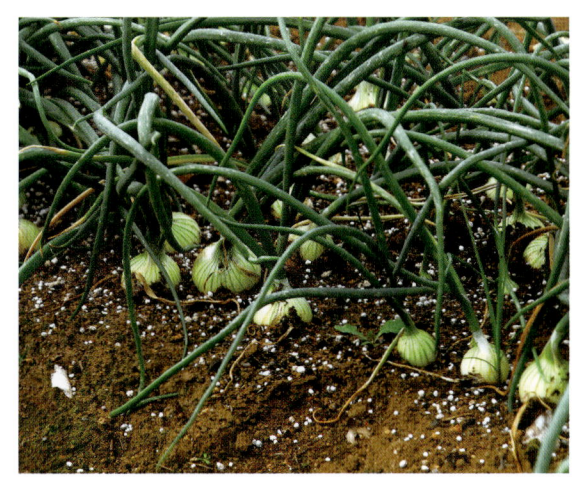

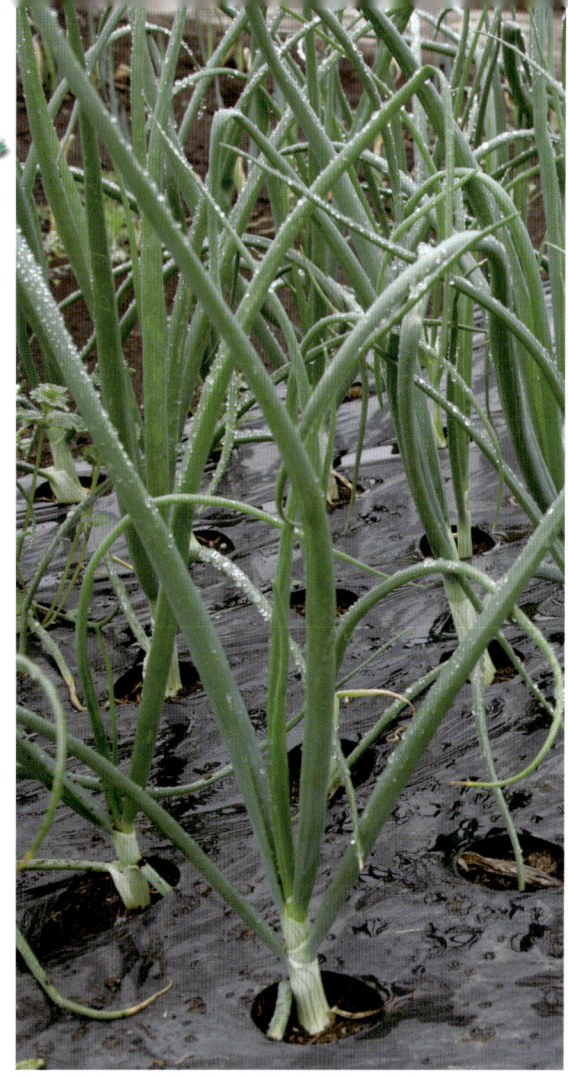

茎は円筒形で、ネギのような濃緑色で管状の葉をつける

使用法 成分の硫化アリル（ジアリルスルフィド）は、体を温めて新陳代謝を盛んにし、血行を促す。かぜのひき始めなど熱のあるときには、鱗茎を細かく刻んでおろしショウガを加え、しょうゆまたは味噌で調味して、熱いお湯で溶いて飲む。寝る前に飲むと発汗を促し解熱効果がある。料理に用いて常食すれば不眠や疲労、食欲不振に効果的。また外皮には利尿効果とともに毛細血管を丈夫にする働きがある。外皮5～10gを煎じてお茶のように飲むと高血圧や動脈硬化の予防に役立つとされる。

食用にも薬用にもなるタマネギの鱗茎

食べて効く薬草・薬木

タマネギは生食すると効果的

タマネギは加熱すると甘みが出て、料理の味をまろやかにする。とくに洋風料理には欠かせない素材。ただし成分の硫化アリルは水溶性であり、加熱によって甘み成分に変化してしまうので、薬用として有効に摂取するなら生食がいちばんよい。薄切りを塩もみして水にさらすとくせがやわらぐ。さらす時間は2～3分程度にとどめる。サラダに加えてもよし、さっぱりと食べるならかつおぶしをかけしょうゆをたらす。みじん切りにしてドレッシングに混ぜてもよい。

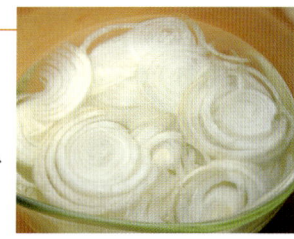

水に2～3分さらして調理に用いる

ユリ科ネギ属

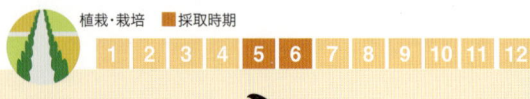

植栽・栽培　採取時期

ニンニク【大蒜】
Allium sativum　ユリ科ネギ属

別 オオビル、ヒル
生 大蒜（たいさん）、葫蒜（こさん）

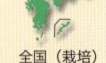

全国（栽培）

がん予防、動脈硬化　冷え症　健胃、便秘
疲労回復　水虫

●原産は中央アジアといわれ、古くから薬用として日本で栽培されている多年草。地下の鱗茎は6〜20個の小鱗茎からなり、外側は淡褐色の薄い皮で覆われる。葉は扁平な広線形で互生し、葉の基部は茎を鞘状に抱き込む。葉腋に珠芽（しゅが）をつけることもある。夏、くちばし状の細長い総苞葉に包まれた散形花序に白紫色の小花を咲かせる。全体に特有の臭気がある。関東より北では小鱗片が5〜6個の寒地系品種、関東以西および中国からの輸入品では、小鱗片が10個以上の暖地系品種が多い。

成分 鱗茎：精油（シトラール、ゲラニオール、リモネン、α−，−フェランドレンなど）、含硫アミノ酸（アリイン）、含硫精油（ジメチルスルフィド、ジアリルスルフィド、アリルトリスルフィドなど）、ペプチド（アリルチオフルクトウロン酸とスコルミンからなるポリペプチド、スコルジニンA，Bなど）など

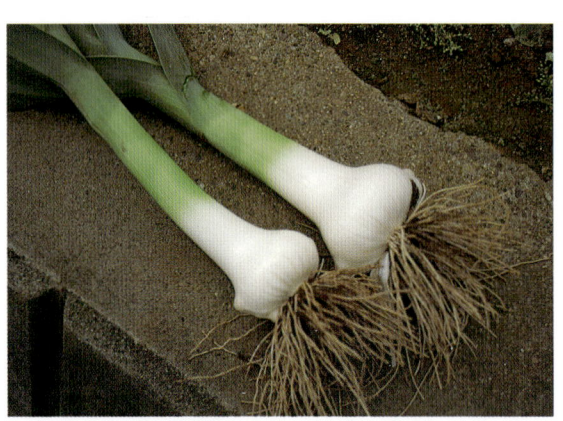

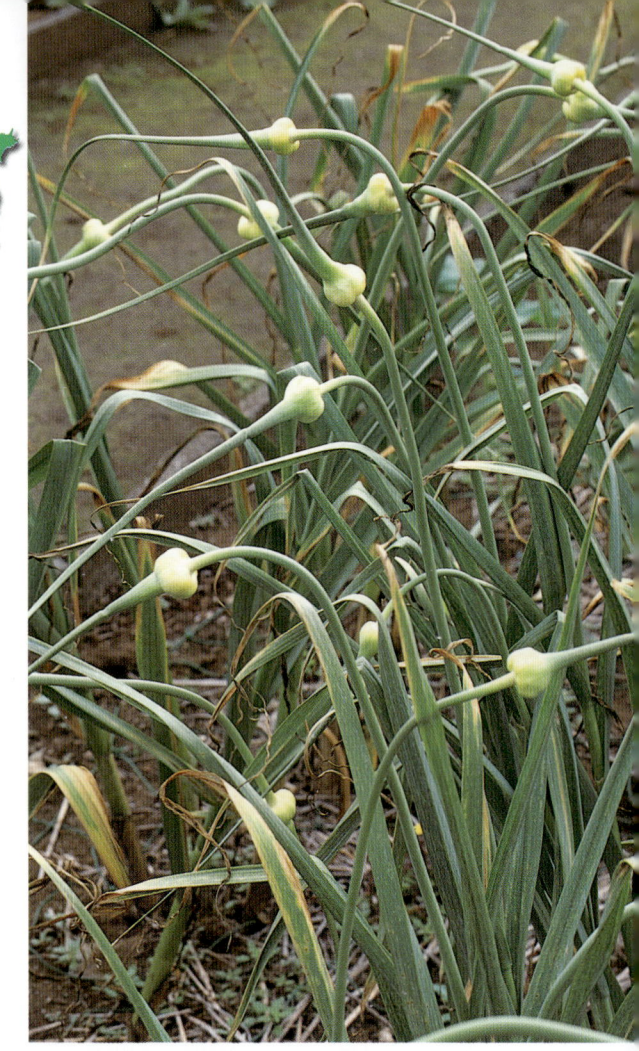

茎先に伸びるのは総苞葉で、この中に花序をつける

採取・保存 5〜6月に鱗茎を掘り採り、陰干しにする。風通しのよいところにつるしておけば長期保存が可能。

使用法 適量を生食すると、冷え症、健胃、便秘に、また動脈硬化やがんの予防にもよいとされる。疲労回復効果も高い。刺激が強いので多食すると逆に胃腸を害する。生なら1日1片、加熱したものも2〜3片を目安にする。粗く刻んだニンニク250g、砂糖250gをホワイトリカー1.8ℓに3カ月漬けてニンニク酒をつくり、就寝前に盃半量をお湯で割って飲むと、冷え症、便秘や不眠、滋養、強壮に効果的とされる。たむしや水虫には生のしぼり汁を患部に塗布するとよい。

薬用にも食用にもなる鱗茎。風通しのよいところにつるしておけば長期保存も可能

食べて効く薬草・薬木

ニンニクのにおいの元、アリシン

肉や魚の臭みをとり、風味を加えるニンニクは薬味に欠かせない。特有のにおいの元はアリシンで、これは成分のアリインが変化したもの。アリシンには強い殺菌力があり、心臓や胃腸の働きを強め、血行をよくする。特有のにおいは、丸のまま・薄切り・みじん切り・すり下ろしの順に、細かくするほど強くなる。加熱するとくさみはやわらぐが、殺菌効果も弱まるので、薬効を期待するなら生食が最適。みじん切りにして冷凍しておくと便利。皮をむいて味噌やしょうゆに漬け込むと、臭気もやわらいで食べやすく、保存もきく。風味の移った味噌やしょうゆも調理に使える。

ネギ【葱】

Allium fistulosum　ユリ科ネギ属

植栽・栽培　採取時期
1 2 3 4 5 6 7 8 9 10 11 12

別 ネブカ、ヒトモジ　生 葱白（そうはく）　全国（栽培）

かぜ　解熱　のどの痛み　食欲不振

●中国北西部・シベリアの原産とされ、日本では古代から広く栽培される多年草。高さ約60cm。鱗茎はほとんどふくらまず、細いひげ根がある。茎は太い円筒状で、5～6枚の葉が互生する。葉の基部は鞘状に重なり合って茎と一体化する。栽培の際に、この部分に土を寄せて日光をさえぎるため白色となる。葉の先端は緑色で管状、粘液質を含む。5～6月に、花茎の先端に白緑色の小花を球状に密集して咲かせる。開花前の花序は薄い総苞葉に包まれており、これを俗に「ネギ坊主」という。品種は多く、東日本では白い葉鞘部分を食べる「白ネギ」が、西日本では緑色の葉の部分を食べる「青ネギ」が主流。

成分　葉鞘：タンパク質分解酵素（フィシン）、含硫アミノ酸（アリイン）、含硫精油（アリルメルカプタン、メチルプロピルジスルフィド、メタンジチオール、2, 5

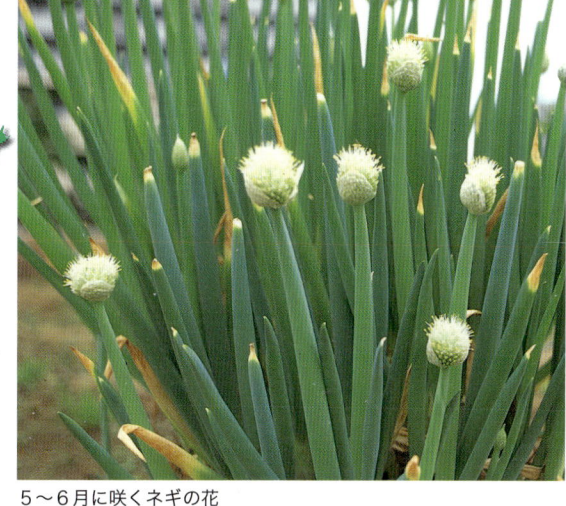

5～6月に咲くネギの花

-ジメチルチオフェンなど）など

採取・保存　葉鞘の白い部分を生薬で葱白（そうはく）という。泥つきで入手したら白い部分を土に埋めておくと長持ちする。また、地上部を必要時に採取して用いる。

使用法　かぜの初期には、葉鞘の白い部分10gをみじん切りにして味噌とおろしショウガを加え、熱湯を注いで寝る前に飲むと、発汗作用で熱が下がり治りを早める。のどが痛いときは白い部分を縦半分に切って熱湯に浸し、ガーゼに包んで内側がのどに当たるように巻いておく。アリインは消化を助け血行を促すので、夏バテなどで食欲のないとき生食すると効果がある。ビタミンB_1の吸収を助けるので疲労回復にも効果がある。

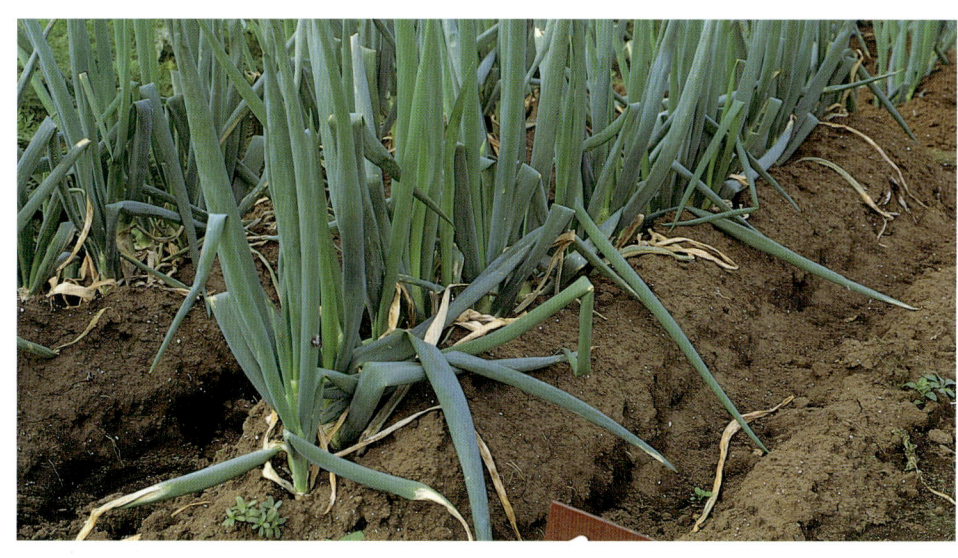

土に隠れている白い葉鞘部や地上部の葉は、薬用にも食用にもなる

食べて効く薬草・薬木
ビタミン・ミネラル豊富な青ネギ

有効成分のアリインは水溶性で加熱にも弱いので、生食するのがよい。小口切りにして冷凍しておけば、汁の実や薬味としてすぐに使用できる。加熱するときは火を止める直前に入れると、香りや成分の損失が少ない。青ネギはやはりアリインを含んでいるが、白ネギより香りが穏やかで、ビタミン類やカルシウムなどの栄養素が豊富。とくにカロチンは白ネギの5倍ほど含まれている。白ネギの青い部分も栄養素が豊富に含まれているので、捨てずに利用するとよい。

アスパラガス

Asparagus officinalis ユリ科クサスギカズラ属

植栽・栽培　■採取時期（根茎：2〜3月、茎：5〜6月）
1 2 3 4 5 6 7 8 9 10 11 12

全国（栽培）

別 マツバウド　オランダキジカクシ
生 石刁柏（せきちょうはく）

- 利尿、むくみ、膀胱炎（根茎）
- 咳、たん（根茎）
- 疲労回復（茎）
- 動脈硬化（茎）

●ヨーロッパ原産で日本には江戸時代に輸入され、明治時代以降食用として栽培されている。多年草で高さ1.5m内外になり、茎は直立し分枝する。茎の節にはマツ葉のような糸状の葉状枝があり、別に三角形の鱗片葉がまばらにつく。5〜7月ごろ、黄白色の鐘形の小花をつける。雌雄異株で、雌株に赤く熟する球形の液果が実る。

成分 根茎：ステロイドサポニン（プロトジオスチン）、フラボノイド配糖体（ルチン）、アミノ酸（アスパラギン酸、アスパラギン、フェニルアラニン、バリンなど）

採取・保存 2〜3月に、2〜3年生の根茎を掘り採り、水洗い後ゆでてから日干しにする。これを石刁柏（せきちょうはく）という。若い茎は5〜6月ごろに採取する。

使用法 根茎には利尿作用があり、腎機能の低下や膀胱炎には、水1ℓに乾燥させた根茎25〜50gを煮出して1日コップ2杯飲む。また、咳、たんにも、1日量10gを煎用する。食用にするのは若い茎で、アミノ酸の一種のアスパラギンを含み、新陳代謝を促すので、疲労回復に効き目がある。穂先に含まれるルチンには、血管を丈夫にし動脈硬化を防止する作用がある。ゆでるより、網焼きなどの方が栄養分の損失が少ない。

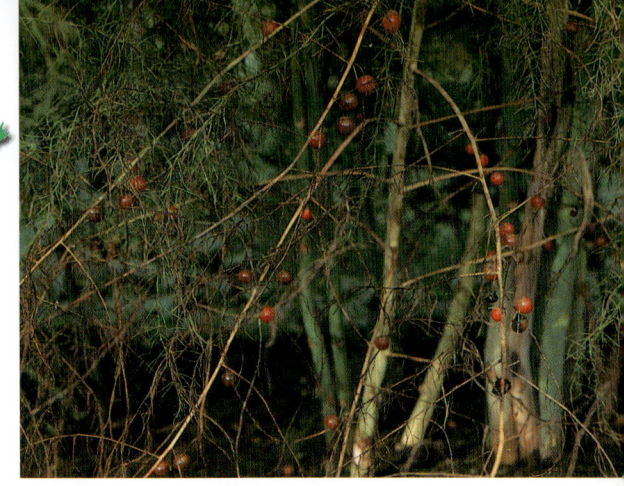

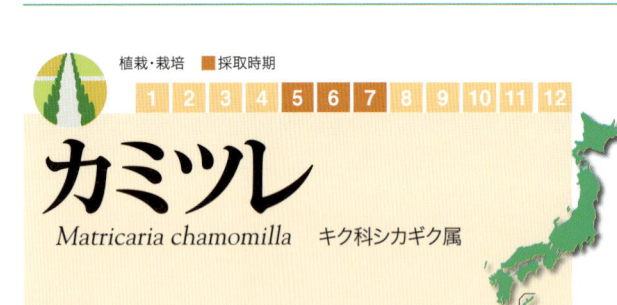

赤い球形のものは液果。薬用には根茎や茎を用いる

カミツレ

Matricaria chamomilla キク科シカギク属

植栽・栽培　■採取時期
1 2 3 4 5 6 7 8 9 10 11 12

全国（栽培）

別 カミルレ、カモミール

- かぜ
- 神経痛、腰痛
- 胃腸炎
- 不眠

●ヨーロッパ原産の1年草または越年草。高さ50cm内外。茎は直立し多数分枝する。葉は2〜3回に羽状分裂し、裂片は細く尖る。5〜7月、茎の上部に径2cmほどの芳香のある頭状花をつける。中心に黄色の管状花が盛り上がり、周囲を白色の舌状花が囲む。日本には江戸時代に伝わった。カミツレの名はオランダ語の「カミッレ」から。ハーブの一種カモミールは別種のローマカミツレのことで、カミツレと同様に薬用に用いられる。

成分 頭花：精油（ビサボロールオキシド、ファルネセン、ミルセン、1,8-シネオール、リナロール、α-テルピネオール、カリオフィレン、カマズレンなど）など

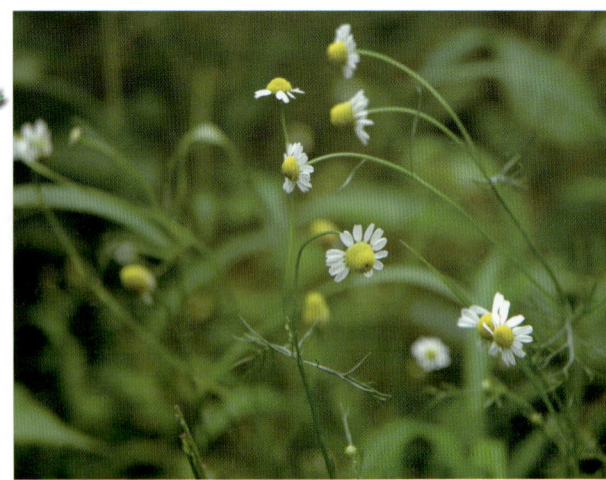

5〜7月に咲く頭状花。薬用にはこの花を用いる

採取・保存 開花時に頭花を摘み取り、風通しのよい日陰で乾燥させる。

使用法 初期のかぜ、神経痛、胃腸炎に、乾燥した花1日量5〜10gを水500mℓで半量まで煎じ、3回に分けて食間に服用する。ガスがたまって腹が張るときは乾燥した花4〜5個をカップに入れて湯を注いで飲む。寝る前に飲むと安眠を促す効果もある。20〜30個を布袋に入れて浴湯料にすると神経痛や腰痛に効く。

山地林　採取時期（根茎：通年、茎・葉：9～10月、花穂：7～10月）

| 1 | 2 | 3 | 4 | 5 | 6 | 7 | 8 | 9 | 10 | 11 | 12 |

ミョウガ【茗荷】
Zingiber mioga　ショウガ科ショウガ属

別 メガ　生 蘘荷（みょうが）

東北～沖縄

- 疲れ目（根茎）
- しもやけ（根茎）
- 冷え症（茎・葉）
- 健胃、食欲不振（花穂）

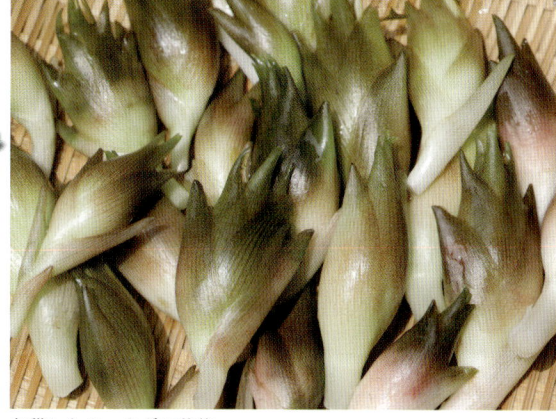

収穫したミョウガの花穂

●熱帯アジア原産で、古い時代に渡来して各地で野生化したと考えられる多年草。食用にされるものはほぼ栽培品である。根茎は円筒状で多くの節があり、枝分かれして繁殖する。茎は葉が筒状に生長した偽茎で、高さ40cm～1m。葉は2列に互生し、長楕円状披針形で先が尖る。花期は夏から秋で、根茎から、多数の紫がかった褐色の苞葉のある花穂をつける。この花穂がいわゆる「ミョウガの子」で食用になる。苞葉の中から大きな淡黄色の花を咲かせるが、この花は1日でしぼむ。春に根茎から伸びる若芽も「ミョウガタケ」の名で食用にされる。

成分　花穂：精油（$\alpha-$、$\beta-$ピネン、$\beta-$フェランドレン、フムレン、$\beta-$エレメン、$\beta-$カリオフィレンなど）、ジテルペノイド（ミョーガジアール、ガラナールA，Bなど）／根茎：ジテルペノイド（ガラナールA、ガラノラクトンなど）など

採取・保存　必要時に根茎を掘り取って生または陰干しにする。これを蘘荷（みょうが）という。茎・葉は9～10月に採取して陰干しにする。食用の花穂は夏から秋に採取して生で用いる。

使用法　根茎をすり下ろして、汁を湯で2倍に薄めた物で温湿布すると目の疲れに効く。しもやけには乾燥させた根茎30gを水500mlで半量に煎じ、患部を温湿布するとよい。冷え症などには、茎・葉を2つかみほど刻んで布袋に入れ、入浴する。また、花穂の特有の香りの成分$\alpha-$ピネンには食欲を増進させる効果があるので、花穂は生で刻んで薬味に用いるとよい。

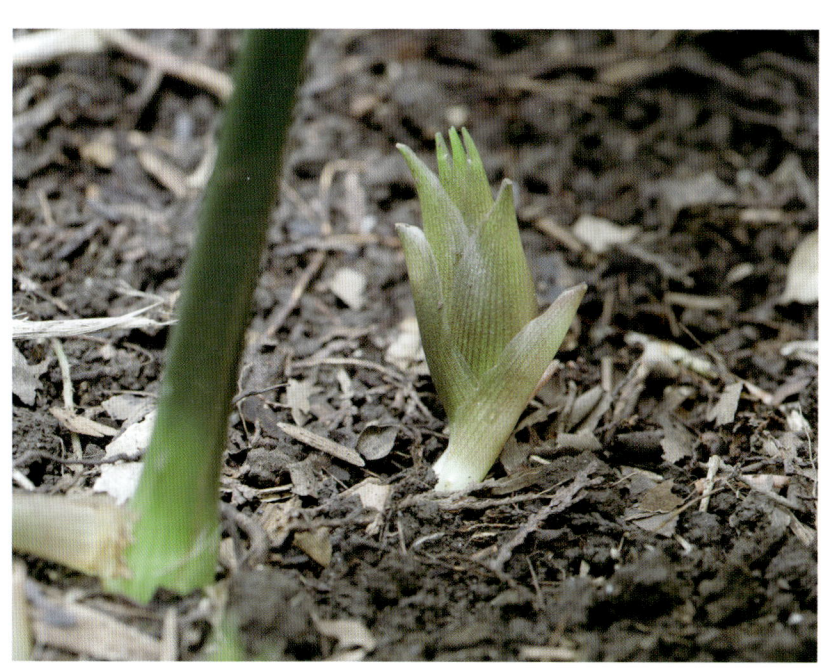

食用、薬用になるミョウガの花穂。根茎や茎・葉も薬用に用いる

食べて効く薬草・薬木

香りと歯ざわりを楽しむミョウガ

　ミョウガは栄養価の面からいえば、カリウムがやや多い程度であまり目立った特徴はない。夏の暑いときに香りと歯ざわりの清涼感を楽しむ野菜といえる。そうめんや冷ややっこの薬味として使うときは繊維に対して横に、刺身のつまや酢の物にするなら縦に刻むのが適している。生食が中心だが、味噌汁の実や、天ぷらにしてもよい。選ぶときはつやがあり硬くしまったものがよい。さわってみて柔らかいものは花が終わってしぼんだ状態である。なお、食べると物忘れがひどくなるというのは迷信で科学的根拠はない。

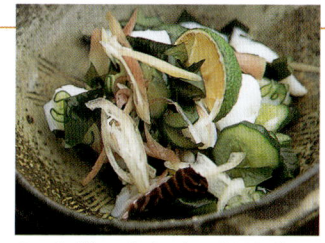

ミョウガとワカメ、キュウリなどの酢のもの

ショウガ科ショウガ属

ショウガ【生姜】

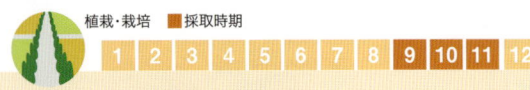

Zingiber officinale ショウガ科ショウガ属

別 ハジカミ
生 生姜（しょうきょう）、乾生姜（かんしょうきょう）

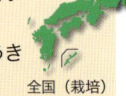

全国（栽培）

植栽・栽培／採取時期：9〜11月

食欲不振、吐き気／かぜ、咳／のどの痛み

●熱帯アジア原産の多年草で、渡来は古く弥生時代と推定される。高さ60cm内外。地中に多肉質の根茎があり、根茎からは葉が筒状になった偽茎を直立に伸ばす。偽茎の上部には披針形で先の尖った葉が互生する。花期は夏から秋で、花茎の先に緑色の苞葉をつけ、赤紫色に黄色の斑点のある唇状花を咲かせる。ただし日本の気候では、温室栽培以外ではほとんど花は見られない。

成分 根茎：辛味成分（[6]-ギンゲロール、[8]-ギンゲロール、[10]-ギンゲロール）、精油（ジンギベレン、ジンギベロール、リナロール、ボルネオール、ビサボレン、クルクメン、ファルネセンなど）など

採取・保存 9〜11月に根茎を掘り採って、水洗いして生のまま、あるいは乾燥させて用いる。これを生姜（しょうきょう）という。また、皮を除き石灰をまぶして天日で乾燥させたものを乾生姜（かんしょうきょう）という。

使用法 辛味成分のギンゲロールは、消化酵素の働きをよくし発汗を促す。食欲不振や吐き気には、生の根茎1〜2gをすりおろし、湯を注いで3回に分けて飲む。かぜの際は、親指大のショウガをおろし、ネギの白い部分10gを刻んだものと味噌を加え、熱湯を注いで寝る前に飲むと、解熱に効果がある。咳にはおろしショウガ5gと陳皮（ちんぴ〜ウンシュウミカンの果皮：134ページ）5gを1日分として、砂糖少々を加えて400mlの水で煎じ、3回に分けて飲む。のどの痛みには、おろしショウガをガーゼで包んでお湯で温め、のどに湿布するとよい。

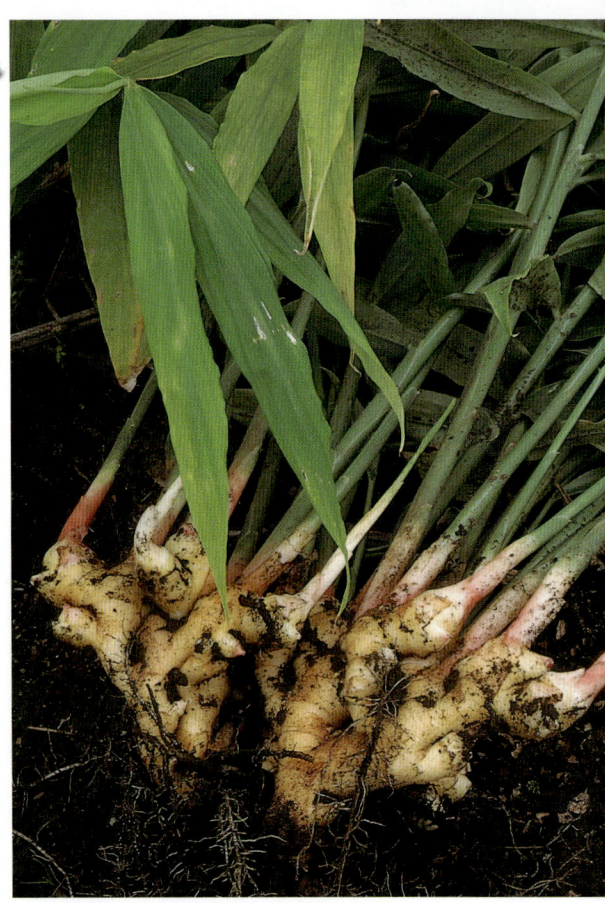

食用、薬用になる根茎。薬用には生のまま、あるいは乾燥させて用いる

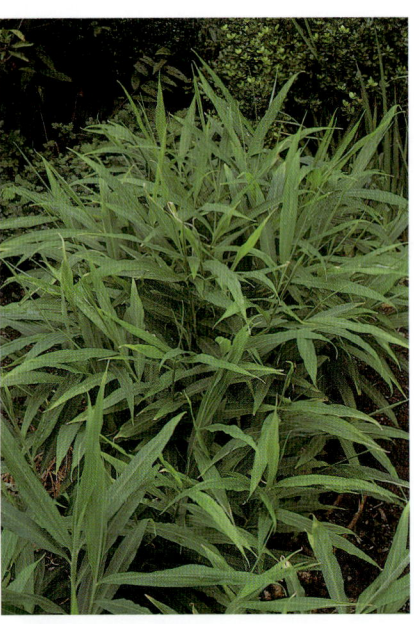

ショウガの葉。披針形で先が尖る

食べて効く薬草・薬木

食用となるショウガのいろいろ

食用のショウガは、収穫時期などによっていくつかに分けられる。根ショウガのうち掘りたてのものを新ショウガ、種用根茎として、霜がおりる直前の11〜12月まで収穫せずに畑においておいたものをひねショウガという。葉ショウガは、初夏に柔らかい若い根茎を掘り採ったもので、甘酢に漬けるか味噌をつけて生食する。関東では谷中ショウガが代表的。矢ショウガ（筆ショウガ）は葉ショウガよりも早く、若い根茎を切り取って収穫する。甘酢漬けが焼き魚などによく添えられる。なお、ショウガが薬味として使われるのは、食欲増進効果のほか殺菌効果もあるためである。

水辺　■採取時期
1 2 3 4 5 6 7 8 9 10 **11 12**

ワサビ【山葵】

Wasabia japonica アブラナ科ワサビ属

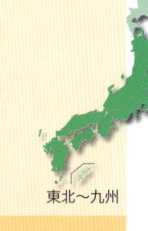

東北～九州

神経痛、リウマチ　食欲不振

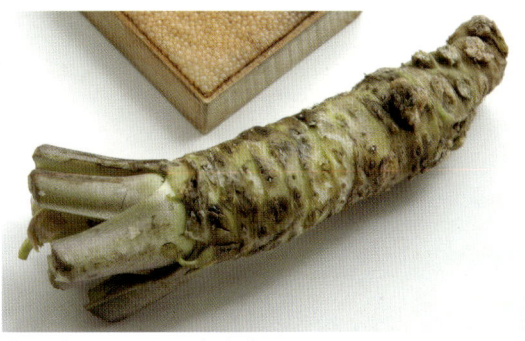

薬用、食用になるワサビの根茎

●山間の水のきれいな渓流やわき水のそばに自生する多年草。各地で栽培もされている。根茎は太い円柱形で横に伸びる。根際から、20～30cmの長い葉柄をもつ根出葉が出る。葉身は径8～10cmの心臓形で、表面に光沢があり、縁は波状で不揃いな鋸歯がある。4月ごろ、高さ20～40cmの花茎の先に1cmほどの白い十字形の花を多数、総状花序につける。花後、2cm弱の湾曲した長角果をまばらに結ぶ。夏は涼しく冬は温暖な気候で、水温は10～17℃程度でないと育たないので、栽培地は限られる。主な産地は長野県、静岡県伊豆地方、山口県など。近年は品種改良によって、山林や畑で栽培できるものもある。

成分 根茎：辛味成分（シニグリン、6-メチルチオヘキシルイソチオシアネート、7-メチルチオペンチルイソチオシアネート、8-メチルチオオクチルイソチオシアネートなど）、フラボノイド配糖体（ルテオリン-6-C-グルコシド誘導体など）など

採取・保存 秋から冬に、根茎を掘り採ってひげ根を除き、洗ってすりおろして薬用または食用とする。

使用法 神経痛やリウマチには、すりおろした根茎をガーゼに包み、患部に湿布すると痛みがやわらぐ。刺激が強いので、10分程度で取り除くようにする。また、料理に薬味として添えると風味が増し、食欲増進効果がある。抗菌・防腐効果があるので刺身や寿司との組み合わせは最適。葉や茎、花にも辛味成分があり、さっとゆでて食用にする。

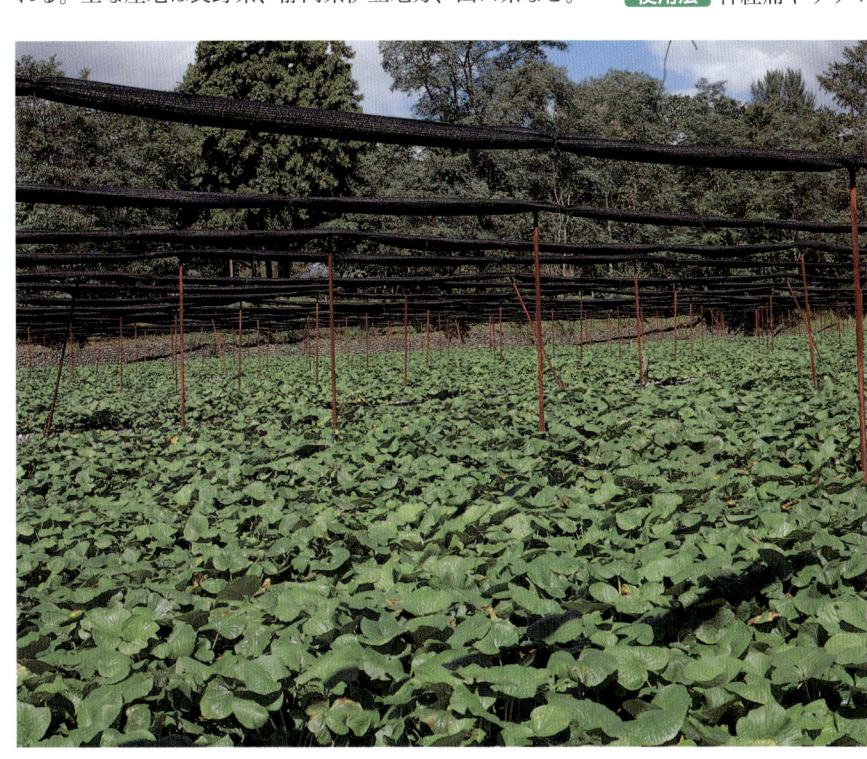

ワサビ田

食べて効く薬草・薬木
辛味を引き出すおろし方

ワサビの辛味を十分に引き出すには、組織がよくつぶれるように、歯の鋭くないおろし器を用いるほうがよい。葉の付け根側から、ゆっくり「の」の字に回しながらおろす。昔からサメ皮のおろし器が最適といわれている。市販の練りワサビは、ワサビでなくワサビダイコン（ホースラディッシュ）にからしを加えたものが多い。ワサビダイコンはやはりアブラナ科で、辛味の成分はワサビとあまり変わらないが、辛味も香りもワサビより弱い。

アブラナ科ワサビ属

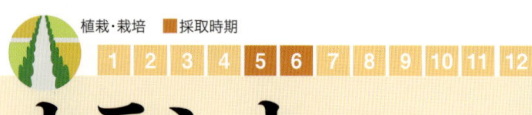

カラシナ【辛子菜】
Brassica juncea　アブラナ科アブラナ属

別 ナガラシ　生 芥子（がいし）

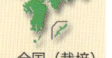

全国（栽培）

神経痛、リウマチ　気管支炎　食欲不振

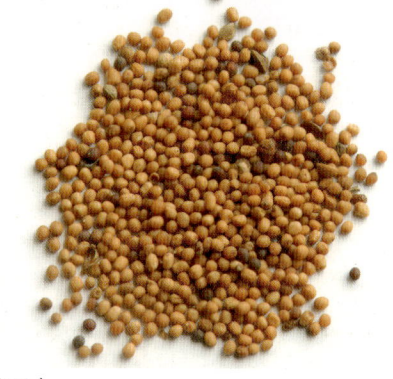

芥子（がいし）

●中央アジア原産とされ、古い時代に中国から渡来した2年草。高さ1.5m内外になる。根出葉は長さ20cm程度で長い柄をもち、へら形でやや羽状に裂ける。葉縁には鋸歯がある。茎から出る葉は長楕円形で互生し、上部にいくほど小形になる。4月ごろ茎の先端に総状花序をつけ、黄色い十字形の花を咲かせる。花後、円柱形の長角果を斜め上に向かってつける。中には球形で径1.5mm程度の黄色の種子がある。

成分　種子：辛味成分（シナルビン、シニグリン）、精油（シナピン酸）、脂肪酸（エルカ酸、リノール酸など）など

採取・保存　果実が成熟する5〜6月ごろ、茎ごと刈り取って数日天日に干し、さやが割れてきたら叩いて中の種子を採取する。これを芥子（がいし）という。

使用法　カラシナの乾燥種子には、新陳代謝を盛んにし、体内の炎症を抑える効果があるので、神経痛やリウマチの痛みには、粉末にした芥子（がいし）を湯で溶いてガーゼに包み、患部に湿布する。ひりひりする痛みを感じたら取り除くようにする。気管支炎には、同様にして胸部に貼る。食欲不振には、若い苗をゆでてお浸しや和えものにしたり、調味料として販売されている粉末やペースト状のものを食用として利用する。

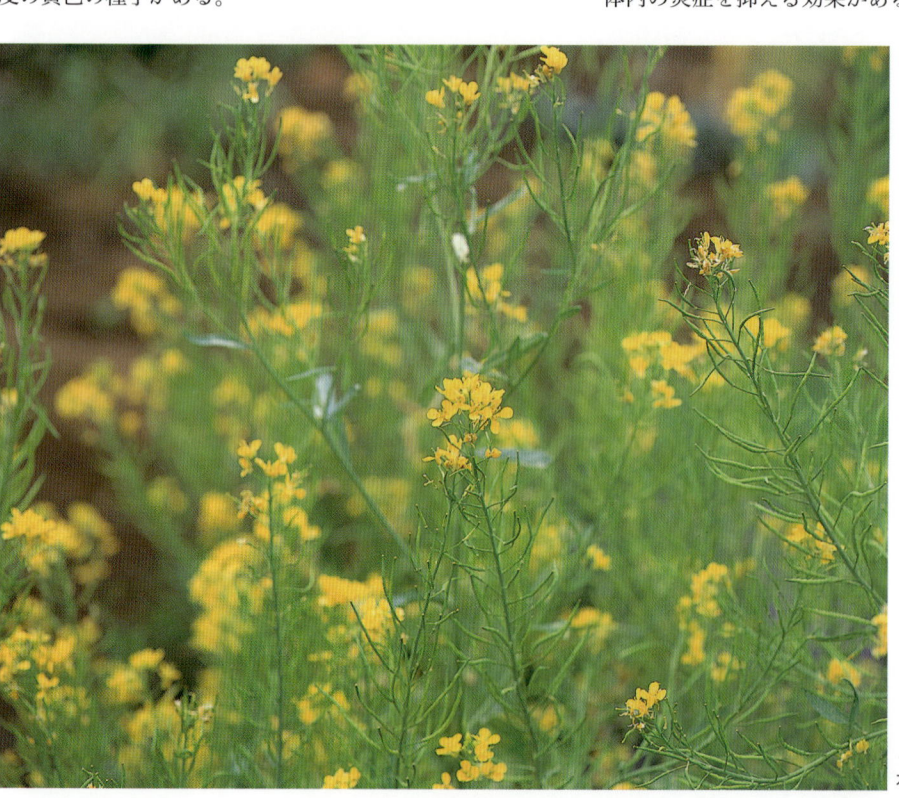

4月ごろに黄色い花が咲く。花後に実る種子を薬用とする

食べて効く薬草・薬木
独特の風味をもつカラシ

　カラシには独特の風味があり食欲を増進させる。納豆に混ぜたり、カラシ酢味噌にしたりと調味料としての利用範囲は広い。ただし加熱すると辛味は弱くなる。ペースト状のものより、粉末を水で溶いて使うほうが風味がよい。溶く場合は水を入れすぎないように注意。なお、「和ガラシ」はカラシナの種子からつくられるが、「洋ガラシ」は同属のクロガラシやシロガラシの種子が使われる。成分は同様だが洋ガラシの方が辛味が柔らかい。また、漬けもので知られるタカナはカラシナの変種。両者とも、葉にはカロチン、ビタミンCが豊富に含まれる。

キャベツ

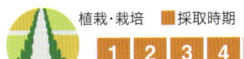

Brassica oleracea アブラナ科アブラナ属

植栽・栽培 採取時期
1 2 3 4 5 6 7 8 9 10 11 12

別 タマナ、カンラン　生 甘藍（かんらん）　全国（栽培）

- 胃潰瘍、十二指腸潰瘍、便秘
- やけど、すり傷、切り傷

●ヨーロッパ原産の多年草。日本へは江戸時代にオランダ人によって伝わったとされ、現在は野菜として広く栽培されている。根出葉は長円形または倒卵形で、肉厚で大きく、表面はなめらかで葉脈が浮き出る。根出葉は何層にも重なり合って球形になる。外側の葉は緑色が濃く、内側にいくほど白みを帯び、中心は淡黄色。5～6月に結球の中央から花茎が直立し、淡黄色で十字形の4弁花を総状花序につける。花後に、短い円柱状の長角果を斜め上に向けて実らせる。

成分 葉：ビタミン（C，K，Uなど）、フラボノイド（クエルセチン、ケンフェロールなど）、トリペプチド（チロシン–プロリン–リジン）など

採取・保存 地上部を採取して、結球した葉を薬用または食用とする。傷みやすい芯をくりぬいて、湿らせた紙を詰めておくと長もちする。

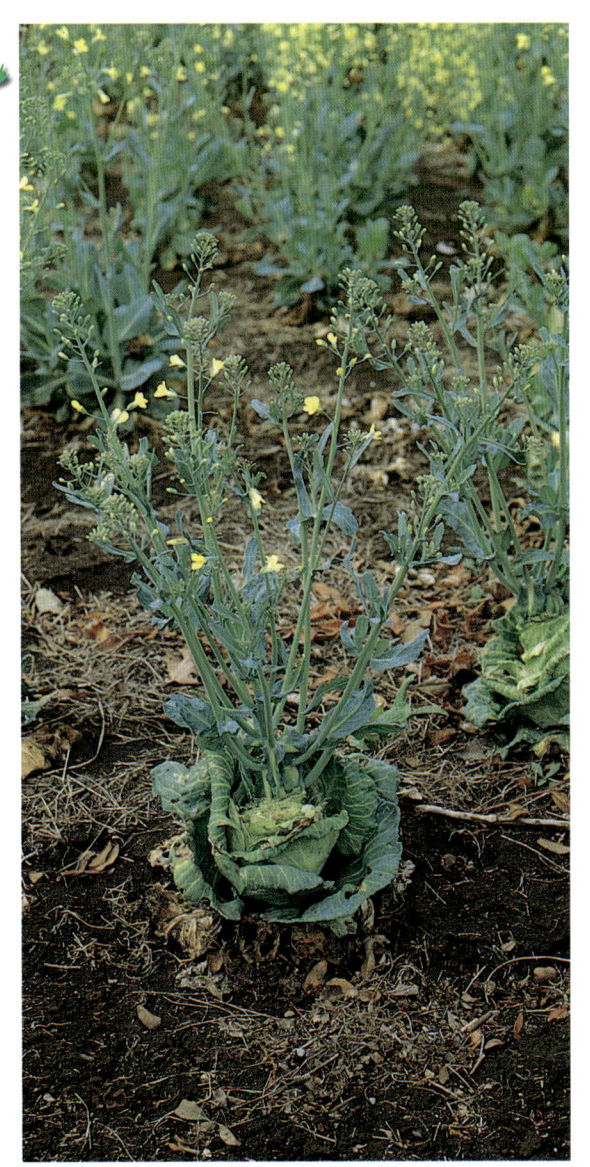

5～6月に淡黄色の花が咲く。花は結球の中央から伸びる花茎につく

使用法 キャベツの特徴的な成分で通称「キャベジン」とよばれるビタミンUには、破壊された組織の再生を促す作用があり、健胃薬にも配合されている。胃潰瘍や十二指腸潰瘍の予防に、また回復期に、葉をスープで柔らかく煮て食べると効果がある。便秘には、葉を適宜刻んで生食する。すり傷、切り傷などのけがの際には、葉を手で揉んで傷口に当てておくと血が早く止まる。やけどにも同様に用いるとよい。

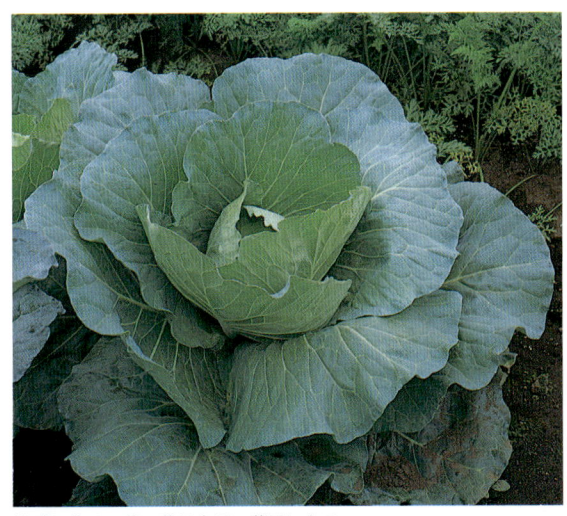

結球し始めの葉。葉は食用、薬用になる

食べて効く薬草・薬木

中心はビタミンC、外側はカロチンが多い

キャベツは1年中出回るが、夏に種をまいて冬に収穫する品種は寒玉または冬キャベツ、秋まきで春に収穫する品種は春キャベツといわれる。春キャベツは冬キャベツより結球がゆるく葉が柔らかいので、サラダなど生食に向く。キャベツにはビタミンCが豊富に含まれている。葉の中心部にはビタミンCが、緑色の濃い外側にはカロチンなどが多いので、輪切りにして平均に使用するとよい。

植栽・栽培　採取時期（種子：6～7月、葉・地下部：通年）
| 1 | 2 | 3 | 4 | 5 | 6 | 7 | 8 | 9 | 10 | 11 | 12 |

ダイコン【大根】

Raphanus sativus　アブラナ科ダイコン属

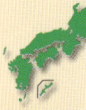

別 オオネ、スズシロ　生 莱菔子（らいふくし）　全国（栽培）

- 胃もたれ、二日酔い（地下部）
- かぜ、咳（地下部）　冷え症（葉）
- 打ち身、ねんざ（地下部）、神経痛（葉）

●古代から日本人が食べてきた代表的な根菜。1年草で原産は中央アジア周辺といわれ、全国的に栽培される。春の七草のひとつでもある。多肉質の地下部は大部分が根で、上部の一部は茎であるが、はっきりした区別はない。地下部は品種により色や形状がさまざまだが、もっとも出回る品種は白く、長さ30cm内外、径8cm程度。根出葉は長さは30cm以上になり、倒披針形で羽状に深裂し、粗い毛がある。4～5月に、白色または淡紫色の十字形の花を総状花序につける。果実は長角果で中に赤褐色の種子が入っている。

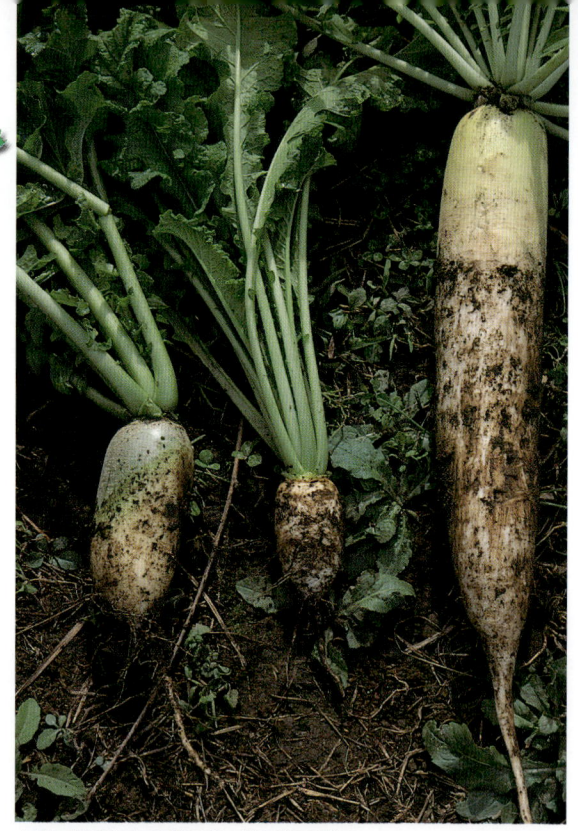

食用、薬用となる地下部。地下部の形は品種によってさまざま

成分　種子：精油（ヘキシルイソチオシアネート、4-メチルチオブチルイソチオシアネート、2-フェニルエチルイソチオシアネートなど）／地下部：辛味成分（シニグリン、グルコトラパリン、ナスツールチイン、グルコラピフェリンなど）、消化酵素（ジアスターゼ）／葉：フラボノイド配糖体（トリフォリン、ニコチフォリンなど）など

採取・保存　種子を採取して、天日に干して乾燥する。これを莱菔子（らいふくし）という。地下部、葉は必要時に採取し、食用や薬用に用いる。

使用法　莱菔子（らいふくし）は利胆やたん切りなどの目的で、漢方処方に配剤される。地下部には消化酵素のジアスターゼが多量に含まれている。胃もたれや二日酔いにはダイコンおろしを食べる。おろし汁を盃1杯ほどを食前に飲んでもよい。かぜの発熱や咳には、おろし汁を湯飲み3分の1程度に入れておろしショウガを少々加え、湯を注いで飲む。打ち身やねんざにはおろし汁で冷湿布する。冷え症や神経痛などには、葉を陰干ししたものを浴湯料として用いる。

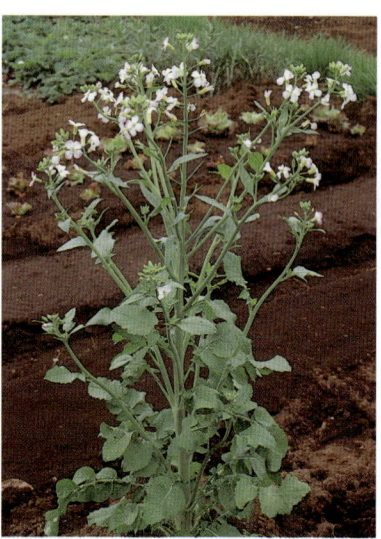

4～5月に咲くダイコンの花。花後に実る種子を薬用とする

食べて効く薬草・薬木

ダイコンを上手に食べ尽くす

　ダイコンは部位によって特徴があるので、使い分けをするとよい。葉に近い部分は辛味が少なく甘味があるのでサラダに、中ほどは漬けものや煮ものなどに、いちばん辛味が強い先端部はすりおろして薬味にするのが最適。皮には、ビタミンCが中央部の2倍も含まれる。捨てずによく洗ってきんぴらなどに活用したい。ビタミンAやミネラルの豊富な葉は、刻んで炒める、ご飯に混ぜる、味噌汁に入れるなどの食べ方がある。葉はしおれないうちに調理する。

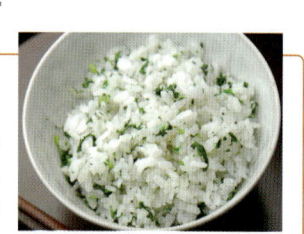

ダイコンの葉の菜飯

ナタマメ【鉈豆、刀豆】

Canavalia gladiata マメ科ナタマメ属

植栽・栽培 ■採取時期
1 2 3 4 5 6 7 **8 9 10** 11 12

別 タチハキ　生 刀豆（とうず）　全国（栽培）

咳、しゃっくり　のどの腫れ

●熱帯アジア原産で、日本には江戸時代初期に渡来したつる性の1年草。若いさやを食用とするために畑で栽培される。茎は緑色で無毛、つる性でよく伸びる。葉は互生し3出複葉、小葉は長さ10〜18cm、幅6〜14cmの卵形。夏、葉腋から長い花軸を出し、長さ3.5cmほどの白色、あるいは紅色の蝶形花をつける。豆果は長さ30cm、幅5cmほどと大きく、緑色で平たく、弓形に曲がる。中に10〜14個ほどの紅色や白色の種子がある。和名は大きなさやが鉈に似ることによる。別名の「タチハキ」は「太刀を帯びる（佩く）」の意。日本に渡来した当初は中の豆を食用としたが、現在では、若い豆果をさやごと輪切りにしたものが福神漬けなどに利用されている。

成分 種子：ジテルペノイド配糖体（カナバリオシド）、フラボノイド配糖体（ブラジアトシド A_1〜A_3, B_1〜B_3, C_1, C_2など）など

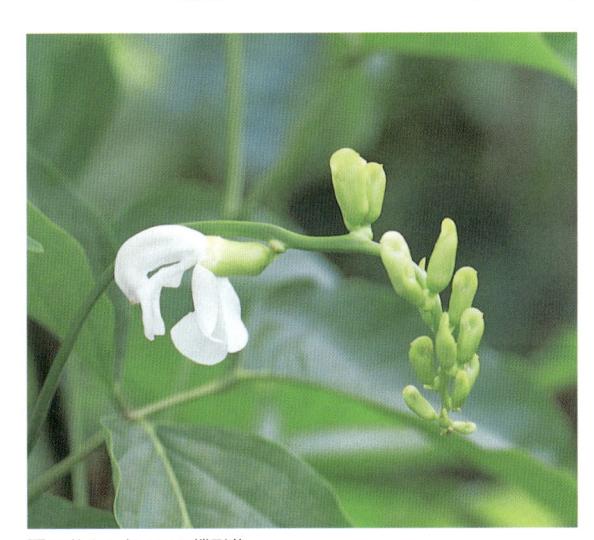

採取・保存 8〜10月ごろ、種子を採取して刻んでから日干しにする。これを刀豆（とうず）とよぶ。

使用法 乾燥した種子5〜10gを1回量とし、カップ1半の水で3分の1になるまで煎じ、咳止めとして服用する。のどの腫れやしゃっくりには、乾燥した種子を粉末にしたものを、水で服用すると効果があるとされる。

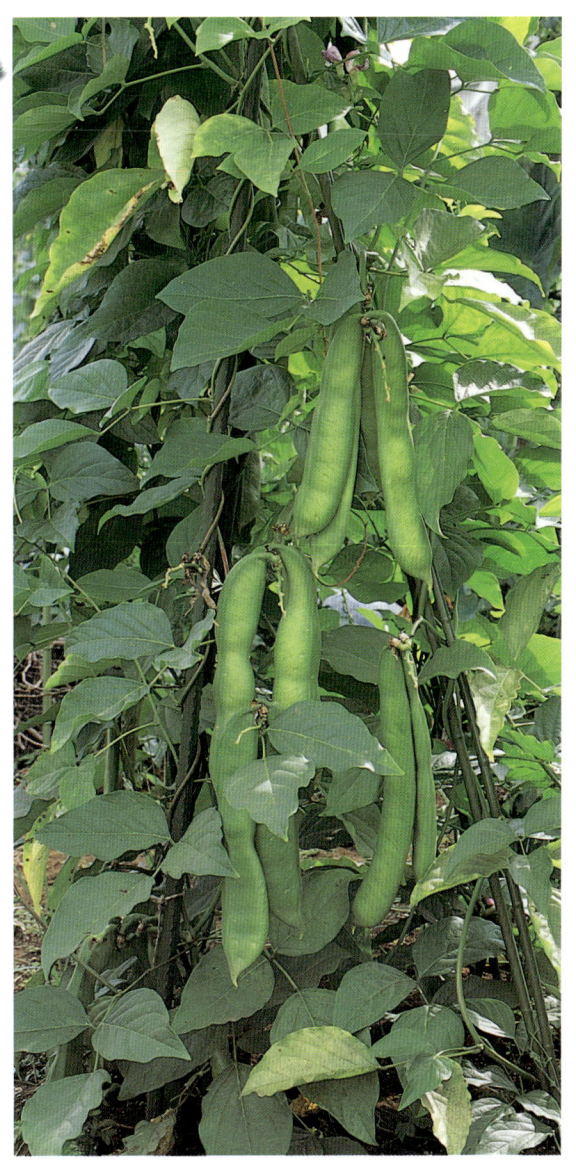

長さが30cmほどもあるナタマメの豆果。種子を薬用とする

夏に咲くナタマメの蝶形花

食べて効く薬草・薬木

微量の毒素があるので調理時には注意

　ナタマメは日本で食用とされるマメ類の中でもっとも大きい。現在では若いさやを福神漬けに使用する程度だが、かつては豆をきんとんにして食べた記録もある。また、東南アジアでは豆を料理に使用している地域もあるという。熟した豆には青酸配糖体が含まれるので、煮豆などにする際は、何度も水を換えて煮なければならない。同属のタチナタマメの豆は煮物に利用されるが、有毒性のアミノ酸を含むため、これも水煮のあと2〜3時間水にさらしてから利用する。

ダイズ【大豆】

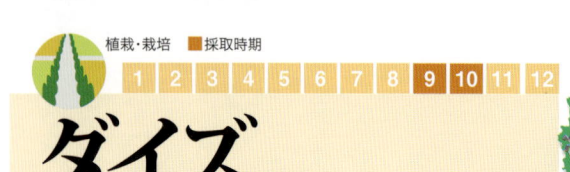

Glycine max マメ科ダイズ属

植栽・栽培 ■採取時期
1 2 3 4 5 6 7 8 **9 10** 11 12

別 オオマメ　生 香鼓（こうし）　全国（栽培）

- 解熱、解毒
- 咳
- 利尿、むくみ
- 動脈硬化
- 便秘
- 更年期障害

●米や麦と並ぶ重要な穀物で、加工食品の原料として日本人の生活に深く関わっている。中国原産の1年草で渡来は縄文時代ともいわれる。品種を大まかに分けると、種皮の色によって黄大豆と黒大豆があり、食用に多く利用されるのは黄大豆。薬用とするのは種皮の黒い黒大豆で、黒大豆はふつう高さ60cm内外、茎は上部がややつる状になる。全体に褐色の粗い毛がある。葉は互生、3出複葉で小葉は広卵形。夏に、短い穂状花序に15～30個の白色または紫赤色の蝶形花を咲かせる。果実は楕円形の種子が1～4個入った豆果で、黄緑色の未熟果はエダマメとよばれて食用にされる。

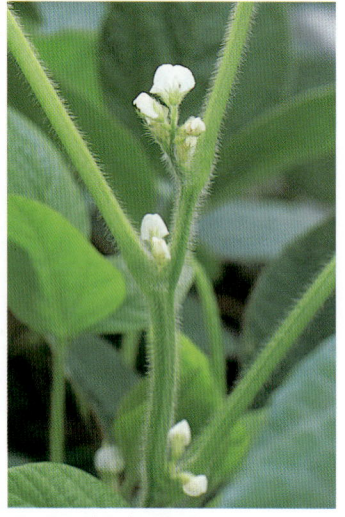

夏に咲くダイズの蝶形花

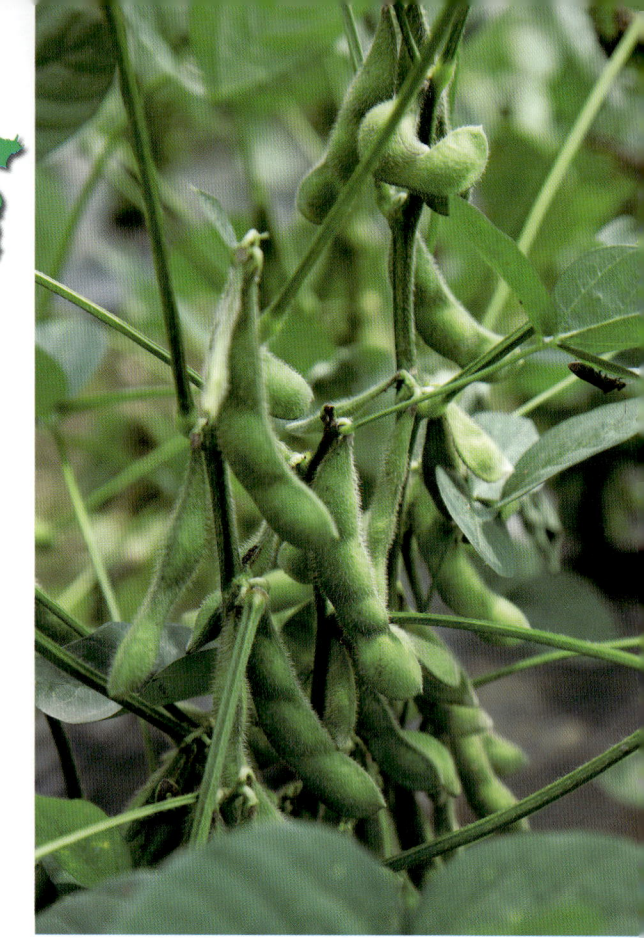

食用にされる未熟果のエダマメ。薬用には種皮の黒い黒大豆を用いる

成分 種子：トリテルペノイドサポニン（ソヤサポニンA1～A6など）、イソフラボノイド配糖体（ダイジン、ジヒドロダイジン、ジヒドロゲニスチンなど）、リン脂質（レシチン）など

採取・保存 種子を採取して食用または薬用に用いる。完熟した黒大豆の種子を煮てから発酵させ、乾燥させたものを香鼓（こうし）という。

使用法 香鼓（こうし）は消炎、鎮静などを目的に漢方処方に配剤される。民間では完熟した黒大豆をそのまま用いる。咳や熱には、黒大豆1日量20gを水300mlで半量まで煎じ、数回に分けて服用する。利尿、解毒には、炒った黒大豆20～30gにほうじ茶を加えてお茶として飲む。動脈硬化の予防、便秘解消には、酢大豆がよく用いられる。黒大豆を軽く焦げ目がつくまで炒り、びんに半分ほど入れて黒酢を注ぐ。豆がふくらんだら黒酢を足して1週間ほどおく。これを毎日スプーン1杯程度食べる。なお、ダイズの成分イソフラボンには女性ホルモンに似た働きがあることが知られ、更年期障害、骨粗鬆症、またがんの予防などに効果があるといわれている。食品としては1日に豆腐なら半丁、納豆なら1パック程度を食べるとよい。

薬草・薬木の豆知識

タンパク質豊富な「畑の肉」

ダイズはほかの豆類に比べてタンパク質と脂質の割合が高く、「畑の肉」といわれるほど。穀類に不足している必須アミノ酸のリジンを含み、米と大豆製品を組み合わせると全ての必須アミノ酸を摂取できることになる。代表的なダイズの加工食品といえば味噌、しょうゆ、豆腐、納豆。いずれも昔から日本人の食卓には欠かせない食品である。日本に限らず南はインドネシア、西はブータンまで、ダイズの加工食品はアジアの広い範囲で利用されている。

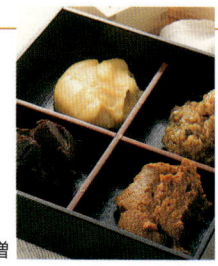

味噌

ラッカセイ【南京豆】

Arachis hypogaea　マメ科ラッカセイ属

植栽・栽培　■採取時期
1 2 3 4 5 6 7 8 9 **10 11** 12

別 ナンキンマメ、ピーナッツ
生 落花生（らっかせい）　　関東〜沖縄（栽培）

● 動脈硬化　● 更年期障害　● 湿疹、かぶれ

●南米原産の1年草。茎は根元で分枝し、地上を這うように広がる。高さ50〜60cm。葉は偶数羽状複葉で互生し、小葉は倒卵形。8〜9月ごろに、黄色の蝶形花を咲かせる。花は1日でしぼむ。受精後、子房柄が伸びて土にもぐり、地中で生長して豆果を結ぶ。豆果は5〜6cmで表面は網目状、中央のくびれたさやで、中に赤褐色の薄皮に覆われた白い種子が2〜3個入っている。日本へは東南アジア・中国経由で伝わったため、「南京豆」の名がある。千葉県が代表的な産地として知られている。

成分　種子：脂肪油（アラキン酸、パルミチン酸、リノール酸などのグリセリド）、トリテルペノイドサポニン（ソヤサポニン-I）、リン脂質（レシチン）、ビタミン（ビタミンE＝トコフェロール、ニコチン酸＝ナイアシンなど）など

採取・保存　晩秋に、地下の果実を掘り起こして採取する。

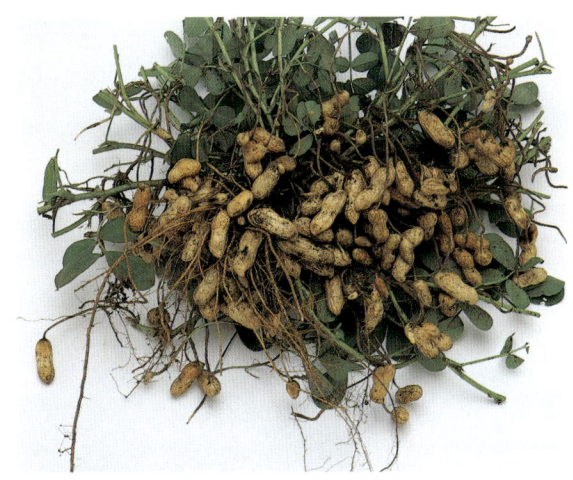

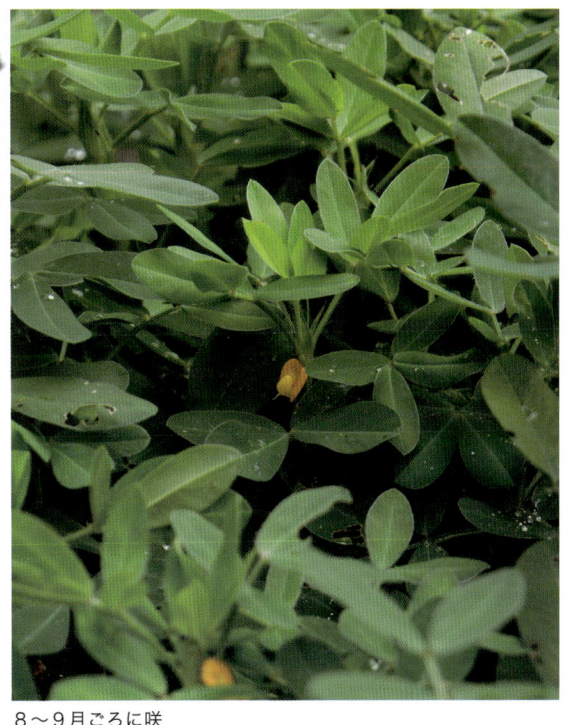

8〜9月ごろに咲く黄色い蝶形花

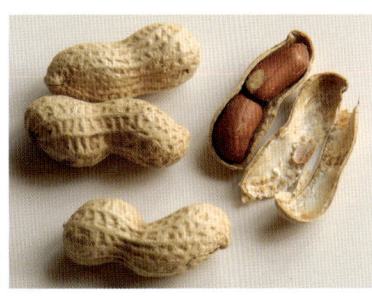

食用、薬用となるラッカセイの果実

地下から掘り起こした果実。ラッカセイは地中で実を結ぶ

殻と種子の薄皮を取り除いたものを落花生（らっかせい）という。

使用法　ラッカセイにはコレステロールを下げる働きがあり、動脈硬化の予防に役立つとされる。ビタミンEがホルモンバランスを整えるので更年期障害にも効果的とされる。抗酸化作用があり、脳の老化を防ぐともいわれる。煎ったものを毎日適量食べるとよい。ただし高カロリーなので食べ過ぎないこと。炒めものに、細かく砕いてあえ衣にと料理にも向く。料理には味のついていない素煎りのものを用いる。種子をしぼってつくるラッカセイ油は、食用のほか軟膏の基剤などにも用いられている。湿疹やかぶれにはラッカセイ油を塗布すると治りが早い。

食べて効く薬草・薬木

ラッカセイが酒のつまみによい理由

ラッカセイは肝臓でアルコールの代謝を助けるナイアシンを含むので、酒のつまみに適した食品である。油分と塩分が加わった味付けのものより、殻ごと軽く煎ったもののほうがよい。殻をむくのに手間がかかる分、食べ過ぎも防げる。ゆでピーナッツにすると、柔らかく香ばしいうえ、ポリフェノールの豊富な薄皮も食べられる。生のラッカセイを殻ごと、沸騰した湯に3％程度の塩を入れて約50分ゆでる。日持ちがしないので冷凍で保存する。

ニンジン【人参】

Daucus carota セリ科ニンジン属

- 別 セリニンジン、ナニンジン
- 生 胡蘿蔔（こらふく）
- 全国（栽培）

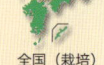

- 👁 口内炎、扁桃炎（茎・葉）
- 🌿 乳幼児の下痢止め（根）　♥ 冷え症（茎・葉）
- 💜 動脈硬化、がん予防（茎・葉、根）

●原産は中央アジア。日本には江戸時代の前期に渡来したと考えられ、薬用ニンジン（オタネニンジン）に似ていることからニンジンとよばれるようになった。食用に栽培される2年草で、高さ60cm内外。根は肉質で円錐形の直根で、多くは橙色。葉は根生し、3～4回羽状複葉で細かい切れ込みがある。春、花茎の先に散形花序をつけ、多数の白色の小花を咲かせる。種子は棘のある細長い楕円形。品種には根が濃い赤色の東洋種（金時ニンジンなど）、黄みを帯びた西洋種があるが、食用には甘みがあり香りにあまりくせのない西洋種が主流となっている。

成分 葉：アルカロイド（ダウシン、ピロリジン）／根：カロチノイド（α-,β-カロチン）、ビタミン（ビタミンB_1、ビタミンB_2、ビタミンC）など

採取・保存 根、茎・葉を必要時に採取して生のまま用いる。

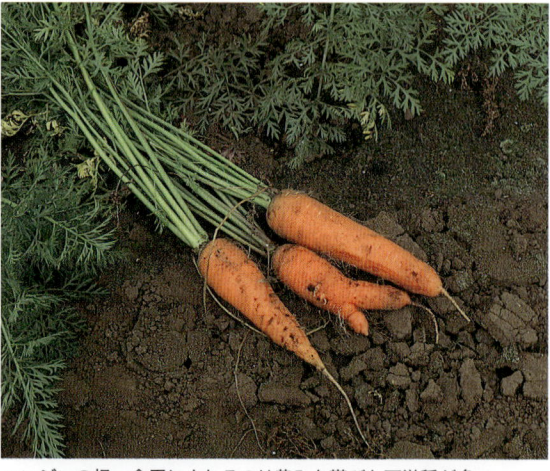

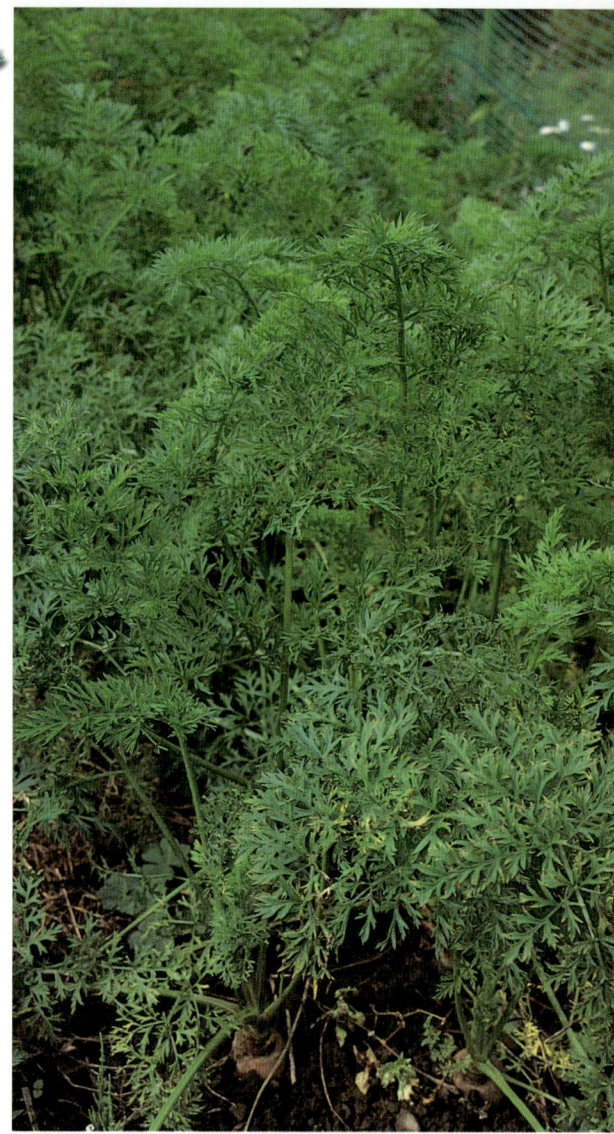

茎や葉は生のまま薬用に用いる

ニンジンの根。食用にされるのは黄みを帯びた西洋種が多い

使用法 口内炎、扁桃炎には生の茎・葉1日量30gを細かく刻んで、水500mlで半量に煮つめてうがい薬として用いる。乳幼児の下痢止めには、根をすり下ろして汁をしぼり、薄味のスープにして少量を飲ませる。冷え症には、刻んだ茎・葉を布袋に入れて浴湯料とする。根は体内でビタミンAに変わるカロチンやビタミンCが豊富で、がんや動脈硬化を抑える効果があるといわれる。茎・葉もそのままか、ゆでてお浸しやごま和えなどにして食用にすることもできる。ビタミンCは根よりも多い。

食べて効く薬草・薬木

ニンジン調理のポイント

ニンジンに含まれるアスコルビナーゼという酵素は、ほかの食物のビタミンCを破壊してしまう働きがある。この酵素は酸や熱に弱いので、加熱調理するか、生食の場合は酢の入ったドレッシングをかけたり、ジュースならレモン汁を入れるなどすれば問題ない。またカロチンは脂溶性で油と一緒にとると吸収率が上がる。きんぴら、バター煮、野菜炒めなどがよい。タンパク質もカロチンの吸収を助けるので、肉料理の付け合わせにも適している。

ウイキョウ【茴香】

Foeniculum vulgare セリ科ウイキョウ属

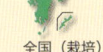

植栽・栽培　■採取時期
1 2 3 4 5 6 **7** 8 9 10 11 12

別 フェンネル　生 茴香（ういきょう）　全国（栽培）

胃もたれ、腹部の張り　たん

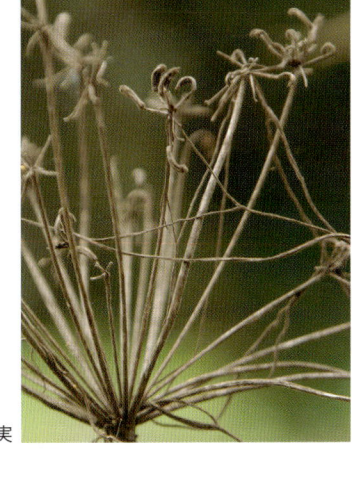

ウイキョウの果実

●フェンネルの名でハーブとして知られる多年草。原産は地中海沿岸とされる。茎は直立して上部で枝分かれし、高さ2mほどになる。葉は互生し、3〜4回羽状複葉で、小葉は細い糸状になっている。葉柄の基部は鞘状に茎を抱く。7〜8月ごろに、枝先にやや大形の複散形花序をつけ、多数の黄色の小花を咲かせる。花弁は内側に巻き、塊のように見える。果実は縦に筋のある長楕円形で、長さ5〜10mm。独特の芳香がある。

成分　果実：精油（アネトール、アニスアルデヒド、メチルカビコール、オイゲノール、フェンコン、カルボンなど）、モノテルペノイド配糖体（アネトールのグルコシド、パラメンタンジオールのグルコシド、フェンコンのグルコシドなど）など

採取・保存　夏に果穂を採取し、天日で乾燥させて果実を採集する。これを茴香（ういきょう）といっている。種子、葉も薬用、食用として用いられている。

使用法　胃腸を温め消化を助ける働きがあり、また体内のガスが出るのを促す。漢方では、健胃の薬である安中散（あんちゅうさん）に桂枝（けいし）、延胡索（えんごさく）などとともに配合されている。胃のもたれや腹部の張り、たんには、乾燥させた果実1日量5〜10gを500mlの水で半量に煎じ、3回に分けて服用する。種子をお茶として飲んでも同様の効果が期待できる。乾燥させた種子をポットに小さじ1杯入れて熱湯を注ぎ5分間蒸らす。利尿効果もあるのでむくみにもよい。また、種子を食後に2〜3粒かむと口臭予防に役立つ。

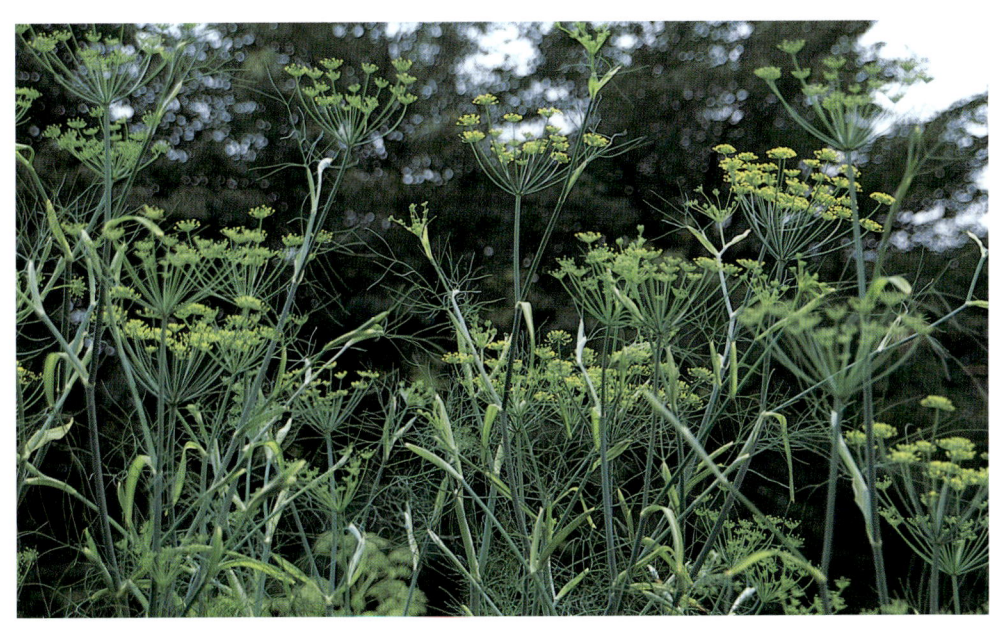

枝先の複散形花序に黄色い小花が咲く。花後にできる種子や葉を薬用とする

食べて効く薬草・薬木

魚の生臭さを消すフェンネル

「魚のハーブ」ともいわれ、独特の風味が魚の生臭みを消すのに適している。葉を、わたをとった白身魚の腹に詰めて、あるいは魚の下に敷いて蒸し焼きにすると、香ばしい魚料理になる。葉はそのほかスープやマリネに、また刻んでマヨネーズに混ぜてもよい。種子はカレー粉の原料のひとつ。パンやクッキーを焼くときに、生地に入れるとよい。葉柄の基部が肥大したフローレンスフェンネルという種類もあり、こちらはおもに茎を食用にする。

セロリ

Apium graveolens　セリ科マツバゼリ属

植栽・栽培 ■採取時期
| 1 | 2 | 3 | 4 | 5 | 6 | 7 | 8 | 9 | 10 | 11 | 12 |

別　セルリー、オランダミツバ
生　旱芹（かんきん）

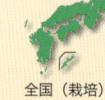

全国（栽培）

健胃　滋養　高血圧　ストレス
頭痛　冷え症

●ヨーロッパ原産の1年草または2年草で、日本では改良品種が食用として各地で栽培されている。高さ50～60㎝。茎は直立して分枝し、稜がある。根出葉は羽状複葉で小葉は卵形または長楕円形、葉縁には粗い鋸歯がある。長い葉柄があり、基部は幅が広く鞘状になる。茎から出る葉は小さく葉柄は短い。6～9月、茎頂に複散形花序をつけ、緑白色の細かい花を球状に咲かせる。果実は円形で小さい。全草に特有の芳香がある。日本で本格的に栽培され始めたのは明治以降。冷涼な気候を好むため、長野県などで多く栽培される。

成分　茎・葉：精油（セダノリド、セリネン、リモネンなど）、フラボノイド配糖体（アピイン）、ビタミン（ビタミンA、ビタミンC）など

採取・保存　必要時に茎・葉を採取して生のまま用いる。茎と葉は分けて、葉はラップに包んで冷蔵庫へ、茎は水を入れたコップにさしておく。

使用法　香りの成分セダノリドやセリネンには、精神安定効果や頭痛を抑える効果があるとされる。茎と葉1日50g程度を生食すると、健胃、整腸、血圧降下、コレステロール値の降下などに有効である。滋養にもよい。生食では白い茎を食べることが多いが、緑色の葉のほうにビタミンCなどの栄養成分が多いので、葉も食べたほうがよい。葉は刻んで袋に入れ浴湯料にすると、血液の循環を促して体を温めるので、疲労回復や肩こり、冷え症によい。古代ローマやギリシャでは、整腸と男性の強精の薬として用いられていたという。

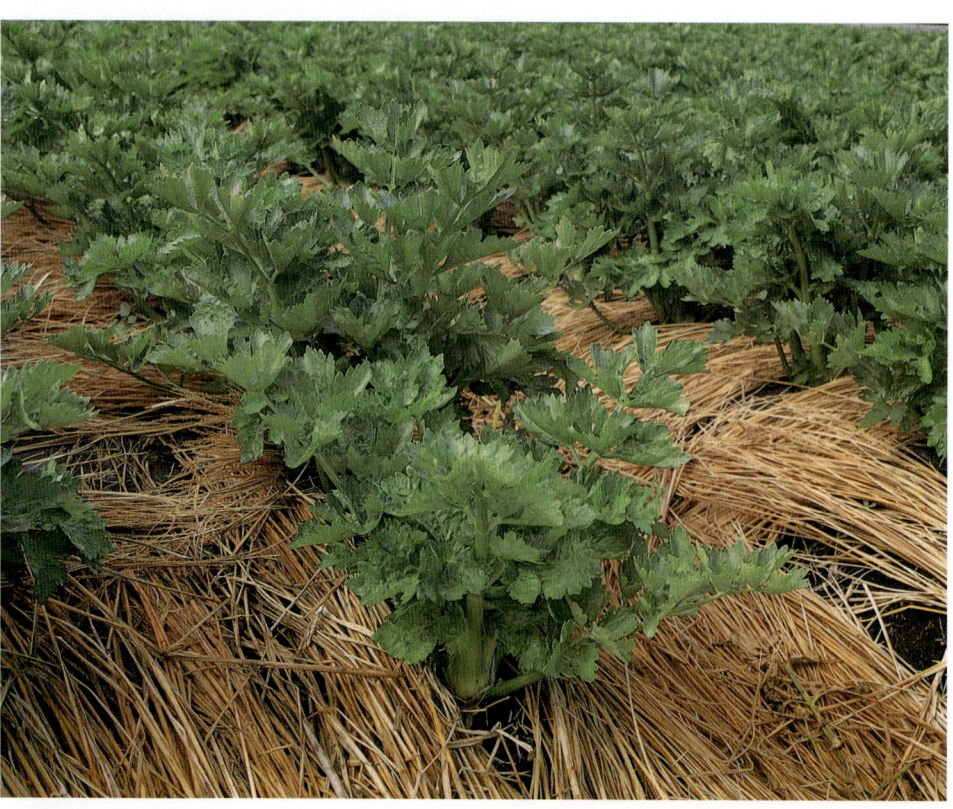

セロリ畑。茎・葉を薬用に用いる

食べて効く薬草・薬木
香りと歯ざわりを楽しむセロリ

茎はサラダなどで生食することが多いが、炒めものなど加熱する料理も合う。また適宜切って、酢・しょうゆ・砂糖・ゴマ油を合わせたものでひと晩漬けておくと、香りと歯ざわりの生きる中国風の漬けものになる。茎表面の硬い筋は、端を庖丁の刃先にかけ指で押さえて引っぱると、きれいに取れる。葉は味噌汁の実にしたり、しょうゆと砂糖で佃煮に。独特の香りを好まない人も多いが、気になる場合は牛乳を加えたスープに入れるとよい。

パセリ【和蘭芹】

Petroselium crispum　セリ科オランダゼリ属

植栽・栽培　■採取時期
1　2　3　4　5　6　7　8　9　10　11　12

別　オランダゼリ
全国（栽培）

食欲不振　疲労回復　貧血　生理不順
口臭　打撲、ねんざ

●地中海原産の2年草。独特の風味があり、世界各国で古くからハーブとして利用されている。高さ30～60cm。茎は分枝し、葉柄に溝のある葉をつける。葉は濃緑色で3出複葉、小葉は2～3裂して縁は細かく分かれる。6月ごろ、50cmほどの花茎を伸ばし、茎頂の複散形花序に黄緑色の小花を咲かせる。日本へは18世紀ごろオランダから伝わったのでオランダゼリの名もある。日本ではおもに「モスカールドパセリ」とよばれる葉の縮れた系統が、西洋では「イタリアンパセリ」とよばれる葉の平らな系統の品種が栽培・利用される。イタリアンパセリのほうが若干香りが穏やか。

成分　葉：精油（ピネン、アピオール）、ビタミン（ビタミンA、ビタミンC）など

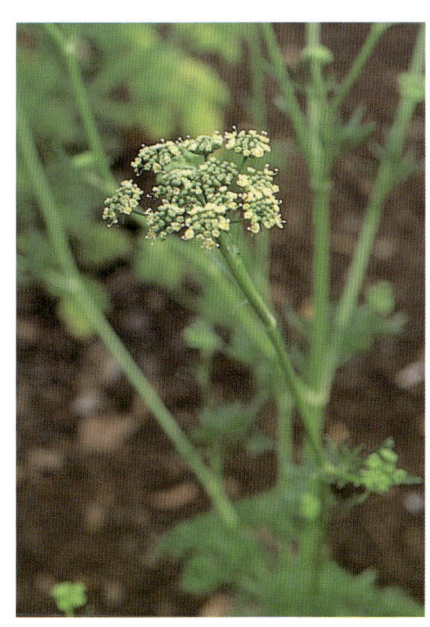

6月ごろに咲く黄緑色の小花

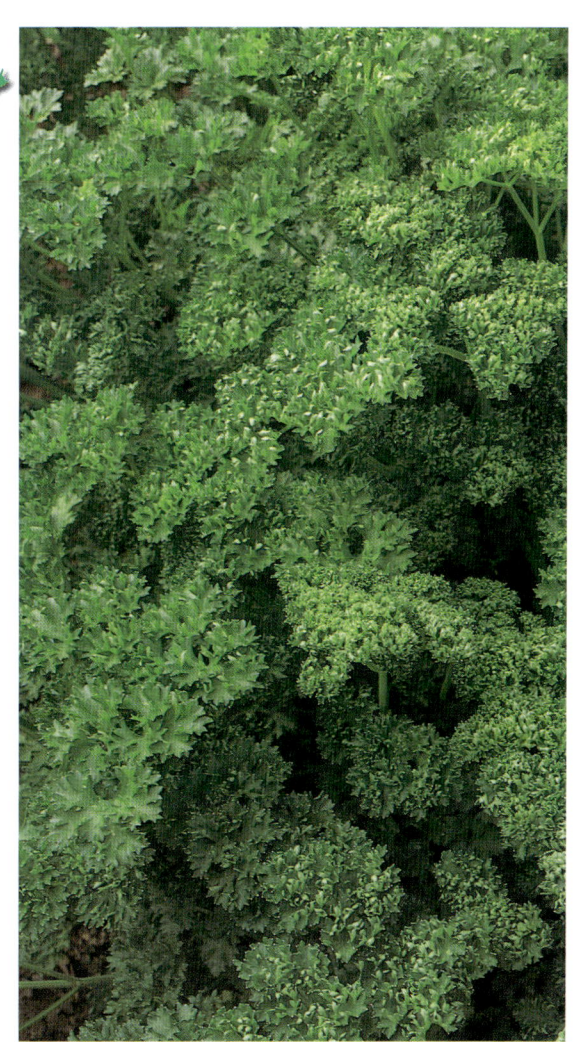

パセリの葉。葉にはビタミン類や精油成分が含まる

採取・保存　1年目の柔らかい葉を採取し、生のまま用いる。あまり日持ちがしないが、葉柄の部分をコップの水にさして冷蔵庫に入れておくとやや長持ちする。

使用法　パセリの葉にはビタミン類やカルシウム、鉄が豊富である。また精油成分でパセリ特有の香りのもとであるアピオールは食欲を刺激する効果がある。疲労回復、食欲不振、貧血、生理不順などには1日量を30gとして、葉を生食するか、ジュースとして飲む。アピオールには食中毒を防ぎ口臭を抑える働きもあるので、食事の後に葉を少量食べるとよい。打撲やねんざなどには、葉を刻んで患部にのせ、冷やしたタオルを当てると腫れがひく。

食べて効く薬草・薬木
料理に幅広く使えるパセリ

パセリはそのまま食べるほか、細かく刻んで料理に振りかけたり、ドレッシングに加えたりと幅広く使える素材である。栄養面でもプラスになるだけでなく、鮮やかな緑が目からも食欲を刺激する。冷凍保存しておき、使うときに硬くなった葉を手で揉んで細かくすれば、手早くみじん切りの状態になる。切ってから水にさらすと薬効成分が流出するので注意。特有の香りと苦味が苦手な場合は、天ぷらなど油で調理するとあまり気にならない。

滋養強壮　生活習慣　ストレス　消化器　循環器　呼吸器　目・鼻・耳・口　関節・筋肉　泌尿器　解熱・鎮痛　皮膚・外傷　婦人病

植栽・栽培　採取時期（6〜9月：葉、10月：果実）

1 2 3 4 5 6 7 8 9 10 11 12

シソ【紫蘇】

Perilla frutescens var. *crispa*　シソ科シソ属

別 イヌエ　生 蘇葉（そよう）、蘇子（そし）　全国（栽培）

かぜ、咳　魚による中毒

●ヒマラヤ、ミャンマー、中国が原産とされる1年草。日本には古くから伝わり、野生化もしている。茎は四角形で直立し、高さ数10cm〜1mほど。葉は長い柄をもち対生、先の尖った広卵形で、縁に鋸歯がある。葉面にはしわがあり、芳香がある。葉の色から紫色のアカジソと緑色のアオジソに大別される。9月ごろ、枝先に紅紫色、あるいは白色の小さな唇形花を穂状につける。花後、直径1.5mmほどの卵形の果実ができ、褐色または暗褐色に熟す。アカジソ、アオジソともに薬用になる。別名の「イヌエ」は古名で、「エ」とはエゴマのことで、エゴマに似て否なるものという意味とされる。

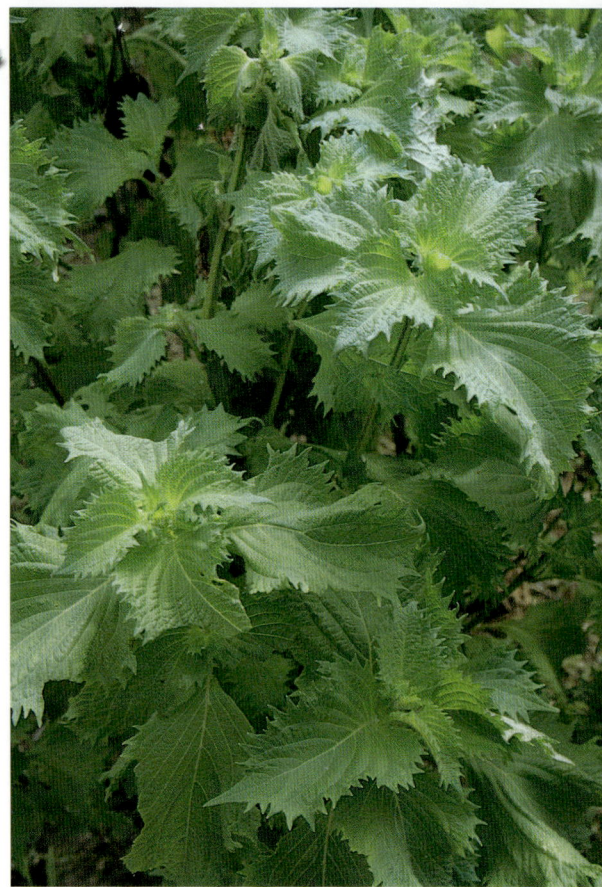

食用、薬用となるアオジソの葉。葉には独特の香りがある

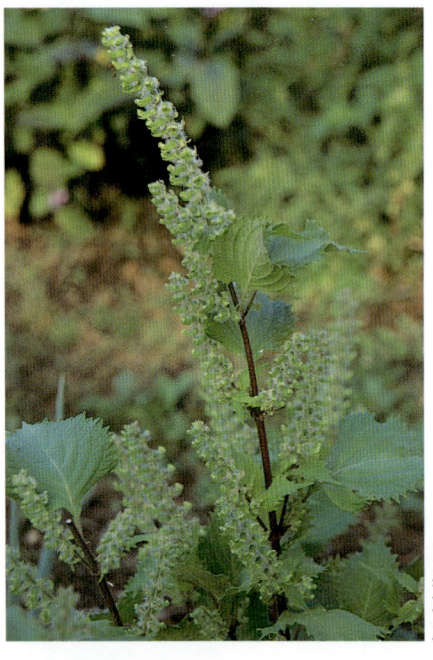

アオジソの実。果実は秋に採取して薬用に用いる

成分　葉：精油（ペリラアルデヒド、α−ピネン、リモネンなど）／果実：脂肪油（リノレン酸、リノール酸、ステアリン酸、パルミチン酸などのグリセリド）、ステロイド（シトステロール、スチグマステロール）など

採取・保存　6〜9月、葉を摘み取り、半日ほど日干しにしたあと、風通しのよい場所で陰干しにする。これを蘇葉（そよう）とよぶ。10月、果穂を切り取って陰干しにし、乾燥後、揉みほぐすようにして果実を集める。これを蘇子（そし）とよぶ。

使用法　かぜをひいたときなど、乾燥した葉や果実6〜10gを1日量とし、カップ2の水で半量になるまで煎じて2〜3回に分けて服用する。魚による中毒には、乾燥した果実3〜6gを水で服用するか、乾燥させた葉を粉末にしたもの茶さじ1杯に熱湯を注いで服用する。

食べて効く薬草・薬木

香りに抗菌作用がある

シソは刺身のつまや薬味などとして利用されることが多いが、独特の芳香には食欲増進など、さまざまな効果がある。とくに、香りの成分であるペリラアルデヒドには強い抗菌作用があり、食中毒予防に効果がある。シソは細かく刻むほど香りの効果が高まるので、葉を刻んだものを料理にふりかけるなどして摂取するようにしたい。そのほか、鉄と、鉄の吸収を高めるビタミンCを両方含んでいるので貧血予防にもよいとされる。葉をまるごと保存するときには、水でぬらしたキッチンペーパーにはさんでラップなどをするとよい。

植栽・栽培　■採取時期
1 2 3 4 5 6 **7** 8 9 10 11 12

セージ
Salvia officinalis　シソ科サルビア属

別 ヤクヨウサルビア　生 セージ葉　全国（栽培）

疲労回復、強壮　　健胃

●原産は地中海沿岸で、古代ローマの時代から薬用にされてきた。日本には17世紀の末に渡来したといわれ、現在はハーブ用あるいは観賞用に栽培されている。多年草で高さ30〜60cm、2年目以降は茎が木質化する。全体に灰白色の短毛が生えている。葉は対生し、両端がやや丸みを帯びた楕円形で厚く、表面には細かい網目状のしわがある。5〜6月、唇形花10〜12個を総状花序につける。花色は青からピンクまで変化がある。花の観賞用に栽培されるサルビアはセージと同属の植物。

成分　葉：精油（カンファー、α-、β-ピネン、β-ツヨン、ボルネオールなど）、フラボノイド（アピゲニン、ヒスピズリン、シルシマリチンなど）、トリテルペノイド（α-、β-アミリンなど）など

採取・保存　夏に葉を採取し、風通しのよい日陰で乾燥させる。乾燥したものはより灰色に近い色になる。

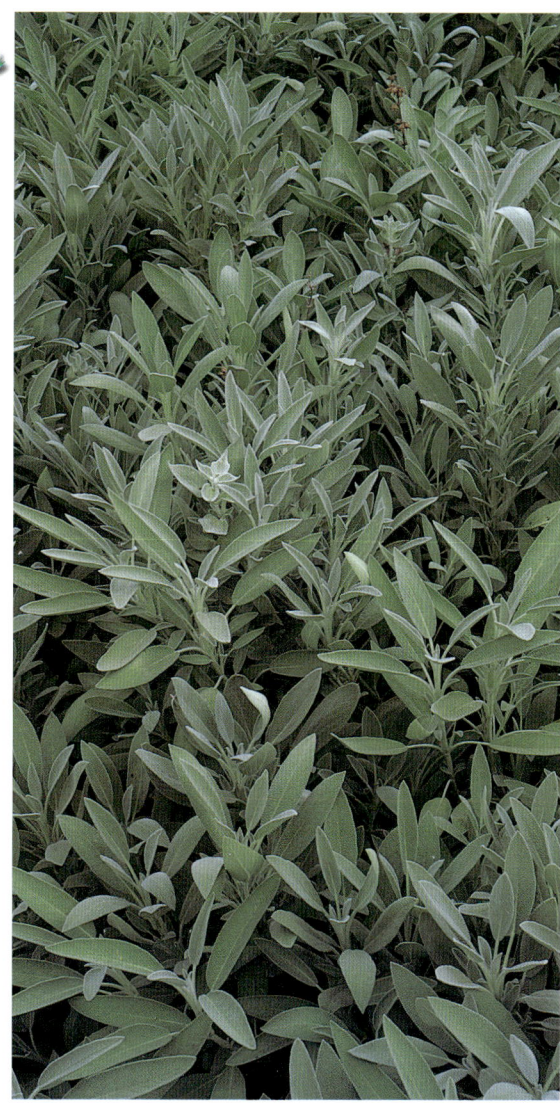

葉は夏に採取して薬用に用いる

使用法　ヨモギや樟脳のようなよい香りがあり、芳香性健胃薬として用いられるほか、血液の循環をよくして体調を整える、また抗酸化作用で老化を防ぐなどの効用がある。疲労回復、強壮、健胃には、煮立たせた赤ワイン500mlに乾燥した葉をひとつかみを入れて15分おき、かすを除いてはちみつなどで甘味をつけたものを、食事の際に盃1杯ずつ飲む。カップ1杯に乾燥葉を2〜3枚入れて湯を注ぎ、お茶として飲んでもよい。葉にはさわやかなほろ苦さがあり、刻んで料理に用いてもよい。

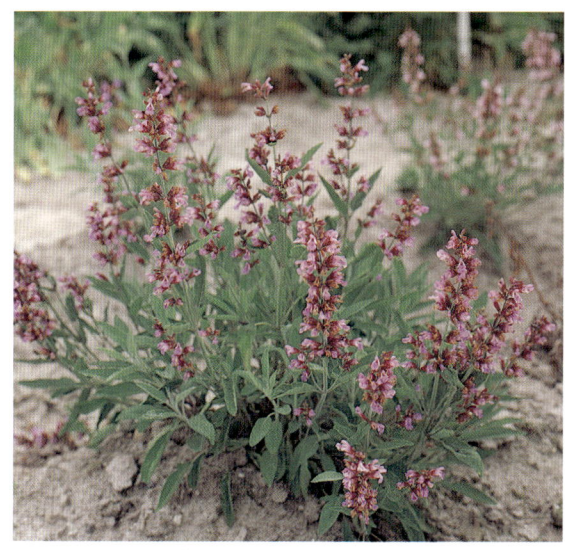

5〜6月に咲く唇形花

食べて効く薬草・薬木
肉料理の臭い消しに使われるセージ

セージは肉の脂肪を分解し臭みを消す作用があるため、肉料理によく用いられる。とくにソーセージには欠かせない。レバーやラムなどややくせのある肉、また青魚にも適している。生の葉を使う場合は、料理ができたら取り除く。ひき肉料理には乾燥品を粉末にしたものを練り込んで用いるとよい。生より乾燥品のほうが香りが強いので、使い過ぎないように注意する。粉末の場合は肉1kgに対して小さじ半分程度が適量である。

滋養強壮／生活習慣／ストレス／消化器／循環器／呼吸器／目・鼻・耳・口／関節・筋肉／泌尿器／解熱・鎮痛／皮膚・外傷／婦人病

植栽・栽培 ■ 採取時期
1 2 3 4 5 6 7 8 9 10 11 12

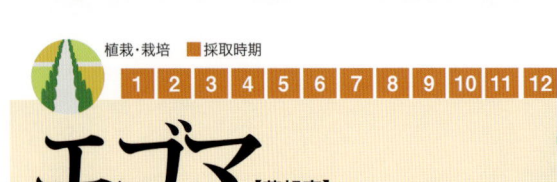

エゴマ【荏胡麻】
Perilla frutescens var. frutescens　シソ科シソ属

全国（栽培）

● たむし

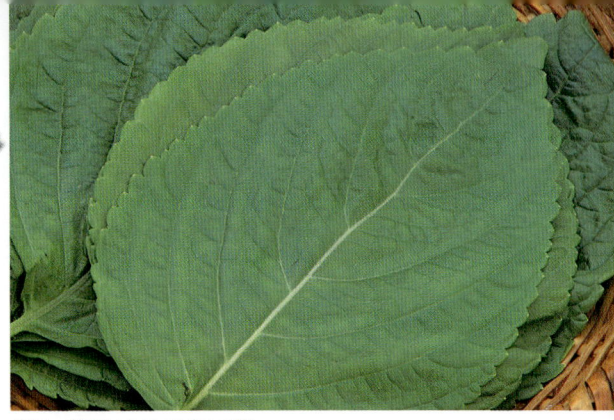

食用、薬用になるエゴマの葉

●インドから中国南部地域が原産とされる多年草。日本ではすでに縄文時代から栽培されていたともいわれる。古くから種子油が灯火用に利用されてきたが、江戸時代以降は菜種油に押され、一部野生化している。全体に独特の臭気がある。茎は四角形で直立、高さ1mほどになる。茎や葉柄には毛がある。シソに似るが、葉はシソよりも大きく、卵円形で先が尖り、縁には鋸歯があり、対生する。葉はふつう緑色だが、裏面が淡紫色を帯びるものもある。茎葉には白毛がある。8～10月ごろ、茎頂と葉腋から総状花序を出し、白色の小さな唇形の花を密につける。

果実は4個の小分果からなる。エゴマの油は乾きがよく、かつては油紙や雨傘などの防水加工に用いられた。同属に、全草にレモンのような香気があるレモンエゴマがある。

成　分　葉：精油（ペリラケトン、エゴマケトン、エルショルチアケトン、ナギナタケトンなど）

採取・保存　必要に応じ生の葉を採取して利用する。

使用法　たむしには、生の葉をすりつぶすようにして汁を出し、患部に塗る。

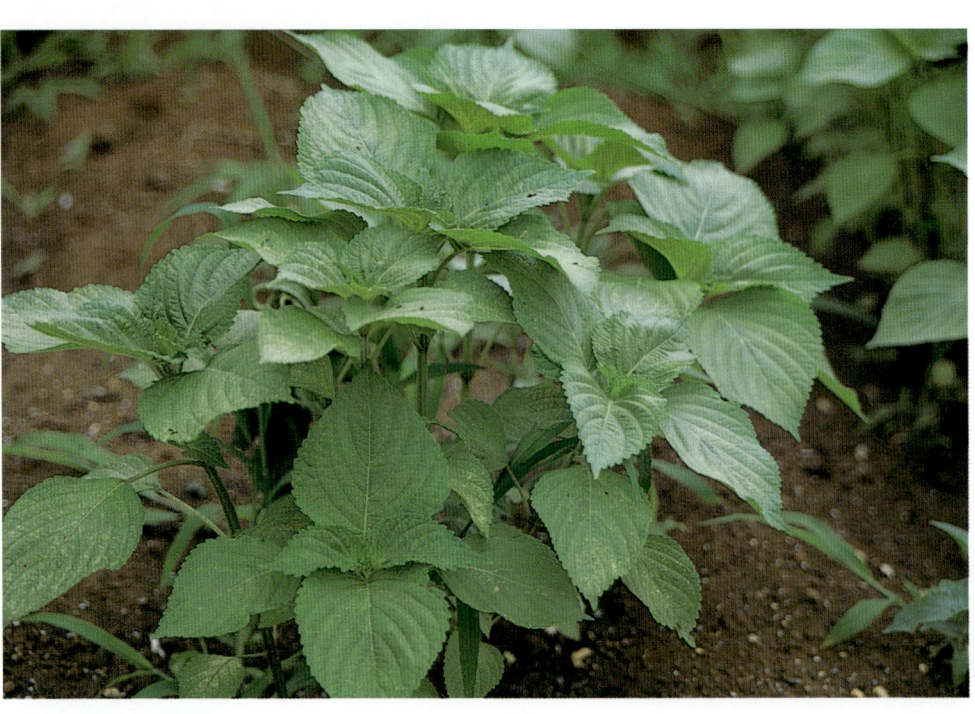

草姿はシソに似るが、葉はシソよりも大きい

食べて効く薬草・薬木

α－リノレン酸で注目されるエゴマ油

　エゴマ油はもともと灯火用や工業用に用いられてきたが、近年食用油として注目を集めている。エゴマ油に含まれるα－リノレン酸は、体内でＥＰＡ（エイコサペンタエン酸）、ＤＨＡ（ドコサヘキサエン酸）などに変化し、がん予防やアレルギー予防、動脈硬化予防などに効果があるとされるためである。自家製のドレッシングなどに利用して摂取したい。なお、エゴマ油は高温で分解しやすく、引火の危険性があるので、炒めものなどに利用する際にはホットプレートを使用するほうがよい。

植栽・栽培　採取時期
1 2 3 4 5 6 7 8 9 10 11 12

ジャガイモ【ジャガ芋】
Solanum tuberosum　ナス科ナス属

別 バレイショ、ジャガタライモ　　全国（栽培）

やけど　　打ち身、ねんざ、痛風

●南米のアンデス高地原産の多年草で、高さ80cm内外。地下茎が横に伸び、その先端が肥厚してイモといわれる塊茎になる。葉は互生し奇数羽状複葉で小葉は5〜9枚、先のやや尖った卵形。花期は6月ごろで、茎頂と葉腋に集散花序をつけ、白から淡紫色の星形の花を咲かせる。日本には16世紀にオランダ人が伝えたとされ、インドネシアのジャカルタ経由で渡来したことから「ジャガタライモ」、略して「ジャガイモ」となった。寒さに強く栽培が比較的容易なので、世界の温帯各地で重要な食料として、あるいは酒などの原料として栽培されている。

[成分] 塊根：多糖類（デンプン）、ビタミンCなど
[採取・保存] 必要時に塊茎を掘り採り、洗って用いる。保存は風通しのよい日陰で。冷蔵庫には入れない。
[使用法] 軽いやけどにはイモの皮をむいてすり下ろし、水気を軽くしぼって患部に貼る。打ち身、ねんざには、イモのすりおろしにイモの半量の小麦粉と酢少々を加え、練ったものをガーゼにのばして患部に貼る。いずれも乾いたら取り替える。食用としては、体内の塩分のバランスを保つカリウムが多く含まれ、高血圧予防効果が期待できるほか、アルカリ性で尿酸を抑制するので痛風予防にもよいとされる。
[注記] 地上部、イモの芽、未熟のイモ、および日が当たり青くなったイモの皮の部分には、ステロイド配糖体アルカロイドのソラニンとチャコニンという有毒性成分があり、吐き気、腹痛などの中毒症状を起こすので食用してはならない。

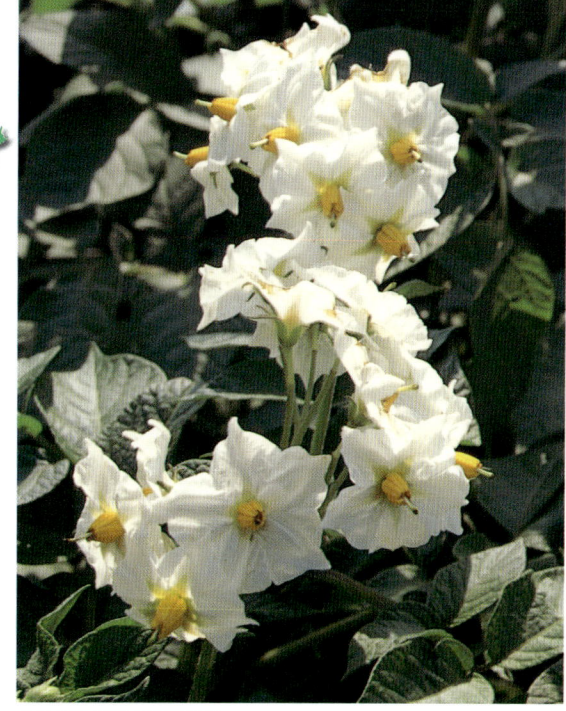

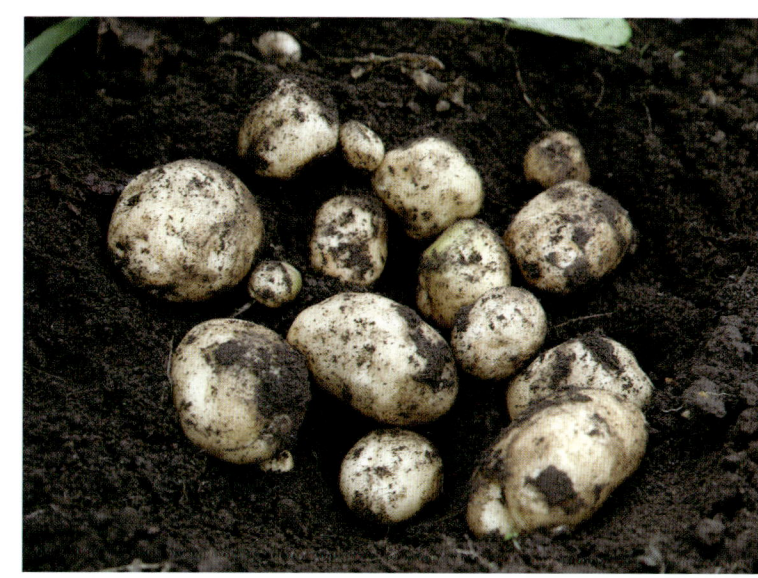

6月ごろに咲く星形の花

食用、薬用になるジャガイモの塊茎

食べて効く薬草・薬木
さまざまな調理法に向くジャガイモ

ジャガイモのビタミンC含有量はトマトやキュウリよりも多いうえ、ビタミンCがデンプンに包まれているため加熱による損失が少ないという特色がある。ゆでる、蒸す、煮る、炒めるなどあらゆる調理法でおいしく食べられる。皮をむかないで調理するほうが食物繊維を多く摂取できる。代表的な品種である〈男爵〉は、粉質でほくほくした食感なのでふかしイモやサラダに、〈メークイン〉は粘り気があり煮くずれしにくいので煮込み料理や炒めものに向く。

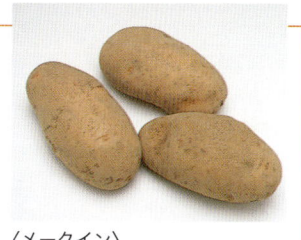

〈メークイン〉

トウガラシ【唐辛子】

Capsicum annuum ナス科トウガラシ属

植栽・栽培／採取時期：9〜11月

別 コウライコショウ、ナンバンコショウ
生 蕃椒（ばんしょう）
全国（栽培）

肩こり、神経痛、筋肉痛　食欲不振　肥満

●南米アマゾン川流域原産の多年草で、日本では1年草として栽培される。16世紀に渡来。高さ60cm内外で多数分枝する。葉は互生し、披針形で先端が尖る。6〜7月に葉腋から花茎を伸ばし、花冠の5〜7裂した白い花を1個ずつ咲かせる。果実は細長い円錐形、表面はなめらかで光沢がある。通常赤く熟すが、品種によっては黄色や黒紫色になる。果実の中には扁平な黄色の種子が多数入っている。世界中で多くの品種があり、日本で一般的にトウガラシといわれるのは〈鷹の爪〉に代表される辛味種。甘味種の代表はピーマンや〈ししとう〉である。

成分 果実：辛味成分（カプサイシン）、カロチノイド（カプサンチン、β－カロチン、ルテイン、クリプトキサンチンなど）など

採取・保存 秋に果実を採取して1週間ほど天日干しにする。これを蕃椒（ばんしょう）とよんでいる。

使用法 辛味成分のカプサイシンには胃液の分泌を促す、血行をよくする、痛みを緩和するなどの効用がある。肩こりや神経痛、筋肉痛には粉末をご飯と混ぜて練り、布に塗って患部に貼る。トウガラシ10本を薬用アルコール100mlに1週間漬けたトウガラシチンキを患部に塗布してもよい。冬、靴のつま先に1〜2個を入れておくと足先が冷えるのを防げる。またカプサイシンは脂肪の分解を助けるので、食用すると肥満防止に役立つといわれている。熱で辛味が変化しないため、加熱調理に適している。刺激が強く、大量に摂ると胃腸を荒らすので注意。

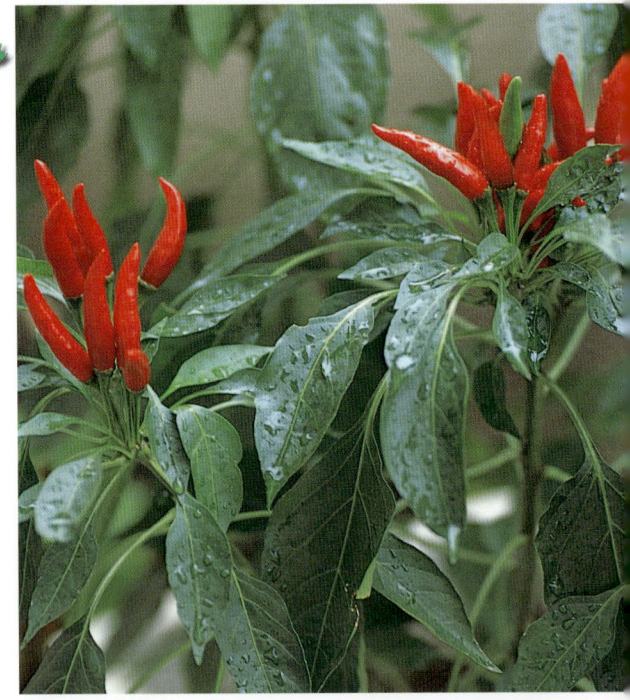

品種によって果実の色や形はさまざまだが、どの種も表面はなめらかで光沢がある

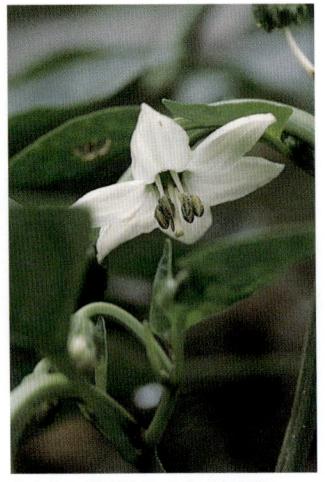

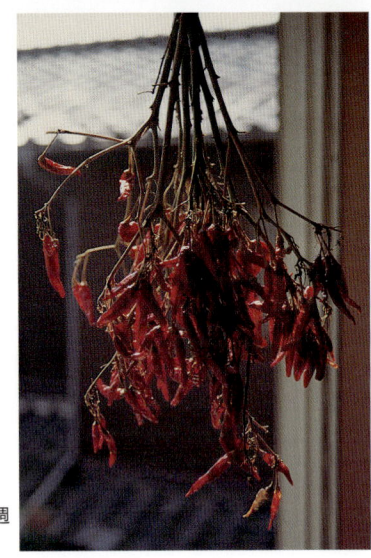

代表的な甘味種〈ししとう〉の花

果実は採取したら1週間ほど日干しにする

食べて効く薬草・薬木

世界中で調味料として使われるトウガラシ

韓国のコチュジャン、中国の豆板醤（トウバンジャン）、アメリカのタバスコ、インドネシアのサンバルなど、トウガラシを用いた調味料は世界中にあり、食文化の上で重要な位置を占めている。日本ではトウガラシに陳皮（ちんぴ〜ウンシュウミカンの果皮：134ページ）、山椒（さんしょう〜サンショウの果皮：130ページ）などを加えた七味トウガラシが広く親しまれている。なお暑い国でトウガラシを使った料理が多いのは、血行をよくして発汗を促すため、体温が下がり涼しく感じる効果があることから。

ナス【茄子】

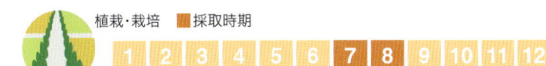

Solanum melongena　ナス科ナス属

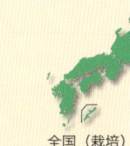

植栽・栽培　採取時期　1 2 3 4 5 6 **7 8 9** 10 11 12

別　ナスビ　　生　茄子（かし）、茄蔕（かてい）　　全国（栽培）

打ち身、ねんざ（果実）
やけど（果実）、腫れもの、いぼ（果実のへた）

●インド原産の多年草で、日本では1年草として栽培される。古く奈良時代に渡来し、全国各地でさまざまな形、大きさの品種がつくられている。高さ60〜90cmほど、茎は黒紫色で多数分枝する。葉は卵状楕円形で互生する。6〜8月に茎の途中に花枝を出し、紫色の小花を下に向けて咲かせる。花後に、表面がなめらかで光沢のある果実をつける。果実は液質で、色は通常暗紫色、基部は棘のある同色のへたで覆われている。

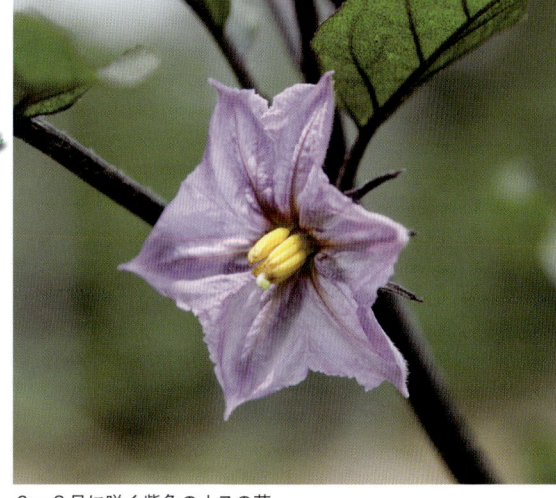

6〜8月に咲く紫色のナスの花

成　分　果実：ステロイドアルカロイド配糖体（ソラソニン、ソラソジン、ソラマルギンなど）、アントシアニン（ナスニン）など

採取・保存　夏に、成熟した果実を採取して、そのままあるいは天日で乾燥させて用いる。これを茄子（かし）といい、またへたの部分を乾燥させたものを茄蔕（かてい）という。果実は常温で保存したほうが長持ちする。

使用法　打ち身やねんざ、軽いやけどには冷やした果実を縦に切って切り口を患部にあてる。腫れものには茄蔕（かてい）10gを煎じた汁で冷湿布する。へたは古くからいぼとりの効果があるとされ、切り口でいぼを繰り返しこするといぼがとれることがある。また、ナスは体を冷やす作用のある夏野菜なので、食用すると暑さによるのぼせを解消するのに役立つ。

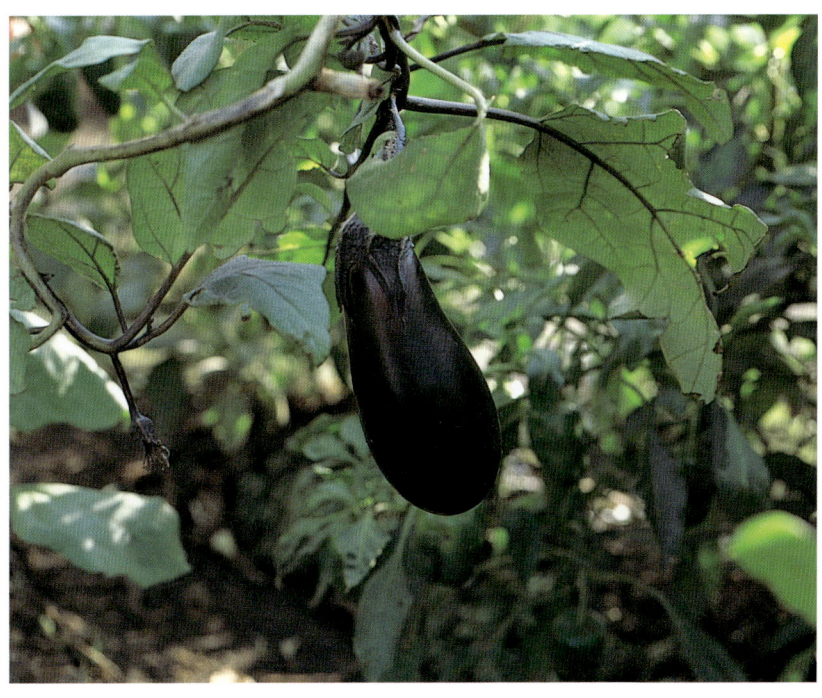

果実は打ち身やねんざなどに、へたはいぼとりに用いられる

食べて効く薬草・薬木

抗酸化作用をもつ成分ナスニン

皮に含まれる成分ナスニンは、アントシアニン系の色素でポリフェノールの一種。強い抗酸化作用をもち、がんや生活習慣病の発生を抑えるといわれる。また目の疲れを緩和する働きもある。有効成分のナスニンを摂取するには、皮ごと食べることが必要。水溶性で煮汁に溶け出すので、味噌汁など汁ごと食べる調理法がよい。漬けものも有効な食べ方といえる。漬ける際に鉄のくぎを入れると発色がよくなることは知られているが、ナスニンが鉄イオンと結合して安定するため、より多くのナスニンを摂取できるという効果もある。なお、ナスは油をよく吸うので、炒めものにする際はリノール酸などを含んだ植物油を使用するとよい。

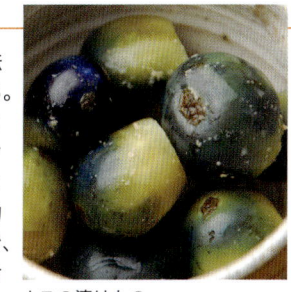

ナスの漬けもの

ゴマ 【胡麻】

Sesamum indicum ゴマ科ゴマ属

植栽・栽培／採取時期：9月

生 胡麻（ごま）　全国（栽培）

- 腰痛
- すり傷、切り傷、美肌、抜け毛予防
- 滋養、強壮

●世界各地で栽培される1年草。インド、エジプトの原産といわれ、日本には奈良時代にはすでに渡来していたとされる。高さ約1m、茎の断面は4角形で、下部が木質化する。葉は、長楕円形または披針形で長さ約10cm。下のほうは対生、上のほうはときに互生する。茎や葉には軟毛が密生する。7〜8月、茎上部の葉腋に、白色ないし淡紫色の唇形花を1〜3個ずつつける。果実は通常4室に分かれたさく果で、中に多数の種子がつまっている。ゴマの種子は半分以上が脂質で、種子からとるゴマ油は食用に広く用いられている。なお、種子の色は品種により黒色、白色、淡黄色などがあり、それぞれ黒ゴマ、白ゴマ、金ゴマといわれる。

成分 種子：脂肪油（油酸、リノール酸、ステアリン酸、アラキン酸などのグリセリド）、リグナン（セサミン）など

採取・保存 秋に果実が割れる前に全草を抜き取って天日で干す。果実が割れて出てくる種子を集めて日干しにしたものを胡麻（ごま）という。

使用法 疲れからくる足腰の痛みには、ゴマを炒ってすりつぶしたもの盃1杯とショウガのすりおろしたもの盃半分を湯飲みに入れ、湯を注いで飲む。すり傷や切り傷、肌荒れにはゴマ油を患部に塗る。抜け毛や白髪予防には、ゴマ油に少量の塩を混ぜて頭皮にすり込むとよい。また、ゴマを毎日の食事に取り入れると滋養、強壮によい。生活習慣病予防や老化防止効果も期待できる。

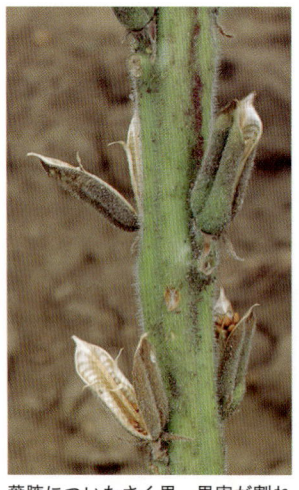

葉腋についたさく果。果実が割れる前に全草を採取する

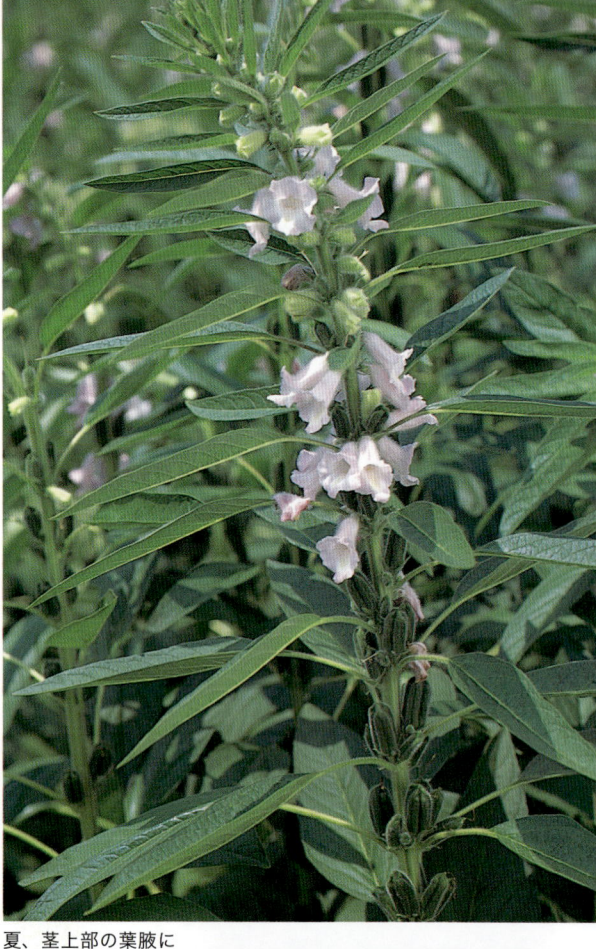

夏、茎上部の葉腋に唇形花が咲く

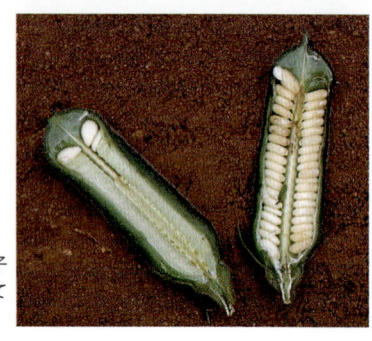

さく果の断面。種子がぎっしり詰まっている

薬草・薬木の豆知識

黒ゴマ、白ゴマ、金ゴマの違い

　黒ゴマ、白ゴマ、金ゴマは、成分にはほとんど差がないが、油脂の割合がもっとも高いのが白ゴマで、ゴマ油は一般に白ゴマからつくられる。生薬として用いられてきたのはおもに黒ゴマ。外皮にポリフェノールを多く含み、抗酸化作用に優れている。香りが強いので、料理に使われることも多い。金ゴマはもっとも強い芳香があり、少量しか出回らないので珍重される。いずれも種子の外皮は硬く消化しにくいので、すりつぶして用いるほうが吸収がよくなる。

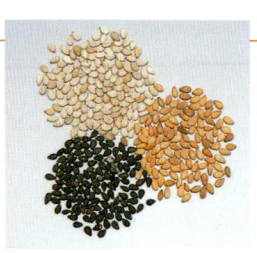

黒ゴマ、白ゴマ、金ゴマ

植栽・栽培　■採取時期
1 2 3 4 5 6 7 8 **9 10** 11 12

カボチャ【南瓜】
Cucurbita moschata　ウリ科カボチャ属

別 ナンキン、トウナス　生 南瓜仁（なんかにん）　全国（栽培）

滋養、疲労回復（果実）
がん予防（果実）、動脈硬化（種子、果実）

●中南米原産とされるつる性の1年草。食用に広く栽培される。茎は断面が5角形で軟毛が生え、10mほどの長いつるになって地上を這う。葉は互生し、葉身は先の尖った心臓形で浅く5裂する。7～8月、葉腋に大形の黄色の合弁花を開く。雌雄同株で雄花と雌花がある。品種には大きく分けて日本カボチャと西洋カボチャがある。日本カボチャは果実に縦に深い溝が入り凹凸があるが、西洋カボチャは表面が比較的なめらか。日本には16世紀にポルトガル人がカンボジアから持ち込んだといわれ、カンボジアが転訛してカボチャとよばれるようになった。

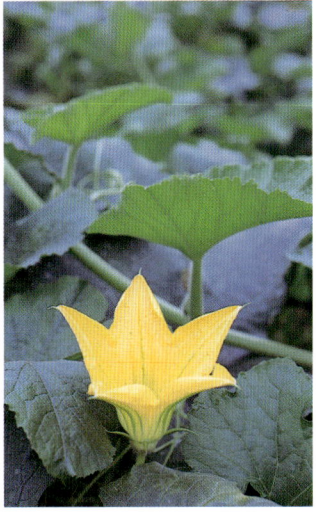

カボチャの花（雄花）

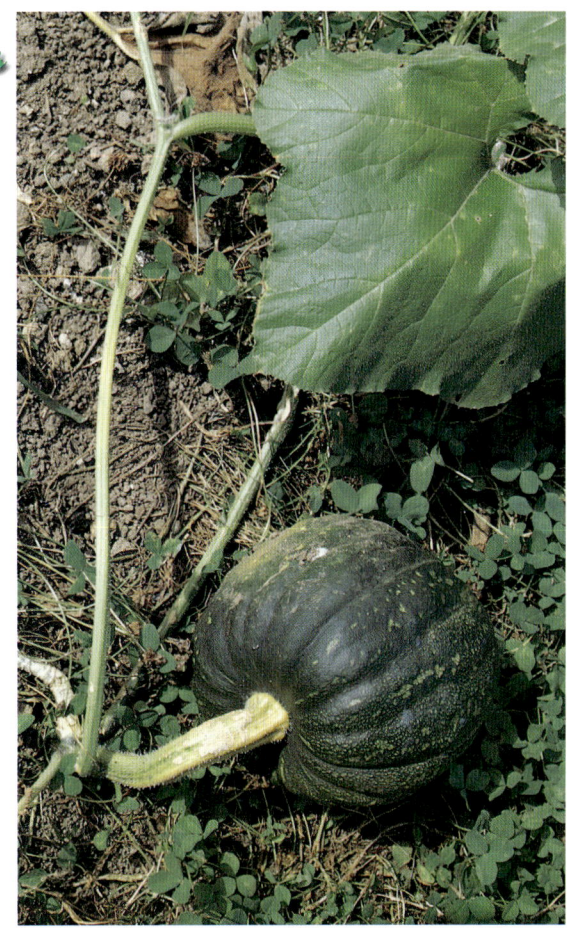

秋に果実を採取し、食用、薬用に用いる

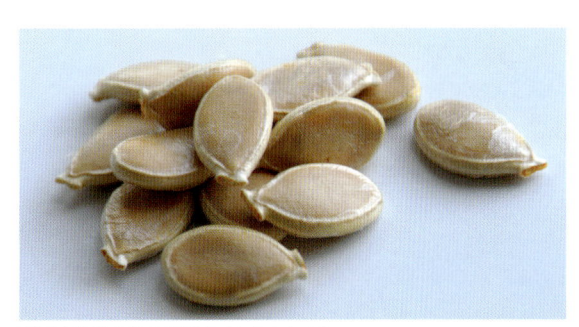

成　分　種子：脂肪油（パルミチン酸、ステアリン酸、油酸、リノール酸などのグリセリド）／果実：カロチノイド（β－カロチン、ルテイン、リコピンなど）、ビタミン（ビタミンA、ビタミンC、ビタミンB$_1$、ビタミンB$_2$、ニコチン酸など）など

採取・保存　秋に果実を採取し、中の種子を集めて日干しにしたものを南瓜仁（なんかにん）という。果実は切らなければ長期間保存できる。

使用法　種子はリノール酸を含み、炒って殻を割って食用すれば動脈硬化の予防になる。南瓜仁（なんかにん）の粉末は、かつては回虫の駆除に用いられた。果実にはカロチン、ビタミンB$_1$、B$_2$、Cが含まれ、代表的な緑黄色野菜のひとつ。柔らかく煮て食用すればがんや動脈硬化の予防をはじめ、疲労回復や滋養に役立つとされる。粘膜を丈夫にし体を温めるのでかぜの予防にもよい。

種子を乾燥させた南瓜仁（なんかにん）

食べて効く薬草・薬木
カボチャ調理のポイント

現在市場に出回るのはおもに西洋カボチャの一種のえびすカボチャである。クリカボチャともいわれ、甘みが強くほくほくした食感が特徴。煮もののほか、つぶしてうらごしし、スープにするのにも向く。日本カボチャは水分が多く粘り気があり、天ぷらなどに向いている。カボチャを調理する際には、カボチャ自体に甘みがあるので、煮つけるときは砂糖を控えめにする。収穫してすぐより、3～4カ月貯蔵したもののほうが、デンプンが糖に分解されて甘みが増す。

滋養強壮／生活習慣／ストレス／消化器／循環器／呼吸器／目・鼻・耳・口／関節・筋肉／泌尿器／解熱・鎮痛／皮膚・外傷／婦人病

キュウリ【胡瓜】

Cucumis sativus ウリ科キュウリ属

植栽・栽培 ■採取時期
1 2 3 4 5 6 **7 8** 9 10 11 12

別 キウリ、カラウリ　生 胡瓜（こか）　全国（栽培）

利尿、むくみ、腎炎　やけど　暑気あたり

●インド北部原産のつる性の1年草。日本に渡来したのは平安時代より前とされ、現在は野菜として全国で栽培される。茎は細く、巻きひげで他物に絡みついて生長する。葉は互生して長い柄をもち、掌状に浅く3～5裂する。葉縁には鋸歯がある。6～7月、葉腋に黄色の花を咲かせる。雌雄同株で、雄花と雌花があり、雌花には長い子房がついている。花後に円柱形の液果をつける。果実は長さ15～30cmで緑色、熟すと黄褐色になる。果実は元来苦みが強かったが、品種改良で現在のような品種になった。江戸時代以前には黄熟したものを食用したので黄瓜とよばれ、キウリからキュウリとなった。漢字の「胡瓜」は西域の地である胡から伝えられた瓜の意。

成分　果実：トリテルペノイド（ククルビタシンC）、フラボノイド配糖体（ルチン、イソクエルシトリンなど）など

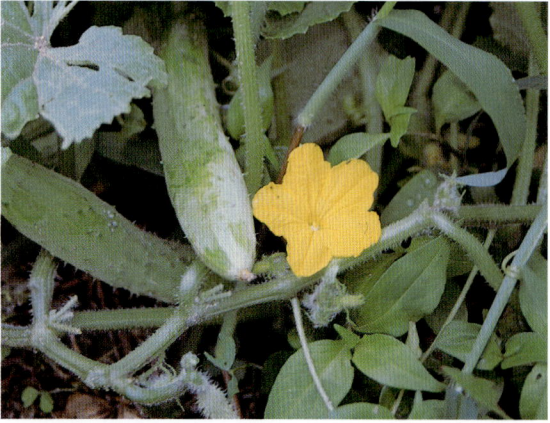

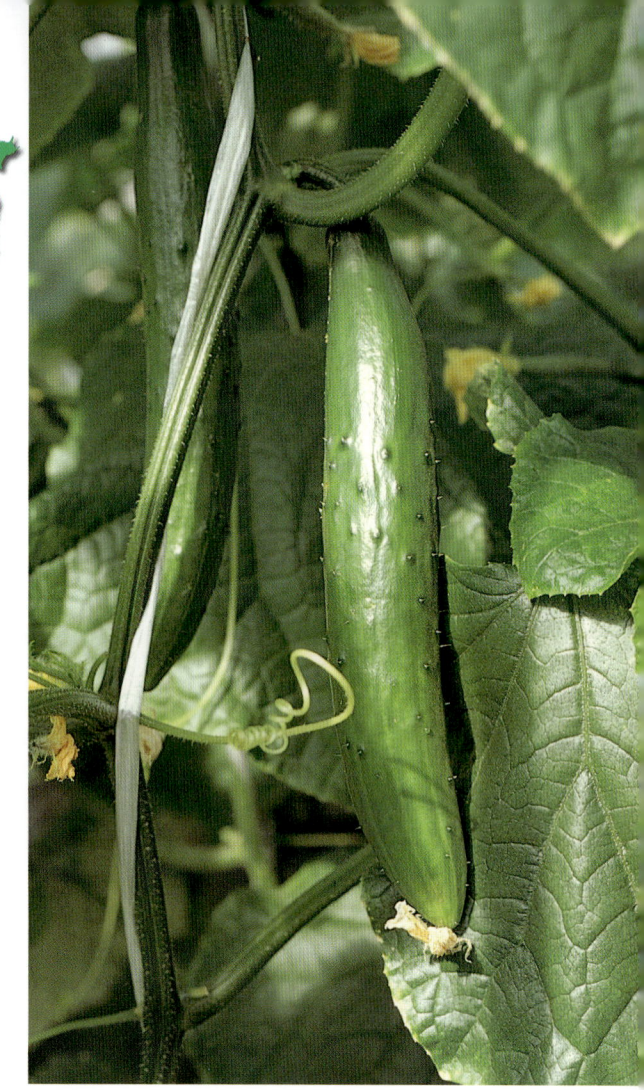

果実はそのまま、あるいは日干しにして薬用に用いる

6～7月ごろに咲くキュウリの花

採取・保存　7～8月に果実を採取し、そのまま使用する。また、薄い輪切りにして天日で乾燥させたものを胡瓜（こか）という。

使用法　成分のイソクエルシトリンに利尿、消炎効果がある。腎炎などでむくみがあるとき、胡瓜（こか）1日量10gを200mlの水で半量に煎じてかすを除き、食後3回に分けて服用する。生の果実を食べてもよい。軽いやけどには、患部を水で冷やした後、冷やした果実を輪切りにして患部に貼る。暑気あたりにも冷やした果実の輪切りを足の裏に貼るとよい。

食べて効く薬草・薬木
キュウリの栄養を効率よくとるには

　キュウリの成分は90％以上が水分であり、栄養を摂取するというより、食感を楽しむ野菜といえる。ビタミンCやカリウム、カルシウムがバランスよく含まれ、またぬか漬けにすると、ぬかの栄養が浸透するのでビタミンB_1の含有率が上がる。なお、キュウリはビタミンCを酸化してしまうアスコルビナーゼという酵素を含むので、ほかの野菜と一緒にジュースにするのは避けたほうがよい。サラダには酢やレモン汁を加えると、この酵素の働きが抑えられる。

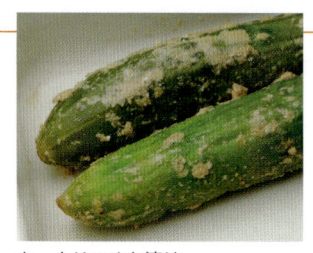

キュウリのぬか漬け

植栽・栽培　■採取時期
1 2 3 4 5 6 **7** 8 9 10 11 12

スイカ【西瓜】
Citrullus vulgaris　ウリ科スイカ属

別 サイウリ　　　　　全国（栽培）

利尿、むくみ、腎炎　　暑気あたり

●熱帯アフリカ原産といわれるつる性の1年草。茎は分枝して長く地上を這い、全体に白い毛が生えている。節から巻きひげを伸ばす。葉は有柄で互生し、葉身は長楕円形で長さ10～20cm、羽状に深く裂ける。夏に、葉腋に淡黄色で5裂した合弁花を咲かせる。雌雄異株で、雄花・雌花がある。花後に球形の大きな液果を結ぶ。果実は径約30cm、重さは5～7kgにもなる。果皮は緑色で黒みを帯びた縦縞があり、多くは果肉が赤い。種子は扁平な卵形で黒褐色。果実が小ぶりの品種や果肉の黄色い品種などもある。

成分 果実：アミノ酸（シトルリン）、カロチノイド（α－, β－カロチン、リコピンなど）／種子：クマリン（ダフネチン、フラキシジン、イソフラキシジンなど）など

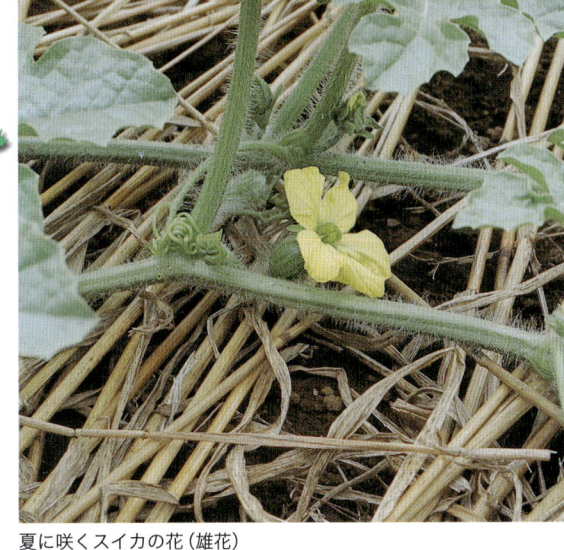

採取・保存 夏に果実を採取し生で用いる。

使用法 成分のシトルリンには強い利尿作用があり、腎臓炎や妊娠中のむくみには、果肉を食べるか、西瓜糖小さじ1杯を200mlの湯に溶かして1日3回食間に飲む。スイカには体の熱をとる作用があり、また果肉に含まれる果糖は体内でエネルギーに変わりやすいので、暑気あたりにはスイカを食べると速やかな疲労回復効果が得られる。

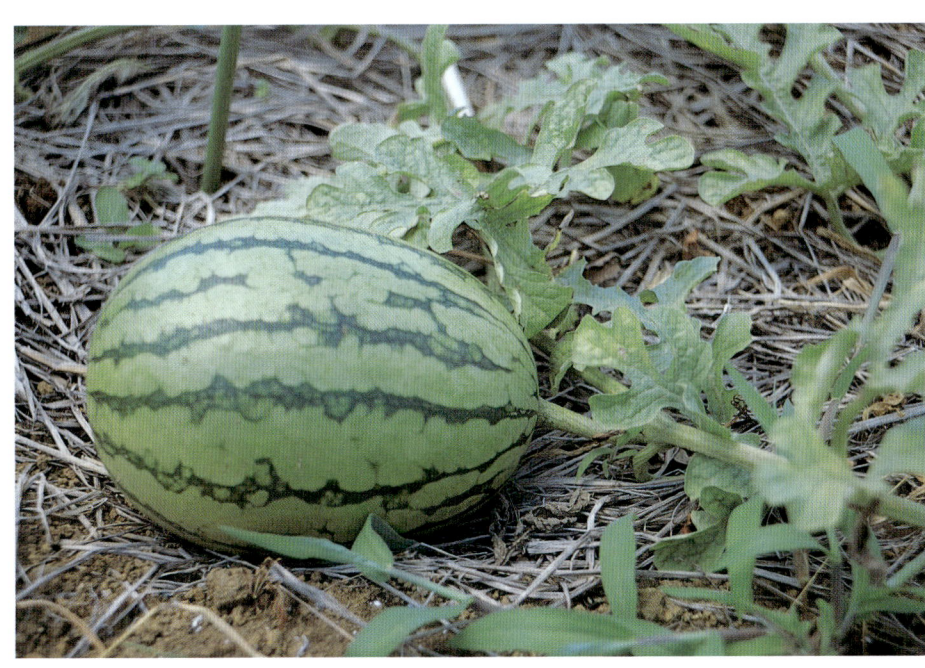

夏に咲くスイカの花（雄花）

夏の果物の王様ともいわれるスイカ。果実には体の熱をとる作用がある

食べて効く薬草・薬木
長期保存できる西瓜糖（すいかとう）

西瓜糖はスイカの生の果肉を細かく刻んでとろ火で煮つめ、漉してかすを除き、さらに水あめ状になるまで煮つめてつくったもの。冷えてからびん詰めにして保存する。密栓して冷暗所に置くと2～3年もつとされる。砂糖やシロップの代わりに利用したり、焼酎の水割りなどに加えてもよい。なお、西瓜糖は大玉のスイカ1玉からわずか100g程度しかできないといわれる。

トウガン【冬瓜】

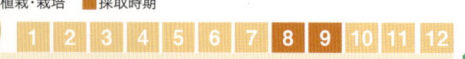

Benincasa hispida ウリ科トウガン属

植栽・栽培 ■採取時期
1 2 3 4 5 6 7 8 9 10 11 12

別 カモウリ、トウガ
生 冬瓜（とうが）、冬瓜子（とうがし）

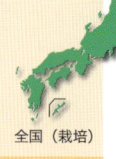

全国（栽培）

利尿、むくみ、腎炎、痔

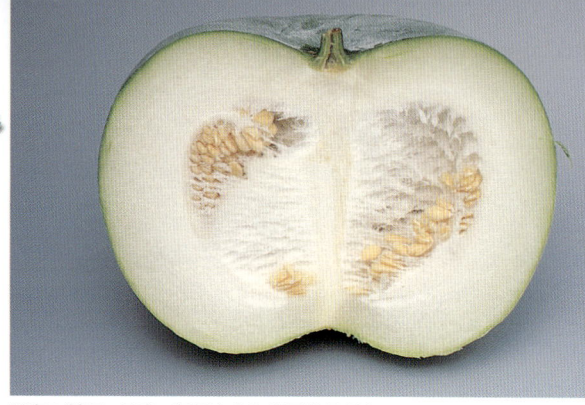

果実の断面。果実、種子ともに利尿作用がある

●原産は東南アジアまたはインドのつる性1年草。茎は地上を這い6〜7mになる。巻きひげがあり、細かい毛が生えている。葉は互生し広卵形で大きく、掌状に浅く裂ける。雌雄同株で、夏から秋にかけて葉腋に黄色の雄花と雌花をつける。合弁花で花冠は5裂する。果実は球形ないし長楕円形の液果で果皮は硬く、はじめ白い毛があるが、熟すとろう質が分泌され、白い粉をふいたようになる。保存性に優れ、夏に収穫した果実が冬を経て翌春まで貯蔵できることから「冬瓜」の名がある。

成分 果実：トリテルペノイド（イソマルチフロレニルアセテート）／種子：トリテルペノイド（5, 24-ククルビタジエノール）など

採取・保存 8〜9月ごろに果実を採取し、外皮を除いて内皮を薄くはいで日干しにする。これを冬瓜（とうが）とよぶ。また、種子を水洗いして日干しにしたものを冬瓜子（とうがし）という。

使用法 果実、種子ともに利尿作用がある。腎炎などの際のむくみには、乾燥させた内皮1日量20gを刻んで500mlの水で半量に煎じ、3回に分けて食間に服用する。冬瓜子（とうがし）1日量10gを煎じてもよい。また、痔には上記の煎液の冷ましたもので患部を洗浄する。

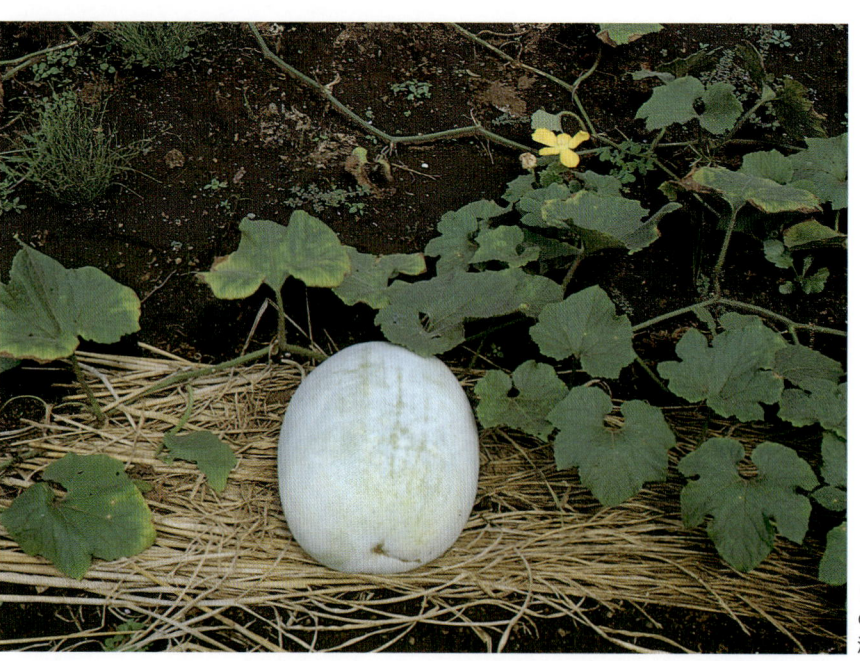

トウガンの果実。表面が白いのは、果実からろう物質が分泌されるため

食べて効く薬草・薬木
ダイエットや高血圧予防にも向く

　トウガンの果実は95％以上が水分であり、栄養価の面ではあまり特徴はない。ただし、カロリーが少ないうえ、利尿効果があることから、ダイエット食には適している。また、体内の塩分バランスを整えるカリウムが含まれるので、血圧の安定にも効果があるとされる。トウガン自体にはあまり味がないので、だしをきかせた煮ものやスープなどにするとおいしく食べられる。夏は冷たい料理にしてもよい。消化がよく、暑気あたりのときでも胃腸に負担をかけない食材である。中華料理では煮る、蒸す、炒めるなど昔からさまざまに用いられている。

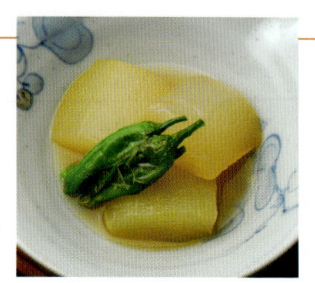

トウガンの煮もの

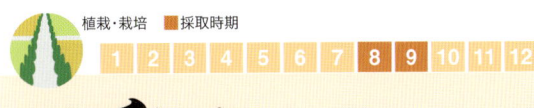

植栽・栽培　■採取時期
| 1 | 2 | 3 | 4 | 5 | 6 | 7 | 8 | 9 | 10 | 11 | 12 |

ヘチマ【糸瓜】

Luffa cylindrica　ウリ科ヘチマ属

別 イトウリ、トウリ　　生 糸瓜（しか）　　全国（栽培）

咳、たん　　利尿、むくみ　　美肌

●インド原産とされるつる性の1年草。茎は分枝してよく伸び、巻きひげで他物に絡みつく。茎の断面は5角形。葉は互生し、掌状に浅く3〜7裂する。雌雄同株で、夏から秋に黄色の花をつける。雄花は小さな花が集まって咲き、雌花は5〜10cmの大きな単独の5弁花。果実は円筒状で、大きいものは60cm程度になる。表面には浅い縦溝がある。果肉は熟すと網状の繊維組織ができる。古くは「糸瓜(いとうり)」とよばれたが、やがて「い」が抜けて「と瓜」になり、「と」は「いろは」の順番で「へ」と「ち」の間にあるので「ヘチマ（へち間）」になったという。

成分 葉：トリテルペノイドサポニン（ルシオシドA〜Hなど）／種子：トリテルペノイドサポニン（ルシオシドN,Pなど）

採取・保存 夏、地上50cmほどのところで茎を切り、根元のほうを折り曲げてびんに差し込み、綿などで栓をして

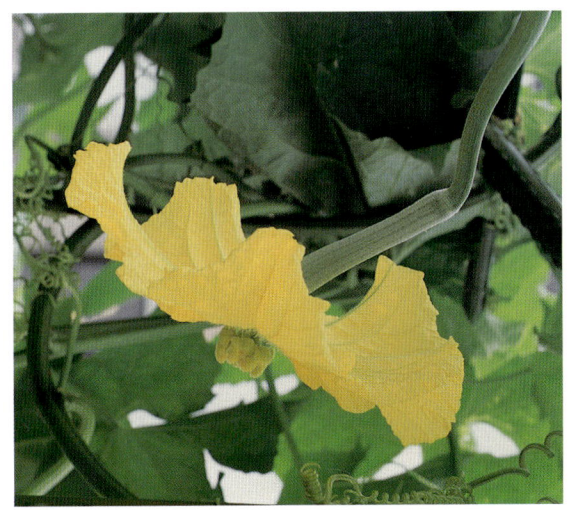

ヘチマの花（雌花）

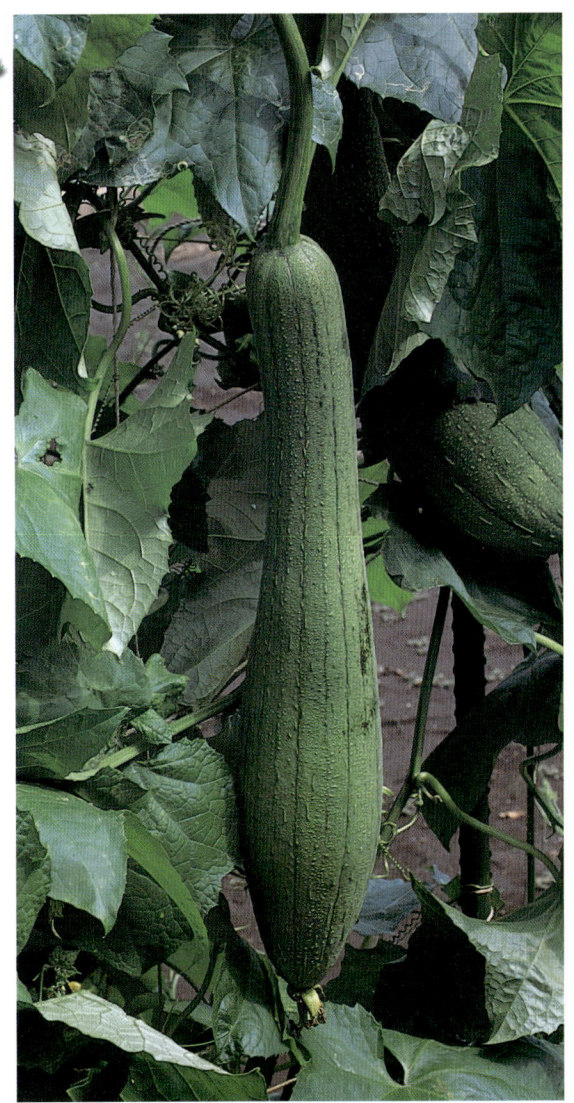

茎から採取したヘチマ水や果実を薬用に用いる

一晩おくと水がたまる。これを「ヘチマ水」という。そのままでは腐りやすいので、一度煮立ててろ紙で濾し冷蔵庫で保存する。また、果実を採取してそのまま用いる。

使用法 咳、たん、利尿、むくみには、ヘチマ水500mlを半量に煮つめ、砂糖で甘みを加えて3回に分けて食間に服用する。咳、たんにはヘチマ水でうがいをするのも効果がある。生の果実の煮汁を飲んでもよい。肌荒れには、煮沸して冷ましたヘチマ水500mlに対し、グリセリン100ml、エタノール300mlを加えたものを化粧水として用いる。収れん効果があり日焼け後の肌にもよい。

食べて効く薬草・薬木

若い果実は食用になる

ヘチマの果実はミネラルを多く含み、夏バテにも効く。食べるのは熟す前の若い果実。スープ、味噌汁、漬けものなどに、またゆでて田楽味噌をつけてもよい。沖縄ではヘチマをナーベーラーとよんで盛んに料理に用いている。代表的なものは炒めもの（チャンプルー）で、皮をむいて5mm厚の輪切りにしたヘチマ、木綿豆腐、豚肉、その他の野菜を炒めて、だし汁、砂糖、酒で溶いた味噌で調味し、とき卵とかつおぶしを加える。

植栽・栽培　■採取時期（種子：9〜11月、葉：8月、根：10〜3月）

| 1 | 2 | 3 | 4 | 5 | 6 | 7 | 8 | 9 | 10 | 11 | 12 |

ゴボウ 【牛蒡】
Arctium lappa　キク科ゴボウ属

- 別 キタイス
- 生 牛蒡子（ごぼうし）、悪実（あくじつ）
- 全国（栽培）

- 腫れもの（種子）
- のどの痛み（種子）
- 利尿、むくみ（種子）
- 神経痛、関節炎（葉）
- 便秘（根）
- 糖尿病（根）

●ユーラシア大陸北部に広く分布する2年草。日本には10世紀より前に伝わったとされる。高さ1.5m内外。多肉質で、長さ40〜150cmになる主根が地下にまっすぐ伸びる。根出葉は心臓形で長い柄があり、長さ40cmほど。鋸歯があり、葉裏に白い毛が密に生える。夏に茎の上部が分枝して、紫色またはまれに白色の管状花からなる頭状花をつける。頭状花は球形で、針状の総苞片をもつ。野菜として根を食用するのは日本だけである。

成分　種子：脂肪油（油酸、ステアリン酸などのグリセリド）、リグナン（アークチゲニン酸、アークチゲニンなど）、リグナン配糖体（アークチイン）／葉：フェノール配糖体（クロロゲン酸）、リグナン（アークチゲニン）、リグナン配糖体（アークチイン）／根：多糖類（イヌリン、キシラン）など

採取・保存　秋に、成熟した果実を採取して種子を取り出し日干しにしたものを牛蒡子（ごぼうし）、または悪実（あくじつ）という。葉は8月ごろ、根は秋から春にかけて必要時に採取して用いる。

使用法　化膿性の腫れものやのどの痛みに、乾燥させた種子1日量5〜8gを200mlの水で半量になるまで煎じ、3回に分けて食間に服用する。利尿、むくみには、乾燥させた種子の粉末3〜6gを1日3回に分けて服用する。葉には消炎、鎮痛作用があり、神経痛や関節炎には生の葉を焙って患部を温湿布するとよい。根は食物繊維を多く含み、食用すれば便秘の改善や大腸がんの予防に役立つ。また、利尿作用および血糖値を下げる作用のあるイヌリンを含んでいるので、糖尿病にも有効とされる。

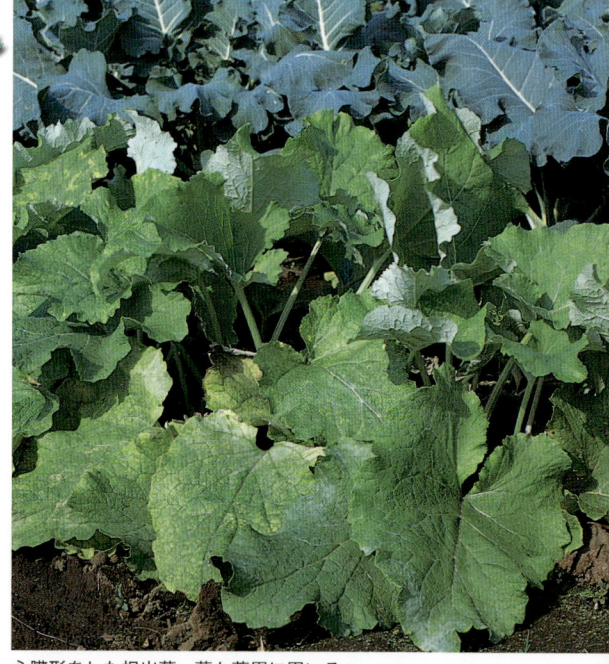

心臓形をした根出葉。葉も薬用に用いる

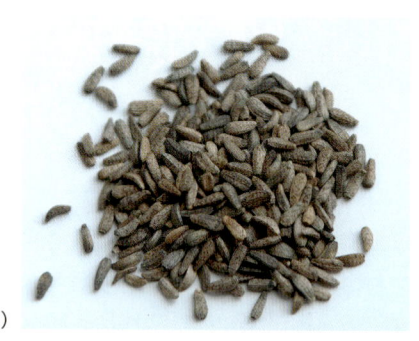

牛蒡子（ごぼうし）

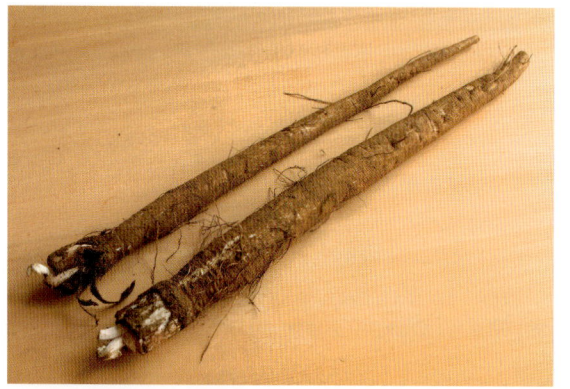

根は食物繊維が多く、便秘の改善などに効果がある

食べて効く薬草・薬木
ゴボウ調理のポイント

ゴボウの根は香りが強く、肉や魚の臭みを消してくれるので、肉と一緒の煮ものに向いている。また油で調理すると甘みが増すのできんぴらもよい食べ方である。中心部より皮のほうが、うま味成分のグルタミン酸が多い。皮はむかずにたわしなどでよく洗い、包丁の背でこそげ取る程度にする。食物繊維は切り口にそって多い。切り方はささがきで、切ってしばらく時間をおいてから調理するとよい。

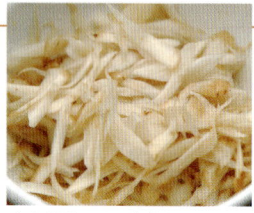

ささがきしたゴボウ

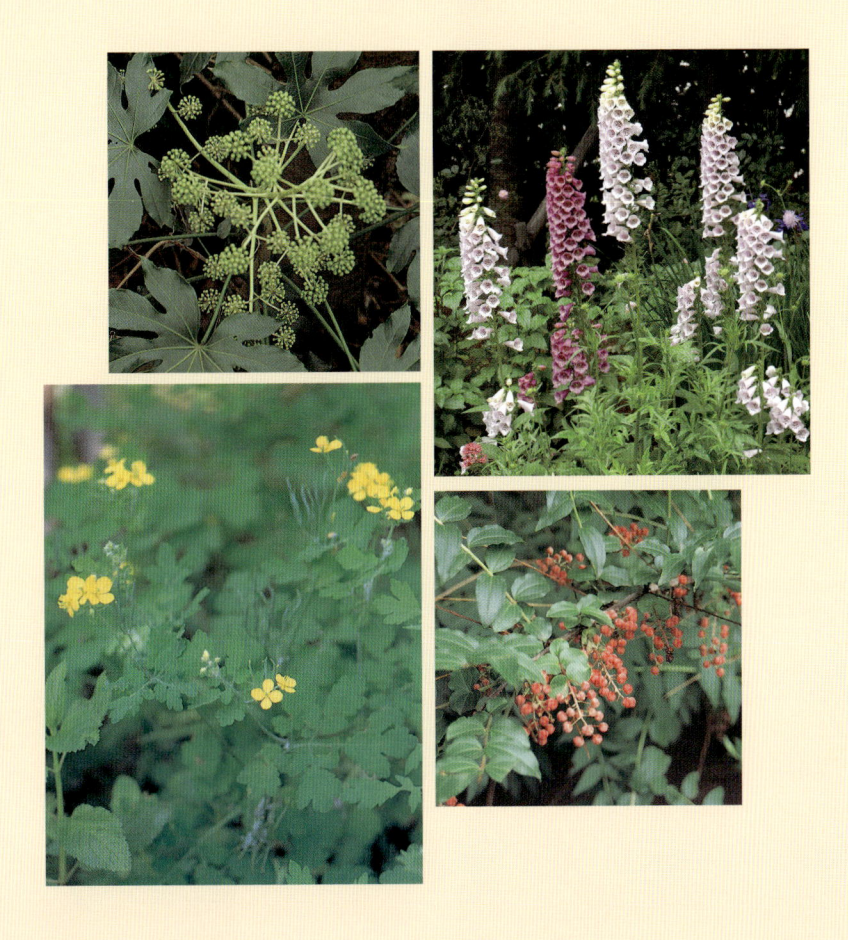

毒草

22種

イチイ 毒
【一位】
Taxus cuspidata イチイ科イチイ属

山地林　採取時期 1 2 3 4 5 6 7 8 9 10 11 12

[別] アララギ、オンコ　[生] 一位葉（いちいよう）　北海道～九州

糖尿病　腎臓病、利尿、むくみ　生理不順

●やや湿潤な山地林に自生する常緑針葉樹。幹は直立し、高さ20mほど。枝は密に分枝する。葉は線形で緑色、長さ1.5～3cm、先は尖るが鋭くはない。上を向いた枝では葉は螺旋状につき、横枝では2列状になる。雌雄異株。3～5月ごろ、葉腋に雄花が、短い側枝に雌花が単生する。果実は球形の多肉質で、仮種皮は熟すと紅色になり、甘く食用になるが、種子は有毒である。

[成分] 葉：アルカロイド（タキソール、タキソニン、タキサギフィン、タキスユンナニンなど）、フラボノイド（シアドピチシン、ギンクゲチン、イソラムネチン、クエルセチンなど）など

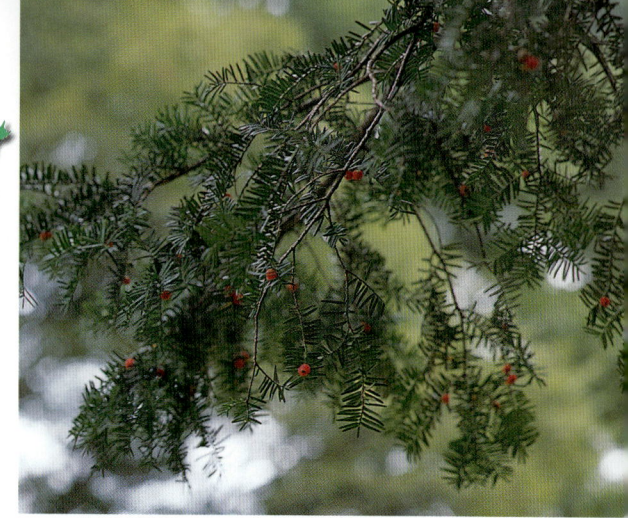

葉は薬用になるが、有毒物質を含むので用量には注意

[採取・保存] 必要に応じ葉を採取し、日干しにする。これを一位葉（いちいよう）とよぶ。

[使用法] 糖尿病、腎臓病、利尿、むくみ、生理不順などには、乾燥した葉5～10gを1日量とし、カップ3の水で半量になるまで煎じて3回に分けて服用する。

[注記] 葉には有毒なアルカロイドが含まれるので、用量には注意する。果実の仮種皮は食用になるが、種子は有毒。

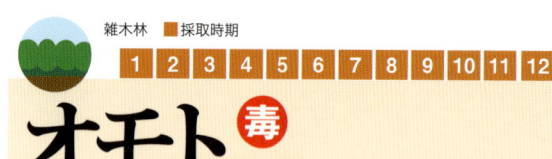

オモト 毒
【万年青】
Rohdea japonica ユリ科オモト属

雑木林　採取時期 1 2 3 4 5 6 7 8 9 10 11 12

関東～沖縄

のどの腫れ（根茎）　ふけ（根茎、葉）
乳腺炎（葉）

●関東地方以西の暖地の山林下に自生する常緑の多年草。観賞用に栽培もされ、多くの園芸品種がある。地下茎は短く、太いひげ根が多数生える。葉は根生し、地下茎の頂から8～10枚が叢生する。長さ30～40cmの披針形で全縁、肉厚で光沢があり、硬い。5～6月、下方の葉腋から長さ10～20cmほどの太い花茎を出し、肉厚で淡黄色の花を穂状につける。果実は扁球形の漿果で、秋に赤く、あるいは黄色く熟す。

[成分] 根茎、葉：強心配糖体（ロデキシンA～Dなど）
[採取・保存] 根茎や葉を採取し、水洗い後日干しにする。生で使うときには必要なときに採取する。

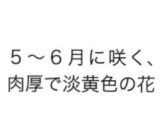

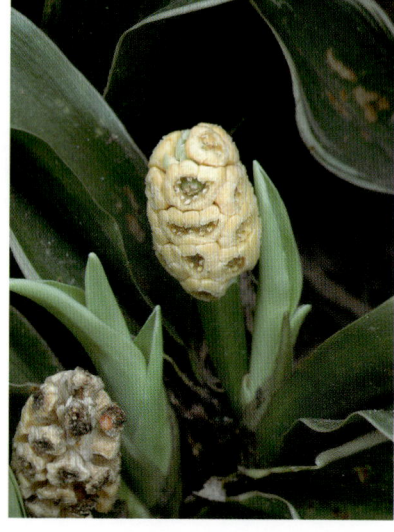

5～6月に咲く、肉厚で淡黄色の花

[使用法] のどの腫れや手足のむくみには、掘り採った生の根茎を水洗いし、おろし金ですり下ろし、布などに塗布して患部に貼る。乳腺炎には生の葉をすりつぶして貼る。ふけを抑えるには、乾燥した根茎や葉を煎じ、その液で頭皮を洗う。

[注記] 有毒成分を含むため、外用のみに利用し、服用しない。

ヒガンバナ 【彼岸花】 毒

人里 ■採取時期 1 2 3 4 **5 6** 7 8 9 10 11 12

Lycoris radiata　ヒガンバナ科ヒガンバナ属

別 マンジュシャゲ、テンガイバナ、シビトバナ
生 石蒜（せきさん）

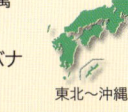

東北〜沖縄

- むくみ
- 肩こり
- 乳腺炎、乳房炎

●土手や道ばたなどによく見られる多年草。地下の鱗茎はラッキョウに似た球状で外皮は黒褐色。9〜10月に鱗茎から30cm内外の花茎を伸ばし、茎頂に鮮紅色の6弁花を輪状に咲かせる。花弁は細く外側にそり返り、中心から長い雄しべ6本と雌しべ1本が出る。花後に細長い根出葉を叢生する。翌年春には地上部は枯れる。種子はできず、鱗茎の分球により繁殖する。

成分 鱗茎：アルカロイド（リコリン、リコレニン、リコラミン、タゼチンなど）

採取・保存 5〜6月に鱗茎を堀り上げて日干しにしたものを石蒜（せきさん）といっている。

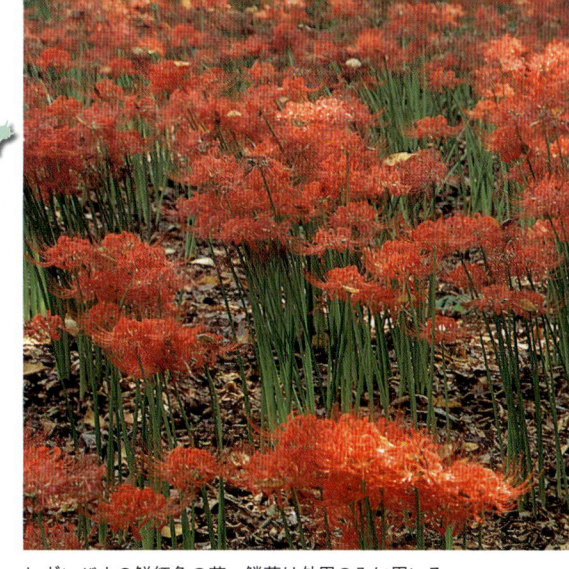

ヒガンバナの鮮紅色の花。鱗茎は外用のみに用いる

使用法 石蒜（せきさん）は去痰薬などの製剤に使われていたが、現在は外用のみ。むくみ、肩こりには、生の鱗茎をすりおろして布に包み、両足の土踏まずに貼っておく。乳腺炎、乳房炎にもすり下ろしを患部に冷湿布する。

注記 全草、とくに鱗茎には作用の強いアルカロイドを含むので、飲食してはならない。誤って飲食すると吐き気などの中毒症状を起こす。

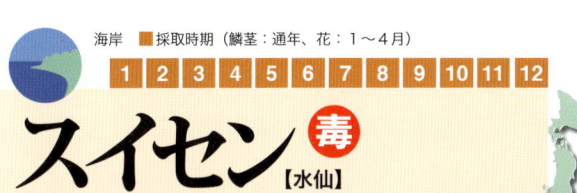

スイセン 【水仙】 毒

海岸 ■採取時期（鱗茎：通年、花：1〜4月） 1 2 3 4 5 6 7 8 9 10 11 12

Narcissus tazetta var. *chinensis*
ヒガンバナ科スイセン属

別 ニホンズイセン

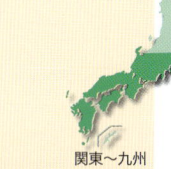

関東〜九州

- むくみ（鱗茎）
- 乳腺炎、乳房炎（鱗茎）
- 鎮静（花）

●地中海沿岸原産の多年草で、観賞用に栽培される。野生化したものは海岸の近くなどに群生する。鱗茎は卵状で外皮は黒色。鱗茎から長さ20〜30cmの線形葉を数枚出す。早春に、花茎の先端に2〜8個の白い6弁花を横向きに咲かせる。花は基部が筒状で芳香があり、中央に黄色い盃状の副花冠がある。種子はできず、鱗茎の分球により繁殖する。

成分 鱗茎：アルカロイド（リコリン、タゼチン、マリチジン、3-O-メチルマリチジン、エピガランタミン、リコラミンなど）／花：精油（リナロール、ベンジルアセテートなど）、フラボノイド配糖体（ルチンなど）など

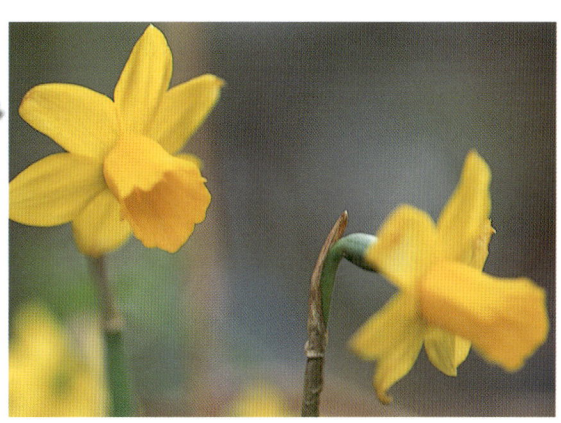

早春に咲くスイセンの花。鱗茎はアルカロイドを含むので外用のみに利用する

採取・保存 必要時に鱗茎を堀り採って、生のままか日干しにして用いる。花は開花時に採取して日干しにする。

使用法 乳腺炎、乳房炎に、生の鱗茎を金属でないおろし器でおろし、ガーゼに包んで患部に貼る。むくみには同様に両足の土踏まずに貼る。かぶれることがあるのでかゆみを感じたら取る。花の芳香には鎮静効果があるので、心臓病や高血圧の人は身近に飾っておくとよい。

注記 全草、とくに鱗茎にアルカロイドを含み、誤って飲食すると腹痛、下痢、吐き気などの中毒症状を起こす。葉をニラと誤食した例もあるので注意。

センニンソウ 毒
【仙人草】

Clematis terniflora キンポウゲ科センニンソウ属

雑木林 ■採取時期 1 2 3 4 5 6 7 8 9 10 11 12

別 ウマノハオトシ、ウシクワズ
北海道南部〜沖縄

●日当たりのよい林縁や道ばた、草原などでふつうに見られるつる性の多年草。茎の下部は木化して枯れずに冬を越す。葉は5枚の小葉からなる羽状複葉で対生、小葉は卵形あるいは狭卵形で全縁。葉柄や小葉柄が他の樹木の小枝などに絡みつく。8〜9月、枝先や葉腋から集散花序を出し、多数の白色の花を上向きにつける。花弁はなく、白色の萼が十字に開く。果実は扁平なそう果で橙黄色。

成分 葉：不明／根：トリテルペノイドサポニン（オレアノール酸をアグリコンとするサポニン；クレマテルノシドA，B，E〜Kなど）

注記 古くから民間では、扁桃炎の治療にセンニンソウの汁液を手首に塗る方法が知られているが、生の葉に

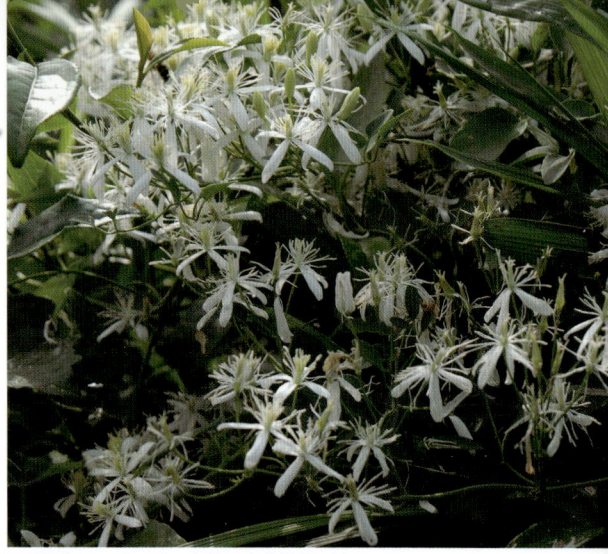

夏に開花する白い花。全草に有毒物質が含まれているため、服用してはならない

は皮膚炎（水ぶくれ）を起こす配糖体成分であるアネモニンが含まれるので、あまり勧められない。また、威霊仙（いれいせん）という生薬は同属のサキシマボタンヅルなどの根や根茎を日干しにしたもので、かつて日本産としてセンニンソウを用いたこともある。威霊仙は神経痛などに用いる霊仙除痛飲（れいせんじょつういん）などの漢方処方に配合されるが、民間では使用厳禁である。

オキナグサ 毒
【翁草】

Pulsatilla cernua キンポウゲ科オキナグサ属

草原 ■採取時期 1 2 3 4 5 6 7 8 9 10 11 12

別 シラガグサ、フデクサ 生 白頭翁（はくとうおう）
東北〜九州

●山地の草原に自生する多年草で、全草がつやのある白い毛で覆われる。茎は直立し、高さ10〜30cmほど。太い根から根出葉を叢生する。根出葉は羽状複葉、小葉は中〜深裂し、それぞれさらに細かく裂ける。4〜5月、葉の間から30〜40cmほどの花茎を伸ばし、その先に黒みを帯びた赤紫色の鐘状花を下向きにつける。花弁はなく、6枚の萼片が花弁のように見える。花後、卵形のそう果をつける。そう果には羽毛状の白い毛が密生する。なお、オキナグサは園芸愛好家に人気があるが、絶滅危惧種に指定されている。

成分 根：トリテルペノイドサポニン（プルサチラサポニンA〜F、セルヌシドA，Bなど）、ラクトン配糖体（ラヌンクリン）など

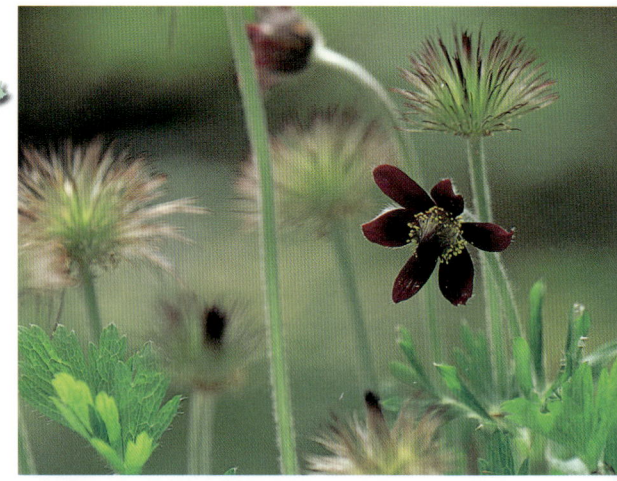

赤紫色の花と、そう果をつけた個体。そう果には白い毛が密生することから「シラガグサ」ともよばれる

注記 株を掘り上げて根を採取し、水洗い後日干しにしたものを白頭翁（はくとうおう）とよぶが、本来の白頭翁は中国産のヒロハオキナグサの根を指す。白頭翁は、漢方では熱性の下痢、生理不順などに配剤されるが、有毒成分を含むので口にはしないこと。根をすりおろしたものは痔や小児のしらくもに、葉のしぼり汁はたむしに効果があるとされるが、皮膚炎を起こす場合があるので、民間での使用は避けたほうがよい。

山地林　■採取時期
1 2 3 4 5 6 7 8 9 10 11 12

ヤマトリカブト【山鳥兜】 毒

Aconitum japonicum subsp. *japonicum*
キンポウゲ科トリカブト属
- 別　オクトリカブト
- 生　烏頭（うず）、附子（ぶし）

北海道南西部～近畿地方

●やや湿った山林によく見かける多年草。高さ30～100cm。地下には長さ3cmほどの塊根があり、秋には新しい塊根が短い柄でつながる。葉は長い葉柄をもち互生し、掌状に深く3～5裂する。8～10月に、3cmほどの兜（かぶと）状で青紫色の花を葉腋に数個ずつつける。全草が猛毒であるが、葉、とくに若い葉はヨモギ（232ページ）やゲンノショウコ（128ページ）、ニリンソウなどに似ており、花のない時期は間違えやすいので注意が必要。

- 成分　全草（おもに根）：アルカロイド（アコニチン、メサコニチン、ヒパコニチン、アチシン、ジェサコニチン、ヒゲナミン、コリネインなど）
- 注記　塊根を日干しにしたものが漢方で用いられ、母根を烏頭（うず）、新しい子根を附子（ぶし）という。

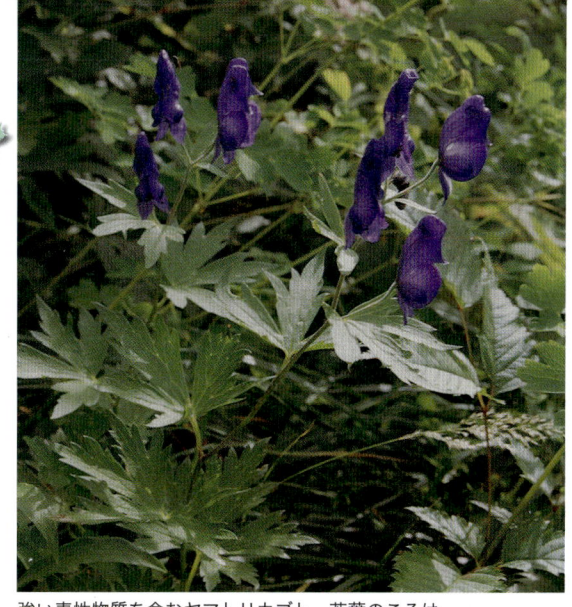

強い毒性物質を含むヤマトリカブト。若葉のころは山菜などと間違えやすいので注意

強毒性のアルカロイドを含むため、誤って口にすれば強いけいれんと呼吸困難を起こして死に至る。附子には強心、鎮痛、利尿などの作用があり、漢方では加工により毒性を弱めて八味地黄丸（はちみじおうがん）などに配合されるが、あくまでも専門家の用いるもので、素人は決して使用してはならない。

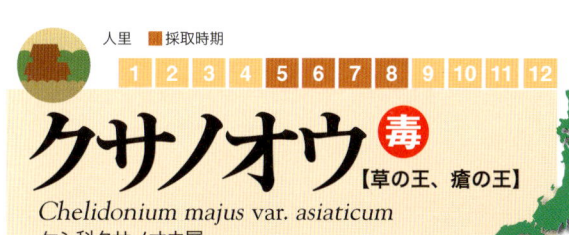

人里　■採取時期
1 2 3 4 5 6 7 8 9 10 11 12

クサノオウ【草の王、瘡の王】 毒

Chelidonium majus var. *asiaticum*
ケシ科クサノオウ属
- 別　イボクサ、タムシグサ
- 生　白屈菜（はっくつさい）

北海道～九州

- 打ち身
- 虫さされ、たむし、腫れもの

●道ばたや林縁などに生える2年草。茎は直立し、高さ50cmほど。葉は互生し、葉身は羽状に裂け、裂片はさらに羽状に切れ込む。5～7月、葉腋から花柄を出し、黄色の4弁花を散形状につける。花後、アブラナに似た細いさや状の果実が実る。茎や葉を傷つけると黄色い汁が出る。和名は花色や汁の色から「草の黄（おう）」とも、「瘡（くさ）」とよばれる皮膚病に効くことからともいわれる。

- 成分　茎・葉：アルカロイド（ケリドニン、プロトピン、ケリジメリン、ホモケリドニンなど）
- 採取・保存　5～7月の開花中、あるいは花後に結実したころに全草を刈り取り、日干しにする。これを白屈菜（はっくつさい）とよぶ。

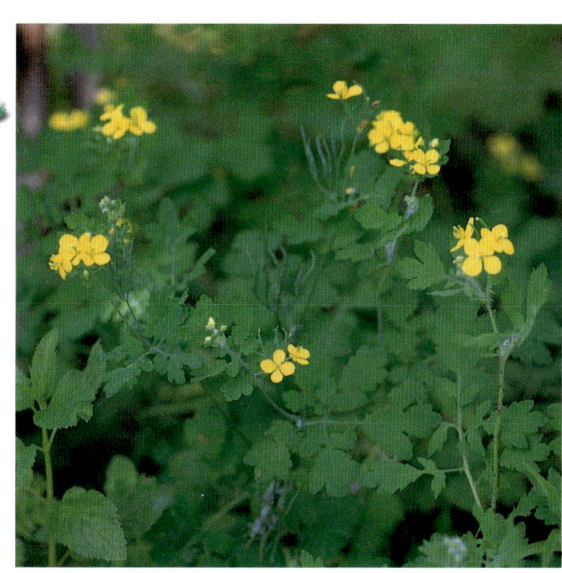

花の時期に全草を採取して薬用に用いる。黄色い汁は猛毒なので服用してはならない

- 使用法　茎・葉から出る黄色の液汁を患部に塗る。花期に葉を摘み取り、刻んだものをホワイトリカーに漬けておき、その液を患部に塗ってもよい。
- 注記　黄色い液汁には猛毒のアルカロイドが含まれるため、絶対に口にしてはならない。

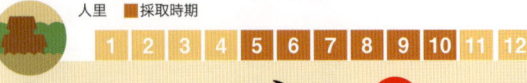

タケニグサ【竹似草、竹煮草】 毒

Macleaya cordata ケシ科タケニグサ属

人里　■採取時期　1 2 3 4 5 6 7 8 9 10 11 12

東北～九州

別 チャンパギク、インキグサ

虫さされ、たむし

●日当たりのよい山野や荒れ地などに生える大形の多年草。茎は円柱形で中空、高さ1～2mになる。葉は互生し有柄。葉身は広卵形または心臓形で、羽状に浅く分裂し、裏面は白っぽい。6～8月、茎先に大きな円錐花序をつくり、白色あるいはやや紅色を帯びた小花を多数つける。花後、細長い扁平なさく果が実り、中に細かい種子がある。茎や葉を傷つけると出る橙黄色の汁は有毒である。茎・葉を刻んだものはウジ虫の殺虫に用いられた。

成分　茎・葉：アルカロイド（プロトピン、ホモケリドニン、サンギナリン、ケレリスリンなど）

採取・保存　採取時期は5～10月。必要なときに茎や葉を切り取り、出てきた汁液をすぐに利用する。

使用法　虫さされのかゆみやたむしには、生の茎・葉の液汁を患部につける。

注記　全草にプロトピンなど猛毒のアルカロイドを含むため、口にはしないこと。

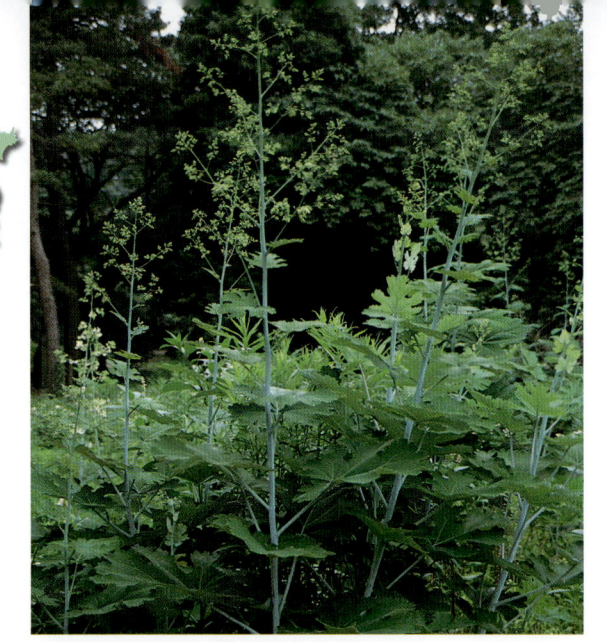

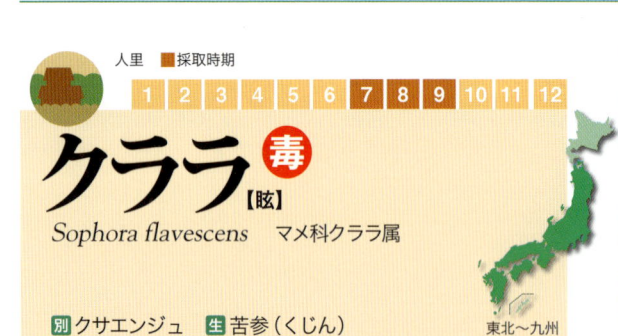

大形の多年草で、茎・葉の汁を外用に用いる

クララ【眩】 毒

Sophora flavescens マメ科クララ属

人里　■採取時期　1 2 3 4 5 6 7 8 9 10 11 12

東北～九州

別 クサエンジュ　生 苦参（くじん）

湿疹

●本州から九州の各地の道ばたや野原、河川敷などにふつうに見られる多年草。茎は高さ1～1.5mほどになり、下部は木質化する。葉は奇数羽状複葉で、小葉は狭長楕円形または広披針形、長さ2～4cm、幅1cmほどで、下面に細かい毛がある。6～7月、茎頂に総状花序をつくり、淡黄色あるいは淡紅色の蝶形花を多数つける。花後、細長い豆果ができ、中には種子が4～5個並び、種子と種子の間がくびれて数珠状になる。根は直根で紡錘状、表面は茶褐色で断面は黄白色である。

成分　根：アルカロイド（マトリン、5-ヒドロキシマトリン、ロンビニン、n-メチルシチシン、ソフォカルピジンなど）

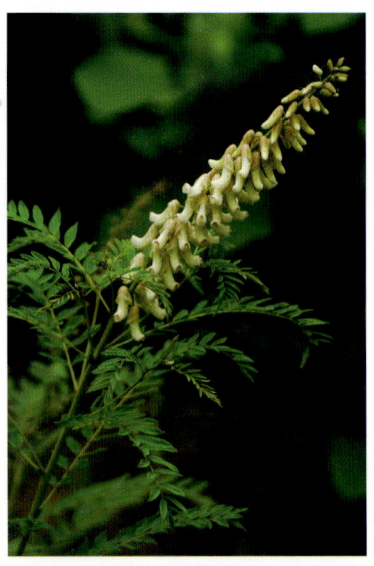

採取・保存　7～9月に根を掘り採り、水洗いして日干しにする。これを苦参（くじん）とよぶ。

使用法　湿疹には、乾燥した根6gをカップ3の水で半量になるまで煎じてかすを漉し、その煎じ液が冷えたら布に浸し、患部を冷湿布する。

注記　根を煎じた液は有毒なため服用しないこと。

6～7月に咲く蝶形花。薬用には根の煎じ液を外用のみに用いる

山地林　■採取時期
1 2 3 4 5 6 7 **8 9 10** 11 12

マツカゼソウ 毒
【松風草】

Boenninghausenia japonica
ミカン科マツカゼソウ属

生 臭節草（しゅうせつそう）

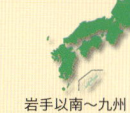

岩手以南～九州

🔥 筋肉痛、神経痛

8～10月ごろに咲く、可憐な印象の白い花

●岩手以南から九州に分布し、山地の林内や林縁、とくに石灰岩地帯に見られる多年草。高さ50～80㎝。茎は円柱状で細く直立し、基部はふつう木質化する。葉は互生し、2～3回羽状複葉、小葉は倒卵形あるいは楕円形。葉質は薄い紙質あるいは膜質で無毛。小さな油点があり、揉むと特有のにおいがある。8～10月、茎先に集散花序を出し、多数の白い小花が咲く。果実は4つに分かれたさく果で、中に突起をもった種子を数個含む。

成分　地上部：アルカロイド（アクリドン、ジクタミンなど）、クマリン（カセグラボール、エドゲボリン、マツカゼラクトン、ベルガプテンなど）など

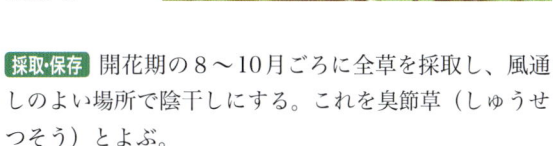

採取・保存　開花期の8～10月ごろに全草を採取し、風通しのよい場所で陰干しにする。これを臭節草（しゅうせつそう）とよぶ。

使用法　筋肉疲労による筋肉痛や神経痛に、乾燥させた全草を細かく刻み、びんなどに入れホワイトリカーをひたひたになるまで注ぎ、約1カ月おいてから、この液を布などに浸して患部に何度も塗る。

注記　ホワイトリカーに漬けた液は服用してはならない。

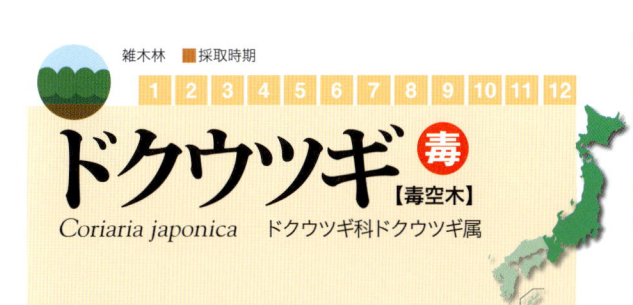

雑木林　■採取時期
1 2 3 4 5 6 7 8 9 10 11 12

ドクウツギ 毒
【毒空木】

Coriaria japonica　ドクウツギ科ドクウツギ属

北海道～近畿

●山野、丘陵の斜面、河原などにふつうに自生する落葉低木。高さ約1.5ｍ。茎は根元から分枝して伸びる。葉は卵状披針形で先は尖り、縦に3本の葉脈が走る。葉柄がなく対生するので一見羽状複葉に見える。5～6月ごろに前年の枝の節に総状花序を出し、黄緑色の雄花と雌花を多数つける。果実は熟すと赤から黒紫色になる。ユキノシタ科のウツギに似ているためこの名がある。

成分　果実、茎・葉：有毒セスキテルペノイド（コリアミルチン、ツチン、コリアリンなど）

注記　果実は猛毒のコリアミルチンを含んでいて、誤食すれば呼吸中枢や運動中枢を麻痺させ、嘔吐と激しいけいれんを起こし死に至る。くれぐれもうっかり口にすることのないように。茎・葉にもコリアミルチンを含み、

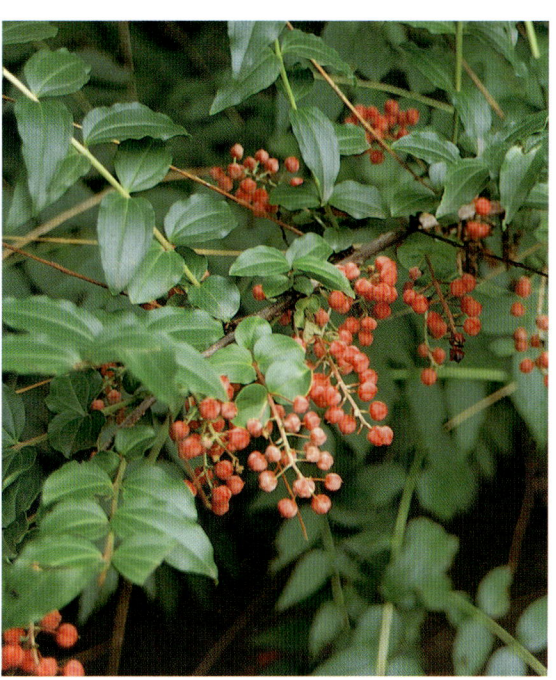

ドクウツギの果実。果実や茎・葉は有毒なため服用してはならない

若葉を他の山菜と誤食してしまう場合もあるので注意。昔はネズミ取りの毒に用いられていたが、現在はほとんど使われていない。

ニシキギ 【錦木】 毒

Euonymus alatus ニシキギ科ニシキギ属

雑木林　採取時期：1〜12月

別：シラミコロシ、ヤハズニシキギ
生：衛矛（えいぼう）

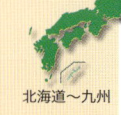

北海道〜九州

- 生理不順（コルク質の翼）
- 糖尿病（根）

●低地から山地の林内や林縁に自生し、また庭木などとして植栽もされる落葉低木。高さ2〜3m。枝にコルク質の硬い翼が4条発達する。葉は対生し、葉身は両端が尖った長楕円状で長さ2〜7cm。5〜6月ごろ、葉腋に集散花序をつくり、淡緑色の径5mmほどの小さな4弁花をつける。秋に実る果実は楕円形のさく果で、熟すと縦に割れて中から橙赤色の仮種皮に包まれた種子が現れる。

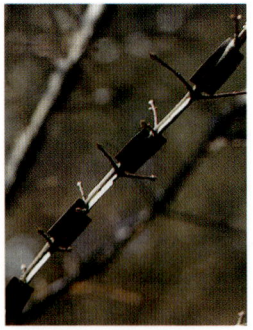

枝にできるコルク質の翼

成分 コルク質の翼：ステロイド（シトステロール、シトステロン）／葉：カロチノイド（ネオゼアキサンチン）など

採取・保存 枝にあるコルク質の翼の部分を採取し、日干しにする。これを衛矛（えいぼう）とよぶ。根は必要なときに採取する。

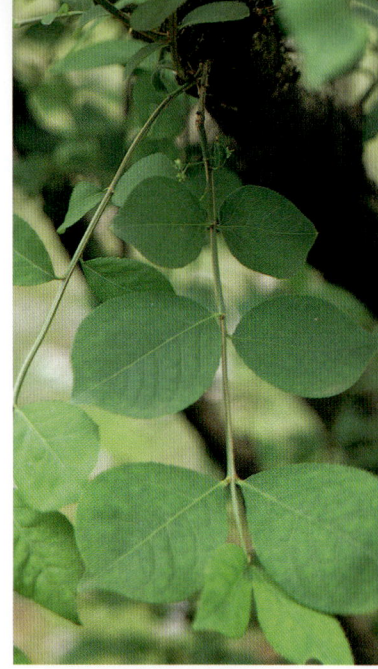

5〜6月ごろ葉腋に淡緑色の小花が咲く。種子は有毒である

使用法 生理不順には、乾燥させた翼状部15〜20gを1日量とし、カップ3の水で3分の1量になるまで煎じ、3回に分けて食間に服用する。糖尿病には、根を水で煎じて服用する。

注記 種子は有毒のため口にしないこと。

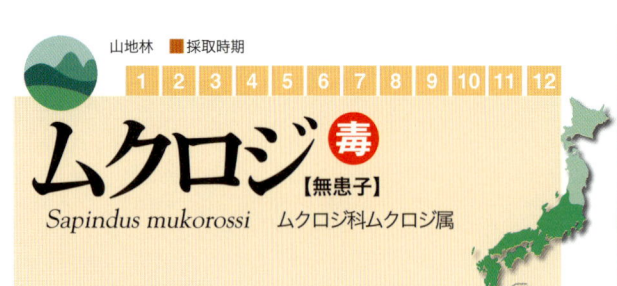

ムクロジ 【無患子】 毒

Sapindus mukorossi ムクロジ科ムクロジ属

山地林　採取時期：1〜12月

別：ムクロ、ツブナリ
生：延命皮（えんめいひ）

中部〜沖縄

●林に自生し、あるいは人家に植栽される落葉高木。高さ15m内外。樹皮はなめらかで、葉はウルシに似ており、羽状複葉で互生する。小葉は広披針形で硬質。6月ごろ、枝先に黄緑色の小花を円錐花序につける。雌雄同株。10月ごろ、径約2cmの球形の果実を結ぶ。熟すと黄褐色に、やがて透明になり中にある黒くて硬い種子が見える。種子は羽根突きの羽につける黒い玉などに利用される。

成分 果皮：トリテルペノイドサポニン（ムクロジサポニン$A〜C$, Y_1, Y_2 など）、セスキテルペノイドオリゴ配糖体（ムクロジオシドIa, Ib, IIa, IIb など）

注記 秋に果実を採取し、種子を除いた果皮を陰干しにしたものを延命皮（えんめいひ）という。延命皮をひと握り布袋に入れ、水を含ませて揉むと泡立つので、昔は洗濯や洗髪に用いられた。民間では止血・去たん薬として用いられたこともあるが、果実に含まれるムクロジサポニンには溶血作用があり、胃腸のただれや腹痛を起こすことがあるので飲食は避ける。

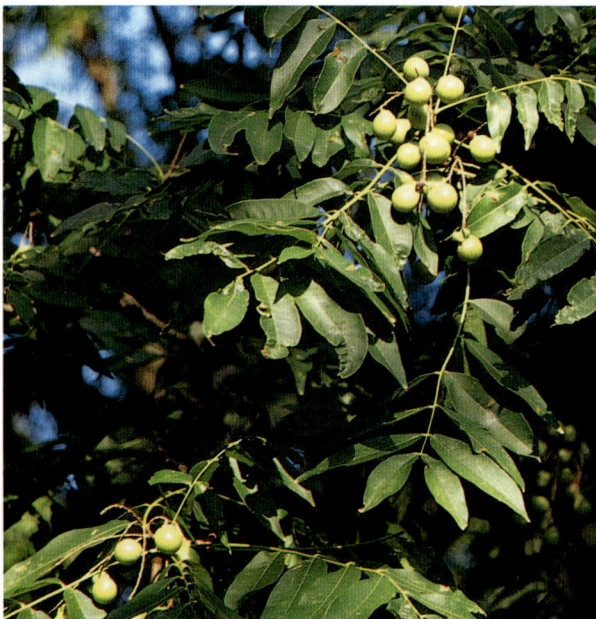

ムクロジの果実。民間薬として利用されたこともあるが、溶血作用があるため服用しないこと

ヤツデ【八手】毒

Fatsia japonica ウコギ科ヤツデ属

雑木林 ■採取時期 1 2 3 4 5 6 7 **8 9** 10 11 12

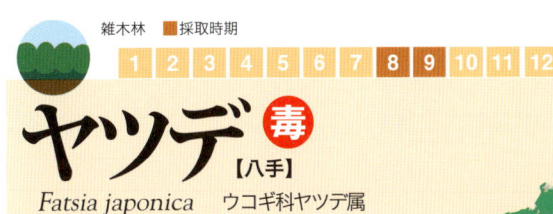

別 テングノハウチワ、テガシワ　関東～九州

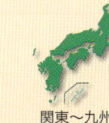

リウマチ

●関東から九州の海岸近くの林下などに自生する常緑低木。庭木として植栽もされる。茎は根元からまばらに枝分かれし、高さ2～3mになる。葉は長い柄をもち、幹の先に束生するように互生する。葉身は掌状に7～9裂し、濃緑色、質は厚く光沢がある。11月ごろ、茎先に散形花序が球状に集まって大きな円錐花序をつくり、多数の白い小花が咲く。果実は翌年の4～5月に紫黒色に熟す。

成分 葉：トリテルペノイドサポニン（タウロシドB、スカビオシドB，C、ビタルボシドB、ファチアシドA～Gなど）

採取・保存 8～9月ごろ、葉を採取し、水洗いしてから刻んで日干しにする。

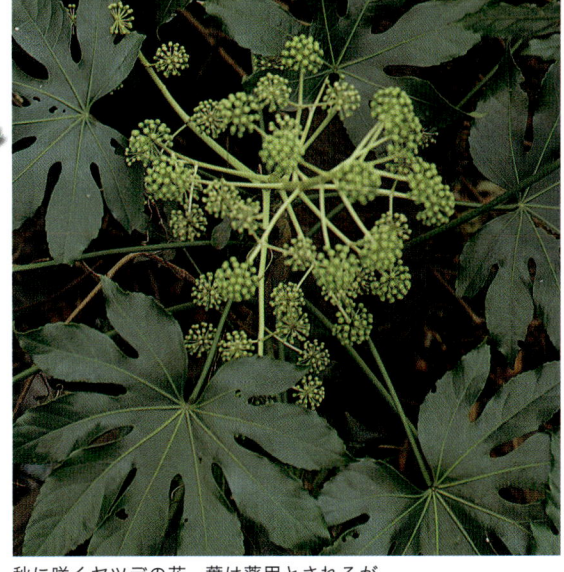

使用法 リウマチなどに、刻んで乾燥させた葉2～3握りほどを布袋に入れ、なべで煮出し、その煮汁とともに浴槽に入れ、浴湯料とする。

注記 葉にはサポニンの一種が含まれ、たんを切る作用があり、去たん薬の原料に使われるが、溶血作用もあるために民間では服用しないようにする。

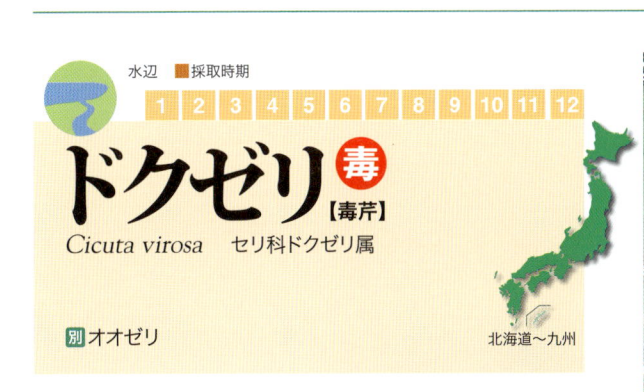

秋に咲くヤツデの花。葉は薬用とされるが溶血作用があるため服用はしない

ドクゼリ【毒芹】毒

Cicuta virosa セリ科ドクゼリ属

水辺 ■採取時期 1 2 3 4 5 6 7 8 9 10 11 12

別 オオゼリ　北海道～九州

●水辺や湿地に生える高さ80～100cmの大形の多年草。根茎は緑色を帯び、筍状に節があり、節の間は中空。茎は中空で上部で枝分かれする。葉は2回羽状複葉で、小葉は披針形で尖り、葉縁には鋸歯がある。夏に花茎の先端の複散形花序に、白色の小花を多数つける。

成分 全草：有毒脂肪族不飽和アルコール（シクトキシン、シクトールなど）

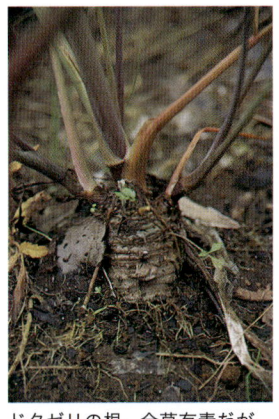

ドクゼリの根。全草有毒だが、根はとくに毒性が強い

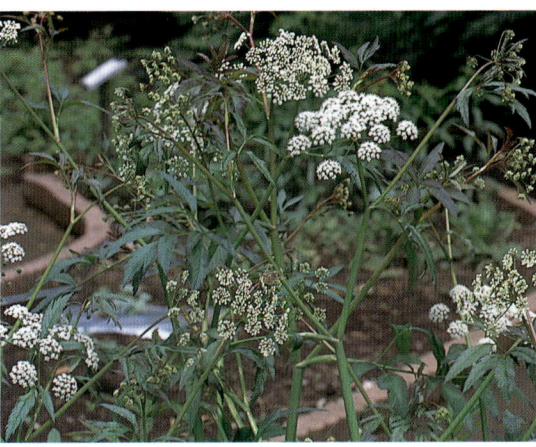

花や草姿、生育場所がセリに似ているので注意が必要

注記 全草にけいれん性の猛毒シクトキシンを含み、特に根茎に毒性が強い。誤食すれば呼吸麻痺、けいれん、嘔吐を引き起こし、死に至る。古くは外用薬に用いられたこともあるが、危険なので民間では決して使用しないこと。生育場所が水辺であり、セリ（170ページ）と間違えやすい。とくに若芽のころは判別がむずかしく、誤食による事故が多い植物である。見分け方は、まずセリ独特の香りがせず青臭いことと、根茎に筍状の節があること。疑わしい場合は引き抜いて根茎を調べるとよい。

山地林　■採取時期
| 1 | 2 | 3 | 4 | 5 | 6 | 7 | 8 | 9 | 10 | 11 | 12 |

アセビ 毒 【馬酔木】
Pieris japonica　ツツジ科アセビ属

別 アセボ、アシビ、ウマクワズ　　宮城・山形以南～九州

●山野に自生し、また観賞用に庭や公園に植えられる常緑低木。高さ1～3m、葉は倒披針形で長さ3～8cm、厚く光沢がある。2～4月に、枝先の複総状花序に白い壺形の小花を下向きに咲かせる。花後にさく果を結ぶ。ウマがこの葉を食べるとふらつくことから「馬酔木」の字があてられた。花色が紅色など変種も多い。

成分 茎・葉：有毒ジテルペノイド（アセボトキシンⅠ～Ⅶ、グラヤノトキシンⅢなど）

注記 茎・葉や花に有毒成分が含まれ、誤食すれば嘔吐、下痢、酩酊状態、けいれん、呼吸麻痺などを引き起こし、量によっては死に至ることもある。古くから農作物の殺虫やウシ・ウマの皮膚の寄生虫駆除に用いられた。茎葉を10倍量の水で半量以下に煎じ、さらに、煎液を10倍に薄めて使用する。水洗便所が普及していなかったころは、生の茎・葉を刻んで便槽に入れ、ウジの駆除に使用していた。

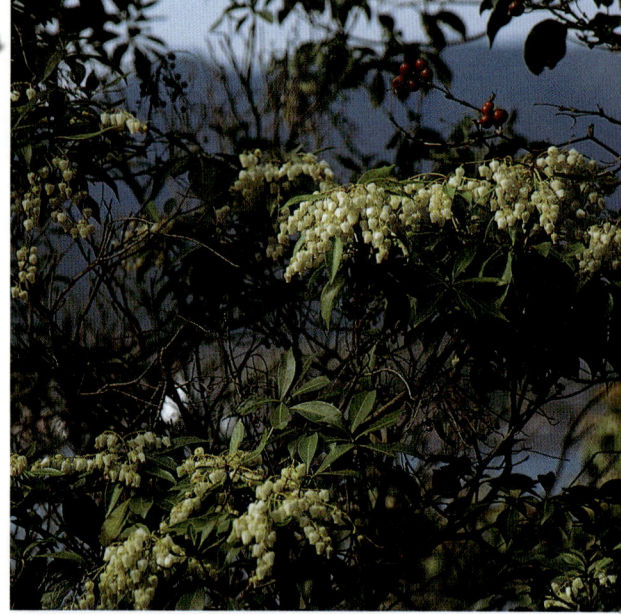

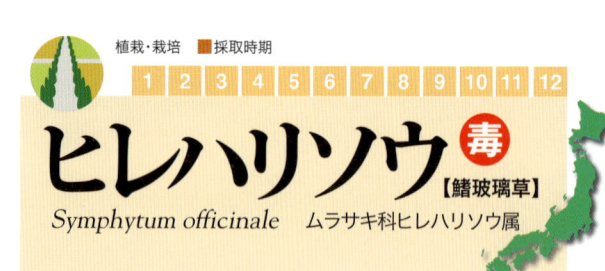

春に咲くアセビの花。全草有毒で、殺虫や駆虫に使われた。服用厳禁である

植栽・栽培　■採取時期
| 1 | 2 | 3 | 4 | 5 | 6 | 7 | 8 | 9 | 10 | 11 | 12 |

ヒレハリソウ 毒 【鰭玻璃草】
Symphytum officinale　ムラサキ科ヒレハリソウ属

別 コンフリー　　全国（栽培）

●イギリス原産で明治期に日本に渡来した多年草。各地で観賞用に栽培されるが、現在は道ばたや空き地などに野生化したものも見られる。高さ60～90cmほど、全体に白色の短毛が生える。葉は互生し、卵状披針形、下部の葉は狭卵形で葉柄があるが、上部の葉は柄がない。花期は6～7月で、茎の上部に下垂した花穂をつけ、青紫色、紫色、白色などの小花を開く。果実は卵形をした4個の分果からなる。

成分 全草：アルカロイド（シンフィチン、エキミジン、シリビリジンなど）

注記 かつてはコンフリーの若芽や若葉は食用に、根や葉は薬用に用いられてきたが、近年厚生労働省からの通達があったように、コンフリーには発がん性物質が含まれており、重篤な肝障害を引き起こす可能性があるので、食用はもちろんのこと、薬用としても服用してはならない。

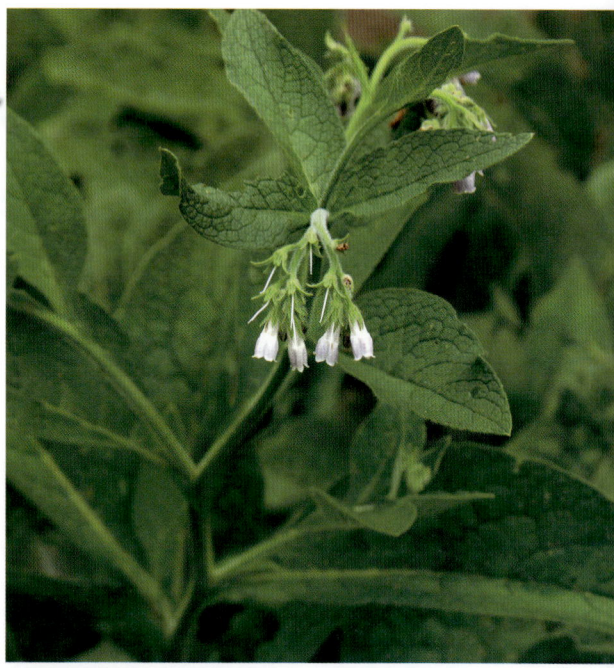

家庭菜園でも普及しているが、発がん性物質があるため食用・服用は厳禁である

山地林　■採取時期
1 2 3 4 5 6 7 8 9 10 11 12

ハシリドコロ 【走野老】 毒

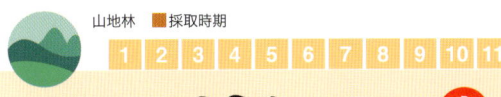

Scopolia japonica　ナス科ハシリドコロ属

別 サワナス、オメキグサ　生 ロート根

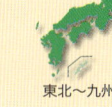

東北～九州

●谷間の湿った場所に自生する多年草。高さ30～60㎝。葉は対生し卵状楕円形で先は尖り、葉脈がはっきり見える。4～5月、葉腋に釣鐘形の花を1個下垂させる。花は外側が暗紫色、内側が淡緑黄色で、花冠は浅く5裂する。初夏には地上部が枯れる。太く、くびれた根茎がヤマノイモ科のオニドコロに似ていて、誤食すれば走り回るということからハシリドコロの名がある。

成分 根茎：アルカロイド（ℓ-ヒオスチアミン、アトロピン＝dℓ-ヒオスチアミン、スコポラミンなど）

注記 根茎・根を掘り取り水洗いして日干しにしたものをロート根とよんでいる。ロート根からとるロートエキスは鎮痛・鎮痙作用があり、重要な製薬原料となる。ただし全草とくに根や根茎を誤食すると、めまいや幻覚、

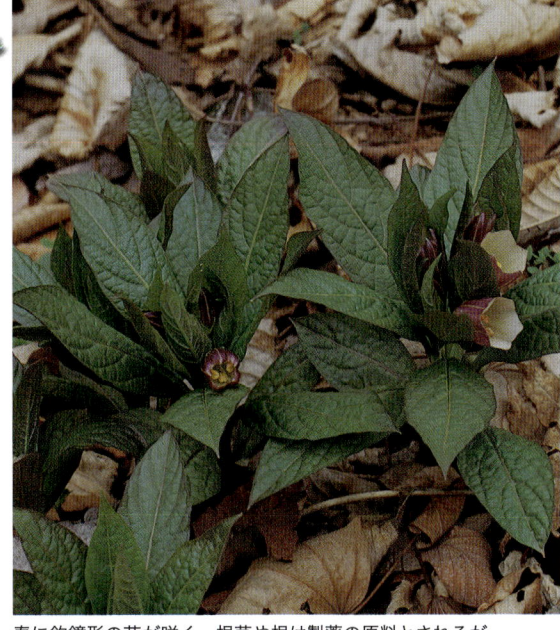

春に釣鐘形の花が咲く。根茎や根は製薬の原料とされるが、民間での使用は禁物

くすくす笑いなどの酒酔いに似た興奮状態を引き起こし、ついには昏睡状態になり死に至るという危険な植物であり、素人が用いるのは禁物である。

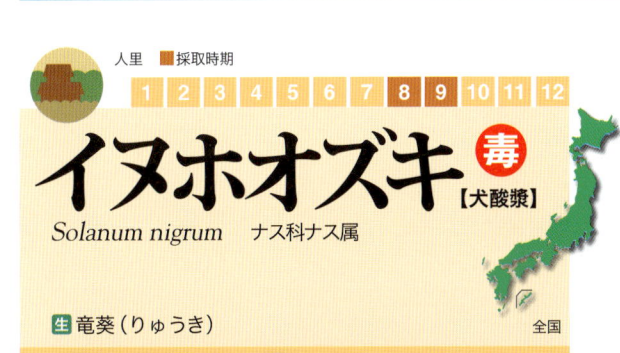

人里　■採取時期
1 2 3 4 5 6 7 8 9 10 11 12

イヌホオズキ 【犬酸漿】 毒

Solanum nigrum　ナス科ナス属

生 竜葵（りゅうき）　全国

腫れもの（茎・葉）　利尿、むくみ（全草）
解熱（全草）

●各地の荒れ地、道ばた、畑地などに自生する1年草。茎は直立してよく分枝し、高さ20～90㎝。葉は互生し長い柄をもち、葉身は卵形、裏面は白みを帯びる。8～10月、茎の途中から花柄を伸ばして散形花序をつくり、5深裂し平開した白色の花を開く。花後、球形の漿果をつけ、熟すと黒変する。

成分 全草：アルカロイド（ソラニン、ソラマルジン）

採取・保存 8～9月、根を含めた全草を掘り採り、よく水洗いしてから10㎝程度の長さに切りそろえ、日干しにする。これを竜葵（りゅうき）とよぶ。

使用法 腫れものには、生の茎・葉に食塩を少量加えて

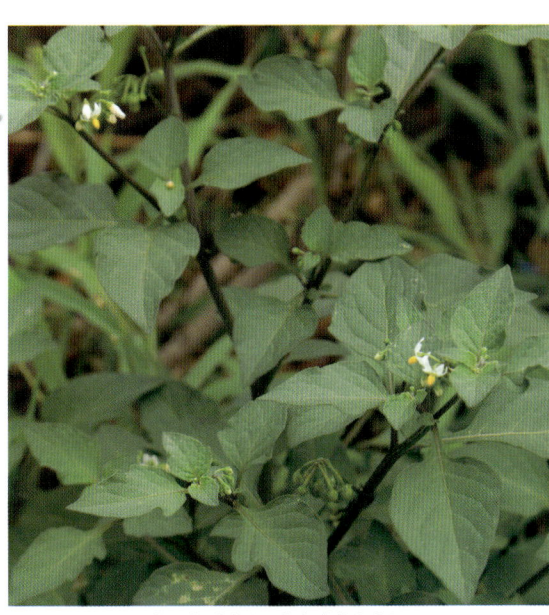

8～10月ごろに白い花が咲く。有毒成分を含むので内服は避けたほうがよい

揉み、出てきた汁を患部に塗る。汁が目に入ると瞳が開く作用があるため、使用には十分な注意が必要である。

注記 漢方では、竜葵（りゅうき）は解熱、利尿などの目的で配剤されるが、ソラニンなど有毒なアルカロイドを含むため、内服については避ける。

チョウセンアサガオ 毒
【朝鮮朝顔】

植栽・栽培　採取時期
1 2 3 4 5 6 7 8 9 10 11 12

Datura metel　ナス科チョウセンアサガオ属

別 マンダラゲ、キチガイナスビ　　全国（栽培）

●熱帯アジア原産の1年草。観賞用として栽培される。高さ約1m。茎は直立して分枝し、葉は広卵形で先が尖り、互生、しばしば対生状になる。8～9月、葉腋にアサガオに似た大形のろうと状の白色花を上向きにつける。果実は球形で棘があり、熟すと4裂してゴマのような種子を出す。日本には江戸時代に渡来。外科医の華岡清州がこの葉を用いて日本初の全身麻酔手術に成功したことで知られる。

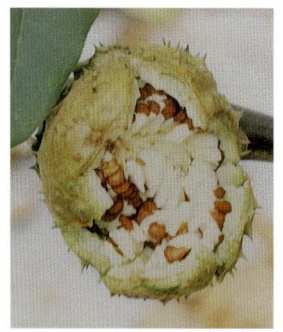

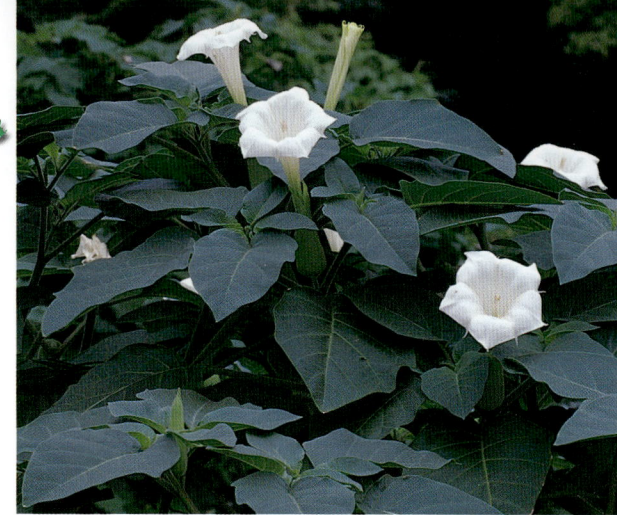

球形の果実。中にはゴマのような種子がある

夏に大形のろうと状の白花が咲く。全草有毒なので民間での使用は避ける

成分　全草：アルカロイド（ℓ–ヒオスチアミン、アトロピン＝dℓ–ヒオスチアミン、スコポラミンなど）

注記　全草にアルカロイドを含み、誤食すると口の渇き、吐き気、興奮状態などを引き起こし、時によっては死に至る。また葉の汁が目に入ると瞳孔が拡散し、重症では失明することもある。葉や種子は麻酔剤の原料として使われるが、民間で使用するのはきわめて危険である。根をゴボウと誤食した例もあるので注意。

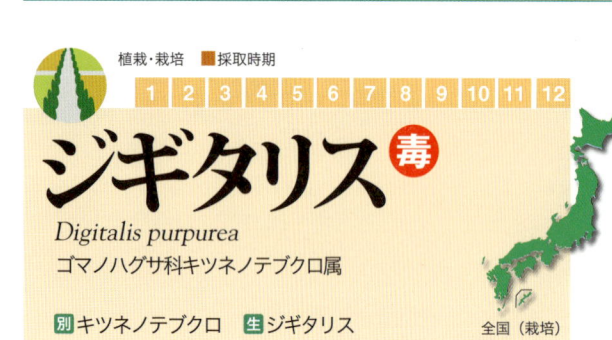

ジギタリス 毒

植栽・栽培　採取時期
1 2 3 4 5 6 7 8 9 10 11 12

Digitalis purpurea　ゴマノハグサ科キツネノテブクロ属

別 キツネノテブクロ　生 ジギタリス　　全国（栽培）

●ヨーロッパ原産の多年草。高さ1～1.5m。茎は直立して分枝せず、全体に短い軟毛がある。葉は根出葉と茎から出る葉とがあり、いずれも卵状披針形で、表面にちりめん状のしわがあり、縁は波打つ。6～7月に釣鐘形の花を茎頂の花穂にびっしりつける。花は紫紅色で内側に濃色の斑点がある。観賞用として庭や鉢植えで栽培される。繁殖力が強く、一部に野生化したものもある。

成分　全草：強心配糖体（プルプレアグリコシドA，B、ジタロキシン、ジギトキシンなど）

注記　ジギトキシンには心筋の力を増強する作用および利尿作用があり、心臓疾患の薬の原料として世界的に重要である。ただし、嘔吐や下痢、不整脈、発疹などの強い副作用があるため、専門家以外の使用は厳禁とされる。誤食すれば死に至ることもある。ムラサキ科のヒレハリソウ（294ページ）と葉がよく似ている。

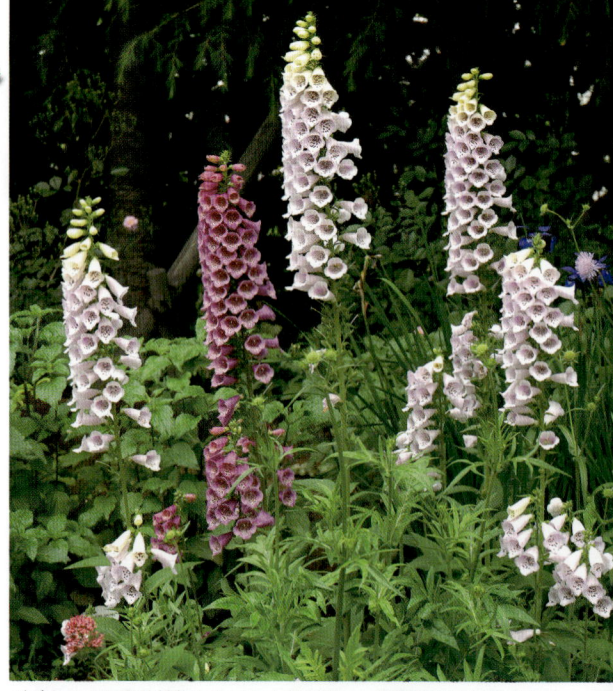

ジギタリスは園芸植物としての人気が高い。利尿作用のある成分が含まれるが副作用が激しいため、民間での利用は避ける

巻末資料

薬用植物利用の基礎知識
図で見る植物用語
生薬名と植物和名の対照表
学名さくいん
和名さくいん
薬効・症状別さくいん

薬用植物利用の基礎知識

1 採取

❶場所

　日本では、野原でも山でも川でも、所有主のいない土地はありません。本当のところは、所有主の許可を得ずに採取してよい場所はないのです。とくに気をつけたいのは、国立公園や国定公園、自然保護地域。ここでは、いっさいの動植物、鉱物の採取が禁止されています。また、整備された公園でも採取はできません。個人の私有地では、「立入禁止」の看板がなくても許可を得てから採取するようにしましょう。

　慣例的に採取が許されているのは、上記以外の公共の土地、都会の空地、道路の脇、川の土手など。ただし、土手の草には土手を守る役目もあるので、地上部分だけを採るようにしましょう。

❷服装

　近所の空き地や土手に出かけるなら、ふだんの服装に歩きやすい靴、手袋、ビニール袋などでOKです。しかし、野山の薬草は、足場がよいところ、手が届きやすいところに生えているとは限りません。薬草採取は山登りとは違い、ふつう大きな危険はありませんが、事故から身を守るために、それなりの服装を心がけましょう。

リュック
両手を自由にできるリュックに、必要な荷物をすべて入れるようにする。細いひものタイプではなく、太いベルトで背負うタイプがおすすめ。

手袋
やぶこぎをしたり、棘のある植物を採取したりするので、手袋は必需品。薄手の革手袋や、手によく合ったサイズの軍手、園芸用手袋などを。

靴下
膝下までの長い厚手の靴下を、ズボンの裾をたたんでその上から履くのがベスト。少々高価でもできるだけ質の良いものを選びたい。できれば予備をリュックの中にもう1足。

帽子
春の終わりでも、紫外線は思ったより多い。日中に歩くので帽子は忘れずに。日ざしよけだけではなく、やぶでは小さな枝をよけるにも役立つ。

長袖のシャツ
夏は半袖のほうが気軽で涼しいが、毒のある小動物や虫がいる恐れがあるので、1年中長袖のシャツで。肌寒い時期は、ジャンパーなどの上着を重ね着する。

ズボン
ズボンも、夏でも裾までの長いものを。ピチピチタイプは×。足まわりにゆとりがあって動きやすいものを選ぶ。シャツの裾は外に出さず、ズボンの中に入れて。

靴
足首までの深めの靴で、履き慣れたものを。山に入る場合には軽登山靴、渓流や湿地などでは水に強い靴かゴム長靴で。ただしゴム長靴は、長い距離を歩くには不向き。

❸ 持ちもの・道具

どんな種類の薬草を採取したいのか、その目的によって、必要となる持ちものや道具は異なります。ここでは、薬草の採取によく使われる道具、役立つ道具を紹介します。道具は多くあれば便利ですが、不要なものを持ち歩くとじゃまになります。この中から、目的に合った道具を最小限選んで出かけましょう。

はさみ
手でむりやり折ると、植物が枯れる原因になる。枝や茎ははさみを用いて切る。植木ばさみ、剪定ばさみ、万能ばさみならどれでもよいが、安全にしまえて腰にぶら下げるケースがついたものが便利。

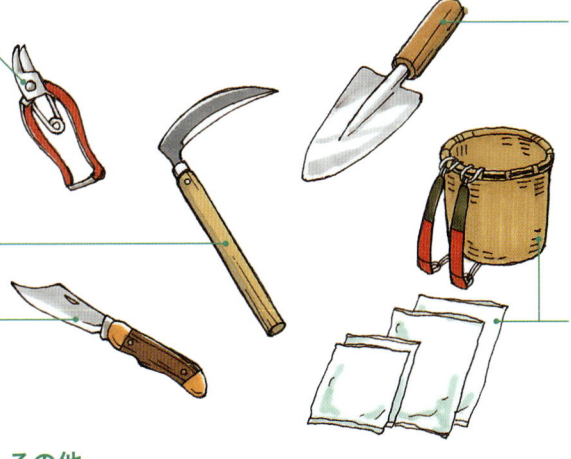

ナイフ・鎌
柔らかい芽や枝を摘み取るにはナイフ、樹皮を取るのには鎌が便利。また、ヘビや毒虫のいそうな場所では、まず鎌で草を刈る。どちらも刃物なので、扱いには十分に気をつけ、丈夫なカバーに入れて持ち運ぶこと。

その他
図鑑、ノートと筆記用具、植物名を書く荷札、応急用の薬・ばんそうこう・包帯など。山は天気が変わりやすいので、雨具も必需品。タオルは汗ふきにはもちろん、ちょっとした防寒などさまざまに役立つので、2枚用意したい。地図やコンパスも必要に応じて。

移植ごて
根を掘り採るときに使う。山では土が硬いので、花壇用ではなく、植物採取用の幅の細いスコップを用意しよう。長い柄のついた本式のスコップは、必要な部分だけ少量を取らせてもらうという薬草採取の精神に反しているので×。

かご・ビニール袋
採取した薬草を入れる。身近な場所で、大量に取れることが予想される場合はかごが便利だが、少量ずつならビニール袋が便利。ただし、ビニール袋の口をしめてしまうと採取した薬草が蒸れてしまうので、口はしめずにおく。

❹ 採取のマナー

薬草採取のマナーは、「後のちまでその植物が、その場所で、生育し続けるよう配慮すること」につきます。①必要な薬草だけを、②必要な部分だけ、③少量、④生育地を守って、の4か条を守りましょう。目についても目的外の薬草を採らない、必要以上採らない、その植物だけでなく、周囲の植物や土などもできるだけ痛めない、採取のあとは元の状態に戻しておくなどを心がけましょう。

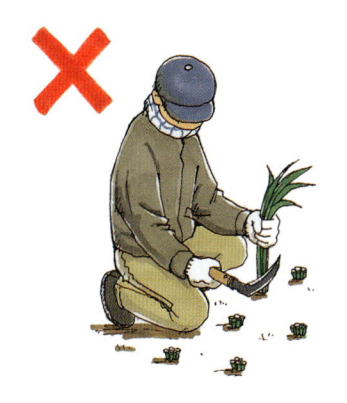

全草	数が少ないもの、未熟なものは採らない。自然物は採り過ぎると絶滅するおそれがあるので要注意！雑草とされる植物以外、たくさんあっても採り過ぎないこと。
部分	利用したい部分が葉だけ、地上部だけであれば、そこだけを採取する。全体、とくに根株までは採取しない。
地下部	根を利用するものは、花の時期に確かめておき、地上部が枯れてから掘り起こす。根や塊根（芋）は、上の方に芽の出る場所があるので、そこは残してていねいに埋め戻す。そうすれば数年後、また利用できる。
果実	枝ごと折らないこと。完熟したものは干しているあいだに落ちてしまうことがあるので、しっかり枝についた、少し未熟なぐらいのものを選ぶ。
樹皮	同じ高さをぐるりとはぎ取ると木が枯れてしまうことがあるので、できるだけ枝で代用したい。どうしても必要な場合、たてに、少量採る。梅雨のころが樹皮をはがしやすい。

❺ 毒草に注意

薬草の採取をするときには、目的とする薬草の姿形をよく知っていなければなりません。薬草と見かけが似ている毒草が少なくないので、注意が必要です。

図鑑や写真などで見ただけでは判別ができないものも多いので、確信のあるもの以外、採取しないようにしましょう。できれば、その地域の薬草のベテランに同行してもらい、実地に学ぶことが望ましいでしょう。

2 処理・保存

❶処理は採取した日のうちに

　薬草は、生で用いる場合と、乾燥させて用いる場合があります。生で用いるのは揉み汁を使うときで、ほぼ救急用です。煎じて飲むには生で使うと青臭いため、一般に乾燥させて用います。

　処理は採取してきたその日のうちに行います。もし採取場所の近くにきれいな水があれば、その場で洗う処理をしましょう。夕方まで採取していると処理の時間がなくなるので、処理する時間を残して帰るようにしましょう。

　一般には、根や茎や枝の硬いものは直射日光に当てて、手早く乾燥させます。日干しは、吊るしたり、ござやざるに重ならないように並べて、一気に乾燥させます。

　陰干しは、風がよく通る、日陰または半日陰で干します。湿度の高い梅雨時や夏は変質したりかびが生えたりしやすいので、天候に注意し、乾燥した日に軒下などで陰干しするようにしましょう。

　日干し、陰干しともに、洗ったらすぐに干しにかかり、茎は折れる程度、葉はくずれる程度まで、カラカラに乾燥させます。

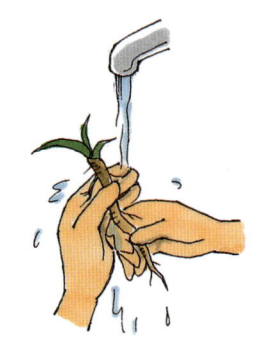

洗いやすい量を流水でていねいに洗い、土や汚れを落とす。陰干しは原則として洗わない。

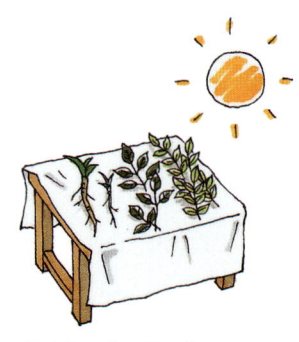

根や太い茎、厚い葉などは乾燥すると切れなくなるので、適当に切ってから干す。

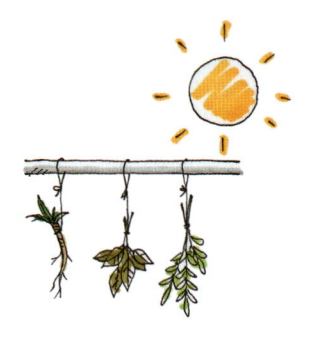

水分をふき取り、庭やベランダなどの風通しのよいところで、直射日光に当てて乾かす。

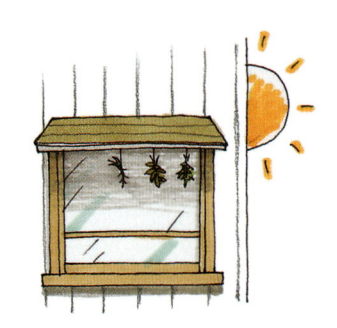

柔らかい地上部や、花やつぼみ、においの強いものなどは陰干しに。

❷上手な保管方法

　薬草がいちばん嫌うのは、湿気。湿気を帯びると味が落ち、かびや虫もつきやすくなります。厚めの紙袋、または茶袋に入れ、湿気が少なくて風通しのよい場所で保管します。袋にすきまがあると、かびや虫の住みかになるので、ぎっしりとかたく詰めること。よく使うものは茶筒などに小分けにしておきましょう。

　薬草を入れた袋は、天井近くの棚に並べたり、天井からぶら下げたりします。

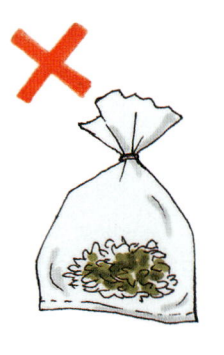

ビニール袋は、袋の外との温度差で水滴が生じるので避ける。缶に入れるときも紙袋に入れてから。

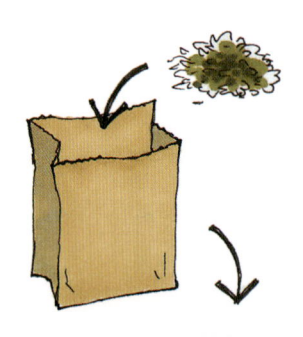

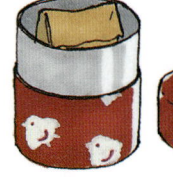

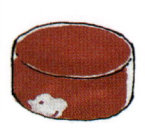

3 利用法

❶処理は採取した日のうちに

　薬用植物のもっともポピュラーな利用法は、煎じて飲む「煎じ薬」です。「煎じる」とは、乾燥させた薬用植物を水から煮つめること。お湯に薬効成分が溶け出したものを、薬として飲みます。

　煎じるときに使う容器は土瓶か土鍋がベスト。ほうろう鍋や耐熱ガラス鍋、アルミ製のやかんなどでも構いません。植物中のタンニンが鉄分と結びつくと薬効が弱まるため、鉄製の容器は避けましょう。

　煎じた薬（煎汁）は飲みにくいので、慣れるまでは薄めに（水を多めにして）煎じたほうがいいでしょう。一度に煎じる量は薬用植物1日分（10g〜20g）が原則です。時間が経つと成分が変化したり腐ったりしやすいので、何日か分をまとめて煎じることはやめましょう。

　煎汁はふつう3回に分けて、その日のうちに飲み切ります。食前30分〜1時間前の空腹時（食間）に、1回分を温めなおして飲みます。昼間に飲めない場合は、朝夕2回に分けて飲んでも構いません。夏場は腐りやすいので、残った煎汁は冷蔵庫で保存しておきましょう。

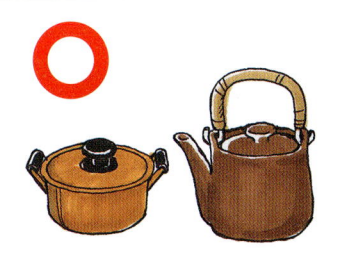

容器は土瓶か土鍋がいちばん。耐熱ガラス容器なら目盛りつきが便利。

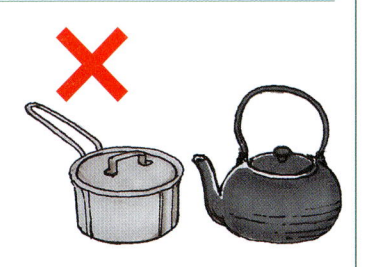

鉄瓶や鉄鍋を使うと、せっかくの薬効が弱まってしまう。ステンレス製のなべも避ける。

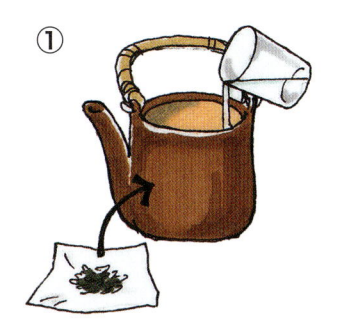

① 薬用植物10〜20gにつき水カップ3杯（540〜600cc）の割合で容器に入れる。

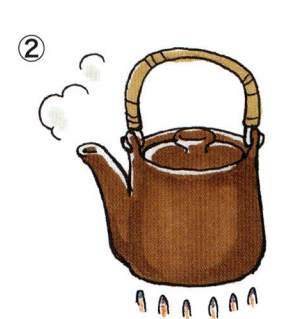

② 中火にかけて煮立ってきたら弱火にし40〜50分、水が半分になるまで煮つめる。

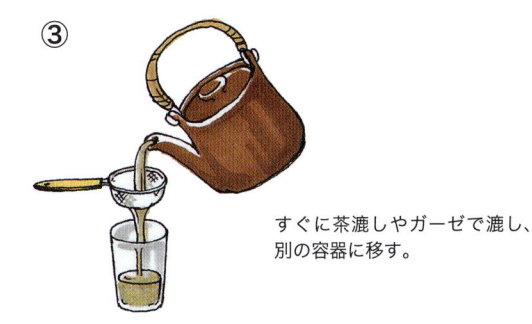

③ すぐに茶漉しやガーゼで漉し、別の容器に移す。

❷振り出す

　「振り出す」とは、乾燥させた薬用植物に熱湯を注いで薬効成分をにじみ出させる方法です。薬用植物を適量入れた湯のみかマグカップに熱湯を注ぎ、3〜5分おいてから飲みます。煎じた薬とちがい、色や香りが出るうちはお茶の代わりに何杯飲んでも大丈夫です。胃によいといわれるセンブリは、千回振り出しても苦いことから名付けられました。

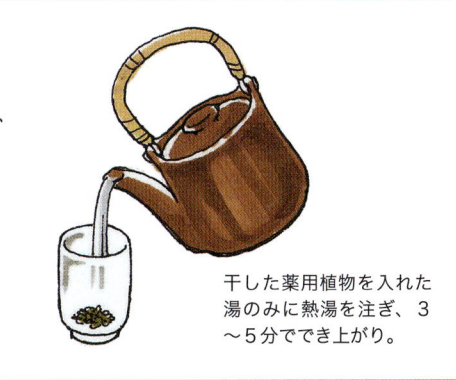

干した薬用植物を入れた湯のみに熱湯を注ぎ、3〜5分ででき上がり。

❸薬酒のつくり方・飲み方

　酒に薬用植物の有効成分を溶け出させて利用するのが薬酒です。薬の作用とともに、アルコールが血液の循環をよくします。

　生の薬用植物を用いる場合は新鮮なものを選び、傷んだ部分はていねいに取り除きます。よく洗って乾燥させた容器に、果実1kg（乾燥薬用植物なら100〜300g）とホワイトリカーなど1.8ℓを入れてふたをします。ほこりを防ぐためにさらに紙などで覆ってひもで縛り、仕込んだ日と薬酒の名前を書いたラベルを貼っておきます。冷暗所に置いて3カ月後くらいから飲めますが、長く熟成させたほうが味やコクが深くなります。

　でき上がった薬酒は1日に1〜2回、小さな盃1杯（約20〜30㎖）を食前または就寝前に飲みます。飲みにくい場合は砂糖やはちみつを溶かすか、水やお湯で薄めて飲むとよいでしょう。

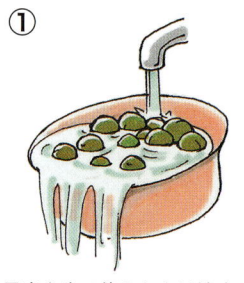

①　果実を生で使うときは流水でよく洗う（乾燥したものを使う場合はきれいにふく）。

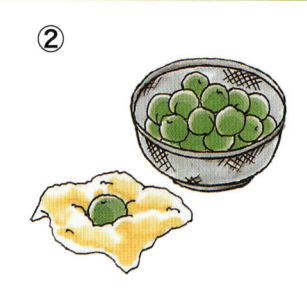

②　清潔なふきんでふいて、しっかり水気をとる（水気が残っていると腐りやすい）。

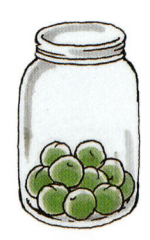

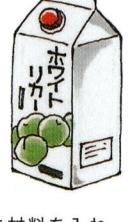

③　口の広い容器に材料を入れ、35〜40度のホワイトリカーまたは焼酎を注ぎ入れる。

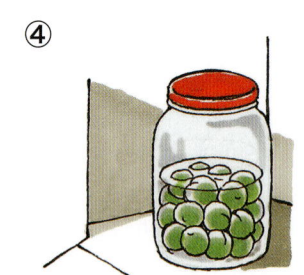

④　容器を密閉し、3カ月〜1年ほど冷暗所に置いて熟成させる。

❹薬草茶のつくり方・飲み方

　薬草茶は気軽に飲めて健康にもよいものです。ふつうのお茶の代わりになりますから、何杯飲んでもかまいません。

　葉をお茶にする場合は、蒸してから細かく刻んで天日干しにします。夏の天気のよい日なら、1日でカラカラに乾燥します。茎葉を使うアマチャヅルなどは乾燥させてから1〜2cmほどに刻み、焙烙か鍋で軽く焙じてお茶にします。エビスグサなどの種子は、日干しして焙じた後、鍋に水を加えて煮出したものを飲みます。

　できた茶葉は、食品用の乾燥剤などを使って湿気を防ぎながら保存し、必要な分だけ小出しにして使います。種子のお茶は容器に入れて冷蔵し、そのままか、温めて飲みます。

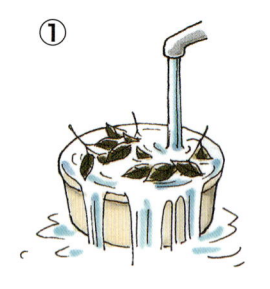

①　採ってきたばかりの薬用植物を流水でよく洗い、汚れを落とす。

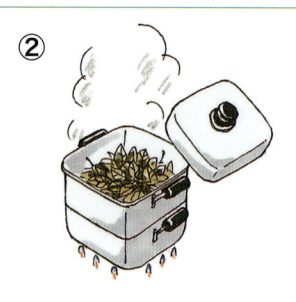

②　水気を切らずに沸騰した蒸し器に入れ、2〜3分蒸す。

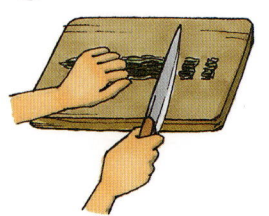

③　冷めたら葉だけを取り、包丁で2〜3mmほどに刻む。手でしぼってアクをとる。

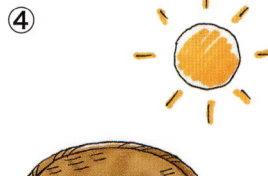

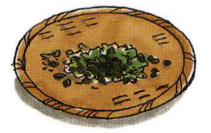

④　浅いざるなどに広げ、天日干しでカラカラになるまで乾燥させる。

❺黒焼きのつくり方・用い方

　黒焼きとは、蒸し焼きにすること。昔から民間療法で用いられてきた素材調理法のひとつで、煎じたり生で利用したりする以上に薬効成分を引き出せることがあります。また黒焼きにすると、かびが生えたり虫がついたりしないので保存がききます。

　黒焼きをつくるコツは、空気を遮断して高温加熱すること。空気（酸素）が触れた状態で黒くなっても、それはただの黒焦げ。灰ではなく、炭化していることが重要です。本来は素焼きの容器を用いますが、家庭ではフライパンを使った方法が簡便でしょう。火加減が難しいので、何度もチャレンジして体得してください。できた黒焼きを飲むときは、オブラートに包むか水で練って丸薬状にします。外用の場合、水かゴマ油などで練ったものを患部に塗ります。

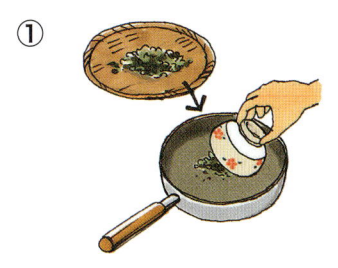

① 細かく刻んだ薬用植物をフライパンにのせ、空気に触れないようにどんぶりをかぶせる。火にかけ、焦げつかないようにどんぶりを動かす。

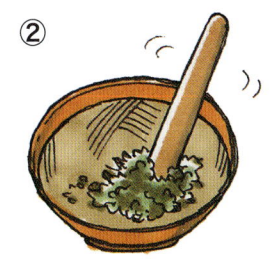

② フライパンからおろし、すり鉢ですって粉末にする。

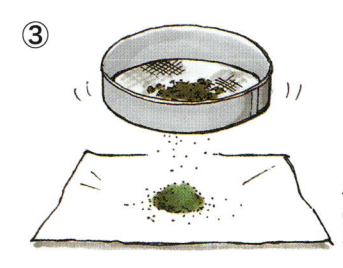

③ ふるいでふるい、残ったものは再度すり鉢ですってからふるいにかける。

❻塗り薬・貼り薬のつくり方・用い方

●塗り薬

　生の薬用植物を流水でよく洗い、葉を数枚丸めておろし金ですりおろすか、細かく刻んですり鉢ですりつぶします。細かくなった葉を手で絞り、葉の汁を小皿などにためます。その絞り汁が塗り薬です。これをガーゼなどに染み込ませ、患部に当てて塗り込みます。薬は乾きやすいので、乾いたら何度も塗り直します。

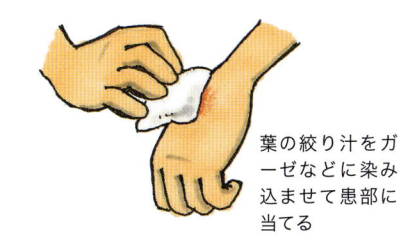

葉の絞り汁をガーゼなどに染み込ませて患部に当てる

●貼り薬

　塗り薬と同じ要領で薬用植物の葉を細かくします。葉の量の3分の1ほどの小麦粉と、適量の水を混ぜて粘りを出し、葉と混ぜてペースト状にしたものが薬です。これをガーゼや綿布に厚めに伸ばして患部に貼ります。その上を油紙などで覆い、包帯で固定します。薬は乾きやすいので、1日ごとにつくり直しましょう。

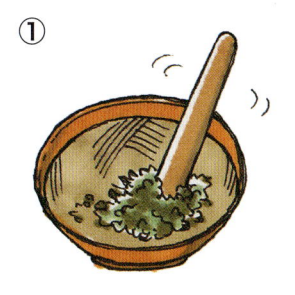

① 細かくした葉と小麦粉、水を加えてペースト状にする

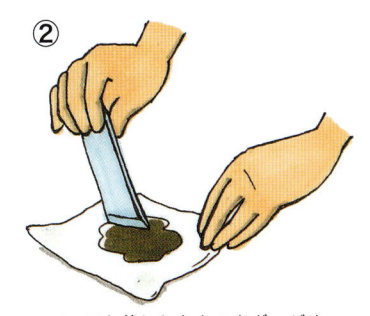

② ペースト状にしたものをガーゼや綿布に伸ばして患部に貼る

❼浴湯料としての用い方

　薬用植物を浴湯料として利用すると、湯に溶け出した精油の作用で血行がよくなります。湯冷めしにくくなり、香りによるリラックス効果なども期待できます。

　乾燥した薬用植物（100〜200ｇ）を布袋や古ストッキングなどに入れて口をひもで縛ります。ふろを沸かし、入浴の30分ほど前にこの袋を浴槽に入れてよく揉みます。薬用植物が少ない場合は、袋ごと鍋に入れて煮出し、煮汁と袋を浴槽に入れても効果があります。

図で見る植物用語

植物の構造

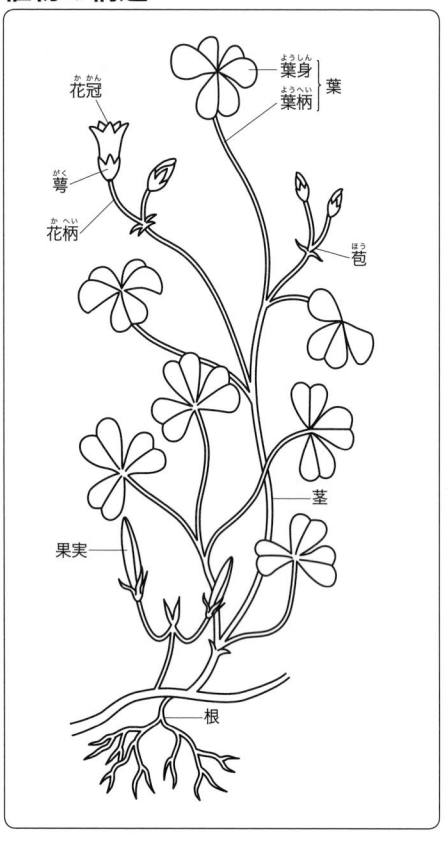

（図：花冠、萼、花柄、葉身、葉柄、葉、苞、茎、果実、根）

※地中にあり、特殊な形をした茎のことを地下茎という。地下茎は次の４つに区分される。
①根茎：地中を横に生長したもので根のように見えるが、地上の茎と同様に節があり、そこから葉や根を出す。
②塊茎：根茎の一部や地下茎の先端が養分を蓄えて塊状に肥大したもの。
③球茎：地下にある茎の一部の節間が短くなり、肥大して球形になったもの。
④鱗茎：短い茎の周りに、養分を蓄えて多肉となった鱗片葉が密につき、球形になったもの。偽鱗茎はラン科植物に見られるもので、養分を蓄えて鱗茎状に肥大した茎のこと。

花の部分と名称

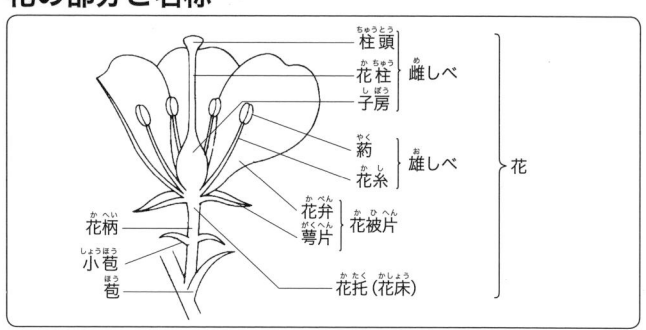

（図：柱頭、花柱、子房〔雌しべ〕、葯、花糸〔雄しべ〕、花弁、萼片、花被片、花柄、小苞、苞、花托（花床））

葉の部分と名称

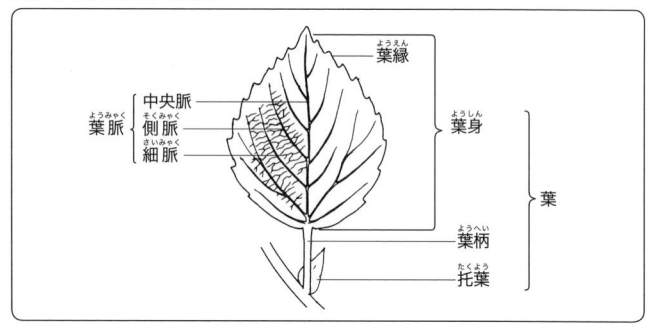

（図：葉縁、中央脈、側脈、細脈〔葉脈〕、葉身、葉柄、托葉〔葉〕）

※地表面近くから生じる葉のことを根出葉という。地上の茎から出る葉は、根出葉と区別していう場合には茎生葉という。

葉序

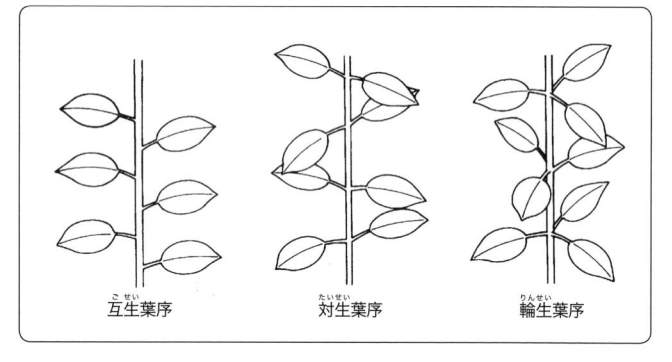

互生葉序　　対生葉序　　輪生葉序

複葉

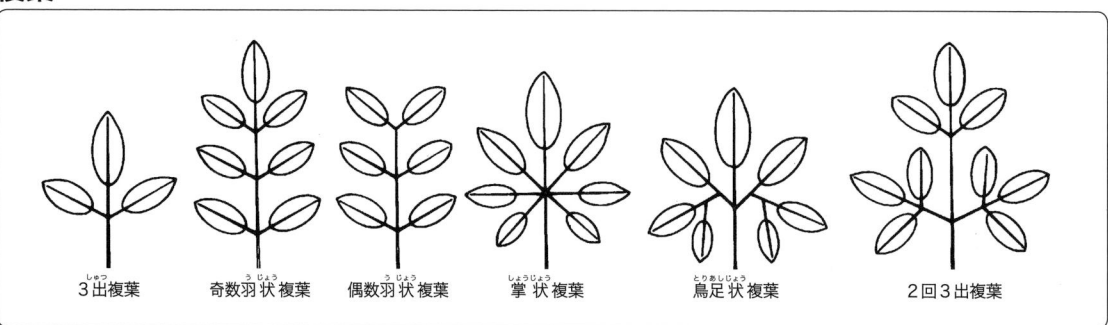

３出複葉　　奇数羽状複葉　　偶数羽状複葉　　掌状複葉　　鳥足状複葉　　２回３出複葉

葉縁

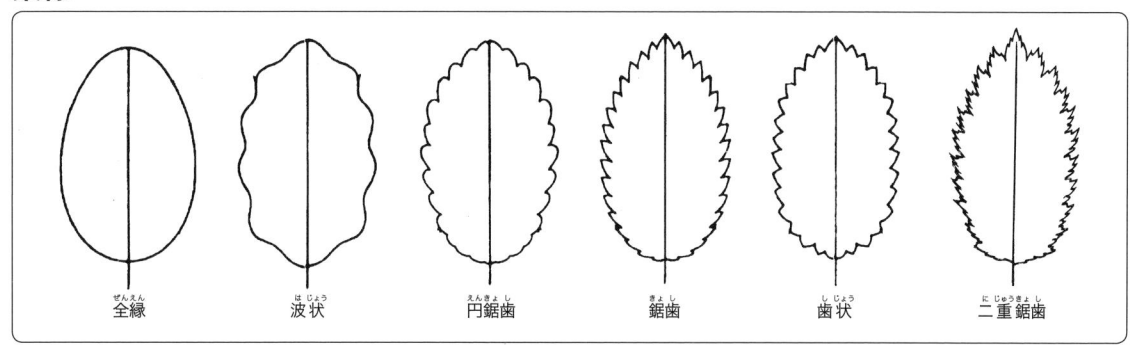

| 全縁 | 波状 | 円鋸歯 | 鋸歯 | 歯状 | 二重鋸歯 |

葉の全形

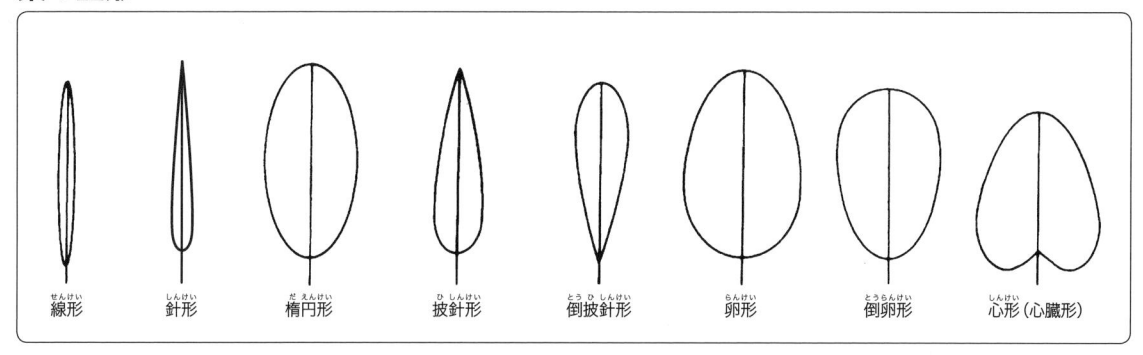

| 線形 | 針形 | 楕円形 | 披針形 | 倒披針形 | 卵形 | 倒卵形 | 心形（心臓形） |

花序

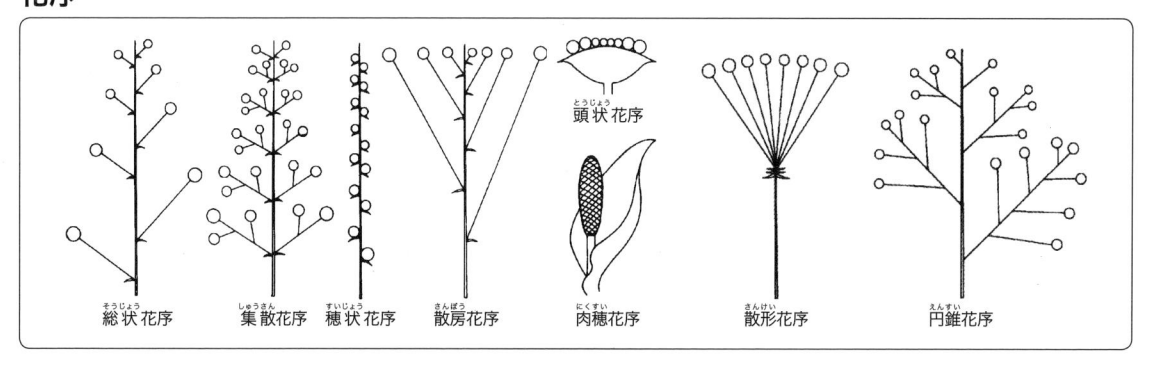

| 総状花序 | 集散花序 | 穂状花序 | 散房花序 | 肉穂花序 | 頭状花序 | 散形花序 | 円錐花序 |

果実

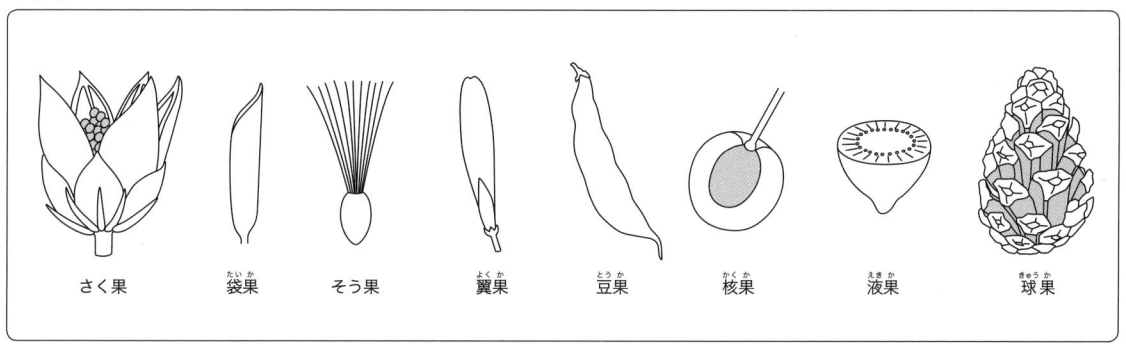

| さく果 | 袋果 | そう果 | 翼果 | 豆果 | 核果 | 液果 | 球果 |

生薬名と植物和名の対照表

※生薬名を50音順に並べ、植物の和名と使用部位、掲載ページを一覧にした。

生薬名	よみがな	植物和名	使用部位	ページ
赤升麻	あかしょうま	チダケサシ	根茎	97
赤芽柏	あかめがしわ	アカメガシワ	樹皮	142
甘茶	あまちゃ	アマチャ	葉	100
萎蕤	いずい	アマドコロ	根茎	34
一位葉	いちいよう	イチイ	葉	286
陰地蕨	いんちけつ	フユノハナワラビ	全草	246
茵蔯蒿	いんちんこう	カワラヨモギ	花穂	231
淫羊藿	いんようかく	イカリソウ	茎・葉	80
茴香	ういきょう	ウイキョウ	果実	269
鬱金、姜黄	うこん、きょうおう	ウコン	根茎	37
烏頭	うず	ヤマトリカブト	塊根(母根)	289
烏梅	うばい	ウメ	果実	110
烏薬	うやく	テンダイウヤク	根	90
烏蘞苺	うれんぼ	ヤブガラシ	根茎	151
雲実	うんじつ	ジャケツイバラ	種子	127
営実	えいじつ	ノイバラ	果実	107
衛矛	えいぼう	ニシキギ	コルク質の翼	292
塩麩子	えんふし	ヌルデ	果実	144
延命草	えんめいそう	ヒキオコシ	地上部	200
延命皮	えんめいひ	ムクロジ	果皮	292
黄蜀葵根	おうしょくきこん	トロロアオイ	根	153
黄精	おうせい	ナルコユリ	根茎	35
鴨跖草	おうせきそう	ツユクサ	全草	29
黄柏	おうばく	キハダ	樹皮	133
桜皮	おうひ	ソメイヨシノ	樹皮	113
黄連	おうれん	オウレン	根茎	74
オリーブ油	おりーぶゆ	オリーブノキ	果実	176
瓦韋	がい	ノキシノブ	全草	245
槐花、槐米	かいか、かいべい	エンジュ	花蕾	122
芥子	がいし	カラシナ	種子	262
海桐	かいとう	トベラ	葉	102
薤白	がいはく	ラッキョウ	鱗茎	254
艾葉	がいよう	ヨモギ	葉	232
夏枯草	かごそう	ウツボグサ	花穂	196
峨参	がさん	シャク	根	169
茄子	かし	ナス	果実	277
何首烏	かしゅう	ツルドクダミ	塊根	58
葛根	かっこん	クズ	根	123
茄蔕	かてい	ナス	果実のへた	277
括楼根	かろうこん	キカラスウリ	根	217
括楼仁	かろうにん	キカラスウリ	種子	217
旱芹	かんきん	セロリ	茎・葉	270
乾生姜	かんしょうきょう	ショウガ	根茎	260
鹹草	かんそう	アシタバ	葉	174
寒苺葉	かんばいよう	フユイチゴ	全草	104
甘藍	かんらん	キャベツ	葉	263
桔梗、桔梗根	ききょう、ききょうこん	キキョウ	根	221
菊花	きくか	キク	花	229
キササゲ、梓実	きささげ、しじつ	キササゲ	果実	239
吉草根	きっそうこん	カノコソウ	根、根茎	216
韮子	きゅうし	ニラ	種子	253
急性子	きゅうせいし	ホウセンカ	種子	147
牛奶子	ぎゅうだいし	アキグミ	果実	161
韮白	きゅうはく	ニラ	葉	253
杏仁	きょうにん	アンズ	種子	109
錦葵	きんき	ゼニアオイ	花、葉	153
金橘	きんきつ	キンカン	果実	135
銀杏、白果	ぎんきょう、はくか	イチョウ	種子	16
金銀花	きんぎんか	スイカズラ	花蕾	214
筋骨草	きんこつそう	キランソウ	全草	194
金針菜	きんしんさい	ノカンゾウ	花蕾	30
金木犀	きんもくせい	キンモクセイ	花	182
苦苣苔	くきょたい	イワタバコ	葉	207
枸杞子	くこし	クコ	果実	201
枸杞葉	くこよう	クコ	葉	201
苦参	くじん	クララ	根	290
瞿麦子	くばくし	カワラナデシコ	種子	68
苦木	くぼく	ニガキ	木部	139
苦楝子	くれんし	センダン	果実	140
薊	けい	ノアザミ	根	234
鶏冠花	けいかんか	ケイトウ	花穂	63
鶏冠子	けいかんし	ケイトウ	種子	63
月桂実	げっけいじつ	ゲッケイジュ	果実	92
月桂葉	げっけいよう	ゲッケイジュ	葉	92
決明子	けつめいし	エビスグサ	種子	126
牽牛子	けんごし	アサガオ	種子	190
拳参	けんじん	イブキトラノオ	根茎	55
現証拠	げんのしょうこ	ゲンノショウコ	地上部	128
紅花	こうか	ベニバナ	花	237
合歓皮	ごうかんひ	ネムノキ	樹皮	119
香鼓	こうし	ダイズ	種子	266
紅車軸草	こうしゃじくそう	ムラサキツメクサ	地上部	125
香薷	こうじゅ	ナギナタコウジュ	地上部	199
交譲木	こうじょうぼく	ユズリハ	葉、樹皮	141
香蕈	こうしん	シイタケ	子実体	250
厚朴	こうぼく	ホオノキ	樹皮	82
胡瓜	こか	キュウリ	果実	280
五加皮	ごかひ	ヒメウコギ	根皮	166
虎耳草	こじそう	ユキノシタ	葉	98
牛膝	ごしつ	イノコズチ	根	64
呉茱萸	ごしゅゆ	ゴシュユ	果実	131
虎杖根	こじょうこん	イタドリ	根茎	59

306

生薬名	よみがな	植物和名	使用部位	ページ
胡葱	こそう	タマネギ	鱗茎	255
梧桐子	ごどうし	アオギリ	種子	156
胡桃仁	ことうにん	オニグルミ	種子（子葉）	46
五倍子	ごばいし	ヌルデ	葉軸の虫こぶ	144
牛蒡子、悪実	ごぼうし、あくじつ	ゴボウ	種子	284
胡麻	ごま	ゴマ	種子	278
五味子	ごみし	チョウセンゴミシ	果実	85
胡蘿蔔	こらふく	ニンジン	根、茎・葉	268
細香葱	さいこうそう	アサツキ	茎・葉	32
細辛	さいしん	ウスバサイシン	根、根茎	52
蒴藋	さくてき	ソクズ	全草	213
サフラン	さふらん	サフラン	雌しべ	40
山査子	さんざし	サンザシ	果実	114
山梔子	さんしし	クチナシ	果実	209
山茱萸	さんしゅゆ	サンシュユ	果実	178
山椒	さんしょう	サンショウ	果皮	130
酸漿根	さんしょうこん	ホオズキ	地下茎	202
山茶	さんちゃ	ヤブツバキ	花	157
山扁豆	さんぺんず	カワラケツメイ	全草	121
山薬	さんやく	ヤマノイモ	根	39
紫苑	しおん	シオン	根	225
糸瓜	しか	ヘチマ	果実	283
ジギタリス	じぎたりす	ジギタリス	全草	296
地骨皮	じこっぴ	クコ	根皮	201
柿蒂	してい	カキノキ	果実のへた	180
爵牀	しゃくじょう	キツネノマゴ	全草	204
芍薬	しゃくやく	シャクヤク	根	75
蛇床子	じゃしょうし	ヤブジラミ	果実	172
沙参	しゃじん	ツリガネニンジン	根	220
車前子	しゃぜんし	オオバコ	種子	208
車前草	しゃぜんそう	オオバコ	全草	208
茺蔚子	じゅういし	メハジキ	種子	197
臭梧桐	しゅうごとう	クサギ	枝・葉	193
臭梧桐根	しゅうごとうこん	クサギ	根皮	193
臭節草	しゅうせつそう	マツカゼソウ	全草	291
十薬	じゅうやく	ドクダミ	全草	42
蒓、蒓菜	じゅん、じゅんさい	ジュンサイ	茎・葉	69
紫陽花	しようか	アジサイ	花	99
生姜	しょうきょう	ショウガ	根茎	260
松脂	しょうし	アカマツ	樹脂	18
小蘗	しょうばく	メギ	幹、根	78
菖蒲根	しょうぶこん	ショウブ	根茎	27
樟木	しょうぼく	クスノキ	枝・葉	88
升麻	しょうま	サラシナショウマ	根茎	73
小連翹	しょうれんぎょう	オトギリソウ	地上部	159
辛夷	しんい	タムシバ	花蕾	83
辛夷	しんい	コブシ	花蕾	84
秦皮	しんぴ	トネリコ	樹皮	184
水芹	すいきん	セリ	全草	170
睡菜葉	すいさいよう	ミツガシワ	葉	188
水楊梅	すいようばい	ダイコンソウ	全草	103
青蒿	せいこう	カワラニンジン	全草	238
西洋菜乾	せいようさいかん	オランダガラシ	茎・葉	94
セージ葉	せーじよう	セージ	葉	273
石蒜	せきさん	ヒガンバナ	鱗茎	287
石菖	せきしょう	セキショウ	根茎	28
石刁柏	せきちょうはく	アスパラガス	根茎	258
石榴皮	せきりゅうひ	ザクロ	果皮	240
接骨木	せっこつぼく	ニワトコ	枝・葉	212
旋花	せんか	ヒルガオ	全草	189
千屈菜	せんくつさい	ミソハギ	全草	162
前胡	ぜんこ	ノダケ	根	173
川穀	せんこく	ジュズダマ	種子	25
川穀根	せんこくこん	ジュズダマ	根	25
川骨	せんこつ	コウホネ	根茎	70
茜草根	せんそうこん	アカネ	根	211
皂角子	そうかくし	サイカチ	種子	120
皂角刺	そうかくし	サイカチ	棘	120
桑寄生	そうきせい	ヤドリギ	枝・葉	51
皂莢	そうきょう	サイカチ	果実	120
蒼耳子	そうじし	オナモミ	果実	223
桑椹	そうじん	ヤマグワ	果実	48
葱白	そうはく	ネギ	葉鞘	257
桑白皮	そうはくひ	ヤマグワ	根皮	48
草本威霊仙	そうほんいれいせん	クガイソウ	根茎	205
桑葉	そうよう	ヤマグワ	葉	48
側柏葉	そくはくよう	コノテガシワ	葉	19
蘇子	そし	シソ	果実	272
蘇葉	そよう	シソ	葉	272
大蒜、葫蒜	たいさん、こさん	ニンニク	鱗茎	256
大石韋	だいせきい	ヒトツバ	葉	244
大棗	たいそう	ナツメ	果実	148
大葉麦門冬	たいようばくもんどう	ヤブラン	根	36
高遠草	たかとおぐさ	アキカラマツ	全草	72
橐吾	たくご	ツワブキ	茎・葉	227
沢瀉	たくしゃ	サジオモダカ	根茎	21
沢蘭、地笋	たくらん、ちじゅん	シロネ	全草	197
竹節人参	ちくせつにんじん	トチバニンジン	根茎	165
茶葉	ちゃよう	チャノキ	葉	158
地楡	ちゆ	ワレモコウ	根茎	105
釣樟	ちょうしょう	クロモジ	枝・葉	91
釣樟根皮	ちょうしょうこんぴ	クロモジ	根皮	91
陳皮	ちんぴ	ウンシュウミカン	果皮	134
テレビン油	てれびんゆ	アカマツ	精油	18
天胡荽	てんこずい	チドメグサ	全草	168
冬瓜	とうが	トウガン	果実	282

生薬名	よみがな	植物和名	使用部位	ページ
冬瓜子	とうがし	トウガン	種子	282
当帰	とうき	トウキ	根	176
燈心草	とうしんそう	イ	地上部	28
刀豆	とうず	ナタマメ	種子	265
桃仁	とうにん	モモ	種子	111
橙皮	とうひ	ダイダイ	果皮	136
当薬	とうやく	センブリ	全草	186
桃葉珊瑚	とうようさんご	アオキ	葉	177
土瓜根、王瓜根	どかこん、おうかこん	カラスウリ	根	218
土瓜実	どかじつ	カラスウリ	果実	218
土細辛、杜衡	どさいしん、とこう	カンアオイ	根、根茎	53
菟糸子	としし	ネナシカズラ	種子	191
杜仲	とちゅう	トチュウ	樹皮	238
独活	どっかつ	シシウド	根	175
夏皮	なつかわ	ナツミカン	果皮	137
南瓜仁	なんかにん	カボチャ	種子	279
南五味子	なんごみし	サネカズラ	果実	86
南天実	なんてんじつ	ナンテン	果実	79
南天葉	なんてんよう	ナンテン	葉	79
南蛮毛	なんばんもう	トウモロコシ	花柱	252
日本肉桂、日本桂皮	にほんにっけい、にほんけいひ	ニッケイ	根皮	87
忍冬	にんどう	スイカズラ	茎・葉	214
梅寄生	ばいきせい	コフキサルノコシカケ	菌体	248
敗醤根	はいしょうこん	オミナエシ	根	215
貝母	ばいも	アミガサユリ	鱗茎	33
柏子仁	はくしにん	コノテガシワ	種子	19
白頭翁	はくとうおう	オキナグサ	根	288
白桃花	はくとうか	モモ	花蕾	111
馬歯莧	ばしけん	スベリヒユ	全草	66
薄荷	はっか	ハッカ	茎・葉	198
菝葜	ばっかつ	サルトリイバラ	根茎	37
白屈菜	はっくつさい	クサノオウ	全草	289
馬鞭草	ばべんそう	クマツヅラ	全草	191
浜防風	はまぼうふう	ハマボウフウ	根、根茎	171
蕃杏	ばんきょう	ツルナ	地上部	65
半夏	はんげ	カラスビシャク	球茎	26
蕃椒	ばんしょう	トウガラシ	果実	276
繁縷	はんろう	ハコベ	全草	67
榧実	ひじつ	カヤ	種子	17
白朮	びゃくじゅつ	オケラ	根茎	233
白及	びゃっきゅう	シラン	偽鱗茎	41
枇杷葉	びわよう	ビワ	葉	115
茯苓	ぶくりょう	マツホド	菌核	246
附子	ぶし	ヤマトリカブト	塊根（子根）	289
茅根	ぼうこん	チガヤ	根茎	24
鳳仙	ほうせん	ホウセンカ	全草	147
鳳尾草	ほうびそう	イノモトソウ	全草	243

生薬名	よみがな	植物和名	使用部位	ページ
蒲黄	ほおう	ガマ	花粉	20
蒲公英根	ほこうえいこん	タンポポ	根	235
牡丹皮	ぼたんぴ	ボタン	根皮	76
蔓荊子	まんけいし	ハマゴウ	果実	192
蘘荷	みょうが	ミョウガ	根茎	259
無花果	むかか	イチジク	果実	49
無花果葉	むかかよう	イチジク	葉	49
綿茵陳	めんいんちん	カワラヨモギ	根出葉	231
毛桜桃	もうおうとう	ユスラウメ	種子	112
木槿花	もくきんか	ムクゲ	花蕾	152
木槿皮	もくきんぴ	ムクゲ	樹皮	152
木賊	もくぞく	トクサ	地上部	242
木通	もくつう	アケビ	茎（つる）	77
木天蓼	もくてんりょう	マタタビ	果実（虫こぶ）	154
木防已	もくぼうい	アオツヅラフジ	根、つる	81
木瓜	もっか	ボケ	果実	117
木瓜	もっか	カリン	果実	118
益母草	やくもそう	メハジキ	地上部	197
柚	ゆ	ユズ	果実	138
羊蹄根	ようていこん	ギシギシ	根	54
楊梅皮	ようばいひ	ヤマモモ	樹皮	45
薏苡仁	よくいにん	ハトムギ	種子	21
莱菔子	らいふくし	ダイコン	種子	264
落花生	らっかせい	ラッカセイ	種子	267
藍実	らんじつ	アイ	果実	60
蘭草	らんそう	フジバカマ	茎・葉	224
藍葉、藍澱、青黛	らんよう、らんでん、せいたい	アイ	葉	60
栗毛毬	りつもうきゅう	クリ	いが	47
栗葉	りつよう	クリ	葉	47
竜葵	りゅうき	イヌホオズキ	全草	295
竜牙草	りゅうげそう	キンミズヒキ	全草	106
竜珠	りゅうじゅ	ハダカホオズキ	全草	204
竜胆	りゅうたん	リンドウ	根	185
竜脳菊	りゅうのうぎく	リュウノウギク	地上部	230
菱実	りょうじつ	ヒシ	果実	163
霊芝	れいし	マンネンタケ	子実体	247
連翹	れんぎょう	レンギョウ	果実	183
蓮根	れんこん	ハス	根茎	71
蓮実	れんじつ	ハス	果実	71
連銭草	れんせんそう	カキドオシ	全草	195
ロート根	ろーとこん	ハシリドコロ	根、根茎	295
鹿蹄草	ろくていそう	イチヤクソウ	全草	179
蘆根	ろこん	ヨシ	根茎	23
和藁本	わこうほん	ヤブニンジン	根、根茎	172
和常山	わじょうざん	コクサギ	枝・葉	132
和女貞子	わじょていし	ネズミモチ	果実	181
和独活	わどっかつ	ウド	根茎	164
和延胡索	わのえんごさく	エゾエンゴサク	塊茎	93
和木瓜	わもっか	クサボケ	果実	116

学名さくいん

＊学名をアルファベット順に並べた。

A

Abelmoschus manihot ── 153
Acanthopanax sieboldianus ── 166
Acer nikoense ── 145
Achillea alpina ── 228
Achyranthes bidentata var. japonica ── 64
Aconitum japonicum subsp. japonicum ── 289
Acorus calamus ── 27
Acorus gramineus ── 28
Actinidia polygama ── 154
Adenophora triphylla var. japonica ── 220
Aeginetia indica ── 206
Aesculus turbinata ── 146
Agrimonia pilosa var. japonica ── 106
Ajuga decumbens ── 194
Akebia quinata ── 77
Albizia julibrissin ── 119
Alisma plantago-aquatica var. orientale ── 21
Allium schoenoprasum var. foliosum ── 32
Allium bakeri ── 254
Allium cepa ── 255
Allium fistulosum ── 257
Allium grayi ── 31
Allium sativum ── 256
Allium tuberosum ── 253
Aloe arborescens ── 38
Ampelopsis brevipedunculata var. heterophylla ── 150
Angelica acutiloba ── 176
Angelica decursiva ── 173
Angelica keiskei ── 174
Angelica pubescens ── 175
Anthriscus aemula ── 169
Apium graveolens ── 270
Arachis hypogaea ── 267
Aralia cordata ── 164
Arctium lappa ── 284
Artemisia apiacea ── 238
Artemisia capillaris ── 231
Artemisia princeps ── 232
Asiasarum sieboldii ── 52
Asparagus officinalis ── 258
Aster tataricus ── 225
Astilbe microphylla ── 97
Atractylodes japonica ── 233
Aucuba japonica ── 177

B

Basella rubra ── 241
Benincasa hispida ── 282
Berberis thunbergii ── 78
Berchemia racemosa ── 149
Bletilla striata ── 41
Boenninghausenia japonica ── 291
Botrychium ternatum ── 246
Brasenia schreberi ── 69
Brassica juncea ── 262
Brassica oleracea ── 263

C

Caesalpinia sepiaria ── 127
Calystegia japonica ── 189
Camellia japonica ── 157
Camellia sinensis ── 158
Canavalia gladiata ── 265
Capsella bursa-pastoris ── 95
Capsicum annuum ── 276
Carthamus tinctorius ── 237
Cassia mimosoides subsp. nomame ── 121
Cassia obtusifolia ── 126
Castanea crenata ── 47
Catalpa ovata ── 239
Cayratia japonica ── 151
Celosia cristata ── 63
Chaenomeles japonica ── 116
Chaenomeles speciosa ── 117
Chelidonium majus var. asiaticum ── 289
Chenopodium centrorubrum ── 61
Chrysanthemum morifolium ── 229
Cicuta virosa ── 293
Cimicifuga simplex ── 73
Cinnamomum camphora ── 88
Cinnamomum sieboldii ── 87
Cirsium japonicum ── 234
Citrullus vulgaris ── 281
Citrus aurantium ── 136
Citrus junos ── 138
Citrus natsudaidai ── 137
Citrus unshiu ── 134
Clematis terniflora ── 288
Clerodendrum trichotomum ── 193
Cocculus trilobus ── 81
Coix lacryma-jobi ── 25
Coix ma-yuen ── 21
Commelina communis ── 29
Conandron ramondioides ── 207
Coptis japonica ── 74
Coriaria japonica ── 291
Coriolus versicolor ── 249
Cornus officinalis ── 178
Corydalis ambigua ── 93
Crataegus cuneata ── 114
Crocus sativus ── 40
Cucumis sativus ── 280
Cucurbita moschata ── 279
Curcuma longa ── 37
Cuscuta japonica ── 191

D

Daphne odora ── 160
Daphniphyllum macropodum ── 141
Datura metel ── 296
Daucus carota ── 268
Dendranthema japonicum ── 230
Deutzia crenata ── 101
Dianthus superbus var. longicalycinus ── 68
Digitalis purpurea ── 296
Dioscorea japonica ── 39
Diospyros kaki ── 180

E

Elaeagnus umbellata ── 161
Elfvingia applanata ── 248
Elsholtzia ciliata ── 199
Epimedium grandiflorum ── 80
Equisetum hyemale ── 242
Eriobotrya japonica ── 115
Eucommia ulmoides ── 238
Euonymus alatus ── 292
Euonymus japonicus ── 127
Eupatorium fortunei ── 224
Evodia rutaecarpa ── 131

F

Farfugium japonicum ── 227
Fatsia japonica ── 293
Ficus carica ── 49
Firmiana simplex ── 156
Foeniculum vulgare ── 269
Forsythia togashii ── 183
Fortunella margarita ── 135
Fraxinus japonica ── 184
Fritillaria verticillata var. thunbergii ── 33

G

Ganoderma lucidum ── 247
Gardenia jasminoides ── 209
Gentiana scabra var. buergeri ── 185
Geranium nepalense subsp. thunbergii ── 128
Geum japonicum ── 103
Ginkgo biloba ── 16
Gleditsia japonica ── 120
Glechoma hederacea subsp. grandis ── 195
Glehnia littoralis ── 171
Glycine max ── 266
Gnaphalium affine ── 222
Gynostemma pentaphyllum ── 219

H

Helianthus annuus — 236
Hemerocalis fulva var. longituba — 30
Heterotropa kooyana var. nipponica — 53
Hibiscus syriacus — 152
Houttuynia cordata — 42
Humulus lupulus var. cordifolius — 50
Hydrangea macrophylla form. macrophylla — 99
Hydrangea serrata var. thunbergii — 100
Hydrocotyle sibthorpioides — 168
Hylotelephium spectabile — 96
Hypericum erectum — 159

I

Impatiens balsamina — 147
Imperata cylindrica — 24

J

Juglans mandshurica var. sachalinensis — 46
Juncus effusus var. decipiens — 28
Justicia procumbens — 204

K

Kadsura japonica — 86

L

Laurus nobilis — 92
Lentinus edodes — 250
Leonurus japonicus — 197
Lepisorus thunbergianus — 245
Ligustrum japonicum — 181
Lindera strychnifolia — 90
Lindera umbellata — 91
Liriope platypyhlla — 36
Lonicera japonica — 214
Luffa cylindrica — 283
Lycium chinense — 201
Lycopus lucidus — 197
Lycoris radiata — 287
Lythrum anceps — 162

M

Macleaya cordata — 290
Magnolia obovata — 82
Magnolia praecocissima — 84
Magnolia salicifolia — 83
Mallotus japonicus — 142
Malva sylvestris var. mauritiana — 153
Matricaria chamomilla — 258
Melia azedarach var. subtripinnata — 140
Mentha arvensis var.piperascens — 198
Menyanthes trifoliata — 188
Morus australis — 48

Myrica rubra — 45

N

Nandina domestica — 79
Narcissus tazetta var. chinensis — 287
Nasturtium officinale — 94
Nelumbo nucifera — 71
Nuphar japonicum — 70

O

Oenanthe javanica — 170
Olea europaea — 176
Oplopanax japonicus — 167
Orixa japonica — 132
Osmanthus fragrans var. aurantiacus — 182
Osmorhiza aristata — 172

P

Paederia scandens — 210
Paeonia lactiflora var. trichocarpa — 75
Paeonia suffruticosa — 76
Panax japonicus — 165
Patrinia scabiosaefolia — 215
Perilla frutescens var. crispa — 272
Perilla frutescens var. frutescens — 274
Persicaria hydropiper — 57
Persicaria pilosa — 72
Persicaria thunbergii — 56
Persicaria tinctoria — 60
Petasites japonicum — 226
Petroselium crispum — 271
Pharbitis nil — 190
Phellodendron amurense — 133
Phragmites communis — 23
Physalis alkekengi var. franchetii — 202
Picrasma quassioides — 139
Pieris japonica — 294
Pinellia ternata — 26
Pinus densiflora — 18
Pittosporum tobira — 102
Plantago asiatica — 208
Platycodon grandiflorus — 221
Polygonatum falcatum — 35
Polygonatum odoratum var. pluriflorum — 34
Polygonum bistorta — 55
Polygonum cuspidatum — 59
Polygonum multiflorum — 58
Poria cocos — 246
Portulaca oleracea — 66
Prunella vulgaris subsp. asiatica — 196
Prunus armeniaca var. ansu — 109
Prunus mume — 110
Prunus persica — 111
Prunus tomentosa — 112
Prunus × yedoensis — 113

Pseudocydonia sinensis — 118
Pteris multifida — 243
Pueraria lobata — 123
Pulsatilla cernua — 288
Punica granatum — 240
Pyrola japonica — 179
Pyrrosia lingua — 244

R

Rabdosia japonica — 200
Raphanus sativus — 264
Rhus javanica var. roxburghii — 144
Rhus succedanea — 143
Rohdea japonica — 286
Rosa multiflora — 107
Rosa rugosa — 108
Rubia argyi — 211
Rubus buergeri — 104
Rumex japonicus — 54

S

Salix gilgiana — 44
Salsola komarovii — 62
Salvia officinalis — 273
Sambucus chinensis — 213
Sambucus recemosa subsp. sieboldiana — 212
Sanguisorba officinalis — 105
Sapindus mukorossi — 292
Sasa veitchii — 22
Saxifraga stolonifera — 98
Schisandra chinensis — 85
Scopolia japonica — 295
Sesamum indicum — 278
Smilax china — 37
Solanum lyratum — 203
Solanum melongena — 277
Solanum nigrum — 295
Solanum tuberosum — 275
Sophora flavescens — 290
Sophora japonica — 122
Stellaria media — 67
Swertia japonica — 186
Symphytum officinale — 294

T

Taraxacum spp. — 235
Taxus cuspidata — 286
Tetragonia tetragonoides — 65
Thalictrum minus var. hypoleucum — 72
Thuja orientalis — 19
Torilis japonica — 172
Torreya nucifera — 17
Trapa japonica — 163
Trichosanthes cucumeroides — 218
Trichosanthes kirilowii var. japonica — 217
Trifolium pratense — 125
Tubocapsicum anomalum — 204

Typha latifolia	20

V

Valeriana fauriei	216
Verbena officinalis	191
Veronicastrum sibiricum subsp. japonicum	205
Viscum album subsp. coloratum	51

Vitex rotundifolia	192

W

Wasabia japonica	261
Wisteria floribunda	124

X

Xanthium strumarium	223

Z

Zanthoxylum piperitum	130
Zea mays	252
Zingiber mioga	259
Zingiber officinale	260
Zizyphus jujuba	148

和名さくいん

*和名、別名などを50音順に並べた。細い数字は別名、*のついた細い数字はコラムや写真でとりあげたページ。

ア

アイ	60
アオキ	**177**
アオキバ	177
アオギリ	**156**
アオダモ	184*
アオツヅラフジ	**81**
アオモジ	91*
アカクローバー	125
アカコナスビ	204
アカザ	**61**
アカツメクサ	125
アカネ	**211**
アカネカズラ	211
アカマツ	**18**
アカミノヤドリギ	51*
アカメガシワ	**142**
アキウコン	37
アキカラマツ	**72**
アキグミ	161
アキサンゴ	178
アケビ	**77**
アケミ	77
アサガオ	**190**
アサシラゲ	67
アサツキ	**32**
アサドリ	161
アザミ	**234**
アシ	23
アジサイ	**99**
アシタグサ	174
アシタバ	**174**
アシビ	294
アスパラガス	**258**
アセビ	**294**
アセボ	294
アベマキ	47*
アマクサ	219
アマチャ	**100**
アマチャヅル	219
アマドコロ	**34**、35*
アマノジャク	61

アミガサユリ	**33**
アメリカキササゲ	239*
アヤメ	27*
アヤメグサ	27
アララギ	286
アロエベラ	38*
アワバナ	215
アワモリショウマ	97*
アンズ	**109**
アンランジュ	118
イ	**28**
イカリソウ	**80**
イキクサ	96
イシブドウ	150
イシミカワ	56*
イシャイラズ	128
イシャダオシ	186
イセボウフウ	171
イタチグサ	183
イタドリ	**59**
イチイ	**286**
イチジク	**49**
イチヤクソウ	**179**
イチョウ	**16**
イトウリ	283
イトネギ	32
イヌウド	175
イヌエ	272
イヌエンジュ	122*
イヌガヤ	17*
イヌコリヤナギ	44*
イヌタデ	57*
イヌビワ	49*
イヌホオズキ	203*、**295**
イノコズチ	**64**
イノモトソウ	**243**
イハイズル	66
イブキジャコウソウ	55*
イブキトラノオ	**55**
イボクサ	289
イワオモダカ	244*
イワカシワ	244
イワクサ	244

イワタカナ	207
イワタケ	98
イワタバコ	**207**
イワヂシャ	207
イワノカワ	244
イワブキ	98
インキグサ	290
インディアンホウレンソウ	241
インパチエンス	147*
ウイキョウ	**269**
ウォータークレス	94
ウケラ	233
ウコギ	166
ウコン	**37**
ウシイヤグサ	72
ウシクワズ	288
ウシノヒタイ	56
ウスバサイシン	**52**
ウツギ	**101**
ウツボグサ	**196**
ウド	**164**
ウノハナ	101
ウマクワズ	294
ウマズイコ	54
ウマスイベ	54
ウマノハオトシ	288
ウメ	**110**
ウヤク	90
ウンシュウミカン	**134**
エイジツカ	49
エゴマ	**274**
エゾアジサイ	99*
エゾエンゴサク	**93**
エゾミソハギ	162*
エゾスズリハ	141*
エゾリンドウ	185*
エビクサ	55
エビスグサ	**126**
エビスグスリ	75
エビヅル	150*
エンジュ	**122**
エンメイソウ	200

オウチ	140
オウバク	133
オウレン	**74**
オウレングサ	74
オオイタドリ	59*
オオクマヤナギ	149*
オオケタデ	**72**
オオゼリ	293
オオチドメ	168*
オオツヅラフジ	81*
オオネ	264
オオバ	226
オオバイノモトソウ	243*
オオバコ	**208**
オオバベニガシワ	142*
オオハンゲ	26*
オオビル	256
オオヒルガオ	189
オオブカトウキ	176
オオベンケイソウ	**96**
オオマメ	266
オオミラ	254
オカトトキ	221
オカヒジキ	**62**
オキナグサ	**288**
オギョウ	222
オクトリカブト	289
オグルミ	46
オケラ	**233**
オゼコウホネ	70*
オタネニンジン	165*
オトギリ	159
オトギリソウ	**159**
オトコエシ	215*
オドリコソウ	195*
オナモミ	**223**
オニアザミ	234*
オニオン	255
オニグルミ	**46**
オニビシ	163*
オヒナグサ	30
オミナエシ	**215**
オミナメシ	215

311

オメキグサ — 295	カワラヨモギ — 231	クマダラ — 167	サフロン — 40
オモイグサ — 206	カンアオイ — 52*、53	クマツヅラ — 191	サラシナショウマ — 73
オモト — 286	カンイチゴ — 104	クマフジ — 149	サルトリイバラ — 37
オランダガラシ — 94	カンキリソウ — 195	クマヤナギ — 149	サルナシ — 155*
オランダキジカクシ — 258	カントウ — 227	クララ — 290	サワギキョウ — 221*
オランダゼリ — 271	カントウタンポポ — 235*	クリ — 47	サワグルミ — 46*
オランダミツバ — 270	カントリソウ — 195	クルミ — 46	サワナス — 295
オリーブノキ — 176	カンネ — 123	クレソン — 94	サワヒヨドリ — 224*
オレーフ — 176	カンネカズラ — 123	クレノアイ — 237	サンカク — 163
オンコ — 286	カンラン — 263	クロガネカズラ — 149	サンキライ — 37
オンナマツ — 18	キウリ — 280	クロショウマ — 73	サンゴノキ — 177
オンバコ — 208	キカラスウリ — 217	クロバナヒキオコシ — 200*	サンザシ — 114
	キキョウ — 221	クロマツ — 18*	サンシクヨウソウ — 80
カ	キク — 229	クロモジ — 91	サンシュユ — 178
カイセイトウ — 136	キササギ — 239	クワ — 48	サンショ — 130
カエルッパ — 208	キサザゲ — 239	クワズノクリ — 146	サンショウ — 130
カオリグサ — 224	ギシギシ — 54	ケイトウ — 63	シイタケ — 250
カガチ — 202	キタイス — 284	ゲッケイジュ — 92	シオノミ — 144
カキ — 180	キダチアロエ — 38	ケンゴ — 190	シオン — 225
カキドオシ — 195	キダチロカイ — 38	ゲンノショウコ — 128	ジギタリス — 296
カキノキ — 180	キチガイナスビ — 296	コアマチャ — 100	ジゴクノカマノフタ — 194
ガクアジサイ — 99*	キチコウ — 221	コウボウチャ — 121	シコクムギ — 21
カグラソウ — 204	キッコウソウ — 179	コウホネ — 70	シシ — 163
カゴソウ — 196	キツネノテブクロ — 296	コウライコショウ — 276	シシウド — 175
カドデタケ — 247	キツネノホオズキ — 204	コガマ — 20*	シソ — 272
カノコソウ — 216	キツネノボタン — 129*	ゴギョウ — 222	シダレヤナギ — 44*
カヘ — 17	キツネノマゴ — 204	コクサギ — 132	シチヘンゲ — 99
カボチャ — 279	キハダ — 133	ゴサイバ — 142	シデコブシ — 84*
ガマ — 20	キハチス — 152	コシャク — 169	シドミ — 116
カミエビ — 81	キバナイカリソウ — 80*	ゴシュユ — 131	ジナシ — 116
カミツレ — 258	キフジ — 122	コトリトマラズ — 78	シナレンギョウ — 183*
カミナリササゲ — 239	キャベツ — 263	コノテガシワ — 19	ジネンジョ — 39
カミルレ — 258	キュウリ — 280	コフキサルノコシカケ — 248	シバグリ — 47
カムシバ — 83	キランソウ — 194	コブシ — 83*、84	シビトバナ — 287
カモウリ — 282	キワダ — 133	コブシハジカミ — 84	ジャガイモ — 275
カモミール — 258	キンカン — 135	ゴボウ — 284	ジャガタライモ — 275
カヤ — 17	キンミズヒキ — 106	ゴマ — 278	シャク — 169
カラウリ — 280	キンモクセイ — 182	コミラ — 253	シャクヤク — 75
カラオモダカ — 21	ギンモクセイ — 182*	コメバナ — 224	ジャケツイバラ — 127
カラシナ — 262	クカイソウ — 205	ゴヨウアケビ — 77*	ジャノヒゲ — 36*
カラスウリ — 217*、218	クガイソウ — 205	コンフリー — 294	ジュウゴヤソウ — 225
カラスナンバン — 201	クコ — 201		ジュウニヒトエ — 194*
カラスノマクラ — 218	クサエンジュ — 290	**サ**	ジュウヤク — 42
カラスビシャク — 26	クサギ — 193	サイウリ — 281	ジュズコ — 25
カラナシ — 118	クサギナ — 193	サイカチ — 120	ジュズダマ — 25
カラハジカミ — 131	クサギリ — 193	サイシン — 52	シュラン — 41
カラハナソウ — 50	クサニワトコ — 213	サイモリバ — 142	ジュンサイ — 69
カラモモ — 109	クサネム — 121*	サイワイタケ — 247	ショウガ — 260
カリン — 118	クサノオウ — 289	ザクロ — 240	ショウガツノキ — 141
カワショウブ — 28	クサボケ — 116、117*	ササリンドウ — 185	ショウノウノキ — 88
カワホネ — 70	クス — 88	サザンカ — 157*	ショウブ — 27
カワヤナギ — 44	クズ — 123	サジオモダカ — 21	ショウリョウバナ — 162
カワラケツメイ — 121	クズカズラ — 123	ザダイダイ — 136	ショクヨウギク — 229
カワラタケ — 249	クスノキ — 88	ザトウエビ — 150	シラガグサ — 288
カワラナデシコ — 68	クスリグサ — 74	サトウシバ — 83	シラミコロシ — 292
カワラニンジン — 238	クチナシ — 209	サトトネリコ — 184	シラン — 41
カワラフジ — 120、127	クヌギ — 47*	サネカズラ — 86	シロザ — 61*
カワラフジノキ — 120	クボク — 139	サネブトナツメ — 148*	シロツメクサ — 125*
カワラホオズキ — 201	クマザサ — 22	サフラン — 40	シロネ — 197

シロバナタンポポ ― 235*	タデ ― 57	トウセンダン ― 140*	ナンバンコショウ ― 276
ジロボウエンゴサク ― 93*	タデアイ ― 60	トウナス ― 279	ニガキ ― 139
シロミナンテン ― 79*	タテヤマウツボグサ ― 196*	トウネズミモチ ― 181*	ニシキギ ― 292
シロモジ ― 91*	タブノキ ― 89*	トウムギ ― 21	ニチリンソウ ― 236
ジンチョウゲ ― 160	タマズサ ― 218	トウモロコシ ― 252	ニッキ ― 87
スイカ ― 281	タマスダレ ― 31*	トウヤク ― 186	ニッケイ ― 87
スイカズラ ― 210*、214	タマツバキ ― 181	トウリ ― 283	ニホンズイセン ― 287
ズイコウ ― 160	タマナ ― 263	トキワサンザシ ― 114*	ニラ ― 253
スイセン ― 287	タマネギ ― 255	ドクウツギ ― 291	ニワトコ ― 212
スイバ ― 54*	タムシグサ ― 289	トクサ ― 242	ニンジン ― 268
スイバナ ― 214	タムシバ ― 83	ドクゼリ ― 293	ニンドウ ― 214
スエツムハナ ― 237	タモ ― 184	ドクダミ ― 42	ニンニク ― 256
スカンポ ― 59	タモノキ ― 184	トチ ― 146	ヌカズキ ― 202
ズズゴ ― 25	タラノキ ― 167*	トチグリ ― 146	ヌナワ ― 69
スズシロ ― 264	タンポポ ― 235	トチノキ ― 146	ヌルデ ― 144
スベリヒユ ― 66	チガヤ ― 24	トチバニンジン ― 165	ネギ ― 257
セイヨウタンポポ ― 235*	チクセツニンジン ― 165	トチュウ ― 238	ネコヤナギ ― 44*
セイヨウノコギリソウ	チダケサシ ― 97	トッキ ― 223	ネズミモチ ― 181
― 228*	チチコグサ ― 222*	トトキ ― 220	ネズミヨモギ ― 231
セイヨウハッカ ― 198*	チドメグサ ― 168	トネリコ ― 184	ネズモチ ― 181
セイロンホウレンソウ 241	チバナ ― 24	トビツキグサ ― 172	ネナシカズラ ― 191
セージ ― 273	チャ ― 158	トビヅタ ― 51	ネブカ ― 257
セキショウ ― 28	チャノキ ― 158	トビラノキ ― 102	ネブノキ ― 119
セキチク ― 68*	チャボガヤ ― 17*	トベラ ― 102	ネムチャ ― 121
ゼニアオイ ― 153	チャンパギク ― 290	トモエソウ ― 159*	ネムノキ ― 119
セリ ― 170	チョウジ ― 160	トラノオ ― 205	ネムリノキ ― 119
セリニンジン ― 268	チョウジャノキ ― 145	トリアシショウマ ― 73*	ネリ ― 153
セリバオウレン ― 74*	チョウセンアサガオ ― 296	トリノアシ ― 243	ノアザミ ― 234
セルリー ― 270	チョウセンゴミシ ― 85	トロ ― 153	ノイバラ ― 107
セロリ ― 270	チョウセンムギ ― 21	トロロアオイ ― 153	ノカンゾウ ― 30
センダン ― 140	ツキクサ ― 29	トンボグサ ― 66	ノギク ― 230
センナリホオズキ ― 202*	ツキヌキニンドウ ― 214*		ノキシノブ ― 245
センニンソウ ― 288	ツチタラ ― 164	**ナ**	ノグワ ― 48
センプク ― 209	ツヅラゴ ― 203	ナガイモ ― 39*	ノゲイトウ ― 63*
センブリ ― 186	ツバナ ― 24	ナガキンカン ― 135	ノコギリソウ ― 228
センボンワケギ ― 32	ツブナリ ― 292	ナガジラミ ― 172	ノシ ― 225
ソウトメバナ ― 210	ツマクレナイ ― 147	ナガバカワヤナギ ― 44	ノダイコン ― 103
ソウブ ― 27	ツメトギ ― 242	ナガボノシロワレモコウ	ノダケ ― 173
ソクズ ― 213	ツユクサ ― 29	― 105*	ノダフジ ― 124
ソバナ ― 220*	ツリガネソウ ― 220	ナガラシ ― 262	ノニンジン ― 238
ソメイヨシノ ― 113	ツリガネニンジン ― 220	ナギナタコウジュ ― 199	ノバラ ― 107
	ツルアマチャ ― 219	ナス ― 277	ノビル ― 31
タ	ツルドクダミ ― 58	ナズナ ― 95	ノブドウ ― 150
ターメリック ― 37	ツルナ ― 65	ナスビ ― 277	ノボケ ― 116
ダイコン ― 264	ツルムラサキ ― 241	ナタマメ ― 265	
ダイコンソウ ― 103	ツワ ― 227	ナツガレソウ ― 196	**ハ**
ダイコンナ ― 103	ツワブキ ― 227	ナツカン ― 137	バイモ ― 33
タイサンボク ― 82*	テガシワ ― 293	ナツダイダイ ― 137	ハコベ ― 67
ダイズ ― 266	テリハノイバラ ― 107*	ナツミカン ― 137	ハコベラ ― 67
ダイダイ ― 136	テンガイバナ ― 287	ナツメ ― 148	ハゴロモソウ ― 228
ダイモンジソウ ― 98*	テングノハウチワ ― 293	ナデシコ ― 68	ハジウルシ ― 143
タウチザクラ ― 84	テンダイヤク ― 90	ナニンジン ― 268	ハジカミ ― 130、260
タカトオグサ ― 72	トウガ ― 282	ナルコユリ ― 35	ハシリドコロ ― 295
タカネバラ ― 108*	トウガキ ― 49	ナワシログミ ― 161*	ハス ― 71
タキヂシャ ― 207	トウガラシ ― 276	ナンキン ― 279	ハゼノキ ― 143
タケニグサ ― 290	トウガン ― 282	ナンキンマメ ― 267	パセリ ― 271
タズノキ ― 212	トウキ ― 176	ナンテン ― 79	ハダカホオズキ ― 204
タチハキ ― 265	トウキビ ― 252	ナンバン ― 252	ハチジョウソウ ― 174
タヅノキ ― 181	トウシンソウ ― 28	ナンバンギセル ― 206	ハチス ― 71、152

ハッカ — 198	フデクサ — 288	ミコシグサ — 128	ヤハズニシキギ — 292
ハツカグサ — 76	フデリンドウ — 185*	ミズガラシ — 94	ヤブガラシ — 151、219*
ハトムギ — 21、25*	フトボナギナタコウジュ — 199*	ミスグサ — 20	ヤブカンゾウ — 30*
ハナショウブ — 27*	フユイチゴ — 104	ミズクリ — 163	ヤブジラミ — 172
ハナワラビ — 246	フユノハナワラビ — 246	ミズバナ — 162	ヤブツバキ — 157
ハハコグサ — 222	ヘクソカズラ — 210	ミズハンゲ — 188	ヤブニッケイ — 87*
ハハユリ — 33	ヘシ — 163	ミズヒキ — 106*	ヤブニンジン — 172
ハブソウ — 126*	ヘソクリ — 26	ミゾソバ — 56	ヤブラン — 36
ハブテコブラ — 72	ヘチマ — 283	ミソハギ — 162	ヤマアララギ — 84
ハマオネ — 171	ベッコウソウ — 179	ミゾハギ — 162	ヤマギク — 230
ハマゴウ — 192	ベニカズラ — 211	ミツガシワ — 188	ヤマグワ — 48
ハマササゲ — 127	ベニゴウカン — 119*	ミツデカエデ — 145*	ヤマザクラ — 113*
ハマシャ — 65	ベニタデ — 57*	ミツバアケビ — 77*	ヤマタズ — 212
ハマチャ — 121	ベニバナ — 237	ミツバオウレン — 74*	ヤマツバキ — 157
ハマツバキ — 192	ベニバナイチヤクソウ — 179*	ミツバナ — 145、214	ヤマドコロ — 35
ハマナシ — 108		ミヤマシシウド — 175*	ヤマトウキ — 176
ハマナス — 108	ベニバナトチノキ — 146*	ミヤマダイコンソウ — 103*	ヤマトナデシコ — 68
ハマヒルガオ — 189*	ベニラン — 41	ミヤマノキシノブ — 245*	ヤマトリカブト — 289
ハマボウ — 192	ヘラオオバコ — 208*	ミヤマフユイチゴ — 104*	ヤマノイモ — 39
ハマボウフウ — 171	ヘラオモダカ — 21*	ミョウガ — 259	ヤマバス — 70
ハマヨモギ — 231	ヘリトリザサ — 22	ミラ — 253	ヤマハゼ — 143*
ハリエンジュ — 122*	ベンケイソウ — 96*	ミルナ — 62	ヤマブキ — 226
ハリブキ — 167	ペンペングサ — 95	ムクゲ — 152	ヤマフジ — 124*
ハルアザミ — 234	ホウセンカ — 147	ムクロ — 292	ヤマモモ — 45
ハルオミナエシ — 216	ボウタン — 76	ムクロジ — 292	ユキノシタ — 98
ハルコガネバナ — 178	ホウチャクソウ — 35*	ムベウリ — 217	ユズ — 138
バレイショ — 275	ホオ — 82	ムメ — 110	ユスラウメ — 112
ハンゲショウ — 43*	ホオガシワ — 82	ムラサキセンブリ — 186*	ユズリハ — 141
ピーナッツ — 267	ホオコグサ — 222	ムラサキツメクサ — 125	ユズルハ — 141
ヒガンバナ — 287	ホオズキ — 202	ムラサキツユクサ — 29*	ユノス — 138
ヒキオコシ — 200	ホオノキ — 82	メガ — 259	ヨシ — 23
ヒグルマ — 236	ボケ — 116*、117	メギ — 78	ヨシノザクラ — 113
ヒシ — 163	ホシダマ — 223	メグサ — 198	ヨヒラ — 99
ヒッツキグサ — 106	ホタルグサ — 29	メグスリノキ — 145	ヨモギ — 232
ヒトツバ — 244	ボタン — 76	メグスリバナ — 204	ヨロイドオシ — 78
ヒトモジ — 257	ホップ — 50*	メザメグサ — 198	**ラ**
ビナンカズラ — 86	ホネヌキ — 147	メドキ — 228	ラッカセイ — 267
ヒマワリ — 236	ホヤ — 51	メナモミ — 223*	ラッキョウ — 254
ヒメアオキ — 177*	ホロシ — 203	メハジキ — 197	リュウノウギク — 230
ヒメウコギ — 166	ホンタデ — 57	メハリグサ — 198	リュウノヒゲ — 36
ヒメウツギ — 101*	ボンハギ — 162	メマツ — 18	リンドウ — 185
ヒメガマ — 20*	ボンバナ — 36、97	モクゲ — 152	レイシ — 247
ヒメビシ — 163*	**マ**	モケ — 117	レンギョウ — 183
ヒメユズリハ — 141*	マイタケ — 248*	モチグサ — 232	レンギョウウツギ — 183
ヒヨドリジョウゴ — 203	マグワ — 48*	モモ — 111	ロウノキ — 143
ヒル — 256	マサキ — 127	**ヤ**	ローレル — 92
ヒルガオ — 189	マタタビ — 154	ヤイトバナ — 210	ロカイ — 38
ヒレハリソウ — 294	マタデ — 57	ヤエクチナシ — 209*	ロッカクソウ — 126
ビワ — 115	マッカゼソウ — 291	ヤエドクダミ — 42*	**ワ**
ビンボウカズラ — 151	マツバウド — 258	ヤオヤボウフウ — 171	ワサビ — 261
フェンネル — 269	マツブサ — 85*	ヤクモソウ — 197	ワタタビ — 154
フキ — 226	マツホド — 246	ヤクヨウサルビア — 273	ワレモコウ — 105
フシ — 163	マメチャ — 121	ヤサイショウマ — 73	
フジ — 124	マルメロ — 118*	ヤスリグサ — 242	
フシゲチガヤ — 24*	マンジュシャゲ — 287	ヤツデ — 293	
フシダカ — 64	マンダラゲ — 296	ヤツメラン — 245	
フシノキ — 144	マンネンタケ — 247	ヤドリギ — 51	
フジバカマ — 224		ヤナギタデ — 57	
フタバアオイ — 52*			

薬効・症状別さくいん

*本書でとりあげた植物を、薬効・症状別に分類し、50音順に配列した。一部、似た薬効・症状のものはひとつにまとめた。

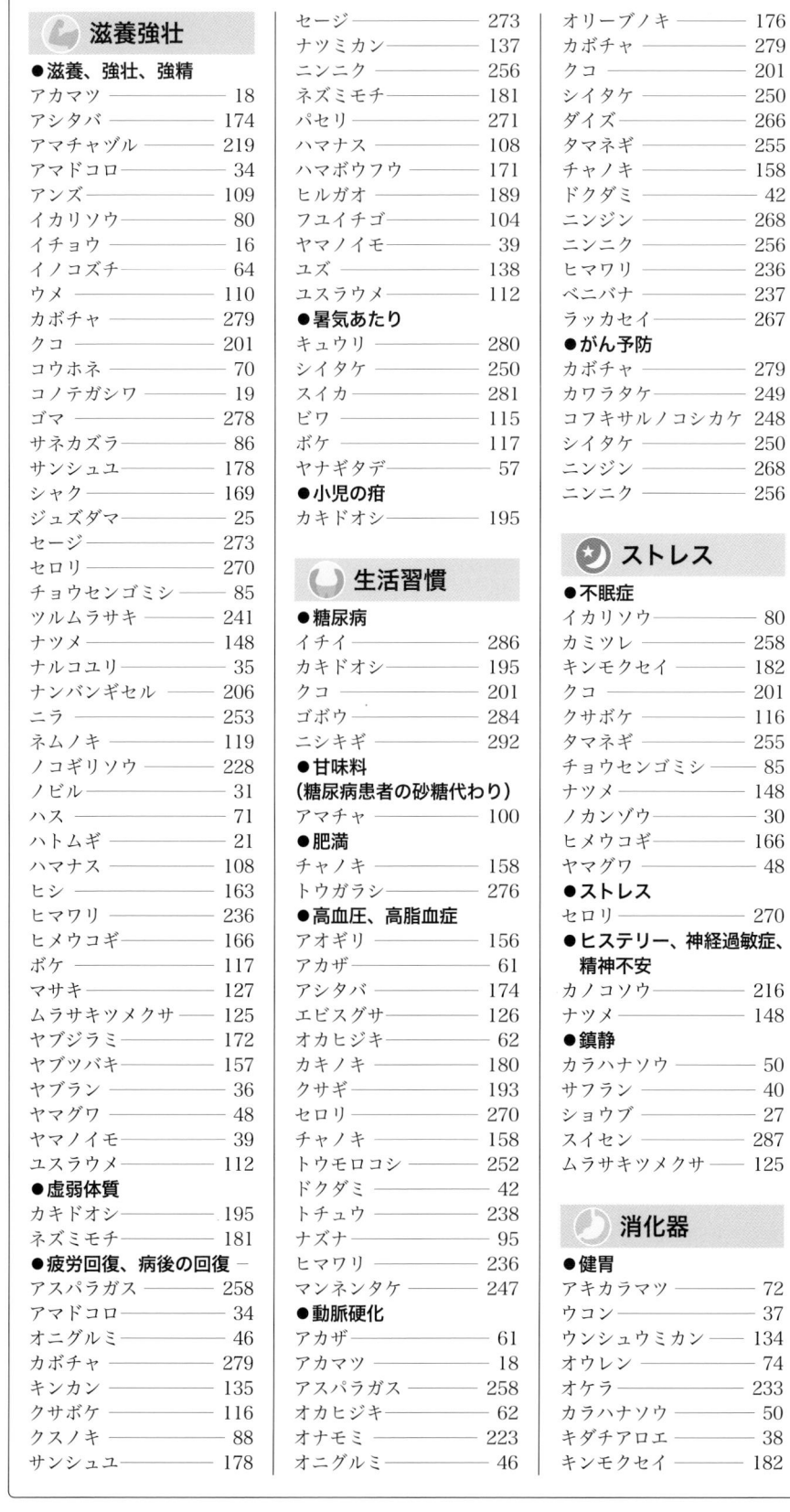

滋養強壮

●滋養、強壮、強精
- アカマツ ── 18
- アシタバ ── 174
- アマチャヅル ── 219
- アマドコロ ── 34
- アンズ ── 109
- イカリソウ ── 80
- イチョウ ── 16
- イノコズチ ── 64
- ウメ ── 110
- カボチャ ── 279
- クコ ── 201
- コウホネ ── 70
- コノテガシワ ── 19
- ゴマ ── 278
- サネカズラ ── 86
- サンシュユ ── 178
- シャク ── 169
- ジュズダマ ── 25
- セージ ── 273
- セロリ ── 270
- チョウセンゴミシ ── 85
- ツルムラサキ ── 241
- ナツメ ── 148
- ナルコユリ ── 35
- ナンバンギセル ── 206
- ニラ ── 253
- ネムノキ ── 119
- ノコギリソウ ── 228
- ノビル ── 31
- ハス ── 71
- ハトムギ ── 21
- ハマナス ── 108
- ヒシ ── 163
- ヒマワリ ── 236
- ヒメウコギ ── 166
- ボケ ── 117
- マサキ ── 127
- ムラサキツメクサ ── 125
- ヤブジラミ ── 172
- ヤブツバキ ── 157
- ヤブラン ── 36
- ヤマグワ ── 48
- ヤマノイモ ── 39
- ユスラウメ ── 112

●虚弱体質
- カキドオシ ── 195
- ネズミモチ ── 181

●疲労回復、病後の回復
- アスパラガス ── 258
- アマドコロ ── 34
- オニグルミ ── 46
- カボチャ ── 279
- キンカン ── 135
- クサボケ ── 116
- クスノキ ── 88
- サンシュユ ── 178
- セージ ── 273
- ナツミカン ── 137
- ニンニク ── 256
- ネズミモチ ── 181
- パセリ ── 271
- ハマナス ── 108
- ハマボウフウ ── 171
- ヒルガオ ── 189
- フユイチゴ ── 104
- ヤマノイモ ── 39
- ユズ ── 138
- ユスラウメ ── 112

●暑気あたり
- キュウリ ── 280
- シイタケ ── 250
- スイカ ── 281
- ビワ ── 115
- ボケ ── 117
- ヤナギタデ ── 57

●小児の疳
- カキドオシ ── 195

生活習慣

●糖尿病
- イチイ ── 286
- カキドオシ ── 195
- クコ ── 201
- ゴボウ ── 284
- ニシキギ ── 292

●甘味料（糖尿病患者の砂糖代わり）
- アマチャ ── 100

●肥満
- チャノキ ── 158
- トウガラシ ── 276

●高血圧、高脂血症
- アオギリ ── 156
- アカザ ── 61
- アシタバ ── 174
- エビスグサ ── 126
- オカヒジキ ── 62
- カキノキ ── 180
- クサギ ── 193
- セロリ ── 270
- チャノキ ── 158
- トウモロコシ ── 252
- ドクダミ ── 42
- トチュウ ── 238
- ナズナ ── 95
- ヒマワリ ── 236
- マンネンタケ ── 247

●動脈硬化
- アカザ ── 61
- アカマツ ── 18
- アスパラガス ── 258
- オカヒジキ ── 62
- オナモミ ── 223
- オニグルミ ── 46
- オリーブノキ ── 176
- カボチャ ── 279
- クコ ── 201
- シイタケ ── 250
- ダイズ ── 266
- タマネギ ── 255
- チャノキ ── 158
- ドクダミ ── 42
- ニンジン ── 268
- ニンニク ── 256
- ヒマワリ ── 236
- ベニバナ ── 237
- ラッカセイ ── 267

●がん予防
- カボチャ ── 279
- カワラタケ ── 249
- コフキサルノコシカケ ── 248
- シイタケ ── 250
- ニンジン ── 268
- ニンニク ── 256

ストレス

●不眠症
- イカリソウ ── 80
- カミツレ ── 258
- キンモクセイ ── 182
- クコ ── 201
- クサボケ ── 116
- タマネギ ── 255
- チョウセンゴミシ ── 85
- ナツメ ── 148
- ノカンゾウ ── 30
- ヒメウコギ ── 166
- ヤマグワ ── 48

●ストレス
- セロリ ── 270

●ヒステリー、神経過敏症、精神不安
- カノコソウ ── 216
- ナツメ ── 148

●鎮静
- カラハナソウ ── 50
- サフラン ── 40
- ショウブ ── 27
- スイセン ── 287
- ムラサキツメクサ ── 125

消化器

●健胃
- アキカラマツ ── 72
- ウコン ── 37
- ウンシュウミカン ── 134
- オウレン ── 74
- オケラ ── 233
- カラハナソウ ── 50
- キダチアロエ ── 38
- キンモクセイ ── 182
- クサギ ── 193
- ゲッケイジュ ── 92
- ゴシュユ ── 131
- サンザシ ── 114
- サンショウ ── 130
- セージ ── 273
- セキショウ ── 28
- セロリ ── 270
- ダイダイ ── 136
- タンポポ ── 235
- ツワブキ ── 227
- テンダイウヤク ── 90
- トチバニンジン ── 165
- ナツミカン ── 137
- ナツメ ── 148
- ニガキ ── 139
- ニラ ── 253
- ニンニク ── 256
- ノアザミ ── 234
- ノコギリソウ ── 228
- ハッカ ── 198
- ヒシ ── 163
- ビワ ── 115
- ミョウガ ── 259
- メギ ── 78
- ヤブツバキ ── 157
- ヨシ ── 23
- ヨモギ ── 232

●胃炎
- イワタバコ ── 207
- キハダ ── 133
- クマザサ ── 22
- サジオモダカ ── 21
- サンザシ ── 114
- ショウブ ── 27
- ツルナ ── 65
- ホオノキ ── 82

●胃腸炎
- カミツレ ── 258
- クサボケ ── 116
- クロモジ ── 91
- テンダイウヤク ── 90
- ムクゲ ── 152

●胃もたれ、消化不良
- イワタバコ ── 207
- ウイキョウ ── 269
- カワラケツメイ ── 121
- サンザシ ── 114
- サンショウ ── 130
- シャク ── 169
- ショウブ ── 27
- センブリ ── 186
- ダイコン ── 264
- ニッケイ ── 87
- ヒキオコシ ── 200
- ヒシ ── 163
- フキ ── 226
- ミツガシワ ── 188
- リンドウ ── 185

315

●胃痛、胃酸過多
アカメガシワ ── 142
エゾエンゴサク ── 93
ツルナ ── 65
フキ ── 226
リンドウ ── 185
●胃潰瘍、十二指腸潰瘍
アカメガシワ ── 142
キャベツ ── 263
ツルナ ── 65
●下痢
アキグミ ── 161
イブキトラノオ ── 55
オウレン ── 74
オオバコ ── 208
オミナエシ ── 215
キハダ ── 133
キランソウ ── 194
キンミズヒキ ── 106
クサギ ── 193
クズ ── 123
ケイトウ ── 63
ゲンノショウコ ── 128
コノテガシワ ── 19
ザクロ ── 240
サンザシ ── 114
ジャケツイバラ ── 127
ゼニアオイ ── 153
センブリ ── 186
チャノキ ── 158
ツユクサ ── 29
トクサ ── 242
トチノキ ── 146
トネリコ ── 184
ニラ ── 253
ニンジン ── 268
ヌルデ ── 144
ハス ── 71
ハマナス ── 108
ビワ ── 115
フユノハナワラビ ── 246
ヘクソカズラ ── 210
ミソハギ ── 162
ムクゲ ── 152
ヤマモモ ── 45
ヨモギ ── 232
ワレモコウ ── 105
●腹痛
エゾエンゴサク ── 93
セキショウ ── 28
センダン ── 140
センブリ ── 186
ヒキオコシ ── 200
フユノハナワラビ ── 246
ミツガシワ ── 188
ラッキョウ ── 254
●便秘
アサガオ ── 190
イタドリ ── 59
イチジク ── 49
エビスグサ ── 126
オリーブノキ ── 176

カワラケツメイ ── 121
ギシギシ ── 54
キダチアロエ ── 38
キャベツ ── 263
ゴボウ ── 284
セリ ── 170
ダイズ ── 266
ツルドクダミ ── 58
トウモロコシ ── 252
ナズナ ── 95
ニンニク ── 256
ノイバラ ── 107
フジ ── 124
ボタン ── 76
ムラサキツメクサ ── 125
モモ ── 111
ユスラウメ ── 112
リュウノウギク ── 230
●整腸
アキカラマツ ── 72
ウメ ── 110
オウレン ── 74
オカヒジキ ── 62
オケラ ── 233
クサボケ ── 116
ゲンノショウコ ── 128
サンザシ ── 114
センダン ── 140
ツルドクダミ ── 58
ニラ ── 253
ハッカ ── 198
ヒマワリ ── 236
メギ ── 78
ヤブツバキ ── 157
●吐き気
ウンシュウミカン ── 134
カラスビシャク ── 26
ショウガ ── 260
ヨシ ── 23
●食欲不振
アカマツ ── 18
アサツキ ── 32
イカリソウ ── 80
イワタバコ ── 207
オランダガラシ ── 94
カラシナ ── 262
ショウガ ── 260
ショウブ ── 27
セリ ── 170
センブリ ── 186
タマネギ ── 255
トウガラシ ── 276
ナルコユリ ── 35
ニッケイ ── 87
ネギ ── 257
ノビル ── 31
パセリ ── 271
ハッカ ── 198
ヒキオコシ ── 200
ミョウガ ── 259
ラッキョウ ── 254
リンドウ ── 185

ワサビ ── 261
●胸焼け
ツルナ ── 65
●肝臓病、肝疾患
マンネンタケ ── 247
メグスリノキ ── 145
●黄だん、利胆、胆石
カワラヨモギ ── 231
ウコン ── 37
トウモロコシ ── 252
●食中毒、魚による中毒
サンザシ ── 114
シソ ── 272
ツワブキ ── 227
●腹部の張り
ウイキョウ ── 269
●二日酔い
エビスグサ ── 126
サンザシ ── 114
シイタケ ── 250
ダイコン ── 264
トチュウ ── 238

循環器

●低血圧症
アカマツ ── 18
イカリソウ ── 80
キンモクセイ ── 182
クコ ── 201
サジオモダカ ── 21
サンシュユ ── 178
チョウセンゴミシ ── 85
ヤマグワ ── 48
ラッキョウ ── 254
リュウノウギク ── 230
●貧血
トウキ ── 176
パセリ ── 271
●冷え症
アカマツ ── 18
ウンシュウミカン ── 134
クサボケ ── 116
サンシュユ ── 178
シシウド ── 175
シャクヤク ── 75
セキショウ ── 28
セロリ ── 270
ダイコン ── 264
チョウセンゴミシ ── 85
トウキ ── 176
ニラ ── 253
ニンニク ── 256
ノダケ ── 173
ヒメウコギ ── 166
マタタビ ── 154
ミョウガ ── 259
ヤマグワ ── 48
ラッキョウ ── 254
リュウノウギク ── 230

呼吸器

●かぜ
ウスバサイシン ── 52
ウンシュウミカン ── 134
カミツレ ── 258
キク ── 229
キンカン ── 135
クズ ── 123
シソ ── 272
ショウガ ── 260
ダイコン ── 264
ダイダイ ── 136
チダケサシ ── 97
チャノキ ── 158
ナギナタコウジュ ── 199
ネギ ── 257
ノコギリソウ ── 228
ホウセンカ ── 147
ムラサキツメクサ ── 125
ユズ ── 138
ラッキョウ ── 254
●咳、たん
アオギリ ── 156
アカマツ ── 18
アキグミ ── 161
アスパラガス ── 258
アミガサユリ ── 33
アンズ ── 109
イチョウ ── 16
ウイキョウ ── 269
ウメ ── 110
ウンシュウミカン ── 134
オオバコ ── 208
オトギリソウ ── 159
カキノキ ── 180
カラスウリ ── 218
カリン ── 118
カンアオイ ── 53
キカラスウリ ── 217
キキョウ ── 221
キツネノマゴ ── 204
キランソウ ── 194
キンカン ── 135
クロモジ ── 91
サイカチ ── 120
サネカズラ ── 86
シイタケ ── 250
シオン ── 225
シソ ── 272
ショウガ ── 260
ショウブ ── 27
ソメイヨシノ ── 113
ダイコン ── 264
ダイズ ── 266
ツリガネニンジン ── 220
トチバニンジン ── 165
トロロアオイ ── 153
ナタマメ ── 265
ナツメ ── 148
ナルコユリ ── 35
ナンテン ── 79

316

ヌルデ	144	ニンジン	268	🔵 関節・筋肉		シシウド	175
ノダケ	173	ヌルデ	144			ジャガイモ	275
ハハコグサ	222	ハス	71	●打ち身、打撲、ねんざ		ジュズダマ	25
ビワ	115	ヤマモモ	45	アカマツ	18	ショウブ	27
フキ	226	ラッキョウ	254	アマドコロ	34	スイカズラ	214
ヘチマ	283	●のどの痛み、のどの腫れ		イブキトラノオ	55	セリ	170
ホオズキ	202	アカザ	61	ウド	164	ソクズ	213
ホオノキ	82	ウツボグサ	196	オトギリソウ	159	ダイコン	264
ムラサキツメクサ	125	オモト	286	キハダ	133	トウガラシ	276
ヤブラン	36	カリン	118	クサノオウ	289	トチュウ	238
ヤマグワ	48	キキョウ	221	クチナシ	209	ナギナタコウジュ	199
●しゃっくり		キツネノマゴ	204	コウホネ	70	ニワトコ	212
カキノキ	180	クリ	47	ジャガイモ	275	ネムノキ	119
ナタマメ	265	ゴボウ	284	ダイコン	264	ノアザミ	234
●気管支炎		ショウガ	260	ツルムラサキ	241	ノダケ	173
ウスバサイシン	52	ジンチョウゲ	160	ツワブキ	227	ノブドウ	150
ウンシュウミカン	134	ゼニアオイ	153	ナス	277	ハマゴウ	192
カラシナ	262	チャノキ	158	ニワトコ	212	ハマボウフウ	171
●ぜんそく		ツユクサ	29	パセリ	271	ヒルガオ	189
アカザ	61	トロロアオイ	153	ビワ	115	フジバカマ	224
フユイチゴ	104	ナタマメ	265	ヤマモモ	45	マタタビ	154
		ナンバンギセル	206	リュウノウギク	230	マツカゼソウ	291
🔵 目・鼻・耳・口		ネギ	257	●肩こり、腰痛、膝痛		ミゾソバ	56
		ハハコグサ	222	アカマツ	18	ヤツデ	293
●結膜炎、ものもらい、		ヨモギ	232	イノコズチ	64	ユズ	138
ただれ目、角膜炎、		●扁桃炎、咽頭炎		カミツレ	258	ヨモギ	232
白内障（進行止め）		アカネ	211	キツネノマゴ	204	リュウノウギク	230
ウツボグサ	196	イブキトラノオ	55	クチナシ	209	ワサビ	261
オウレン	74	ウツボグサ	196	クマヤナギ	149	●けいれん	
トネリコ	184	オトギリソウ	159	ゴマ	278	カンアオイ	53
メギ	78	ゲンノショウコ	128	スイカズラ	214	シャクヤク	75
メグスリノキ	145	ザクロ	240	セリ	170	●手足のしびれ	
●疲れ目、視力回復		サラシナショウマ	73	トウガラシ	276	ハマゴウ	192
カワラニンジン	238	スイカズラ	214	トウキ	176	●筋肉痛	
ミョウガ	259	ツユクサ	29	ナツミカン	137	キダチアロエ	38
●目の充血		ナンテン	79	ネムノキ	119	キツネノマゴ	204
トネリコ	184	ニンジン	268	ハマゴウ	192	トウガラシ	276
ナズナ	95	ハス	71	ハマボウフウ	171	ハマゴウ	192
ノブドウ	150	ヤマモモ	45	ヒガンバナ	287	マツカゼソウ	291
メギ	78	●のどの渇き、口の渇き		フジバカマ	224		
●めまい		サジオモダカ	21	ヤドリギ	51	🔵 泌尿器	
キク	229	ナルコユリ	35	ユズ	138		
サジオモダカ	21	●口臭		ヨモギ	232	●利尿、むくみ	
ヒマワリ	236	ウスバサイシン	52	リュウノウギク	230	アオツヅラフジ	81
●鼻炎、慢性鼻炎、蓄膿症、		オランダガラシ	94	●関節炎、神経痛、痛風、		アケビ	77
花粉症		クマザサ	22	リウマチ		アスパラガス	258
オナモミ	223	チャノキ	158	アオツヅラフジ	81	アマチャヅル	219
コブシ	84	パセリ	271	イチジク	49	イ	28
タムシバ	83	●歯痛		ウド	164	イタドリ	59
ドクダミ	42	アカザ	61	オランダガラシ	94	イチイ	286
●口内炎、口内の腫れ		アカネ	211	カミツレ	258	イチヤクソウ	179
アオギリ	156	ウド	164	カラシナ	262	イヌホオズキ	295
アカネ	211	ザクロ	240	キダチアロエ	38	ウツギ	101
イブキトラノオ	55	ヌルデ	144	キツネノマゴ	204	ウツボグサ	196
エンジュ	122	メギ	78	キハダ	133	オオバコ	208
オウレン	74	ヨモギ	232	クガイソウ	205	オケラ	233
キンミズヒキ	106	●歯周病、		クサギ	193	オミナエシ	215
クマザサ	22	歯ぐきからの出血		クスノキ	88	カラスウリ	218
ザクロ	240	エンジュ	122	クマヤナギ	149	カワラケツメイ	121
サラシナショウマ	73	ハコベ	67	クロモジ	91	カワラナデシコ	68
スイカズラ	214	ハス	71	ゲッケイジュ	92	カンアオイ	53
ゼニアオイ	153			ゴボウ	284	キカラスウリ	217

317

キササゲ	239	ウツボグサ	196
キュウリ	280	カキドオシ	195
クガイソウ	205	カワラケツメイ	121
クサギ	193	キササゲ	239
クチナシ	209	キュウリ	280
クマヤナギ	149	スイカ	281
ゴシュユ	131	トウガン	282
ゴボウ	284	トウモロコシ	252
サジオモダカ	21	ドクダミ	42
サルトリイバラ	37	ヒトツバ	244
サンショウ	130	フジバカマ	224
ジュズダマ	25	ヘクソカズラ	210
ジュンサイ	69	●膀胱炎	
シロネ	197	アオツヅラフジ	81
スイカ	281	アスパラガス	258
スイカズラ	214	イチヤクソウ	179
スイセン	287	イノコズチ	64
スベリヒユ	66	ウツボグサ	196
セリ	170	カワラナデシコ	68
ソクズ	213	ノカンゾウ	30
ダイコンソウ	103	●尿道炎、尿路結石	
ダイズ	266	ガマ	20
チガヤ	24	ヒトツバ	244
チドメグサ	168	●頻尿、夜尿症	
チャノキ	158	イチョウ	16
トウガン	282	カヤ	17
トウモロコシ	252	サンシュユ	178
ドクダミ	42	シャク	169
トチュウ	238	ダイコンソウ	103
ナギナタコウジュ	199	ニラ	253
ナズナ	95	●痔	
ナツメ	148	イチジク	49
ニワトコ	212	ウコン	37
ネムノキ	119	エンジュ	122
ノアザミ	234	オオベンケイソウ	96
ノイバラ	107	オナモミ	223
ノキシノブ	245	カキノキ	180
ハトムギ	21	ガマ	20
ハハコグサ	222	ケイトウ	63
ハリブキ	167	スイカズラ	214
ヒガンバナ	287	ツワブキ	227
ヒトツバ	244	トウガン	282
ヒルガオ	189	トクサ	242
フジバカマ	224	ボタン	76
ヘチマ	283	ヨモギ	232
ホオズキ	202		
ホオノキ	82	●解熱・鎮痛	
マサキ	127	●解熱、発汗	
マタタビ	154	アイ	60
マツホド	246	アジサイ	99
メハジキ	197	イヌホオズキ	295
モモ	111	ウド	164
ヤマグワ	48	ウメ	110
ユキノシタ	98	オナモミ	223
ユスラウメ	112	カワヤナギ	44
ヨシ	23	カワラニンジン	238
レンギョウ	183	キカラスウリ	217
●腎臓病、急性腎炎、腎炎		キツネノマゴ	204
アカネ	211	キランソウ	194
イチイ	286	キンカン	135
イチヤクソウ	179	クコ	201
イノモトソウ	243		

クズ	123	ヤマグワ	48
クマヤナギ	149	レンギョウ	183
シシウド	175	ワレモコウ	105
ジャケツイバラ	127	●止血、鼻血、吐血、子宮出血など	
ジュンサイ	69	アオギリ	156
スイカズラ	214	アカネ	211
セリ	170	オオバコ	208
ダイズ	266	オミナエシ	215
タマネギ	255	ガマ	20
チドメグサ	168	クチナシ	209
チャノキ	158	ケイトウ	63
ツユクサ	29	コノテガシワ	19
ツルムラサキ	241	シラン	41
トクサ	242	チガヤ	24
トネリコ	184	チドメグサ	168
ナギナタコウジュ	199	トチノキ	146
ナズナ	95	ナズナ	95
ナツミカン	137	ノアザミ	234
ネギ	257	ハゼノキ	143
ノカンゾウ	30	ハマナス	108
ノダケ	173	ミゾソバ	56
ハマゴウ	192	ヨシ	23
ハマボウフウ	171	ヨモギ	232
ハリブキ	167	ワレモコウ	105
ヒヨドリジョウゴ	203		
ホオズキ	202	●皮膚・外傷	
ユズ	138	●あかぎれ、ひび	
●頭痛		カラスウリ	218
アサツキ	32	シラン	41
ウスバサイシン	52	センダン	140
ウド	164	ダイダイ	136
オナモミ	223	トウキ	176
キク	229	ヘクソカズラ	210
ゴシュユ	131	ユズ	138
シシウド	175	●すり傷、切り傷	
セロリ	270	アサツキ	32
タムシバ	83	イチヤクソウ	179
チダケサシ	97	ウコン	37
ハマゴウ	192	オオベンケイソウ	96
ハマボウフウ	171	オトギリソウ	159
●鎮痛		ガマ	20
アケビ	77	キャベツ	263
カンアオイ	53	ゴマ	278
サフラン	40	ツワブキ	227
シャクヤク	75	ヌルデ	144
ショウブ	27	フキ	226
ハトムギ	21	ヤブツバキ	157
モモ	111	リュウノウギク	230
ヤブニンジン	172	●湿疹、かぶれ	
●解毒		アカザ	61
アイ	60	アカメガシワ	142
オミナエシ	215	カキドオシ	195
クマヤナギ	149	キンミズヒキ	106
ダイズ	266	クララ	290
ホウセンカ	147	クリ	47
レンギョウ	183	クロモジ	91
●消炎		ゲンノショウコ	128
アケビ	77	サラシナショウマ	73
オオバコ	208	スイカズラ	214
クコ	201	ソメイヨシノ	113
クチナシ	209		
モモ	111		

ダイコンソウ	103	ユキノシタ	98	ドクダミ	42	カワラナデシコ	68
ツユクサ	29	レンギョウ	183	ヌルデ	144	クマツヅラ	191
ナンテン	79	●やけど		●傷口の消毒		コウホネ	70
ニワトコ	212	アオキ	177	アイ	60	サフラン	40
ネズミモチ	181	アオギリ	156	●皮膚病、寄生性の皮膚病		シャクヤク	75
ノアザミ	234	ガマ	20	カワラニンジン	238	シロネ	197
ハス	71	キダチアロエ	38	クマツヅラ	191	トウキ	176
ビワ	115	キャベツ	263	トベラ	102	ニシキギ	292
モモ	111	キュウリ	280	ノビル	31	パセリ	271
ヤマモモ	45	クリ	47	ヤブニンジン	172	ベニバナ	237
ユキノシタ	98	ジャガイモ	275	ユズリハ	141	ボタン	76
ヨモギ	232	シラン	41	●帯状疱疹（ヘルペス）		マサキ	127
ラッカセイ	267	ツワブキ	227	ヒヨドリジョウゴ	203	メハジキ	197
●あせも、ただれ		ナス	277	●美肌、にきび、そばかす		●つわり	
アカメガシワ	142	ユキノシタ	98	ゴマ	278	カラスビシャク	26
アキグミ	161	ラッキョウ	254	スベリヒユ	66	ホオノキ	82
オナモミ	223	●虫さされ		ネナシカズラ	191	●催乳	
クリ	47	アイ	60	ノイバラ	107	アミガサユリ	33
ドクダミ	42	アカザ	61	ハトムギ	21	カラスウリ	218
ニワトコ	212	イチヤクソウ	179	ヘチマ	283	キカラスウリ	217
ネナシカズラ	191	イノコズチ	64	●いぼ		タンポポ	235
ハス	71	オオケタデ	72	イチジク	49	ヤブラン	36
ハゼノキ	143	オトギリソウ	159	ナス	277	●乳腺炎、乳房炎	
ビワ	115	オナモミ	223	●養毛、発毛、抜け毛予防、ふけ		イノモトソウ	243
モモ	111	オリーブノキ	176			オモト	286
ヨモギ	232	キランソウ	194	オモト	286	スイセン	287
●おでき、腫れもの		クサノオウ	289	ゴマ	278	タンポポ	235
アオキ	177	スベリヒユ	66	センブリ	186	ヒガンバナ	287
アカメガシワ	142	タケニグサ	290	リュウノウギク	230	●更年期障害	
アミガサユリ	33	ノビル	31	●家畜・ペットの寄生虫駆除		サフラン	40
イヌホオズキ	295	ヒルガオ	189			ダイズ	266
ウコン	37	フキ	226	コクサギ	132	ヒメウコギ	166
オオケタデ	72	ヤナギタデ	57	ユズリハ	141	マンネンタケ	247
オオバコ	208	ヤブガラシ	151			ラッカセイ	267
オオベンケイソウ	96	●しもやけ		婦人病		●外陰部の炎症	
オトギリソウ	159	アオキ	177			イノコズチ	64
オミナエシ	215	カラスウリ	218	●生理不順、生理痛		●産後の腰痛、腹痛	
キランソウ	194	ケイトウ	63	アカネ	211	ヤドリギ	51
クサノオウ	289	センダン	140	イタドリ	59	オミナエシ	215
クマツヅラ	191	トウキ	176	イチイ	286	●産前産後の浄血	
コクサギ	132	トチノキ	146	イノコズチ	64	ベニバナ	237
ゴボウ	284	ヘクソカズラ	210	エゾエンゴサク	93	●産後の肥立ち	
サイカチ	120	ミョウガ	259	オトギリソウ	159	イノモトソウ	243
サルトリイバラ	37	ユキノシタ	98	オミナエシ	215		
ジュンサイ	69	ユズ	138				
スイカズラ	214	●水虫、たむし					
ソメイヨシノ	113	アミガサユリ	33			**参考文献**	
ツワブキ	227	エゴマ	274			『新日本植物誌/顕花篇』（大井次三郎,至文堂,1983）	
ドクダミ	42	オニグルミ	46			『日本の野生植物/草本Ⅰ』（平凡社,1982）	
ナス	277	ギシギシ	54			『日本の野生植物/草本Ⅱ』（平凡社,1982）	
ネズミモチ	181	クサノオウ	289			『日本の野生植物/草本Ⅲ』（平凡社,1981）	
ノイバラ	107	クロモジ	91			『日本の野生植物/木本Ⅰ,Ⅱ』（平凡社,1989）	
ノキシノブ	245	タケニグサ	290			『日本の野生植物/シダ』（平凡社,1992）	
ノビル	31	トチノキ	146			『日本野生植物館』（奥田重俊,小学館,1997）	
ハゼノキ	143	ニラ	253			『原色牧野和漢薬草大図鑑』（三橋博,北隆館,1988）	
ハダカホオズキ	204	ニンニク	256			『日本の薬草』（指田豊,学習研究社,2004）	
ハトムギ	21	ノアザミ	234			『薬になる草と木424種』（田中孝治,研数広文館,1991）	
フユイチゴ	104	ムクゲ	152			『家庭で使える薬用植物大事典』（田中孝治,家の光協会,2002）	
ホウセンカ	147	ラッキョウ	254				
ムラサキツメクサ	125	●カミソリ負け、靴ずれ、おむつかぶれ					
ヤブガラシ	151						
ヤブジラミ	172	キハダ	133				

監修

増田和夫（ますだ・かずお）
1949年生まれ。昭和薬科大学助教授を経て、2005年より同大学天然物化学研究室教授。薬学博士。専門は生薬・天然物化学。

写真協力	アルスフォト企画
	オメガ社
	紀伊国屋漢薬局
	磯田進
	高橋秀男
	高野昭人
	田中つとむ
	中島隆
写真撮影	松原渓
イラスト	浜中節朗
	宝代いづみ
レイアウト	(有)マニエール
編集協力	黒羽真知子
	(有)なずな出版

自分で採れる 薬になる植物図鑑

2006年11月10日 第1刷発行
2025年 2月15日 第4刷発行

監修者	増田和夫
発行者	富澤凡子
発行所	柏書房株式会社
	〒113-0033 東京都文京区本郷2-15-13
	電話03-3830-1891［営業］ 03-3830-1894［編集］

装 丁	清水良洋＋渡邉雄哉（Malpu Design）
編 集	雅麗
印 刷	株式会社精興社
製 本	株式会社ブックアート

© Kashiwashobo 2006, Printed in Japan
ISBN4-7601-2997-9